角膜病学

第2版

下　册

主　　编　谢立信　史伟云
主编助理　林　萍
副 主 编　高　华　胡建章　晋秀明　王　婷　张立军　周庆军

人民卫生出版社
·北　京·

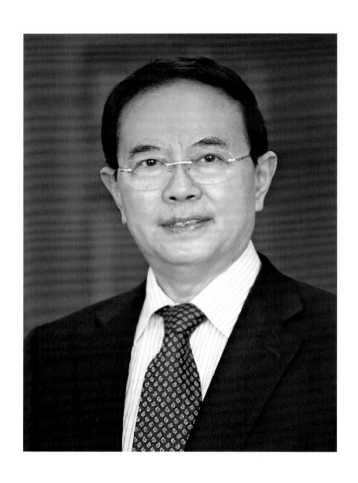

谢立信 主编

　　谢立信,教授、研究员、博士生导师,我国著名眼科学专家。1965年,毕业于山东医学院,创建潍坊医学院眼科。1987年,赴美国路易斯安那州立大学眼科中心从事角膜病研究。1991年回国后,在青岛创建山东省眼科研究所,现已成为拥有青岛眼科医院(三个院区)、山东省眼科医院(济南)两个三级甲等专科医院的集科研、医疗、教学为一体的中国主要眼科中心之一。现任山东第一医科大学终身教授、山东第一医科大学附属青岛眼科医院院长,兼任亚太角膜病学会名誉主席、中华医学会眼科学分会名誉主任委员、《中华眼科杂志》荣誉主编等职务。2001年,当选中国工程院院士。

　　谢立信教授主要从事眼科角膜病、白内障的应用基础和临床研究,是我国角膜病专业的领军者和白内障超声乳化手术的开拓者。在感染性角膜病、生物工程角膜、角膜内皮细胞、糖尿病性角膜病变及眼内植入缓释药物等领域取得了众多开创性成果,将我国角膜病的应用基础研究和临床治疗推向了世界前沿。承担国家自然科学基金重点项目等50余项,发表论文500余篇,出版专著5部,主编、主译和参编书籍30余部。先后获得国家科学技术进步奖二等奖3项、山东省科学技术最高奖、山东省科学技术进步奖一等奖6项、何梁何利基金科学与技术进步奖、中美眼科学会金钥匙奖、中华眼科杰出成就奖、美国眼科学会成就奖、亚太眼科学会De Ocampo Lecture奖和Arthur Lim奖、中华眼科终身成就奖、亚洲角膜基金会学术成就奖等,培养研究生130余名。至今仍工作在医疗、科研和教学一线。

Lixin Xie, Professor, Doctoral Supervisor, is a renowned ophthalmologist in China. He graduated from Shandong Medical College in 1965 and established the Department of Ophthalmology at Weifang Medical College. In 1987, he went to US Louisiana State University Eye Center to conduct research on corneal diseases. After returning to China in 1991, he founded the Shandong Eye Institute in Qingdao, which now includes two tertiary grade A hospitals: the Qingdao Eye Hospital (with three branches) and the Shandong Eye Hospital (in Jinan). It has become one of the major ophthalmic centers in China integrating research, medical and education. Currently, Professor Xie is a lifelong professor at Shandong First Medical University and the Director of the affiliated Qingdao Eye Hospital. He also serves as the Honorary Chairman of the Asia-Pacific Society of Keratopathy, the Honorary Chairman of the Ophthalmology Branch of the Chinese Medical Association, and the Honorary Editor-in-Chief of the *Chinese Journal of Ophthalmology*. In 2001, Professor Xie was elected as the Academician of the Chinese Academy of Engineering.

Professor Xie mainly focuses on the basic and clinical research of corneal diseases and cataracts. He is the leader of corneal specialty and pioneer of cataract phacoemulsification surgery in China. He has made numerous groundbreaking achievements in infective corneal diseases, bioengineered cornea, corneal endothelial cells, diabetic keratopathy, and intraocular implantation of sustained-release drugs. These promoted the applied basic research and clinical treatment of corneal diseases in China to the forefront of the world.

Professor Xie has undertaken more than 50 research projects, including the Key Program of the National Natural Science Foundation of China, published over 500 papers, authored five monographs and co-authored more than 30 books. He has received three Second Prize of National Science and Technology Progress Award, Shandong Science and Technology Highest Award, six First Prize of Shandong Provincial Science and Technology Progress Award, the Science and Technology Progress Award of Ho Leung Ho Lee Foundation, the Golden Key Award of Chinese American Ophthalmological Society, the Outstanding Achievement Award of Chinese Ophthalmological Society, the Achievement Award of American Academy of Ophthalmology, the De Ocampo Lecture and Arthur Lim Award of Asia-Pacific Academy of Ophthalmology, the Lifetime Achievement Award of Chinese Ophthalmology Society, and the Asia Cornea Foundation Lecture Award. Professor Xie has supervised more than 130 postgraduate students. Today, he is continuing to work in the front line of clinical treatment, research and education.

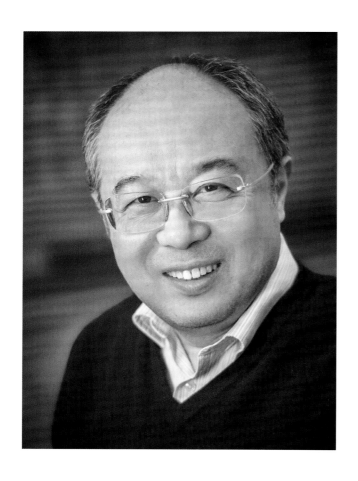

史伟云　主编

　　史伟云,医学博士、二级教授、主任医师、博士生导师,师从谢立信院士,曾跟随著名角膜病大师 Herbert E. Kaufman 教授学习工作。现任山东第一医科大学附属眼科医院(山东省眼科医院)院长、省部共建国家重点实验室培育基地主任;是第十三、十四届全国人大代表,俄罗斯自然科学院外籍院士,国务院政府特殊津贴专家,中华医学会眼科学分会常委和角膜病学组组长,亚洲角膜学会理事,中国民族卫生协会眼学科分会主任委员,《中华眼科杂志》副总编辑及其他 8 部眼科杂志编委等。专注于我国常见致盲眼病——角膜病临床和基础研究,是国内极少完成角膜移植手术超万例的专家。创新系列角膜移植手术,成功研发新型生物角膜和人工角膜产品等 4 项产品,获Ⅲ类植入医疗器械产品证书 3 项,授权发明专利 30 余项,转化 6 项。承担国家自然科学基金重点项目等 30 余项,发表论文近 400 篇,SCI 收录 100 余篇,出版专著 3 部。获国家科学技术进步奖二等奖 2 项、何梁何利基金科学与技术进步奖、山东省科学技术最高奖、山东省科学技术进步奖和技术发明奖一等奖 4 项、吴阶平-保罗·杨森医学药学奖、中华眼科杰出成就奖、中美眼科学会金钥匙奖。培养眼科学博士、硕士百余名。

Weiyun Shi, MD, PhD, Senior Professor, Chief Physician, and Doctoral Supervisor, studied following the Academician Lixin Xie and the renowned corneal expert Professor Herbert E. Kaufman. Currently, he is the Director of the Eye Hospital of Shandong First Medical University (Shandong Eye Hospital) and the Director of the State Key Laboratory Cultivation Base. Professor Shi was selected as a Deputy to the 13th and 14th National People's Congress, the Foreign Academician of the Russian Academy of Natural Sciences, and a recipient of the State Council Special Allowance. He is a Standing Committee Member of the Ophthalmology Branch of the Chinese Medical Association and the Chairman of the Corneal Society, the Council Member of the Asia Cornea Society, the Chairman of the Ophthalmology Branch of the China National Health Association. He is also the Deputy Editor-in-Chief of the *Chinese Journal of Ophthalmology* and serves as an editorial board member for eight other ophthalmology journals. Professor Shi focuses on the clinical and basic research of corneal diseases and has performed over 10,000 corneal transplantation surgeries. He has innovated series of corneal transplantation surgeries and successfully developed four products, including bioengineered cornea and keratoprosthesis. He has obtained three certificates of Class III implantable medical devices and 30 national invention patents, of which six have been successfully transformed. He has undertaken more than 30 research projects, including the Key Program of the National Natural Science Foundation of China. Professor Shi has published nearly 400 papers, including over 100 papers indexed by SCI, and has authored three monographs on corneal diseases. He has received two Second Prize of National Science and Technology Progress Award, Science and Technology Progress Award of Ho Leung Ho Lee Foundation, Shandong Science and Technology Highest Award, four First Prize of Shandong Provincial Science and Technology Progress Award and Technology Invention Award, Wu Jieping-Paul Janssen Medical and Pharmaceutical Award, Outstanding Achievement Award of Chinese Ophthalmological Society, Golden Key Award of Chinese American Ophthalmological Society. Professor Shi has supervised over 100 doctoral and master's students in ophthalmology.

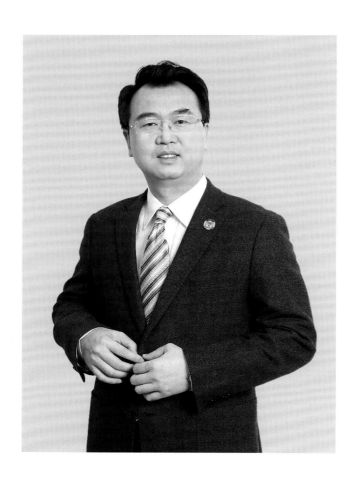

高　华 副主编

高华,医学博士、二级教授、主任医师、博士生导师,泰山学者青年专家。现任山东第一医科大学附属眼科研究所所长、山东第一医科大学眼科学院党委书记、山东第一医科大学附属眼科医院副院长、山东眼科博物馆馆长。兼任中华医学会眼科学分会角膜病学组委员,中国民族卫生协会眼学科分会秘书长、常委和眼科文史学组组长等。主要从事角膜疾病诊治和屈光手术治疗,每年完成各类手术2 000余例。在飞秒激光微创角膜移植、深板层角膜移植和屈光手术等方面经验丰富。主持国家自然科学基金5项,发表论文100余篇,代表作发表在 *Cell Discovery* 和 *American Journal of Transplantation* 等一区期刊。获国家科学技术进步奖二等奖2项(第5、10位),山东省科学技术进步奖和技术发明奖一等奖3项(第2、3、4位),获中华眼科学会奖和中国优秀眼科医师称号。

Hua Gao, MD, PhD, Senior Professor, Chief Physician, Doctoral Supervisor, Taishan Scholar Young Expert. Professor Gao is the Director of the Eye Institute of Shandong First Medical University, the Secretary of Party Committee of School of Ophthalmology at Shandong First Medical University, the Deputy Director of the Eye Hospital of Shandong First Medical University (Shandong Eye Hospital) and the Director of Shandong Eye Museum. He also serves as the Committee Member of the Corneal Society of the Ophthalmology Branch of the Chinese Medical Association, the Chairman of the Ophthalmic Culture and History Group and the Secretary-General and Standing Committee Member of the Ophthalmology Branch of the China National Health Association. Professor Gao mainly focuses on the diagnosis and treatment of corneal diseases and refractive surgery. He completes more than 2,000 surgeries each year and has rich experience in femtosecond laser-assisted corneal transplantation, deep anterior lamellar keratoplasty, and refractive surgery. Professor Gao has hosted five projects of the National Natural Science Foundation of China and has published more than 100 papers in top-tier journals such as *Cell Discovery* and *American Journal of Transplantation*. He has won two Second Prize of National Science and Technology Progress Award (ranked 5th and 10th), and three First Prize of Shandong Provincial Science and Technology Progress Award and Technology Invention Award (ranked 2nd, 3rd, 4th). He has also been awarded the Chinese Ophthalmological Society Award and the title of Excellent Ophthalmologist of China.

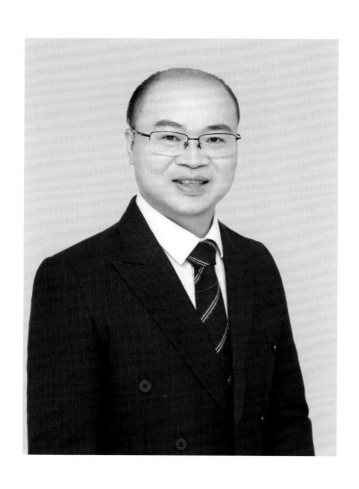

胡建章　副主编

　　胡建章,医学博士、教授、主任医师、博士生导师。师从我国著名角膜病专家、中国工程院院士谢立信教授,美国迈阿密大学 Bascom Palmer 眼科研究所访问学者。现任福建医科大学附属协和医院眼科主任、福建医科大学眼视光学系副主任、福建省眼科医师协会副会长。从事眼表疾病,如角膜病、干眼、白内障、屈光不正的临床诊治及应用基础研究,尤其擅长角膜移植、眼表重建、角膜屈光手术、重度干眼的综合治疗,具有丰富的临床经验。担任国家自然科学基金评审专家、教育部研究生学位论文评审专家,主持和承担多项国家自然科学基金面上项目,发表学术论文 40 余篇,其中 SCI 收录论文 30 余篇。

Jianzhang Hu, MD, PhD, Professor, Chief Physician, Doctoral Supervisor. He studied following the Academician Lixin Xie, the renowned corneal expert in China and was a visiting scholar at the Bascom Palmer Eye Institute of the University of Miami of US. He is currently the Director of Ophthalmology Department of the Affiliated Union Hospital of Fujian Medical University, the Deputy Director of the Department of Ophthalmology and Optometry of Fujian Medical University, and Vice President of Fujian Association of Ophthalmologists. Professor Hu focuses on the clinical and basic research of ocular surface diseases, such as dry eye, cataract, refractive error. He is particularly skilled in corneal transplantation, ocular surface reconstruction and corneal refractive surgery, and the comprehensive treatment of severe dry eye, with extensive clinical experience. Professor Hu is a reviewer for the National Natural Science Foundation of China and a postgraduate thesis reviewer at the Ministry of Education. He has undertaken multiple projects of the National Natural Science Foundation of China and has published over 40 academic papers, with more than 30 SCI-indexed papers.

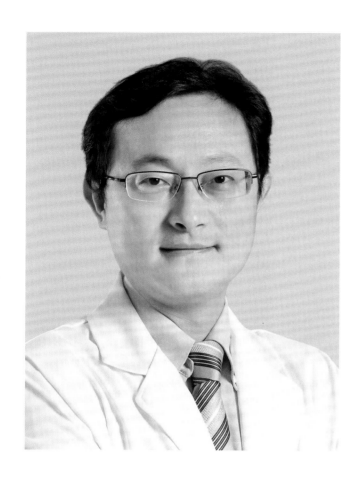

晋秀明 副主编

晋秀明，医学博士、教授、主任医师、博士生导师。浙江大学眼科医院副院长，浙江大学医学院附属第二医院眼科中心副主任、角膜和眼表疾病专科主任。中华医学会眼科学分会角膜学组委员、中国医师协会眼科学分会角膜病学组委员、中国医药卫生事业发展基金会干眼病防治专家委员会主任委员、中国康复医学会眼科专委会干眼康复学组组长、中国民族卫生协会眼科分会干眼研究学组组长、国家眼库专家委员会委员、浙江省医学会眼科学分会委员、浙江省医师协会眼科学分会委员、浙江省角膜病诊治技术指导中心副主任。主要从事角膜和眼表疾病的基础和临床研究，在感染性角膜炎和干眼诊疗领域研究深入，推动和引领了我国干眼门诊建设。主持国家自然科学基金在内各类项目8项。

Xiuming Jin, MD, PhD, Professor, Chief Physician, Doctoral Supervisor. He is the Vice President of the Zhejiang University Eye Hospital, the Vice Director of the Eye Center and the Director of Corneal and Ocular Surface Department of the Second Affiliated Hospital of Zhejiang University School of Medicine. He is a the Committee Member of the Corneal Society of the Ophthalmology Branch of the Chinese Medical Association, the Committee Member of the Corneal Society of the Ophthalmology Branch of the Chinese Medical Doctor Association, the Chair of the Dry Eye Disease Prevention Society of the China Medical Board of Health Care Development Foundation, the Chair of the Dry Eye Rehabilitation Society of the Ophthalmology Branch of the Chinese Association of Rehabilitation Medicine, the Chair of the Dry Eye Research Group of the Ophthalmology Branch of the China National Health Association. He is also the member of the Chinese Eye Bank Committee, the member of the Ophthalmology Branch of the Zhejiang Medical Association and the Zhejiang Medical Doctor Association. Additionally, he is the Deputy Director of the Zhejiang Corneal Disease Diagnosis and Treatment Technical Guidance Center. He is expertise in the basic and clinical research on corneal and ocular surface diseases. He has made significant contributions in the diagnosis and treatment of infectious keratitis and dry eye and promoted the development of dry eye clinics in China. Professor Jin has hosted eight projects, including projects of the National Natural Science Foundation of China.

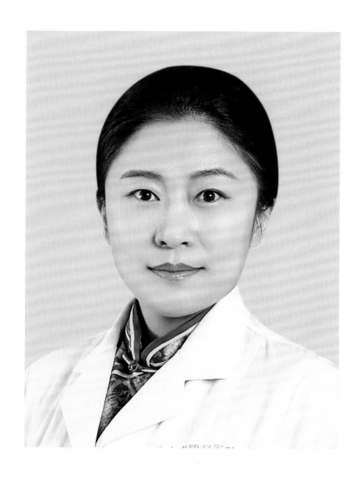

王 婷 副主编

王婷,医学博士、教授、主任医师、博士生导师,泰山学者青年专家,美国宾夕法尼亚大学高级访问学者。现任山东第一医科大学附属眼科医院副院长。任中华医学会眼科学分会青年委员、中华医学会眼科学分会眼外伤学组委员、中国女医师协会专委会委员、《中华眼科杂志》通信编委。从事眼科医教研工作,主要致力于角膜病、白内障、青光眼的临床与基础研究。先后主持国家自然科学基金面上项目、山东省重点研发计划等6项课题,发表论文85篇,其中SCI论文40篇。参与获得国家科学技术进步奖二等奖2项、山东省科学技术进步奖一等奖2项、山东省技术发明奖1项。获全国巾帼建功标兵、中国优秀眼科医师、中华眼科学会先进工作者等荣誉称号,任山东省青年医务工作者协会副会长。

Ting Wang, MD, PhD, Professor, Chief Physician, Doctoral Supervisor, Taishan Scholar Young Expert, Senior Visiting Scholar at the University of Pennsylvania in the US. Professor Wang serves as the Vice Director of the Eye Hospital of Shandong First Medical University (Shandong Eye Hospital). She is the Young Committee Member and the Committee Member of the Ocular Trauma Society, of the Ophthalmology Branch of the Chinese Medical Association, the Committee Member of China Medical Women's Association and the Corresponding Editor of *Chinese Journal of Ophthalmology*. Professor Wang has been devoted to clinics and education, and basic research on corneal diseases, cataracts, and glaucoma. She has undertaken six research projects, including the General Project of the National Natural Science Foundation of China and Shandong Provincial Key Research and Development Program. She has published 85 papers, including 40 SCI papers. Professor Wang has won two Second Prize of National Science and Technology Progress Award, two First Prize of Shandong Provincial Science and Technology Progress Award and one Technology Invention Award. She has been honored with titles such as National Model for Women's Achievement, Excellent Ophthalmologist of China and Advanced Worker of the Chinese Ophthalmological Society. Professor Wang also serves as the Vice President of Shandong Young Medical Workers Association.

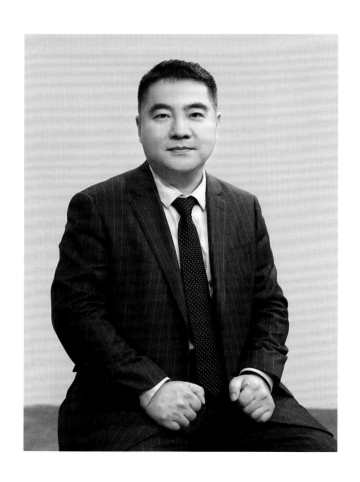

张立军 副主编

　　张立军,医学博士、二级教授、主任医师、博士生导师。现任大连市第三人民医院(大连市眼科医院)院长、辽宁省角膜与眼表重点实验室和眼视光工程研究中心主任。兼任中华医学会眼科学分会角膜病学组委员、中华医学会激光医学分会眼科学组委员、中国医师协会眼科分会角膜病学组委员、中国医师协会医学科普专业委员会委员,是国务院政府特殊津贴专家、辽宁省优秀专家、辽宁省青年名医。在临床方面具有丰富的临床经验和娴熟的显微手术技巧,尤其在屈光手术方面具有较高的造诣,擅长各类角膜激光近视矫正手术与 ICL 植入手术,已累计完成近 6 万例。主持和承担国家自然科学基金面上项目,在国内外核心期刊发表学术论著 60 余篇。培养博士和研究生 30 余名。

Lijun Zhang, MD, PhD, Senior Professor, Chief Physician, Doctoral Supervisor. Professor Zhang currently serves as the President of the Third People's Hospital of Dalian (Dalian Eye Hospital), the Director of Liaoning Key Laboratory of Cornea and Ocular Surface, and the Director of the Liaoning Optometry Engineering Research Center. Professor Zhang serves as the Committee Member of Chinese Corneal Society of the Ophthalmology Branch of the Chinese Medical Association, the Committee Member of the Laser Medicine Branch of the Chinese Medical Association, the Committee Member of the Corneal Society of the Ophthalmology Branch of the Chinese Medical Doctor Association, the Member of the Medical Science Professional Committee of the Chinese Medical Doctor Association. Professor Zhang is a recipient of the State Council Special Allowance, the Outstanding Expert of Liaoning Province, and Renowned Youth Doctor of Liaoning Province. Professor Zhang is specialized in refractive surgery with extensive clinical experience and microsurgical skills. He possesses technical expertise in various corneal laser myopia correction surgeries and ICL implantation surgeries. He has completed nearly 60,000 surgeries. Professor Zhang has hosted the General Project of the National Natural Science Foundation of China and has published more than 60 academic papers in core domestic and international journals. Professor Zhang has trained more than 30 doctoral and postgraduate students.

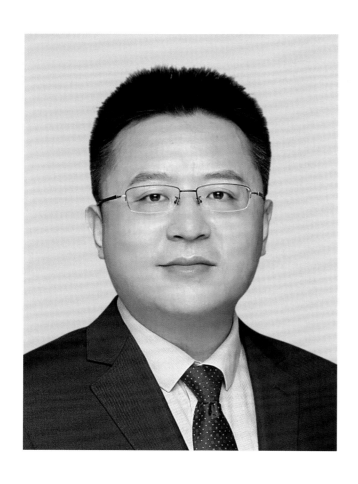

周庆军 副主编

　　周庆军，博士、研究员、博士生导师。现任山东省眼科学重点实验室常务副主任、山东第一医科大学附属青岛眼科医院副院长，兼任中华医学会眼科学分会视觉生理学组委员、《中华实验眼科杂志》通信编委等职务。主持国家重点研发计划课题 1 项、国家自然科学基金 5 项，参与 863 计划项目、973 计划课题等 20 余项，入选中组部青年拔尖人才、泰山学者特聘专家和山东省杰出青年。在 *J Clin Invest, Diabetes, IOVS* 等杂志发表论文 143 篇，授权发明专利 20 项，获国家科学技术进步奖二等奖、山东省技术发明奖和科学技术进步奖一等奖 6 项（3 项列第 2 位）。

Qingjun Zhou, PhD, Senior Professor, Doctoral Supervisor. Currently serving as the Executive Deputy Director of Shandong Provincial Key Laboratory of Ophthalmology, the Deputy Director of Qingdao Eye Hospital of Shandong First Medical University, and the Committee Member of the Visual Physiology Group of Ophthalmology Branch of Chinese Medical Association, and the Communication Editor of the *Chinese Journal of Experimental Ophthalmology*. Professor Zhou has hosted one National Key Research and Development Program Project, five projects of the National Natural Science Foundation of China, and participated in more than 20 projects including the 863 Program and the 973 Program. He has been supported by the National Youth Talent Support Program, Taishan Scholar and Shandong Provincial Outstanding Youth Fund. He has published 143 papers in journals such as *J Clin Invest*, *Diabetes* and *IOVS*. He has authorized 20 invention patents and won six awards including the Second Prize of National Science and Technology Progress Award, the First Prize of Shandong Provincial Technology Invention Award, and Science and Technology Progress Award (ranked 2nd in three of them).

编委名单

主　　编　谢立信　史伟云

主编助理　林　萍

副 主 编　高　华　胡建章　晋秀明　王　婷　张立军　周庆军

编　　者（按姓氏拼音排序）

边　江（山东第一医科大学附属眼科研究所）

陈　敏（山东第一医科大学附属眼科研究所）

程　钧（山东第一医科大学附属眼科研究所）

董燕玲（山东第一医科大学附属眼科研究所）

窦圣乾（山东第一医科大学附属眼科研究所）

杜显丽（山东第一医科大学附属眼科研究所）

高　华（山东第一医科大学附属眼科研究所）

郭　萍（暨南大学附属深圳眼科医院）

胡建章（福建医科大学附属协和医院）

黄　挺（中山大学中山眼科中心）

黄一飞（解放军总医院第三医学中心）

贾艳妮（山东第一医科大学附属眼科研究所）

晋秀明（浙江大学医学院附属第二医院）

冷　林（山东第一医科大学附属眼科研究所）

李德卫（山东第一医科大学附属眼科研究所）

李素霞（山东第一医科大学附属眼科研究所）

李宗义（山东第一医科大学附属眼科研究所）

刘明娜（山东第一医科大学附属眼科研究所）

龙克利（山东第一医科大学附属眼科研究所）

鲁伟聪（山东第一医科大学附属眼科研究所）

鹿秀海（山东第一医科大学附属眼科研究所）

马　林（天津医科大学眼科医院）

亓晓琳（山东第一医科大学附属眼科研究所）

曲利军（哈尔滨医科大学附属第二医院）

曲明俐（山东第一医科大学附属眼科研究所）

任胜卫（河南省人民医院）

史伟云（山东第一医科大学附属眼科研究所）
宋方英（山东第一医科大学附属眼科研究所）
唐涵锋（福建医科大学附属协和医院）
田　乐（山东第一医科大学附属眼科研究所）
万鲁芹（山东第一医科大学附属眼科研究所）
王　群（山东第一医科大学附属眼科研究所）
王　婷（山东第一医科大学附属眼科研究所）
王付燕（山东第一医科大学附属眼科研究所）
王富华（山东第一医科大学附属眼科研究所）
王红卫（山东第一医科大学附属眼科研究所）
王慧凤（山东第一医科大学附属眼科研究所）
王君怡（清华大学附属北京清华长庚医院）
韦　超（山东第一医科大学附属眼科研究所）
吴　洁（山东第一医科大学附属眼科研究所）
吴护平（厦门大学附属厦门眼科中心）
谢立信（山东第一医科大学附属眼科研究所）
徐玲娟（华中科技大学同济医学院附属同济医院）
许　军（大连市第三人民医院）
杨　硕（浙江大学医学院附属第二医院）
杨玲玲（山东第一医科大学附属眼科研究所）
苑克兰（浙江大学医学院附属第二医院）
曾庆延（武汉爱尔眼科医院汉口医院）
翟华蕾（复旦大学附属中山医院青浦分院）
张　静（山东第一医科大学附属眼科研究所）
张　菊（山东第一医科大学附属眼科研究所）
张碧凝（山东第一医科大学附属眼科研究所）
张衡瑞（山东第一医科大学附属眼科研究所）
张立军（大连市第三人民医院）
张阳阳（山东第一医科大学附属眼科研究所）
赵　龙（山东第一医科大学附属眼科研究所）
周庆军（山东第一医科大学附属眼科研究所）

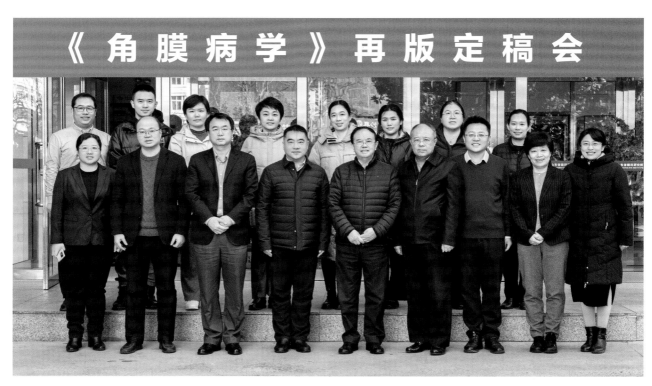

2023 年 2 月 25 日

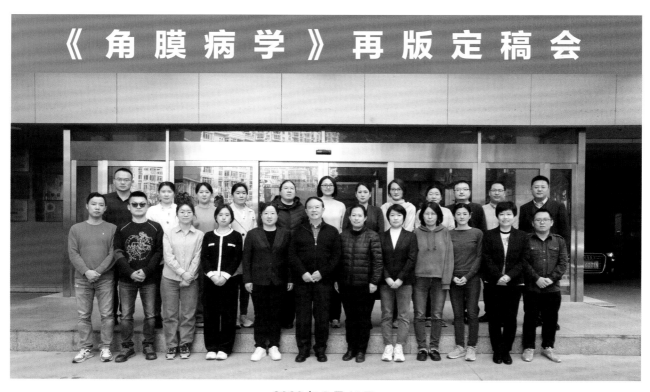

2023 年 3 月 11 日

再版前言

2007年，人民卫生出版社出版了我和史伟云教授合著的《角膜病学》。该书系统总结了我们在角膜病领域的基础研究和临床诊治成果，出版后受到眼科同道，特别是角膜病专业医生的欢迎。时光飞逝，16年过去了。随着科学技术的发展，我国在眼科角膜病专业领域，如感染性角膜病诊治、生物工程角膜研发等方面已经走在国际前列。相关的应用基础和临床研究亦有很大的进展。我们应当用文字继续记录下来，以更好地推动角膜病专业的发展。中华医学会眼科学分会角膜病学组近年来也发表了系列角膜病临床诊治专家共识，《角膜病学》也应该把这些宝贵的临床经验和学术思想推广给国内外同行，为我们的专业走向国际舞台提供资源。

近年来，我国角膜病领域走出了一批年富力强、勇于创新的青年专家，并取得一定的学术成就。他们和角膜病专业有缘，和我的学术成就有缘，在专业成长初期，多在我和史伟云教授的学术团队工作过。看到一批批优秀的后起之秀加入角膜病专业学术队伍中，我感到我国角膜病专业后继有人，由衷欣慰。在我身体康健之年，组织大家再版《角膜病学》，也是为继续发扬光大角膜病专业团队，推动学术创新发展贡献力量！

《角膜病学》（第2版）全书共分为5篇，240万余字，分上、下册。考虑到学术的创新和连续性，我们保留了首版的经典内容部分，新版在四个方面作了修改、增加：大幅更新了角膜病的基础研究内容；对疾病部分内容进行调整，充分反映学科进展和学术发展趋势；增加了角膜屈光手术、角膜接触镜与角膜病相关的内容；配套精选的手术视频，使读者更好地通过视频学习、理解手术的步骤和技巧；我们特别邀请了中山大学中山眼科中心黄挺教授和解放军总医院第三医学中心黄一飞教授撰写了角膜后弹力层内皮移植术和米赫人工角膜移植术，在此表示衷心感谢！

感谢人民卫生出版社先后为我和团队出版了《角膜移植学》（2000年），《角膜病学》（2007年），《角膜病图谱》（2011年、2017年再版），《角膜手术学》（2012年）、《临床角膜病学》（2014年）和《角膜治疗学》（2019年）等系列专著，为我国角膜病学科发展提供了一个系统的学术平台，也为这一时期我国角膜病诊治技术的发展和普及作出了贡献！相信新版《角膜病学》的出版，将为年轻眼科医生和角膜病专业学者提供一部更为全面的工具书。

我坚信，只要坚持学术开放、合作、创新，角膜病专业就一定会在学术上"走在前、开新局"，为中国眼健康事业高质量发展贡献力量！

谢立信

2023年8月

Preface to the New Edition

In 2007, People's Medical Publishing House published the *Cornea* that co-authored by Professor Shi Weiyun and me, which systematically summarized our basic research and clinical achievements in the field of cornea. Thereafter, the book has received high acclaim from ophthalmologists, especially corneal specialists. Over the last sixteen years, China has made remarkable progress and advancement of applicative basic and clinical research in the field of cornea, especially in the diagnosis and treatment of infective corneal diseases and the development of bioengineered cornea. It is crucial that we continue to remark these advancements to promote the further development of corneal specialty. In recent years, the Chinese Corneal Society of the Ophthalmology Branch of the Chinese Medical Association has also published a series of expert consensus on clinical diagnosis and treatment of corneal diseases. The *Cornea* also aims to disseminate these valuable clinical experiences and academic insights to domestic and international colleagues, laying the foundation of promoting our corneal specialty towards the internationalization.

In recent years, a group of young, talented and innovative corneal experts with notable academic achievements have developed in China. They are dedicators to the corneal specialty and to my academic works. Many of them have worked with me and Professor Weiyun Shi during their early career. It gives me immense pleasure to see these young professionals joining the academic team of the corneal specialty and becoming successors in the field. Calling upon and work with these young experts when I am still in good health to publish the new edition of *Cornea* is also a contribution to the development of the corneal society and academic innovation.

The new edition of *Cornea* is divided into five sections with two volumes and a total of 2.4 million words. Considering the development and continuity of the knowledge, we have retained the classic content of the first edition, with modifications and additions in four aspects. The new edition has substantially updated the basic research content of corneal diseases; adjusted the disease content to fully reflect the progress of the discipline and the trend of academic development; added content related to corneal refractive surgeries, corneal contact lenses, and corneal diseases; and selected surgical videos to help readers better understand surgical procedures and techniques. We have specially invited Professor Ting Huang from Zhongshan Ophthalmic Center and Professor Yifei Huang from Chinese People's Liberation Army General Hospital to compile the Descemet's membrane endothelial keratoplasty and the MICOF keratoprosthesis transplantation sessions. Here we express our heartfelt thanks to them!

We would also like to express our sincere gratitude to People's Medical Publishing House for their support and publishing of a series of our professional books, including *Corneal Transplantation* (2000), *Cornea* (2007), *Corneal Atlas* (2011, 2017 reprints), *Surgery of the Cornea* (2012), *Clinical Cornea* (2014), and *Therapeutics of The Cornea* (2019), which have set up a systematic platform for the development of China's corneal specialty and contributed to the development and popularization of corneal disease diagnosis and treatment all along. We believe that the new edition of *Cornea* will provide a comprehensive tool for young ophthalmologists and corneal professionals.

I firmly believe that as long as we adhere to academic openness, cooperation, and innovation, we will continue to make significant progress and broaden new horizons in corneal research, thus facilitating the development of ophthalmology in China.

Lixin Xie
August 2023

首版前言

2000 年人民卫生出版社出版了我的专著《角膜移植学》，2004 年我和我的同事又在该社翻译出版了美国 George L. Spaeth 主编的《眼科手术学》，学习和积累了诸多编写和翻译的相关知识。我从事眼科医疗、教学和科研工作 40 余年，其中 30 年都在潜心学习和收集角膜病的临床病例资料，我和我的同事们在国家 863、973 计划，国家自然科学基金及山东省重大课题的资助下，近 20 年在感染性角膜病、角膜内皮细胞的生理和病理、眼库技术以及眼科缓释药物等方面进行了一些相关的临床基础研究，并获得了进展，这就是我们撰写《角膜病学》一书的学术背景和技术平台。

《角膜病学》共分四篇，分别是角膜的应用基础、检查法、疾病和手术，全书共 120 万字，其中插图 1 000 余幅是从我们图片库的数万张照片中精心选出的。在编写过程中，考虑到我国的应用基础研究和发达国家相比仍有较大差距，我们尽量把与临床密切相关的基础理论写清楚，自然就较多地引用了国内外的研究结果。在临床方面，我国和发达国家相比，有病人多、实践机会多，临床经验较为丰富的优势，把我们自己多年来苦心积累的临床资料和心得体会毫不保留在本书中作了详细的叙述，特别是在真菌性角膜炎发病机制和治疗、环孢素 A 缓释药物防治角膜移植免疫排斥反应、眼库保存和活性鉴定技术，以及对角膜内皮细胞的生理和病理变化等诸多学术领域，都反映了我们国家角膜病研究的学术水平。这些学术问题都曾先后在国外不同的学术刊物发表，但随着学术研究的不断深入，又都有新的进展，故我们在本书中尽量翔实系统地进行了表述。本书中的许多图片都是很珍贵的，因为有些疾病并不常见；而有些疾病虽然常见，但临床表现的图像各异，形态变化造成鉴别诊断的困惑，鉴于此，我们在书中尽量用鲜活的图片加深读者的印象，同时这也是我们几十年收集资料的展示，这些资料虽已在平日研习多遍，仍然感觉爱不释手。书中有些地方文字表述较多，甚至自觉有重复感，但为了便于同行理解和交流，我还是没有采用论文中"讨论"的写法，而是想到哪里就尽量释放完毕。

在"角膜手术学"一篇中，特别是角膜移植手术方面，我把 40 年所积累的经验、技巧和我经历的教训都在书中展现。

本书的主要阅读对象是眼科研究生、住院医师的课外习读书，也是眼科角膜病临床工作和研究的参考书。但限于学术观点和学术水平的差异，很难达到每位读者的要求，我会在再版时尽量予以改进。

本书在编写过程中，得到人民卫生出版社领导的关怀和新老编审专家的具体指导，在此深表谢意。同时也对我的研究生和身边专业人员在本书编写过程中的帮助表示感谢。

谢立信

2007 年元月于青岛

Preface to the First Edition

With the publication of *Corneal Transplantation* in 2000 and *Ophthalmic Surgery Principles and Practices* (Chinese version) in 2004 by the People's Medical Publishing House, I obtained professional knowledge of writing and translating books as author and translator-in-chief, respectively. During my active engagement in eye care, medical teaching, and vision research over four decades, collection of clinical data on corneal diseases has lasted 30 years. Moreover, supported by the National High Technology Research and Development Program of China (863 Program), National Basic Research Program of China (973 Program), National Natural Science Foundation of China, and Shandong Provincial Key Program, my fellow colleagues and I have made advances in the basic and clinical investigations on corneal infections, physiology and pathology of corneal endothelial cells, eye banking, intraocular drug delivery system, and other issues. These make it possible to write the book of *Cornea*.

This book covers a comprehensive overview of the cornea-basic science, examinations, diseases, and surgeries. It contains about 1.2 million words and over 1,000 illustrations selected from thousands of pictures in our picture archives. Considering the current status of basic research in China behind developed countries, a great many research findings from home and abroad have been referenced in an attempt to provide more details of basic theories. With respect to clinical practice, however, there is an advantage of case number and practical experience in our country. We are willing to share our clinical knowledge and practice-proven experience, with focus on pathogenesis and treatment of fungal keratitis, cyclosporine A drug delivery system for prevention of corneal allograft rejection, corneal storage and activity identification techniques, and physiologic and pathologic changes in corneal endothelial cells. These findings reflect the development of cornea study in China. Besides the data already published in international journals, we have supplemented much latest information in these subjects. In the section of corneal surgeries, particularly corneal transplantation, all my personal experience and skills acquired in the last few decades have been included. This book also features many typical illustrations of uncommon disorders and various manifestations of some disease not easy to be differentiated. In addition, some narratives may be repetitive, which is intended for a better understanding.

It is recommended as a reference for graduate students, residents, clinicians and investigators in the field of ophthalmology. I hope to present readers a book of high quality, despite some unavoidable flaws in it.

I greatly appreciate the superb work of dedicated staffs at the People's Medical Publishing House. And I also would like to thank my graduate students and faculty at the Shandong Eye Institute for their support.

Lixin Xie
January 2007

目 录

上 册

第一篇 角膜的应用基础

第二篇　角膜的检查法

第三篇　角　膜　疾　病

下　册

第四篇　角膜屈光手术和角膜接触镜

第五篇 眼库技术、麻醉与角膜手术

Contents

First Volume

Part I Fundamentals of the Cornea

Part II   Examination of the Cornea

Part III   Corneal Diseases

Second Volume

Part IV   Corneal Refractive Surgery and Contact Lenses

视频目录

扫二维码观看网络增值服务：

1. 首次观看需要激活，方法如下：①刮开带有涂层的二维码，用手机微信"扫一扫"，按界面提示输入手机号及验证码登录，或点击"微信用户一键登录"；②登录后点击"立即领取"，再点击"查看"即可观看网络增值服务。

2. 激活后再次观看的方法有两种：①手机微信扫描书中任一二维码；②关注"人卫助手"微信公众号，选择"知识服务"，进入"我的图书"，即可查看已激活的网络增值服务。

Video Contents

Instructions for using the digital value-added service:

1. Activation is required for first-time use as follows: ①Scratch off the coating over the activation code, scan the code by WeChat, enter your cell phone number and verification code as prompted to log in, or click on "微信用户一键登录" (WeChat user login); ②Click on "立即领取" (Get now) after logging in, and then click on "查看" (Watch) to watch the online videos.

2. There are two ways to watch the videos again after activation: ①Scan any QR code in the book by WeChat; ②Follow the WeChat official account of "人卫助手", select "知识服务" (Knowledge service), and then go to "我的图书" (My books) to watch the videos.

角膜病学
第 2 版

第三篇

角膜疾病

第三章
角膜营养不良和变性

第一节　角膜营养不良和变性

据统计,现有 4 000 余种遗传性疾病,其中眼科遗传性疾病占 10%~15%。有 9 000 余种基因异常已被证实,6 040 种异常的基因在人类基因组计划测序中找到了疾病位点。角膜营养不良是最大的一类遗传性角膜病,常为双眼发病,可在幼年发病,但进展缓慢,有些至成年、中年或晚年才表现出临床症状,药物治疗无效。

一、角膜营养不良分类

角膜营养不良可根据其遗传模式、解剖部位、临床表现、组织病理和超微结构等进行分类。最常用的分类方法是根据解剖学上主要影响的角膜层次进行划分,包括:角膜上皮、基底膜、前弹力层、基质及内皮营养不良,本书将根据此种分类方法进行逐一介绍。此外,目前国际上通用的角膜营养不良的分类方法为角膜营养不良分类国际委员会(The International Committee for Classification of Corneal Dystrophies, IC3D)所制定的。该委员会于 2005 年创建,目的是修订角膜营养不良命名,制订最新、精准的角膜营养不良分类系统。修订的营养不良分类第 1 版于 2008 年发布,第 2 版于 2015 年发布。IC3D 角膜营养不良分类系统是在解剖学及遗传学的基础上进行划分的,分别为上皮和上皮下、上皮-基底膜、基质、内皮角膜营养不良。具有已知的共同遗传学基础的营养不良,如 *TGFBI* 基因突变导致的营养不良被分在了一组。

二、角膜营养不良的遗传学

角膜营养不良的发生与异常基因造成的角膜细胞结构和功能损害有关,具有典型的临床表现和组织病理学特征。各种类型的角膜营养不良的遗传方式及基因突变位点不尽相同,大多遵循孟德尔单基因遗传模式,以常染色体显性遗传为主,也有少部分为常染色体隐性遗传或 X 染色体连锁遗传。目前已报道的与角膜营养不良有关的基因见表 3-3-1-1。虽然部分角膜营养不良的致病基因已被发现和报道,但是由于遗传性疾病的遗传异质型和临床异质性,系统全面的基因型与表型的对应关系仍需完善。

表 3-3-1-1　角膜营养不良及致病基因

名称	遗传方式	OMIM(在线人类孟德尔遗传数据库)编号	染色体	基因
上皮基底膜营养不良	AD	121820	5q31	*TGFBI*
上皮反复侵蚀性营养不良	AD	122400	10q25	*COL17A1*
上皮黏液性角膜营养不良	AD	612867	ND	*ND*
Ⅰ型 Meesmann 角膜营养不良	AD	122100	17q21	*KRT12*
Ⅱ型 Meesmann 角膜营养不良	AD	618767	12q13	*KRT3*
Lisch 角膜营养不良	XLD	300778	Xp22.3	*ND*

续表

名称	遗传方式	OMIM(在线人类孟德尔遗传数据库)编号	染色体	基因
胶滴状角膜营养不良	AR	204870	1p32	*TACSTD2*
Reis-Bücklers 角膜营养不良	AD	608470	5q31	*TGFBI*
Thiel-Behnke 角膜营养不良	AD	602082	5q31	*TGFBI*
Ⅰ型格子状角膜营养不良	AD	122200	5q31	*TGFBI*
Ⅲ型格子状角膜营养不良	AD	204870	1p32	*TACSTD2*
ⅢA 型格子状角膜营养不良	AD	608471	5q31	*TGFBI*
Ⅳ型格子状角膜营养不良	AD		5q31	*TGFBI*
Ⅰ型颗粒状角膜营养不良	AD	121900	5q31	*TGFBI*
Ⅱ型颗粒状角膜营养不良	AD	607541	5q31	*TGFBI*
斑块状角膜营养不良	AR	217800	16q22	*CHST6*
Schnyder 角膜营养不良	AD	121800	1p36	*UBIAD1*
先天基质角膜营养不良	AD	610048	12q21.33	*DCN*
Fleck 角膜营养不良	AD	121850	2q34	*PIKFYVE*
非晶态后角膜营养不良	AD	612868	12q21.33	*KERA* *LUM* *DCN* *EPYC*
弗朗索瓦中央云雾状角膜营养不良	AD	217600	NA	*NA*
前后弹力层角膜营养不良	XLR	N/A	Xp22.31	*STS*
Ⅰ型 Fuchs 角膜内皮营养不良	AD	136800	1p34.3	*COL8A2*
Ⅱ型 Fuchs 角膜内皮营养不良		610158	13pter-q12.13	
Ⅲ型 Fuchs 角膜内皮营养不良		613267	18q21.2	*TCF4*
Ⅳ型 Fuchs 角膜内皮营养不良		613268	20p13	*SLC4A11*
Ⅴ型 Fuchs 角膜内皮营养不良		613269	5q33.1-q35.2	
Ⅵ型 Fuchs 角膜内皮营养不良		613270	10p11.22	*ZEB1*
Ⅶ型 Fuchs 角膜内皮营养不良		613271	9p24.1-p22.1	
Ⅷ型 Fuchs 角膜内皮营养不良		615523	15q25.3	*AGBL1*
Ⅰ型后部多形性角膜营养不良	AD	122000	20p11.23	*OVOL2*
Ⅱ型后部多形性角膜营养不良		609140	1p34.3	*COL8A2*
Ⅲ型后部多形性角膜营养不良		609101	10p11.22	*ZEB1*
Ⅳ型后部多形性角膜营养不良		618031	8q22.3	*GRHL2*
先天性角膜内皮细胞营养不良	AR	217700	20p13	*SLC4A11*
X 连锁角膜内皮营养不良	XL	300779	Xq25	*NA*

AD,常染色体显性遗传;XLD,X 染色体连锁显性遗传;AR,常染色体隐性遗传;XLR,X 染色体连锁隐性遗传;XL,X 连锁遗传

（王君怡）

第二节　角膜上皮、上皮基底膜及前弹力层营养不良

角膜上皮、上皮基底膜及前弹力层营养不良的角膜病变发生在角膜浅层,又被称为前部角膜营养不良,多为常染色体显性遗传病。由于病变位置较表浅,常出现反复发作的角膜上皮糜烂症状。图3-3-2-1展示了几种常见角膜营养不良的病灶形态、大小及累及深度。

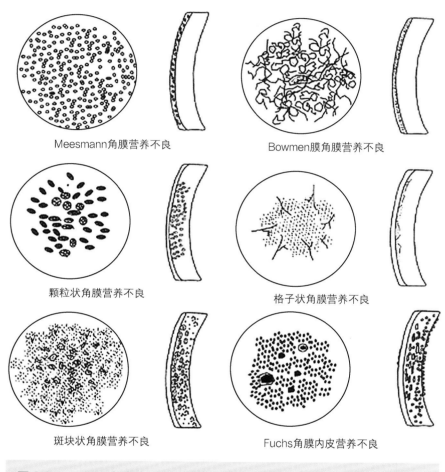

Meesmann角膜营养不良　　　　　　Bowmen膜角膜营养不良

颗粒状角膜营养不良　　　　　　　格子状角膜营养不良

斑块状角膜营养不良　　　　　　Fuchs角膜内皮营养不良

图 3-3-2-1　不同角膜营养不良病灶形态、大小和病灶深度与角膜的关系模式图

一、Meesmann 角膜上皮营养不良

Meesmann 角膜上皮营养不良(Meesmann epithelial corneal dystrophy,MECD)是一种以上皮含有细小微囊泡为主要特征的罕见角膜遗传性疾病,该病自儿童期发病,由于进展缓慢且无显著症状,大部分患者直至青春期才被诊断,又被称为 Meesmann 青少年角膜上皮营养不良。

(一)病因与流行病学

MECD 为常染色体显性遗传性疾病,双侧对称,最小发病年龄为 6 个月,大部分到青春期被诊断,无性别差异。

(二)发病机制

本病的发病与角膜重要角蛋白(KRT3/KRT12)的突变有关,基因突变导致 KRT3 或 KRT12 蛋白结构改变,进而影响角膜上皮结构的稳固性。

（三）临床表现

1. 症状及体征 患者在出生后 1 岁时，裂隙灯显微镜检查时就可发现角膜上皮有微囊肿样改变，随年龄的增加，微囊肿数量和密度也随之增加。成年期前很少有症状，往往是检查其他眼病时被发现，至中年时，由于一些微囊肿自行破裂，常有异物感，视力暂时性下降，随着角膜上皮的修复，症状可消失。绝大多数患者不需要特殊治疗。

典型的 Meesmann 营养不良的临床表现为在角膜上皮的绝大多数为小圆形囊肿，多在鼻侧带。用裂隙灯显微镜后照法见微囊肿如同飞沫泡状和水泡状，形态和大小基本相似（图 3-3-2-2）；如用裂隙灯显微镜直接照明法，见囊肿为灰色点状，大量密集的囊肿可融合成一簇或串状，如有囊泡破裂，荧光染色呈阳性。微囊肿常在角膜上皮内，如高出上皮者易破裂。病程进展期，可见到大小不一的微囊肿，有些年轻患者可出现角膜变薄。如微囊肿向上皮基底膜发展，其形态多表现为不规则散在性改变。

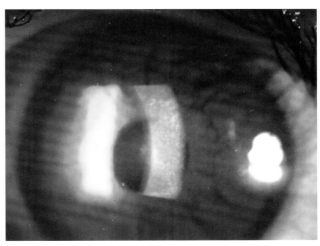

图 3-3-2-2 Meesmann 角膜上皮营养不良。表现为角膜上皮层有飞沫状大小形态基本相似的点状混浊

2. 组织病理学 检查可见在角膜上皮细胞的上皮囊泡中，包含有退化的上皮细胞产物，含有胞质和细胞核碎片；病变区上皮基底细胞内糖原增加，基底膜增厚。透射电镜检查可见上皮细胞胞质内含有颗粒样及纤维状物质，PAS、阿尔辛蓝等染色阳性。

（四）诊断与鉴别诊断

本病根据特殊的角膜上皮微囊样改变、家族史可诊断，需与其他角膜上皮、基底膜及前弹力层营养不良相鉴别，尤其是 Cogan 微囊肿角膜营养不良，该病的病变位置位于角膜上皮基底膜，眼前节 OCT 检查有利于判断病变的位置。

（五）治疗

一般不需要治疗，在微囊肿破裂时，注意预防感染，可配戴角膜绷带镜促进角膜上皮修复。影响视力者，可以考虑行准分子激光治疗性角膜切削术（PTK）治疗。

二、上皮基底膜营养不良

上皮基底膜营养不良（epithelial basement membrane dystrophy，EBMD）是最常见的前部角膜营养不良。Cogan 等在 1964 年首次报道角膜上皮内出现的特征性微囊样改变，后来，其他学者注意到该病变的不规则形态，可呈现点状、指纹状、地图状等表现，又称为地图状-点状-指纹状营养不良（map-dot-finger print dystrophy）。

（一）病因与流行病学

EBMD 为转化生长因子 β 诱导因子（Transforming growth factor βinduced，*TGFBI*）基因突变造成的常染色体显性遗传病，在人群中发病率较高，常为双侧，女性多见，30 岁后发病率增加，多表现为反复发生的角膜上皮剥脱，伴或不伴有外伤史。

（二）发病机制

正常情况下成熟的角膜上皮细胞从上皮深层迁移至浅层，最终从角膜表面脱落。在上皮基底膜营养不良中，角膜上皮基底膜不规则增厚，向上皮内延伸，致基底上皮细胞不正常生长，并分泌一些片状物质，妨碍正常上皮的脱屑而导致上皮细胞变性，进而造成上皮与基底膜黏附不良而发生上皮脱落。成熟的角膜上皮被基底膜片状区域捕获，并阻止其向角膜表面迁移，被围困的上皮细胞退化后形成上皮内囊肿。

（三）临床表现

EBMD 是最常见的前部角膜营养不良,也称地图-点状-指纹状营养不良。包括一组各种各样的角膜上皮基底膜异常的病变,如 Cogan 微囊肿营养不良、地图-点状-指纹状营养不良、上皮网状或泡状营养不良。尽管临床表现各异,组织病理也有不同,但病变均在角膜上皮基底膜,故分类学上这一组疾病均归于上皮基底膜营养不良。

角膜中央上皮层及基底膜内发生三种改变,即灰白色小点或微小囊肿、地图样线和指纹状细小线条。这些病变特点随时间而变化,常用裂隙灯显微镜宽光带或巩膜缘光线散射法辨别细微病灶,指纹状病变的角膜混浊特点是像头发丝样细指纹状,有的可表现为同心圆样排列(图 3-3-2-3)。

Cogan 微囊肿角膜上皮营养不良多见于女性,为散在灰色的不规则圆形的角膜上皮混浊,一般不影响视力,随着时间和病情发展,如混浊发生在瞳孔区或混浊点增加,可能造成视力下降。50% 患者可反复出现上皮剥脱和视物模糊。此类症状可发生于任何年龄,但多发生在 30 岁后。点状混浊常为细小、灰白色圆形、椭圆形,还有的像逗号状,在地图状混浊的边缘或下方,裂隙灯显微镜直接照明法可清晰见到混浊点,边界清楚,荧光素染色常为阴性。

地图状的混浊线较粗,不规则,像地图上的边界线或海岸线。指纹的线状混浊,常为中心或旁中心的平行曲线状,并围绕在地图状混浊病灶旁(图 3-3-2-4)。用裂隙灯显微镜后照法很易发现,应与正常角膜的原纤维线和上皮发生水肿时或 Fuchs 营养不良时的上皮皱褶线相区分。

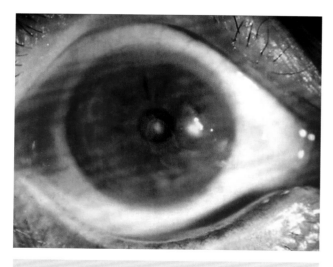

图 3-3-2-3　地图-点状-指纹状营养不良,显示角膜病灶似指纹状混浊线条

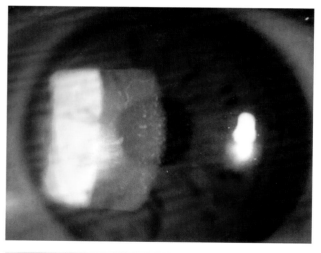

图 3-3-2-4　地图状营养不良,瞳孔上缘有地图状线条,还可见角膜中央及鼻侧有白色圆形或不规则混浊点

（四）诊断与鉴别诊断

根据角膜上皮的特殊异常改变、反复发生角膜上皮剥脱病史及发病年龄可诊断本病。基因检测可以明确突变基因位点,对疾病的预后和治疗有非常重要的指导作用,应与 Meesmann 角膜上皮营养不良及角膜前弹力层营养不良相鉴别。

（五）治疗

1. 用不含防腐剂的人工泪液。适当用抗生素眼药水和眼膏预防继发感染。

2. 上皮刮除术,行羊膜覆盖。

3. 上皮剥脱时可包扎或戴软性角膜接触镜。

4. 采用 YAG 激光或 PTK 激光去除 5~8mm 直径混浊的角膜基质,重建光滑的角膜表面,可促进新的角膜上皮的愈合。

三、角膜前弹力层营养不良

角膜前弹力层营养不良（Corneal Bowman layer Dystrophy，CBD）分为两型，均为常染色体显性遗传病，与转化生长因子 β 诱导因子（Transforming growth factor β induced，*TGFBI*）基因突变有关。其中 CBD-Ⅰ型由 Reis 在 1917 年首先报道，随后 Buckler 详细描述了此病的临床表现，临床上称为 Reis-Bücklers 角膜营养不良（RBCD）。CBD-Ⅱ型为 1967 年 Thiel 和 Behnke 描述的蜂窝状角膜营养不良，称为 Thiel-Behnke 角膜营养不良（TBCD）。

（一）病因与流行病学

RBCD（CBD-Ⅰ型）和 TBCD（CBD-Ⅱ型）角膜营养不良均为双眼发病的常染色体显性遗传性疾病，前者多起病于儿童时期，后者起病于 10~20 岁。两者均与 *TGFBI* 基因突变有关，但突变位置不同。RBCD 是由 TGFBI 基因中 Arg124Leu（*R124L*）突变所致，TBCD 由 *TGFBI* 基因中 Arg555Gln（*R555Q*）突变所致。

（二）发病机制

CBD 的发病与 *TGFBI* 基因突变密切相关，*TGFBI* 编码的转化生长因子 β 诱导蛋白（Transforming growth factor βinduced protein，TGFBIp）是一种细胞外基质蛋白，是角膜中第二丰富超微结构。目前报道的与角膜营养不良相关的 *TGFBI* 基因突变多达 74 种。*TGFBI* 基因中 *R124L* 和 *R555Q* 突变导致 TGFBIp 异常聚积，形成不规则无定形结构，使角膜上皮与前弹力层之间大量胶原纤维增生，但病变一般不侵犯角膜后基质和内皮层。

（三）临床表现

1. 症状与体征　　本病多发生在儿童，常为双眼中央角膜对称性出现病灶，常有畏光和流泪，由于反复发作致角膜前基质混浊和不规则散光，造成视力下降。绝大多数患者每年可出现 3~4 次角膜上皮糜烂，角膜敏感性逐渐下降，一般在 30 岁左右病情稳定，角膜上皮糜烂的发生率明显减少，但视力下降的程度与各家系之间有差别。

早期的裂隙灯显微镜检查可见在前弹力层细小混浊点，随着病情进展，表现为角膜表层不规则和上皮的不均匀增厚，角膜上皮水肿和混浊为特征，角膜上皮下散在灰白色混浊，混浊的形态多种多样，线状、地图状、指环状、蜂窝状和网状等，所有这些混浊部位形成一个嵴或轮辐状分别向角膜上皮层及角膜基质层凸起，这些混浊区的边界均欠清楚，混浊最密集处在角膜中央或旁中央，周边角膜有的为毛玻璃状，仔细检查可见细小的混浊延伸至角膜缘内。RBCD（CBD-Ⅰ型）主要表现为点、线状混浊（图 3-3-2-5）。TBCD（CBD-Ⅱ型）的病变多表现为蜂窝状和网状（图 3-3-2-6）。

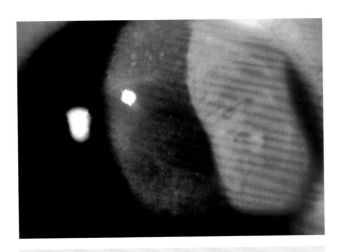

图 3-3-2-5　Reis-Bücklers 角膜营养不良（CBD-Ⅰ型），图显示角膜上皮下大量不规则点、线状混浊，全角膜表面可为毛玻璃状

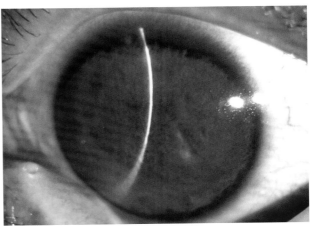

图 3-3-2-6　Thiel-Behnake 蜂窝状角膜营养不良（CBD-Ⅱ型），显示角膜上皮下大量蜂窝状、网状混浊，全角膜表面呈毛玻璃状

2. 组织病理学 光镜下,可见上皮层为锯齿状结构,上皮细胞显示为变性样改变。上皮细胞层水肿,上皮下层有前弹力层的碎片、纤维组织等,这些碎片或纤维组织分别向角膜上皮及前基质突起,但没有发现有炎症细胞介入此病。超微结构证实角膜上皮与前弹力层之间为大量胶原纤维增生,纤维直径在250~400Å,有些区域可见到前弹力层缺失,有些区域前弹力层可保持完整,可见胶原纤维和微纤维丝在前弹力层和上皮层之间,但病变一般不侵犯角膜后基质和内皮层。

（四）诊断与鉴别诊断

根据累及角膜前弹力层的特殊眼部表现、家族史可诊断。基因检测可以明确突变基因位点,对疾病的预后和治疗有非常重要的指导作用,本病需与角膜上皮营养不良、角膜基底膜营养不良及其他与 *TGFBI* 基因突变相关的角膜营养不良,如颗粒状角膜营养不良及格子状角膜营养不良相鉴别。

（五）治疗

两型 CBD 治疗方案相同。角膜上皮出现糜烂时需要用药物对症处理,而上皮或前弹力层出现混浊,高度散光,应用 PTK 是一种较好的方法（图 3-3-2-7、图 3-3-2-8）。

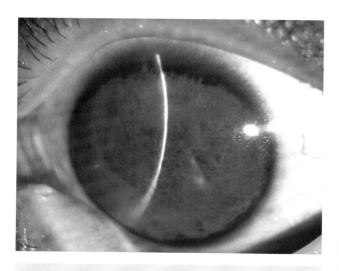

图 3-3-2-7 CBD-Ⅱ型角膜营养不良,术前可见全角膜毛玻璃样改变

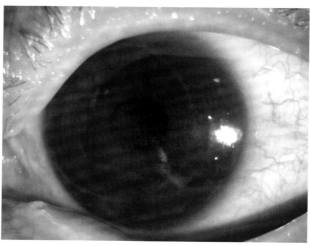

图 3-3-2-8 该患者经 PTK 治疗后 3 个月,角膜透明、上皮光滑,视力得到明显改善

（王君怡）

第三节 角膜基质层营养不良

1980 年,Groenouw 首次描述一组结节性角膜营养不良的特征,并跟踪随诊这个家族四代患者的变化。1978 年,Bücklers 把这类角膜营养不良分为两型,即 Groenouw Ⅰ型和Ⅱ型。Ⅰ型为显性遗传型,包括目前临床常见为颗粒状角膜营养不良,Ⅱ型为隐性遗传型,临床上常见有斑块状角膜营养不良。随后,Biber 又报道了格子状角膜营养不良。以上这些分类只是角膜病变的形态不同,但病变均发生在角膜基质层。由于病变的程度、形态及在基质的不同位置,致临床表现也各异。

一、颗粒状角膜营养不良

颗粒状角膜营养不良（granular corneal dystrophy,GCD）是临床上较常见的角膜营养不良之一,是位于 5q31 染色体上的 *TGFBI* 基因突变导致的常染色体显性遗传病。与 Reis-Bücklers 角膜营养不良、Thiel-

Behnake 蜂窝状角膜营养不良、格子状角膜营养不良合称为 *TGFBI* 相关的角膜营养不良。

（一）病因与流行病学

GCD 是位于 5q31 染色体上的 *TGFBI* 基因突变所致，其基因表达产物为 TGFBIp。目前已知与 GCD 相关的 *TGFBI* 基因突变多达 10 余种，其中最常见的为 Arg555Trp（*R555W*）和 Arg124His（*R124H*）突变。GCD 属于少见病，人群中发病率约 5.52/10 000，无明显性别差异。

（二）发病机制

GCD 发病与 *TGFBI* 突变相关，但确切机制仍不清楚。*TGFBI* 基因编码的蛋白 TGFBIp，又称为角膜上皮蛋白，是细胞外基质的重要组成部分，参与细胞间信号传递、调控和维持角膜上皮细胞的正常增殖和分化。研究显示，*TGFBI* 基因突变导致 TGFBIp 构象发生改变，尤其是蛋白质二级结构，引起蛋白质合成、代谢异常，异常的 TGFBIp 堆积于角膜内，影响成纤维细胞局部微环境，造成细胞线粒体功能障碍、氧化损伤、自噬水平异常，导致胶原及纤维分泌异常，进一步加重角膜内异常沉积物形成。

（三）临床表现

1. 症状及体征　大多在儿童时期发病，开始为散在面包屑样混浊。随着年龄增长，混浊可形成一个盘状，但很少扩展至角膜缘，病变进展慢。在 40 岁左右，患者仍有 0.5 左右的视力。也有些患者在 20 岁时可见较大的盘状或颗粒状混浊位于浅基质层，边界清楚，随年龄增长病情加重，视力不佳。还有些为最浅层的基质小点状混浊，有时与 Reis-Bücklers 角膜营养不良的临床表现相似，常在婴儿时发病。

早期表现为角膜浅基质层的细点状和放射的线状混浊，随后可出现各种不同形态的浅基质白色混浊，有些在裂隙灯显微镜后照法检查下，混浊点可呈半透明状。较常见的为较均匀的面包屑或雪片状混浊，边界不规则。还有一些早期为周边部分混浊，相对中央为透明。而在角膜基质内的混浊病灶的数量可不等，分布为随机样，形态也可为链状、环状和树枝状，通常角膜荧光染色为阴性，而泪膜破裂时间与基质混浊病灶区是否高出角膜表面有关。

2. 分型　临床上把颗粒状角膜营养不良分为两型：

（1）Ⅰ型：常为 *R555W* 突变所致，发病年龄较早，多在 10 岁左右开始发病，出现角膜上皮反复的糜烂。临床表现为：①中央角膜浅基质面包屑样或薄的雪片状混浊（图 3-3-3-1）。②随病程发展混浊密度增加并向深基质层进展，但从不扩展到角膜缘（图 3-3-3-2）。③约在 40 岁左右角膜混浊的病灶密度加大，有时融合成片状，往往对视力有明显的影响（图 3-3-3-3）。

（2）Ⅱ型：为 *R124H* 突变所致，发病年龄较Ⅰ型晚，往往在 40~50 岁发病，很少出现上皮糜烂和剥

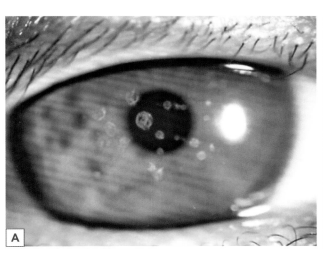 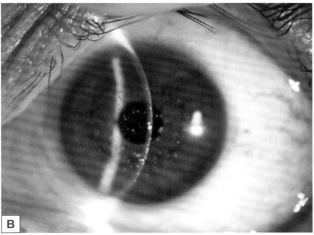

图 3-3-3-1　颗粒状角膜营养不良Ⅰ型

图 A　表现为角膜浅基质雪片状混浊
图 B　表现为角膜中央散在面包屑样混浊

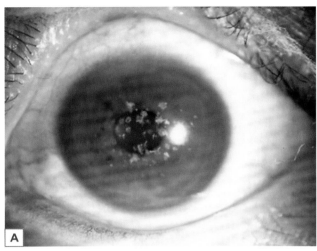

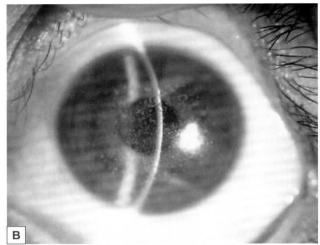

图 3-3-3-2　颗粒状角膜营养不良 I 型

图 A　显示随着年龄增大,角膜基质混浊面扩大

图 B　随年龄增大,角膜混浊的密度也增加

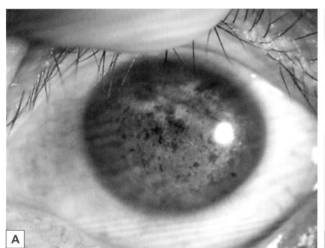

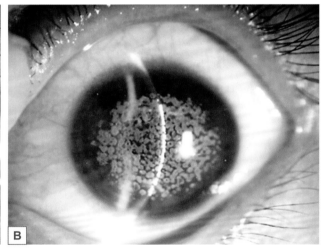

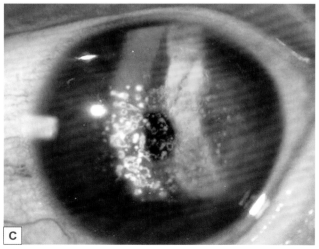

图 3-3-3-3　颗粒状角膜营养不良 I 型

图 A　角膜浅基质为较致密的膜片状混浊

图 B　角膜中央浅-中基质为似蜂窝状煤状较均匀的混浊

图 C　疾病后期,显示角膜中央混浊密度增高,并向深基质发展,但病灶从不延伸到角膜周边部

脱,角膜基质表现为雪花状、星芒状、线条状或结晶状混浊,又称为颗粒-网状角膜营养不良(图 3-3-3-4、图 3-3-3-5)。

3. 组织病理学　用 Masson 三重染色可见角膜基质混浊区域为亮红色(图 3-3-3-6A)。PAS 染色也可见上皮基底膜及浅基质明显增厚(图 3-3-3-6B)。TGFBIp 抗体的免疫组化染色显示,GCD 特征性基质沉积物中包括突变的 TGFBIp。组织化学染色,角膜上皮及基质内的变性颗粒为非胶原的蛋白。透射电镜检查常可见浅基质内有高电子密度的 100~500μm 宽的柱形结构在基质细胞间。在不同的时期,未见到角膜基质细胞明显异常。

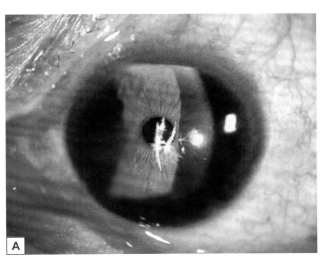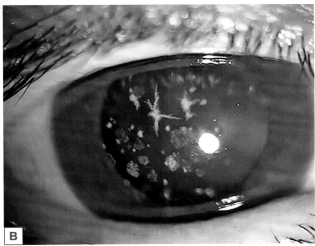

图 3-3-3-4　颗粒状角膜营养不良Ⅱ型

图 A　角膜基质内散在星芒状混浊

图 B　角膜基质内呈面包屑样、星芒状混浊

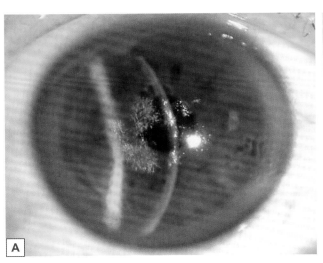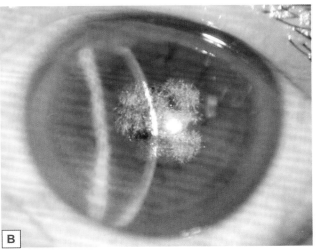

图 3-3-3-5　颗粒状角膜营养不良Ⅱ型

图 A　角膜基质内呈细条状混浊

图 B　随病灶发展,角膜基质内呈焰火状混浊(同一患者对侧眼)

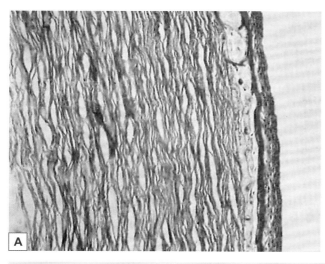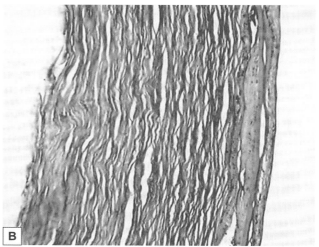

图 3-3-3-6 颗粒状角膜营养不良Ⅰ型组织病理

图 A Masson 三重染色,可见基底膜增厚,浅基质内有均匀一致的无定形物质沉积,角膜上皮层被均匀染成红色(×40)

图 B 同一患者角膜组织片行 PAS 染色,可见上皮基底膜及浅基质明显增厚(×40)

（四）诊断与鉴别诊断

1. 诊断

（1）特殊的临床表现:角膜中央非炎症性、面包屑样混浊(不累及角膜缘),伴或不伴反复发作的上皮糜烂、剥脱。

（2）辅助检查:OCT 显示混浊主要累及角膜基质。

（3）家族史。

（4）基因检测。

2. 鉴别诊断 注意与其他类型的角膜基质营养不良、腺病毒感染引起的角结膜炎等疾病相鉴别。

（五）治疗

早期绝大多数患者不需要治疗,出现复发性上皮糜烂可用治疗性角膜绷带镜、人工泪液等进行常规治疗;如浅基质层的混浊已影响视力,可考虑行手术治疗。

1. PTK 治疗 若混浊区主要位于角膜基质前 1/3 内,PTK 治疗是首选方案。该方法使用准分子激光切削前弹力层或前基质,以清除角膜浅层病变组织。OCT 对于判断病变深度、切削范围具有非常重要的作用(图 3-3-3-7)。此外,PTK 治疗后角膜前表面曲率变平,产生远视漂移,因此,对患者屈光状态的判断也是手术方案的设计中需要考虑的因素。

2. 板层角膜移植术 当严重影响视力的角膜混浊超过角膜基质前 1/2,建议采取板层角膜移植术(图 3-3-3-8)。

3. 穿透性角膜移植术 如深基质或基质混浊的面积大,穿透性角膜移植术可能有助于视力的恢复。尽管手术可以清除混浊的角膜基质,但是术后存在复发风险,复发病变表现常不同于原发病变,可表现为上皮、浅或深基质层的多发病例。

二、斑块状角膜营养不良

斑块状角膜营养不良(macular corneal dystoophy,MCD)是一种常染色体隐性遗传性疾病,由 Groenouw 于 1890 年首次阐述,故又称 Groenouw Ⅱ型角膜营养不良。在临床上较少见但发病较严重,早期即严重影响视力。

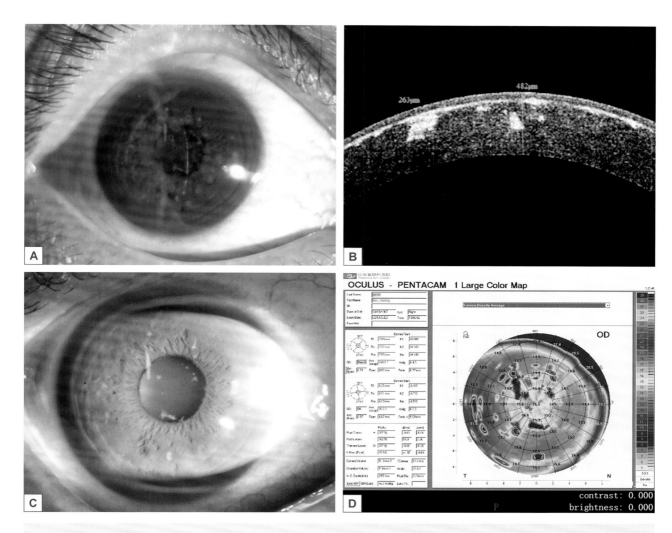

图 3-3-3-7 颗粒状角膜营养不良行 PTK 手术

图 A 颗粒状角膜营养不良患者角膜基质内散在点片状混浊(术前)

图 B 眼前节 OCT 显示角膜混浊主要位于角膜前 1/3,少量混浊累及 1/2 角膜基质处

图 C 该颗粒状角膜营养不良患者行 PTK 术后半年,角膜仅残留散在深层基质混浊,裸眼视力 0.5(PTK 后)

图 D 该颗粒状角膜营养不良患者行 PTK 治疗后角膜地形图表现

（一）病因与流行病学

与 GCD 不同,MCD 不是与 *TGFBI* 突变相关,而是为 16 号染色体上乙酰葡糖胺 6-O-磺基转移酶 (*CHST6*,N-acetylglucosamine 6-O-sulfotransferase gene)基因突变造成的常染色体隐性遗传疾病。对大宗家系的调查发现,斑块状角膜营养不良与家族遗传有关。发病家系很少,但病症率在家系内频率较高。

（二）发病机制

CHST6 基因编码 N-乙酰葡萄糖胺-6 转移酶,参与硫酸角质素蛋白多糖的生物合成,*CHST6* 基因突变影响酶活性,影响硫酸角质素的组成,导致细胞内外未硫酸化的硫酸角质素沉积于角膜基质内从而造成角膜混浊。

（三）临床表现

1. 症状及体征 10 岁以内就显示双眼较对称发病,视力下降,约在 20 岁时病情已比较明显,有畏光、流泪及视力下降。随着角膜混浊的加重,角膜表面高低不平或有上皮的反复糜烂,视力进一步下降,通常在 20~30 岁就丧失了有用的视力。

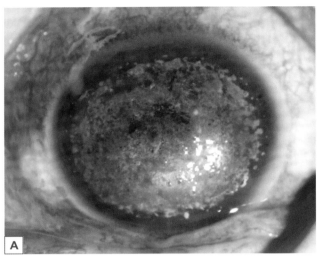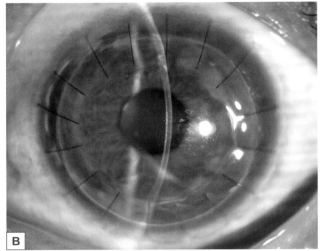

图 3-3-3-8　颗粒状角膜营养不良行板层角膜移植术

图 A　术前角膜基质混浊严重影响视力，基质混浊深度超过 1/2 角膜

图 B　该患者行板层角膜移植术后，角膜植片透明，植床及基质层间无混浊

　　角膜病变初期表现为角膜中央浅基质的细小 haze 样混浊，有的为半透明环状（图 3-3-3-9A）。以后这些 haze 逐渐融合为多形、不规则的灰白色混浊。随病情进展，向角膜周边延伸和角膜深基质发展，形成弥漫性毛玻璃样混浊，当角膜混浊的区域向表面扩展形成凸出角膜表面呈结节状（图 3-3-3-9B），造成角膜不规则散光，而当混浊区域向后弹力层发展时，裂隙灯显微镜下可见角膜后有大量的内皮赘疣。与其他的角膜营养不良不同，斑块状角膜营养不良在病程发展至晚期，均可出现角膜变薄（图 3-3-3-10），因此，提醒手术者在行角膜移植术前要行角膜测厚。如角膜植床已明显变薄，要改变手术方式，以避免手术时植片与植床对合不良。

　　在临床上，斑块状角膜营养不良与颗粒状角膜营养不良在发病初期的特征很相似，应从角膜病变形态上进行鉴别。随着病变的进展，特别是角膜随病变的加重逐渐变薄，病变从角膜中央向周边延伸和深基质

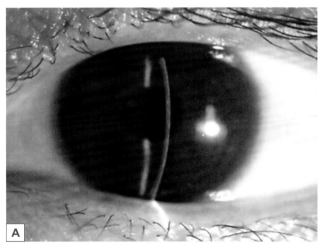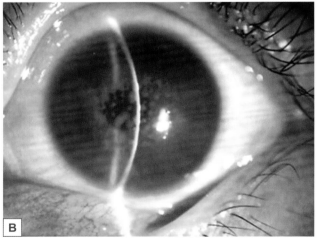

图 3-3-3-9　斑块状角膜营养不良

图 A　早期显示角膜中央浅基质细小 haze 样混浊

图 B　随着病情发展，斑块状角膜营养不良表现为以角膜中央为中心向周边和深部发展的斑块状混浊，角膜表面为结节状微突起

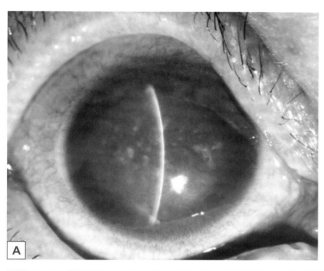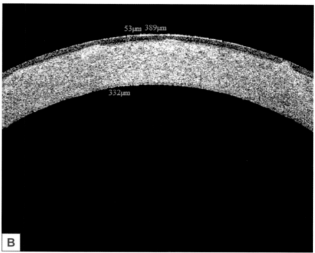

图 3-3-3-10　斑块状角膜营养不良
图 A　角膜混浊区已发展到角膜的周边部,且中央混浊已融合成大片状,角膜变薄
图 B　角膜 OCT 图像显示角膜全层变薄,结节向角膜上皮面突起

的发展,以及家族中有相同患者,均有利于斑块状角膜营养不良的诊断。

2. 组织病理学　角膜基质内有大量的葡萄糖胺聚糖堆积,也可见在上皮下及内皮面。用 PAS 或阿尔辛蓝染色均能良好显示角膜基质内的葡萄糖胺聚糖(图 3-3-3-11A)。光镜下可见上皮基底膜变性和上皮的非特异性变化,前弹力层常被破坏,而被如基底膜样的玻璃状膜所替代(图 3-3-3-11B、C)。电镜显示葡萄糖胺聚糖在基质细胞内积累,核固缩,胞质内出现大量空泡而致细胞膨胀。角膜后弹力层的前部纹状部分正常,而后部非纹状部分存在异常内皮沉积的泡状和颗粒状物质。

（四）诊断与鉴别诊断

1. 诊断

（1）特殊的临床表现:双眼对称性渐进性视力下降,伴有反复发作的角膜上皮糜烂,角膜呈现点状、片状或弥漫性毛玻璃样混浊(可累及角膜缘)。

（2）辅助检查:OCT 显示混浊主要累及角膜基质,角膜变薄明显。

（3）家族史。

（4）基因检测。

2. 鉴别诊断　注意与其他类型的角膜基质营养不良、角膜基质炎等疾病相鉴别。

（五）治疗

早期如出现反复角膜上皮糜烂造成的畏光,可戴角膜接触镜或试行羊膜覆盖术。对浅层角膜基质混浊明显的患者,也可以考虑采取 PTK 进行治疗,能改善患者的视力(图 3-3-3-12),但若患者后部角膜基质出现混浊,患者的视觉质量改善则不明显。对角膜已明显混浊影响视力,可行部分板层或部分深板层角膜移植术。影响后弹力层或至内皮者,则应行部分穿透性角膜移植术,手术后的临床效果均不错(图 3-3-3-13)。但无论是板层还是穿透性角膜移植术,术后都存在复发的可能。复发均从植床向植片延伸,很少引起全植片营养不良的复发,复发的同时伴有非特异性炎症细胞的浸润,有的还有新生血管的增生,可在复发时伴有免疫排斥反应的发生。

三、格子状角膜营养不良

格子状角膜营养不良（lattice conreal dystrophy,LCD）通常被分为四个不同类型: Ⅰ、Ⅱ、Ⅲ、Ⅳ型,除Ⅱ型外,其余三型均与 *TGFBI* 基因不同位点突变有关。可以发生在任何年龄,各型发病年龄及临床表现各

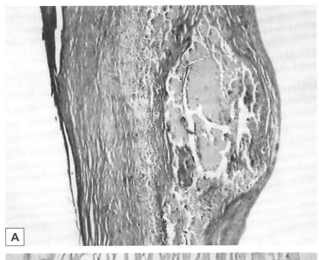

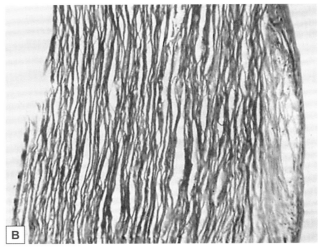

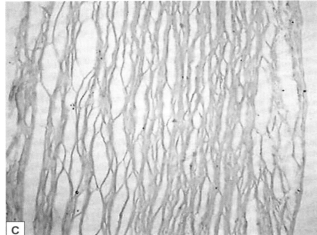

图 3-3-3-11 斑块状角膜营养不良组织病理

图 A 可见角膜基质内大量葡萄糖颗粒堆积(×20)

图 B 三重染色,可见病灶处上皮下胶原纤维排列紊乱,病变处上皮基底膜已被破坏,角膜上皮菲薄(×40)

图 C 同一组织病理切片图胶原纤维(Van Gieson)染色,显示角膜基质胶原间间隙变大,排列不规则(×40)

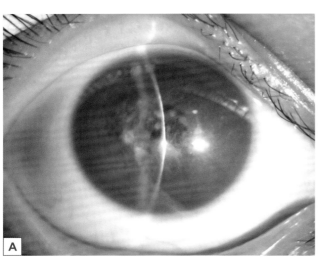

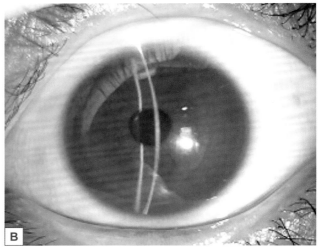

图 3-3-3-12 斑块状角膜营养不良行 PTK 治疗

图 A 术前角膜中央混浊明显,前表面凸出,呈结节状

图 B 该患者经 PTK 治疗后 19 天,角膜透明、上皮光滑,视力显著提升

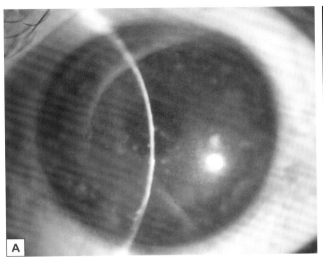
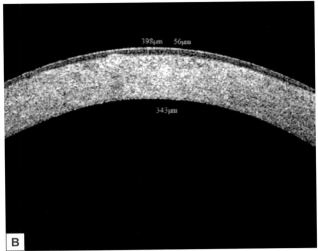
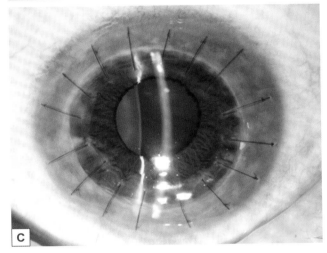

图 3-3-3-13　斑块状角膜营养不良行穿透性角膜移植术

图 A　术前角膜基质混浊严重影响视力

图 B　该患者眼前节 OCT 显示全角膜基质混浊,角膜变薄明显,中央角膜厚度仅约 398μm

图 C　该患者行穿透性角膜移植术后角膜植片透明,视力改善

有不同,通常为双侧、对称性发病,也有报道为单眼发病。

(一)病因与流行病学

与 GCD、CBD 类似,LCD 是又一种与 *TGFBI* 基因突变相关的角膜营养不良,属于 *TGFBI* 相关性角膜营养不良的一种。目前已知与 LCD 相关的 *TGFBI* 基因突变多达 10 余种,其中 LCD 的 Ⅰ、Ⅲ、Ⅳ型均与 *TGFBI* 基因突变有关,其中 Ⅰ 型和 Ⅳ 型为常染色体显性遗传病,而 Ⅲ 型符合常染色体隐性遗传特征。Ⅱ 型 LCD 被认为是变异型 LCD,又被称为 Meretoja 综合征、家族性多发性神经淀粉样变性Ⅳ型(Familial amyloid polyneuropathy type Ⅳ),该型致病基因为位于第 9 号染色体上的 gelsolin(*GSN*)基因突变相关,也为常染色体显性遗传病。

(二)发病机制

关于 *TGFBI* 基因突变如何致 LCD,其机制仍不清楚。研究认为由于 TGFBIp 构象发生改变,影响细胞黏附和迁移,导致变性产物的沉积和上皮反复糜烂,病理性淀粉样蛋白沉积物堆积于角膜基质内,引起角膜基质混浊。

(三)临床表现

1. 分型　格子状角膜营养不良至少可分四型:

(1)Ⅰ型:常发生在 10 岁以前。一般没有全身其他器官的合并症,视力下降常在 20~30 岁。经常有角膜上皮的剥脱,自觉症状较明显。体征:早期在裂隙灯显微镜下可见角膜上皮下细的格子状线条。在线条的边缘有点状混浊。随后可发生角膜中央的浅基质层的雾状混浊。格子状的混浊线条变粗,伴有大小不一的混浊点。可见角膜新生血管。一般格子状混浊线条不侵犯到角膜缘(图 3-3-3-14)。

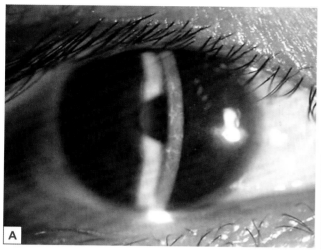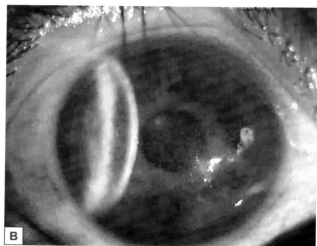

图 3-3-3-14 格子状角膜营养不良 I 型

图 A 随病情发展格子变粗,并伴有少许混浊点

图 B 显示在格子状混浊区以外中央角膜出现片状混浊

（2）Ⅱ型:该型角膜病变为淀粉样变性全身性疾病的一种局部表现,常伴有全身的疾病,如皮肤及周边神经病变或肾脏疾病。表现为皮肤异常干燥、痒、松弛,呈苔藓样淀粉样变性,眼睑皮肤松弛,发音障碍等。眼部发病一般在 30 岁以后,但视力下降不如 I 型明显。格子状线条边界清楚,网格线数目少但粗大,自角膜缘向中央扩展,累及周边角膜基质,但角膜中央区保持透明(图 3-3-3-15)。

（3）Ⅲ型:发病常在 50 岁及以上,在 70 岁左右才出现视力下降。一般不出现上皮脱落等症状。特点为格子状的线粗、数量多,一般可延伸至角膜缘(图 3-3-3-16)。

（4）Ⅳ型:发病年龄在 40~50 岁,常发生上皮剥脱,索状或树枝状的格子状线。在深层的格子状线粗,而在浅基质层的格子状线短和细。在格子状线之间有小的圆点状混浊(图 3-3-3-17)。

2. 组织病理学 可见萎缩、无序的上皮细胞,伴有基底上皮细胞及上皮基底膜变性,退行性血管翳、局灶性前弹力层缺失。电镜下显示上皮细胞间缺少正常的桥粒结构,前弹力层厚薄不均。不同厚度的淀

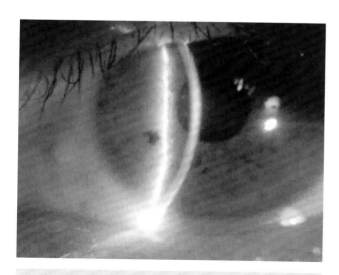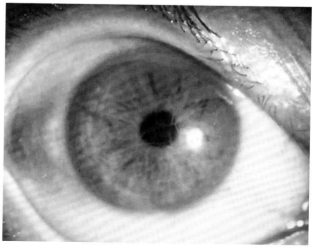

图 3-3-3-15 格子状角膜营养不良 Ⅱ型,虹膜后照法显示鼻侧角膜格子状线条边界清楚,无混浊点

图 3-3-3-16 格子状角膜营养不良 Ⅲ型,显示病变的格子线粗、数量多,为交叉的网状并延伸到周边角膜

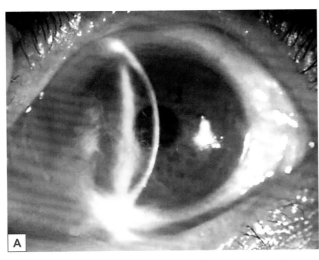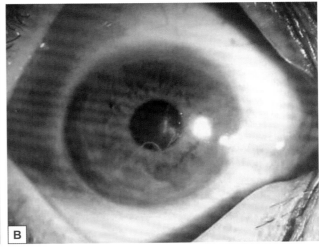

图 3-3-3-17　格子状角膜营养不良Ⅳ型

图 A　可见角膜基质内短的格子状线条,线条旁有白色点状混浊,部分上皮糜烂

图 B　可见角膜基质内索状深层的格子状线条

粉样变性组织及胶原结构被染成嗜曙红样,形成嗜酸性染色层,将上皮基底膜和前弹力层分离,并嵌在角膜基质纤维中,使角膜板层纤维扭曲样改变(图 3-3-3-18)。

（四）诊断与鉴别诊断

1. 诊断

（1）特殊的临床表现:双眼对称性渐进性视力下降,伴有反复发作的角膜上皮糜烂,角膜呈现线状、格子状、树枝状、条索状混浊。

（2）辅助检查:OCT 显示混浊主要累及角膜基质。

（3）家族史。

（4）基因检测。

2. 鉴别诊断　注意与其他类型的角膜基质营养不良、病毒性角膜炎等疾病相鉴别。

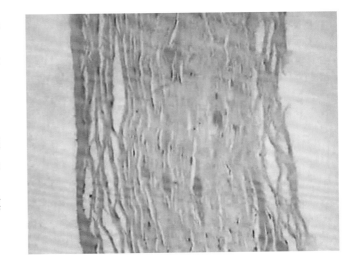

图 3-3-3-18　格子状角膜营养不良Ⅰ型组织病理,可见淀粉样变性的组织被染成嗜曙红色,镶嵌在角膜基质纤维中(×20)

（五）治疗

早期出现角膜上皮反复糜烂时,可行 PTK 治疗。如出现中央基质层混浊,影响视力时,可行部分板层角膜移植术,还可视基层混浊程度行部分深板层角膜移植或部分穿透性角膜移植术,然而格子状角膜营养不良的复发比颗粒状或斑块状角膜营养不良更迅速,且这些复发病灶与原始沉积物形态不同,常为弥漫性点状或丝状上皮下及浅基质混浊。

四、凝胶滴状角膜营养不良

凝胶滴状角膜营养不良(gelatinous drop-like corneal dystrophy,GDLD)于 1914 年首次被日本学者 Nakaizumi 报道,是一种罕见的常染色体隐性遗传病,以上皮下和基质内淀粉样沉积为特征。

（一）病因与流行病学

GDLD 与位于 1 号染色体短臂的肿瘤相关钙信号传感器 2 (*TACSTD2*)基因突变有关,是一种罕见的常染色体隐性遗传病。目前报道的病例大部分都在日本,发病率约为 1/33 000,其他国家报道极少。本病常于儿童期发病,无性别差异,近半数患者存在双亲近亲通婚。

（二）发病机制

GDLD 的病理变化机制尚不清楚,但已知 *TACSTD2* 基因突变多为无义突变和移码突变,导致终止密码子产生,提前结束翻译,导致蛋白功能异常或功能丧失,造成角膜内淀粉样物质沉积、角膜上皮通透性增加和黏附能力降低。

（三）临床表现

常在 10 岁以后发生双眼畏光、流泪、视力下降。此时体征为中央角膜上皮下出现桑葚状混浊并隆起。使角膜出现高低不平（图 3-3-3-19）。随着年龄增大,混浊不仅面积扩大,还向角膜基质发展。出现角膜基质的不规则桑葚状混浊（图 3-3-20）。偶见新生血管深入混浊区。视力下降程度与角膜混浊的部位、深度有关。

组织病理发现角膜上皮下有典型的淀粉样物沉积。前弹力层变性,有的消失。

（四）诊断与鉴别诊断

1. 诊断

（1）特殊的临床表现:双眼对称性渐进性视力下降,伴有反复发作的角膜上皮糜烂,角膜呈现桑葚状混浊、隆起,角膜表面高低不平。

（2）辅助检查:OCT 显示混浊主要累及角膜上皮和浅基质。

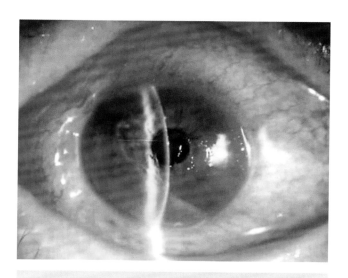

图 3-3-3-19　凝胶滴状角膜营养不良,显示病变早期角膜中央层上皮下有透明或半透明的桑葚状隆起

（3）家族史。

（4）基因检测。

2. 鉴别诊断　注意与其他类型的角膜基质营养不良、各种类型但角膜基质炎等疾病相鉴别。

（五）治疗

同格子状角膜营养不良。

五、云片状角膜营养不良

云片状角膜营养不良（central cloudy corneal dystrophy of François,CCDF）,又称中央云状角膜营养不良,是一种常染色体显性遗传性眼病,由 François 在 1956 年发现并以自己名字命名,常在 10 岁后开始双眼对称性发病。有些患者还伴有球形晶状体、先天性青光眼等。但角膜的厚度及敏感性往往正常。

（一）病因与流行病学

CCDF 目前病因不明,发病年龄常在 10 岁以后,多为散发病例,大部分患者没有家族史。

（二）发病机制

CCDF 致病基因位点尚未确定,发病机制不明确。

（三）临床表现

1. 症状及体征　早期视力往往正常或视力下降不明显,进展缓慢。笔者遇到一例患者为双眼云片状角膜营养不良。双眼角膜中央均已 7~8mm 直径的盘状浅基质混浊,但视力却停在 0.7~0.8,观察 5 年视力没有变化（图 3-3-3-21）。

裂隙灯显微镜下显示中央角膜的深基质层的灰白色混浊形态各异。混浊区被多条线状透明带分割开。角膜的混浊可先在深基质开始,并向前基质发展。也有些患者开始表现为环中央的圈状不规则灰白色混浊,中央角膜点片状混浊,但基本透明。病程进展很慢,一般不发展到中央区。但笔者也遇到最后出

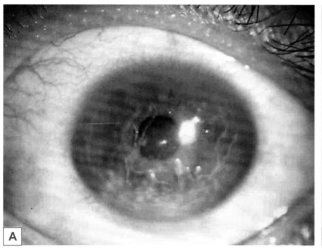

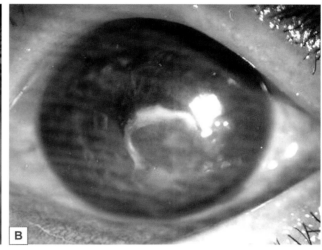

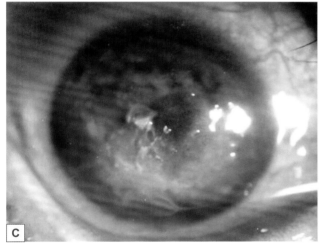

图 3-3-3-20 凝胶滴状角膜营养不良

图 A 显示病变早期角膜中央层上皮下有透明或半透明的桑葚状隆起

图 B 病情进一步进展,上皮增生明显可融合为大的上皮增生的皱褶

图 C 凝胶滴状角膜营养不良,以角膜上皮下混浊的桑葚状隆起为主,角膜表面高低不平,发病不同时期可见不同表现

现角膜中央区混浊的病例和与文献报道一样的角膜营养不良的混浊如鳄鱼皮样的片状混浊。所有的混浊均不影响角膜的后弹力层和内皮层(图 3-3-3-22~图 3-3-3-25)。

2. 组织病理学 角膜厚度正常,后弹力层皱褶,细胞外黏多糖沉积,应与盘状角膜内皮炎造成的角膜混浊区别开。超微结构显示细胞外和内皮细胞空泡,有些空泡含有纤维性颗粒物质和电子致密沉积物。

(四)诊断与鉴别诊断

1. 诊断

(1)特殊的眼部临床表现:角膜内云片状或鳄鱼皮样混浊。

(2)OCT 显示局限于角膜基质内的混浊、角膜厚度正常。

(3)组织病理学显示细胞外黏多糖沉积。

(4)基因检测。

2. 鉴别诊断 本病需与其他类型的角膜营养不良及盘状角膜炎相鉴别。

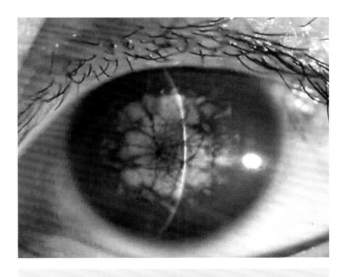

图 3-3-3-21 云片状角膜营养不良

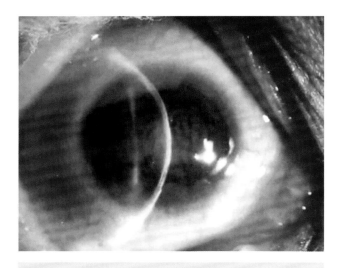

图 3-3-3-22　云片状角膜营养不良较早期为淡云片状混浊,混浊区被不规则的透明线分割开

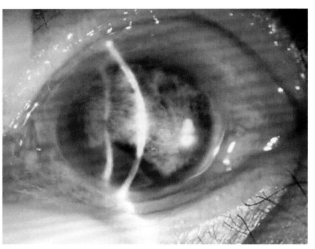

图 3-3-3-23　云片状角膜营养不良,显示小云片状密集的混浊,如细鱼鳞状

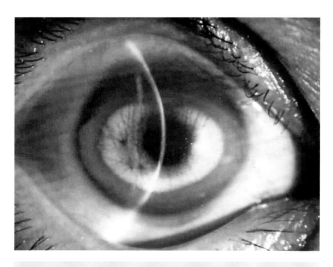

图 3-3-3-24　云片状角膜营养不良,显示角膜基质如鳄鱼皮状片样混浊,但中央角膜仍保持透明

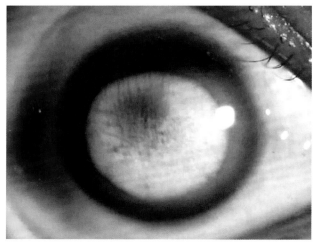

图 3-3-3-25　云片状角膜营养不良,云片状角膜营养不良,显示随病程发展,中央角膜也发生混浊,混浊区间的透明带变得更细,部分已融合为大片状白色混浊

（五）治疗

视力下降不明显时,一般不需要处理。影响视力可试行深板层角膜移植或穿透性角膜移植术。

六、结晶状角膜营养不良

结晶状角膜营养不良（crystalline corneal dystrophy,CCD）是一种罕见的常染色体显性遗传眼病,是一种对视力影响不太严重的角膜基质营养不良。

（一）病因与发病机制

CCD 的发病与 1 号染色体上的 UbiA 异戊烯基转移酶域 1 基因（*UBIAD1*,UbiA prenyltransferase domain containing 1 gene）突变有关,该基因突变影响胆固醇代谢,患者常伴随高脂血症或高甘油三酯血症。患者多为双眼发病,无性别偏向。

（二）发病机制

基因突变后 UBIAD1 分子构象发生改变,阻滞了自身由内质网向高尔基体转运,稳定了 3-羟基-3-甲基戊二酸单酰辅酶 A 还原酶受体（HMGCR）,导致胆固醇合成的持续增加和积累,进而致病。

（三）临床表现

1. 症状及体征　常在 10~30 岁,双眼对称性发病。早期表现为从边缘角膜脂质样黄色环形或半圆环形混浊。混浊点边界清楚,较规则,有的为大量细的结晶状混浊在前弹力层和浅基质层（图 3-3-3-26A）。也可见这些细的结晶状黄色混浊呈片状或盘状（图 3-3-3-26B）。但病变很少侵犯到后弹力层和角膜内皮。

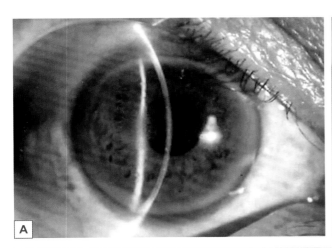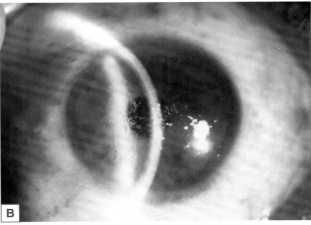

图 3-3-3-26　结晶状角膜营养不良

图 A　鼻侧角膜浅基质内黄色点状或半环状混浊
图 B　典型病例为角膜浅基质有大量环形脂质样黄色混浊呈片状,边界较清楚

2. 组织病理学　角膜上皮变厚,上皮基底膜被纤维组织替代,在角膜各层基质,可发现脂质沉积物,油红或苏丹黑染色阳性。角膜浅基质有特殊的斜方形或小棱形空泡。空泡边缘有脂质膜包裹。有些患者常伴有高脂血症。

（四）诊断与鉴别诊断

1. 诊断

（1）特殊的临床表现:角膜内可见黄色细小的结晶状、脂质样沉积,边界清楚。

（2）OCT 显示病变主要累及前弹力层及角膜浅基质。

（3）家族史。

（4）基因检测。

2. 鉴别诊断　本病需与其他类型角膜营养不良、角膜脂肪样变性等疾病相鉴别。

（五）治疗

同格子状角膜营养不良。

（王君怡）

第四节　角膜内皮营养不良

角膜内皮细胞的功能直接影响角膜的透明性,眼部的炎症、眼外伤、手术及长期戴角膜接触镜等均会影响角膜内皮细胞的功能和数量。本节要讨论的角膜内皮细胞营养不良是与上述影响因素无关的一组遗传性角膜病。主要有 Fuchs 角膜内皮营养不良、先天性角膜内皮营养不良、后部多形性营养不良及虹膜角膜内皮综合征。

一、Fuchs 角膜内皮营养不良

Fuchs 角膜内皮营养不良（Fuchs endothelial corneal dystrophy，FECD）由 Ernst Fuchs 在 1910 年首次报道，表现为年老患者出现的双侧角膜上皮水肿、基质混浊和角膜知觉下降。由于当时裂隙灯显微镜未被发明，直到裂隙灯显微镜在临床使用后，Vogt 首次描述了这组患者角膜后表面有小的赘生物或称角膜后油滴状物（guttae）。FECD 主要病理表现为渐进性角膜后滴状赘疣，后弹力层增厚、角膜内皮丢失及形态改变。

（一）病因与流行病学

早发型 FECD 与 *COL8A2* 突变有关，而大部分晚发型 FECD 基因定位不明确，目前报道的与其有关的基因包括 *TCF4*、*TCF8*（*ZEB1*）、*SLC4A11*、*LOXHD1*、*AGBL1* 等，但仍有相当部分 FECD 患者未发现任何基因位点的改变。世界范围内 50 岁以上发病率为 4%~9%，女性高发于男性，（2.5~3）∶1。发病年龄低于 10 岁的早发型 FECD 较为少见，最常见的为发病年龄大于 40 岁的晚发型 FECD。

（二）发病机制

FECD 发病机制可能是基因与环境共同作用的结果，基因易感性、老龄、慢性光损伤、激素水平等因素均可导致角膜内皮细胞 DNA 及线粒体损伤，进而导致角膜内皮细胞的衰老、凋亡及细胞外基质分泌异常，从而造成角膜内皮细胞凋亡及后弹力层赘疣形成。

（三）临床表现

1. 症状及体征　Fuchs 角膜内皮营养不良常双侧、对称性，随病程发展出现角膜上皮、基质水肿、混浊。最终可导致角膜瘢痕。由于角膜内皮细胞的功能异常造成后弹力层发生赘疣，利用裂隙灯显微镜镜面反射法，将裂隙灯光带调宽至 5mm 左右，通过裂隙光显微镜的镜面反光，聚焦到角膜内皮面，可清晰地观察到角膜内皮滴状赘疣伴有细小点状色素颗粒，像一个个金色反光的小丘，称其为 guttae（图 3-3-4-1）。这些金色反光的小丘在角膜内皮显微镜下表现为内皮细胞间镶嵌的黑区。随着病情的发展，黑区逐渐增多、密集，严重时看不到内皮细胞。后弹力层有时像一张金箔状膜覆盖，此时角膜往往增厚。Fuchs 角膜内皮营养不良还有不同的表现形式，当角膜内皮细胞约在 800 个/mm² 以下时，可发现角膜内皮及后弹力层皱褶，有的可先表现为上皮下大泡样病变（图 3-3-4-2、图 3-3-4-3）。

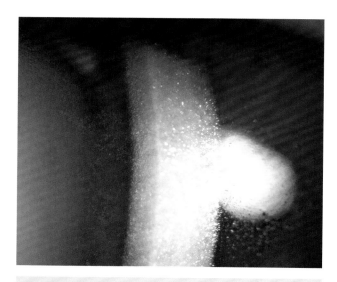

图 3-3-4-1　Fuchs 内皮营养不良，显示角膜内皮滴状赘疣伴有细小点状色素颗粒，称为 guttate

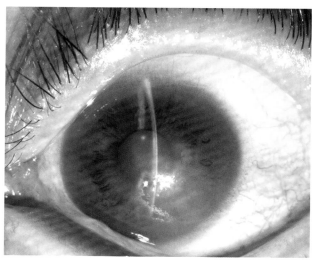

图 3-3-4-2　Fuchs 内皮营养不良可以先出现角膜中央区细小水泡

患眼的视力与角膜水肿的程度成正相关。早期可出现晨间视力差,到中午或傍晚视力提高的现象,这主要与晚间睡眠时闭眼导致角膜内皮细胞供氧不足和角膜基质水分蒸发减少,造成角膜水肿的关系。随着睁眼时间的延长,基质水分蒸发增加,角膜内皮供氧增加,内皮细胞功能恢复。角膜基质水肿到中午或傍晚已基本消除,故视力增加。但到了角膜内皮细胞出现真正的功能失代偿时,这种因角膜水肿造成的视力减退则多持续增加。随着角膜水肿的加重,导致上皮层与基质层的分离。晚期分离的层间形成瘢痕,但角膜厚度仍是增加,反复角膜上皮大泡,造成角膜新生血管伸入。有些患者还会伴有角膜上皮钙化、继发性青光眼、白内障等并发症。

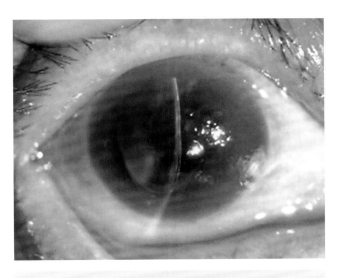

图3-3-4-3　Fuchs内皮营养不良出现角膜大、小水泡。图示角膜上皮下大的并下垂的水泡

早期角膜基质水肿,后弹力层可见皱褶。随后角膜出现雾状混浊,角膜增厚。典型患者均出现中央角膜拟盘状水肿,很少见偏中心水肿。用超声角膜测厚易发现阳性结果。早期角膜上皮水肿的诊断并不容易。用荧光染色的方法有助于发现角膜上皮的微囊泡,当角膜上皮水肿逐渐明显,可见指纹状的线状混浊。角膜上皮逐渐出现小水泡,并发展成角膜上皮下大泡,水肿破裂出现眼异物感、刺痛、畏光、流泪等。

2. 组织病理学　光镜下晚期患者的组织病理可见后弹力层为多层状,为正常后弹力层的3倍厚度。赘疣部分突入前房或留在增厚的后部胶原层内,内皮细胞层变薄,细胞核变大,尤其在有赘疣的区域。有些样本的上皮和前弹力层间有纤维细胞层长入;有些上皮与前弹力层分开的区域正是临床上见到的角膜上皮大泡处。

扫描电镜下,可见角膜内皮细胞变性,细胞膜崩解。有些细胞内胞丝增加;核糖体与粗面内质网纤维化。角膜后弹力层有明显的变化。正常的角膜后弹力层分为两层,前带状层(anterior banded zone,ABZ)纤维约3μm宽。在胎儿时已形成,由110nm的带状胶原构成。后非带状层(posterior non-banded zone,PNBZ)由角膜内皮细胞分泌产生,终身生长,约10年增长1μm。在Fuchs角膜内皮营养不良的患者,后弹力层ABZ是正常的,PNBZ多变薄或消失,而在PNBZ和角膜内皮细胞之间出现了异常的后胶原层,这是后弹力层增厚的主要原因。这种异常结构存在于所有患者中,由异常的角膜内皮细胞分泌而成,与后弹力层增厚及滴状赘疣有关,充满100nm的带状纤维和一些类似补丁样的结晶状的无定形基底膜结构。扫描电镜显示,在晚期Fuchs角膜内皮营养不良患者有大量的滴状凸起,内皮细胞严重变性,而没有内皮的区域有大量胶原网状结构。

3. 角膜内皮黑区　角膜内皮黑区有生理性与病理性之分,我们应用角膜内皮镜对随机选择5~86岁不同年龄的正常人共194眼检查,未发现有明显眼病存在。按不同年龄分为0~30岁以前、30~60岁及60岁以上共三组,观察正常人生理性黑区及病理性黑区的发病率。结果发现:

(1)生理性黑区的发现率及特征:在受检者的194眼中,共发现15只眼的内皮上有生理性黑区出现,总的发现率为7.73%。

30岁以前的88只眼中,共发现有黑区者3眼,占受检眼数的3.41%;30~60岁的68只眼中,共发现有黑区者5眼,占受检眼数的7.35%;60岁以上的共38只受检眼,发现黑区7眼,占受检眼数的18.42%。

生理性黑区的特征性变化,在30岁以前发现的黑区,多是单个内皮细胞出现黑区(图3-3-4-4A)。60岁以上发现的黑区,常从单个细胞的改变发展为周围细胞群的相互融合、结构消失边界不清的黑区,黑区以外的角膜内皮细胞均匀,外观清晰可见,角膜内皮镜照片上其他内皮细胞密度及形态均正常。

(2)病理性黑区的发现率及特征:在受检的194眼中,发现Fuchs内皮营养不良赘疣型1人,内皮上

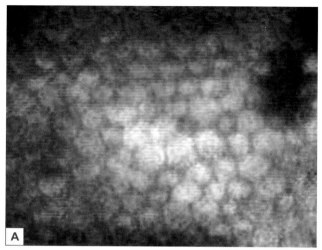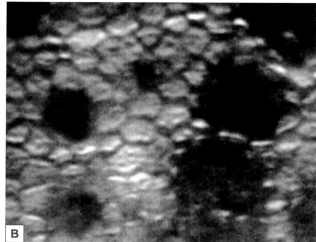

图 3-3-4-4　角膜内皮显微镜检查
图 A　角膜内皮生理性黑区
图 B　角膜内皮病理性黑区,可见多个大小不等的黑区

有明显的多发性黑区,占受检人数的 0.52%,该黑区为后弹力层的增生赘疣,大小不等,直径从 1 个内皮细胞大小到 50 以上,形态多近似圆形,中心多可见反光点,为赘疣的顶部,由于同一视野的内皮细胞不在同一个焦点上,使内皮细胞的嵌入图案支离破碎。同时,在同一张照片上可见周围的内皮细胞变大、多形性增加,边界欠清,密度分布不均(图 3-3-4-4B),且有挤压现象,和生理性角膜内皮黑区构成了全然不同的征象。

　　关于角膜内皮黑区的观察,文献已有报道,但对其性质及发生的机制,观点尚不一致。笔者认为生理性黑区是内皮细胞随年龄增加衰老死亡的征象,该类黑区的出现开始表现为细胞的边界消失,然后死亡脱落,在内皮上出现一个无细胞结构的黑色暴光区。而病理性黑区如 Fuchs 角膜内皮营养不良赘疣型,即早期表现为滴状角膜(Corneal guttae)改变,它是由于位于后弹力层上突入前房的赘疣把内皮顶起,使内皮成像时不和其他内皮在同一平面,这种不同的光学焦点造成赘疣处是一个光学黑区,并非内皮细胞的完全缺失。正常人内皮细胞密度下降并没有随年龄增加而增快,而生理性黑区的发现率随年龄增加而增高的原因,可能是由于内皮细胞不能再生,而随年龄增加,内皮细胞的扩展、延伸的修复速度下降,黑区被健康内皮细胞被复的时间延长,容易使检查时发现的概率增加。黑区面积大小的不同,可能也与细胞的修复能力随年龄增加而下降有关。故我们认为,发现生理性黑区不同的表现类型是缘于内皮细胞在衰亡中出现的不同阶段。

　　衰老是细胞发育过程中的必然规律,机体中那些无细胞分裂能力器官如心、脑、肾和肌肉等器官易发生衰老,而保持活跃细胞分裂的器官如骨髓、肝和胰腺等,随年龄增加衰老的很少,内皮细胞随年龄增加和密度递减而发生的生理性黑区变化,我们认为仍然是生物学上的细胞衰老表现。

　　而油滴状角膜所产生的病理性黑区,是由于不正常的角膜内皮发生异常分泌胶原和后弹力层的多余的增厚,可使后弹力层形成灶性赘疣突入前房,早期表现为角膜中央区的滴状变性。由于内皮细胞退行性变而遭破坏,同时其屏障功能障碍,在内皮细胞膜上的 Na^+-K^+ 离子泵功能失代偿,从而导致角膜水肿和大片状角膜病变,患者必然会产生临床刺激症状,因此,这种黑区是病理性的表现,和临床病征是密切相关的。

　　(3)生理性黑区和病理性黑区的鉴别要点:①在发病的眼别上,生理性黑区常单眼发现,而病理性黑区均为双眼发现病变;②生理性黑区在同一人的不同部位内皮照片上,偶然在某处发现,多为单发。而病理性黑区常在同一患者的不同照片部位均可发现,且为多发;③黑区的形态特征,如本研究上述的那样,各自有不同的典型改变,特征全然不同;④临床上发现有生理性黑区者,无角膜内皮细胞失代偿现象,而有病理性黑区者,常表现为内皮细胞不同的失代偿征象,如畏光、疼痛、角膜水肿及上皮下水泡等。本研究中发现的 Fuchs 内皮营养不良这种病理黑区,在我国的发现率均较西方国家为低,可能与种族的差异有关,另外,也受检查技术的影响。总之,在角膜内皮显微镜照片上所发现的黑区,需对黑区的性质加以判定,然后才能结合临床情况对病理性黑区作出诊断和估计预后。

另外,笔者研究团队对连续的 2 026 例(2 026 只眼)老年性白内障患者行白内障摘除人工晶状体植入术,其中术前行角膜内皮细胞检查确诊为 Fuchs 角膜内皮营养不良患者 17 例(17 只眼),表明老年性白内障患者中 Fuchs 角膜内皮营养不良的发生率为 0.8%(17/2 026)。结果提示,白内障摘除术前对老年性白内障患者进行角膜内皮细胞检查具有十分重要的临床意义。我们研究的结果表明,白内障摘除术中对 Fuchs 角膜内皮营养不良患者的角膜采取保护措施并由技术熟练的术者完成手术,是手术获得满意疗效的重要保证。

（四）诊断与鉴别诊断

1. 诊断

（1）临床表现:有临床症状往往在 50 岁以上,双眼发病,角膜出现水肿、水泡、混浊、视力下降,自觉症状在晨间比下午重。

（2）体征:裂隙灯显微镜下可见角膜内皮面有 guttae 和金黄色色素沉着。

（3）辅助检查:角膜内皮镜或共聚焦显微镜检查,角膜大量黑区,角膜内皮细胞数小于 1 000 个/mm^2;OCT 或超声角膜测厚 >620μm。

（4）基因检测。

2. 鉴别诊断 本病需与后部多形性角膜内皮营养不良、ICE 综合征、各种原因导致的角膜内皮功能失代偿等疾病相鉴别。

（五）治疗

1. 药物治疗 早期出现角膜赘疣不需要治疗,当出现晨间视力下降、视物不清时,可试用高渗葡萄糖滴眼以加快角膜基质脱水。治疗性角膜接触镜对角膜上皮大泡有减轻症状的作用。局部使用类固醇药物在减轻 FECD 角膜水肿方面的作用尚未得到广泛研究和认可。

此外,研究发现,ROCK 抑制剂 Y27632 可抑制 ROCK1 和 ROCK2,促进细胞黏附,抑制细胞凋亡,增加猴和人角膜内皮细胞增殖。作为滴眼液,其可促进兔和灵长类动物模型中角膜内皮细胞创伤愈合,并改善角膜内皮功能失代偿患者角膜水肿。其于 2014 年在日本批准上市,作为 DWEK 患者治疗辅助剂,其安全性和有效性尚有待进一步验证。

2. 手术治疗 当出现角膜上皮下水泡,持续角膜水肿,严重影响视力时,则应行手术治疗。在决定对 FECD 患者进行何种手术干预时,需要考虑多种因素,包括疾病阶段、患者的症状、患者的生活方式和期望、手术经验、成本,以及手术器械和供体组织的使用。

（1）角膜内皮移植术:既往穿透性角膜移植(penetrating keratoplasty,PKP)是 FECD 的最经典治疗方式,适用于角膜持续水肿、反复上皮下水泡、角膜基质瘢痕形成的晚期 FECD 患者。随着角膜内皮移植(endothelial keratoplasty,EK)手术技术的发展,包括后弹力层剥除角膜内皮移植术(Descemet stripping endothelial keratoplasty,DSEK)和后弹力层角膜内皮移植术(Descemet membrane endothelial keratoplasty,DMEK),与穿透性角膜移植相比具有更多优点。其手术切口小、不需要缝线,术后散光及上皮并发症少,免疫排斥风险低,更大程度地保留了正常角膜组织及解剖结构,在 FECD 的治疗中更具优势。在美国,FECD 成为角膜内皮移植手术的首位适应证。

（2）无内皮移植的角膜后弹力层剥除术:无内皮移植的角膜后弹力层剥除术(Descemetorhexis without endothelial keratoplasty,DWEK)是近年来新出现的手术方式,手术仅撕除中央病变区后弹力层和角膜内皮,保留周边相对健康的后弹力层和内皮组织,解除角膜内皮细胞间接触抑制,清除不健康的后弹力层赘疣(guttae),利用角膜内皮细胞的迁移能力使角膜内皮细胞重新迁移到原病变区,发挥正常的泵功能,从而维持角膜透明。DWEK 手术适用于病变的后弹力层赘疣集中在角膜中央区,周边角膜内皮细胞状态尚可(平均角膜内皮细胞数 1 000 个/cm^2 以上)的代偿期 FECD 患者,术中撕除的角膜内皮直径不大于 4mm,可有效提高手术成功率。

二、后部多形性角膜内皮营养不良

后部多形性角膜内皮营养不良(posterior polymorphous endothelial dystrophy,PPCD)是一种进展缓慢的常染色体显性遗传性眼病。常在年幼时双眼对称发病,家族成员之间疾病表现可能有很大差异,大部分患者稳定且无症状,多在常规体检中发现,也有病情严重者可伴有周边虹膜前粘连、继发性青光眼等。

(一)病因与流行病学

PPCD 是一种具有遗传异质性疾病,目前已经发现四个独立位点:PPCD1 定位于 20 号染色体 20p11.2 的 *OVOL2* 突变;PPCD2 定位于 1 号染色体 1p34.2-p32.3 的 *COL8A2* 突变,PPCD3 定位于 10 号染色体 10p11.22 的 *TCF8*(*ZEB1*)基因突变,PPCD4 定位于 8 号染色体 8q22 的 *GRHL2* 突变。此外,部分 Alphort 综合征患者会合并眼部 PPCD 表现,经典的 Alphort 综合征与 *COL4A5*(X 连锁)、*COL4A3/4* 突变(常染色体隐性遗传)相关。PPCD 发病率低,无明显性别差异,多数患者无症状,因此其确切发病率尚不清楚。

(二)发病机制

PPCD 发病机制尚不清楚,可能与角膜内皮细胞异常分化导致继发性的后弹力层改变有关。PPCD 患者角膜内皮出现上皮样改变,这些上皮样细胞移行、分泌异常的基底膜,造成后弹力层增厚,后弹力层存在明显的多形不规则结构。

(三)临床表现

早期无临床症状。用裂隙灯显微镜仔细检查可见角膜后表面有孤立的或成簇的小囊泡,随病情发展,可出现地图形的分散的灰线,有的为宽带状不整齐、类似贝壳状的边界(图 3-3-4-5),也有的患者出现弥漫性水肿。25% 的 PPCD 患者伴有周边虹膜前粘连,可表现为小到仅从房角镜检查可观察到的周边虹膜细小粘连,大到裂隙灯显微镜下可见的基底广泛的膜状粘连。10%~20% 患者可出现高眼压。部分患者可伴有圆锥角膜。PPCD 患者的角膜内皮病变可能是稳定的,也可能是进展的,少部分会发展为弥漫性角膜水肿、大泡性角膜病变,需行手术治疗。角膜内皮镜检查可发现典型囊泡、带状或岛状异常的内皮细胞,角膜后照法可显示角膜内皮面橘皮样外观。

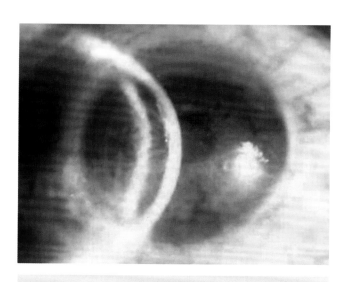

图 3-3-4-5　后部多形性角膜内皮营养不良,显示角膜后表面有分散不规则的灰线

(四)诊断与鉴别诊断

1. 诊断

(1)临床表现:角膜内皮面及后弹力层空泡状、带状和/或弥漫性混浊。

(2)辅助检查:角膜内皮镜和共聚焦显微镜检查显示角膜内皮细胞数量减少、形态不规则,伴有角膜水肿的患者 OCT 及角膜测厚显示角膜厚度增加,房角镜及 UBM 检查有利于判断周边虹膜粘连情况。

(3)家族史:绝大部分患者为常染色体显性遗传,对家庭成员的检查有利于诊断。

(4)基因检测。

2. 鉴别诊断　本病需与 Fuchs 角膜内皮营养不良、先天性角膜内皮营养不良、ICE 综合征、先天性青光眼等疾病相鉴别。

(五)治疗

同 Fuchs 角膜内皮营养不良。

三、先天性角膜内皮营养不良

先天性角膜内皮营养不良（congenital hereditory endothelial dystrophy，CHED），在排除产伤和先天性青光眼的因素后，不明原因的双侧眼角膜水肿、混浊应考虑先天性角膜内皮营养不良。

（一）病因与流行病学

CHED 曾被分为两类：常染色体显性遗传的 CHED Ⅰ 型和常染色体隐性遗传的 CHED Ⅱ 型。CHED Ⅰ 型极为罕见，仅在 5 个家系中发现，经临床、组织病理学及电子显微镜检查与 PPCD 有更多一致性，后来被重新分类为 PPCD。CHED Ⅱ 型被认为是单纯的 CHED，与定位于 20 号染色体 20p13 上的致病基因 *SLC4A11* 突变相关。此外，CHED 也存在遗传异质性，*SLC4A11* 的多种突变均可能导致 CHED，但并非所有 CHED 患者存在 *SLC4A11* 的突变，*MPDZ* 突变也可能造成本病。

（二）发病机制

SLC4A11 编码一种碳酸氢盐转运体的跨膜蛋白，通过将液体从基质泵入房水来对抗渗透压梯度。CHED 的 *SLC4A11* 突变最常导致碳酸氢盐转运蛋白截短、失功，影响正常角膜内皮细胞的合成和分泌模式，造成角膜内皮细胞终末分化阶段生长调节失败，从而导致角膜基质水肿、胶原纤维破坏和角膜后弹力层增厚，最终导致角膜混浊。

（三）临床表现

1. 症状及体征　临床上，多见在出生时就可发现双眼角膜为蓝白色混浊，以中央角膜为明显，边缘有的像一圆形的镜子一样，角膜为正常的 2~3 倍厚，常伴有眼球震颤。一般无畏光、流泪等症状，也没有角膜内皮油滴状疣。部分患者出生后 1~2 岁时才开始发病。开始有畏光、流泪、眼痛等症状，一般不伴有眼球震颤，角膜病灶常在中央为灰蓝色的圆形混浊（图 3-3-4-6）。病程进展极慢，随着年龄增长，角膜混浊加重或面积增大。目前未证明有明显的性别倾向。

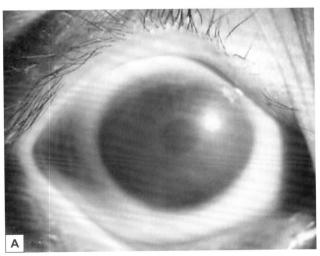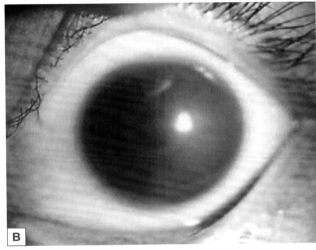

图 3-3-4-6　先天性角膜内皮营养不良

图 A　患儿 1 岁半，右眼角膜水肿、混浊
图 B　同一患儿左眼情况，双眼角膜病变的程度几乎相同

2. 组织病理学　光镜下可见角膜上皮为继发于慢性角膜水肿的改变，表现为基底上皮水肿、变薄或萎缩，细胞内空泡，偶见微囊泡。3% 患者出现上皮下纤维化、钙化。前弹力层不同程度丢失。基质可达正常角膜 2~3 倍厚、板层断裂、胶原纤维分散，有些在基质内可见液体囊袋。后弹力层增厚，约 20~24μm，内皮细胞丢失、数量明显下降或变性。

电镜下可见正常的 ABZ,而 PNBZ 中出现不均匀、无定型基底膜组织。内皮细胞缺失、数量减少,表现为明显的空泡化、变性,部分缺乏微绒毛。CHED 患者健康的 ABZ 提示其在胎儿时期内皮细胞分泌产物正常,异常的 PNBZ 提示孕晚期内皮细胞失去合成和分泌功能。

(四)诊断及鉴别诊断

1. 诊断

(1)临床表现:自出生开始的角膜蓝白色混浊、水肿,部分伴有眼球震颤。

(2)辅助检查:OCT 显示角膜厚度显著升高 UBM 提示房角无明显异常。

(3)基因学检测:CHED 患儿存在 *SLC411* 基因位点的突变,该疾病为常染色体隐性遗传,父母多为携带者而不发病。

2. 鉴别诊断 该病需与所有可引起先天性角膜混浊的疾病相鉴别,如角膜巩膜化、Peter 异常、Axenfeld 异常、先天性青光眼、黏多糖综合征等疾病相鉴别。

(五)治疗

CHED 患儿多在童年时期即接受角膜移植术,既往穿透性角膜移植是 CHED 的最主要治疗方式,目前,由于角膜内皮移植手术的诸多优势,已逐渐取代穿透性角膜移植,成为 CHED 患儿更优的手术选择。

(王君怡)

第五节 角膜边缘变性

角膜边缘变性在 1900 年首次被 Terrien 所描述,因此又称为 Terrien 角膜边缘变性(Terrien marginal degeneration),主要表现为慢性、双侧性角膜边缘部沟状变薄,角膜实质层萎缩,同时伴有角膜新生血管翳,晚期可形成局限性角膜葡萄肿,而最终致角膜穿孔为特征的慢性眼病。

一、病因与流行病学

目前对角膜边缘变性的病因仍不十分清楚,与以下因素有关:

1. 自身免疫性眼病 有些角膜边缘变性的患者伴有全身结缔组织病,如类风湿性关节炎、系统性红斑狼疮等,对病变的角膜组织进行检查,可找出巨噬细胞、淋巴细胞等。局部应用糖皮质激素滴眼液时,可减轻结膜充血和角膜基质浸润。另外,本病发生在角膜缘处,此区域是自身免疫性疾病的高发区,但目前没有确切证据证实本病与自身免疫性眼病相关。

2. 变性疾病 本病为双侧进行性,有些患者没有任何炎症过程,组织病理学检查仅显示角膜基质胶原纤维变性,且有脂质沉着。

3. 炎症因素 Iwamoto 认为本病在电镜下存在不同的表现,建议分为两型:炎症型和非炎症型,炎症型病灶区有淋巴细胞、中性粒细胞浸润,伴纤维素样坏死,新生血管内有血栓形成。而非炎症型仅为角膜基质胶原变性样改变。

4. 其他 有研究认为本病与继发性泪液成分异常,以及某些金属含量异常有关。

流行病学调查显示男性发病率高于女性,中、老年较多,但也有儿童发病的报道,笔者遇到最小年龄的患者仅 14 岁。因为发病缓慢,有时在长达 20 年后才出现明显的视力降低,是一种严重危害视力的角膜病。

二、发病机制

有研究发现角膜边缘变性患者的泪液中 N-乙酰 β-D-氨基葡糖苷酶的表达量增加,这是组织细胞样细胞浸润的标志,因此推测发病可能与组织细胞样细胞自角膜缘血管网迁移至角膜并吞噬基质胶原纤维相关。此外,共聚焦显微镜检查发现病变处角膜同时存在朗格汉斯细胞和淋巴细胞浸润,推测朗格汉斯细胞将抗原信息提呈给 T 淋巴细胞后,细胞毒性 T 细胞会引发角膜基质细胞形态和功能的持续性改变,并释放细胞因子诱导角膜新生血管生长。

三、临床表现

(一) 症状

通常,角膜边缘变性的患者没有明显的自觉症状,只有角膜明显变薄、形成膨隆后造成明显的角膜散光、视力下降且难以矫正时才来就诊。有些患者伴有巩膜外层炎、春季角结膜炎(角膜缘型)而出现眼部炎症性症状时而就诊。

(二) 眼部体征

1. 角膜边缘变性常发生在上方角膜缘,但可以在任何部位的角膜缘发病,早期为基质内点状或弓弧形混浊、浸润,进而出现沟状变薄,靠角膜中央一侧边缘陡峭成白线状,病变为环形发展,靠角膜缘一侧边缘较平坦(图 3-3-5-1、图 3-3-5-2)。

2. 部分患者为边缘进行性基质变薄,并无沟状改变。病变区可见大量新生血管翳伸入(图 3-3-5-3)。新生血管上端附近有黄白色点状、片状、线状脂质沉着,脂质沉着区域为变性的进展部分。

3. 随着病程进展,变薄的角膜不能抵抗正常眼压时,出现病变处角膜膨隆前突,严重者只有一层变性的角膜上皮和后弹力层,当有外界压力及腹压增高时,膨隆处角膜可自行破裂、穿孔,虹膜嵌顿,据报道本病的自行穿孔率为 10% 左右(图 3-3-5-4、图 3-3-5-5)。

(三) 临床 Francois 分期标准

1. 浸润期　上方周边部角膜出现与角膜缘平行的 2~3mm 宽灰白色混浊带,伴有新生血管伸入。

2. 变性期　病变渐累及基质层,角膜变性而变薄,形成一弧形血管性沟状凹陷带。浅层组织逐渐被融解吸收而形成小沟,沟内有脂质沉着。

3. 膨隆期　病变区角膜更薄,形成单个或多个 1.5~3mm 或更宽的膨隆区,呈小囊肿样外观,此

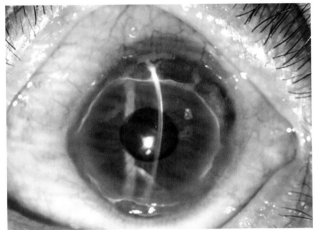

图 3-3-5-1　角膜边缘变性,除 7 点~8 点位近全周角膜缘基质进行性变薄,靠角膜中央一侧边缘陡峭成白线状,周边可见大量新生血管翳伸入

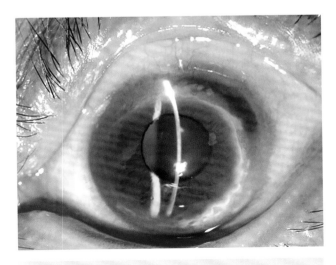

图 3-3-5-2　角膜边缘变性,顺时针方向自 11 点~7 点位角膜缘基质进行性变薄,其中 1 点~2 点位变薄明显

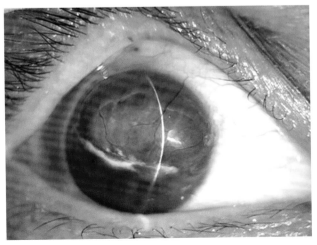

图 3-3-5-3　角膜边缘变性,上方近 2/3 角膜基质进行性变薄,并伴随大量新生血管翳长入

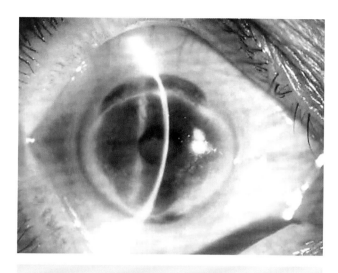

图 3-3-5-4 角膜边缘变性已发展到全周,以上、下方最为明显,同时伴有角膜边缘脂质变性

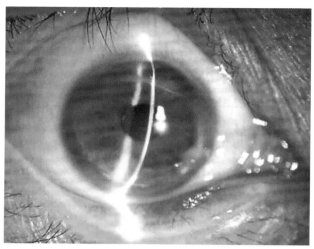

图 3-3-5-5 角膜边缘变性,显示中央区角膜局限性前膨隆,上方只剩后弹力层和上皮层

时有显著的不规则散光。

4. 圆锥角膜期 病变区组织张力显著下降,在眼压作用下向前膨隆,当咳嗽或用力过猛时极易发生角膜破裂,导致眼内容物脱出。

（四）辅助检查

1. 角膜地形图 正常角膜地形图为角膜中央屈光度大,由中央至角膜缘屈光度逐渐减少,而角膜边缘变性的地形图为角膜变薄处屈光度大,因此,由中央至病变区域角膜缘屈光度逐渐增加,由于此病常首先侵犯上方角膜缘,然后向两侧及角膜中央发展,角膜常为逆规性散光,地形图上呈现特征性的不对称蝴蝶结形(图 3-3-5-6)。

2. 角膜相干光断层成像检查 可以直观地显示角膜变薄区,测量角膜厚度,用于指导手术方式的选择(图 3-3-5-7)。

（五）组织病理学

光学显微镜下发现角膜上皮细胞变性,细胞核固缩,胞质内出现空泡,上皮基底膜增厚,但前弹力层发生断裂失去连续性,胶原纤维束出现降解和断裂,导致基质层变薄,后弹力层断裂后逐渐愈合、增厚。角膜各层均可见组织细胞、淋巴细胞、纤维细胞等细胞成分,以及新生血管等。电镜下可见变性的角膜上皮细胞胞质反光增强,其内有空泡形成,基底膜和前弹力层发生断裂,胶原纤维束呈现不同程度地降解,部分角膜基质细胞呈现激活状态,表现出蛋白质分泌的特征,也有部分角膜基质细胞发生坏死,此外,角膜基质内可见淋巴细胞浸润。

四、诊断与鉴别诊断

（一）诊断

1. 主诉 进行性视力下降,但刺激症状不明显。

2. 眼部体征 典型表现为角膜缘处基质进行性沟状变薄,伴随新生血管长入和脂质沉积,变薄处角膜上皮完整,不伴随炎症反应。

3. 辅助检查 角膜地形图呈现特征性的不对称蝴蝶结形,角膜相干光断层成像检查显示角膜缘病灶处基质明显变薄。

（二）鉴别诊断

注意与角膜透明边缘变性、圆锥角膜、老年环、蚕食性角膜溃疡、Wegener 肉芽肿等疾病相鉴别。

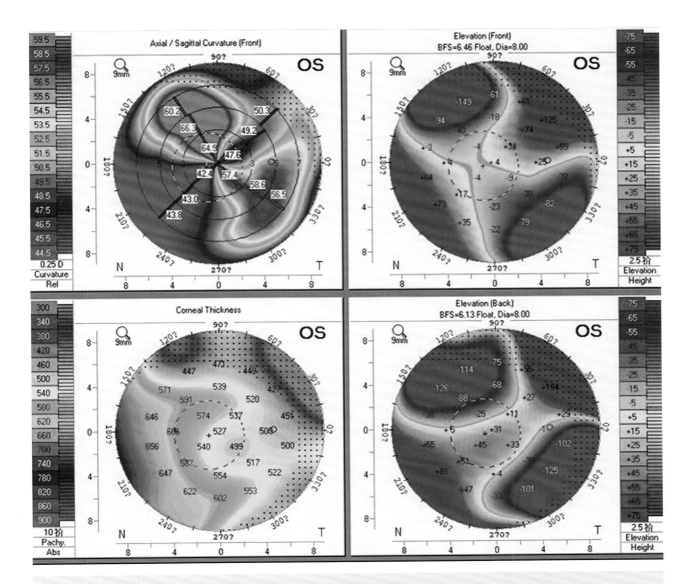

图 3-3-5-6 角膜边缘变性,角膜地形图呈现特征性的不对称蝴蝶结形

五、治疗

1. 药物治疗 由于病因不明,目前尚无有效的药物,局部应用糖皮质激素或非甾体抗炎药物,除能缓解血管充血外,并不能阻止角膜变性的发展。

2. 非手术治疗 早期可通过框架眼镜改善视力,当患者出现角膜不规则散光,可通过硬性角膜接触镜进行矫正。

3. 手术治疗 由于角膜边缘变性不累及角膜内皮,原则上以板层角膜移植术为首选,目前,最常用的手术方式是部分板层或全板层角膜移植术(图 3-3-5-8、图 3-3-5-9)。

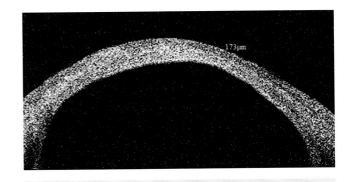

图 3-3-5-7 角膜相干光断层成像检查显示下方角膜基质变薄明显

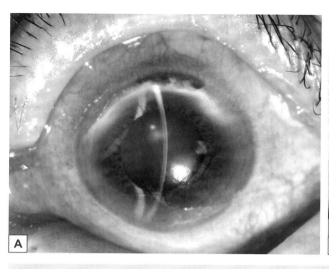
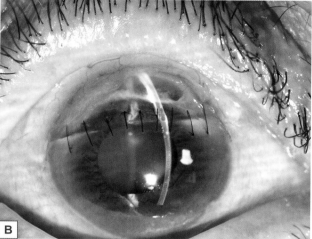

图 3-3-5-8　部分板层角膜移植术

图 A 　角膜边缘变性,上方 9 点~1 点位角膜缘基质进行性变薄,术前最佳矫正视力为 0.4

图 B 　术后 3 个月,角膜植片透明,未见原发病复发,最佳矫正视力恢复至 0.6

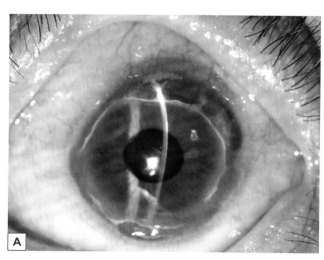
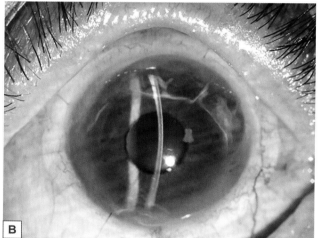

图 3-3-5-9　全板层角膜移植术

图 A 　角膜边缘变性,除 7 点~8 点位近全周角膜缘基质进行性变薄,术前最佳矫正视力 0.2

图 B 　术后 5 个月,角膜植片透明,未见原发病复发,最佳矫正视力恢复至 0.4

（亓晓琳）

第六节　带状角膜变性

带状角膜变性(band keratopathy),通常为钙盐沉积在角膜上皮下及前弹力层造成的病变。

一、病因与流行病学

发病可能与以下因素有关:眼部慢性炎症、与钙代谢相关的全身性或遗传性疾病、引起眼部钙代谢紊乱的眼内药物或局部应用药物等。

1. 眼部慢性疾病　通常为眼部慢性炎症,如慢性葡萄膜炎,尤其多见为儿童的慢性葡萄膜炎、眼部结核、角膜基质炎、反复发作的浅层角膜炎等。

2. 全身性疾病　如甲状旁腺功能亢进、维生素 D 中毒、结节病、慢性肾功能衰竭及其他全身性疾病引起的高钙血症。当患者出现不明原因的角膜带状变性时,应追溯可能的全身性病因,进行血清钙、磷、维生素 D、尿酸、尿素氮和肌酐等医学检验。如怀疑有甲状腺功能亢进或结节病,应检测甲状旁腺激素(完整 PTH)和血管紧张素转换酶(angiotensin-converting enzyme,ACE)水平,同时询问患者维生素和钙的摄入量。继发于高钙血症的角膜带状变性患者当血钙水平恢复正常后,钙沉积可逐渐消退。

3. 遗传性疾病　如遗传性原发性角膜带状变性。

4. 化学物质　如硅油、汞制剂、含磷酸盐滴眼液、黏弹剂、利尿剂等。

二、发病机制

钙盐沉积于角膜上皮下和前弹力层的机制尚不明确,组织病理学检查证实钙以羟基磷灰石(一种磷酸盐)的形式沉积于角膜组织,而羟基磷灰石的沉积量取决于磷酸钙在局部微环境中的溶解度。眼局部微环境的细小变化如 pH 降低,以及钙或磷酸盐离子的浓度增加(如高钙血症、高磷血症、干眼等)都可能导致钙沉积。上述结论已在一些临床病例如甲状旁腺功能亢进、近端肾小管性酸中毒、前房内注入黏弹剂和使用含磷酸盐的滴眼液等得到了初步证实。

三、临床表现

(一)症状

病情进展缓慢,早期没有眼部不适,后期可以出现视力下降、异物感、流泪或畏光等症状。

(二)眼部体征

变性区常起始于睑裂区角膜边缘部,角膜上皮下或前弹力层出现细点状或点片状灰白色钙质沉着(图 3-3-6-1),病变外侧与角膜缘之间有透明角膜分隔,内侧呈火焰状逐渐向中央发展,最后汇成一条横跨睑裂区角膜的水平带状混浊区,沉着的钙质常为白色斑片状略高出于角膜上皮表面,混浊带中有散在的透明小洞(图 3-3-6-2),如尿酸盐沉积常为棕灰色。视力下降的程度除角膜变性的范围及位置外,往往与慢性葡萄膜炎和并发性白内障有关(图 3-3-6-3)。

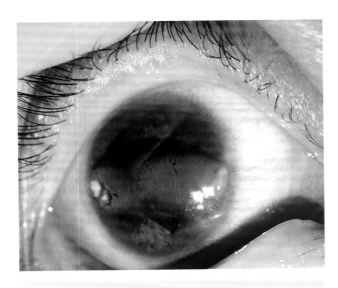

图 3-3-6-1　带状角膜变性,睑裂区角膜可见灰白色点状钙质沉着

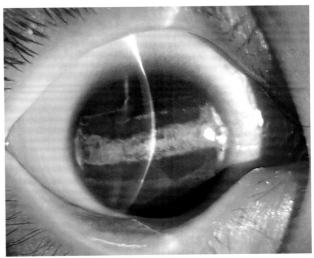

图 3-3-6-2　带状角膜变性,睑裂区角膜可见带状白色斑片状钙质沉着,沉着物略高出于角膜上皮表面

(三)辅助检查

1. 角膜相干光断层成像 可以初步判断带状变性的深度、角膜前弹力层的光滑度等,可以指导准分子激光治疗性角膜切削术设计准分子激光消融的厚度(图 3-3-6-4)。

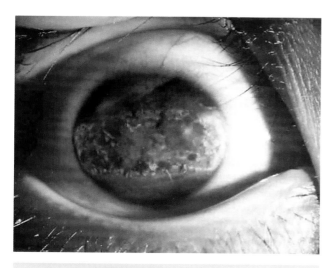

图 3-3-6-3 带状角膜变性,睑裂区角膜可见角膜上皮下及前弹力层点片状灰白色混浊

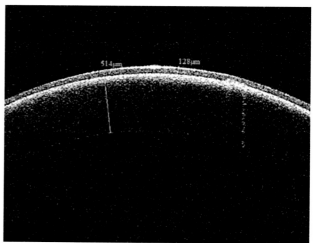

图 3-3-6-4 角膜相干光断层成像检查显示角膜上皮及前弹力层下反光增强的灰白色混浊物

2. 角膜地形图 可以显示带状变性引起的角膜散光,此外角膜地形图中的密度图可以分析角膜的透明状态。

(四)组织病理学

细小的嗜碱性颗粒位于上皮基底细胞胞质内、前弹力层的细胞外间隙中,偶尔会存在于前部基质内。钙化颗粒逐渐融合成较大的斑块。随着病情的进展,前弹力层钙化加重,局部可能出现断裂。透明样物质沉积在上皮下,表现出前弹力层重叠的外观。上皮基底层和前弹力层之间可能会出现纤维血管翳,其上覆盖的上皮层发生萎缩。伴有高钙血症时也会出现结膜钙化现象。

四、诊断与鉴别诊断

1. 诊断 患者主诉进行性视力下降,询问病史发现合并眼部慢性炎症、与钙代谢相关的全身性疾病、硅油眼等,眼部检查见睑裂区角膜条带状灰白色点状或斑片状钙质沉着,即可进行诊断。

2. 鉴别诊断 注意与颗粒状、斑块状、云片状、结晶状角膜基质营养不良、角膜脂质样变性等疾病相鉴别。

五、治疗

(一)药物治疗

轻中度患者首选的治疗方法是应用螯合剂乙二胺二乙酸二钠(ethylene diamine tetra-acetic acid,EDTA),在表面麻醉下,用角膜上皮刀刮除钙沉淀的混浊上皮后,用纤维素海绵吸满 EDTA(0.05mol)放置于钙化区 2~3 分钟,治疗结束后配戴角膜绷带镜,局部应用抗生素和激素滴眼液,每天 3~4 次,直到角膜上皮完全愈合。

(二)手术治疗

1. 准分子激光治疗性角膜切削术(PTK) 先将角膜上皮刮除,暴露出带状变性的混浊区域。根据角膜相干光断层成像检查术前测量的深度进行准分子激光消融深度的设定,同时根据混浊区域设定消融直径。可以先采用准分子激光消融一定深度,然后冲水观察角膜透明度,如果仍然混浊则增加消融深度。根据笔者的临床观察,PTK 治疗角膜带状变性可取得较满意的疗效(图 3-3-6-5)。

2. 羊膜移植术　对带状混浊范围较大的患者,可在球周阻滞麻醉下,刮去变性区角膜上皮及前弹力层,角膜创面行羊膜覆盖术,此方法不仅修复快,且不留瘢痕,但术后可能复发,有些病例可重复上述治疗(图 3-3-6-6)。

3. 角膜移植　对带状混浊严重、范围大的患者,可考虑行板层角膜移植术。

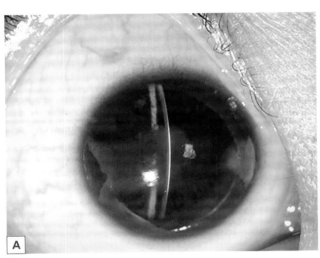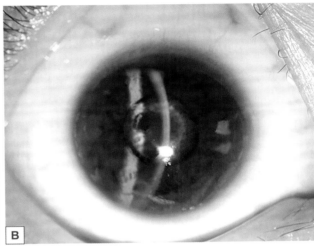

图 3-3-6-5　PTK 术治疗效果

图 A　带状角膜变性,睑裂区角膜可见灰白色点状钙质沉着,术前最佳矫正视力 0.05

图 B　术后 1 周,角膜上皮愈合完整,睑裂区角膜恢复透明,最佳矫正视力 0.3,晶状体轻度混浊

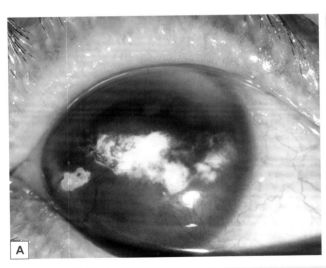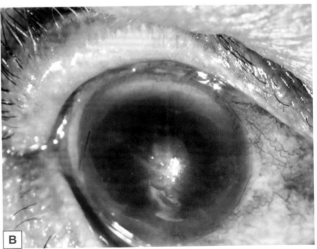

图 3-3-6-6　羊膜移植术

图 A　带状角膜变性,睑裂区可见白色斑片状钙质沉着,沉着物高出角膜上皮表面,术前最佳矫正视力 0.05

图 B　术后 10 天,角膜中央少量斑翳,最佳矫正视力 0.2

(亓晓琳)

第七节　气候性滴状角膜变性

气候性滴状角膜变性（climatic droplet keratopathy）是一种与暴露环境条件密切相关的获得性角膜退行性疾病，特征为角膜前弹力层和基质层出现明显的油滴状沉积物及带状混浊区，可严重影响患者的视力。

一、病因与流行病学

气候性滴状角膜变性确切病因不明，某些环境因素如日光辐射（sunlight radiation）、低湿度、风沙和灰尘引起的微创伤、温度极端变化、原先存在的角膜炎症等与本病的进展有关。户外暴露职业如渔民、农民、牧民等是本病的易感人群，而个体的户外暴露时间及年龄是显著危险因素。此外，易感人群的饮食结构异常可能也是导致本病的原因之一。好发于男性户外工作者，多数双眼患病。

二、发病机制

油滴状沉积物的确切分子结构有待进一步鉴定，初步质谱分析发现病变角膜组织中存在分泌型细胞外基质蛋白和血浆蛋白，这些异常蛋白有可能来源于角膜基质，与异常胶原纤维有关，也有可能来源于血浆，是血浆蛋白扩散到角膜基质。以上异常蛋白的聚积可能与长期暴露于恶劣环境以及紫外线照射引起的慢性炎症有关，有研究证实，气候性滴状角膜变性患者泪液中基质金属蛋白酶-2（matrix metalloproteinase-2，MMP-2），基质金属蛋白酶-9（matrix metalloproteinase-9，MMP-9），以及促炎症因子白细胞介素-1β（IL-1β）、白细胞介素-8（IL-8）和肿瘤坏死因子-α（TNF-α）的表达水平升高，而基质金属蛋白酶抑制剂-1（TIMP-1）的表达量降低。

另一个可能的机制是晚期糖基化终末产物（advanced glycation end products，AGE）的聚积，AGE 是糖和蛋白质的最终产物，与紫外线照射和老化过程密切相关。AGE 可以诱导氧化应激，导致与衰老相关的细胞成分损伤。在睑裂斑、白内障和视网膜玻璃疣（drusen）患者中也检测到 AGE。

三、临床表现

（一）症状

病情进展缓慢，早期没有眼部不适，后期可以出现异物感、流泪、视力下降等症状。

（二）眼部体征

常于青年时期开始发病，表现为睑裂区角膜周边部及相邻的球结膜上皮下积聚若干乳白色或灰黄色油滴状混浊，对视力的影响不大（图 3-3-7-1）。经过 5~10 年，灰黄色油滴状沉积物向角膜中央扩展，侵及瞳孔区，导致视力明显减退。患病 10 年以上者，这些油滴状物融合成片，呈大片黄色或灰白色结节状隆起，高出正常角膜上皮面，视力可降到 0.1 以下（图 3-3-7-2）。

根据裂隙灯下表现可将病程分为三个等级：

1 级：裂隙灯下仅在患者鼻侧或颞侧角膜缘处见到微小上皮下沉积物；

2 级：角膜上皮下滴状沉积物逐渐增多，体积增大，并不断向角膜中央扩展，侵及 2/3 以上角膜，裂隙灯显微镜下瞳孔水平线下方角膜呈哈气样改变；

3 级：油滴状沉积物融合成片，呈带状横向覆盖角膜，有时也可隆起高出角膜上皮面，肉眼可见角膜表面琥珀色结节，此期患者视力明显下降，同时患者角膜敏感性降低，部分患者可出现无痛性溃疡，继发感染可导致角膜穿孔（图 3-3-7-3）。

（三）辅助检查

1. 共聚焦显微镜　前弹力层和基质内均可见颗粒状沉积物，此外中晚期患者上皮基底下神经丛密度降低，考虑是患者角膜敏感性下降甚至出现无痛性角膜溃疡的重要原因。

2. 角膜相干光断层成像　角膜表面可见结节状隆起的高反光结构,可累及不同深度的角膜基质(图 3-3-7-4)。

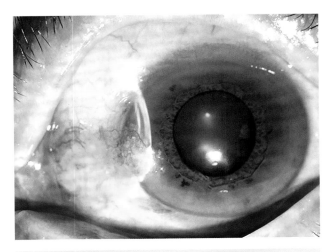

图 3-3-7-1　早期表现为睑裂区球结膜及周边部角膜上皮下若干灰黄色油滴状沉积物

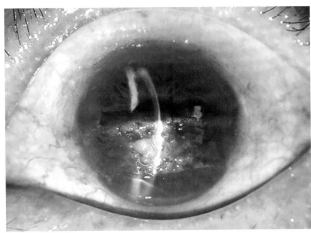

图 3-3-7-2　角膜中央可见灰黄色油滴状沉积物

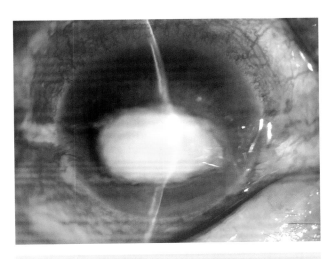

图 3-3-7-3　双眼气候性滴状角膜变性患者,右眼角膜继发真菌感染导致穿孔

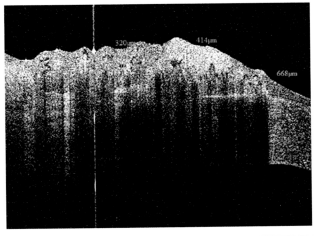

图 3-3-7-4　角膜相干光断层成像检查显示角膜表面呈结节状隆起的高反光结构

（四）组织病理学

光镜下角膜基质层、前弹力层和上皮细胞下间隙均有大小不等的颗粒状沉积物。电镜下角膜上皮细胞基本正常,前弹力层中有滴状变性物沉积,伴有细胞核固缩,细胞质电子密度增高,近基底膜部有较高电子密度的沉积。

四、诊断与鉴别诊断

1. 诊断　患者主诉进行性视力下降,眼部检查见睑裂区球结膜及角膜上皮下灰黄色油滴状沉积物,即可进行诊断。基因检测可以明确突变基因位点,对疾病的预后和治疗有非常重要的指导作用。

2. 鉴别诊断　注意与凝胶滴状角膜营养不良、带状角膜变性、脂质样角膜变性等疾病相鉴别。

五、治疗

（一）保守治疗

若角膜轻度受累，未影响视力，可暂不采取治疗措施。突出的结节影响泪膜，导致角膜上皮点染或损伤，可局部使用人工泪液减轻症状。

（二）手术治疗

1. 准分子激光治疗性角膜切削术（PTK）　如角膜中央受累且影响视力，可行 PTK 治疗。

2. 角膜病灶切除术　沉积物累及角膜，但较为表浅，可行角膜病灶切除术（图 3-3-7-5）。

3. 角膜移植术　如沉积物侵入角膜基质层，患者视力明显受损，可行板层或穿透性角膜移植术（图 3-3-7-6）。

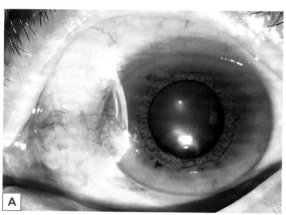
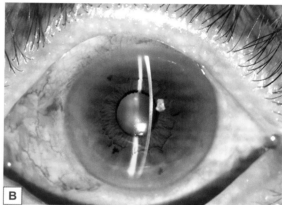

图 3-3-7-5　角结膜病灶切除联合自体干细胞移植术

图 A　睑裂区球结膜及周边部角膜可见灰黄色油滴状沉积物

图 B　术后 1 周，角结膜病变已完整切除

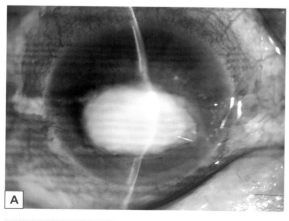
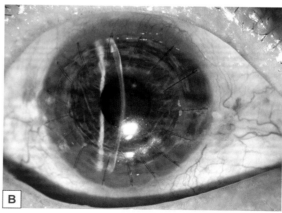

图 3-3-7-6　穿透性角膜移植术

图 A　气候性滴状角膜变性患者，右眼角膜继发真菌感染并导致穿孔

图 B　术后 2 个月，角膜植片透明，最佳矫正视力 0.4

（亓晓琳）

第八节　角膜脂质样变性

角膜脂质样变性(lipid corneal degeneration)是一种少见的脂质沉着症,病变主要位于角膜基质层,表现为形态各异的黄色脂质样沉着,病情进展缓慢。

一、病因与流行病学

发病原因不明,有原发性和继发性两种类型,原发性不伴有血脂水平升高、角膜炎症或周边新生血管,临床上较为罕见。继发性可能与角膜新生血管形成有关,如单纯疱疹病毒感染、陈旧性眼部外伤、角膜溃疡、烧伤、角膜基质炎等。女性较男性多见,女性与男性发病率之比 >2∶1。

二、发病机制

角膜各层均会有脂质沉积,同时伴随着角膜基质新生血管化、坏死和空泡化。具体发病机制尚不明确,可能与角膜缘血管网的通透性增加有关,此外,角膜细胞代谢异常,将脂质物质从死亡细胞中释放到角膜基质,从而导致角膜基质中脂质沉积。

三、临床表现

1. 症状　病情进展缓慢,早期没有眼部不适,后期可以出现视力下降、异物感、流泪或畏光等症状。

2. 眼部体征　继发性患者多为单眼发病,表现为角膜基质内形态各异的黄色脂质样沉着、混浊,混浊的边缘呈羽毛状,伴有大量角膜新生血管(图 3-3-8-1)。随病情发展可出现不同形态,也可发生全角膜黄白色混浊(图 3-3-8-2)。

3. 组织病理学　角膜各层均有脂质沉积,大部分聚积在中部基质。脂质既可沉积在细胞内,也可沉积在细胞外,常伴随着角膜基质新生血管化、坏死和空泡化。脂质样变性区用刚果红染色,可见基质层内积聚许多大小不一但密度一致的球形或椭圆形的变性物质,而用 Van Gieson 染色可见变性区为黄色的脂肪球样改变(图 3-3-8-3)。

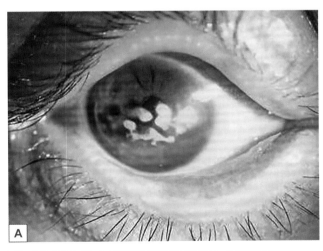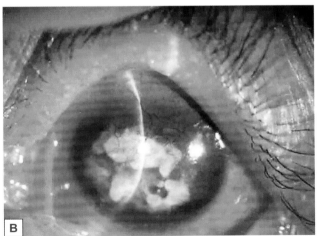

图 3-3-8-1　角膜脂质样变性

图 A　继发于陈旧性碱烧伤后角膜中央深基质黄色脂肪变性,有新生血管伸入

图 B　陈旧性碱烧伤后(重度)角膜发生脂肪变性,可见角膜基质内大量黄色混浊,形态不规则,同时有大量新生血管伸入

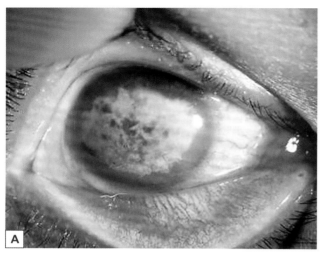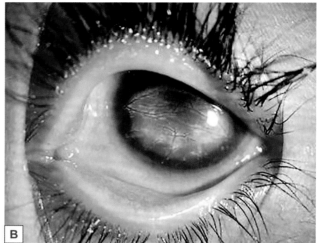

图 3-3-8-2 角膜脂质样变性

图 A 角膜脂质样变性,无明显诱因,表现为角膜深基质黄白色脂肪混浊,全周角膜缘大量新生血管伸入病变区

图 B 不明原因的角膜脂质样变性,角膜深基质灰白色混浊,有粗大的新生血管伸入病变区

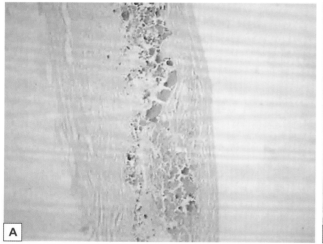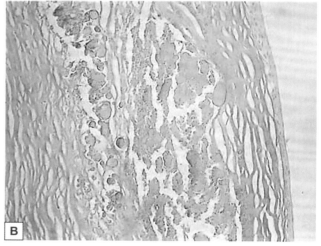

图 3-3-8-3 角膜脂质样变性病理染色

图 A 角膜脂质样变性,刚果红染色,浅层实质层内积聚许多均匀一致、大小不一、球形或椭圆形红染的变性物质

图 B Van Gieson 染色可见变性区胶原为脂肪球样变性

四、诊断与鉴别诊断

1. 诊断 患者主诉进行性视力下降,眼部检查见角膜基质内形态各异的黄色脂质样沉着,并伴随大量新生血管长入,即可进行诊断。

2. 鉴别诊断 注意与颗粒状、斑块状、云片状、结晶状角膜基质营养不良、带状角膜变性等疾病相鉴别。

五、治疗

1. 保守治疗 早期不伴有眼部不适,可暂不采取治疗措施。

2. 手术治疗 当变性区累及视轴区影响视力时,可考虑行板层或穿透性角膜移植手术。

(亓晓琳)

第九节 结节状角膜变性

结节状角膜变性是一类非炎症、进行性角膜变性疾病,最早于 1925 年由 Salzmann 医生进行了报道,因此又被称为 Salzmann 结节状角膜变性(Salzmann's nodular degeneration),其特征性表现为角膜表面出现灰白色隆起结节,多位于角膜周边或中周边区角膜。

一、病因与流行病学

结节状角膜变性的病因尚不明确,其中遗传因素与环境因素较为重要。遗传方式推测为常染色体显性遗传,可能与 *TGFBI* 的 Gly623Asp 位点突变有关。环境因素方面,从其缓慢发展的过程来看,与既往眼部炎症密切相关。多数患者有泡性眼炎(phlyctenulosis)的病史,其他一些人则在发生玫瑰痤疮、沙眼、春季角结膜炎、干眼、甲状腺相关眼病、长期配戴角膜接触镜、翼状胬肉等其他类型的慢性角结膜炎后发病。此外,眼部外伤和手术如 LASIK,以及全身性疾病如克罗恩病、麻疹、猩红热等也可能导致结节状变性。

患者多为女性(约占 65%)。有关单眼发病或双眼发病的频率则文献报道不一:有称 80% 双眼患病,但 Katz 早年的报道认为 80% 单眼患病。发病年龄从青少年到老年均有,但老年人更为多见。

二、发病机制

结节的形成可能与角膜上皮细胞的改变、基底膜的破坏、基质纤维细胞的分化和移动,以及细胞外基质成分在角膜上皮下的堆积有关。病变处的角膜上皮细胞高表达基质金属蛋白酶-2(matrix metalloproteinase-2,MMP-2),导致Ⅳ型胶原纤维降解增加,上皮基底膜的屏障作用遭到破坏,基质中的转化生长因子-β1(transforming growth factor-β1,TGF-β1)和血小板衍生生长因子(platelet derived growth factor,PDGF)促使静止的基质细胞分化为纤维细胞和成纤维细胞,并向角膜上皮层移动,被降解的细胞外基质成分杂乱地堆积便形成结节。

三、临床表现

(一)症状

患者一般无症状,除非结节位于瞳孔区,否则对视力影响不大。少数患者会因结节区上皮糜烂或高出角膜表面而有异物感。

(二)眼部体征

眼部表现为角膜表面出现数量不等、大小不一的离散性灰蓝色纤维性结节,顶端高于角膜面(图 3-3-9-1),多数坐落于早先病变瘢痕区,亦可位于透明角膜边沿,大多在周边或中周边区角膜。尽管与病灶对应的角膜基质层可能有新生血管,但结节表面并无新生血管(图 3-3-9-2)。在结节基底部,可能有铁线沉积。结节数目可能随病程延长而增多,但无自动消失趋向。

(三)辅助检查

1. 角膜相干光断层成像 可以测量结节浸润的深度及下方角膜基质的厚度,以指导手术方式的选择(图 3-3-9-3)。

2. 共聚焦显微镜 结节处上皮基底细胞形态不规则,细胞核反光增强;结节下方的角膜基质细胞反光增强,但边界不清;后弹力层及角膜内皮细胞的形态未发生异常。此外,中央角膜上皮下神经纤维的密度下降,但直径增粗、分支减少(图 3-3-9-4)。

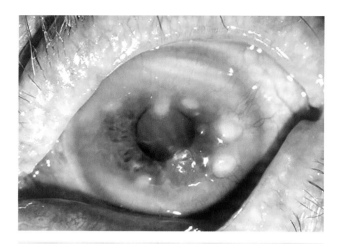

图 3-3-9-1　结节状角膜变性,角膜散在灰白色纤维性结节,顶端高于角膜表面

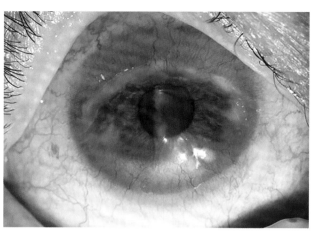

图 3-3-9-2　结节状角膜变性,角膜周边部可见新生血管长入,但结节表面并无新生血管

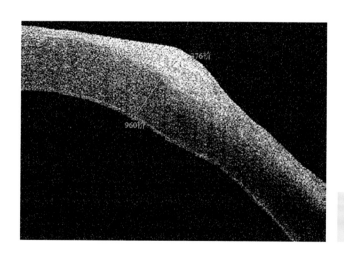

图 3-3-9-3　角膜上皮层下方可见反光增强的结节状结构,前弹力层结构不连续

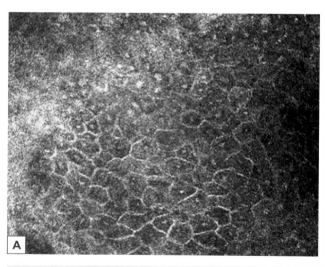

图 3-3-9-4　共聚焦显微镜

图 A　结节处上皮细胞形态不规则,细胞核反光增强

图 B　上皮下神经纤维密度降低,角膜基质细胞反光增强,但边界不清

（四）组织病理学

结节所在上皮区薄化而扁平,上皮基底细胞变性。结节由一堆致密的胶原样组织构成,胶原透明变性,伴细胞碎屑、致密透明沉着物。相应部位的前弹力层和浅基质层大多被血管化的结缔组织取代（图 3-3-9-5）。

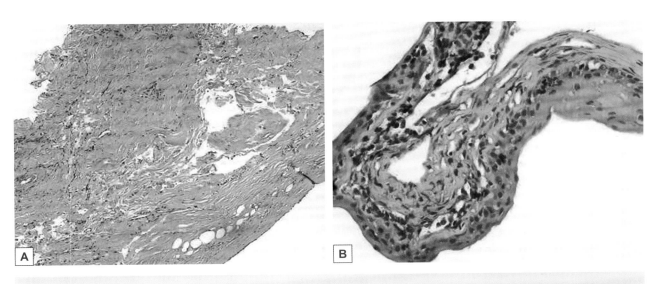

图 3-3-9-5 HE 染色

图 A 结节状角膜变性,上皮变薄,前弹力层消失,基质层结构紊乱,可见胶原纤维增生;结节由致密的胶原样组织构成,胶原透明变性

图 B 结节所在上皮层明显变薄,相应部位前弹力层消失,浅基质层出现血管化的结缔组织

四、诊断与鉴别诊断

1. 诊断 眼部检查见角膜表面出现特征性灰白色隆起结节,数量多发,位置多位于角膜周边或中周边区角膜,不伴随角膜水肿、浸润等炎症表现,即可进行诊断。

2. 鉴别诊断 注意与角膜炎症性疾病、角膜原位癌（Bowen 病）等疾病相鉴别。

五、治疗

（一）保守治疗

患者无症状和不影响视力者无须治疗。

（二）手术治疗

如结节位于瞳孔区引起视力下降,可考虑行手术治疗。

1. 准分子激光治疗性角膜切削术（PTK） 若结节位置较为表浅,可行 PTK 进行治疗（图 3-3-9-6）。

2. 角膜病灶切除联合羊膜移植术 羊膜移植可以起到抗炎、减轻角膜瘢痕及新生血管生成、促进上皮愈合等作用,应用板层刀切除角膜表面结节后可以进行羊膜覆盖,有利于减轻角膜炎症,促进上皮快速愈合（图 3-3-9-7）。

3. 板层角膜移植术 若眼部炎症反复发作,结节累及 1/2 及以上角膜基质,可考虑行板层或深板层角膜移植术（图 3-3-9-8）。

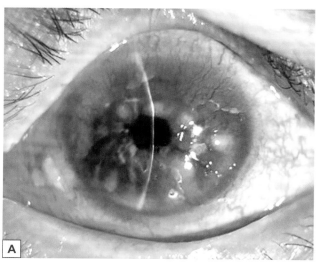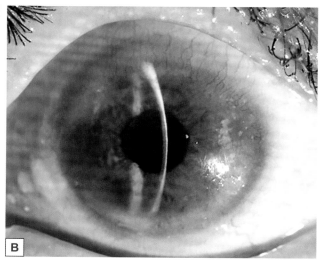

图 3-3-9-6　准分子激光治疗性角膜切削术

图 A　结节状角膜变性,角膜中央及下方可见离散性灰白色纤维状结节,大小不一,表面隆起,边界清楚,术前最佳矫正视力为 0.05

图 B　术后 2 个月,中央角膜透明,结节未复发,最佳矫正视力恢复至 0.2

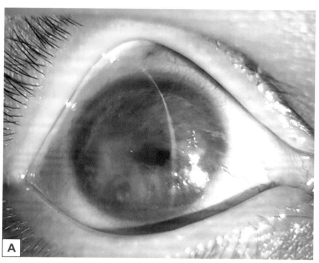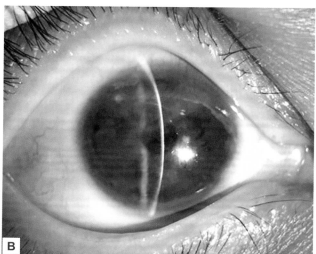

图 3-3-9-7　角膜病灶切除联合羊膜移植术

图 A　结节状角膜变性,角膜弥漫性上皮增厚,不均匀混浊,周边有新生血管长入,遮盖瞳孔区

图 B　术后 3 个月,角膜透明性明显好转,结节未复发

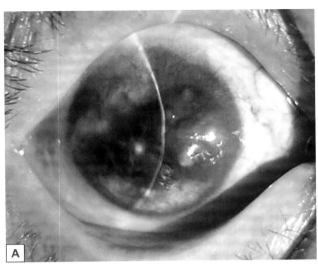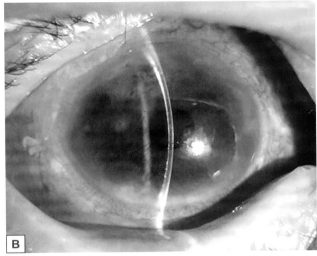

图 3-3-9-8　板层角膜移植术

图 A　结节状角膜变性,角膜中央及下方可见离散性灰白色结节,结节侵犯 1/2 以上角膜基质,对视力影响较大,术前最佳矫正视力为 0.05

图 B　全板层角膜移植术后 10 天,角膜植片透明,上皮愈合完整,最佳矫正视力恢复至 0.15

（亓晓琳）

第十节　透明角膜边缘变性

透明角膜边缘变性(pellucid marginal degeneration)是少见的非炎症性角膜变薄、扩张性病变,角膜变薄区常位于下方周边部,距离角膜缘有 1~2mm 宽的正常角膜。变薄区上方角膜膨隆,而变薄区无膨隆,从侧面观察形似啤酒肚。角膜地形图是确诊的重要检查方法。

一、病因与流行病学

确切原因不明,属于角膜基质变性引发的角膜扩张,有人认为是一种变异型圆锥角膜。虽然家族成员中可能有角膜中度到高度散光者,但本病无遗传倾向。目前并没有此类疾病发病率、患病率等相关的统计学数据,但学者们普遍认为这是一类罕见的疾病,与其他扩张性角膜疾病相比,其发病率远低于圆锥角膜,但要高于球形角膜、后部圆锥角膜等。男性患者多见,发病无种族或地域倾向。

二、发病机制

由于本病的发病率较低,目前尚缺乏确切的发病机制的研究。

三、临床表现

（一）症状

通常情况下患者并无明显的自觉症状,只有角膜明显变薄、膨隆,造成明显的散光、视力下降且难以矫正时才来就诊。

（二）眼部体征

本病在形态上与圆锥角膜的区别是,变薄扩张的部位局限于下方邻近角膜缘的周边部角膜,最常发生在 4 点~8 点钟距离角膜缘 1~2mm 的部位。带状变薄区宽度 1~2mm,与角膜缘呈同心圆分布。由于上方和中央厚度正常,角膜扩张的部位总是局限在变薄区,使整个角膜的形状像一个啤酒肚(图3-3-10-1)。文献曾有发生在角膜上方的病例报道。不管发生部位是在常见的下方还是偶见于上方,都具备自身的形态学特征:带状变薄区与角膜缘平行,病变区始终上皮化良好而无上皮缺损,也没有新生血管和脂质沉着(图3-3-10-2),借此与蚕食性角膜溃疡和Terrien角膜边缘变性相鉴别。除非扩张变薄区因后弹力层穿破发生急性角膜水肿,瘢痕愈合以后可能遗留局部混浊和新生血管,否则变薄扩张区总是透明的。

患者最常发生的年龄在20~40岁,病情变化以年计速度缓慢进展,其势头与圆锥角膜相仿:早期呈近视状态,戴框架眼镜尚能增进视力,随着病变区基质变薄扩张,角膜散光日趋加剧,病变区角膜基质厚度进行性变薄达到正常厚度的1/2~1/3,有时,轻微外伤可致局部后弹力层穿破,引发急性角膜局部水肿(图3-3-10-3)。裸眼视力因日趋加剧的角膜不规则散光而每况愈下,常低于0.1。

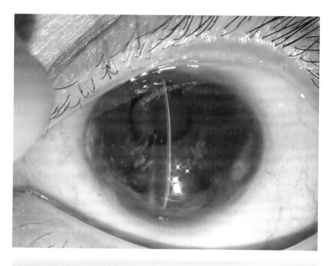

图3-3-10-1 透明角膜边缘变性,变性区域位于5点~7点位距离角膜缘2mm处,变薄区域发生扩张,呈现啤酒肚状

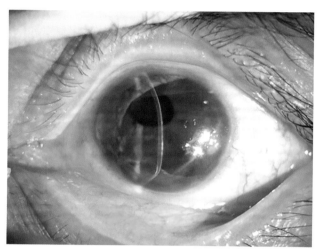

图3-3-10-2 透明角膜边缘变性,变性区域位于5点~7点位距离角膜缘2mm处,病变区透明,无新生血管或脂质沉积

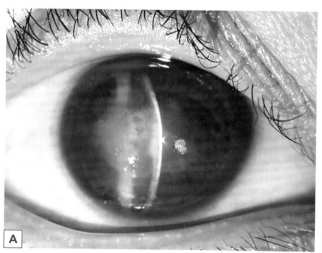

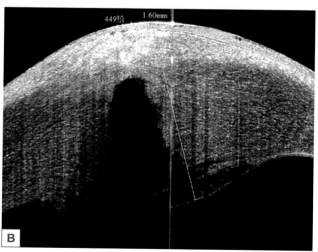

图3-3-10-3 透明角膜边缘变性,角膜后弹力层破裂导致急性水肿

图A 裂隙灯显微镜照相显示中央角膜水肿,可见后弹力层破口

图B 角膜相干光断层成像检查显示后弹力层破裂口,角膜基质水肿增厚

（三）辅助检查

1. 共聚焦显微镜　前弹力层结构消失，角膜基质细胞呈现激活状态，细胞内可见结晶样结构。变性区及中央角膜上皮下神经纤维密度均降低，可见树突状细胞浸润（图 3-3-10-4）。

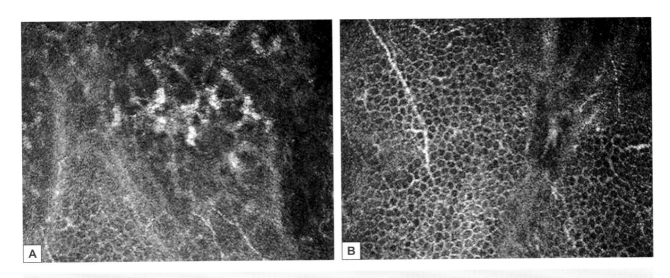

图 3-3-10-4　共聚焦显微镜

图 A　透明角膜边缘变性，前弹力层结构消失，角膜基质细胞呈现激活状态
图 B　透明角膜边缘变性，可见中央角膜上皮下神经纤维密度降低

2. 角膜地形图　在角膜变薄区域的上方，角膜变陡，屈光力增加，整个角膜呈不规则散光，中央角膜呈垂直梨形改变，角膜中央及病变区角膜屈光力较低，沿角膜中央的垂直经线屈光力最低，在其下方，屈光力向周边迅速增加，呈一系列同心圆状改变，而沿下方斜行径线的屈光力则向角膜中央逐渐增加，在较大屈光力经线上方，旁中央区的曲率逐渐降低，因此呈现典型的蟹爪征或接吻鸟征（图 3-3-10-5）。值得注意的是，蟹爪征不是透明角膜边缘变性独有的临床特征，某些圆锥角膜患者也会出现上述表现，需要结合临床表现进行鉴别。

3. 角膜相干光断层成像　可以显示角膜形态的变化，测量角膜厚度，以指导手术方式的选择（图 3-3-10-6）。

（四）组织病理学

角膜上皮结构厚薄不均，前弹力层消失，基质结构紊乱，基质中出现新生血管，基质纤维增生，可见玻璃样变性（图 3-3-10-7）。

四、诊断与鉴别诊断

（一）诊断

1. 病史　患眼出现进行性视力下降，但刺激症状不明显。

2. 眼部体征　角膜变薄区位于下方周边部，距离角膜缘有 1~2mm 宽的正常角膜，不伴随新生血管长入，变薄区上方角膜膨隆，从侧面观察形似啤酒肚。

3. 辅助检查　角膜地形图呈现典型的蟹爪征或接吻鸟征。

（二）鉴别诊断

注意与 Terrien 角膜边缘变性、圆锥角膜、老年环、蚕食性角膜溃疡、Wegener 肉芽肿等疾病相鉴别。

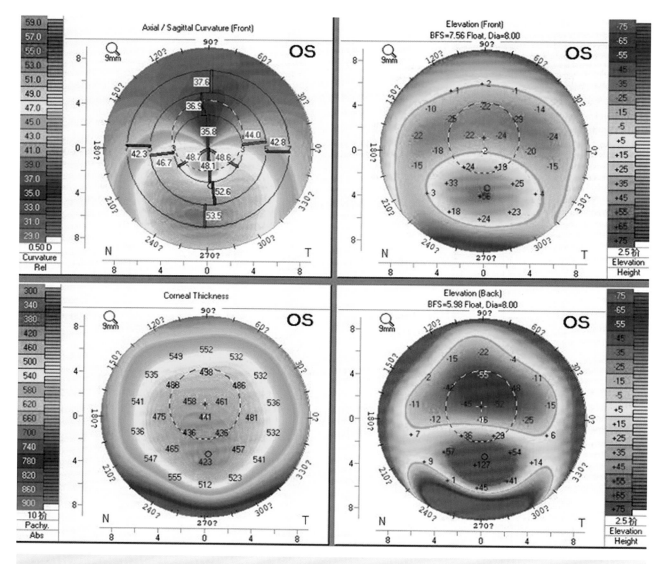

图 3-3-10-5　透明角膜边缘变性，角膜地形图呈现典型的蟹爪征

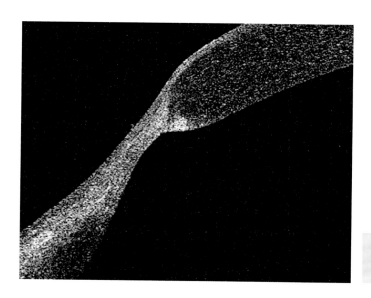

图 3-3-10-6　角膜相干光断层成像检查显示周边部角膜基质变薄明显，最薄处厚度约 248μm

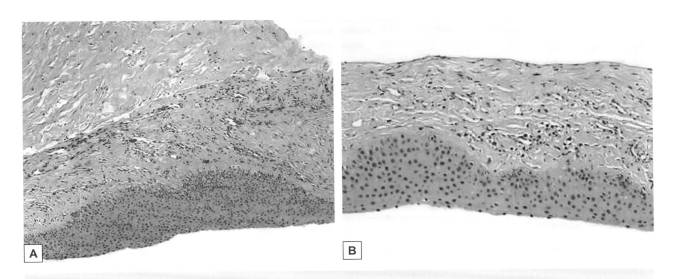

图 3-3-10-7　透明角膜边缘变性组织病理
图 A　角膜上皮增生,前弹力层消失,基质结构紊乱,基质中出现新生血管,基质纤维增生,可见玻璃样变性,HE 染色,
×100
图 B　角膜上皮形态厚薄不均,基质结构紊乱,可见少量玻璃样变性,HE 染色,×200

五、治疗

(一) 非手术治疗

早期可通过框架眼镜改善视力,当患者出现角膜不规则散光,可通过硬性角膜接触镜或巩膜镜进行矫正。

(二) 手术治疗

当患者角膜基质变薄明显、视力显著下降,需要采取手术进行治疗。手术方式分为两类:结构重建性手术和增视性手术。结构重建性手术的目的是恢复眼球的完整性,包括结膜瓣遮盖术和自体巩膜移植术,增视性手术包括角膜病灶切除联合缝合术、角膜基质环植入术、板层角膜移植术和穿透性角膜移植术,其中板层角膜移植术是主流的手术方式。此外,角膜胶原交联通过增加基质胶原纤维的机械强度,避免角膜组织进一步扩张。

1. 板层角膜移植术　板层角膜移植是治疗本病的主要的手术方式。如果角膜基质厚度在 300μm 以上,可以采用飞秒激光辅助进行微创板层角膜移植,在不破坏患者本身角膜的基础上,向角膜基质内通过植入一定厚度的板层角膜片,增加角膜的生物力学稳定性。对于角膜最薄点厚度低于 300μm 或已经发生后弹力层破裂的患者,板层角膜移植是比较理想的选择。

此外,还可以选择超越角膜缘的新月形板层移植术,植片覆盖范围必须超越变薄区 1mm 以上,植片大体范围在下方角膜呈新月形布局,周边抵达或超过角膜缘 1mm,两侧接近 3 点和 9 点,向心端接近瞳孔缘。为避免角膜散光,在瞳孔缘局部不予缝线。由于手术范围损害了受体角膜缘干细胞,移植供体要尽可能用有干细胞活性的角膜材料,以免术后植片上皮化不良而引发结膜化或角膜新生血管。

2. 穿透性角膜移植术　笔者的经验认为,穿透性角膜移植术得不偿失,因为病变区距离角膜缘太近,手术后移植排斥风险太大。因此,只有板层角膜移植完全无法修复或治疗的穿孔患者才选择穿透性角膜移植。

(亓晓琳)

第十一节　角膜老年环

角膜老年环(arcus senilis)是最常见的边缘性角膜混浊,是周边角膜基质内类脂质沉着所造成的。

一、病因与流行病学

可能与家族或非家族性的异常高脂血症有关,已发现Ⅱ型高脂血症患者常有双眼的角膜老年环,但与其他型高脂血症的关系不大。当40岁出现老年环时,常提示血液低密度脂蛋白和胆固醇升高,这也是诊断这个年龄段冠心病的指标之一。单眼的老年环十分少见,仅发生在一些患有颈动脉疾病的患者眼上。角膜老年环的患病率随年龄的增长而升高,男性多于女性,女性在绝经后患病率会显著增加。大约2/3的男性在40~60岁会出现老年环,而几乎100%的80岁以上老年人会有老年环。老年环的患病率与种族有关,黑种人男性的患病率最高,其次是黑种人女性,再次是白种人男性和白种人女性。

二、发病机制

角膜老年环沉积的脂质来源于血管,角膜缘血管属于低压灌注系统,血管内皮细胞之间存在紧密连接,起到选择性通透和维持血管稳态的作用。但当血液循环中的低密度脂蛋白升高时,紧密连接便丧失了原有的功能,导致脂质沉积于角膜基质。

三、临床表现

1. 症状　病情进展缓慢,眼部无明显不适。

2. 眼部体征　随着年龄的增加而出现,双眼对称发生,初发时出现在上、下方的角膜缘内,逐渐发展,形成环状,为1mm宽、外界清楚、内界模糊的黄白色环状改变,与角膜缘之间有一透明的角膜带分隔(图3-3-11-1)。

3. 组织病理学　角膜基质内沉着的脂质主要是细胞外胆固醇富含酯的脂质颗粒,脂质首先沉积在角膜后弹力层,随后沉积在前弹力层,组织病理学检查可以看到角膜环呈沙漏状混浊在角膜基质内延伸。

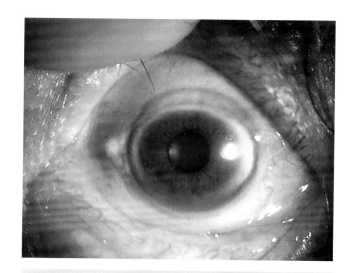

图3-3-11-1　角膜老年环

四、诊断与鉴别诊断

1. 诊断　患者主诉无眼部不适,眼部检查见角膜缘内非炎症性黄白色环状改变,并与角膜缘之间有一透明带分隔,即可进行诊断。

2. 鉴别诊断　注意与Terrien角膜边缘变性、透明角膜边缘变性、蚕食性角膜溃疡、Wegener肉芽肿等疾病相鉴别。

五、治疗

本病无自觉症状,对视力也无影响,局部不需要治疗。

(亓晓琳)

参 考 文 献

1. SERRA H M,GHALIBAFAN S,SABATER A L. Climatic droplet keratopathy:Is it really a degenerative human corneal disease related to climate［J］? Graefes Arch Clin Exp Ophthalmol,2023,261:273-275.

2. MOSHIRFAR M,BENNETT P,RONQUILLO Y. Corneal dystrophy［M］. Treasure Island:StatPearls Publishing,2022.

3. HACHANA S,LARRIVÉE B. TGF-β superfamily signaling in the eye:Implications for ocular pathologies［J］. Cells,2022,11:2336.

4. ELHUSSEINY A M,SAEED H N. Posterior polymorphous corneal dystrophy in a pediatric population［J］. Cornea,2022,41:734-739.

5. GUIER C P,PATEL B C,STOKKERMANS T J,et al. Posterior polymorphous corneal dystrophy［M］. Treasure Island:StatPearls Publishing,2022.

6. MOSHIRFAR M,DRAKE T M,RONQUILLO Y. Congenital hereditary endothelial dystrophy［M］. Treasure Island:StatPearls Publishing,2022.

7. 中华医学会眼科学分会角膜病学组.中国免疫相关性边缘性角膜病临床诊疗专家共识（2022 年）［J］.中华眼科杂志,2022,58:90-95.

8. QURESHI S,FERGUSON T J,LIM M,et al. Acute calcific band keratopathy as an adverse Effect of recombinant human nerve growth factor(Cenegermin):A multicenter case series［J］. Cornea,2022,41:52-59.

9. AUTERI N,PRESA M,PIERSON K,et al. Peripheral hypertrophic subepithelial corneal degeneration versus Salzmann's nodular degeneration:A clinical and surgical comparison［J］. Ocul Surf,2022,23:71-73.

10. HASHEMI H,MALEKIFAR P,AGHAMIRSALIM M,et al. Prevalence and associated factors of corneal arcus in the geriatric population:Tehran geriatric eye study［J］. BMC Ophthalmol,2022,22:354.

11. NISHINO T,KOBAYASHI A,MORI N,et al. Clinical evaluation of electrolysis for reis-bücklers corneal dystrophies and in vivo histological analysis using anterior segment optical coherence tomography［J］. Cornea,2021,40:958-962.

12. SINGH S,DAS S,KANNABIRAN C,et al. Macular corneal dystrophy:An updated review［J］. Curr Eye Res,2021,46:765-770.

13. ONG TONE S,KOCABA V,BÖHM M,et al. Fuchs endothelial corneal dystrophy:The vicious cycle of Fuchs pathogenesis［J］. Prog Retin Eye Res,2021,80:100863.

14. NUMA K,IMAI K,UENO M,et al. Five-year follow-up of first 11 patients undergoing injection of cultured corneal endothelial cells for corneal endothelial failure［J］. Ophthalmology,2021,128:504-514.

15. MUDGIL T,FERNANDES M. Anterior segment ischemia after peripheral annular lamellar sclerokeratoplasty for advanced terrien marginal degeneration［J］. Eye contact lens,2021,47:378-380.

16. RUUTILA M,FAGERHOLM P,LAGALI N,et al. Diagnostic criteria for terrien marginal degeneration:nordic terrien degeneration study［J］. Cornea,2021,40:133-141.

17. NARVAEZ J,CHANG M,ING J,et al. Simplified,Readily available method for the treatment of band keratopathy with ethylenediaminetetraacetic Acid［J］. Cornea,2021,40:1360-1362.

18. HUA Z,HAN X,LI G,et al. Prevalence and associated factors for climatic droplet keratopathy in Kazakhs adults:a cross-sectional study in Tacheng,Xinjiang,China［J］. BMC Ophthalmol,2021,21:316.

19. SAROSIAK A,OZIEBLO D,UDZIELA M,et al. High expression of Matrix Gla Protein in Schnyder corneal dystrophy patients points to an active role of vitamin K in corneal health［J］. Acta Ophthalmol,2021,99:e171-e177.

20. WANG K,SEE C W. Salzmann's nodular degeneration［J］. Exp Eye Res,2021,202:108351.

21. STACHON T,LATTA L,SEITZ B,et al. Different mRNA expression patterns in keratoglobus and pellucid marginal degeneration keratocytes［J］. Exp Eye Res,2021,213:108804.

22. GONÇALVES T B,NOSÉ A F B,PEREIRA N C,et al. Partial-thickness intrastromal lamellar keratoplasty for corneal pellucid marginal degeneration［J］. Cornea,2021,40:1620-1623.

23. WANG L,CANEDO A L C,WANG Y,et al. Comparison of central topographic maps from a swept-source OCT biometer and a placido disk-dual scheimpflug tomographer［J］. J Cataract Refract Surg,2021,47:482-487.

24. WASIELICA-POSLEDNIK J,HAMPEL U,RIES L,et al. Prevalence of corneal arcus and associated factors in a German

population-Results from the Gutenberg Health Study［J］. PLoS One,2021,21:e0255893.

25. SOH Y Q,KOCABA V,WEISS J S,et al. Corneal dystrophies［J］. Nat Rev Dis Primers,2020;6:46.

26. LISCH W,WEISS J S. Early and late clinical landmarks of corneal dystrophies［J］. Exp Eye Res,2020,198:108139.

27. NIELSEN N S,POULSEN E T,LUKASSEN M V,et al. Biochemical mechanisms of aggregation in TGFBI-linked corneal dystrophies［J］. Prog Retin Eye Res,2020,77:100843.

28. YANG F,HONG J,XIAO G,et al. Descemet stripping endothelial keratoplasty in pediatric patients with congenital hereditary endothelial dystrophy［J］. Am J Ophthalmol,2020,209:132-140.

29. DESHMUKH R,STEVENSON L J,VAJPAYEE R B. Techniques of noncircular corneal transplantation［J］. Curr Opin Ophthalmol,2020,31:293-301.

30. LISCH W,WEISS J S. Clinical and genetic update of corneal dystrophies［J］. Exp Eye Res,2019;186:107715.

31. MILLER D D,HASAN S A,SIMMONS N L,et al. Recurrent corneal erosion:a comprehensive review［J］. Clin Ophthalmol,2019,13:325-335.

32. MATTHAEI M,HRIBEK A,CLAHSEN T,et al. Fuchs endothelial corneal dystrophy:clinical,genetic,pathophysiologic, and therapeutic aspects［J］. Annu Rev Vis Sci,2019,5:151-175.

33. GARCERANT D,HIRNSCHALL N,TOALSTER N,et al. Descemet's stripping without endothelial keratoplasty［J］. Curr Opin Ophthalmol,2019,30:275-285.

34. DING Y,MURRI M S,BIRDSONG O C,et al. Terrien marginal degeneration［J］. Surv Ophthalmol,2019,64:162-174.

35. CHOI J,HAWLEY D P,ASHWORTH J,et al. An update on the modern management of paediatric uveitis［J］. Br J Ophthalmol,2019,103:1685-1689.

36. PARANJPE V,GALOR A,MONSALVE P,et al. Salzmann nodular degeneration:prevalence,impact,and management strategies［J］. Clin Ophthalmol,2019,13:1305-1314.

37. TAIHI L,CASSOUX N,LECLER A. Corneal salzmann nodular degeneration［J］. JAMA Ophthalmol,2019,137:e185473.

38. MARTÍNEZ-ABAD A,PIÑERO D P. Pellucid marginal degeneration:Detection,discrimination from other corneal ectatic disorders and progression［J］. Cont Lens Anterior Eye,2019,42:341-349.

39. AGGARWAL S,PECK T,GOLEN J,et al. Macular corneal dystrophy:A review［J］. Surv Ophthalmol,2018,63:609-617.

40. TSANG S H,SHARMA T. Inborn errors of metabolism:bietti crystalline dystrophy［J］. Adv Exp Med Biol,2018,1085: 193-195.

41. KINOSHITA S,KOIZUMI N,UENO M,et al. Injection of cultured cells with a ROCK inhibitor for bullous keratopathy［J］. N Engl J Med,2018,378:995-1003.

42. LI L,ZHAI H,XIE L,et al. Therapeutic effects of lamellar keratoplasty on terrien marginal degeneration［J］. Cornea,2018, 37:318-325.

43. BEE C R,KOENIG L R,HWANG E S,et al. Removal of calcific band keratopathy without ethylenediaminetetraacetic acid （EDTA）in eyes with limited visual potential［J］. Clin Ophthalmol,2018,12:1895-1899.

44. AL-HITY A,RAMAESH K,LOCKINGTON D. EDTA chelation for symptomatic band keratopathy:Results and recurrence ［J］. Eye（Lond）,2018,32:26-31.

45. SAROSIAK A,UDZIELA M,ŚCIEŻYŃSKA A,et al. Clinical diversity in patients with Schnyder corneal dystrophy-a novel and known UBIAD1 pathogenic variants［J］. Graefes Arch Clin Exp Ophthalmol,2018,256:2127-2134.

46. BOURGES J L. Corneal dystrophies［J］. J Fr Ophtalmol,2017,40:e177-e192.

47. KAZA H,BARIK M R,REDDY M M,et al. Gelatinous drop-like corneal dystrophy:A review［J］. Br J Ophthalmol,2017, 101:10-15.

48. MOHAN A,JAMIL Z,BHATANAGAR V C,et al. Prevalence of spheroidal degeneration of cornea and its association with other eye diseases in tribes of Western Rajasthan［J］. Indian J Ophthalmol,2017,65:1010-1014.

49. SUAREZ M F,PIQUERAS M C,CORREA L,et al. Phospholipidomic studies in human cornea from climatic droplet keratopathy［J］. J Cell Biochem,2017,118:3920-3931.

50. ROWSEY T G,KARAMICHOS D. The role of lipids in corneal diseases and dystrophies:A systematic review［J］. Clin Transl Med,2017,6:30.

51. VENKATRAMAN A,DUTTA B,MURUGAN E,et al. Proteomic analysis of amyloid corneal aggregates from TGFBI-H626R lattice corneal dystrophy patient implicates serine-protease HTRA1 in mutation-specific pathogenesis of TGFBIp［J］.

J Proteome Res,2017,16:2899-2913.

52. WONG M Y Z,MAN R E K,GUPTA P,et al. Is Corneal arcus independently associated with incident cardiovascular disease in asians［J］? Am J Ophthalmol,2017,183:99-106.

53. HAN K E,CHOI S I,KIM T I,et al. Pathogenesis and treatments of TGFBI corneal dystrophies［J］. Prog Retin Eye Res, 2016,50:67-88.

54. MAHARANA P K,DUBEY A,JHANJI V,et al. Management of advanced corneal ectasias［J］. Br J Ophthalmol,2016, 100:34-40.

55. MAHARANA P K,SHARMA N,DAS S,et al. Salzmann's nodular degeneration［J］. Ocul Surf,2016,14:20-30.

56. QIU J,CAI R,ZHANG C. Association between poor wound healing and the formation of Salzmann nodules［J］. J Cataract Refract Surg,2016,42:1527-1530.

57. VIESTENZ A,BISCHOFF-JUNG M,LANGENBUCHER A,et al. Phototherapeutic keratectomy in salzmann nodular degeneration with "Optical Cornea Plana"［J］. Cornea,2016,35:843-846.

58. AYHAN Z,OZTURK T,KAYA M,et al. Corneal biomechanical properties in patients with arcus senilis［J］. Cornea,2016, 35:980-982.

59. SCHORDERET D. Corneal Dystrophies:Overview and summary［J］. Prog Mol Biol Transl Sci,2015,134:73-78.

60. WEISS J S,MØLLER H U,ALDAVE A J,et al. IC3D classification of corneal dystrophies--edition 2［J］. Cornea,2015, 34:117-159.

61. KIM E K,LEE H,CHOI S I. Molecular pathogenesis of corneal dystrophies:schnyder dystrophy and granular corneal dystrophy type 2［J］. Prog Mol Biol Transl Sci,2015,134:99-115.

62. CHAN A T,ULATE R,GOLDICH Y,et al. Terrien marginal degeneration:clinical Characteristics and outcomes［J］. Am J Ophthalmol,2015,160:867-872.

63. SERRA H M,HOLOPAINEN J M,BEUERMAN R,et al. Climatic droplet keratopathy:An old disease in new clothes［J］. Acta Ophthalmol,2015,93:496-504.

64. GAO H,WANG X,ECHEGARAY J J,et al. Partial lamellar keratoplasty for peripheral corneal disease using a graft from the glycerin-preserved corneoscleral rim［J］. Graefes Arch Clin Exp Ophthalmol,2014,252:963-968.

65. ZHANG Y,JIA H. Terrien's marginal degeneration accompanied by latticed stromal opacities. Optom Vis Sci,2014,91: e110-116.

66. ALBIETZ J M,LENTON L M. Late reactivation of herpes zoster keratitis results in band keratopathy［J］. Optom Vis Sci, 2014,91:e149-155.

67. REDDY J C,RAPUANO C J,FELIPE A F,et al. Quality of vision after excimer laser phototherapeutic keratectomy with intraoperative mitomycin-C for Salzmann nodular degeneration［J］. Eye contact lens,2014,40:213-219.

68. MOSHIRFAR M,EDMONDS J N,BEHUNIN N L,et al. Current options in the management of pellucid marginal degeneration［J］. J Refract Surg,2014,30:474-485.

69. HASHEMI H,KHABAZKHOOB M,EMAMIAN M H,et al. A population-based study of corneal arcus and its risk factors in Iran［J］. Ophthalmic Epidemiol,2014,21:339-344.

70. MOISSEIEV E,GAL A,ADDADI L,et al. Acute calcific band keratopathy:case report and literature review［J］. J Cataract Refract Surg,2013,39:292-294.

71. SCHURR T G,DULIK M C,CAFARO T A,et al. Genetic background and climatic droplet keratopathy incidence in a Mapuche population from Argentina［J］. PLoS One,2013,8:e74593.

72. BHIKOO R,NIEDERER R L,HART R,et al. In vivo confocal microscopy of climatic droplet keratopathy［J］. Clin Exp Optom,2013,96:430-432.

73. MORPHIS G,IRIGOYEN C,ELEUTERI A,et al. Retrospective review of 50 eyes with long-term silicone oil tamponade for more than 12 months［J］. Graefes Arch Clin Exp Ophthalmol,2012,250:645-652.

74. URRETS-ZAVALIA J A,CROXATTO J O,HOLOPAINEN J M,et al. In vivo confocal microscopy study of climatic droplet keratopathy［J］. Eye（Lond）,2012,26:1021-1023.

75. KARRING H,RUNAGER K,THØGERSEN I B,et al. Composition and proteolytic processing of corneal deposits associated with mutations in the TGFBI gene［J］. Exp Eye Res,2012,96:163-170.

76. BLACKBURN J,GRIFFIN R,MCGWIN G Jr. Corneal dystrophy recurrence［J］. Ophthalmology,2011,118:1223-1224.

77. JHANJI V,RAPUANO C J,VAJPAYEE R B. Corneal calcific band keratopathy［J］. Curr Opin Ophthalmol,2011,22:283-289.

78. HAMADA S,DARRAD K,MCDONNELL P J. Salzmann's nodular corneal degeneration（SNCD）:Clinical findings,risk factors,prognosis and the role of previous contact lens wear［J］. Cont Lens Anterior Eye,2011,34:173-178.

79. JINABHAI A,RADHAKRISHNAN H,O'DONNELL C. Pellucid corneal marginal degeneration:A review［J］. Cont Lens Anterior Eye,2011,34:56-63.

80. ANG M,WONG W,PARK J,et al. Corneal arcus is a sign of cardiovascular disease,even in low-risk persons［J］. Am J Ophthalmol,2011,152:864-871.

81. LAIBSON P R. Recurrent corneal erosions and epithelial basement membrane dystrophy［J］. Eye Contact Lens,2010,36:315-317.

82. FERRARI G,TEDESCO S,DELFINI E,et al. Laser scanning in vivo confocal microscopy in a case of Terrien marginal degeneration［J］. Cornea,2010,29:471-475.

83. GRAUE-HERNÁNDEZ E O,MANNIS M J,ELIASIEH K,et al. Salzmann nodular degeneration［J］. Cornea,2010,29:283-289.

84. WEISS J S. Corneal dystrophy classification［J］. Ophthalmology,2009,116:1013-1014.

85. WEISS J S. Schnyder corneal dystrophy［J］. Curr Opin Ophthalmol,2009,20:292-298.

86. LEE W B,JACOBS D S,MUSCH D C,et al. Descemet's stripping endothelial keratoplasty:safety and outcomes:a report by the American Academy of Ophthalmology［J］. Ophthalmology,2009,116:1818-1830.

87. KAJI Y,OSHIKA T,TAKAZAWA Y,et al. Immunohistochemical localisation of D-beta-aspartic acid-containing proteins in climatic droplet keratopathy［J］. Br J Ophthalmol,2009,93:977-979.

88. EHLERS N,HJORTDAL J,NIELSEN K,et al. Phenotypic variability in Meesmann's dystrophy:clinical review of the literature and presentation of a family genetically identical to the original family［J］. Acta Ophthalmol,2008,86:40-44.

89. MILLAR M J,MALOOF A. Deep lamellar keratoplasty for pellucid marginal degeneration:review of management options for corneal perforation［J］. Cornea,2008,27:953-956.

90. LEE W B,O'HALLORAN H S,GROSSNIKLAUS H E. Pellucid marginal degeneration and bilateral corneal perforation:case report and review of the literature［J］. Eye Contact Lens,2008,34:229-233.

91. KOBAYASHI A,SUGIYAMA K. In vivo laser confocal microscopy findings for Bowman's layer dystrophies（Thiel-Behnke and Reis-Bücklers corneal dystrophies）［J］. Ophthalmology,2007,114:69-75.

92. RAMAMURTHI S,RAHMAN M Q,DUTTON G N,et al. Pathogenesis,clinical features and management of recurrent corneal erosions［J］. Eye（Lond）,2006,20:635-644.

93. SCHMITT-BERNARD C F,CLAUSTRES M,ARNAUD B,et al. Lattice corneal dystrophy［J］. Ophthalmology,2000,107:1613-1614.

第四章
眼表疾病

第一节　睑缘炎及其相关角结膜病变

睑缘炎是指发生在睑缘部,即睑缘的皮肤黏膜、睫毛毛囊及睑板腺的一种多因素、急性或慢性炎症。一般双眼发病,反复发作,难以治愈。睑缘炎是常见眼科疾病之一,临床上易被忽略及误诊。但随着病情的发展,可导致眼睑瘢痕、睑腺炎、睑板腺囊肿及慢性结膜炎的形成,进而发展为角膜炎和角膜溃疡,即睑缘炎相关角结膜病变(blepharokeratoconjunctivitis,BKC)。BKC临床表现多样,易被误诊,尤其是儿童,反复发作可引起不可逆转的视力损伤。

一、病因与流行病学

(一)病因

睑缘炎的确切病因尚不明确。可能是多方面因素共同作用的结果。包括眼表的慢性低载量细菌感染、皮肤的炎症状况(如特应性皮炎及脂溢性皮炎),以及蠕形螨的寄生虫感染。目前将导致睑缘炎的病因分为感染性因素和非感染因素,其中感染因素包括细菌、病毒及寄生虫。这些微生物有些是有害的,有些是无害的,有些是有益的,共同组成了眼周的微环境。

引起前睑缘炎最常见的微生物是金黄色葡萄球菌。然而,细菌引起睑缘炎症状的机制尚不完全清楚。可能的原因是葡萄球菌的菌体蛋白、分泌的细胞外毒素及诱发的细胞介导的免疫反应。但是由于诊断为葡萄球菌性睑缘炎的患者中只有一半的患者金黄色葡萄球菌培养结果呈阳性,因此,很可能还有其他致病因素。导致眼睑局部感染常见的病毒包括单纯疱疹病毒、接触性传染性软疣病毒、水痘-带状疱疹病毒、乳头状瘤病毒、牛痘。有研究对纳入19名慢性前睑缘炎患者及11名对照组成员的睫毛进行真菌PAS染色检查,发现慢性前睑缘炎组79%患者结果阳性,而对照组阳性比例为18%,差异有统计学意义,表明大多数慢性前睑缘炎患者睑缘处存在真菌,但其发病机制仍不明确。

睑缘寄生虫主要指蠕形螨,近几年逐渐引起关注。已证实有两种蠕形螨寄生在人的眼睑内,即毛囊蠕形螨和皮脂蠕形螨。毛囊蠕形螨主要寄居于睫毛毛囊,而皮脂蠕形螨则主要栖息在睑板腺和睫毛皮脂腺,分别导致前部和后部蠕形螨性睑缘炎。其他报道的寄生虫还有阴虱、虱、蛔虫、旋毛虫、吴策线虫、盘尾丝虫等。

根据2018年美国眼科学会发布的睑缘炎治疗指南,引起睑缘炎的非感染因素包括以下几点:

1. 干眼　已有研究表明75%的干眼患者合并葡萄球菌性结膜炎或睑缘炎。可能是因为泪液缺乏时,局部的溶菌酶和免疫球蛋白减少会导致眼表对机会致病细菌的抵抗力降低,从而易发生葡萄球菌性睑缘炎。

2. 皮肤疾病及免疫相关疾病　脂溢性皮炎与脂溢性睑缘炎和睑板腺功能障碍(meibomian gland dysfunction,MGD)相关。脂溢性睑缘炎患者多数合并颜面部脂溢性皮炎,与皮脂腺发达部位产生过多的脂肪性分泌物有关。有研究表明,皮肤淋巴细胞通过控制皮脂腺分泌的各种脂质、游离脂肪酸和抗菌肽,调节各种细菌的生长,维持皮肤的稳态。当皮脂腺功能异常时,可影响局部菌群失衡,产生炎症。

玫瑰痤疮曾称为酒渣鼻,是一种好发于面中部、主要累及面部血管及毛囊皮脂腺单位的慢性炎症性皮肤病,可累及眼部,多见于眼睑的睫毛毛囊及腺体,包括睑板腺、皮脂腺和汗腺,表现为眼周丘疹脓疱,睑缘丘疹、脓疱、毛细血管扩张,眼睑结膜充血,局部角膜基质浸润或溃疡,巩膜炎和角膜巩膜炎。有研究表明蠕形螨对于玫瑰痤疮的发病起重要作用,且当蠕形螨数量减少时,相应症状可改善。

特应性皮炎和接触性皮炎也是睑缘炎的病因之一,由过敏反应引起,可累及眼睑部,导致睑缘炎、结膜炎和角膜炎。其他相关疾病还包括多形红斑、落叶型天疱疮、眼黏膜类天疱疮、Stevens-Johnson综合征/中毒性表皮坏死松解症、银屑病,以及结缔组织疾病包括盘状红斑狼疮和皮肌炎、移植物抗宿主病。

3. 眼睑肿瘤　包括眼睑良性及恶性肿瘤早期。其中,良性肿瘤包括假上皮瘤样增生、鳞状细胞乳头状瘤、皮脂腺过度增生、血管瘤、化脓性肉芽肿。恶性肿瘤包括基底细胞癌、鳞状细胞癌、皮脂腺癌、黑色素瘤、卡波西氏肉瘤、蕈样肉芽肿等。

4. 眼部创伤　包括化学伤、烫伤、辐射、机械损伤和手术等。

5. 药物　引起睑缘炎常见的药物是异维A酸,是一种治疗严重面部痤疮的口服药物,有研究表明异维A酸引起的眼部副作用主要包括睑缘炎、MGD、结膜炎、干眼,停药后症状可消失。

除此之外,长期屈光不正、电子终端产品的使用、高脂饮食、高糖饮食、环境干燥、空气污染、配戴角膜接触镜、性激素缺乏、年龄、胆固醇水平高、抗抑郁药、抗组胺药、治疗高血压药物、绝经后激素治疗也是MGD的主要病因,易并发睑缘炎。

BKC的病因与睑缘炎有共通之处。感染性因素包括细菌、蠕形螨感染,两者可合并存在或单独存在,在细菌培养阴性的BKC患者中尤其要注意排除蠕形螨感染;此外还有单纯疱疹病毒感染引起BKC的报道。MGD、睑板腺炎、睑板腺囊肿与睑腺炎的反复发作是引发BKC的常见病因。眼睑及皮肤的玫瑰痤疮、脂溢性皮炎、长期戴角膜接触镜、口服异维A酸及先天性睑板腺缺失等因素也可诱发BKC发作。

（二）流行病学

睑缘炎影响所有种族和年龄群体,包括儿童,但常在中年发病。美国的大样本调查表明,在眼科医师及视光医师处就诊的患者中,睑缘炎的比例分别为37%和47%。韩国的流行病学研究表明,其总发病率为1.1%/年,且发病率逐年增加,女性发病率更高,40岁及以上人群总患病率为8.1%。

对于BKC而言,女性可能更易发生,但是结论并不统一。近些年来,儿童BKC逐渐引起重视。有研究表明,BKC最常见于4~5岁的儿童,并且往往有更严重的临床表现,角膜更易受累。目前缺乏专门的流行病学资料。美国的一项回顾性研究表明,BKC占儿童眼病门诊的15%,印度的大样本研究表明BKC患者占儿童眼科门诊的12%。BKC患病率存在种族差异,亚洲儿童更易患BKC,且亚洲和中东儿童患BKC后病情较白人儿童重。而且,尽管接受了治疗,70%BKC患儿视力有改善,但仍有48%患儿形成弱视。

二、发病机制

睑缘炎和BKC发病机制目前尚不十分清楚。一般认为是微生物感染、免疫反应、睑板腺脂质异常等多种因素单独或共同作用,导致睑缘炎或BKC的发生。

（一）微生物感染

睑缘炎中最常见的细菌为金黄色葡萄球菌、表皮葡萄球菌和痤疮丙酸杆菌。这些细菌能够产生分解甘油三酯和中性脂肪的脂解酶,并将脂肪酸和甘油酯释放到泪膜中,产生局部刺激,破坏泪膜完整性。同时,这些游离脂肪酸具有上皮毒性,可穿透上皮细胞屏障,导致眼表炎症及细胞损伤。葡萄球菌抗原可与附着于角膜上皮上的细菌抗原结合,引发炎症反应。痤疮杆菌是一种厌氧革兰氏阳性杆菌,具有强大的致炎作用,并且不易被人中性粒细胞及单核细胞杀死和降解。这一特征可能导致长期炎症或肉芽肿的形成,与泡性角膜炎形成有关。睑板腺炎是MGD的一种炎症形式,与眼表的炎症密切相关。细菌诱导的睑板腺炎症可导致异常睑酯的产生,从而影响泪膜脂质层功能,导致泪膜不稳定性产生,影响眼表上皮的完整性,产生浅点状角膜炎。而且,细菌相关分子物质可能通过睑板腺导管沉积到眼表,从而导致细胞介导的角膜表面炎症。

（二）免疫反应

以上革兰氏阳性菌含有由许多潜在生物活性分子组成的细胞壁,包括肽聚糖、脂磷壁酸和脂肽。机体对细菌细胞壁抗原（如蛋白A和磷壁酸）的迟发性Ⅳ型超敏反应或葡萄球菌外毒素（α、β和γ-溶血素）对眼表的直接毒性作用也与疾病的发展相关。有一种理论认为儿童BKC之所以比成年人更易导致角膜受累,是由对细菌抗原的过度和不成熟的免疫反应引起。

蠕形螨虫体及其排泄物、睑缘的脱屑、痂皮可诱导角结膜细胞产生抗原抗体反应导致角膜边缘的浸润、溃疡。

（三）睑板腺脂质代谢异常

慢性睑缘炎患者会出现睑酯成分异常。非极性脂质如甘油三酯和胆固醇增加,导致睑酯熔点增高,流动性下降,睑板腺导管阻塞。胆固醇酯含量增高,经细菌胆固醇酯酶分解后,产生胆固醇,增多的胆固醇可促进葡萄球菌的增殖,导致恶性循环。

睑缘炎患者睑缘能产生脂酶能力的细菌明显增多,细菌脂酶将脂质分解为多种游离脂肪酸,游离脂肪酸具有上皮毒性,可穿透上皮屏障,引起眼表炎症和上皮损伤;游离脂肪酸还可通过皂化作用形成泡沫样分泌物,降低泪膜稳定性,引起泪液渗透压升高,导致角膜上皮点状病变、点状角膜炎。

（四）其他

睑缘形态学变化如睑缘肿胀、不规则、切迹、不平整、角化等会对眼表产生机械摩擦、刺激,异常瞬目如瞬目次数减少或不完全瞬目增加也会导致睑板腺功能障碍、泪膜不稳定。眼睑与眼表的摩擦增加可导致特征性的上皮点状角膜炎、上方角膜缘性角结膜炎、丝状角膜炎等。

三、临床表现

关于睑缘炎的分类方式有多种。目前临床常用的分类方法仍然沿用了美国眼科学会推荐的根据解剖部位进行分类,即分为两种主要类型:前睑缘炎和后睑缘炎。前睑缘炎指炎症主要累及灰线之前的睫毛根部和毛囊,后睑缘炎指炎症累及灰线之后的睑板腺及其腺管开口。将睑缘炎按照临床表现进一步分型,前睑缘炎由葡萄球菌性睑缘炎和脂溢性睑缘炎组成,后睑缘炎主要指 MGD。

睑缘炎的典型症状是睑缘发痒、烧灼感和结痂,还可能会有异物感、刺激、流泪、眼干、视物模糊、睫毛黏结、不能耐受角膜接触镜、畏光及瞬目增多等症状。常双眼间歇性发病,晨起症状较重,结痂最为明显。所有类型的睑缘炎均可出现泪膜蒸发过强的表现。

除此之外,睑缘炎还经常导致眼表的炎症,包括结膜炎、功能性泪液缺乏和角膜炎,也可能加剧共存的眼表疾病的症状,包括过敏和干眼。

（一）前睑缘炎

前睑缘炎患者常见体征为睑缘红肿、毛细血管扩张、睫毛鳞屑、睫毛脱落、睫毛脱色和倒睫。

1. 葡萄球菌性睑缘炎 典型的特征是睑缘充血,睫毛根部鳞屑、结痂,并在睫毛根部形成环行鳞屑(图3-4-1-1)。严重的葡萄球菌性睑缘炎最终可导致睫毛脱落、眼睑瘢痕、倒睫、角膜瘢痕及新生血管。

2. 脂溢性睑缘炎 主要表现为前睑缘充血,有脂样鳞屑(图3-4-1-2),常伴有面部、额部、眉部及头皮部皮肤的脂溢性皮炎表现,主要与睑酯分

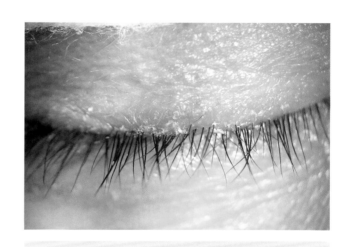

图3-4-1-1 睫毛根部鳞屑、结痂,并在睫毛根部形成环行鳞屑

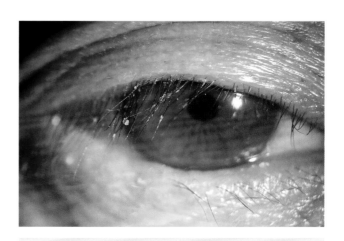

图3-4-1-2 脂样鳞屑

泌过强有关,患者临床症状较轻。

（二）后睑缘炎

后睑缘炎主要指 MGD,常见体征为睑缘肥厚、不规则、充血,睑板腺开口扩张、堵塞、脂栓形成、开口闭锁萎缩等。详见本章第三节。

当炎症累及前后部睑缘时,称为混合型睑缘炎,患者同时具有前睑缘炎和后睑缘炎的临床表现。上述各型睑缘炎临床表现特点见表 3-4-1-1。

表 3-4-1-1   各型睑缘炎常见临床表现

	前睑缘炎（葡萄球菌性）	前睑缘炎（脂溢性）	后睑缘炎（睑板腺功能障碍）
睫毛	常见缺失稀疏、断裂或方向异常	少见睫毛缺失或方向异常	可能因其他长期存在的疾病而出现方向异常
眼睑	领圈状脱屑沿睫毛延伸;若有毛囊蠕形螨感染,可出现套袖状脱屑	睑缘有油腻鳞屑	睑酯黏稠或泡沫状,睑板腺开口突出,腺体萎缩、缺失
水液缺乏	常见,约 50%	常见,约 1/3	常见
结膜	轻到中度充血,慢性乳头性结膜炎	轻度充血	轻到中度充血
角膜	浅层点状角膜炎、边缘性浸润、泡性角膜炎	角膜糜烂	角膜血管翳、角膜水肿、瘢痕、新生血管、变薄、点状角膜炎
睑板腺囊肿/睑腺炎	少见	少见	可能常见
皮肤疾病	特应性皮炎	脂溢性皮炎	玫瑰痤疮

（三）BKC

BKC 最常见的症状是眼红、畏光、流泪和异物感。其他症状包括烧灼感、眼痒、眼痛、眼干、视物模糊、分泌物增多等。反复发作的患者视力常有下降,儿童患者可出现弱视。常双眼发病,症状反复迁延波动,且双眼表现多呈不对称性。除了包括前后睑缘炎的体征,还包括结膜及角膜的临床表现。

1. 结膜病变   结膜充血、水肿,睑结膜滤泡或乳头的增生,泡性结膜炎等。

2. 角膜病变   双眼角膜病变严重程度常不一致。早期常表现为浅层点状角膜炎、泡性角膜炎、边缘性角膜溃疡等,以及浅层新生血管长入,多位于角膜下 1/3 区域。进展期表现为角膜周边浸润加重,出现溃疡,伴新生血管长入,可形成特征性束状角膜炎（图 3-4-1-3）,向角膜中央发展。病变具有多样性、游走

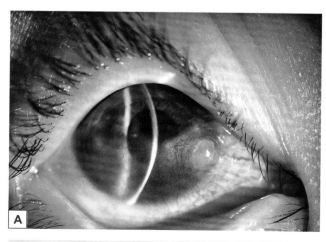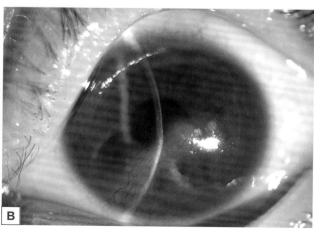

图 3-4-1-3   BKC 进展期角膜表现

图 A   下方 1/2 角膜混浊伴新生血管长入

图 B   角膜下方束状新生血管长入,头部可见溃疡浸润

性特点,治疗后角膜浸润灶尤其是新生血管可快速消退。反复发作者可致角膜变薄,部分出现无痛性无菌性穿孔(图 3-4-1-4)。瘢痕期表现为浸润吸收、角膜瘢痕、变薄,可伴有新生血管退行改变(图 3-4-1-5)。

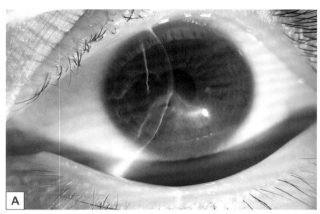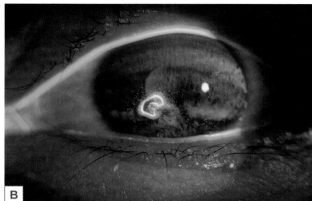

图 3-4-1-4 BKC 引起无痛性角膜溃疡穿孔

图 A 角膜下方浅层新生血管长入,下方角膜变薄穿孔

图 B 溪流征(+)

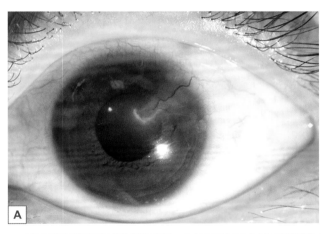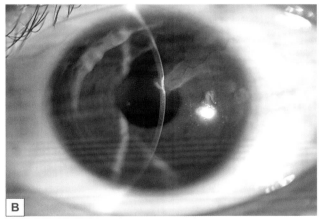

图 3-4-1-5 BKC 瘢痕期角膜表现

图 A、B 治疗后形成角膜瘢痕、基质变薄、新生血管退行改变

临床上常根据体征进行分级,可分为轻度、中度和重度。轻度:结膜轻度充血,轻度结膜乳头和滤泡增生,累及角膜上皮层,如浅层点状角膜炎、点状角膜上皮糜烂,无明显角膜新生血管及角膜瘢痕形成。中度:结膜中度充血,中度结膜乳头和滤泡增生,病变累及角膜基质层,但未涉及角膜中央 4mm 光学区,可有周边浅层新生血管长入角膜。重度:结膜明显充血,病变累及角膜基质层,可伴有角膜基质变薄,且涉及角膜中央光学区,角膜新生血管明显。

四、诊断与鉴别诊断

(一) 诊断

1. 主要依据患者的特征性病史及典型的体征,结合相应症状。早期的诊断及治疗有助于防控角膜的病变和视力的损伤。

2. 体征的检查除裂隙灯显微镜下睑缘、结膜、角膜、泪膜的检查外,还应包括其他部位皮肤状态的检查。

3. 实验室辅助检查主要包括眼表微生物培养、睑板腺照相及睫毛镜检或共聚焦显微镜蠕形螨检查。BKC 患者常可见睑板腺腺体异常缺失。

4. 儿童因其人群的特殊性,往往缺乏相应主诉及表现,易被忽略。对于双眼反复发作的结膜炎、角膜炎、眼睑炎症、睑腺炎和睑板腺囊肿,以及角膜新生血管和角膜瘢痕的儿童,应考虑睑缘炎及 BKC。

（二）鉴别诊断

1. 眼黏膜类天疱疮   眼黏膜类天疱疮常见症状为眼红、畏光、流泪、眼睑痉挛,以及异物感、烧灼感等,早期为双眼慢性结膜炎、泪液功能障碍和下穹窿的上皮下纤维化,之后结膜收缩出现下穹窿缩短,结膜表面角质化改变,最终出现广泛睑球粘连、眼球运动受限。常见的眼部并发症包括严重干眼、角膜糜烂、角膜角化、睑内翻等。除此之外,常合并口腔红斑、糜烂等阳性体征。诊断基于临床体征和结膜活检进行直接免疫荧光检测。

2. 眼睑恶性肿瘤   慢性睑缘炎规范治疗无效,尤其是单眼、合并睫毛脱落、结节性肿物、溃疡、广泛瘢痕、真皮层局部结痂和鳞屑,以及被严重炎症包围的黄色结膜肿物,应行眼睑活检以排除眼睑恶性肿瘤。

3. 病毒性角膜炎   临床上 BKC 经常被误诊为单纯疱疹病毒性角膜炎,因单纯疱疹病毒性角膜炎通常也有反复发作的病史,可出现角膜基质的浸润,形成角膜瘢痕。但是单纯疱疹病毒性角膜炎常单眼发病,且可出现角膜知觉的减退,而 BKC 常双眼发病,尽管双眼临床表现不对称,但是表现轻微眼仍能发现眼睑、结膜和/或角膜阳性体征,一般无角膜知觉减退。单纯疱疹病毒性角膜炎病灶多位于中央区,而 BKC 引起的角膜浸润通常累及睑缘接触的部分,即 2 点、4 点、8 点、10 点位角膜边缘,下方周边多见。单纯疱疹病毒性角膜炎新生血管常为深基质单支粗大血管,不易消退;BKC 角膜新生血管多为浅层网状,治疗后常可快速消退。

五、治疗

睑缘炎由于其慢性本质、不确定的病因和经常与其他眼表疾病的共存使得睑缘炎常难以完全控制。且目前没有证据证明任何一种治疗能够治愈睑缘炎。因此,治疗的目的主要是减轻症状及体征、最小化结构损伤和防止视力的损伤。治疗的成功与否与患者的依从性相关。患者需要保持良好的卫生习惯,减少眼部化妆,以防止复发。

1. 局部物理治疗

（1）热敷:主要针对后睑缘炎,可以软化睑缘附着的分泌物使其易于清除,并且有利于睑板腺分泌物的排出。可使用热毛巾、热敷眼罩、加热雾化装置、红外线加热装置等,注意温度不能超过 45℃,避免引起皮肤烫伤。

（2）睑缘清洁:主要针对前睑缘炎,清除睑缘菌落、分泌物等,有助于睑酯排出,减轻睑板腺开口的堵塞。根据病情,可每日清洁 1 次或 2 次。对于 BKC 患者而言,即使急性炎症缓解后,仍应持续睑缘清洁。过去常用的清洁物品为婴幼儿使用的无泪配方的洗发香波或沐浴露。近几年,随着对睑缘清洁的重视,越来越多的专业清洁产品问世,目前临床常用的有含有 0.01% 次氯酸、茶树油或 4-松油醇的清洁湿巾或清洁液等。次氯酸是一种天然抗菌剂,具有广谱杀菌效果,对葡萄球菌特别是表皮葡萄球菌杀菌效果显著,可有效降低眼表皮肤的细菌负荷,迅速降低眼表有害菌群的细胞数量,从而有利于眼表菌群恢复正常。茶树油是从茶树叶片和顶枝中提取的精油,具有杀螨、抗菌、抗病毒、消炎、促进创面愈合和免疫调节的作用。4-松油醇是茶树油的主要成分。有 meta 分析表明,茶树油尤其是 4-松油醇是目前众多除螨药物里面最有效的治疗蠕形螨性睑缘炎的药物,且其副作用较小。

针对睑缘分泌物较多,常规睑缘清洁无法有效清洁的患者,可使用电动睑缘清洁仪器进行睑缘清洁。

（3）睑板腺按摩:睑板腺按摩是一种使睑板腺内阻塞的睑酯排出,促进睑板腺分泌与排出的一种物理方法。一般常见的方法是通过手指、棉签、玻璃棒或是睑板腺按摩镊挤压睑板腺。眼睑热脉动系统是一种特殊的眼睑加热按摩装置。需要强调的是,晚期青光眼患者,无论是否有青光眼滤过手术史,均不建议对眼睑施加过大的压力,以免引起眼压升高。

(4)睑板腺探通:睑板腺探通是将一种不锈钢探针探入睑板腺开口内,采用机械的方式扩张睑板腺开口,使腺管内分泌物易于排出,从而可有效缓解睑板腺堵塞的一种方法。

(5)强脉冲光:强脉冲光(intense pulsed light,IPL)是一种宽谱非相干光,具有光热效应、热辐射效应、杀菌、抗炎、光调节和恢复局部低氧环境等作用,能够改善睑板腺及眼表微环境,减轻睑缘炎症,提高泪膜稳态。近年来有对儿童中重度睑缘炎及 BKC 患者应用低能量 IPL 治疗的研究,显示出良好的安全性和有效性,且由炎症造成的睑板腺缺失在年龄较小的患者中经治疗更易于恢复。

2. 局部药物治疗

(1)抗生素:所有急性睑缘炎和前睑缘炎病例均应局部使用抗生素,单纯睑缘清洁不能控制病情或明确病因为细菌感染者,也可局部联合使用抗生素,如红霉素、左氧氟沙星、妥布霉素或夫西地酸等。可在睑缘边缘涂眼膏,按需每天 1 次或多次,持续 2~8 周或直至症状消失。对部分患者,尤其是 BKC 人群,可持续使用 2 个月甚至更长时间,以保持临床无症状。建议间断重复使用不同种类的抗生素,因其作用机制不同及避免耐药性的产生。

(2)糖皮质激素:所有类型睑缘炎的急性期均可局部使用糖皮质激素,有助于减轻局部炎症反应。可逐渐减量,使用 1~3 周,之后可间歇使用,以维持患者的舒适度。一般建议使用低浓度糖皮质激素,如 0.5% 氯替泼诺、0.1% 氟米龙或 0.02% 氟米龙,每日 3~4 次,夜间使用妥布霉素地塞米松眼膏。对进展期或重度的患者,可短期使用强效糖皮质激素,如妥布霉素地塞米松或 1% 醋酸泼尼松龙滴眼液,炎症减轻后可快速更换为低浓度糖皮质激素。应使用最小有效剂量的糖皮质激素,且避免长期使用。需要警惕局部糖皮质激素的副作用,包括眼压升高、晶状体混浊、角膜继发感染、角膜变薄加重甚至穿孔等。

(3)免疫抑制剂:局部不宜使用糖皮质激素者可局部使用免疫抑制剂,如环孢素 A 或他克莫司。也可用于糖皮质激素减量停药后的维持治疗。

(4)人工泪液及促修复药物:许多睑缘炎患者合并干眼,可联合使用人工泪液改善症状,如果人工泪液每天使用超过 4 次,应使用不含防腐剂的泪液以避免药物毒性。对引起的角结膜损伤,还可使用表皮生长因子、小牛血去蛋白提取物眼用凝胶或滴眼液促进角膜修复愈合,严重角膜溃疡迁延不愈者可使用自体血清。

3. 全身药物治疗

(1)抗生素:根据 2018 年美国眼科临床指南,对局部治疗未控制的 MGD、中重度 BKC 或伴有玫瑰痤疮的患者,可联合使用全身抗生素药物治疗。成人可使用四环素类药物,但应注意四环素引起的牙釉质异常、光敏反应、颅内压升高、肠胃不适、阴道炎,以及罕见的氮质血症等不良反应,该药物已被美国食品药物管理局列为 D 类妊娠药物,因此,妊娠、哺乳期妇女和过敏患者禁用,8 岁以下儿童慎用。多西环素、米诺环素或四环素可每日给药,并在临床症状改善后逐渐减量。不能耐受者,也可口服大环内酯类药物,如红霉素或阿奇霉素,尤其是育龄妇女和儿童;因可能导致严重的心律不齐的副作用,有心血管问题的患者应慎用阿奇霉素。但是,2021 年发表的循证医学的研究表明,没有足够证据证明口服抗生素对慢性睑缘炎的疗效,仅有非常低质量的证据表明口服抗生素能够改善临床症状,但是也可能引起更多副作用。

(2)不饱和脂肪酸:研究显示儿童 BKC 每日口服亚麻籽油最长 6 个月时间,以增加 omega-3 必需脂肪酸的摄入,可改善睑酯质量并具有抗炎作用。但是补充脂肪酸是一个有争议的话题,有系统评价表明,补充 Omega-3 可能有益于缓解干眼,但是最新的大型随机对照研究表明,补充 Omega-3 脂肪酸并不能降低干眼的发病率。

4. 手术治疗　BKC 患者角膜溃疡出现角膜变薄,经药物保守治疗持续不愈合者可行羊膜移植或板层角膜移植术。若出现角膜穿孔,可根据病变部位及严重程度,配戴角膜绷带镜或施行生物胶辅助的多层羊膜移植(图 3-4-1-6),视周边还是中央穿孔,决定行板层角膜移植或者穿透性角膜移植。

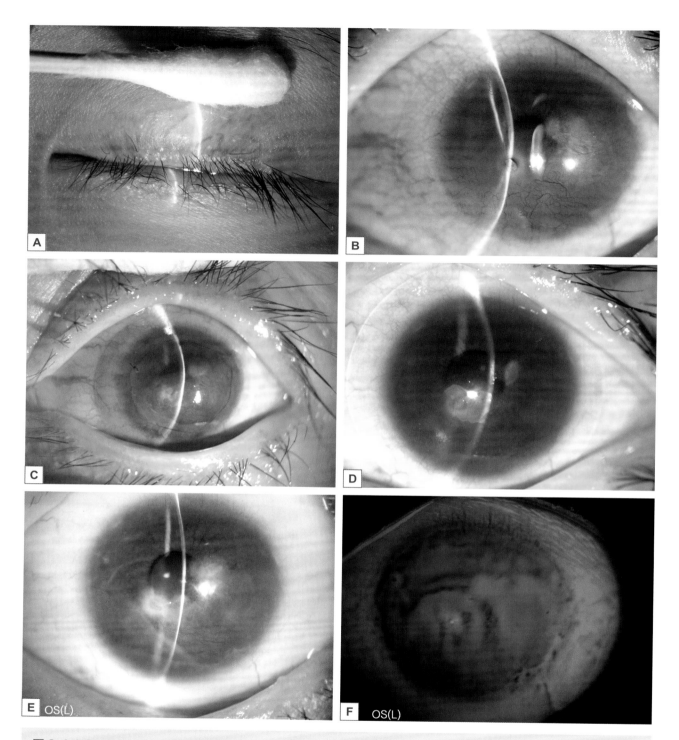

图 3-4-1-6　BKC 引起角膜穿孔行生物胶辅助的多层羊膜移植治疗前后。患者,女,21 岁,主诉:双眼反复眼红伴刺痛 3 年,突发视力下降 1 天

图 A、B　患者左眼上睑缘皮肤见大量新生血管,部分睫毛缺失、睫毛乱生,结膜混合充血(+++),角膜全周可见大量新生血管长入浅层角膜,鼻下方可见一直径约 0.5mm 类圆形角膜穿孔,溪流征(+),裸眼视力 0.06,眼压 3mmHg
图 C、D　行左眼生物胶辅助的多层羊膜移植填塞角膜穿孔处,C 为术后第 3 天,角膜绷带镜可见,其下羊膜组织均在位、平伏,D 为术后半个月,已拆除最外层羊膜组织,穿孔处羊膜组织在位
图 E、F　术后 2 个月,见穿孔处角膜部分羊膜组织吸收,溪流征(-),裸眼视力 0.08,矫正视力 0.5,眼压 9mmHg

（曾庆延）

第二节　干眼

干眼是一类多因素导致的眼表疾病,表现为泪液的质、量及流体动力学异常引起的泪膜不稳定或眼表微环境失衡,可伴有泪液渗透压升高、眼表炎性、组织损伤和角膜浅层神经异常等,临床表现为眼睛干涩、异物感、视疲劳及视功能障碍等。

一、病因与流行病学

1. 病因及危险因素

(1)全身因素:亚裔、女性尤其是更年期后或老龄女性;全身免疫系统疾病及内分泌系统疾病,如类风湿性关节炎、Sjögren 综合征、Stevens-Johnson 综合征、移植物抗宿主病、甲状腺功能异常、糖尿病;雄激素缺乏;精神类因素,如睡眠不足、焦虑、抑郁状态;全身使用药物,如抗组胺药、抗抑郁药、抗焦虑药、异维 A 酸和化疗药物、抗雄激素药物、绝经后激素替代治疗、治疗高血压药物等的长期应用。

(2)眼局部因素:眼部药物,如抗青光眼药物、长期应用含防腐剂眼药水等;各种眼表疾病和损伤、长期配戴角膜接触镜、角膜手术、白内障手术(包括飞秒激光辅助手术)、眼睑手术等。

(3)环境因素:高原缺氧、紫外线照射或低湿度地区、环境污染、长时间注视视屏终端、空调环境、饮食因素、吸烟。

2. 流行病学　全球干眼的发病率在 5%~50% 不等,我国现有流行病学研究显示,干眼的患病率为 21%~52.4%。

二、发病机制

泪液渗透压升高和泪膜稳态失衡是干眼病理过程的核心驱动因素。泪膜、角膜、结膜、泪腺、副泪腺、眼睑、睫毛及其眼表神经,共同组成并维持眼表微环境的健康,其中任何一部分损伤均会导致泪膜稳态失衡和泪液高渗透压,泪液高渗诱导的炎症直接或间接导致角膜、结膜上皮和杯状细胞损伤及凋亡,进一步加剧了泪膜不稳定和泪液高渗,形成干眼的病理恶性循环,最终导致干眼的加重和病程延长。

三、临床表现

(一)症状

常见眼干涩、烧灼感、异物感、刺痛、畏光、眼红、视物模糊、视力波动等。

可酌情使用眼表疾病指数(OSDI)量表、标准干眼症状评估(SPEED)量表和 5 项干眼调查问卷(DEQ-5)等进行筛查。

(二)体征

1. 眼表检查

(1)结膜:主要表现为结膜血管扩张、充血、结膜上皮缺损等。

(2)角膜:轻度患者可不表现为角膜上皮缺损,中重度患者往往表现为不同程度的角膜上皮缺损、丝状角膜炎等,甚至角膜溃疡。

2. 泪河高度检查　可通过裂隙灯显微镜、眼表综合分析仪、眼前节 OCT 等观察泪河高度,正常值大于 0.2mm。

3. 泪膜破裂时间　泪膜破裂时间(tear film breakup time,TBUT)>10 秒为正常。目前常用荧光素染色测定泪膜破裂时间(fluorescein breakup time,FBUT)和非侵入性泪膜破裂时间(non-invasive tear breakup time,NIBUT)。荧光素钠的量和浓度会影响检查结果,需甩去试纸上多余的液体,或采用窄试纸(1mm)和干燥无菌移液器在外眦部点眼,自然眨眼 3 次后观察。FBUT 一般检查 3 次,取其平均值,也有专家提出取最大值。眼表综合分析仪能自动评估 NIBUT,操作便捷,但仍然存在准确性问题。泪膜迅速破裂常见于睑板腺疾病和水液缺乏型干眼。

4. 角膜荧光素染色

（1）荧光素染色：钴蓝滤光片下观察荧光素角膜染色，可将角膜分为不同区域进行评分。以三分法为例：将角膜分为上中下三个等分，每个象限为 0~3 分，根据每个区域角膜上皮着染情况进行评分，无着染为 0 分，1~30 个点状着色为 1 分，>30 个点状着色且染色未融合为 2 分，出现角膜片状染色融合、丝状物及溃疡等为 3 分；总分为 9 分；

（2）虎红或丽丝胺绿染色：染色阳性反映未被黏蛋白或多糖蛋白复合物保护的眼表上皮细胞、死亡或变性的角结膜上皮细胞。

5. 泪液分泌试验（Schirmer's test）　Schirmer Ⅰ试验（无表面麻醉）时滤纸湿长>10mm/5min 为正常，表面麻醉下>5mm/5min 为正常。Schirmer Ⅱ试验可帮助鉴别 Sjögren 综合征患者（详见角膜检查章节）。

6. 睑缘炎及睑板腺检查

（1）睑缘及睑板腺开口形态评估：评估睑缘充血、毛细血管扩张、过度角化、形态不规整、新生血管等体征；以及睑板腺口脂帽、隆起、脂栓等，睑缘和睑板腺异常往往提示 MGD。

（2）睑板腺排出能力以及分泌物性状评估：可采用指压法或使用睑板腺检查器进行，每眼上下睑检测 3 个位置（鼻侧、中间、颞侧），每个位置观察 5 个腺体。评分标准：所有腺体开口均有分泌物排出为 0 分；3~4 个开口有分泌物排出为 1 分；1~2 个开口有分泌物排出为 2 分；所有开口均无分泌物排出为 3 分。每只眼的上下睑分别进行评分记录，最高分为 9 分，总分 3 分及以上为异常。睑板腺分泌物性状评分：透明清亮液体为 0 分，呈混浊状液体为 1 分，呈混浊颗粒状分泌物为 2 分，呈浓稠如牙膏状分泌物或无法排出为 3 分。每只眼的上下睑分别进行评分记录，0 分为正常，1 分及以上为异常。

7. 其他辅助检查

（1）睑板腺形态检查：使用睑板腺红外成像技术进行拍照观察和评估分析见（图 3-4-2-1~图 3-4-2-4）。

（2）泪膜蕨类试验：正常人泪液干燥后，显微镜下可观察到紧凑致密的蕨样结晶图形，而干眼患者的泪液形成的结晶结构混乱或呈碎片状，黏蛋白严重缺乏的患者甚至不能形成蕨样结晶（图 3-4-2-5）。

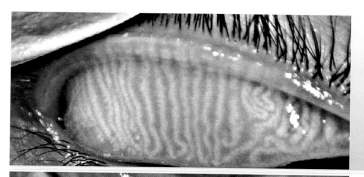
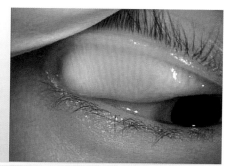
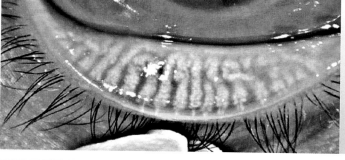
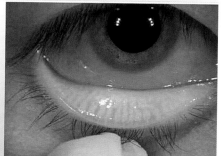

图 3-4-2-1　睑板腺数量形态正常，眼表正常

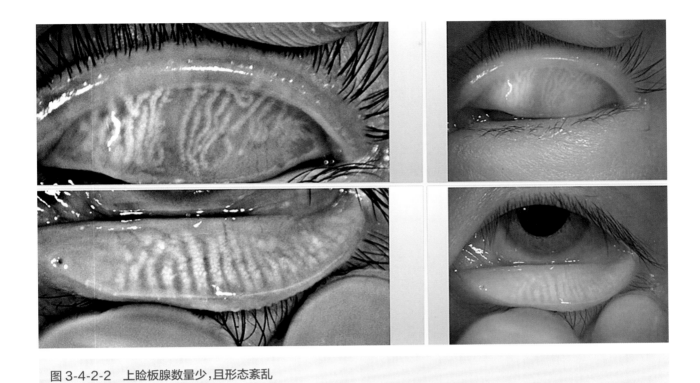

图 3-4-2-2 上睑板腺数量少,且形态紊乱

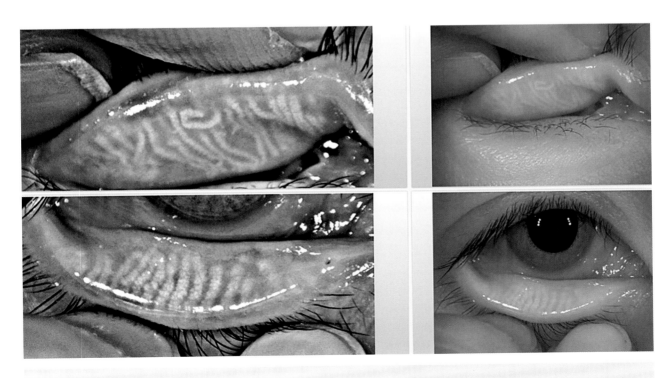

图 3-4-2-3 上、下睑板腺部分缺失

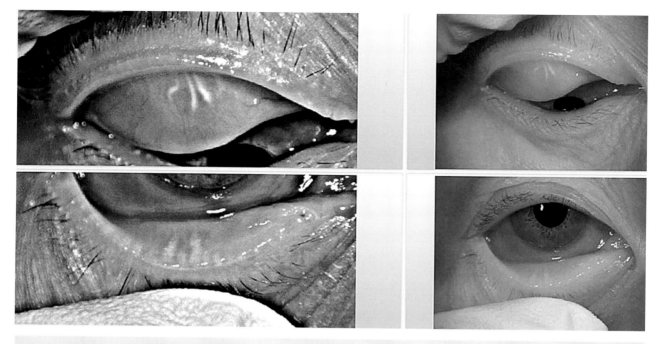

图 3-4-2-4   上、下睑板腺变短,大部分缺失

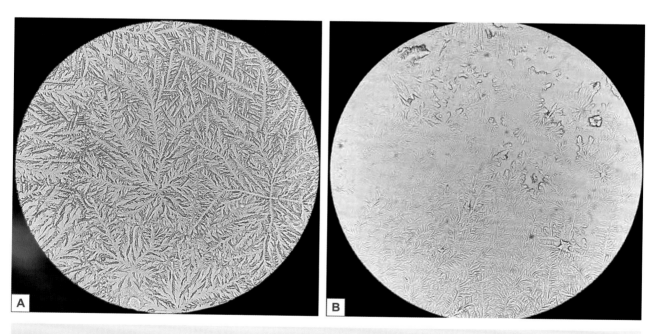

图 3-4-2-5   泪液结晶结构

图 A   紧凑致密的蕨样结晶图形

图 B   干眼患者的泪液形成的结晶结构混乱或呈碎片状

　　(3)蠕形螨检测:双眼上下睑各拔 3 根睫毛,若显微镜蠕形螨检出 ≥3 只/睑,则认为螨虫感染阳性(图 3-4-2-6)。也可以使用共聚焦显微镜对睫毛毛囊内螨虫实时观察和计数。

　　(4)泪膜脂质层厚度:眼表干涉仪通过分析图像的颜色和亮度来推测脂质层厚度,但其在干眼诊断中的作用尚不明确。

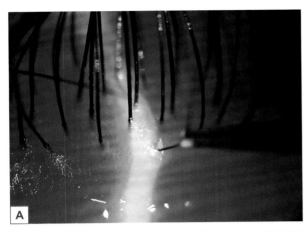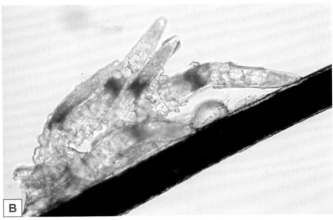

图3-4-2-6 蠕形螨检测

图A 裂隙灯显微镜下可见睫毛根部有螨虫部分尾部外露

图B 拔除睫毛后,显微镜下见大量螨虫

（5）泪膜规则性:角膜地形图检查,干眼患者角膜表面规则性指数（SRI）和表面不对称指数（SAI）增高。泪膜像差分析检查,可分析泪膜动力学特性和解释泪膜稳定性与像差及视觉质量的关系。

（6）印迹细胞学检查:临床使用较少,使用醋酸纤维膜贴于患者眼表,通过固定和相应染色可对杯状细胞密度、形态,以及角结膜上皮细胞进行观察。

（7）结膜充血分析:是眼表炎症评估的指标之一,使用干眼综合分析仪眼红分析模块可自动对球结膜充血程度进行分级。

（8）瞬目检查:可通过裂隙灯显微镜或使用高速摄影机对瞬目频率进行评估。

（9）其他检查:当怀疑三叉神经功能障碍时,应行角膜知觉和共聚焦显微镜检查。此外还有泪液清除率试验、眼前节OCT、泪液溶菌酶测定等。全身其他检查:泪腺或口唇黏膜活检、免疫相关血清学检查等。

四、诊断与鉴别诊断

1. 病史 患者全身与眼部疾病史、手术史、全身及眼部药物治疗史、生活工作情况、视频终端使用情况、睡眠情况,以及角膜接触镜配戴情况等。

2. 诊断标准

（1）FBUT≤5秒或Schirmer Ⅰ（无表面麻醉）≤5mm/5min,有干燥感、异物感、烧灼感、疲劳感、不适感、视力波动等主观症状之一可诊断干眼。

（2）5秒<FBUT≤10秒或5mm/5min<Schirmer Ⅰ（无表面麻醉）≤10mm/5min,有干燥感、异物感、烧灼感、疲劳感、不适感、视力波动等主观症状之一;合并角结膜荧光素染色阳性可诊断干眼。

干眼的诊断与分类流程图见图3-4-2-7。

3. 鉴别诊断 视疲劳、过敏、结膜炎、眼睑痉挛、上睑下垂、神经痛等多种眼表疾病的症状和体征与干眼相似,仔细问诊和查体有助于鉴别。

4. 干眼分类

（1）按病因分类

1）原发性干眼:临床诊断为干眼,尚未发现明确的全身或眼部继发因素。

2）继发性干眼:干眼具有明确的全身或局部继发因素,包括:继发于全身性疾病如,Sjögren综合征、移植物抗宿主病、表皮松解症、类天疱疮、糖尿病等;继发于眼部疾病,眼睑闭合不全、神经营养性角膜病

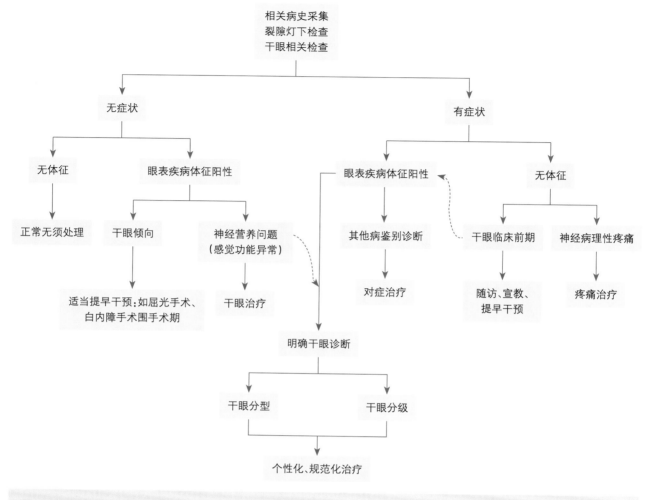

图 3-4-2-7　干眼诊断与分类

变,结膜松弛、眼部手术后。

（2）按泪膜结构与功能分类

1）水液缺乏型:水液性泪液生成不足和/或质的异常而引起,如 Sjögren 综合征等;

2）脂质异常型:由于脂质层的质或量出现异常而引起,如睑板腺功能障碍（MGD）、睑缘炎等;

3）黏蛋白缺乏型:眼表上皮细胞尤其是杯状细胞受损而引起,如眼表烧伤、药物毒性、长期配戴接触镜等;

4）泪液动力学异常型:包括瞬目异常、泪液排出异常、结膜松弛、眼睑闭合不全等;

5）混合型:临床最常见的类型,为两种及以上原因引起,单一类型干眼如治疗不及时或治疗效果不佳可发展为混合型干眼。

5. 干眼的程度分级

（1）轻度:①轻度主观症状,13 分≤OSDI≤22 分,无明显眼表面损害体征（角膜荧光素染色点<5 个）;且②5 秒<FBUT≤10 秒或 5mm/5min<Schirmer Ⅰ（无表面麻醉）≤10mm/5min。

（2）中度:①中重度主观症状,23 分≤OSDI≤32 分,角膜损伤范围不超过 2 个象限和/或角膜荧光素染色点≥5 个且<30 个;且②2 秒≤FBUT≤5 秒或 3mm/5min≤Schirmer Ⅰ（无表面麻醉）≤5mm/5min。

（3）重度:①主观症状重,OSDI≥33 分,角膜损伤范围≥2 个象限和/或角膜荧光素染色点>30 个,角膜荧光点融合成粗点、片状或伴有丝状物;且②FBUT<2 秒;或 Schirmer Ⅰ（无表面麻醉）<3mm/5min。

五、治疗

1. 干眼的治疗的目标 治疗最终目标是通过打破干眼的恶性循环来恢复泪膜稳定性,同时,临床医生需要帮助患者建立慢性疾病管理的思维,养成良好的饮食和行为习惯,改善生活环境,达到减少干眼复发、减少干眼慢性化的目的。

2. 干眼的治疗原则和分级管理

（1）总体治疗原则:干眼强调病因治疗,根据严重程度治疗及个性化治疗。首先要明确干眼的病因并针对性治疗。其次,确定患者干眼的类型,临床大部分患者同时存在不同程度的 MGD 和泪液分泌不足的合并症状,在治疗时必须考虑到患者的症状、睑板腺的生理状况、泪膜脂质的质与量、睑板腺开口是否通畅,以及泪液的生成、减少和缺失,从而制订合适的方案。也要考虑针对病因治疗,倒睫、眼球突出、角膜暴露、睑内翻或外翻等眼睑畸形也应同时得到矫正。

（2）分级管理治疗

1）轻度干眼:在患者症状不严重时,以消除干眼诱因为主。重视对患者的宣教,如改善饮食习惯及营养补充,包括摄入足够的水分、omega-3 不饱和脂肪酸、乳铁蛋白及其他营养素等。伴有肝病、房颤及出血性疾病患者不适用 omega-3 不饱和脂肪酸。减少吸烟和暴露于二手烟环境,减少环境通风提高环境湿度。更换或停用可能加剧症状的全身或局部药物。只有轻度症状但体征不明显者,只需使用人工泪液,合并MGD 者应选用含有脂质成分的人工泪液。

如果上述措施不足以改善症状,可以适当及早引入物理治疗例如热敷、睑板腺按摩、脉冲光等,而不仅仅单纯依靠药物治疗。同时,关注干眼炎性反应病因的处理,如睑缘炎的清洁等。

2）中度干眼:提倡采取多种措施全方位进行治疗。在轻度干眼治疗的基础上,优先选择不含防腐剂的人工泪液,夜间使用黏度较高的眼膏、凝胶。重视对眼表炎症的处理,使用局部抗生素和/或抗炎药物（糖皮质激素、免疫抑制剂、非甾体抗炎药）。使用局部促分泌剂。必要时口服大环内酯类或四环素类抗生素。

继续使用物理疗法,酌情使用泪道栓塞和湿房镜、护目镜、加湿器等方法。

3）重度干眼:延长局部抗炎药物的使用时间,口服促分泌剂,采用自体/同种异体血清治疗。要注意其他基础疾病的治疗,如对患有 Sjögren 综合征的患者,可以口服药物控制全身病情。对合并丝状角膜炎的患者,可以通过清除丝状物或局部使用黏液溶解剂如体积分数 10% 乙酰半胱氨酸来治疗。软性角膜接触镜能有效防止丝状角膜炎的复发,但干眼症状较严重时,患者可能对接触镜耐受性差。持续上皮缺损及重度干眼患者可使用硬性巩膜镜。使用角膜接触镜必须考虑角膜感染风险。

手术方法包括临时或永久性泪点栓塞、睑板腺探通术、羊膜移植、睑缘缝合术、唾液腺移植术等。

3. 药物治疗

（1）人工泪液:主要包括水液（胶）型和脂质型人工泪液。须长期或高频率使用时（每天 6 次以上）,建议选用不含防腐剂或防腐剂毒性较低的药物。

（2）局部促泌剂:3% 地夸磷索钠滴眼液,可以刺激结膜上皮细胞和杯状细胞分泌水分和黏蛋白而改善泪膜的稳定性,并促进角膜上皮修复。

（3）局部抗炎治疗:主要有糖皮质激素、免疫抑制剂和非甾体抗炎药,可单独或者联合使用。

1）糖皮质激素:用于中重度干眼伴有眼部炎症反应的患者。使用原则为低浓度、短时间,炎症反应减轻时需及时减少用药次数和持续时间,避免长期用药导致并发症。

2）免疫抑制剂:主要有 0.05% 环孢素滴眼液,该药物能精准抑制 T 细胞活化和炎症因子释放发挥抗炎作用,促进泪液和黏蛋白分泌,减少人工泪液的使用,有效治疗干眼,阻止和延缓疾病进展,安全性较好。其他免疫抑制剂有 0.1% 他克莫司（FK506）,主要用于合并严重眼表炎症的干眼患者。

3）非甾体抗炎药:轻中度干眼的抗炎治疗。

4）其他局部药物治疗:自体/同种异体血清用于合并角膜并发症且常规局部药物无效的重症干眼患者,如眼表烧伤、Sjögren 综合征、Stevens-Johnson 综合征等。小牛血去蛋白提取物眼用凝胶也可控制眼表炎症、促进眼表上皮修复。

5）口服药物治疗:口服毛果芸香碱和西维美林可以改善 Sjögren 综合征的干眼症状,常见副作用是大量出汗。

6）局部或全身抗生素治疗:明确细菌感染的患者应予局部抗菌药物滴眼或睑缘涂抹抗生素眼膏,如氧氟沙星眼膏。重度 MGD 或合并全身性疾病患者考虑联合口服四环素、强力霉素（多西环素）、红霉素、阿奇霉素等,需密切关注药物不良反应。

4. 非药物治疗

（1）热敷和雾化熏蒸:适用于 MGD 患者,可选择毛巾、眼罩热敷、蒸汽熏蒸,建议睑结膜面和睑板腺腺体温度达到 40℃。

（2）冷敷:适用于水液缺乏型患者,冷敷可促进泪腺分泌,目前常用的冷敷温度为 9~13℃。冷敷也适用于合并过敏性结膜炎、严重睑板腺炎症和睑板腺按摩挤压后的患者。

（3）睑缘清洁:适用于睑缘炎、睑板腺开口阻塞患者,使用睑板腺清洁剂或睑板腺开口清理仪器。

（4）睑板腺按摩:主要适用于 MGD 患者,详见 MGD 治疗章节。

5. 手术治疗   水液缺乏型干眼可使用临时或永久性泪点/泪道栓塞。睑板腺导管探通术为入侵性治疗,可用于常规治疗无效的 MGD 患者。眼瘢痕性类天疱疮、Stevens-Johnson 综合征和其他严重眼表疾病导致的持续上皮损伤,可考虑羊膜移植。持续眼表暴露上皮缺损或其他难治性干眼,可以临时或永久性睑缘部分或全部缝合术,除了用缝合线,还可以通过胶带、胶水或注射肉毒毒素造成提上睑肌麻痹的方式来实现临时性的睑缘闭合。原发性（先天性）泪腺缺失或继发于瘢痕性结膜炎（黏膜类天疱疮、Stevens-Johnson 综合征、化学伤）和泪腺损伤（外科手术、头面部放疗）的严重水液缺乏型干眼,可考虑下颌下腺或唇黏膜移植手术。

（晋秀明）

第三节   睑板腺功能障碍

睑板腺功能障碍（meibomian gland dysfunction,MGD）是一种以睑板腺终末导管阻塞和/或睑酯分泌的质或量异常为主要特征的慢性、弥漫性睑板腺病变,临床上可引起泪膜异常和眼表炎性反应,从而导致眼部刺激症状,严重时可能损伤角膜而影响视功能。

MGD 定义中有三层含义:首先,MGD 是一种慢性炎性反应,不同于睑板腺急性感染,如睑腺炎等;其次,MGD 是弥漫性、多个睑板腺腺体受累的疾病,不同于局限性的睑板腺异常,如睑板腺囊肿等;再则,MGD 是睑板腺分泌睑酯功能紊乱,使睑酯的质和/或量改变,从而导致泪膜稳定性下降,进一步造成眼表出现炎性反应和损伤。

一、病因与流行病学

（一）病因

可能导致 MGD 的病因或危险因素主要包括内部因素与外部因素。

1. 内部因素

（1）眼部因素:配戴角膜接触镜、圆锥角膜、前睑缘炎、蠕形螨感染,以及干眼等眼表长期慢性炎症。

（2）全身因素:雄激素缺乏、女性更年期、Sjögren 综合征、高脂血症、糖尿病、高血压、异体造血干细胞移植后、银屑病、酒渣鼻,以及良性前列腺增生症（benign hyperplastic prostates,BPH）等。

（3）药物相关因素:包括抗雄激素药物、治疗 BPH 的药物、绝经后激素治疗、抗组胺药物、抗抑郁药物及异维 A 酸等药物。

2. 外部因素   主要为环境及不良生活方式等,包括长时间进行电脑、手机屏幕操作,以及高脂高糖饮食习惯。

（二）流行病学

从全球范围来看，MGD 的总体患病率约 35.8%，其中非洲和高加索人的 MGD 患病率介于 21.2%~29.5%，阿拉伯人为 71.0%，西班牙人为 67.5%，并且报道 MGD 在男性中比女性更常见。一个基于非洲人群且以医院人群为基础的 MGD 流行病学荟萃分析显示，非洲人群 MGD 的总患病率约为 45.9%，MGD 的发生与性别及城市或农村的研究环境无关。在不同流行病学调查的文献中，因其观察指标、诊断标准、样本量、以及调查对象来源等不同，MGD 患病率差异较大，故不能简单地进行比较。但值得注意的是，MGD 在亚洲人群中的患病率要高得多。使用类似诊断标准的研究表明，中国和沙特阿拉伯 MGD 患病率分别为 68% 和 70.9%，而高加索人约为 29.5%（16.4%~42.7%）。

二、发病机制

根据睑板腺分泌状态的不同，将 MGD 分成两大类：睑酯低排出型和高排出型。不同类型 MGD 发病机制不同。睑酯低排出型 MGD 又进一步分为腺泡萎缩型和阻塞型，其中阻塞型是临床中最常见的 MGD 类型。

1. 睑酯低排出型 MGD

（1）阻塞型 MGD：主要为睑板腺终末导管或开口阻塞而导致睑酯排出障碍。睑板腺终末导管过度角化和睑酯黏稠度增加导致睑板腺阻塞是阻塞型 MGD 发生的核心机制。

阻塞型 MGD 又可根据睑板腺开口的位置分为非瘢痕性 MGD 和瘢痕性 MGD。

1）非瘢痕性 MGD：睑板腺的开口处于正常位置，仍保留在皮肤黏膜交界处的后部。睑板腺终末导管过度角化和睑酯黏稠度增加，是导致非瘢痕性 MGD 发生的主要原因。雄激素不足或雄激素受体缺乏、长期使用异维 A 酸、蠕形螨感染、干眼、睑缘炎等多种危险因素均可引起非瘢痕性 MGD。

2）瘢痕性 MGD：通常伴发其他结膜的瘢痕性疾病，如沙眼、多形性红斑和眼部瘢痕性类天疱疮、眼表烧伤等。患者黏膜下结缔组织增生形成瘢痕牵拉，使睑板腺开口被牵拉至皮肤黏膜交界之后，导致睑板腺开口阻塞、隆起。睑酯无法被正常输送至泪膜中，泪膜脂质层显著异常，患者出现明显的干眼症状。

睑板腺阻塞导致其脂质分泌减少，从而引起泪膜脂质层变薄、泪膜不稳定，导致发生蒸发过强型干眼。泪液持续处于高渗状态，引起眼表上皮损伤、炎症细胞被激活，释放炎症因子，进而加重干眼症状及造成眼表损伤。持续的眼表上皮细胞损伤可以导致级联放大的炎症反应，并触发眼表和眼部相关淋巴组织的免疫系统参与。

（2）腺泡萎缩型 MGD：是由睑板腺腺泡细胞萎缩导致，而睑板腺终末导管并无明显阻塞。原发因素如睑板腺先天发育障碍、年龄，以及继发因素如长期配戴角膜接触镜、高脂饮食、糖尿病等导致睑板腺腺泡萎缩。而且在阻塞型 MGD 中，终末导管及开口过度角化造成腺体阻塞，腺体内压力增加导致腺管扩张，压迫腺泡萎缩，进而继发合并出现腺泡萎缩型 MGD。

2. 睑酯高排出型 MGD　该型 MGD 睑酯分泌旺盛，当按压睑缘时可见大量睑酯排出。在伴有炎症反应时，睑酯成分会发生改变，产生多量的游离脂肪酸，进而形成脂质相关的炎性因子，促使睑酯代谢进一步发生改变，睑酯性状也随之发生改变。常见于皮脂腺分泌旺盛、脂溢性皮炎、玫瑰痤疮，以及相关全身性疾病等。随着病程的进展，高排出型 MGD 也可以转化为低排出型 MGD。

三、临床表现

（一）症状

MGD 的临床症状缺乏特异性，常与其他眼表疾病相似，但常伴有晨重暮轻的特点。主要包括：眼干涩、异物感、疲劳感、疼痛、眼部灼烧感、眼痒、视力波动、视物模糊、眼部分泌物增多等。

（二）体征

MGD 常见的典型体征包括睑缘改变、睑板腺分泌异常和睑板腺缺失。

1. 睑缘改变　主要包括睑缘形态的改变、睑板腺开口的变化。以上变化可以单独或同时存在。

（1）睑缘形态的变化

1）睑缘肥厚：睑缘会随着年龄生理性增厚，其原因可能与眼轮匝肌的增厚，以及激素作用下皮脂腺数量增加影响到睑板腺有关。睑缘异常增厚（图 3-4-3-1A）是睑板腺疾病的共同特征，尤其眼睑的后缘钝圆与睑缘增厚有密切的关系，这种变化将干扰睑缘与眼球的接触和位置。

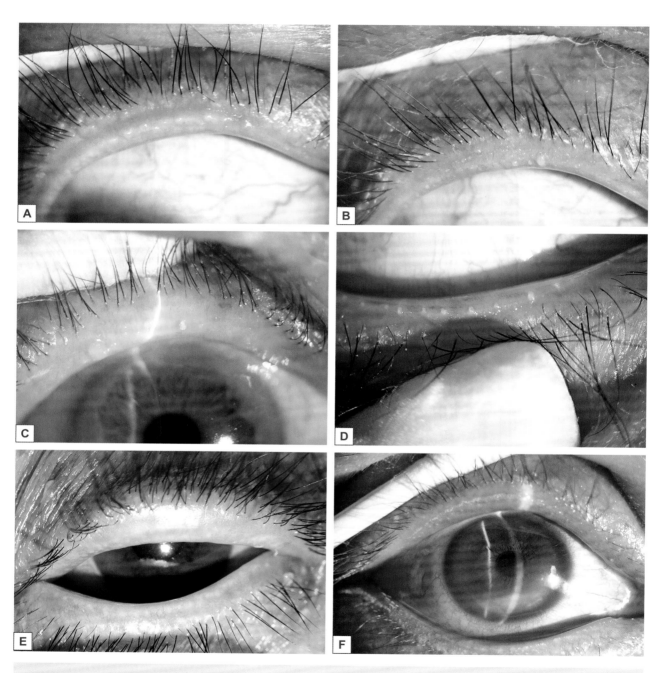

图 3-4-3-1　MGD 睑缘形态的变化

图 A　睑板腺开口堵塞，睑缘增厚

图 B　睑缘毛细血管扩张明显

图 C、D　睑缘不规则，挤压可见脂栓

图 E　睑板腺开口位点消失

图 F　睑缘开口严重阻塞，磨损角膜，可见泡沫样分泌物

2）睑缘充血、毛细血管扩张及新生血管：正常睑缘无明显血管及毛细血管扩张。睑缘充血程度随着炎症程度而有所不同。儿童期 MGD 睑缘很少出现睑缘充血，自青少年时期 MGD 患者睑缘充血扩张比例提高，老年 MGD 患者睑缘充血、毛细血管扩张明显（图 3-4-3-1B）。

3）睑缘过度角化：上下睑缘均可发生，且老年患者常伴有睑缘过度角化。合并有特异性皮炎、脂溢性皮炎、玫瑰痤疮等疾病的患者睑缘过度角化更加常见。

4）睑缘形态不规则：与组织萎缩或瘢痕形成有关，尤其在睑板腺开口区，睑缘组织的萎缩可导致开口内陷，导致睑缘不平整，在瘢痕性和溃疡性睑缘炎患者中，长期炎症导致瘢痕组织形成，进而引起睑缘形态改变，如出现睑缘增厚、切迹、睑缘表面不规则等。

（2）睑板腺开口的变化：正常睑板腺开口位于皮肤黏膜交界处的后方，通常呈圆形，很少呈窄小状，也不会有腺口消失和腺口后移。但在病理状态下可以表现为：

1）睑板腺口缺乏：睑板腺开口被角化和脱落的上皮细胞所阻塞，但睑板腺腺体仍然存在，处于不分泌或静息状态。

2）睑板腺口异常：表现为脂帽、隆起和脂栓。脂帽：为具有较硬外壳的油帽状物覆盖睑板腺开口，当用针刺破时，其中的油脂可以释放出来。隆起：为睑板腺开口的升高和凸起，常伴睑缘表面充血。脂栓：为睑板腺末端腺口闭塞，腺管口内被睑板腺脂质和角化上皮碎屑的混合物堆积所致（图 3-4-3-1C、D）。

3）狭窄和闭塞：睑板腺开口位点的消失，常伴随睑酯分泌的缺乏。腺口缘边界的消失为 MGD 的早期表现，在新生血管侵及时，可伴随腺口边界消失。但腺口缘边界的消失也可在正常老年人中见到（图 3-4-3-1E）。

4）睑板腺开口移位：睑板腺开口向睑结膜面移位，常伴有睑板腺开口的严重堵塞、隆起、角化，可以摩擦刺激角结膜，出现明显的刺激症状及损伤（图 3-4-3-1F）。

根据上述的临床表现，可对睑板腺开口病变程度进行评分：0 分，睑板腺开口为正常；1 分，相当于脂帽阶段；2 分，睑板腺开口内阻塞或睑板腺口狭窄，阻塞突起于皮肤表面，相当于临床常见的隆起阶段，此阶段因为腺口阻塞或狭窄严重影响了睑酯的排放；3 分，睑板腺开口严重堵塞或腺口萎缩，几乎无正常睑酯的排放。评分愈高，说明病变程度愈重。

2. 睑板腺分泌异常

（1）睑板腺分泌物性状的异常：在正常年轻人，挤压睑板腺后分泌出的睑酯为清亮透明的油性液体。在 MGD 患者，被挤压出的睑板腺分泌物无论在质量还是在外观上都发生了很大的变化，睑酯由变性成分的分泌物和角化的上皮碎屑组成，因此，也被称为睑板腺的排出物。

根据睑酯性状的变化，临床上可以进行评分，其标准如下：

0 分：清亮、透明的液体；

1 分：混浊的液体；

2 分：混浊颗粒状分泌物；

3 分：浓稠如牙膏状分泌物。

每眼的上下睑分别进行评分记录，0 分为正常，1 分及以上为异常。

（2）睑板腺分泌状态的异常：可使用睑板腺检查器（meibomian gland evaluator，MGE）进行检测。用 MGE 的压力模拟人眨眼的恒定压力（0.8~1.2g/mm^2）可以标准化腺体功能。每个眼睑鼻侧、中央、颞侧 3 个位置，每个位置 5 条腺体，进行分泌物排出难易度的评估。其评价标准：

0 分，轻压眼睑，可见全部 5 条腺体均有分泌物排出；

1 分，轻压眼睑，3 或 4 条腺体有分泌物排出；

2 分，轻压眼睑，1 或 2 条腺体有分泌物排出；

3 分，轻压眼睑，无睑板腺腺体有分泌物排出。

每眼的上下睑分别进行评分记录。

3. 睑板腺缺失　正常上睑睑板腺细长，25~40 条，下睑睑板腺短粗，20~30 条。一般情况下，常规裂隙灯显微镜检查不易查见睑板腺缺失，临床上主要通过睑板腺成像技术进行观察与评估。在正常个体，随着年龄的增加睑板腺数量会减少,这种缺失并不代表阻塞性 MGD 的存在。

睑板腺缺失程度评分:根据睑板腺缺失范围进行评分。评分标准:

0 分:无缺失;

1 分:睑板腺缺失<1/3;

2 分:睑板腺缺失 1/3~2/3;

3 分:睑板腺缺失>2/3。

每眼上下睑分别进行睑板腺缺失程度的评分。

睑板腺分级:根据每眼上下睑板腺评分总分进行分级。分级标准:

0 级:0 分;

1 级:1~2 分;

2 级:3~4 分;

3 级:5~6 分。

（三）辅助检查

1. 眼表综合分析仪　客观、量化、非侵入性检查,可提供包括非侵入式泪膜破裂时间、非侵入式泪河高度、脂质层观察、睑板腺拍照、眼红分析,以及角膜点染分析等全套眼表检查方案。通过干涉光动态观察脂质层,正常状态脂质层应分布均匀、色彩斑斓且流动速度快。MGD 及蒸发过强型干眼患者脂质层变薄、色彩灰白且流动性差。翻转上、下眼睑,应用非接触红外线照相系统,从睑结膜面拍摄睑板腺图像。结合睑板腺自动分析系统,可对睑板腺照相图像进行自动量化分析,计算睑板腺腺体面积比（meibomian glands area ratio,GA）,腺体直径变形指数（diameter deformation index,DI）,弯曲指数（tortuosity index,TI）,显影值（signal index,SI）等参数,协助 MGD 的诊断及客观分级。

2. 眼表干涉仪（Lipiview）　采用白光干涉原理,通过镜面反射方法,直接对泪膜进行干涉光颜色的评估,从而间接测量出脂质层的厚度。脂质层厚度（lipid layer thickness,LLT）与睑板腺萎缩面积成负相关。脂质层厚度越薄,患阻塞型 MGD 的可能性越大。LLT ≤60nm 高度提示 MGD（灵敏度为 47.9%,特异性为 90.2%）,而 LLT ≤75nm 可显著提高诊断的灵敏度（灵敏度为 65.8%,特异性为 63.4%）。值得注意的是,随着年龄的增加,LLT 减少,在女性更为显著,当使用 LLT 测量作为筛选 MGD 的工具时,应考虑年龄、性别等混杂因素对 LLT 的影响。Lipiview 还可以动态记录被检者瞬目的整个过程,能够自动检测瞬目的状态,记录不完全眨眼频次。瞬目次数减少以及不完全瞬目可以使得泪液蒸发增加而导致干眼。

3. 活体激光共聚焦显微镜（IVCM）　可以从细胞水平辅助诊断干眼和 MGD。通过 IVCM 可以观察到干眼患者的角结膜改变有角结膜树突状细胞（dendritic cells,DC）增多活化,炎症细胞增多,角结膜上皮细胞密度下降,上皮基底膜下神经（subbasal corneal nerves,SBN）纤维弯曲变细、串珠样改变、反射性增高、密度及长度降低等,尤其在早期无症状干眼患者中发现上述改变,可为诊断提供参考。IVCM 对睑板腺的观察则更具特异性,可以观察睑板腺开口状态、腺泡及腺周情况,并可以活体下定量计数睫毛毛囊及睑板腺开口蠕形螨感染情况。结合某些软件对图像进行处理分析,可以对腺泡密度、腺泡最长径、最短径、腺周炎症细胞密度进行定量。研究发现,上述指标与腺体缺失、睑酯异常、泪膜稳定性均有显著相关性,并确定了其各自的 MGD 诊断阈值。也有学者提出腺泡内睑酯的反射率可能是睑板腺堵塞更敏感的指标之一,通过腺泡内睑酯的反射率、腺泡上皮细胞炎症情况及腺泡的纤维化程度对 MGD 进行分类,更加深入地了解患者 MGD 的病理生理改变,更直接地指导后续治疗及判断预后。部分学者结合人工智能深度学习算法学习识别睑板腺腺泡 IVCM 图片,鉴别阻塞型 MGD 及萎缩型 MGD 的准确率超过 97%。

四、诊断与鉴别诊断

MGD 的诊断主要根据体征,结合患者症状及相应的辅助检查结果,进行综合评估。

1. 睑缘和睑板腺开口异常;

2. 睑酯分泌异常;

3. 具有眼部症状;

4. 睑板腺缺失;

5. 脂质层厚度异常。

第 1 项和第 2 项出现任何一项,再结合第 3 项眼部症状,即可诊断为 MGD,第 4 项和第 5 项为加强诊断指标。单独出现第 4 项或第 5 项,仅能说明睑板腺缺失和脂质层厚度变化,还需要结合其他检查结果进行判断。MGD 分级标准详见表 3-4-3-1。

表 3-4-3-1　MGD 分级

	症状	睑缘改变	睑酯性状	睑板腺缺失程度	角膜改变
轻度	无或轻微,间断发生	正常或轻度充血,可伴有少量脂帽	混浊、液态	<1/3	无着染
中度	轻或中度,持续发生	钝圆、增厚,睑板腺开口阻塞、隆起	混浊颗粒状	1/3~2/3	轻度或中度着染,未累及视轴区
重度	中或重度,影响生活工作	肥厚、明显血管化、角化,睑板腺开口堵塞明显、脂栓形成	浓稠如牙膏状	>2/3	重度着染,融合成片、丝状物甚至形成溃疡

五、治疗

(一) MGD 的治疗原则

1. 防治病因,寻找可能的病因或危险因素,尽量避免或去除。

2. 以局部治疗为主,对严重患者可联合全身治疗。

3. 足疗程,一般为 3~6 个月,以避免复发。

4. 合并干眼或相关角结膜病变,应同时给予治疗。

(二) MGD 的治疗方法

1. 局部物理治疗

(1) 睑缘清洁:可以使用稀释的婴儿香波或沐浴液(无泪配方),但是临床上推荐使用专业的眼睑清洁产品清洁睑缘,包括医院内的睑缘深度清洁治疗以及家庭护理眼睑清洁湿巾。

(2) 眼局部热敷:主要是通过局部加热睑酯,促进其融化、流动,进而减轻睑板腺的阻塞,并且还可以扩张毛细血管、促进血液循环,加速局部代谢。正常睑酯的熔点为 28~32℃,在眼睑温度下保持液态,但 MGD 患者病理性睑酯熔点明显升高。我国干眼专家共识(2020 年)建议,热敷时睑板腺温度达到 40~45℃,保持 10~15 分钟。

(3) 眼局部冷敷:对眼表炎症重、灼热感等刺激症状重者,可结合眼部局部冷敷,使局部毛细血管收缩、血流量减少,减轻炎症反应,缓解不适症状。另外,角膜表面存在冷感受器,冷敷时,冷感受器可能活性增强,刺进泪液分泌。可使用商品化一次性眼部冷敷贴、冰袋等,每次冷敷 10 分钟。

(4) 睑板腺按摩:可以指导患者自行进行手法眼睑按摩,方法为:一只手向外侧牵拉、固定外眼角,另一只手按腺管走行方向(上睑自上向下、下睑自下向上)由一侧向另一侧轻轻按压睑板腺。建议在眼部热敷后进行。更加推荐由专业医务人员在医院门诊进行睑板腺按摩。方法包括:玻璃棒法、棉签法及睑板腺镊法等。建议患者定期医院内睑板腺按摩与日常家庭内眼睑热敷及手法按摩结合来治疗 MGD,并有良好的依从性,以保证治疗的疗效。但因传统睑板腺按摩治疗周期长、治疗次数多、起效慢等缺点,患者的依从性较差。近年来,随之出现了一些更简便高效的替代治疗。睑板腺热脉动系统(Lipiflow)包括一次性热脉冲激活头和温度压力全自动控制系统两部分,可以自内而外眼睑加热及脉冲式压力按摩,与传统的睑板腺按摩相比,可以更高效地加热睑板腺,以及更有效地促进睑板腺的分泌、解除睑板腺的堵塞,治疗效果可维持 3~12 个月。Systane iLux MGD 治疗系统是另一种眼睑热脉动系统,是一款手持电池供电设备,利用内外垫将热量(38~42℃)传递到眼睑结膜和外眼睑,持续 8 分钟,单次治疗即可有效改善 MGD 患者症状体征,小样本研究显示疗效与单次眼睑热脉动系统治疗相当。TearCare 系统将 4 个电热 iLidTM 装置黏附在上下眼睑上,加热眼睑,目标温度达 41~45℃,加热期间自主自由眨眼,以自然刺激睑酯的排出,单次治疗持续 12 分钟,加热结束后联合睑板腺挤压治疗,可有效改善 MGD 患者 TBUT。MiBoFlo 热治疗系统是一种在办公室使用的手动治疗设备,治疗头贴敷眼睑,加热温度为 42.2℃,医师持治疗手柄在加热时行眼睑按摩,每眼治疗 10 分钟,每 2 周治疗 1 次,3 次治疗可有效改善 MGD 患者的症状和体征,并且疗效可持续至 6 个月。上述设备的面市说明睑板腺热敷按摩是 MGD 治疗的重要环节,但仍需大样本多中心对照研究进一步评估各设备治疗的适应证、有效性及具体方案。

(5)强脉冲光:强脉冲光(intense pulsed light,IPL)是一种以脉冲模式发射的强光,是宽光谱光波,波长一般在 400~1 200nm,具有多色性、非相干性和非平行性,用于面部年轻化、治疗色素性病变、治疗血管性疾病及脱毛等。IPL 可以通过选择性光热作用封闭睑缘扩张的毛细血管,减轻睑缘炎症反应;可以通过光热作用加热睑板腺、软化睑酯;也可以减少睑缘的螨虫和痤疮丙酸杆菌等微生物负荷。常用治疗方案为每 2~3 周治疗 1 次,连续治疗 3~4 次,病情严重者或难治性 MGD,可增加治疗次数。

(6)睑板腺针刺疏通治疗:最初由 Maskin 提出,主要用于阻塞性 MGD 的治疗,通过机械性扩张睑板腺口及腺管,重建睑板腺开口及中心导管,促进睑酯的排出。睑板腺针刺疏通治疗为在表面麻醉下于裂隙灯显微镜下将探针由阻塞的腺口垂直睑缘进针。传统 Maskin 探针长度为 2mm,之后逐渐发展,出现不同长度的改良版 Maskin 探针,长度包括 2.5mm、4mm、6mm。国内也有使用无菌针灸针进行睑板腺针刺疏通。

2. 局部药物治疗(详见干眼用药原则)

(1)人工泪液和促进泪液分泌药物:推荐优选使用含有脂质或模拟脂质成分的人工泪液。

(2)局部抗菌、除螨药:局部抗菌药主要用于睑缘涂擦,一般选用眼用凝胶或眼膏。

(3)局部抗炎药物:目前临床常用的抗炎药物包括三类:糖皮质激素、免疫抑制剂和非甾体抗炎药。

1)轻度 MGD:局部可给予非甾体抗炎药,如普拉洛芬和双氯芬酸钠等,一般每日 2~3 次,连续 1 个月,改为每日 1~2 次,之后酌情减量,疗程不少于 2 个月。

2)中度 MGD:可选用低浓度糖皮质激素,如 0.1% 氟米龙滴眼液,快速控制炎症,减轻症状,待急性炎症控制后,可改成非甾体抗炎药物维持治疗。激素应用的时间应根据病情制订个体化的治疗方案。应用激素期间应监测眼压。

3)重度 MGD:可选用较强的糖皮质激素,如 0.1% 妥布霉素地塞米松,同时可联合用免疫抑制剂,如 0.05% 环孢素 A 滴眼液或 0.1% 他克莫司滴眼液。对睑缘炎症严重的患者,可以给予妥布霉素地塞米松眼膏涂擦睑缘,每日 1~2 次,使用 1~2 周,待睑缘炎症减轻后可改为单纯抗菌药物或停药。应用激素期间应监测眼压。

3. 全身药物治疗

(1)口服抗菌药:包括四环素类药物和大环内酯类抗菌药。通常口服四环素族抗菌药,14 岁以下儿童、妊娠期妇女及哺乳期妇女慎用,8 岁以下儿童禁用。对不能耐受四环素或有禁忌证的患者,可以使用强力霉素(多西环素)、多西环素或米诺环素,一般疗程为 1~2 个月。关于大环内酯类抗菌药物,儿童患者可口服红霉素,成人多选择口服阿奇霉素,一般疗程为 5~7 天,合并严重睑缘炎或睑缘炎相关角结膜病者可延长治疗时间,常用方案为口服阿奇霉素 500mg,每日 1 次,持续 3 天,停药 1 周为 1 疗程,可持续使用 3 个疗程。

(2)口服不饱和脂肪酸:如 omega-3 脂肪酸口服,omega-3 脂肪酸能够显著改善 MGD 患者的症状及睑板腺功能、泪膜稳定性、眼表染色等指标。但凝血异常患者慎用。

(3)麦卢卡蜂蜜:是一种天然抗菌剂,其抗菌作用归因于它的低 pH、高渗透压和含有 H_2O_2 成分,H_2O_2 成分可以抑制细菌细胞分裂。已被商品化加入制成眼药中。有研究表明中重度 MGD 患者使用麦卢卡凝胶或麦卢卡滴眼液每天 2 次,8 周后患者症状、BUT、睑板腺分泌能力和睑酯性状显著改善,且表皮葡萄球菌菌落数下降 46。也有研究显示其与人工泪液联合眼部热敷疗效相当。

4. 其他治疗

(1)手术治疗:对同时伴有结膜松弛症、睑缘畸形、倒睫以及难治性角膜溃疡等疾病者,应给予相应的手术治疗。

（2）湿房镜：对上述治疗效果不佳、睑酯分泌功能低下的 MGD 患者，可使用湿房镜。

（3）治疗性角膜接触镜：因 MGD 而导致角膜上皮病变严重者，可考虑配戴治疗性角膜接触镜。

（曾庆延）

第四节　细菌性结膜炎

一、病因与流行病学

细菌可通过多种媒介造成接触感染，如手、毛巾、水等，在公共场所、幼儿园、学校及家庭中传播蔓延，在各种呼吸道疾病流行时也可通过呼吸道分泌物飞沫传播；一些可引起眼睑炎症的致病菌也可导致结膜炎症迁延不愈。正常状态下，眼表的非特异性（先天性）和特异性（获得性）免疫系统协同作用，共同抵御感染的发生，宿主的免疫防御机制受损是细菌性结膜炎发生发展的危险因素。眼瘢痕性类天疱疮、Stevens-Johnson 综合征、特应性结膜炎、春季角结膜炎、病毒性结膜炎、衣原体性结膜炎等都会影响结膜细菌菌群和结膜上皮的完整性，导致继发性细菌感染。另外，住院、免疫缺陷综合征、严重烧伤和其他眼部疾病（如眼球突出、瞬目异常、泪囊炎等）也会造成结膜囊正常菌群失调，常使金黄色葡萄球菌或革兰氏染色阴性杆菌等成为致病菌群。

淋病奈瑟菌和脑膜炎奈瑟菌常引起超急性化脓性结膜炎；金黄色葡萄球菌、肺炎链球菌、流感嗜血杆菌、莫拉菌属等常引起急性结膜炎，无荚膜流感嗜血杆菌是儿童细菌性结膜炎最常见的致病菌，金黄色葡萄球菌和莫拉菌属感染的急性结膜炎常迁延为慢性。梅毒螺旋体偶尔引起结膜炎症；结膜结核在发达国家罕见，偶尔发生于有疫区接触史的患者。原发性免疫缺陷综合征的患者，尤其是 B 细胞免疫缺陷的患者，细菌性结膜炎的发病率要高于艾滋病患者，B 型流感嗜血杆菌是最常见的病原体。

由于临床上对结膜炎患者通常不进行细菌培养而直接进行经验性治疗，因此，细菌性结膜炎的发病率很难统计。据估计，每 1 万人中约有 135 人患细菌性结膜炎。

二、发病机制

结膜直接暴露于外界环境，易受各种微生物的侵害，细菌性结膜炎多由外源性致病菌引起，也可由固有机会致病菌的侵袭和增殖引起，或继发于全身感染。

当眼表屏障功能受损和机体免疫功能异常时，眼表上皮紧密连接不能限制微生物的入侵，位于炎症细胞和免疫调节细胞上的跨膜蛋白 Toll 样受体（TLR）失去进一步启动和调节适应性免疫系统的作用；泪液异常，没有充足健康的泪液冲刷眼表减少病原体在眼表的黏附，泪液中分泌性 IgA、补体、溶菌酶、溶菌素、乳铁蛋白、抗菌多肽等多种抗菌成分异常不能有效阻止细菌在眼表的黏附。淋病奈瑟菌等通过菌体表面的纤毛或包膜黏附于宿主细胞，破坏结膜上皮表面的完整性，抵抗宿主防御机制，阻止细胞吞噬作用；某些细菌可以通过产生 IgA 蛋白酶来躲避宿主的免疫防御，其产生的氧化酶和自溶酶等多种酶破坏细胞组织，细菌释放的内毒素可导致黏膜出血，还可引起结膜杯状细胞分泌增多和多形核白细胞的反应。金黄色葡萄球菌所致的炎症可缘于细菌的直接破坏和菌体释放的毒素，外毒素可导致非特异性结膜炎或表层点状角膜炎，皮肤坏死素导致外眦皮肤和睑缘溃疡。莫拉菌可产生蛋白水解酶，造成眼睑和眦部皮肤病变。局部宿主免疫防御反应限制病原体，多表现为急性炎症过程，大多数急性细菌性结膜炎具有自限性，局部抗生素治疗能有效缓解病情和缩短病程。

三、临床表现

细菌性结膜炎通常有自觉异物感、灼热感、疼痛、眼睑沉重、畏光流泪及暂时性视力下降等多种症状，眼部表现为结膜充血、水肿、分泌物增多、乳头增生、真膜或假膜形成等，其发病的急缓、临床眼部及全身表现通常与致病菌菌种密切相关。

通常,根据细菌性结膜炎发病特点、分泌物性状及膜的性状进行分类:①根据起病急缓和病程分为超急性、急性和慢性细菌性结膜炎。超急性结膜炎通常由淋病奈瑟菌和脑膜炎奈瑟菌感染引起;急性细菌性结膜炎通常由表皮葡萄球菌、金黄色葡萄球菌、肺炎球菌、链球菌和流感嗜血杆菌等感染引起;慢性细菌性结膜炎通常由金黄色葡萄球菌和莫拉菌感染引起,不良环境因素,如风沙、烟尘、有害气体,以及长期应用刺激性药物或化妆品等均可诱发结膜慢性细菌感染。不同细菌感染所致结膜炎发病特点不同。②根据分泌物性状分为化脓性或黏液脓性细菌性结膜炎。③根据睑结膜表面膜的性质分为真膜性或假膜性细菌性结膜炎。

(一)超急性细菌性结膜炎

通常由淋病奈瑟菌和脑膜炎奈瑟菌感染引起,进展迅猛,临床表现为眼睑水肿、结膜充血、球结膜水肿及大量脓性分泌物,俗称浓漏眼。通常单眼起病,进而发展为双眼的超急性结膜炎,可形成真膜或假膜,伴有耳前淋巴结肿大。眼部疼痛加重通常由真膜或假膜形成和角膜受累引起。轻者角膜呈点状上皮及上皮下浸润,周边角膜实质浅层发生部分或环形浸润,数日后可吸收留下云翳,重者可发生角膜周边环形溃疡或中央部溃疡,局部变薄,可迅速穿孔,发展为粘连性角膜白斑、角膜葡萄肿、继发性青光眼或眼内炎等后果。

成人淋球菌性结膜炎可能与无症状生殖器淋球菌感染有关。淋球菌感染结膜后潜伏期一般为几个小时到 3 天,在第 5 天左右结膜出现化脓性分泌物,但也有报道其潜伏期可长达 19 天。新生儿淋球菌性结膜炎多与产道感染有关,多在出生后 2~4 天起病。新生儿淋球菌性结膜炎如治疗不及时,则易导致角膜溃疡或穿孔。

脑膜炎奈瑟菌性结膜炎的临床表现与淋球菌性结膜炎类似,其感染虽相对少见,但可因感染结膜、咽部、上呼吸道等发展成化脓性脑膜炎,危及患者生命。儿童较成人多见,多双眼起病,但一部分外源性(原发性)感染病例为单眼发病。本感染常在患病者家庭成员间流行。脑膜炎奈瑟菌感染时也可并发角膜炎及虹膜炎。约 20% 脑膜炎奈瑟菌性结膜炎可发展为全身性脑膜炎奈瑟菌感染,包括感染性脑膜炎。

(二)急性结膜炎

急性结膜炎起病较急,症状常较超急性结膜炎轻,自觉异物感、灼热感、疼痛,晨起时上下睑可被分泌物粘在一起,难以睁开,病变侵及角膜时,畏光流泪、疼痛等症状明显。眼部检查可见眼睑肿胀、结膜充血,球结膜较睑结膜炎症反应明显,有时可突出睑裂外,睑结膜常伴乳头增生,呈天鹅绒样外观。分泌物多为黏液脓性,也可为黏液性(卡他性)或脓性。病情严重可累及角膜,出现点状角膜上皮病变、周边角膜浸润或溃疡。对侧眼常受累,临床表现较轻,病程通常不超过 1 周。多数急性结膜炎具有自限性,即使不接受治疗,症状多在发病 10~14 天开始消退。金黄色葡萄球菌和莫拉菌感染时,多合并睑缘炎,急性结膜炎易转为慢性结膜炎。

在 20 世纪初开始使用白喉杆菌类毒素后,白喉杆菌引起的急性膜性或假膜性结膜炎发病率明下降,仅偶见于儿童白喉患者,可伴有鼻咽部、喉部与皮肤浸润。感染初期眼睑红、肿、热、痛,可伴有耳前淋巴结肿大。严重病例球结膜表面可有灰黄色真膜或假膜形成,坏死脱落后形成瘢痕。并发鼻咽部白喉时,伴有全身发热和毒性症状。

(三)慢性结膜炎

相对于急性结膜炎进展缓慢,持续时间长。患者症状多种多样,主要表现为异物感、干涩感、眼痒、刺痛感、睫毛黏结、视力疲劳、结膜少量分泌物等。体征往往较轻,可有弥漫性睑结膜充血、乳头形成(滤泡增生是莫拉菌的特征性表现)与黏性分泌物。

金黄色葡萄球菌是慢性细菌性结膜炎中最常见的病原体,结膜炎常并发睑缘的改变,包括睫毛缺失、倒睫、睑缘红斑、毛细血管扩张、睑板腺炎等。结膜炎症可由细菌直接引起或其释放的毒素间接引起,通常少量毒素即可引起结膜炎症。金黄色葡萄球的细胞壁具有高度的抗原性,易引起免疫反应,造成溃疡性睑缘炎。细菌外毒素可引起非特异性结膜炎及浅层点状角膜炎,多见于角膜下方 4 点及 8 点近角膜缘处。患者常诉晨起睁眼有强烈的异物感,结膜脓性分泌物可致晨起睑缘结痂。

单侧慢性结膜炎可由无症状的慢性泪小管炎或泪囊炎引起,故评估泪小管及泪囊的情况非常重要,这两者都可能是病原体（如肺炎链球菌）的慢性藏匿地。

四、诊断与鉴别诊断

一般根据病史、典型的临床表现即可诊断细菌性结膜炎，早期进行结膜囊分泌物涂片或睑结膜刮片细菌培养加药敏试验等细菌学检查可进一步确定致病菌。对超急性细菌性结膜炎，考虑到公共卫生问题，故淋病患者的性伴侣及患淋球菌性结膜炎新生儿母亲的性伴侣均应积极接受检查与治疗。对慢性、难治性细菌性结膜炎，必要时进行睑缘及结膜囊细菌培养，从而明确所怀疑的病原体（特别是机会致病菌）载量是否增高。病原学检查有助于与分泌物较多的过敏性结膜炎、病毒性结膜炎、免疫疾病相关的干眼等结膜炎相鉴别。

五、治疗

根据不同的病原菌种类选用敏感的抗菌药物点眼。在未做细菌培养的情况下，应选用广谱抗菌药物，选择兼顾革兰氏阳性菌和阴性菌的抗菌药物或两种抗菌药物联合使用效果更佳。对需要做细菌培养的患者，需注意应在用药前采集结膜标本。对分泌物多者，给药前应清除分泌物，可用生理盐水冲洗结膜囊或蘸取生理盐水的消毒棉签清洁眼部，然后滴眼药水。眼睑及球结膜高度水肿的患者，可采取冷敷的物理方法减轻局部炎症反应。

目前临床较常用的眼科成品抗菌药物包括：

（一）喹诺酮类抗菌药物

为人工合成的抗菌药，目前常用三代喹诺酮类，如氧氟沙星、左氧氟沙星等，对葡萄球菌等革兰氏阳性菌及一些革兰氏阴性菌均有抗菌作用；四代喹诺酮类，如加替沙星与莫西沙星，对革兰阳性菌抗菌活性增强，对厌氧菌包括脆弱拟杆菌的作用增强，对典型病原体如肺炎支原体、肺炎衣原体、军团菌及结核分枝杆菌的作用增强。

（二）氨基糖苷类抗菌药物

作用于细菌体内的核糖体，抑制蛋白质合成，并破坏细菌细胞膜的完整性。对各种需氧革兰阴性杆菌，包括大肠埃希菌、铜绿假单胞菌、变形杆菌属、克雷伯菌属、肠杆菌属、志贺菌属、枸橼酸杆菌属等，具有强大抗菌活性。目前最常用的是妥布霉素。

（三）夫西地酸

为抗微生物类制剂，通过阻断延伸因子G（EF-G）与核糖体和GTP（三磷酸鸟苷）的结合，中止细菌蛋白合成过程中的能量供应，从而抑制细菌蛋白的合成。夫西地酸对多种革兰氏阳性细菌和革兰氏阴性球菌有效。

（四）抗菌药物眼膏及眼用凝胶

与滴眼液相比，眼膏及眼用凝胶在眼表滞留时间长，发挥作用更持久，但急性炎症期不建议应用眼膏。涂抹眼膏后可能引起视物模糊，故白天应用受限，一般建议夜间使用。常用眼膏：0.5% 红霉素眼膏、0.3% 妥布霉素眼膏、0.3% 氧氟沙星眼膏；眼用凝胶较滴眼液黏稠，在结膜囊内保留时间较长，较眼膏稀薄，对视力影响小，常用眼用凝胶：0.3% 盐酸左氧氟沙星眼用凝胶和 0.3% 加替沙星眼用凝胶。

超急性细菌性结膜炎，早期治疗应频繁清洁结膜囊，用生理盐水清除结膜囊内致病菌及脓性分泌物，开始时每 5~10 分钟 1 次，逐渐减为 15、30 分钟 1 次，1 日后每小时 1 次，数日后每 2 小时 1 次，持续 2 周；三代、四代喹诺酮类或夫西地酸滴眼液频繁点眼，每 5 分钟 1 次，连续 2 小时，然后改为每半小时 1 次，1 日后每小时 1 次，连续 24~48 小时，随后酌情减量，睡前涂抗生素眼药膏或眼用凝胶，直至分泌物消失。对并发角膜炎者，应按照角膜炎处理。由于超急性细菌性结膜炎病情发展迅速、后果严重，故在局部抗菌药物治疗的同时，应加强全身用药，以更快速有效抑制病原菌，减少或减轻角膜及全身感染的发生。成人可静脉滴注，首选头孢曲松 1g/次，1 次/d；头孢噻肟 1g/次，3 次/d；阿奇霉素口服，仅用于对头孢菌素过敏的患者。新生儿淋球菌性结膜炎，可给予头孢曲松静脉滴注或肌内注射 25~50mg/kg，单剂量不超过 125mg。

急性细菌性结膜炎多具有自限性，局部抗生素治疗可缩短病程，加快致病菌清除。金黄色葡萄球菌和莫拉菌感染后如治疗不及时可转为慢性细菌性结膜炎。

慢性细菌性结膜炎的治疗原则与急性细菌性结膜炎相似。由于慢性葡萄球菌性结膜炎常累及睑缘，短期的局部治疗往往疗效较差。如合并睑缘炎，常需长期治疗，并应注意睑缘卫生。可用清洁湿巾、婴儿浴液等清洁睑缘，每晚局部应用左氧氟沙星、加替沙星和红霉素等革兰氏阳性菌敏感的抗生素眼膏或眼用凝胶，或应用含有糖皮质激素的复方妥布霉素地塞米松眼膏。难治性和伴有酒渣鼻的患者需口服四环素类药物，如多西环素 100mg，1~2 次/d，持续数月；或口服大环内酯类药物，如阿奇霉素 1g，1 次/d，连续 3 天停 1 周为一个周期，可视病情进行多个周期的治疗。

（马林）

第五节　病毒性结膜炎

一、病因与流行病学

病毒性结膜炎是常见的眼表疾病，病情轻重不一，现已发现多种 DNA 和 RNA 病毒都可引起病毒性结膜炎，其中常见的 DNA 病毒包括腺病毒、单纯疱疹病毒、水痘-带状疱疹病毒、传染性软疣病毒、EB 病毒、巨细胞病毒等，常见的 RNA 病毒包括肠道病毒 70 型、柯萨奇病毒 A24、副黏病毒、禽流感病毒、寨卡病毒等，DNA 病毒引起的炎症常伴有影响视力的并发症，而 RNA 病毒引起的结膜炎程度相对较轻。本节主要介绍临床常见的腺病毒和肠道病毒感染的结膜炎。

由腺病毒感染引起结膜炎是临床最常见的病毒性结膜炎，具有高度传染性。引起人类感染的腺病毒有 52 种血清型，分为 7 个亚组（A~G），导致腺病毒性结膜炎的主要是 D 亚组。在不同的国家和地区，以及在不同时期的流行中，致病的血清型有所不同；不同血清型的腺病毒导致不同类型的角结膜炎，如血清型 3、4 和 7 型主要导致咽结膜热，而血清型 8、19 和 37 主要导致流行性角结膜炎；不同血清型腺病毒导致的临床表现严重程度各异，而同样类型的临床表现也可由不同血清型的腺病毒引起。腺病毒主要传播途径是人与人接触传播，患者眼部分泌物是主要的传染源，被污染的物品如毛巾、枕巾、游泳池或池塘水也是重要传染源，呼吸道飞沫传播罕见；在医院诊所主要通过被病毒污染的眼科仪器，特别是接触式检查仪器和器械，以及滴眼液瓶口等传播。

由微小核糖核酸病毒中的肠道病毒 70 型和柯萨奇病毒 A24 感染导致的流行性出血性结膜炎，现已统称为急性出血性结膜炎（acute hemorrhagic conjunctivitis，AHC），传染性极强，人群普遍易感，日常生活中密切接触传播及经水传播是主要的传播方式，如通过被病毒污染的水、手或物品等接触眼部发病，处于急性发作期患者的眼分泌物中含有大量病毒，是本病流行的主要传染源。我国也曾是急性出血性结膜炎暴发流行的高发区，几次世界性大流行均累及我国。近年来，随着我国经济迅速发展，人口流动性增大，使得该病在人群中传播，造成地区性流行，属我国法定丙类传染病。

二、发病机制

腺病毒对黏膜上皮细胞和淋巴细胞具有侵袭性。感染上皮细胞后迅速在细胞内复制与增生，导致细胞崩解死亡，并释放大量病毒颗粒感染周围正常细胞，导致组织炎症反应和损伤，引起明显的临床表现；同时，机体的体液免疫和细胞免疫系统被病毒抗原激活，在临床表现出现一段时间后，组织细胞会出现免疫性炎症反应，被激活的免疫系统也将病毒逐步清除，机体即可进入恢复期；腺病毒侵袭淋巴细胞后，可在细胞内持续存在、缓慢增生，每次只有少量的病毒颗粒被释放到细胞外，死亡细胞很快被正常细胞所代替，受累组织的炎症反应慢性迁延。腺病毒除了导致角结膜炎，还引起呼吸道疾病、胃肠炎及膀胱炎等多种疾病。

肠道病毒 70 型和柯萨奇病毒 A24 皆为 RNA 病毒，基因组为单股正链 RNA，其病毒核酸具有很强的传染性。当病毒吸附到细胞表面并进入细胞后，可直接通过 mRNA 翻译合成出病毒的结构蛋白和功能蛋白。病毒在宿主结膜、角膜及血管内皮细胞的胞质内可迅速复制与增生,大量复制的病毒破坏宿主细胞的代谢,导致细胞破坏与死亡,同时迅速释放大量的病毒颗粒,感染周围正常细胞,引发严重的组织炎症反应。一般情况下,机体通过增加泪液分泌,加快病毒从眼表排出,结膜细胞产生干扰素抑制病毒复制,淋巴细胞产生抗病毒特异性抗体,以及通过中和反应等抵制病毒侵袭。但肠道病毒70型和柯萨奇病毒A24不同于其他肠道病毒,不能被免疫抗体血清所中和。由于眼部感染的病程较短,患者血清中相关抗体检出率较低(15%~60%),抗体滴度不高,感染后机体不足以产生有效的长期保护性免疫,因此,患者可能再次被同一病毒所感染。

三、临床表现

(一)腺病毒性角结膜炎

腺病毒导致的角结膜疾病主要有四种临床类型,即咽结膜热(pharyngoconjunctival fever,PCF),流行性角结膜炎(epidemic kerato- conjuctivitis,EKC),急性非特异性滤泡性结膜炎(acute non-specific follicular conjuctivitis)和慢性滤泡性结膜炎(chronic follicular conjuctivitis)。以下分别叙述:

1. 咽结膜热 多见于儿童,潜伏期一般是5~14天,多数在接触病毒后的6~9天后急性发病。

(1)全身表现:首先表现为体温升高,可高达38℃,甚至39℃以上,同时出现咽炎等上呼吸道感染的表现,并伴有淋巴结肿大。发热及咽炎可持续3~10天;部分患者会伴有肌肉酸痛、头痛、胃肠不适或腹泻等。

(2)眼部表现:多双眼同时受累,也可单眼先发病1~3天后对侧眼发病,一般先发病眼较重;患者多有眼睑红肿、眼部痛痒、烧灼感和流泪等症状;眼部常见大量浆液性分泌物、结膜充血水肿、结膜滤泡形成等体征,下穹窿结膜最明显,结膜下可见小出血点,发病后2~7天可出现点状角膜上皮炎,逐渐扩散并持续至少1周,但很少出现角膜上皮下浸润。临床表现通常持续7~10天后逐渐缓解,具有自限性。

2. 流行性角结膜炎 流行性角结膜炎是腺病毒感染引起的结膜炎中最严重的类型,由腺病毒8、19和37血清型感染所致,也有其他血清型的报道,其中血清型8型导致的流行性角结膜炎临床表现最为典型。

流行性角结膜炎的潜伏期为4~10天,平均7天,发病前可有轻度的流感样前驱症状。多先单眼发病,2~5天后70%以上患者会对侧眼发病,一般后发病眼临床表现较轻。病情于发病后5~7天达到高峰,然后逐渐减轻,一般病程为2周,少数血清型病毒导致的流行性角结膜炎病程可达3周;很少伴有高热及上呼吸道感染。

(1)眼部症状:主要包括眼刺激征,如眼疼痛、异物感、流泪、畏光等,在发病早期患者的症状往往明显,甚至可出现短暂的角膜知觉减退,严重者出现视力下降。

(2)眼部典型的体征:①结膜高度充血水肿,结膜下小出血点或片状出血;②结膜大量滤泡形成及少量结膜乳头增生,以下睑结膜和下穹窿结膜为重,水样分泌物增多,严重者可出现血性分泌物;③病情较重者睑结膜可有假膜形成,在炎症消退后,极少数患者有结膜瘢痕或形成局限性睑球粘连(图3-4-5-1);④多数患者伴有耳前淋巴结肿大及压痛;⑤13%~70%的患者伴有点状角膜上皮病变,与病毒的血清型和基因型均有关(如Ad8H基因型发生角膜炎的比率较Ad8C和Ad8E基因型高)。点状角膜上皮炎常于发病数天后出现,少数患者可在结膜炎逐渐消退时出现。一般不超过2周,但如果是Ad8型感染,一般会超过3周,且角膜上皮下浸润出现的概率更高。点状角膜上皮炎可自愈,但也有43%的患者发展为上皮下浸润,可持续数周或数月(图3-4-5-2)。

流行性角结膜炎中偶见并发葡萄膜炎,表现为轻度房水闪辉以及少量房水细胞。葡萄膜炎会在数日内消退,预后良好。

3. 急性非特异性滤泡性结膜炎 腺病毒的多个血清型都可引起急性非特异性滤泡性结膜炎,其中也包括引起咽结膜热和流行性角结膜炎的血清型。该病比咽结膜热和流行性角结膜炎恢复得快,病程一般小于3周。部分患者在流行性角结膜炎暴发流行时发病,他们的临床表现相对较轻。因该类患者常因病情轻微不去就医,而成为病毒载体造成疾病在社区内流行,故确诊该类患者十分重要。

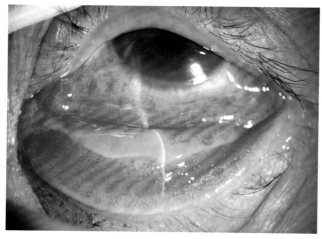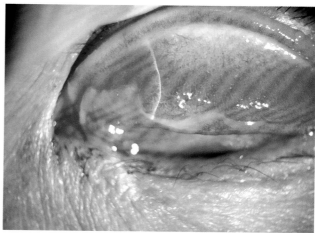

图 3-4-5-1   睑结膜面假膜形成

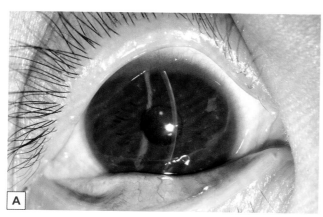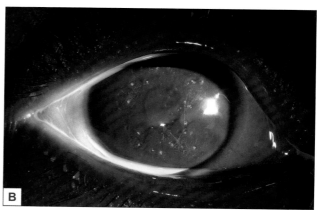

图 3-4-5-2   急性结膜炎并发的点状角膜上皮浸润

图 A   裂隙灯显微镜照片
图 B   角膜荧光素钠染色可见点状着色

（1）眼部症状：无特异性，主要包括眼刺痛、烧灼感、痒、流泪等。

（2）眼部体征：①眼睑水肿，结膜浆液性分泌物；②结膜轻度充血水肿，以穹窿部结膜最为明显；③结膜滤泡形成，主要表现在下睑及下穹窿部结膜；④少数患者可有浅层点状角膜上皮病变。

4. 慢性滤泡性结膜炎   慢性滤泡性结膜炎是腺病毒性结膜炎中最少见的类型，与细菌性结膜炎、过敏性结膜炎、干眼、沙眼、其他病毒性慢性结膜炎的临床表现类似，常导致诊断困难，误诊与漏诊率较高。由腺病毒 2、3、4 和 5 型感染所致。

（1）眼部症状：无特异性，以眼红、眼痒为主，多累及双眼，一般症状持续 1 个月以上。

（2）眼部体征：①结膜充血；②睑结膜滤泡形成，主要在上、下穹窿部结膜可见大小不等、形态各异的滤泡，或伴有结膜乳头增生；③少数患者可伴有点状角膜上皮混浊和上皮下浸润。

（二）流行性出血性结膜炎

该病潜伏期短，最短 2~3 小时，一般为 12~24 小时；起病急，常双眼同时或先后发病，大多数患者的第二眼在 1~2 天内发病。主要的临床表现为突发性眼痛、流泪、水样分泌物、异物感，最典型的体征是球结膜下点、片状出血，同时，结膜高度充血水肿，部分患者可出现角膜病变，表现为较轻的浅层点状角膜病变，或上皮下浸润,多位于下方角膜,个别严重者可出现轻度前部葡萄膜炎。自然病程为 7~10 天。

四、诊断与鉴别诊断

(一)咽结膜热

主要根据临床表现即可诊断。

1. 临床诊断依据

(1)发热,体温可高达 38℃,甚至 39℃以上;

(2)同时出现咽炎等上呼吸道感染的表现,伴淋巴结肿大;

(3)双眼结膜充血及滤泡形成,部分患者可出现结膜下出血或结膜假膜。

2. 病原学诊断 一般情况下,临床诊断即可,不需要进行病原学检查,对于疑难病例,或在需要进行临床病原学研究时,可进行病原学检查,主要方法包括:

(1)结膜刮片细胞学检查,光镜下可见大量单核细胞,同时结膜囊细菌培养多无细菌生长。

(2)病毒检测:包括病毒细胞培养、PCR、ELISA 和抗原快速检测,多用于实验研究或病原学分析,一般不作为临床常规检查项目。

3. 鉴别诊断 与可伴有耳前淋巴结肿大及结膜假膜或膜形成的其他结膜炎相鉴别,如包涵体性结膜炎、药物毒性结膜炎、超急性结膜炎、白念珠菌性结膜炎、木质样结膜炎等。

(二)流行性角结膜炎

1. 临床诊断依据

(1)腺病毒感染接触史;

(2)双眼急性滤泡结膜炎,常伴有结膜下出血;

(3)炎症数天后出现角膜浅层点状上皮混浊;

(4)部分患者耳前淋巴结肿大、压痛。

2. 病原学诊断

(1)结膜分泌物涂片和结膜刮片细胞学检查:部分分泌物涂片可见单核细胞增多,结膜刮片见大量单核细胞,假膜形成时,中性粒细胞数量增加。

(2)病毒细胞培养:病毒的细胞培养检测是病原学诊断的"金标准",但是多用于临床研究及流行病学调查,并不作为临床常规检查项目。

(3)病毒检测:包括 PCR、直接免疫荧光等,可用于病原学诊断,但临床应用时应注意假阳性的存在。

(4)病毒抗原快速检测(rapid pathogen screening,RPS):腺病毒快速检测装置在 2006 年获得美国食品药品管理局(FDA)批准并应用于临床,成为第一个快速检测腺病毒性结膜炎病毒抗原的方法。之后,美国 FDA 又批准了可在社区医院应用的腺病毒快速检测装置 AdenoPlus(RPS ADP)。

3. 鉴别诊断

(1)与过敏性结膜炎临床鉴别要点:①过敏性结膜炎为双眼对称性发病,有一定季节性;②患者眼痒明显并常揉眼;③结膜充血通常为粉红色,结膜以上睑乳头增生为主,滤泡较少;④极少伴有结膜下出血及耳前淋巴结肿大或压痛。

(2)与单纯疱疹病毒性结膜炎临床鉴别要点:①单纯疱疹性结膜炎多单眼发病,双眼发病少见;②眼部症状以眼红疼及异物感为主;③部分患者可伴有眼睑皮肤疱疹;④单纯疱疹性结膜炎一般无接触传染性。

(3)与衣原体导致的成人包涵体结膜炎临床鉴别要点:①衣原体引起的包涵体结膜炎患者常有性接触史;②亚急性起病,病程可长达数周甚至数月;③睑结膜滤泡较大,以下睑为主,多伴有黏液脓性分泌物,常双眼发病,往往一眼较重而另一眼较轻;④患者或其性伴侣多有衣原体导致的生殖-泌尿系感染病史。

(三)流行性出血性结膜炎

1. 根据流行病学、病史、临床症状与体征,结合结膜细胞学检查可进行临床诊断。

2. 实验室检测

（1）结膜细胞学检查见单核细胞反应为主，以排除细菌性感染。

（2）结膜拭子涂擦或结膜刮取物培养分离病毒，并应用微量中和实验鉴定为肠道病毒 70 型、柯萨奇病毒 A24。

（3）结膜细胞涂片或细胞培养物涂片间接免疫荧光技术检测，查见肠道病毒 70 型、柯萨奇病毒 A24 抗原。

（4）双相血清学检查，患者恢复期血清抗肠道病毒 70 型、柯萨奇病毒 A24 抗体比急性期血清抗体滴度升高≥4 倍。

3. 鉴别诊断

（1）与流行性角结膜炎相鉴别：流行性角结膜炎的结膜炎症消退后，角膜出现明显的上皮下浸润是与其鉴别的要点。

（2）与急性细菌性结膜炎相鉴别：急性细菌性结膜炎分泌物多呈黄色或黄白色脓性，一般不出现明显的结膜下出血，结膜囊分泌物涂片可见细菌，细菌培养阳性可帮助鉴别。

（3）与自身免疫性结膜炎和过敏性结膜炎相鉴别：自身免疫性结膜炎患者通常有全身免疫性疾病，如干燥综合征、眼瘢痕性类天疱疮等病史，临床呈慢性迁延性结膜炎，进展性结膜瘢痕形成，角膜浅层新生血管形成；过敏性结膜炎患者多存在过敏病史，眼痒为主要症状，少伴有眼痛，结膜以乳头增生为主，通常无结膜下出血。

由于急性出血性结膜炎是国家法定丙类传染病，故一旦确定诊断该病，首诊医院需按照卫生行政部门规定的监测管理方法进行管理，并在 24 小时内上报。

五、治疗

（一）物理治疗

急性期可予以眼部冷敷暂时缓解症状，可戴墨镜减少光对眼的刺激。

（二）药物治疗

目前尚缺乏针对腺病毒、肠道病毒等确实有效的抗病毒药物，临床治疗主要是对症治疗。

1. 广谱抗病毒药物　如 0.1% 利巴韦林滴眼液每日 3~4 次、4% 吗啉胍滴眼液每日 3~4 次、重组人干扰素 α1b 或重组人干扰素 α2b 滴眼液，每日 3~4 次，连续使用 1~2 周，临床也可试用 0.1% 更昔洛韦滴眼液或 0.15% 更昔洛韦眼用凝胶每日 2~4 次，连续 1~2 周后，逐渐减量，炎症消退后停用。关于局部抗病毒药物应用是否可达到缩短疾病病程、减弱病毒复制能力并减少病毒抗原数量的效果，尚存争议。有研究表明，更昔洛韦可抑制部分血清型的腺病毒的活力，未来我们需要更大样本的多中心临床试验研究，明确不同浓度的更昔洛韦对腺病毒性结膜炎的治疗效果。还有一些中药成分的抗病毒滴眼液，如鱼腥草和板蓝根等，对病毒性角膜炎也是很有效的。

2. 人工泪液　0.1% 或 0.3% 玻璃酸钠滴眼液每日 3~4 次，使用 2~3 周，以减轻患者的临床症状；对点状角膜上皮病变的患者，可给予小牛血去蛋白提取物眼用凝胶或滴眼液每日 3~4 次，使用 2~3 周，以减轻患者眼部刺激症状，待眼部刺激症状完全消失后停用。

3. 非甾体抗炎药　0.1% 普拉洛芬滴眼液、0.1% 双氯芬酸钠滴眼液、溴芬酸钠滴眼液或 0.5% 酮咯酸氨丁三醇滴眼液，每日 2~3 次，缓解眼表炎症，对病毒的复制和清除无明显影响

4. 糖皮质激素　一般用于病情较重的患者，以减轻患者炎症反应及缓解症状。但无论是强效糖皮质激素（如 1% 醋酸泼尼松龙）还是短效糖皮质激素（如 0.1% 氟米龙等）局部应用都会增强病毒的复制能力并延长病毒释放期和清除的时间，所以，临床上应该严格掌握糖皮质激素的使用指征。糖皮质激素应用需逐步减量（每隔 3~7 天减半），尤其是对存在角膜浸润灶的患者。停用后，角膜上皮下浸润可能会复发。糖皮质激素滴眼液应用指征：①结膜炎症较重，结膜明显水肿，结膜下出血较多；②结膜滤泡形成明显或结膜滤泡融合；③有明显结膜假膜形成可能造成角膜损伤；④发病早期即出现浅点状角膜上皮病变或点状角膜上皮病变融合影响视功能；⑤伴有前房炎症反应。

5. 免疫抑制　局部 0.05% 环孢素 A 滴眼液点眼可有效治疗角膜上皮下浸润。当患者对糖皮质激素逐渐耐药或出现副作用时,推荐局部使用环孢素 A 治疗。0.1% 他克莫司滴眼液也可用于激素抵抗性角膜上皮下浸润的治疗。

6. 对症治疗药物　眼痒明显者,可给予 0.05% 富马酸依美斯汀滴眼液或 0.1% 吡嘧司特钾滴眼液,每日 2~3 次。

7. 抗生素　腺病毒性结膜炎很少继发细菌感染,故大部分病毒性结膜炎患者无须使用抗生素,而病毒性结膜炎继发角膜细菌感染者多与使用糖皮质激素有关,因此,最有效的预防双重感染的方法就是慎用激素。只有在出现大范围角膜上皮损伤及剥离真膜/假膜后才建议使用抗生素眼膏预防感染。

8. 聚维酮碘　目前已有大量的临床研究表明,应用 0.4%~2.0% 的消毒防腐剂聚维酮碘(PVP-I)点眼治疗腺病毒结膜炎可以降低病毒载量,加快临床症状和体征的改善。通常,PVP-I 的浓度<1.0% 时耐受性良好,但治疗效果通常取决于浓度,目前尚没有固定浓度的商品化滴眼液,因此,有待于通过临床研究进一步确定最佳浓度、给药方案和与其他药物联合应用的治疗效果。

(三) 手术治疗

1. 假膜去除　一般情况下,小片、菲薄的结膜假膜可随炎症的减轻而逐渐吸收,不需要擦除,尤其对年龄小配合度较差的幼儿,过度擦除会增加组织的损伤且增加继发性细菌感染的可能性。对面积较大或较厚的假膜,尤其是发现假膜导致患者眼部刺激征加重或可能造成角膜上皮损伤时,可在表面麻醉下,用消毒镊子剥除或用棉签擦除,操作时动作轻柔,对与下面组织粘着较紧的假膜,可分次剥除,避免过度组织损伤。

2. 激光治疗　关于是否可以利用准分子激光去除角膜上皮下浸润灶尚有争议。利用准分子激光联合丝裂霉素 C 治疗伴有角膜上皮下混浊的近视可以达到良好的视觉与屈光效果。

腺病毒性结膜炎和急性出血性结膜炎均具有很强的传染性,故在临床治疗过程中掌握好阻断传播途径、预防并发症和缓解症状的预防和治疗原则。疑似病例需隔离检查。患者确诊后,医生应建议患者避免和其他人接触,接触眼部后要洗手,避免共用毛巾、枕头等可能存在患者眼部分泌物的物品。急性炎症期,儿童应避免外出活动,成年人也要避免近距离接触。

(马林)

第六节　衣原体性结膜炎

衣原体感染是常见的感染性致盲眼病之一。绝大多数的人眼衣原体感染是由沙眼衣原体引起的,血清型 A~C 可导致沙眼,反复感染会导致慢性滤泡性结膜炎、结膜瘢痕、睑内翻、倒睫和角膜混浊;血清型 D~K 可导致包涵体结膜炎,新生儿包涵体结膜炎通过产道感染,成人包涵体性结膜炎是性传播疾病;血清型 L1~L3 可导致性病淋巴肉芽肿,鹦鹉热衣原体可导致慢性滤泡性结膜炎,较罕见。衣原体是介于细菌与病毒之间的微生物,归于立克次纲,衣原体目。具有细胞壁和细胞膜,以二分裂方式进行繁殖,可寄生于细胞内形成包涵体。

一、沙眼

沙眼(trachoma)是由沙眼衣原体(chlamydia)血清型 A~C 感染所致的一种慢性传染性结膜角膜炎,是全球可防治盲的主要原因。作为公共卫生问题,消除沙眼盲已经取得了显著成果。沙眼在 1995 年被认为是全球第二位致盲原因,而在 2010 年已降至致盲原因的第六位。我国已基本消灭了沙眼这类眼病。

(一) 病因与流行病学

沙眼衣原体由我国汤飞凡、张晓楼等人于 1956 年用鸡胚培养的方法在世界上首次分离出来。沙眼多由 A、B、C 或 Ba 抗原型所致。沙眼为双眼发病,通过直接接触或污染物间接传播,节肢昆虫也是传播媒介。虽然沙眼已经在欧洲和北美洲消失,但澳大利亚、亚洲和南美洲仍有大量的沙眼存在,沙眼依旧是非洲许多国家的重大公共卫生问题。眼部衣原体感染最常影响儿童,特别是学龄前儿童。目前,大多研究认为沙眼的主要风险因素是贫穷和卫生不良,例如缺乏水和卫生设施,以及营养不良、酷热或沙尘气候。热带、亚热带区或干旱季节容易传播。沙眼在低收入国家,特别是撒哈拉以南非洲最贫穷的社区中发病率最高,2021 年 6 月,全世界有 180 万人因这种疾病而失明。

（二）临床表现

1. 发病特点　沙眼以眼部衣原体反复感染为主要特点,急性沙眼感染主要发生于儿童,发生率和严重程度男女相当,但成人女性沙眼的严重瘢痕比男性高出 2~3 倍,可能和母亲与急性感染的儿童密切接触有关。沙眼一般起病缓慢,多为双眼发病,但轻重程度不等,潜伏期 5~14 天。

2. 眼部症状　通常患者并无明显症状,可有眼部不适、畏光和异物感。幼儿患沙眼后,症状隐匿,可自行缓解,不留后遗症。重复感染或并发细菌感染时,刺激症状可加重,且可出现视力减退。晚期发生眼睑内翻与倒睫、上睑下垂、睑球粘连、角膜混浊、实质性结膜干燥症、慢性泪囊炎等并发症,导致症状更明显,可严重影响视力,甚至失明。

3. 眼部体征　沙眼性角膜血管翳及睑结膜瘢痕为沙眼的特有体征。

（1）睑结膜:活动性沙眼表现为滤泡性结膜炎,以上睑结膜最为显著,睑结膜可出现滤泡形成和乳头增生,结膜充血,血管模糊;慢性炎症期表现为结膜瘢痕逐渐形成,通常从童年后期开始,持续进展至成年。结膜瘢痕开始呈细线或星状,随后进展形成更广泛的瘢痕带。Arlt 线是典型的沙眼瘢痕性改变,位于上睑结膜睑板下沟处、平行于睑缘的线状瘢痕。结膜瘢痕逐渐成网状,后全部变成白色平滑的瘢痕,可导致眼睑变形,特别是上睑,也会引起睑内翻、倒睫与睑缘皮肤黏膜交界线前移(图 3-4-6-1)。

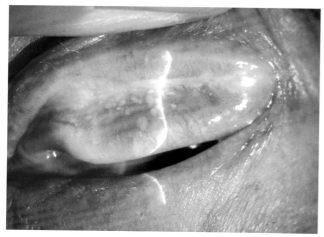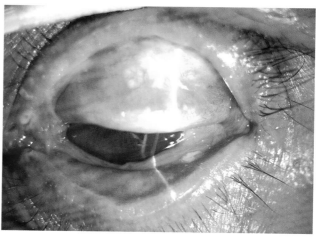

图 3-4-6-1　沙眼引起的睑结膜瘢痕,伴结膜结石

（2）角膜:弥漫性点状角膜上皮病变通常发生在慢性结膜炎的情况下,通常以上方角膜更为明显。在沙眼的炎症进行期,角膜浅基质可出现点状至片状浸润,浅表血管翳形成和炎性细胞浸润皆会导致不同程度的角膜混浊。Herbet 小凹是沙眼的特征性体征,是角膜缘滤泡发生瘢痕化的改变。沙眼最影响视力的病理改变是角膜混浊,这可能与倒睫引起的角膜擦伤和感染有关。

（三）诊断与鉴别诊断

1. 临床诊断　多数沙眼根据乳头、滤泡、上皮及上皮下角膜炎、角膜血管翳、角膜缘滤泡、Herbert 小凹等特异性体征,可以作出临床诊断。由于睑结膜的乳头增生和滤泡形成并非为沙眼所特有,因此,早期沙眼的诊断在临床病变尚不完全具备时较困难,有时只能诊断"疑似沙眼",要确诊须辅以实验室检查。

2. 实验室检查

（1）细胞学检查:沙眼细胞学的典型特点是可检出淋巴细胞、浆细胞和多形核白细胞。结膜刮片行吉姆萨染色可显示位于细胞核周围的蓝色或红色细胞质内的包涵体,改良的 Diff-Quik 染色可缩短检测包涵体的时间。

(2)荧光标记的单克隆抗体试剂盒检测细胞刮片衣原体抗原、酶联免疫测定、聚合酶链反应都有高度敏感性和高度特异性,但对操作者技术要求高,费用也昂贵。

(3)沙眼衣原体培养:需要放射线照射或细胞稳定剂(如放线菌酮)预处理,通常在生长 48~72 小时后用碘染色单层细胞或通过特殊的抗原单克隆抗体检测,是重要的实验室检查,但技术要求高,暂时不能广泛应用。

3. 沙眼分期

(1)1979 年,我国制定了适合我国国情的分期方法,分为四期,即:Ⅰ期,活动期,上睑结膜乳头与滤泡并存,上穹窿结膜血管模糊不清,有角膜血管翳;Ⅱ期,退行期,上睑结膜自瘢痕开始出现至大部分变为瘢痕,仅留少许活动病变;Ⅲ期,完全瘢痕期,上睑结膜活动性病变完全消失,代之以瘢痕,无传染性。

(2)1987 年世界卫生组织(WHO)介绍了一种新的简单分期法可以直接评价沙眼严重程度。标准如下:①滤泡性沙眼(trachomatous inflammation folicular,TF),上睑结膜滤泡数量≥5,其直径≥0.5mm;②浸润性沙眼(trachomatous inflammation intense,TI),上睑结膜明显炎症性增厚,血管模糊区>50%;③瘢痕性沙眼(trachomatous scarring,TS),典型的睑结膜瘢痕;④沙眼性倒睫(trachomatous trichiasis,TT),倒睫(至少有 1 根睫毛摩擦眼球)或睑内翻;⑤角膜混浊(corneal opacity,CO)。其中 TF、TI 是活动期沙眼,要给予治疗,TS 是患过沙眼的依据,TT 有潜在致盲危险需行眼睑内翻矫正术,CO 是终末期沙眼。

4. 鉴别诊断

(1)慢性滤泡性结膜炎:原因不明,常见于儿童及青少年,皆为双侧。下穹窿及下睑结膜见大小均匀、排列整齐的滤泡,无融合倾向;结膜充血并有分泌物,但不肥厚,数年后不留痕迹而自愈,无角膜血管翳。

(2)春季角结膜炎:本病睑结膜增生的乳头大而扁平,上穹窿部无病变,也无角膜血管翳;结膜分泌物涂片中可见大量嗜酸性粒细胞和/或嗜酸性颗粒。

(3)包涵体性结膜炎:本病与沙眼的主要不同之处在于,滤泡以下穹窿和下睑结膜处显著,没有角膜血管翳;实验室可通过针对不同衣原体抗原的单克隆抗体进行免疫荧光检测来鉴别其抗原血清型,从而与之鉴别。

(4)巨乳头性结膜炎:本病所致的睑结膜乳头增生可与沙眼性滤泡相混淆,一般有明确的角膜接触镜配戴史或眼部手术史。

(四)治疗

沙眼的治疗包括全身和眼局部药物治疗及并发症的治疗。

1. 全身和眼局部药物治疗　抗生素治疗是沙眼活动期的最重要治疗。磺胺类、四环素、红霉素、利福平和大环内酯类抗生素对沙眼衣原体均有效。目前,世界卫生组织建议的沙眼的抗菌方案为:局部使用四环素眼膏,每日 2 次,疗程 6 周,或者单剂量口服阿奇霉素,儿童 20mg/kg,成人 1g。四环素黏附性较差,优选口服阿奇霉素,单剂阿奇霉素可清除眼部衣原体菌株至少达 90%。

2. 并发症治疗

(1)睑内翻和倒睫:可以根据患者的具体情况来制订治疗方案。轻度倒睫可以由患者本人或其家属帮其拔除,其他破坏睫毛囊的方法如冷冻手术、电解或氩激光光凝术,在治疗轻度倒睫上的成功率各有不同;通常情况下,严重的倒睫需要进行眼睑手术治疗,手术方式包括双侧睑板转位术、后部睑板转位术、伴或不伴转位的睑板前移、前板层睑板再固定、外翻夹板固定、睑板楔形切除和睑板切除术。严重倒睫(>5 根睫毛接触眼)的随机试验显示,双侧睑板转位术的倒睫复发率最低,2 年内治疗成功率达 70%~80%,如果使用可吸收性缝线,则术后可无须拆线。

(2)角膜混浊:沙眼引起的角膜混浊可以采取穿透或板层角膜移植术来治疗。由于角膜供体来源有限,大多数伴有角膜混浊的沙眼患者不能得到及时有效的角膜移植手术。慢性眼表异常和感染是造成角膜移植失败的常见原因,故沙眼性角膜盲患者在接受角膜移植手术前,眼睑位置和眼表情况一定要保持良好,否则不宜进行。

沙眼是一种持续时间长的慢性疾病,在流行地区,再度感染常见,需要重复治疗。预防措施和重复治疗应结合进行。应培养良好的卫生习惯,避免接触传染,改善环境,加强对服务行业的卫生管理。

二、包涵体性结膜炎

包涵体性结膜炎(inclusion conjunctivitis)是血清型 DK 沙眼衣原体引起的通过性接触或产道传播的急性或亚急性滤泡性结膜炎。成人包涵体性结膜炎好发于性生活混乱的年轻人,多为双侧,衣原体感染男性尿道和女性子宫颈后,通过性接触或手—眼接触传播到结膜,游泳池可间接传播;新生儿经产道分娩可感染。成人与新生儿感染后结膜临床表现有所不同,故分为成人和新生儿包涵体性结膜炎。

(一)成人包涵体性结膜炎

1. 病因与流行病学 成人包涵体性结膜炎是性传播的沙眼衣原体在眼部的表现,可以由患者本人或性伴侣造成。生殖器衣原体感染的患者中,大约有 1/300 会出现包涵体性结膜炎,有 50%~70% 的包涵体性结膜炎患者并发生殖器感染。

2. 临床表现 成人包涵体结膜炎通常被归类为慢性滤泡性结膜炎,多双眼发病,潜伏期为 2~15 天。

(1)眼部症状:早期临床表现为眼红、流泪、异物感,后发展为眼睑水肿,黏液脓性分泌物。

(2)眼部体征:①结膜充血,黏液脓性分泌物,结膜滤泡,通常位于下穹窿部,也可见于上穹窿及上睑结膜,偶见结膜膜状物形成;②结膜炎进展到一定程度会累及角膜,首先表现为多发性点状角膜上皮炎,进而发展成上皮下浸润。据报道,大约有 25% 的感染者会出现角膜受累,通常发生在感染后 2~3 周。角膜浸润常始发于角膜缘,可进展至全角膜。

3. 诊断与鉴别诊断 根据典型临床表现,结合结膜标本涂片吉姆萨染色、培养、实时聚合酶链反应、荧光抗体染色等病原学检测进行早期诊断和确诊。

包涵体结膜炎应与其他慢性滤泡性结膜炎,如流行性角膜结膜炎、单纯疱疹病毒和带状疱疹病毒感染、传染性软疣及眼表毒性病变等相鉴别。

4. 治疗 成人包涵体性结膜炎是一种性传播疾病,其主要治疗方法是全身应用抗生素。性传播衣原体感染者可单剂量口服阿奇霉素 1g,或口服多西环素 100mg/次,每日 2 次,疗程 7 天。替代方案包括红霉素、左氧氟沙星或氧氟沙星。尽管全身抗生素治疗能有效地根除眼衣原体,但有 30%~40% 的患者在治疗 4~6 周后仍会出现滤泡或乳头状结膜炎。性伴侣需积极接受治疗。

(二)新生儿包涵体性结膜炎

1. 病因与临床表现 产道感染沙眼衣原体 D-K 抗原型的新生儿约有 50% 会患包涵体性结膜炎,同时会引起新生儿的鼻咽、直肠、阴道、肺、中耳等感染。临床潜伏期为出生后 5~14 天,有胎膜早破时可于生后第 1 天即出现体征。眼部感染多为双侧,轻者表现为眼睑水肿、乳头性结膜炎和黏液脓性分泌物,严重者可出现球结膜水肿、脓性分泌物和假膜。新生儿的免疫系统未发育成熟,故不形成结膜滤泡。大多数新生儿衣原体结膜炎是自限性疾病,但也可能有结膜瘢痕形成。上方角膜可出现新生血管和炎症浸润。

2. 诊断与鉴别诊断 根据临床表现诊断不难。实验室检测手段同沙眼。新生儿包涵体性结膜炎上皮细胞的胞质内易检出嗜碱性包涵体,血清学的检测对眼部感染的诊断无多大价值,但是检测 IgM 抗体水平对诊断婴幼儿衣原体肺炎有很大帮助。新生儿包涵体性结膜炎须与其他新生儿结膜感染相鉴别,如淋病奈瑟菌和其他细菌感染引起的结膜炎,单纯疱疹病毒性结膜炎和化学性结膜炎。起病时间:通常化学性结膜炎起病最快(<24 小时),其次是淋球菌性结膜炎(2~5 天),衣原体性结膜炎(5~14 天)和单纯疱疹病毒性结膜炎(1~2 周)。疾病严重程度:化学性结膜炎是一种自限疾病,通常在 48 小时内消退,而淋菌性结膜炎进展较快,常伴有角膜溃疡或机体其他系统受累;实验室检测病原体对于明确诊断非常重要,如结膜刮片革兰氏和吉姆萨染色、病毒或衣原体培养、荧光抗体染色,以及实时聚合酶链反应等手段。衣原体位于细胞内,因此,取样时一定要收集上皮细胞而非结膜囊脓性分泌物。

3. 治疗 新生儿通常并发多处感染,因此,不仅需要局部治疗,而且要重视全身治疗。同时,新生儿的生父和生母也必须接受相应治疗。目前推荐的治疗方案是口服红霉素 50mg/(kg·d),每天 4 次,疗程 14

天,口服阿奇霉素 20mg/(kg·d),疗程 3 天。局部可应用红霉素或四环素眼药膏。

加强对年轻人的卫生知识特别是性知识的教育,产前进行衣原体筛查,对感染的妊娠期女性进行单剂量口服阿奇霉素治疗是成功预防新生儿感染的关键。

(马林)

第七节 免疫性结膜炎

一、春季角结膜炎

春季角结膜炎(vernal keratoconjunctivitis,VKC)是一种双眼反复发作,以上睑结膜滤泡、乳头和/或角膜缘典型胶冻样增生为特征的慢性变应性疾病。此病的发作与季节有明显关系,亦可常年都有症状。

(一)病因与流行病学

引起春季角结膜炎的确切病因仍不十分清楚,近年来,免疫因素、遗传因素、内分泌因素、眼表菌群生态平衡、眼表鞘脂代谢及上皮屏障功能异常等被发现在 VKC 发病中扮演了一定角色。VKC 常见于 6~20 岁年青人,3 岁以下和 25 岁以上则很少发病,20 岁以下患者以男性为主,占 75%~80%,20 岁以上则男女比例相近。该病可持续 4~10 年之久,青春期后开始逐渐消退。VKC 的分布亦存在地理差异,热带地区和干燥气候是其高发区,研究显示,我国西北地区发病率为 0.01%~1.42%。40%~75% 的 VKC 患者有其他特应性表现的明确病史(哮喘或湿疹),40%~60% 的患者有特应性家族史。

(二)发病机制

一般认为 VKC 是一种自身免疫相关的疾病,与 Ⅰ、Ⅳ 型变态反应有关。VKC 特征性病理特点是以嗜酸性粒细胞为主的多种炎症细胞浸润结膜组织。疾病早期,结膜刮片可见大量嗜酸性粒细胞,随着病程进展,结膜出现纤维增生,伴有大量新生血管深入,末期还可伴有胶原组织增生,可达 10 层细胞以上,此时的乳头呈圆形,几乎为内纤维组织构成。角膜缘也因炎症细胞浸润发生同样的组织病理改变,但以上皮增生为主。另有研究发现,VKC 患者结膜内 CD4 辅助 T 细胞聚积,泪液与血清中亦发现白细胞介素(IL3、4、5、8、10),血管内皮生长因子(VEGF),基质金属蛋白酶(MMP-1、2、3、9、10)等表达明显增高。提示以上炎症因子、细胞因子和基质金属蛋白酶等共同参与了 VKC 的病理进程。

近年来,随着共聚焦显微镜在眼科临床中的应用,对 VKC 病理过程有了新的发现。VKC 主要累及角膜浅层,在角膜上皮层中高亮多角形细胞出现缺失,上皮下神经丛密度出现降低,并伴随炎症细胞浸润,在浅基质层出现大量基质细胞活化。VKC 患者结膜和角膜组织中可见大量树突状细胞(dendritic cells,DC)异常聚积,并出现分枝状外观,这些 DC 的密度、形态和分布随着疾病进展出现相应的变化,这些证据提示 DC 参与了 VKC 的整个病理过程。

(三)临床表现

1. 持续性眼痒、眼红、流泪,也可伴畏光和异物感。

2. VKC 体征与分型

(1)睑结膜型:主要以上穹窿及睑结膜前乳头及滤泡增生为主。早期乳头较小,随着病程进展,乳头直径明显增大,但顶部扁平,大小可不一,满布在睑结膜面上,淡红色充血,似铺路的卵圆石样(图3-4-7-1)。下睑结膜病变往往较轻,在炎症活动期,有时乳头表面有黄色渗出膜,在撕去后,不会发生出血现象。

(2)角膜缘型:黄、黑皮肤人种多见,其主要特征为高出角膜缘的红色胶样或黄褐色增生,此上方角膜缘多见,但可发生在任何象限。角膜缘的乳头新生血管为核心发生增生,另外,还可见变性的嗜酸性粒细胞为中心的白色 Horner-Trantas 结节,可发生在疾病的任何时期,一般持续 1 周左右(图3-4-7-2)。病变中晚期,角膜缘出现永久性新生血管,同时还伴有纤维化的血管翳,从角膜缘向角膜中央伸长,有的造成前弹力层混浊,呈灰白色或面粉样改变。

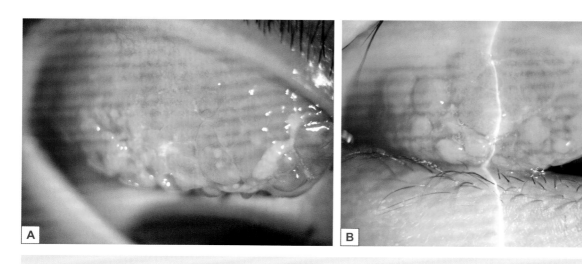

图 3-4-7-1　睑结膜型,上睑结膜乳头及滤泡增生,淡红色充血,似铺路的卵圆石样,乳头表面及之间可见厚重黏稠的黏液

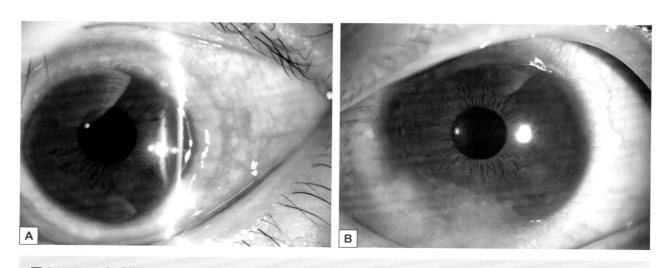

图 3-4-7-2　角膜缘型

图 A　高出角膜缘的胶样结节形成的灰白色面包圈样围绕

图 B　角膜缘出现永久性新生血管,还伴有纤维化的血管翳

（3）混合型:既有睑结膜型,又有角膜缘型的临床表现(图 3-4-7-3)。

3. 另外,我国和印度亦报道了 VKC 可能出现新的临床体征:VKC 角膜缘周球结膜有细小的金棕色斑点样色素沉着和角膜缘胶样结节瘤形成(图 3-4-7-4)。

4. VKC 虽在一定程度上属于自限性疾病,但长期持续性炎症可能导致严重的角膜并发症。

长期反复炎症发作可出现盾形角膜上皮缺损,最终出现角膜盾形溃疡改变。溃疡常在前弹力层下,边界较清楚,发展缓慢,最终留下角膜云翳(图 3-4-7-5)。此外,其他并发症还包括圆锥角膜、角膜基质炎等。

（四）诊断与鉴别诊断

1. 季节性反复发作病史。

2. 眼部瘙痒,伴典型的睑结膜乳头增生,晚期呈铺路石样改变。

3. 角膜缘胶样结节形成,晚期角膜缘可出现永久性新生血管,角膜缘胶样组织增生等。

4. 反复发作可出现角膜盾形上皮缺损,并可进展为盾形角膜溃疡。

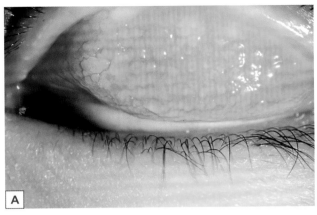
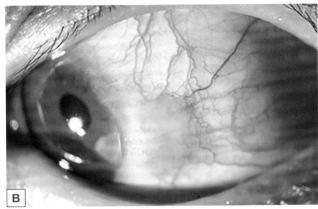

图 3-4-7-3　混合型

图 A　睑结膜面可见充血,伴卵圆石样乳头及滤泡增生

图 B　高出角膜缘的胶样结节和纤维化的血管翳

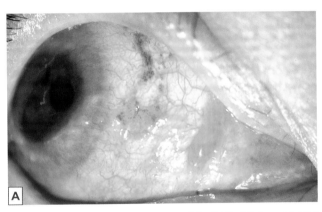
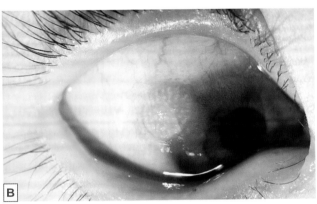

图 3-4-7-4　VKC 可能出现新的临床体征

图 A　可出现角膜缘结膜金棕色斑点样色素沉着

图 B　可出现角膜缘胶样结节瘤形成

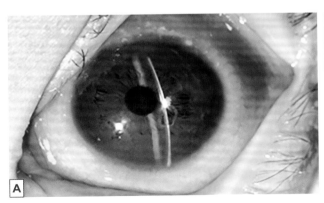
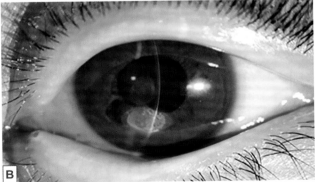

图 3-4-7-5　长期反复炎症发作可出现盾形角膜上皮缺损,最终出现角膜盾形溃疡改变

图 A　可见角膜盾形上皮缺损

图 B　反复炎症发作,可见角膜盾形溃疡形成

5. 结膜刮片脱落细胞学检查　可见大量嗜酸性粒细胞聚积（图 3-4-7-6）。

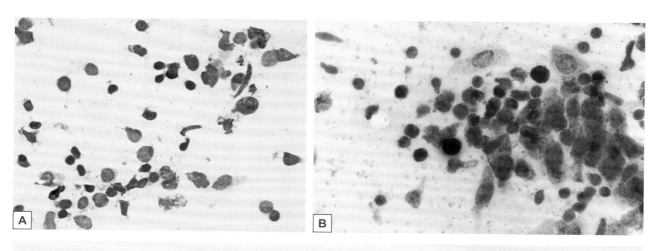

图 3-4-7-6　睑结膜刮片脱落细胞学检查（瑞氏-吉姆萨染色）可见大量嗜酸性、中性及巨噬细胞浸润聚积

6. 泪液或血清学检查　可发现部分患者对 IgE 的辅助细胞增生，同时 IgE 含量水平也增高。

7. 共聚焦显微镜检查　可见角结膜树突状细胞、朗汉斯细胞密度增高（图 3-4-7-7）。其中 DC 密度、形态和分布等变化对本病诊断、用药和转归均具有重要的指导价值。

8. 其他辅助检测　如过敏原应激试验、皮肤点刺试验、血液试验、结膜过敏原激发试验，但敏感性不一。

9. 鉴别诊断　特应性角结膜炎、枯草热性结膜炎、巨乳头结膜炎、慢性感染性结膜炎、药物毒性结膜炎和沙眼等。

（五）治疗

VKC 治疗周期较长，其治疗关键包括健康教育、避免接触变应原，对症治疗三个方面。VKC 目前主要治疗手段包括：

1. 脱敏及健康教育　避免或减少接触变应原，改善生活环境质量，眼部清洁和冷敷可减轻一定眼部瘙痒等不适。

2. 药物治疗　VKC 的发病早期主要使用抗炎及免疫抑制剂以控制症状，避免并发症。疾病后期，则是免疫抑制剂、低浓度糖皮质激素和非激素类抗炎药为主的抗复发治疗。

（1）抗组胺药：0.05% 依美斯汀滴眼液每日 2 次，0.1% 左卡巴斯汀滴眼液每日 2 次。

（2）肥大细胞稳定剂：1% 吡嘧司特钾滴眼液每日 2 次，2% 色甘酸钠滴眼液每日 4 次。

（3）抗组胺及抗肥大细胞稳定剂双效药：2% 盐酸奥洛他定滴眼液每日 2 次、0.01%~0.035% 酮替芬滴眼液每日 4 次，0.05% 氮䓬斯汀滴眼液每日 2 次。

（4）糖皮质激素：0.1% 氟米龙滴眼液，0.1% 地塞米松滴眼液，1% 泼尼松龙滴眼液，每日 4 次，结膜充血减轻后改为每日 2 次，待临床症状和体征消失后再减为每日 1 次。在用药期间需密切随访，避免激素引起的并发症，如高眼压、继发性感染、白内障等。

（5）免疫抑制剂：对反复发作及迁延不愈者，可考虑使用 1% 环孢素 A 滴眼液每日 2 次，或 0.1% 他克莫司滴眼液每日 2 次。

（6）单克隆抗体：对严重和常规治疗耐药的 VKC，可考虑尝试联合单克隆抗体治疗。奥马珠单抗300~600mg，2 周 1 次。

（7）其他辅助药物：非甾体抗炎药（双氯芬酸钠滴眼液，每日 4 次）和人工泪液（玻璃酸钠滴眼液或聚乙二醇滴眼液等，每日 4~6 次）。

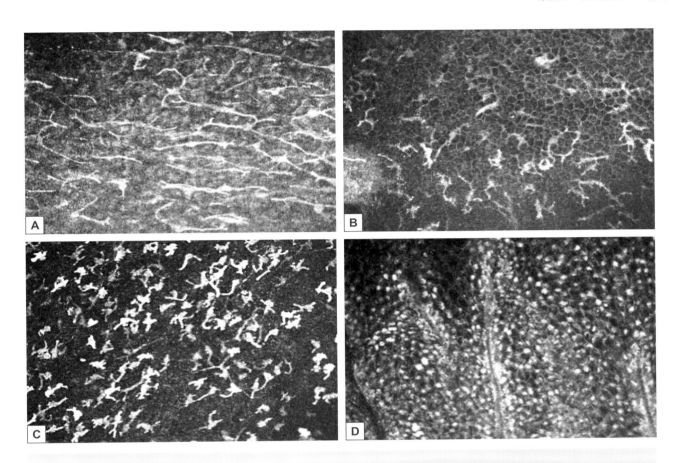

图 3-4-7-7　共聚焦显微镜检查

图 A　可见 VKC 患者睑结膜、球结膜分布有高密度和形态典型的 DC

图 B　发病时中央角膜上皮内可见 DC

图 C、D　角膜缘有大量典型高密度分布的 DC，下方见大量非典型高密度分布的圆形细胞（可能是 DC 的前体）

（8）共聚焦显微镜在 VKC 药物治疗中的指导价值

VKC 发病时，睑结膜、球结膜、角膜缘、旁中央角膜会出现 DC 聚积，DC 在这些部位的密度、形态和分布等变化对治疗用药提供了重要的参考意义。在治疗过程中，DC 形态学发生改变，由大的典型树枝状结构转变成非树枝状或不规则状，提示 DC 由成熟状态转变成非成熟状态，DC 早期药物治疗作用机制主要在于抑制树突状细胞的成熟，而糖皮质激素可以强烈干扰 DC 的分化和成熟。因此，主张糖皮质激素应在早期应用，既可明显减轻 VKC 患者的症状和体征，亦可避免长期应用糖皮质激素的副作用。另外，VKC 药物治疗前后症状改善明显快于体征改善，球结膜改善也快于和早于角膜改善，因此，临床上不能以患者症状的改善或消失作为该病停药的标准。

总之，应用共聚焦显微镜观察 VKC 患者角膜缘、角膜及角膜缘附近的球结膜中 DC 的密度、形态及分布情况在治疗过程中的动态变化，对局部糖皮质激素（选择合适浓度、频次和停药时机）及免疫抑制剂的应用均具有很好的参考指导价值，可以更好地控制春季角结膜炎患者复发，并减少出现糖皮质激素可能的副作用，针对 DC 的治疗，可以作为治疗春季角结膜炎的靶向治疗方案。

3. 并发症治疗　针对 VKC 所致严重的角膜并发症（角膜上皮持续缺损或溃疡），根据具体病情可考虑绷带镜、羊膜移植或其他眼表手术处理。

4. 预后　VKC 作为一种慢性易复发的免疫性结膜炎，具有一定的自限性，临床病程多持续数年之久。VKC 的治疗在减少并发症的基础上，预后良好。

（杨硕）

二、季节性和常年性过敏性结膜炎

过敏在临床中极为常见。季节性过敏性结膜炎（seasonal allergic conjunctivitis，SAC）指在一年中某个时间段因为频繁接触室外过敏原而引发的结膜过敏反应，而常年性过敏性结膜炎（perennial allergic conjunctivitis，PAC）则全年发病，可能与接触室内变应原有关。

（一）病因与流行病学

引起 SAC 和 PAC 的致病因素包括：免疫调节失衡（Th1/Th2 失衡，Th17 过度活化），神经调节失衡（眼三叉神经节细胞离子通道异常，神经内源性致敏），此外，眼表菌群失调、脂质介质、环境因素、大气污染及遗传因素等也在过敏性结膜炎的病理过程中发挥了重要作用。过敏性结膜炎在儿童及青少年发病率较成年人高，但无明显性别差异。有报道，在我国，常年及季节性过敏性结膜炎占所有过敏性结膜炎患者比例为 74%。

（二）发病机制

SAC 和 PAC 是 IgE 介导的 I 型过敏反应。当眼部接触过敏原，产生针对该过敏原特异性 IgE，当机体再次接触变应原，释放过敏介质，激活肥大细胞诱发一系列过敏反应。在过敏早期，组胺的释放后与血管内皮细胞表面受体结合，使得血管扩张，通透性增加，导致过敏性结膜炎的特征性表现——眼红、眼痒。除此之外，前列腺素和白三烯也是常见的过敏炎性介质。在晚期，调控活化 T 细胞，分泌趋化因子，多种免疫活性细胞（嗜酸性粒细胞、中性粒细胞和淋巴细胞等）聚积，共同参与到过敏应答过程。

（三）临床表现

1. 过敏性结膜炎最常见的临床症状包括眼红、眼痒，可伴有水液样分泌物，还可出现眼睑和球结膜水肿，睑结膜乳头增生（图 3-4-7-8）。过敏性结膜炎眼表体征程度分级见表 3-4-7-1。

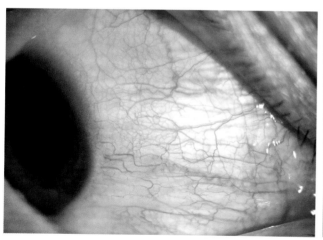
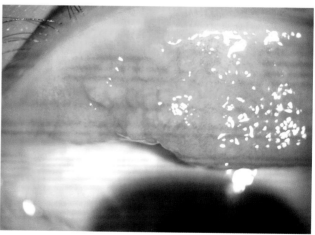

图 3-4-7-8　可见球结膜弥漫性充血，轻度水肿，上睑结膜可见乳头增生，角膜无特殊改变

2. SAC 和 PAC 一般为双眼发病，但可能存在双眼不对称现象。SAC 主要是接触室外环境过敏原（多见为花粉），PAC 则主要是接触室内过敏原（多见为尘螨、宠物皮屑、毛发、真菌和霉菌等）。

（四）诊断与鉴别诊断

1. 典型过敏性结膜炎症状　眼痒、眼红，可伴有异物感，结膜囊水液样分泌物增多。
2. 体征　眼睑水肿，结膜充血水肿，一般无角膜及内眼受累。
3. 详尽的病史询问，如其他全身性过敏疾病史、家族过敏史、生活环境、眼部接触史、手术史等对诊断及鉴别十分重要。

表 3-4-7-1 过敏性结膜炎眼表体征程度分级

部位	体征	分级	特点及范围
结膜	充血	轻	结膜血管少许扩张
		中	轻重度之间
		重	结膜血管明显扩张,无法区分血管走行
	水肿	轻	结膜区域性水肿
		中	结膜弥漫性轻度水肿,不超过结膜囊
		重	结膜弥漫性轻度水肿,超过结膜囊
	乳头	轻	累及<1/3 上睑结膜面
		中	1/3 ≤ 累及 ≤1/2 上睑结膜面
		重	累及>1/2 上睑结膜面
角膜缘	Horner-Trantas 结节	轻	1~4 个
		中	5~8 个
		重	>8 个
角膜	上皮病变	轻	点状脱落
		中	片状脱落
		重	盾形溃疡

来源:《我国过敏性结膜炎诊断和治疗专家共识(2018 年)》

4. 结膜刮片 可能发现嗜酸性粒细胞,有助于明确过敏性结膜炎诊断。

5. 泪液 IgE 含量检测 IgE 含量水平可反映过敏性结膜炎严重程度及预后。

6. 鉴别诊断 春季角结膜炎、病毒性结膜炎、细菌性结膜炎、特应性结膜炎、药物毒性结膜炎和沙眼等。

(五)治疗

过敏性结膜炎的治疗应遵循以下原则:健康教育、脱离过敏原、减轻症状及体征。

1. 脱离过敏原及健康教育 改善生活环境,减少过敏原接触,是控制过敏性疾病的重要外部因素。室内环境需保持清洁并做一定的除螨措施,减少接触室外灰尘及花粉等,可以一定程度减少 SAC 和 PAC 的发作。另外,亦可减少大气污染(PM2.5 异常)的暴露。眼部睑缘及睫毛清洁、冷敷等亦可减轻 SAC 和 PAC 不适症状。

2. 药物治疗

(1)全身治疗:伴随全身过敏症状或局部治疗不佳时,可考虑全身治疗:苯海拉明、氯雷他定、西替利嗪、非索非那定、地氯雷他定和左西替利嗪等,但需关注全身治疗副作用及眼部疗效局限性。如明确过敏原,亦可于过敏科就诊,考虑进行全身脱敏治疗。

(2)局部治疗:①抗组胺药:0.05% 依美斯汀滴眼液每日 2 次,0.1% 左卡巴斯汀滴眼液每日 2 次;②肥大细胞稳定剂:1% 吡嘧司特钾滴眼液每日 2 次,2% 色甘酸钠滴眼液每日 4 次;③抗组胺药与肥大细胞稳定剂双效药:2% 盐酸奥洛他定滴眼液每日 2 次、0.01%~0.035% 酮替芬滴眼液每日 4 次、0.05% 氮䓬斯汀滴眼液每日 2 次;④α 受体激动剂:0.01%~0.05% 萘甲唑啉滴眼液每日 4 次;⑤糖皮质激素:0.1% 氟米龙滴眼液,0.1% 地塞米松滴眼液,1% 泼尼松龙滴眼液,每日 4~6 次,1 周后减量,用药期间需密切随访,避免激素引起的并发症,如高眼压、继发性感染、白内障等;⑥免疫抑制剂:0.05%~0.1% 环孢素A滴眼液每日 2 次,

0.1% 他克莫司滴眼液每日 2 次。

3. 预后   SAC 和 PAC 一般不会损害视力,预后较好。

（杨硕）

三、巨乳头性结膜炎

巨乳头性结膜炎(giant papillary conjunctivitis,GPC)是一种因长期配戴角膜接触镜或义眼等假体引起的慢性非感染性免疫性结膜炎症,其主要累及上眼睑,因特征表现为睑结膜面直径多大于 0.3mm 巨乳头改变而得名。

（一）病因与流行病学

GPC 主要见于长期配戴眼表假体的患者,此外还可见于缝线暴露、巩膜扣暴露、青光眼滤过泡、带状角膜病变和结膜下硅油残留等患者。接触镜上蛋白沉积,以抗原刺激物的形式通过免疫反应启动了 GPC 的疾病进展。此外,过敏体质、角膜接触镜护理不当、角膜接触镜配戴不当和机械创伤都在 GPC 的发病过程中发挥了重要作用。GPC 的发病率文献报道差异范围较大,为 1.5%~47.5%,可能受角膜接触镜材质、配戴时间、尺寸大小、眼表贴合及卫生情况等影响。此外,过敏体质者 GPC 发病率更高,但与既往 GPC 病史、年龄、种族、性别等因素无明显关系。

（二）发病机制

GPC 的发病机制目前尚不完全明确。目前认为 GPC 的发病免疫学基础主要是抗原沉积 IgE 介导诱发的 I 型和 IV 型超敏反应,是机械损伤刺激和超敏反应的共同作用结果。在机械损伤方面,研究发现主要是结膜或外源性角膜接触镜表面沉积物能够诱发或加重结膜炎症性反应,伴随中性粒细胞趋化因子水平升高。在超敏反应过程中,抗原由结膜相关免疫细胞提呈,IgE 结合结膜肥大细胞产生非特异性反应。随后出现肥大细胞、嗜酸性粒细胞和嗜碱性粒细胞、淋巴细胞、浆细胞和多形核白细胞等炎症细胞进一步浸润。GPC 的组织病理学检测可见巨乳头表面覆盖有增厚的结膜上皮,可多伴有内陷和表层上皮的糜烂。

（三）临床表现

GPC 进展缓慢,发病初期症状并不明显,可有轻度刺激感,黏液性分泌物,伴随轻度眼部瘙痒等。在早期,主要表现为上睑结膜充血增厚,黏液性分泌物增加,病情继续发展,上睑结膜可出现混浊,下穹窿可见白色黏稠状黏液分泌物。在持续性刺激下,炎症加重,上睑结膜出现明显混浊,滤泡增生,以及特征性巨乳头改变,直径通常大于 0.3mm,常介于 0.6~1.7mm。

乳头的外观和位置也因不同的机械刺激或不同进展期有所差异。根据 GPC 临床表现将其分为四期(表 3-4-7-2)。

表 3-4-7-2   GPC 临床分期

GPC 分期	临床特点
I 期	症状轻微,包括眼痒、眼红,伴有少量黏液,未出现上睑结膜外观异常
II 期	瘙痒感,黏液性分泌物增多,上睑结膜可见轻度充血增厚,大小不一的结膜乳头增生,直径大于 0.3mm,乳头可有融合
III 期	瘙痒感和黏液性分泌物明显加重,上睑结膜充血增厚,乳头大小和数量增加,接触镜配戴受限
IV 期	大量黏液性分泌物,乳头进一步增大增多,直径多大于 1mm,患者已无法耐受接触镜

除上述分期及特征表现外,临床上 GPC 可出现分离现象,即早期轻度体征改变,但有严重的自觉症状,晚期明显体征改变,但无明显自觉症状。

GPC 并发症相对较少,可出现眼睑功能异常、干眼、角膜上皮缺损等。

（四）诊断

1. 典型的临床症状及体征 瘙痒、黏液性分泌物及特征性上睑结膜巨乳头改变。

2. 一般具有接触镜配戴史和相关眼假体史，部分患者可有缝线暴露、带状角膜变性和青光眼滤过泡史等情况。

3. 鉴别诊断 春季角结膜炎、季节性过敏性结膜炎、常年性过敏性结膜炎和特应性结膜炎等。

（五）治疗

GPC 的治疗包括去除诱因和对症治疗。

1. 健康教育与去除诱因 教育患者正确的接触镜护理、使用及更换频次。因接触镜或其他眼部假体刺激引起的 GPC，可考虑去除诱发刺激因素，停止或间断配戴接触镜或假体。

2. 药物治疗

（1）糖皮质激素：0.1% 氟米龙滴眼液，0.1% 地塞米松滴眼液，1% 泼尼松龙滴眼液，每日 4~6 次，但糖皮质激素的应用应局限于 GPC 急性期。

（2）非甾体抗炎药：1% 舒洛芬滴眼液，每日 4 次。

（3）肥大细胞稳定剂：1% 吡嘧司特钾滴眼液，每日 2 次，2% 色甘酸钠滴眼液，每日 4 次。

（4）组胺受体阻滞剂：0.05% 依美斯汀滴眼液，每日 2 次，0.1% 左卡巴斯汀滴眼液每日 2 次。

（5）血管收缩剂：0.01%~0.05% 萘甲唑啉滴眼液，每日 4 次。

3. 手术治疗 难治性 GPC 可考虑巨乳头切除手术（或联合羊膜移植术）。

4. 预后 良好，目前 GPC 未见严重损害视力及严重后遗症报道，但仍有复发可能。

（杨硕）

四、特应性结膜炎

特应性角结膜炎（atopic keratoconjunctivitis，AKC）是一种与特应性皮炎（atopic dermatitis，AD）相关的慢性过敏性结膜和眼睑炎症。

（一）病因与流行病学

AKC 确切病因目前尚不完全明确，但一般认为其与免疫变态反应相关。AKC 好发于特应性皮炎患者，或伴有哮喘、过敏性鼻炎等过敏史及家族史的患者。可见过敏性体质为其主要致病基础因素，AKC 相关的过敏原有花粉、尘埃、羽毛、螨虫、动物皮屑、特殊食物、真菌等。3%~17% 的 AKC 患者同时伴有特应性皮炎，而特应性皮炎患者有 15%~76% 伴有眼部 AKC。AKC 发病年龄在 20~50 岁，男女比例约为 2.4：1，没有种族或地域差异。

（二）发病机制

AKC 被认为与 Ⅰ 型和Ⅳ型超敏反应相关。结膜肥大细胞和免疫细胞亚群（T 辅助细胞）等共同参与了 AKC 发病进程。除此之外，跟其他过敏性结膜炎一样，遗传、环境、眼表菌群等因素亦参与了 AKC 的病理生理进程中。AKC 结膜上皮存在肥大细胞和嗜酸性粒细胞聚积，同时 CD4/CD8 比例、B 细胞、HLA-DR 染色和朗汉斯细胞数亦增加。

（三）临床表现

AKC 的主要症状是眼部瘙痒，伴有眼红、流泪、视物模糊、畏光、眼痛、黏液分泌物等，暴露于相关过敏原（花粉、羽毛、尘埃、动物皮屑、螨虫以及特殊食物等）症状可加重。AKC 患者眼周皮肤经常表现为红色基底的剥脱性皮炎，睑缘可表现为睑缘炎症，下穹窿结膜可见肥大乳头，角膜最常见表现为点状上皮病变（图 3-4-7-9A）。部分患者还可存在增生性角膜缘凝胶样改变和白色 Horner-Trantas 结节（图 3-4-7-9B）。长期 AKC 亦可出现持续性角膜上皮缺损、角膜新生血管甚至角膜溃疡，进而导致视力严重损伤。长期慢性 AKC 后遗症还包括眼睑增厚与错位、结膜瘢痕、角膜缘干细胞缺乏，以及严重的干眼（表 3-4-7-3）。

（四）诊断

1. 与特应性皮炎相关的眼周持续性瘙痒病史，既往发作史或湿疹史。

2. 具有如上所述典型的临床表现。

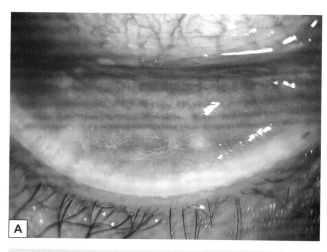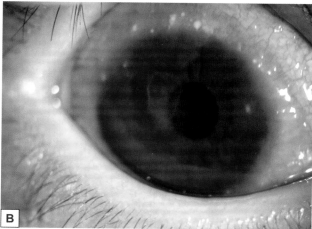

图 3-4-7-9　AKC 临床表现

图 A　AKC 下穹窿结膜可见乳头增生，睑结膜可见水肿

图 B　可见增生性角膜缘凝胶样改变和白色 Horner-Trantas 结节，角膜浅层点状浸润，中央上皮缺损

表 3-4-7-3　AKC 临床表现特征

累及部位	临床特点
眼睑	皮疹、睑缘炎、睑板腺炎、睑缘角化、倒睫、睫毛脱落、泪点外翻、睑内翻等
结膜	上皮下纤维化、穹窿挛缩、睑球粘连、巨大乳头、滤泡增生等
角膜	浅层点状角膜炎、新生血管、持续性上皮缺损、丝状角膜炎等
其他并发症	病毒性角膜炎、圆锥角膜、角膜缘干细胞缺乏等

3. 可有过敏性家族史(哮喘或过敏性鼻炎等)。

4. 季节性或接触性因素可加重本病。

5. 实验室检查可见血清 IgE 增高，结膜刮片可见嗜酸性粒细胞。

6. 鉴别诊断　季节性过敏性结膜炎、巨乳头性结膜炎、春季角结膜炎等。

（五）治疗

AKC 的治疗原则基本同 VKC，主要分为环境管理，局部及全身用药。

1. 环境管理　清除生活环境刺激因素，避免过敏原，进行过敏原检测可相对明确部分刺激物。

2. 全身治疗　皮肤科或过敏科治疗特应性皮炎及全身过敏症状，包括抗组胺药、糖皮质激、过敏原脱敏治疗，以及血浆置换等治疗方式。

3. 局部用药

（1）抗组胺药：0.05% 依美斯汀滴眼液每日 2 次，0.1% 左卡巴斯汀滴眼液每日 2 次。

（2）肥大细胞稳定剂：2% 色甘酸钠滴眼液每日 4 次，1% 吡嘧司特钾滴眼液每日 2 次。

（3）抗组胺及肥大细胞稳定剂双重药：2% 盐酸奥洛他定滴眼液每日 2 次；0.01%~0.035% 酮替芬滴眼液每日 4 次，0.05% 氮䓬斯汀滴眼液每日 2 次。

（4）免疫抑制剂：0.1% 环孢素 A 滴眼液每日 2 次，0.1% 他克莫司滴眼液 每日 2 次。

（5）糖皮质激素：0.1% 氟米龙滴眼液、0.1% 地塞米松滴眼液、1% 泼尼松龙滴眼液、0.5% 氯替泼诺滴眼液等，每日 4~6 次，7~10 天，用药期间需密切随访，避免激素引起的并发症，如高眼压、继发性感染、白内障等。

（6）人工泪液：玻璃酸钠滴眼液或聚乙二醇滴眼液等，每日 4~6 次。

4. 并发症治疗　慢性长期 AKC 导致的倒睫及眼睑异常需及时处理,包括拔除倒睫和眼睑手术。角膜缘干细胞功能损坏可进行角膜缘干细胞移植。长期持续性角膜上皮缺损亦可考虑绷带镜或羊膜移植等眼表手术。

5. 预后　AKC 早期诊断,及时治疗,预后相对较好。长期持续 AKC 可引起角膜严重并发症,危害视力,甚至致盲。

(杨硕)

第八节　结膜变性疾病

结膜变性疾病分为翼状胬肉、睑裂斑及结膜结石。

一、翼状胬肉

翼状胬肉(pterygium)是结膜的纤维血管变性,随着时间推移侵入角膜,在人群中的患病率为 12%,发病的主要危险因素是年龄增长、男性、户外活动和农村环境。

（一）病因与发病机制

许多因素与翼状胬肉的发病有关,包括紫外线辐射、环境刺激物(如灰尘和风)、家族和遗传因素,以及免疫和炎症因素。虽然我们对不同危险因素在翼状胬肉发病机制中所起作用的了解不断加深,但目前认为紫外线辐射仍然是翼状胬肉发生和发展最重要的风险因素。

翼状胬肉的发展与紫外线辐射之间的关联可以从众多流行病学的研究中得出结论。紫外线在翼状胬肉发病中的启动作用依赖于角膜缘干细胞(LSC)的损伤和翼状胬肉细胞的形成,其进展是通过破坏角膜缘屏障、炎性细胞因子上调、生长因子和基质金属蛋白酶(MMP)的产生来进行的。紫外线辐射也是翼状胬肉成纤维细胞功能异常的原因,与正常结膜细胞相比,这些成纤维细胞被证明具有更强的增殖能力,被紫外线激活的翼状胬肉成纤维细胞产生高水平的生长因子和细胞外酶,它们通过细胞外基质(ECM)重塑和前弹力层的融解加速翼状胬肉的侵袭。

翼状胬肉发生的关键因素是通过翼状胬肉细胞形成角膜缘重组,即出现异型性的翼状胬肉上皮细胞,虽然不同研究报道的异型性程度不同,但这种重组通常被认为与紫外线引起的损伤或遗传易感性有关。

翼状胬肉细胞及其迁移和增殖能力的发现彻底改变了关于翼状胬肉发病机制的传统观念。新的研究结果证实,具有增殖标志物(如 p63 和 CK15)的上皮细胞位于翼状胬肉的头部上方,而其他区域则缺乏这些因子;另外,PAX6 在头部区域占主导地位,MMP-2 和 MMP-9 仅位于头部边缘。这些证据证明了位于翼状胬肉头部的 LSC 具备迁移、前延和增殖能力,它具备渐进性生长的增殖动力和通过 MMP 诱导的降解 ECM 的迁移能力。

（二）临床表现

早期患者多无自觉症状,当胬肉进展侵入角膜时,可通过诱导散光和表面不对称性对角膜表面规则指数产生显著影响,从而导致视力下降。因角膜水平子午线沿头部变平,胬肉引起的散光通常为规则散光。后期翼状胬肉引起的角膜曲率变化不能通过屈光度或常规角膜曲率测量法评估。晚期,当胬肉侵入瞳孔区后,会引起视力明显降低。

翼状胬肉多位于角膜浅层,有逐渐向角膜中央发展的趋势,并伴有新生血管。好发于鼻侧,也可见鼻侧和颞侧同时生长的胬肉。常将胬肉分为头、颈及体三部分。胬肉头部多为灰色混浊,胬肉肥厚、隆起;体部常为充血状的三角形血管膜样组织。按照进展情况,翼状胬肉又可分为进展期和静止期。进展期常头部肥厚,周围灰色浸润明显,胬肉体明显肥厚、充血,常见粗大血管在增生的组织内。静止期的胬肉头部平坦、体部不充血、血管少,有的表现为薄膜状(图 3-4-8-1)。

翼状胬肉突出于眼表,影响泪膜分布,引起干眼,检查可发现泪液破裂时间 BUT 缩短,Schirmer 试验结果下降和泪液渗透压升高,复发性翼状胬肉导致干眼的比例更高。另外,根据紫外线照射强度的不同,

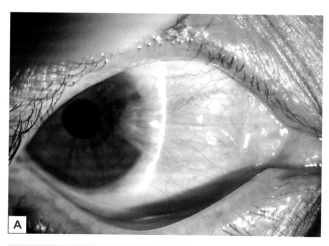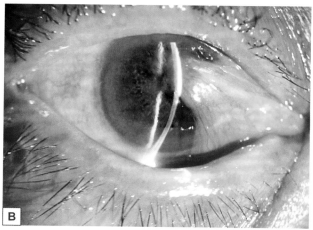

图 3-4-8-1　翼状胬肉临床表现

图 A　鼻侧的翼状胬肉,为静止期

图 B　为翼状胬肉进展期,可见头部和体部明显肥厚、充血,增生组织内有粗大血管

翼状胬肉有发生眼表上皮细胞鳞状瘤变的可能(0~10%)。

根据翼状胬肉头部侵入角膜的情况而对角膜形态产生的影响,将翼状胬肉分为 1 级(翼状胬肉头部位于自角膜缘到角膜缘和瞳孔缘连线中点之间),2 级(翼状胬肉头部位于自角膜缘和瞳孔缘连续中点到瞳孔缘之间)和 3 级(翼状胬肉超过瞳孔缘)。另外,有学者根据复发胬肉边缘的平坦度和复发胬肉头部侵入角膜的程度,制订了可成功预测复发性翼状胬肉手术结果的分级方式。

（三）诊断

根据临床表现容易明确诊断,最主要与假性胬肉相鉴别。真性胬肉是结膜组织的异常增生向角膜发展的结果,而假性胬肉往往有角膜缘的外伤、炎症及变性等病因造成,要特别询问有否外伤史,还需要鉴别的是在鼻侧或颞侧的边缘性角膜变性或一些免疫性角结膜病引起的假性胬肉。

（四）治疗

1. 手术治疗　翼状胬肉切除联合自体角膜缘及结膜移植手术是减少翼状胬肉复发的首选术式。除巨大或复发胬肉且自体结膜移植不能覆盖创面者,则可考虑联合羊膜移植覆盖手术创面。目前,应大力提倡自体角膜缘及结膜移植手术治疗初发或复发胬肉。

（1）手术的适应证:①胬肉已长至瞳孔区遮挡或影响视力,或造成明显的角膜散光;②白内障手术前,为精确行人工晶状体植入度数的计算;③患者需要戴角膜接触镜;④角膜屈光手术前;⑤美容的需求。

（2）术前检查:①Schirmer 试验和 BUT:如 BUT<5mm/5min,Schirmer 试验<5mm,要注意干眼造成的假性胬肉,有干眼的患者术后容易出现胬肉的复发;②角膜曲率:特别注意散光与胬肉的关系,否则有可能造成术后视力下降;③术前视力及矫正视力;④对假性胬肉和复发性胬肉,有条件做眼前节 OCT 检查以判断胬肉与下方角膜的关系,达到排除是否是由 Mooren 溃疡或边缘变性导致的假性胬肉,还可帮助了解复发性胬肉与其下方角膜的关系。

（3）手术方式的选择:①单纯胬肉切除术:传统是将胬肉切除后留下 3mm×4mm 的巩膜裸露区,这种手术方法复发率高,目前已几乎摒弃。但可以对这手术进行改良,对年龄较大的静止期的胬肉可行头部、部分体部及下方的增殖组织切除后,松解切口两侧的球结膜,在角膜缘处断端缝合覆盖裸露的巩膜,术后配戴角膜接触镜,待胬肉切除处的角膜上皮愈合后,取下角膜接触镜。②翼状胬肉切除联合自体角膜缘及结膜移植术:从目前临床观察的结果来看,移植了部分角膜缘和球结膜组织瓣覆盖巩膜裸露区可以阻挡结膜下纤维组织侵入角膜,有助于眼表外观的恢复,符合眼表的解剖和生理,是一种理想的翼状胬肉切除手术,也是目前临床的主要手术式。③翼状胬肉切除联合羊膜移植术:手术后复发有不同报道,对原发行胬肉手术后的复发率较低,3.8%~10.9% 不等;复发性胬肉则为 25%~37.5% 不等,但临床资料提示,羊膜移植治疗胬肉的远期效果不如自体角膜缘及结膜移植手术。④胬肉切除联合局部应用丝裂霉素(MMC)可降低术后复发率。值得注意的是局部应用 MMC 引起角巩膜融解、白内障、继发性青光眼和睑球粘连等严重并发症不能忽视,掌握好局部 MMC 应用的浓度和时间非常重要。

(4)术后处理:第二天开始滴用抗生素及糖皮质激素类滴眼液,晚上可加用糖皮质激素类眼药膏,抗生素滴眼液,如无感染迹象,在角膜上皮完全愈合后可停药,糖皮质激素类滴眼液 2~3 周可停药。一般7~10 天拆球结膜缝线。进展期和复发性胬肉可在术后加应用 1% 环孢素滴眼液,2 次/d,一般用至术后 1个月停药。

2. 其他的辅助疗法 如 MMC、5-氟尿嘧啶(5-FU)和 β 射线放射等治疗也被使用,这些疗法可能会引起多种不良反应,临床使用应慎重。

3. 手术并发症 翼状胬肉切除术后最常见的并发症是胬肉复发,其原因与胬肉切除的手术方式、手术者的操作、术后护理及患者的依从性有关。胬肉复发时间以术后 2 周~3 个月为最多,轻者为胬肉再出现,严重者致睑球粘连(图 3-4-8-2)。其他的并发症有:①缝合不当造成的问题:早期结膜伤口裂开,严重者出现移植结膜片脱落;切口边缘的半月皱襞侧结膜息肉和植片下上皮植入性囊肿(图 3-4-8-3);②胬肉切除时损伤正常角膜:胬肉附着处角膜上皮持续不愈合,甚至形成角膜溃疡;③角膜感染:晚期最严重的并发症是翼状胬肉手术中和术后不适当应用了丝裂霉素及其他抗代谢药物,造成的胬肉体部的巩膜变薄、葡萄肿和坏死,角膜缘缺血造成角膜溃疡,甚至穿孔(图 3-4-8-4)。

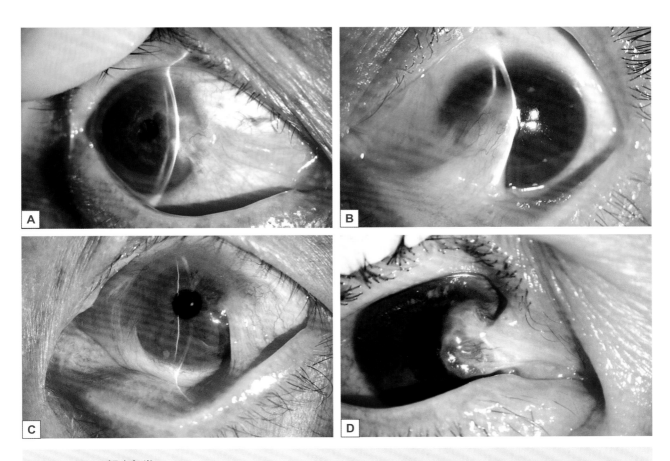

图 3-4-8-2 胬肉复发

图 A 胬肉复发(轻度),常出现角膜瘢痕和复发胬肉持续充血

图 B 严重胬肉复发,致严重睑球粘连

图 C、D 胬肉复发后再次手术后复发,表现为更严重的睑球粘连,眼球运动受限

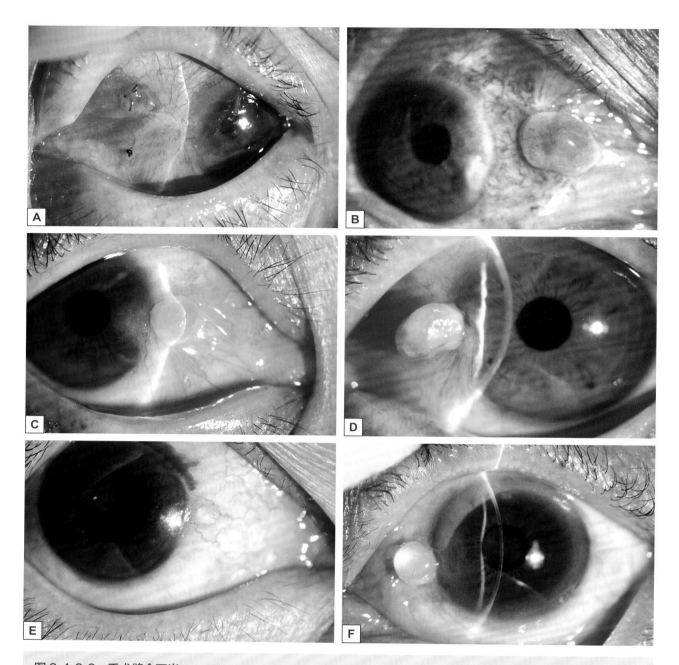

图 3-4-8-3　手术缝合不当

图 A　由于手术不适当应用丝线,术后严重炎症致胬肉复发

图 B　因移植的结膜植片与泪阜处未很好对合致术后息肉发生

图 C、D　因缝合不当造成的问题,出现早期结膜伤口裂开,因移植的结膜植片与角膜缘处未很好对合,致术后对合不良出现息肉

图 E、F　因行结膜移植术中,结膜下有上皮植入,一般会导致在术后 3~4 周出现植片下上皮植入性囊肿

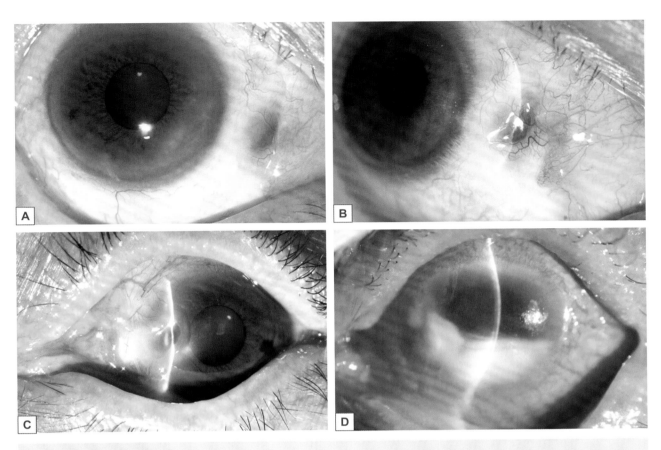

图 3-4-8-4　术后角膜感染

图 A、B　翼状胬肉手术中不适当应用了丝裂霉素,造成的胬肉体部的巩膜变薄和葡萄肿

图 C　翼状胬肉手术中不适当应用了丝裂霉素,造成持续性角膜溃疡,后弹力层膨出

图 D　翼状胬肉手术切除处,角膜溃疡感染,濒于穿孔,前房积脓

二、睑裂斑

睑裂斑(pinguecula)是位于睑裂区角膜缘连接处水平性、三角形或椭圆形、隆起、灰黄色的球结膜结节。鼻侧多见且发生早于颞侧,多为双侧性。外观常像脂类渗透至上皮下组织,内含黄色透明弹性组织。结膜上皮与病变组织相联合,不能移动。多见于中年以上人群,其发生与长期受到烟尘、阳光、紫外线(电焊等)辐射的刺激有关,或由老年的结膜基质变性和弹性纤维增生所致,尤其是长期户外劳动者更为多见。目前,眼睑闭合对睑裂区球结膜造成的重复性机械磨损也被认为是一个致病因素。

睑裂斑通常无症状,仅影响美观。偶发局部充血、表面变粗糙,发生睑裂斑炎。根据典型的临床表现可明确诊断。一般无需治疗。发生睑裂斑炎时给予低浓度激素或非甾体抗炎药局部点眼即可。严重影响外观、反复慢性炎症或干扰角膜接触镜的配戴时可考虑手术切除。

三、结膜结石

结膜结石(conjunctival concretion)是睑结膜表面出现的黄白色凝结物,由脱落的上皮细胞和变性的白细胞凝固而成,极少有钙质沉着,并非真正的结石。可单发或密集成群,常见于慢性结膜炎患者或中老年人。患者一般无自觉症状,无须治疗。如结石突出于结膜表面引起异物感,导致角膜擦伤,可在表面麻醉下用异物针或尖刀剔除。

(张静)

参 考 文 献

1. RASMUSSEN M L R, D'SOUZA M, TOPAL D G, et al. Prevalence of allergic sensitization with vernal keratoconjunctivitis：A systematic review with meta-analyses [J]. Acta Ophthalmol, 2023, 101：9-21.

2. IFRAH R, QUEVEDO L, GANTZ L. Topical review of the relationship between contact lens wear and meibomian gland dysfunction [J]. J Optom, 2023, 16：12-19.

3. EBERHARDT M, RAMMOHAN G. Blepharitis [M]. Treasure Island：StatPearls, 2022.

4. SHAH P P, STEIN R L, PERRY H D. Update on the Management of Demodex Blepharitis [J]. Cornea, 2022. 41：934-939.

5. 中国康复医学会视觉康复专委会干眼康复专业组. 强脉冲光治疗睑板腺功能障碍及其相关干眼专家共识（2022）[J]. 中华实验眼科杂志, 2022, 40：97-103.

6. CHRISTEN W G, COOK N R, MANSON J E, et al. Efficacy of marine omega-3 fatty acid supplementation vs placebo in reducing incidence of dry eye disease in healthy US adults：A randomized clinical trial [J]. JAMA Ophthalmol, 2022, 140：707-714.

7. LU Y, WU Y, ZHOU X, et al. Editorial：Advances in the pathophysiology, diagnosis, and treatment of dry eye disease [J]. Front Med（Lausanne）, 2022, 9：925876.

8. HUO Y, WAN Q, HOU X, et al. Therapeutic effect of intense pulsed light in patients with sjogren's syndrome related dry eye [J]. J Clin Med, 2022, 11（5）：1377.

9. HARBIYELI I I, BOZKURT B, ERDEM E, et al. Associations with meibomian gland loss in soft and rigid contact lens wearers [J]. Cont Lens Anterior Eye, 2022, 45：101400.

10. MARTÍNEZ-PÉREZ L, VISO E, TOURIÑO R, et al. Clinical evaluation of meibomian gland dysfunction in patients with keratoconus [J]. Cont Lens Anterior Eye, 2022, 45：101495.

11. GUO Y, ZHANG H, ZHAO Z, et al. Hyperglycemia induces meibomian gland dysfunction [J]. Invest Ophthalmol Vis Sci, 2022, 63：30.

12. ZHAO W, YANG J, LIAO Y, et al. Comparable meibomian gland changes in patients with and without ocular graft-versus-host disease after hematopoietic stem cell transplantation [J]. Ocul Surf, 2022, 25：1-7.

13. 亚洲干眼协会中国分会, 海峡两岸医药卫生交流协会眼科学专业委员会眼表与泪液病学组, 中国医师协会眼科医师分会眼表与干眼学组. 中国干眼专家共识：生活方式相关性干眼（2022 年）[J]. 中华眼科杂志, 2022, 58：573-583.

14. AKOWUAH P K, KOBIA-ACQUAH E, DONKOR R, et al. Prevalence of meibomian gland dysfunction in Africa：A systematic review and meta-analysis of observational studies [J]. Ophthalmic Epidemiol, 2022, 29：374-383.

15. SIM R, YONG K, LIU Y C, et al. In vivo confocal microscopy in different types of dry eye and meibomian gland dysfunction [J]. J Clin Med, 2022, 11：2349.

16. WESLEY G, BICKLE K, DOWNING J, et al. Systane iLux thermal pulsation system in the treatment of meibomian gland dysfunction：a post-hoc analysis of a 12-month, randomized, multicenter study [J]. Clin Ophthalmol, 2022, 16：3631-3640.

17. GOMEZ M L, AFSHARI N A, GONZALEZ D D, et al. Effect of thermoelectric warming therapy for the treatment of meibomian gland dysfunction [J]. Am J Ophthalmol, 2022, 242：181-188.

18. SOLOMON A W, BURTON M J, GOWER E W, et al. Trachoma [J]. Nat Rev Dis Primers, 2022, 8：32.

19. LEE W A, CHEN C C. Adult inclusion conjunctivitis diagnosed by polymerase chain reaction and Giemsa stain [J]. IDCases, 2022, 27：e01367.

20. MANNIS M J, HOLLAND E J. 角膜（第 4 版）[M]. 史伟云, 译. 北京：人民卫生出版社, 2018.

21. 李素霞, 史伟云. 春季角结膜炎的发病机制及治疗研究进展[J]. 中华实验眼科杂志, 2022, 40：481-486.

22. KAUR K, GURNANI B. Vernal Keratoconjunctivitis [M]. Treasure Island：StatPearls, 2022.

23. SINGH N, DIEBOLD Y, SAHU S K, et al. Epithelial barrier dysfunction in ocular allergy [J]. Allergy, 2022, 77：1360-1372.

24. SYED N H, SHAHIDAN W N S, SHATRIAH I, et al. MicroRNA profiling of the tears of children with vernal keratoconjunctivitis [J]. Front Genet, 2022, 13：847168.

25. ARNON R, ROZEN-KNISBACHER I, YAHALOMI T, et al. When to start tacrolimus ointment for ve rnal keratoconjunctivitis？ a proposed treatment protocol [J]. Int Ophthalmol, 2022, 42：1771-1780.

26. SALAMI E，RIGHETTI G，CAVARZERAN F，et al. Efficacy and satisfaction of cyclosporine 0.1% in patients with vernal keratoconjunctivitis［J］. Ocul Immunol Inflamm，2022：1-3.

27. FERNANDEZ A，ASBELL P，ROY N. Emerging therapies targeting eosinophil-mediated inflammation in chronic allergic conjunctivitis［J］. Ocul Surf，2022，26：191-196.

28. MEHTA J S，CHEN W L，CHENG A C K，et al. Diagnosis，management，and treatment of vern al keratoconjunctivitis in Asia：Recommendations from the management of vernal keratoconjun ctiv itis in Asia expert working group［J］. Front Med（Lausanne），2022，9：882240.

29. BAAB S，LE P H，KINZER E E. Allergic Conjunctivitis［M］. Treasure Island：StatPearls，2022.

30. LABIB B A，CHIGBU D I. Therapeutic targets in allergic conjunctivitis［J］. Pharmaceuticals（Basel），2022，15：547.

31. ZARZUELA J C，REINOSO R，ARMENTIA A，et al. Conjunctival intraepithelial lymphocytes，lacrimal cytokines and ocular commensal microbiota：analysis of the three main players in allergic conjunctivitis［J］. Front Immunol，2022，13：911022.

32. MUELLER A. Allergic conjunctivitis：an update［J］. Handb Exp Pharmacol，2022，268：95-99.

33. CHONG-NETO H J，ROSARIO C，LEONARDI A，et al. Ocular allergy in children and adolescents［J］. Allergol Immunopathol（Madr），2022，50：30-36.

34. BAO J，TIAN L，MENG Y，et al. Total IgE in tears accurately reflects the severity and predicts the prognosis of seasonal allergic conjunctivitis［J］. Clin Transl Allergy，2022，12：e12139.

35. BIELORY L，DELGADO L. ICON：Diagnosis and management of allergic conjunctivitis［J］. Ann Allergy Asthma Immunol，2020，124（2）：118-134.

36. MISHRA G P，TAMBOLI V. Recent patents and emerging therapeutics in the treatment of allergic conjunctivitis［J］. Recent Pat Inflamm Allergy Drug Discov，2011，5（1）：26-36.

37. HIROTA A，SHOJI J，INADA N，et al. Evaluation of clinical efficacy and safety of prolonged treatment of vernal and atopic keratoconjunctivitis using topical tacrolimus［J］. Cornea，2022，41：23-30.

38. GHIASIAN L，SAMAVAT B，HADI Y，et al. Recurrent pterygium：A review［J］. J Curr Ophthalmol，2022，33：367-378.

39. 中国医师协会皮肤科医师分会玫瑰痤疮专业委员会. 中国玫瑰痤疮诊疗指南（2021 版）［J］. 中国皮肤科杂志，2021，54：279-288.

40. OWEN C E，JONES J M. Recognition and management of severe cutaneous adverse drug reactions（including drug reaction with eosinophilia and systemic symptoms，Stevens-Johnson syndrome，and toxic epidermal necrolysis）［J］. Med Clin North Am，2021，105：577-597.

41. ONGHANSENG N，NG S M，HALIM M S，et al. Oral antibiotics for chronic blepharitis［J］. Cochrane Database Syst Rev，2021，6：CD013697.

42. ZHENG Q，XUE Y，ZHONG X，et al. Correlation study between abnormal morphology of meibomian glands and meibum in patients with dry eye disease under in vivo confocal microscopy［J］. Front Med（Lausanne）2021，8：793338.

43. ZHONG Y，HUANG L，CHEN Y，et al. The efficacy of intense pulsed light for Becker's nevus：A retrospective analysis of 45 cases［J］. J Cosmet Dermatol，2021，20：466-471.

44. HUO Y，MO Y，WU Y，et al. Therapeutic effect of intense pulsed light with optimal pulse technology on meibomian gland dysfunction with and without ocular demodex infestation［J］. Ann Transl Med，2021，9：238.

45. HASSANZADEH S，VARMAGHANI M，ZAREI-GHANAVATI S，et al. Global Prevalence of Meibomian Gland Dysfunction：A systematic review and meta-analysis［J］. Ocul Immunol Inflamm，2021，29：66-75.

46. XIAO P，LUO Z，DENG Y，et al. An automated and multiparametric algorithm for objective analysis of meibography images［J］. Quant Imaging Med Surg，2021，11：1586-1599.

47. DENG Y，WANG Q，LUO Z，et al. Quantitative analysis of morphological and functional features in meibography for meibomian gland dysfunction：diagnosis and grading［J］. EClinicalMedicine，2021，40：101-132.

48. YEH T N，LIN M C. Meibomian gland contrast sensitivity and dpecificity in the diagnosis of Lipid-deficient dry eye：a pilot study［J］. Optom Vis Sci，2021，98：121-126.

49. ZHANG Y Y，ZHAO H，LIN J Y，et al. Artificial intelligence to detect meibomian gland dysfunction from in-vivo laser confocal microscopy［J］. Front Med（Lausanne），2021，8：774344.

50. DANG R M，WATT K，HUI A. Povidone iodine for the treatment of adenoviral conjunctivitis［J］. Clin Exp Optom，2021，104：308-314.

51. WAJNSZTAJN D,SOLOMON A. Vernal keratoconjunctivitis and keratoconus［J］. Curr Opin Allergy Clin Immunol,2021,
21:507-514.

52. GHIGLIONI D G,ZICARI A M,PARISI G F,et al. Vernal keratoconjunctivitis:An update［J］. Eur J Ophthalmol,2021,
31:2828-2842.

53. VISHWAKARMA P,MITRA S,BEURIA T,et al. Comparative profile of ocular surface microbio me in vernal
keratoconjunctivitis patients and healthy subjects［J］. Graefes Arch Clin Exp Ophthalmol,2021,259:1925-1933.

54. MENTA V,AGARWAL S,DAS U S,et al. Ocular surface sphingolipids associate with the refrac tory nature of vernal
keratoconjunctivitis:newer insights in VKC pathogenesis［J］. Br J Ophthalmol,2021:1-9.

55. BRINDISI G,CINICOLA B,ANANIA C,et al. Vernal keratoconjunctivitis:State of art and update on treatment［J］. Acta
Biomed,2021,92:e2021517.

56. CHIGBU D I,LABIB B A. Immunopharmacology in vernal keratoconjunctivitis:Current and future perspectives［J］.
Pharmaceuticals(Basel),2021,14:658.

57. SACCHETTI M,PLATEROTI R,BRUSCOLINI A,et al. Understanding vernal keratoconjunctivitis:Beyond allergic
mechanisms［J］. Life(Basel),2021,11:1012.

58. FEIZI S,JAVADI M A,ALEMZADEH-ANSARI M,et al. Management of corneal complications in vernal
keratoconjunctivitis:A review［J］. Ocul Surf,2021,19:282-289.

59. MANTI S,PARISI G F,PAPALE M,et al. Clinical efficacy and safety of omalizumab in conven tional treatment-resistant
vernal keratoconjunctivitis:Our experience and literature review［J］. Immun Inf lamm Dis,2021,9:3-7.

60. MAHARANA P K,SINGHAL D,RAJ N,et al. Role of combined immunomodulator therapy in se ver esteroid intolerant
vernal keratoconjunctivitis［J］. Eye(Lond),2021,35:979-987.

61. ROUMEAU I,COUTU A,NAVEL V,et al. Efficacy of medical treatments for vernal keratoconjunctivitis:A systematic
review and meta-analysis［J］. J Allergy Clin Immunol,2021,148:822-834.

62. CAPUTO R,MARZIALI E,DE LIBERO C,et al. Long-term safety and efficacy of tacrolimus 0.1% in severe pediatric
vernal keratoconjunctivitis［J］. Cornea,2021,40:1395-1401.

63. VILLEGAS B V,BENITEZ-DEL-CASTILLO J M. Current knowledge in allergic conjunctivitis［J］. Turk J Ophthalmol,
2021,51:45-54.

64. CHEUNG S P,TSANG Y M,LUK K S,et al. Thelaziasis as an uncommon cause of giant papillary conjunctivitis［J］. Eur J
Ophthalmol,2021,31:45-47.

65. WILKINSON S,WEINLANDER E,LIN A. Subconjunctival silicone oil causing giant papillary conjunctivitis［J］.
Ophthalmology,2021,128:1404.

66. JAN R L,WENG S F,WANG J J,et al. Association between atopic keratoconjunctivitis and the risk of corneal ulcer［J］. Br
J Ophthalmol,2021,105:1632-1637.

67. HUR M S,LEE J S,JANG M,et al. Analysis of the conjunctival microbiome in patients with atopic keratoconjunctivitis and
healthy individuals［J］. Ann Dermatol,2021,33:163-169.

68. SHAHRAKI T,ARABI A,FEIZI S. Pterygium:An update on pathophysiology,clinical features,and management［J］. Ther
Adv Ophthalmol,2021,13:25158414211020152.

69. VAN ACKER S I,VAN DEN BOGERD B,HAAGDORENS M,et al. Pterygium-the good,the bad,and the ugly［J］. Cells,
2021,10:1567.

70. KODAVOOR S K,PREETHI V,DANDAPANI R. Profile of complications in pterygium surgery - A retrospective analysis［J］.
Indian J Ophthalmol,2021,69:1697-1701.

71. RUIZ-LOZANO R E,HERNANDEZ-CAMARENA J C,GARZA-GARZA L A,et al. Isotretinoin and the eye:A review for
the dermatologist［J］. Dermatol Ther,2020,33:e14029.

72. 亚洲干眼协会中国分会,海峡两岸医药卫生交流协会眼科学专业委员会眼表与泪液病学组,中国医师协会眼科医师分
会眼表与干眼学组. 中国干眼专家共识:治疗(2020年)［J］. 中华眼科杂志,2020,56:907-913.

73. JING D,ZHAO H,OU R,et al. Epidemiological characteristics and spatiotemporal analysis of acute hemorrhagic
conjunctivitis from 2004 to 2018 in Chongqing,China［J］. Sci Rep,2020,10:9286.

74. OKAYAMA Y,MATSUMOTO H,ODAJIMA H,et al. Roles of omalizumab in various allergic dis ea ses［J］. Allergol Int,
2020,69:167-177.

75. BRUSCHI G, GHIGLIONI D G, OSNAGHI S, et al. Role of ocular cytology in vernal keratoconjun ctivitis [J]. Immun Inflamm Dis, 2020, 8:3-7.

76. 牟敬锋, 曾丹, 余淑苑, 等. 深圳地区儿童过敏性结膜炎与大气细颗粒物浓度的时间序列研究 [J]. 中华眼科杂志, 2020, 56:608-614.

77. KENNY S E, TYE C B, JOHNSON D A, et al. Giant papillary conjunctivitis: A review [J]. Ocul Surf, 2020, 18:396-402.

78. FUKUSHIMA A. Current research progress in allergic conjunctival diseases [J]. Allergol Int, 2020, 69:485-486.

79. MIYAZAKI D, TAKAMURA E, UCHIO E, et al. Japanese Society of Ocular Allergology. Japanese Society of Allergology. Japanese guidelines for allergic conjunctival diseases 2020 [J]. Allergol Int, 2020, 69:346-355.

80. HOSSAIN I T, SANGHI P, MANZOURI B. Pharmacotherapeutic management of atopic keratocon junctivitis [J]. Expert Opin Pharmacother, 2020, 21, 1761-1769.

81. LIU J, FU Y, XU Y, et al. New grading system to improve the surgical outcome of multirecurrent pterygia [J]. Arch Ophthalmol, 2012, 130:39-49.

82. CHU W K, CHOI H L, BHAT A K, et al. Pterygium: new insights [J]. Eye (Lond), 2020, 34:1047-1050.

83. UCAR F, CETINKAYA S. The results of preoperative topical brimonidine usage in pterygium surgery [J]. J Ocul Pharmacol Ther, 2020, 36:234-237.

84. AMESCUA G, AKPEK E K, FARID M, et al. Blepharitis Preferred Practice Pattern [J]. Ophthalmology, 2019, 126:56-93.

85. VARU D M, RHEE M K, AKPEK E K, et al. Conjunctivitis Preferred Practice Pattern [J]. Ophthalmology, 2019, 126: 94-169.

86. XIE W J, JIANG L J, ZHANG X, et al. Eyelid margin cleaning using Deep Cleaning Device for the treatment of meibomian gland dysfunction-associated dry eye: A preliminary investigation [J]. J Zhejiang Univ Sci B, 2019, 20:679-686.

87. WANG Y, QIN Q, LIU B, et al. Clinical analysis: aqueous-deficient and meibomian gland dysfunction in patients with primary sjogren's syndrome [J]. Front Med (Lausanne), 2019, 6:291.

88. BU J, WU Y, CAI X, et al. Hyperlipidemia induces meibomian gland dysfunction [J]. Ocul Surf, 2019, 17:777-786.

89. JIE Y, SELLA R, FENG J, et al. Evaluation of incomplete blinking as a measurement of dry eye disease [J]. Ocul Surf, 2019, 17:440-446.

90. RANDON M, ARAGNO V, ABBAS R, et al. In vivo confocal microscopy classification in the diagnosis of meibomian gland dysfunction [J]. Eye (Lond), 2019, 33:754-760.

91. ARITA R, FUKUOKA S, MORISHIGE N. Therapeutic efficacy of intense pulsed light in patients with refractory meibomian gland dysfunction [J]. Ocul Surf, 2019, 17:104-110.

92. FUJIMOTO T, HANAOKA N, KONAGAYA M, et al. Evaluation of a silver-amplified immunochromatography kit for adenoviral conjunctivitis [J]. J Med Virol, 2019, 91:1030-1035.

93. EVANS J R, SOLOMON A W, KUMAR R, et al. Antibiotics for trachoma. Cochrane Database [J]. Syst Rev, 2019, 26: CD001860.

94. 史伟云. 角膜治疗学 [M], 人民卫生出版社, 2019:566-601.

95. FAUQUERT J L. Diagnosing and managing allergic conjunctivitis in childhood: The allergist's perspective [J]. Pediatr Allergy Immunol, 2019, 30:405-414.

96. RIDOLO E, KIHLGREN P, PELLICELLI I, et al. Atopic keratoconjunctivitis: Pharmacotherapy for the elderly [J]. Drugs aging, 2019, 36:581-588.

97. JABBEHDARI S, STARNES T W, KURJI K H, et al. Management of advanced ocular surface disease in patients with severe atopic keratoconjunctivitis [J]. Ocul Surf, 2019, 17:303-309.

98. ERDINEST N, BEN-ELI H, SOLOMON A. Topical tacrolimus for allergic eye diseases [J]. Curr Opin Allergy Clin Immunol, 2019, 19:535-543.

99. MIYAZAKI D, FUKAGAWA K, FUKUSHIMA A, et al. Air pollution significantly associated with severe ocular allergic inflammatory diseases [J]. Sci Rep, 2019, 9:18205.

100. UTINE C A, STERN M, AKPEK E K. Immunopathological features of severe chronic atopic keratoconjunctivitis and effects of topical cyclosporine treatment [J]. Ocul Immunol Inflamm, 2019, 27:1184-1193.

101. YAZU H, SHIMIZU E, AKETA N, et al. The efficacy of 0.1% tacrolimus ophthalmic suspension in the treatment of severe atopic keratoconjunctivitis [J]. Ann Allergy Asthma Immunol, 2019, 122:387-392.

102. BAXTER S L,NGUYEN B J,KINORI M,et al. Identification and correction of restrictive strabismus after pterygium excision surgery［J］. Am J Ophthalmol,2019,202:6-14.

103. 海峡两岸医药交流协会眼科专业委员会眼表与泪液病学组. 我国蠕形螨睑缘炎诊断和治疗专家共识(2018年)［J］. 中华眼科杂志,2018,54:491-495.

104. SUZUKI T. Inflamed obstructive meibomian gland dysfunction causes ocular surface inflammation［J］. Invest Ophthalmol Vis Sci,2018,59:94-101.

105. YIN Y,LIU N,GONG L,et al. Changes in the meibomian gland after exposure to intense pulsed light in meibomian gland dysfunction(MGD)patients［J］. Curr Eye Res,2018,43:308-313.

106. 曾庆延,杨帆. 共焦显微镜——开启干眼诊疗的细胞水平时代［J］. 中华眼视光学与视觉科学杂志,2018,20:193-197.

107. 中华医学会眼科学分会角膜病学组. 我国过敏性结膜炎诊断和治疗专家共识(2018年)［J］. 中华眼科杂志,2018,54:409-413.

108. ADDIS H,JENG B H. Vernal keratoconjunctivitis［J］. Clin Ophthalmol,2018,12:119-123.

109. ROBERTS G,PFAAR O,AKDIS C A,et al. EAACI guidelines on allergen immunotherapy:Allergic rhinoconjunctivitis［J］. Allergy,2018,73:765-798.

110. PATEL N,VENKATESWARAN N,WANG Z,et al. Ocular involvement in atopic disease:A review［J］. Curr Opin Ophthalmol,2018,29:576-581.

111. SACCHETTI M,ABICCA I,BRUSCOLINI A,et al. Allergic conjunctivitis:Current concepts on pat hogenesis and management［J］. J Biol Regul Homeost Agents,2018,32:49-60.

112. FONSECA E C,ROCHA E M,ARRUDA G V. Comparison among adjuvant treatments for primary pterygium:A network meta-analysis［J］. Br J Ophthalmol,2018,102:748-756.

113. REZVAN F,KHABAZKHOOB M,HOOSHMAND E,et al. Prevalence and risk factors of pterygium:A systematic review and meta-analysis［J］. Surv Ophthalmol,2018,63:719-735.

114. MINAMI K,MIYATA K,OTANI A,et al. Detection of increase in corneal irregularity due to pterygium using fourier series harmonic analyses with multiple diameters［J］. Jpn J Ophthalmol,2018,62:342-348.

115. AIDENLOO N S,MOTARJEMIZADEH Q,HEIDARPANAH M. Risk factors for pterygium recurrence after limbal-conjunctival autografting:a retrospective,single-centre investigation［J］. Jpn J Ophthalmol,2018,62:349-356.

116. SUN Y,ZHANG B,JIA X,et al. Efficacy and safety of bevacizumab in the treatment of pterygium:an updated meta-analysis of randomized controlled trials［J］. J Ophthalmol,2018,2018:4598173.

117. ZHANG Z,YANG Z,PAN Q,et al. Clinicopathologic characteristics and the surgical outcome of conjunctival granulomas after pterygium surgery［J］. Cornea,2018,37:1008-1012.

118. FAN H Y,CHEN Z L. The efficacy of fascial granuloma excision with conjunctival autografting after pterygium surgery［J］. Graefes Arch Clin Exp Ophthalmol,2018,256:1933-1938.

119. 海峡两岸医药交流协会眼科专业委员会眼表与泪液病学组. 我国睑板腺功能障碍诊断与治疗专家共识(2017年)［J］. 中华眼科杂志,2017,53:657-661.

120. BRZEZINSKI P,BOROWSKA K,CHIRIAC A,et al. Adverse effects of isotretinoin:A large,retrospective review［J］. Dermatol Ther,2017,30:e12483.

121. RIM T H,KANG M J,CHOI M,et al. Ten-year incidence and prevalence of clinically diagnosed blepharitis in South Korea:A nationwide population-based cohort study［J］. Clin Exp Ophthalmol,2017,45:448-454.

122. BRON A J,DE PAIVA C S,CHAUHAN S K,et al. TFOS DEWS II pathophysiology report［J］. Ocul Surf,2017,15:438-510.

123. CRAIG J P,NICHOLS K K,AKPEK E K,et al. TFOS DEWS II definition and classification report［J］. Ocul Surf,2017,15:276-283.

124. MOOI J K,WANG M T M,LIM J,et al. Minimising instilled volume reduces the impact of fluorescein on clinical measurements of tear film stability［J］. Cont Lens Anterior Eye,2017,40:170-174.

125. 杨帆,曾庆延. 睑板腺功能障碍治疗进展［J］. 眼科新进展,2016,36(10):5.

126. 刘祖国. 干眼［M］. 北京:人民卫生出版社,2017:262.

127. THONG B Y. Allergic conjunctivitis in Asia［J］. Asia Pac Allergy,2017,7:57-64.

128. SCHRÖDER K,FINIS D,MELLER S,et al. Seasonal allergic conjunctivitis［J］. Ophthalmologe,2017,114:1053-1065.

129. CHEN L, PI L, et al. High incidence of dry eye in young children with allergic conjunctivitis in Southwest China [J]. Acta ophthalmologica, 2016. 94（8）: e727-e730.

130. 张晓玉, 王智群, 张阳, 等 . 睑缘炎相关角结膜病变 172 例的临床分析[J]. 中华眼科杂志, 2016, 52: 174-179.

131. TSUBOTA K, YOKOI N, SHIMAZAKI J, et al. New perspectives on dry eye definition and diagnosis: A consensus report by the Asia Dry Eye Society [J]. Ocul Surf, 2017, 15: 65-76.

132. BLACKIE C A, COLEMAN C A, HOLLAND E J. The sustained effect（12 months）of a single-dose vectored thermal pulsation procedure for meibomian gland dysfunction and evaporative dry eye [J]. Clin Ophthalmol, 2016, 10: 1385-1396.

133. ZHOU W P, ZHU Y F, ZHANG B, et al. The role of ultraviolet radiation in the pathogenesis of pterygia（Review）[J]. Mol Med Rep, 2016, 14: 3-15.

134. HAN S B, JEON H S, KIM M, et al. Quantification of astigmatism induced by pterygium using automated image analysis[J]. Cornea, 2016, 35: 370-376.

135. DADACI Z, KILINC F, OZER T T, et al. Periodic acid-Schiff staining demonstrates fungi in chronic anterior blepharitis [J]. Eye（Lond）, 2015. 29: 1522-1527.

136. HAMMERSMITH K M. Blepharokeratoconjunctivitis in children [J]. Curr Opin Ophthalmol, 2015, 26: 301-305.

137. 孙旭光 . 睑缘炎与睑板腺功能障碍[M]. 北京: 人民卫生出版社, 2015: 163.

138. LAU O C, SAMARAWICKRAMA C, SKALICKY S E. P2Y2 receptor agonists for the treatment of dry eye disease: a review [J]. Clin Ophthalmol, 2014, 8: 327-334.

139. CHEN J, DONG F, CHEN W, et al. Clinical efficacy of 0.1% pranoprofen in treatment of dry eye patients: a multicenter, randomized, controlled clinical trial [J]. Chin Med J（Engl）, 2014, 127: 2407-2412.

140. GHEBREMEDHIN B. Human adenovirus: Viral pathogen with increasing importance[J]. Eur J Microbiol Immunol, 2014, 4: 26-33.

141. 王晓芳, 赵俊伟, 张顺先, 等 . 我国急性出血性结膜炎流行特征及暴发原因分析[J]. 疾病监测, 2014, 29: 92-97.

142. LEVINGER E, TRIVIZKI O, SHACHAR Y, et al. Topical 0.03% tacrolimus for subepithelial infiltrates secondary to adenoviral keratoconjunctivitis [J]. Graefes Arch Clin Exp Ophthalmol, 2014, 252: 811-816.

143. STOCKS M E, OGDEN S, HADDAD D, et al. Effect of water, sanitation, and hygiene on the prevention of trachoma: a systematic review and meta analysis [J]. PLoS Med, 2014, 11: e1001605.

144. WONG A H, BARG S S, LEUNG A K. Seasonal and perennial allergic conjunctivitis [J]. Recent Pat Inflamm Allergy Drug Discov, 2014, 8: 139-153.

145. GOMES P J. Trends in prevalence and treatment of ocular allergy [J]. Curr Opin Allergy Clin Immunol, 2014, 14: 451-456.

146. BILKHU P S, WOLFFSOHN J S, NAROO S A, et al. Effectiveness of nonpharmacologic treatments for acute seasonal allergic conjunctivitis [J]. Ophthalmology, 2014, 121: 72-78.

147. BISCHOFF G. Giant papillary conjunctivitis [J]. Klin Monbl Augenheilkd, 2014, 231: 518-21.

148. SOBOLEWSKA B, ZIERHUT M. Atopic keratoconjunctivitis [J]. Klin Monbl Augenheilkd, 2014, 231: 512-517.

149. AL-AMRI A M. Long-term follow-up of tacrolimus ointment for treatment of atopic keratoc onjunctivitis [J]. Am J Ophthalmol, 2014, 157: 280-286.

150. KAMPITAK K, LEELAWONGTAWUN W. Precorneal tear film in pterygium eye [J]. J Med Assoc Thai, 2014, 97: 536-539.

151. OZSUTCU M, ARSLAN B, ERDUR S K, et al. Tear osmolarity and tear film parameters in patients with unilateral pterygium [J]. Cornea, 2014, 33: 1174-1178.

152. HU Q, QIAO Y, NIE X, et al. Bevacizumab in the treatment of pterygium: a meta-analysis [J]. Cornea, 2014, 33: 154-160.

153. 中华医学会眼科分会角膜病学组 . 干眼临床诊疗专家共识（2013 年）[J]. 中华眼科杂志, 2013, 49: 73-75.

154. GONZÁLEZ-LÓPEZ J J, MORCILLO-LAIZ R, MUNOZ-NEGRETE F J. Adenoviral keratoconjunctivitis: An update [J]. Arch Soc Esp Oftalmol, 2013, 88: 108-115.

155. SAMBERSKY R, TRATTLER W, TAUBER S, et al. Sensitivity and specificity of the Adeno Plustest for diagnosing adenovial conjunctivitis [J]. JAMA Ophthalmol, 2013, 131: 17-22.

156. RAJAK S N, HABTAMU E, Weiss H A, et al. The outcome of trachomatous trichiasis surgery in Ethiopia: risk factors for recurrence [J]. PLoS Negl Trop Dis, 2013, 7: e2392.

157. SABAN D R, CALDER V, KUO C H, et al. New twists to an old story: Novel concepts in the pat hogenesis of allergic eye

disease［J］. Curr Eye Res,2013,38:317-330.

158. SY H,BIELORY L. Atopic keratoconjunctivitis［J］. Allergy Asthma Proc,2013,34:33-41.

159. YOUNG A L,HO M,JHANJI V,et al. Ten-year results of a randomized controlled trial comparing 0.02% mitomycin C and limbal conjunctival autograft in pterygium surgery［J］. Ophthalmology,2013,120:2390-2395.

160. KAUFMAN S. Options and adjuvants in surgery for pterygium:A report by the Ameraican Academy of Ophthalmology［J］. Ophthalmology,2013,120:201-208.

161. SILVA R,AVILA M,RASSI A,et al. Intra-operative use of 5-fluorouracil in pterygium［J］. Surg,2013,28:34-36.

162. LINDSLEY K,MATSUMURA S,HATEF E,et al. Interventions for chronic blepharitis［J］. Cochrane Database Syst Rev, 2012:CD005556.

163. ZHANG Y,CHEN H,WU X. Prevalence and risk factors associated with dry eye syndrome among senior high school students in a county of Shandong Province,China［J］. Ophthalmic Epidemiol,2012,19:226-230.

164. SHEIKH A,HURWITZ B,VAN SCHAYCK C P,et al. Antibiotics versus placebo for acute bacterial conjunctivits［J］. Cochrane Database Syst Rev,2012,9:CD001211.

165. PASCOLINI D,MARIOTTI S P. Global estimates of visual impairment:2010［J］. Br J Ophthalmol,2012,96:614-618.

166. RAJAK S N,COLLIN J R,BURTON M J. Trachomatous trichiasis and its management in endemic countries［J］. Surv Ophthalmol,2012,57:105-135.

167. MIMURA T,USUI T,YAMAGAMI S,et al. Relation between total tear IgE and severity of acute seasonal allergic conjunctivitis［J］. Curr Eye Res,2012,37:864-870.

168. WAKAMATSU T H,SATAKE Y,IGARASHI A,et al. IgE and eosinophil cationic protein（ECP）as markers of severity in the diagnosis of atopic keratoconjunctivitis［J］. Br J Ophthalmol,2012,96:581-586.

169. SEET L F,TONG L,SU R,et al. Involvement of SPARC and MMP-3 in the pathogenesis of human pterygium［J］. Invest Ophthalmol Vis Sci,2012,53:587-595.

170. NICHOLS K K,FOULKS G N,BRON A J. The international workshop on meibomian gland dysfunction:executive summary［J］. Invest Ophthalmol Vis Sci,2011,52:1922-1929.

171. DAVID M,RUMELT S,WEINTRAAUB Z. Efficacy comparison between povidone iodine 2.5% and tetracycline 1% in prevention of ophthalmia neonatorum. Ophthalmology,2011,118:1454.

172. RATHINAM V A,FITZGERALD K A. Fitzgerald innate innune sensing of DNA viruses［J］. Virology,2011,411:153-162.

173. 张岩,李忠. 急性出血性结膜炎的病原学及研究现状［J］. 中国疫苗和免疫,2011:555-559.

174. JENG B H,HOLSCLAW D S. Cyclosporine A 1% eye drops for the treatment of subepithelial infiltrates after adenoviral keratoconjunctivitis［J］. Cornea,2011,30:958-961.

175. RAJAK S N,HABTAMU E,WEISS H A,et al. Absorbable versus silk sutures for surgical treatment of trachomatous trichiasis in Ethiopia:a randomised controlled trial［J］. PLoS Med,2011,8 e1001137.

176. TAKAMURA E,UCHIO E,EBIHARA N,et al,Japanese Society of Allergology. Japanese guideline for allergic conjunctival diseases［J］. Allergol Int,2011,60:191-203.

177. CHUI J,CORONEO M T,TAT L T,et al. Ophthalmic pterygium:A stem cell disorder with premalignant features［J］. Am J Pathol,2011,178:817-827.

178. YEUNG S N,KIM P,LICHTINGER A,et al. Incidence of ocular surface squamous neoplasia in pterygium specimens:an 8-year survey［J］. Br J Ophthalmol,2011,95:592.

179. GUO B,LU P,CHEN X. Prevalence of dry eye disease in Mongolians at high altitude in China:the Henan eye study［J］. Ophthalmic Epidemiol,2010,17:234-241.

180. KUO P C,LIN J Y,CHEN L C,et al. Molecular and immunocytochemical identification of coxsackievirus A-24 variant from the acute haemorrhagic conjunctivitis outbreak in Taiwan in 2007［J］. Eye（Lond）,2010,24:131-136.

181. WORKOWSKI K A,BERMAN S. Centers for disease control and prevention. Sexually transmitted diseases treatment guidelines,2010［J］. MMWR Recomm Rep,2010,59:1-110.

182. BAI H,TENG Y,WONG L,et al. Proliferative and migratory aptitude in pterygium［J］. Histochem Cell Biol,2010,134: 527-535.

183. FALLAH M R,KHOSRAVI K,HASHEMIAN M N,et al. Efficacy of topical bevacizumab for inhibiting growth of impending recurrent pterygium［J］. Curr Eye Res,2010,35:17-22.

184. TIAN Y J,LIU Y,ZOU H D,et al.［Epidemiologic study of dry eye in populations equal or over 20 years old in Jiangning District of Shanghai］［J］. Zhonghua Yan Ke Za Zhi,2009,45:486-491.

185. JIE Y,XU L,WU Y Y. Prevalence of dry eye among adult Chinese in the Beijing Eye Study［J］. Eye（Lond）,2009,23: 688-693.

186. TONG L,SAW S M,LAMOUREUX E L,et al. A questionnaire-based assessment of symptoms associated with tear film dysfunction and lid margin disease in an Asian population［J］. Ophthalmic Epidemiol,2009,16:31-37.

187. CAMBAU E,MATRAT S,PAN X S,et al. Target specificity of the new fluoroquinolone besifloxacin in Streptococcus pneumoniae,Staphylococcus aureus and Escherichia coli［J］. J Antimicrob Chemother,2009,63:443.

188. MCDONALD M B,PROTZKO E E,BRUNNER L S,et al. Efficacy and safety of besifloxacin ophthalmic suspension 0.6% compared with moxifloxacin ophthalmic solution 0.5% for treating bacterial conjunctivitis［J］. Ophthalmology,2009,116: 1615.

189. COCCHIARO J L,VALDIVIA R H. New insights into Chlamydia intracellular survival mechanisms［J］. Cell Microbiol, 2009,11:1571-1578.

190. HONG K C,SCHACHTER J,MONCADA J,et al. Lack of macrolide resistance in Chlamydia trachomatis after mass azithromycin distributions for trachoma［J］. Emerg Infect Dis,2009,15:1088-1090.

191. BLASI F,TARSIA P,ALIBERTI S. Chlamydophila pneumoniae［J］. Clin Microbiol Infect,2009,15:29-35.

192. LU P,CHEN X,LIU X,et al. Wei. Dry eye syndrome in elderly Tibetans at high altitude:A population-based study in China ［J］. Cornea,2008,27:545-551.

193. GILGER B C. Immunology of the ocular surface［J］. Vet Clin North Am Small Anim Pract,2008,38:223.

194. ASBELL P A,COLBY K A,DENG S,et al. Ocular TRUST:Nationwide antimicrobial susceptibility patterns in ocular isolates［J］. Am J Ophthalmol,2008,145:951.

195. KUBANOVA A,FRIGO N,KUBANOVA A,et al. National surveillance of antimicrobial susceptibility in Neisseria gonorrhoeae in 2005-2006 and recommendation of first-line antimicrobial drugs for gonorrhoea treatment in Russia［J］. Sex Transm Infect,2008,84:285.

196. WU D,KE C W,MO Y L,et al. Multiple outbreaks of acute hemorrhagic conjunctivitis due to a variant of coxsackievirus A24:Guangdong,China［J］. J Med Virol,2008,80:1762-1768.

197. DONSHIK P C,EHLERS W H,BALLOW M. Giant papillary conjunctivitis［J］. Immunol Allergy Clin North Am,2008, 28:83-103.

198. ELHERS W H,DONSHIK P C. Giant papillary conjunctivitis［J］. Curr Opin Allergy Clin Immunol,2008,8:445-449.

199. VENGAYIL S,VANATHI M,DADA T,et al. Filtering bleb-induced giant papillary conjunctivitis［J］. Cont Lens Anterior Eye,2008,31:41-43.

200. KHEIRKHAH A,CASAS V,LI W,et al. Corneal manifestations of ocular demodex infestation［J］. Am J Ophthalmol, 2007. 143:743-749.

201. FREIDLIN J,ACHARUA M,LIETMAN T A,et al. Spectrum of eye disease caused by methicillin-resistant Staphylococcus aureus［J］. Am J Ophthalmol,2007,144:313.

202. SAMBURSKY R P,FRAM N,COHEN E J. The prevalence of adenoviral conjunctivitis at the Wills Eye Hospital Emergency Room［J］. Optometry,2007,78:236-239.

203. 谢立信,史伟云. 角膜病学［M］,人民卫生出版社,2007:312-314.

204. BOZKURT B,AKYUREK N,IRKEC M,et al. Immunohistochemical findings in prosthesis-associ ated giant papillary conjunctivitis［J］. Clin Exp Ophthalmol,2007,35:535-540.

205. MAHESHWARI S. Pterygium-induced corneal refractive changes［J］. Indian J Ophthalmol,2007,55:383-386.

206. WEST E S,MUNOZ B,MKOCHA H,et al. Mass treatment and the effect on the load of Chlamydia trachomatis infection in a trachoma-hyperendemic community［J］. Invest Ophthalmol Vis Sci,2005,46:83-87.

207. SOLOMON A W,HOLLAND M J,ALEXANDER N D,et al. Mass treatment with single-dose azithromycin for trachoma［J］. N Engl J Med,2004,351:1962-1971.

208. DARVILLE T. Chlamydia trachomatis infections in neonates and young children［J］. Semin Pediatr Infect Dis,2005,16: 235-244.

209. CHANG W J,TSE D T,ROSA R H,et al. Conjunctival cytology features of giant papillary con junctivitis associated with

ocular prostheses [J]. Ophthalmic Plast Reconstr Surg,2005,21:39-45.

210. ONO S J,ABELSON M B. Allergic conjunctivitis:Update on pathophysiology and prospects for future treatment [J]. J Allergy Clin Immunol,2005,115:118-122.

211. CHANG C H,LIN K H,ANDERSON R. Towards an in vitro modle for acute hemorrhagic conjunctivitis:cytokine-mediated vascular endothelial cell activation triggered by enterovirus type 70 infection [J]. J Clin Virol,2004,30:19-30.

212. MELESE M,CHIDAMBARAM J D,ALEMAYEHU W,et al. Feasibility of eliminating ocular Chlamydia trachomatis with repeat mass antibiotic treatments [J]. JAMA,2004,292:721-725.

213. KATUSIC D,PETRICEK I,MANDIC Z,et al. Azithromycin vs doxycycline in the treatment of inclusion conjunctivitis [J]. Am J Ophthalmol,2003,135:447-451.

214. DONSHIK P C. Contact lens chemistry and giant papillary conjunctivitis [J]. Eye Contact Lens,2003,29:37-39.

215. FIEGUTH P,SIMPSON T. Automated measurement of bulbar redness [J]. Invest Ophthalmol Vis Sci,2002,43:340-347.

216. ISENBERG S J,APT L,VALENTON M,et al. Controlled trial of povidoneiodine to treat infectious conjunctivitis in children [J]. Am J Ophthalmol,2002,134:681.

217. MATHER R,KARENCHAK L M,ROMANOWSKI E G,et al. Fourth generation fluoroquinalones. New weapons in the arsenal of ophthalmic antibiotics [J]. Am J Ophthalmol,2002,133:463.

218. ROMANOWSKI E,YATES K A,GORDON Y J. Topical corticosteroids of limited potency promote adenovirus replication in the Ad5/NZW rabbit ocular model [J]. Cornea,2002,21:289-291.

219. MABEY D,PEELING R W. Lymphogranuloma venereum [J]. Sex Transm Infect,2002,78:90-92.

220. SHEIKH A,HURWITZ B. Topical antibiotics for acute bacterial conjunctivitis,a systematic review [J]. Br J Gen Pract, 2001,467:473.

221. KOWALSKI R P,PANDYA A N,KARENCHAK L M,et al. An in vitro resistance study of levofloxacin,ciprofloxacin,and ofloxacin using keratitis isolates of Staphylococcus aureus and Pseudomonas aeruginosa [J]. Ophthalmology,2001,108: 1826.

222. CHANG C,SHEU M,CHERN C,et al. Epidemic keratoconjunctivitis caused by a new genotype of adenovirus type 8 (Ad8)-a chronological review of Ad8 in Southern Taiwan [J]. Jpn J Ophthalmol,2001,45:160-166.

223. RAUTAKORPI U-M,KLAUKKA T,HONKANEN P,et al. Antibiotic use by indication:A basis for active antibiotic policy in the community [J]. Scand J Infect Dis,2001,33:920-926.

224. DUSHKU N,JOHN M K,SCHULTZ G S,et al. Pterygia pathogenesis:Corneal invasion by matrix metalloproteinase expressing altered limbal epithelial basal cells [J]. Arch Ophthalmol,2001,119:695-706.

225. NICHOLS K K,NICHOLS J J,ZADNIK K. Zadnik. Frequency of dry eye diagnostic test procedures used in various modes of ophthalmic practice [J]. Cornea,2000,19:477-482.

226. BLOCK S L,HEDRICK J,TYLER R,et al. Increasing bacterial resistance in pediatric acute conjunctivitis [J]. Antimicrob Agents Chemother,2000,44:1650.

227. COOPER R J,HALLETT R,TULLO A B,et al. The epidemiology of adenovirus infections in Greater Manchester,UK 1982-96 [J]. Epidemiol Infect,2000,125:333-345.

228. TABERY H. Corneal epithelial changes due to adenovirus type 8 infection [J]. Acta Ophthalmol Scand,2000,78:45-48.

229. ELNIFRO E M,COOPER R J,KLAPPER P E,et al. Multiplex polymerase chain reaction for diagnosis of viral and chlamydial keratoconjunctivitis [J]. Invest Ophthalmol Vis Sci,2000,41:1818-1822.

230. REINHARD T,GODEHARDT E,PFAHL H G,et al. Lokales cyclosporine A beinummuli nach keratokonjunktivitis epidemica [J]. Ophthalmologe,2000,97:764-768.

231. TOMIDOKORO A,MIYATA K,Sakaguchi Y,et al. Effects of pterygium on corneal spherical power and astigmatism [J]. Ophthalmology,2000,107:1568-1571.

232. JIN X,MENG X,ZHOU X. [Effects of combined treatment with flouride and 1,25-dihydroxyvitamin D3 on the histomorphometry and biomechanical properties of bone in ovariectomized rats][J]. Zhongguo Yi Xue Ke Xue Yuan Xue Bao,1999,21:241-246.

233. DE JONG J C,WERMENBOL A G,VERWEIJ-UIJTERWAAL M W,et al. Adenoviruses from human immunodeficiency virus-infected individuals,including two strains that represent new candidate serotypes Ad50 and Ad51 of species B1 and D, respectively [J]. J Clin Microbiol,1999,37:3940-3945.

234. ELNIFRO E,COOPER R J,KLAPPER P E,et al. Diagnosis of viral and chlamydial keratoconjunctivitis:which laboratory test [J]? Br J Ophthalmol,1999,83 622-627.

235. COOPER R J,YEO A C,BAILEY A S,et al. Adenovirus polymerase chain reaction assay for rapid diagnosis of conjunctivitis [J]. Invest Ophthalmol Vis Sci,1999,40:90-95.

236. STARR M B. Recurrent subepithelial corneal opacities after excimer laser phototherapeutic keratectomy [J]. Cornea,1999,18:117-120.

237. SCHACHTER J,WEST S K,MABEY D,et al. Azithromycin in control of trachoma [J]. Lancet,1999,354:630-635.

238. VAJPAYEE R B,SHARMA N,CHAND M,et al. Corneal superinfection in acute hemorrhagic conjunctivitis [J]. Cornea,1998,17:614-617.

239. FITE S W,CHODOSH J. Photorefractive keratectomy for myopia in the setting of adenoviral subepithelial infiltrates [J]. Am J Ophthalmol,1998,126:829-831.

240. LIETMAN T,BROOKS D,MONCADA J,et al. Chronic follicular conjunctivitis associated with Chlamydia psittaci or Chlamydia pneumoniae [J]. Clin Infect Dis,1998,26:1335-1340.

241. SAITOH-INAGAWA W,OSHIMA A,AOKI K,et al. Rapid diagnosis of adenoviral conjunctivitis by PCR and restriction fragment length polymorphism analysis [J]. J Clin Microbiol,1996,34:2113-2116.

242. YORSTON D,WOOD M,FOSTER A. Penetrating keratoplasty in Africa:Graft survival and visual outcome [J]. Br J Ophthalmol,1996,80:890-894.

243. THYLEFORS B,NEGREL A D,PARARAJASEGARAM R,et al. Global data on blindness [J]. Bull World Health Organ,1995,73:115-121.

244. MEISLER D M,KELLER W B. Contact lens type,material,and deposits and giant papillary conjunctivitis [J]. CLAO J,1995,21:77-80.

245. DONSHIK P C. Giant papillary conjunctivitis [J]. Trans Am Ophthalmol Soc,1994,92:687-744.

246. WEISS A,BRINSER J H,NAZAR-STEWART V. Acute conjunctivitis in childhood [J]. J Pediatr,1993,122:10.

247. Centers for Disease Control and Prevention. 1993 Sexually transmitted disease treatment guidelines [J]. MMWR,1993,42:47.

248. GWON A,the Ofloxacin Study Group. Topical ofloxacin compared with gentamicin in the treatment of external ocular infection [J]. Br J Ophthalmol,1992,76:714.

249. GWON A,the Ofloxacin Study Group Ⅱ. Ofloxacin vs tobramycin for the treatment of external ocular infection [J]. Arch Ophthalmol,1992,110:1234.

250. REACHER M H,MUNOZ B,ALGHASSANY A,et al. A controlled trial of surgery for trachomatous trichiasis of the upper lid [J]. Arch Ophthalmol,1992,110:667-674.

251. CHEN J Y. Prophylaxis of ophthalmia neonatorum:Comparison of silver nitrate,tetracycline,erythromycin and no prophylaxis [J]. Pediatr Infect Dis J,1992,11:1026-1030.

252. STENBERG K,MARDH P A. Genital infection with Chlamydia trachomatis in patients with chlamydial conjunctivitis:unexplained results [J]. Sex Transm Dis,1991,18:1-4.

253. BORALKAR A N. Diphtheritic conjunctivitis:a rare case report in Indian literature [J]. Indian J Ophthalmol,1989,101:437.

254. KESTELYN P,BOGAERTS J,STEVENS A M,et al. Treatment of adult gonococcal keratocon junctivitis with oral norfloxacin [J]. Am J Ophthalmol,1989,108:516.

255. BUUS D R,PFLUGFELDER S C,SCHACHTER J,et al. Lymphogranuloma venereum conjunctivitis with a marginal corneal perforation [J]. Ophthalmology,1988,95:799-802.

256. DOUGLAS J P,LOWDER C Y,LAZORIK R,et al. Giant papillary conjunctivitis associated with rigid gas permeable contact lenses [J]. CLAO J,1988,14:143-147.

257. MONDINO B J,CASTER A I,DETHLEFS B. A rabbit model of staphylococcal blepharitis [J]. Arch Ophthalmol,1987,105:409.

258. THYLEFORS B,DAWSON C R,JONES B R,et al. A simple system for the assessment of trachoma and its complications[J]. Bull World Health Organ,1987,65:477-483.

259. LAGA M,NAAMARA W,BRUNHAM R C,et al. Single-dose therapy of gonococcal ophthalmia neonatorum with

ceftriaxone [J]. N Engl J Med,1986,315:1382.

260. FRANSEN L,NSANZE H,KLAUSS V,et al. Ophthalmia neonatorum in Nairobi,Kenya:The roles of Neisseria gonorrhoeae and Chlamydia trachomatis [J]. J Infect Dis,1986,153:862-869.

261. FARKAS P,KASSALOW T W,FARKAS B. Clinical management and control of giant papillary conjunctivitis secondary to contact lens wear [J]. J Am Optom Assoc,1986,57:197-200.

262. ZAJDOWICZ T R,KERBS S B,BERG S W,et al. Laboratory acquired gonococcal conjunctivitis:successful treatment with single-dose ceftriaxone [J]. Sex Transm Dis,1984,11:28.

263. CHANDLER J W,GILLETTE T E. Immunologic defense mechanisms of the ocular surface [J]. Ophthalmology,1983,90:585.

264. DAROUGAR S,GREY R H,THAKER U,et al. Clinical and epidemiological features of adenovirus keratoconjunctivitis in London [J]. Br J Ophthalmol,1983,67:1-7.

265. PERSSON K,RONNERSTAM R,SVANBERG L,et al. Neonatal chlamydial eye infection:an epidemiological and clinical study [J]. Br J Ophthalmol,1983,67:700-704.

266. GIGLIOTTI F,WILLIAMS W T,HAYDEN F G,et al. Etiology of acute conjunctivitis in children [J]. J Pediatr,1981,98:531.

267. DAWSON C R,JONES B R,TARIZZO M L. World Health Organization. Guide to trachoma control in programmes for the prevention of blindness [M]. Geneva:World Health Organization,1981:12-20.

268. TULLO A B,RICHMOND S J,EASTY D L. The presentation and incidence of paratrachoma in adults [J]. J Hyg(Lond),1981,87:63-69.

269. STENSON S. Adult inclusion conjunctivitis. Clinical characteristics and corneal changes [J]. Arch Ophthalmol,1981,99:605-8.

270. RICHMOND P P,ALLANSMITH M R. Giant papillary conjunctivitis [J]. Int Ophthalmol Clin,1981,21:65-82.

271. FRIEDLANDER M H,MASI R J,OSUMOTO M,et al. Ocular microbial flora in immunodeficient patients [J]. Arch Ophthalmol,1980,98:1211.

272. BROOK I. Anaerobic and aerobic bacterial flora of acute conjunctivitis in children [J]. Arch Ophthalmol,1980,98:833.

273. BROOK I,PETTIT T H,MARTIN W J,et al. Anaerobic and aerobic bacteriology of acute conjunctivitis [J]. Ann Ophthalmol,1979,11:389.

274. JUDSON F N. The importance of coexisting syphilitic,chlamydial,mycoplasmal,and trichomonal infections in the treatment of gonorrhea [J]. Sex Transm Dis,1979,6:112.

275. FRANKLIN R,WINKELSTEIN J,SETO D. Conjunctivitis and keratoconjunctivitis associated with primary immunodeficiency diseases [J]. Am J Ophthalmol,1977,84:563.

276. MATHUR A,SHARMA B,CHATURVEDI U C. The investigation of a recurrence of an AHC virus epi -demic at Lucknow:a serosurvey for AHC virus antibodies before and after the epidemic [J]. J Hyg(Lond),1977,79:219-224.

277. ALLANSMITH M R,KORB D R,GREINER J V,et al. Giant papillary conjunctivitis in contact lens wearers [J]. Am J Ophthalmol,1977,83:697-708.

278. KONO R,SASAGAWA A,MIYAMURA K,et al. Serologic characterization and sero-epidemiologic studies on acute hemorrhagic conjunctivitis(AHC)virus [J]. Am J Epidemiol,1975,101:444-457.

279. THYGESON P. Bacterial factors in chronic catarrhal conjunctivitis [J]. Arch Ophthalmol,1973,18:373.

280. LOCATCHER-KHORAZO D,SEEGAL B C. Microbiology of the eye [M]. St Louis:Mosby,1972.

281. MORDHORST C H,DAWSON C. Sequelae of neonatal inclusion conjunctivitis and associated disease in parents [J]. Am J Ophthalmol,1971,71:861-867.

282. SUIE T,HAVENER W H. Bacteriologic studies of socket infections [J]. Am J Ophthalmol,1964,57:749.

283. THYGESON P,KIMURA S. Chronic conjunctivitis [J]. Trans Am Acad Ophthalmol Otolaryngol,1963,67:494.

284. SCHEIE H G,CRANDALL A S. Keratitis associated with lymphogranuloma venereum [J]. Am J Ophthalmol,1947,30:624-627.

285. MACNIE J P. Ocular Lymphogranuloma Venereum [J]. Trans Am Ophthalmol Soc,1940,38:482-509.

第五章
其他类型的角膜病变

第一节 虹膜角膜内皮综合征

虹膜角膜内皮综合征（iridocorneal endothelial syndrome,ICE）是较少见的疾病,其特征是角膜内皮增生和结构异常、虹膜萎缩和孔洞、房角关闭等,这些变化导致的角膜内皮失代偿和继发性青光眼是ICE综合征患者视觉功能丧失最常见的原因。ICE综合征包括Chandler综合征,进行性虹膜萎缩和虹膜痣（Cogan-Reese）综合征。

一、病因与流行病学

ICE综合征的病因学说很多,但现今仍缺乏共识。目前最能被接受的是病毒感染学说。研究发现,ICE综合征患者角膜内皮细胞改变与病毒感染患者相似,且ICE综合征多为单眼发病,这可能与病毒感染后建立起免疫保护从而避免对侧眼受累有关。此外,有报道称在ICE综合征患者的内皮细胞内发现了单纯疱疹病毒的DNA,但其病理作用仍不确定。另有研究表明,EB病毒也可能在疾病发展中发挥作用。目前基于该学说通过病毒感染建立ICE综合征动物模型的实验尚未成功,近年来Li等进一步提出猜想认为,ICE综合征发生的生物机制可能是单纯疱疹病毒的感染及其病毒基因整合进入人类基因,从而改变了内皮细胞的活性及形态,使其上皮化。这一假设已经得到组织学、电子显微镜和免疫组织化学研究的支持,证实了具有上皮细胞独特特征的内皮细胞的存在。此外还存在炎症学说、血管学说、原发性虹膜缺陷学说、神经嵴细胞学说等。

ICE综合征通常以单眼发病为主,多发于20~50岁女性,但也存在双眼发病及儿童患病的报告。既往研究显示,男女比例1:（1.6~2）。在ICE综合征中,Chandler综合征在白人中最常见;Cogan-Reese综合征在亚洲人中最常见;进行性虹膜萎缩多见于女性,据报道男女比例在1:（1.2~1.5）。在纳入203名印度受试者的回顾性研究中,进行性虹膜萎缩是最常见的临床类型（52%）,其次是Chandler综合征（39%）和Cogan-Reese综合征（9%）。我国一项对58例中国ICE综合征患者的研究显示,Chandler综合征最常见（44.8%）,其次是Cogan-Reese综合征（39.7%）,最后是进行性虹膜萎缩（15.5%）。不同研究中不同种群之间亚型分布的差异提示了ICE综合征具有种族差异和地域差异。

二、发病机制

角膜内皮细胞的异常增生,弥漫性角膜内皮细胞大小、形态、密度均呈多形性改变,丧失了正常的六边形排列是ICE综合征的典型病理改变。1978年,Campbell及其同事提出了膜理论来解释ICE综合征的发病机制,该学说认为是角膜内皮受累出现异常增生和结构变异,并产生向周围组织迁移的能力,从而导致相应眼部结构的异常。所有细胞改变的最终结果是异常的内皮细胞向后迁移超过Schwalbe线,阻塞房角并进入前房以覆盖虹膜,在虹膜中形成异常基底膜,最终收缩引起瞳孔形状异常和虹膜萎缩性损伤,并在相邻结构之间形成粘连。房角阻塞还导致46%~82%的ICE综合征患者眼压升高,从而导致继发性青光眼。

三、临床表现

早期可无症状,患者常因视力渐进性下降就诊,且部分患者就诊时已出现青光眼或发生角膜内皮功能失代偿。ICE综合征主要为以下三种临床分型。

(一)Chandler综合征

以角膜改变最为显著,虹膜萎缩等改变较轻,甚至在裂隙灯显微镜下难以判断。早期通常表现为单侧视力下降,随着疾病的发展,可能会出现继发性青光眼。裂隙灯显微镜检查可发现角膜水肿、角膜后部有细小金箔样斑及轻度虹膜萎缩。共聚焦显微镜下显示,病变的内皮细胞彻底丧失六边形结构,细胞变圆、变大,与正常角膜内皮相反亮暗的异常内皮细胞表现为细胞表面为暗,细胞核及细胞间边界呈现高亮反射(图3-5-1-1)。Chandler综合征的虹膜前粘连和继发性青光眼的发生一般迟于进行性虹膜萎缩型。

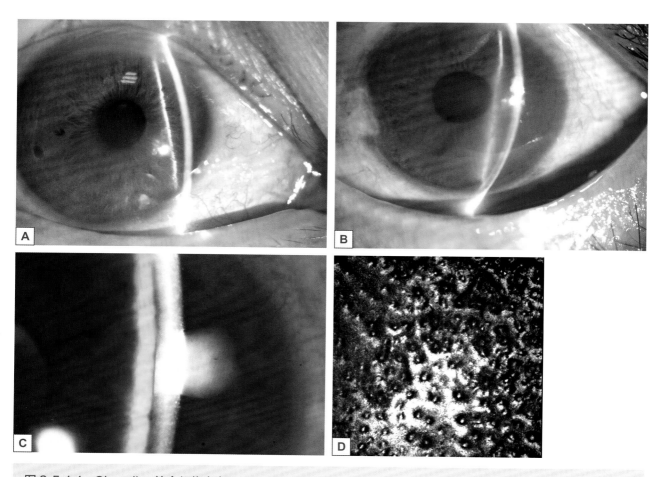

图3-5-1-1　Chandler综合征临床表现

图A、B　角膜水肿,虹膜轻度萎缩
图C　角膜后部有细小金箔样斑
图D　共聚焦显微镜下异常的内皮细胞

(二)进行性虹膜萎缩

原发性进行性虹膜萎缩具有显著的虹膜基质萎缩,可形成虹膜孔洞,伴有瞳孔异位或多瞳。最初的临床表现通常是虹膜周边前粘连(peripheral anterior synechia,PAS)(图3-5-1-2),内皮细胞的增殖可能有助于局灶性粘连的形成。虹膜变化常在疾病进展过程中表现出来,当发生虹膜萎缩时,周边部虹膜为细锥状前粘连,粘连基底逐渐增宽呈桥状向角膜边缘部进展。粘连严重的部位,造成瞳孔变形,若干年后粘连广泛发展,越过大部分房角并累及小梁网,眼压逐渐升高,因同时存在高眼压和角膜内皮细胞的异常,故常出现角膜水肿、混浊。继发性青光眼并不完全是虹膜前粘连房角关闭的结果,还存在房角有异常膜覆盖的缘故。虹膜萎缩的特点为虹膜变薄和萎缩,有的为沙网状,常发生裂孔(图 3-5-1-3)。裂孔的形成被认为有两方面的原因,一是虹膜粘连后牵引导致裂孔;二是虹膜部分缺血造成融解性裂孔。

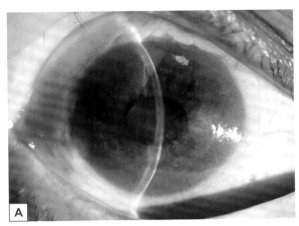
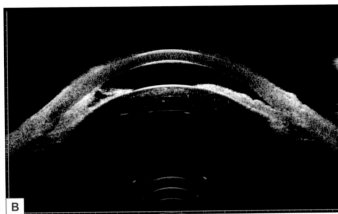

图 3-5-1-2　虹膜周边前粘连

图 A　全周虹膜前粘连
图 B　UBM 示虹膜前粘连,房角关闭

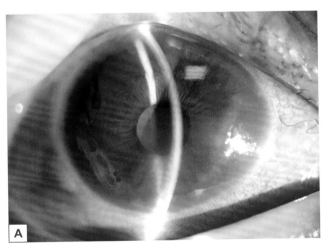
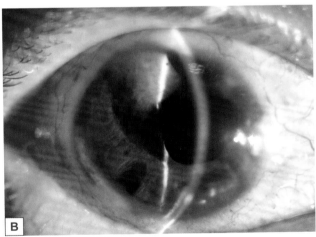

图 3-5-1-3　虹膜萎缩

图 A　虹膜变薄萎缩,有的为沙网状
图 B　虹膜变薄萎缩,多处出现裂孔

(三) 虹膜痣(Cogan-Reese)综合征

以虹膜结节或散发弥漫的虹膜色素痣为主要表现,可伴有不同程度的虹膜萎缩和角膜水肿。Cogan-Reese 综合征患者的虹膜改变和继发性青光眼较 Chandler 综合征患者更多见。在 Cogan-Reese 综合征中,虹膜孔洞和瞳孔移位形成的可能性较进行性虹膜萎缩小(图 3-5-1-4)。虹膜结节可开始于虹膜表面稀疏的浅褐色或黄色突起。结节区域下的虹膜基质具有典型的斑纹样外观,并伴有正常形态的虹膜隐窝丢失。

典型的虹膜结节通常表现为离散、粗糙、圆形或扁平、不规则和色素沉着的病变。透射电子显微镜显示,虹膜结节由多面体到纺锤状的黑色素细胞组成,表面有微绒毛和细长的树枝状突起,覆盖着长而粗壮的分支突起,这些突起似乎代表虹膜底层基质细胞。研究显示,虹膜颜色越深,黑色素含量越高,虹膜结节的发生率就越高,这也是 Cogan-Reese 综合征在亚洲人群中最常见的原因之一。

四、诊断与鉴别诊断

（一）诊断

1. 病史　患者早期可无症状,多数患者因瞳孔变形或晨起雾视就诊,部分患者因为继发青光眼出现视力损害或眩光就诊。

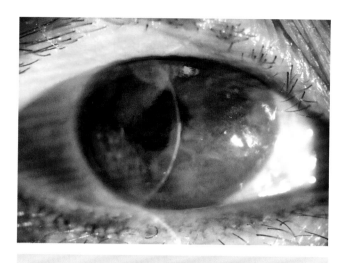

图 3-5-1-4　虹膜孔洞和瞳孔移位形成,虹膜萎缩小

2. 临床表现　Chandler 综合征以角膜水肿、虹膜部分萎缩为特征;进行性虹膜萎缩以明显的虹膜萎缩、虹膜变形、瞳孔异位、多瞳、虹膜周边前粘连、继发性青光眼为特征;虹膜痣（Cogan-Reese）综合征以虹膜结节或散发弥漫的虹膜色素痣为特征。

3. 辅助检查　共聚焦显微镜检查和 UBM 检查可以发现早期的角膜内皮病变和虹膜根部是否有前粘连,以此与 Fuchs 角膜内皮细胞营养不良进行鉴别诊断。对一些眼压高、虹膜萎缩同时伴有轻度前粘连的患者,术前应常规进行共聚焦显微镜检查,以排除 ICE 综合征。

ICE 综合征以 Chandler 综合征最为常见。Chandler 综合征患者的特征性改变之一为在共聚焦显微镜下角膜内皮细胞出现不同程度的疣锥状突起,这种内皮细胞是 Chandler 综合征与其他类型 ICE 综合征鉴别的特点之一。以进行性虹膜萎缩、虹膜色素性结节为主要表现的 ICE 综合征,其角膜内皮面会出现异常的角膜内皮细胞,细胞形态和大小均显著不规则,内皮细胞的六边形边界变得模糊,角膜内皮细胞失去正常的六边形镶嵌形态,细胞增大呈圆形或半圆形,这是它们在共聚焦显微镜下的鉴别要点。

（二）鉴别诊断

1. 角膜内皮异常需与 Fuchs 角膜内皮营养不良、角膜后部多形性营养不良（posterior polymorphous corneal dystrophy,PPCD）鉴别。Fuchs 角膜内皮营养不良在角膜中央后部呈碎银箔样观,有后弹力层赘疣突入前房。少数病例实质层上皮性水肿,多为双侧性,有家族性,无虹膜萎缩和周边前粘连等特征性表现。PPCD 是一种双侧性、常染色体显性遗传的家族性疾病,通常鉴别可以通过该疾病的自然史、角膜共聚焦显微镜、PPCD 内皮存在囊泡样和带状混合改变进行。

2. 虹膜基质萎缩和融解需与虹膜襞裂、Axenfeld-Rieger 综合征及虹膜异色症相鉴别。虹膜襞裂为进行性老年病,多见于 60~70 岁,常双眼发病,好发于瞳孔正下方的虹膜中周部。主要改变为虹膜两层分离,浅层斑片状剥落。因深层不受侵犯,故虹膜不形成裂孔,瞳孔也不变形,可与进行性虹膜萎缩相鉴别。Axenfeld-Rieger 综合征为先天性遗传性疾病,发病较早,双眼发病,前房角可见胚胎原始内皮细胞层的残留。其青光眼发生的原因是房角发育畸形,而非后天内皮膜的收缩。这是它与 ICE 综合征的不同之处。它同时伴有外胚叶组织异常,如牙齿发育不全。

3. 虹膜结节需与弥散性恶性黑色素瘤和虹膜神经纤维瘤相鉴别,两者虹膜都有瘤细胞增生和色泽改变,但与虹膜痣伴有的广泛虹膜基质萎缩、天鹅绒样外观,以及 PAS 和瞳孔变形等表现截然不同。弥散性恶性黑色素瘤的虹膜变厚,表面色较暗,瞳孔少有变形或无变形,极少见 PAS 和青光眼。

五、治疗

ICE 综合征的治疗主要有三个方面:

（一）角膜水肿及内皮细胞功能失代偿

必要时配戴角膜接触镜,可减轻因上皮大泡破溃引起的疼痛。当 ICE 综合征出现角膜内皮细胞功能失代偿时,通常需行角膜移植或内皮移植手术。穿透性角膜移植术是主要的手术方式,且手术效果良好,但免疫排斥反应率高。近年来,角膜内皮移植术,如后弹力层角膜内皮移植术、后弹力层剥除角膜内皮移植术成为治疗角膜内皮疾病的主要手段,但在 ICE 综合征手术选择治疗中,手术失败率高,长期效果有待观察。

（二）虹膜萎缩与孔洞

ICE 综合征患者虹膜萎缩、瞳孔异位、多瞳等改变会带来外观和视觉质量上的困扰。当出现瞳孔异位、虹膜基质变薄不足以阻挡光线或形成多个虹膜孔洞时,可出现眩光、重影等视觉症状,但由于虹膜基质易碎,不适合缝合修复,各种疾病、外伤等导致的虹膜重建均较为困难,通过配戴美容角膜接触镜可以改善虹膜外观起到美容效果。

（三）继发性青光眼

可通过药物治疗或手术治疗。在 ICE 综合征出现高眼压时,早期可首选减少房水生成的药物治疗。但药物治疗对该类继发性青光眼效果有限,大部分患者仍需进一步手术治疗。手术治疗主要包括小梁切除术联合抗代谢药物、青光眼引流装置植入、睫状体破坏手术等。其中引流阀植入术能避开内皮细胞和膜样组织的增长区域,远期成功率不高。对一些眼压高、虹膜萎缩同时伴有轻度前粘连的患者,术前应进行角膜内皮镜检查,以排除 ICE 综合征。否则误诊而行抗青光眼术,术后极易出现角膜内皮功能失代偿,造成医疗纠纷。

（任胜卫）

第二节　神经营养性角膜炎

神经营养性角膜炎（neurotrophic keratitis,NK）也称神经营养性角膜病变,是由三叉神经损伤引起的退行性疾病,其导致角膜营养功能和敏感性降低或改变,随后导致角膜上皮的破坏,影响泪膜、上皮和基质的健康和完整性。本病特征是角膜知觉减退或缺失,出现干眼、角膜上皮缺损和角膜溃疡,最终引起角膜基质融解和穿孔。

一、病因与流行病学

引起角膜知觉减退的原因多种多样,从三叉神经核到角膜神经末梢,所有影响感觉神经的疾病即中枢和周围神经病变均可导致角膜知觉减退。角膜知觉减退或缺失的最常见病因是眼表单纯疱疹病毒（herpes simplex virus,HSV）和带状疱疹病毒（herpes zoster virus,HZV）感染,其次是肿瘤和外科手术损伤三叉神经眼支。其他原因包括先天性疾病、角膜营养不良、角膜神经的局部损伤、全身性疾病、局部药物治疗,以及毒素的侵害等。任何角膜知觉减退都可能引起 NK,越严重的角膜感觉缺失病变越易引起神经营养性病变。具体原因详见表 3-5-2-1。

NK 是一种罕见的退行性疾病,其患病率不足 5/10 000。目前缺少广泛的流行病学数据。法国的罗斯柴尔德眼科基金会医院进行了一项单中心回顾性观察性研究,该研究筛查了 30 多万名患者,报告 NK 患病率为 11/10 000,他们认为以前的研究只包含了 NK 的部分病因,实际患病率可能比以前报道的要高。

二、发病机制

角膜的感觉神经主要来源于三叉神经眼支的睫状长神经和睫状短神经,对维持眼表和角膜的正常功能起关键作用。其主要有两大功能:一是感觉功能,感知外界的化学、机械及温度刺激,引起保护性瞬目反射,促进泪液分泌;二是分泌功能,感觉神经末梢可以分泌神经递质,如 P 物质（substance P,SP）,降钙素基因相关肽（calcitonin gene related peptide,CGRP）,乙酰胆碱等,以及许多营养因子,如神经营养因子（nerve growth factor,NGF）,表皮生长因子（epidermal growth factor,EGF）等,可促进角膜上皮细胞的增生、迁移

表 3-5-2-1　角膜知觉减退的原因

分类	原因
眼表和角膜	—
病毒感染	HSV、HZV、麻风
眼部疾病	格子状角膜营养不良、颗粒状角膜营养不良
眼部用药	眼部表面麻醉剂、噻吗洛尔、倍他洛尔、30% 磺胺醋酰和双氯芬酸钠
医源性损伤	配戴角膜接触镜、角膜屈光手术、大切口白内障摘除手术、玻璃体切除术、角膜移植术
眼表和角膜化学烧伤	二硫化碳暴露、硫化氢暴露
颅内肿瘤、神经外科手术和外伤	—
外科手术	治疗三叉神经痛手术、颅内动脉瘤切除术、听神经瘤切除术、上颌骨骨折修复术
外伤	面部外伤
全身代谢性疾病	糖尿病、维生素 A 缺乏症
先天性疾病	家族性自主神经功能异常（Rilev-Day 综合征）、Goldenhar-Gorlin 综合征、Mobius 综合征、先天性痛觉迟钝和无汗症、先天性家族性角膜神经发育异常
其他	年龄增长、深色眼睛、Adie 综合征、多发性硬化、长期服用抗精神病药或抗组胺药

和分化。当角膜感觉神经受损时，角膜上皮细胞活力及代谢降低，有丝分裂减少，引起上皮细胞胞内水肿、微绒毛丢失和基底膜发育异常，角膜伤口愈合迟缓，从而出现难治性角膜溃疡。角膜神经分泌功能下降，神经物质分泌减少，导致角膜上皮生理更替和泪液功能受损。同时，角膜上皮细胞释放的营养因子对神经纤维的存活、分化和成熟产生影响，这些神经生长因子是眼表和角膜的稳态及伤口愈合的基础，并保持解剖结构的完整性。

三、临床表现

角膜知觉减退或缺失可触发一系列眼表和角膜的异常反应，并使角膜溃疡进展加速。经典的 Mackie 分期根据观察到的角膜、结膜和泪膜的变化将 NK 分为三期：

（一）泪液异常（Ⅰ期）

角膜上皮出现点状荧光素染色，甚至灰色的浅层点状病变，原因是角膜知觉减退或缺失，导致反射性流泪和眨眼频率减少，黏蛋白分泌增多使泪液更加黏稠，引起泪液异常，造成角膜上皮微绒毛病变（图 3-5-2-1）。体征为球结膜玫瑰红染色，泪膜破裂时间缩短，泪液黏蛋白黏性增加，角膜上皮点状荧光素染色和出现角膜上皮干燥的瘢痕性病灶（Gaule 斑）。

（二）角膜上皮异常（Ⅱ期）

急性角膜上皮脱落是因粗糙和异常角膜上皮表面的泪液湿化不足引起。体征为角膜上皮缺损，角膜基质水肿，可出现后弹力层皱褶，房水细胞和闪光。此期需要紧急和有效的治疗，否则易发展为角膜溃疡。椭圆或圆形的角膜上皮缺损是 NK 的典型特征（图 3-5-2-2）。

（三）持续性角膜溃疡（Ⅲ期）

角膜基质融解、角膜穿孔发生率高是此期的特点（图 3-5-2-3）。炎性反应和继发性感染、糖皮质激素滴眼液使用不当，均易增加角膜基质融解和穿孔的风险。

四、诊断与鉴别诊断

（一）诊断原则

主要根据病史、角膜知觉减退和角膜损伤的体征以及相关的辅助检查结果，包括泪液、角膜知觉、神经

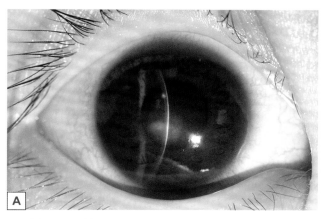
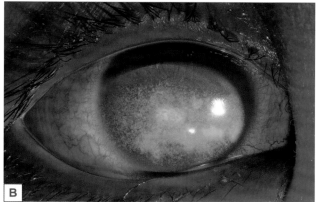

图 3-5-2-1　NK Ⅰ期临床表现
图 A　角膜中央可见片状混浊,角膜上皮弥漫性粗糙
图 B　角膜荧光素钠染色弥漫性点状着色

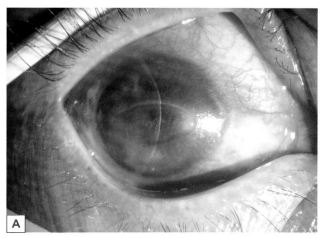
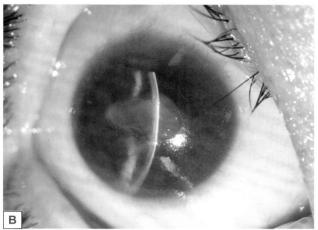

图 3-5-2-2　NK Ⅱ期临床表现
图 A　角膜基质水肿,椭圆形上皮缺损
图 B　角膜上皮持续缺损进展成角膜溃疡

形态等进行综合评估。

　　诊断标准参照 2021 年中国神经营养性角膜炎诊断及治疗专家共识:

　　1. 引起角膜知觉减退的疾病史　眼部病史包括疱疹病毒感染、眼科手术、眼底光凝术、眼部化学烧伤、眼部用药、配戴角膜接触镜等;全身病史包括糖尿病、多发性硬化症、神经系统疾病(如三叉神经痛治疗后、先天性神经发育异常)、颅内肿瘤、神经外科手术、卒中、创伤等。

　　2. 典型体征　如球结膜玫瑰红染色、角膜上皮点状荧光素染色、Gaule 斑、椭圆或圆形持续性角膜上皮缺损或角膜溃疡等,同时,应注意有无眼睑病变和损伤。

　　3. 角膜知觉减退　最简单快速的检查方法是使用棉签在双眼周围皮肤划痕,比较双侧皮肤的感觉。也可以使用清洁柔软的细棉丝轻触角膜,观察瞬目反射,粗略评估角膜知觉是否减退。可采用 Cochet-Bonnet 触觉计进行定量检查,知觉正常的角膜在尼龙丝长度 6cm 时就有明显的瞬目反射;若尼龙丝长度小于 2cm,同时伴有角膜上皮脱落和基质溃疡,应高度怀疑 NK。

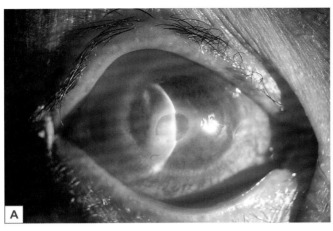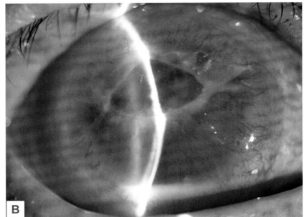

图 3-5-2-3   NK Ⅲ期临床表现
图 A   角膜溃疡,继发感染
图 B   角膜溃疡,周边新生血管长入,前房积脓

4. 泪液改变   患者往往有泪液质和量的异常,可采用 Schirmer 试验和泪膜破裂时间试验评估泪液状况。

5. 共聚焦显微镜检查   可发现角膜基质内神经纤维密度明显下降,甚至可见萎缩的神经。

6. 病原学检查   对发生持续性角膜上皮缺损或角膜溃疡者进行病原学检查,可排除感染因素。

在上述诊断标准中,符合第 1~3 项即可临床确诊 NK。有条件的眼科机构可对第 4~6 项进行检查,以辅助支持诊断。

(二)鉴别诊断

NK 在每一个阶段都与其他的眼表疾病的临床表现相似。病史的询问对 NK 的诊断有直接的帮助,临床查体中角膜知觉减退是关键体征。NK 早期的表层点状角膜病变可能会被误诊为干眼、暴露性角膜病变、药物毒性反应或角膜缘干细胞缺乏等。眼部疼痛或不适的症状在 NK 患者不常见到,如果出现上述症状可能支持其他的诊断。

在 NK 的晚期阶段,需要和感染性或免疫性角膜溃疡、外伤性上皮缺损、药物毒性溃疡或复发性角膜上皮糜烂相鉴别。微生物检测可以鉴别任何可能的感染病因。自身免疫疾病的存在提示可能为免疫性角膜溃疡,药物毒性相关性角膜溃疡会有局部用药病史、眼部外伤史。即使轻微外伤也可能提示外伤性角膜上皮缺损或复发性角膜上皮糜烂。

五、治疗

NK 理想的治疗方法是改善角膜三叉神经的功能,以恢复角膜神经营养供应,促进角膜上皮再生和愈合。治疗的首要目标是保护角膜表面,促进再上皮化。治疗方法通常取决于疾病的不同阶段和角膜知觉减退的程度。治疗原则是阻止角膜损伤进展,逆转 NK,停止使用可能对角膜上皮产生有害影响的药物,修复眼睑正常解剖功能并尽可能治疗和排除造成角膜神经损伤的原因。

(一)Ⅰ期病变治疗

目的是防止角膜上皮细胞损伤,提高上皮细胞的修复能力。治疗相关眼表疾病,如干眼、暴露性角膜炎,最好选用不含防腐剂的人工泪液滴眼液或眼膏。

(二)Ⅱ期病变治疗

目的是促进角膜上皮缺损愈合,防止病情进展为严重的角膜溃疡。由于有快速、无症状进展的倾向,此期需要密切监测。

可使用治疗性角膜绷带镜或高透氧性巩膜镜来保护角膜并为角膜提供持续的润滑。角膜上皮点状或片状缺损可应用自体血清（20%和50%）滴眼液或小牛血去蛋白眼用凝胶。Bradley等研究证实，自体血清滴眼液中存在NGF，Matsumoto等报道，自体血清中NGF的含量是泪液中的数倍，因而自体血清制成的滴眼液可用于外源性补充神经生长因子。此外，人血小板裂解液（human platelet lysate，hPL），脐带血清，富血小板血浆，富生长因子血浆也被证实含有较高浓度的神经生长因子。也可局部使用低、中浓度糖皮质激素以减轻炎性反应。但在使用过程中应密切观察，避免出现角膜融解和穿孔。治疗眼睑功能异常，以防出现暴露性角膜病变。角膜知觉严重减退或缺失者，可行永久性外侧睑缘缝合术或提上睑肌注射肉毒毒素A。

（三）Ⅲ期病变治疗

此期较难治疗，治疗目的是抑制角膜基质融解，保持眼球的完整性。一种新的治疗选择是重组人神经生长因子（recombinant human nerve growth factor，rhNGF），是目前临床治疗NK较有前途的方法之一。Mastropasqua等研究证实，rhNGF可促进神经再生，恢复角膜上皮完整性。0.002% cenegermin滴眼液在欧美等国家已应用于临床，并证实具有较好的恢复角膜神经功能的效果。

此期较为严重的患者可选择手术治疗。羊膜移植术可对病变角膜提供机械性保护作用。羊膜中所含生长因子可促进角膜上皮愈合，减少新生血管，减轻眼表炎性反应。多层羊膜移植术可用于治疗深部神经营养性角膜溃疡。结膜瓣遮盖术可抑制角膜基质融解，并产生新的上皮屏障，有效治疗角膜旁中央或周边部溃疡，在接近穿孔的严重变薄的角膜中提供解剖完整性，预防角膜穿孔。NK引起的穿孔较难治疗。氰基丙烯酸酯胶合后应用软绷带接触镜或羊膜可有效治疗小穿孔。大穿孔需行角膜移植术。由于角膜知觉减退或缺失可增加角膜移植术术后植片上皮不愈合或移植失败的风险，故建议联合外侧睑缘缝合术。

角膜神经移植术是近年来治疗严重NK的新技术。常用的移植供体有眶上神经、滑车上神经、耳大神经、腓肠神经、前臂外侧皮神经等。大量临床试验证实，角膜神经移植术后，神经密度增加，角膜感受性提高。大多病例可通过移植实现角膜神经的再支配。此外，有报道称同种异体神经移植术是一种安全、有效的方法。但手术操作方法较复杂，创伤大，存在感染、并发症等风险。

（任胜卫）

第三节　暴露性角膜炎

暴露性角膜炎（exposure keratitis），有时也称为暴露性角膜病，是指角膜失去眼睑保护而暴露在空气中，引起角膜干燥、上皮细胞脱落进而继发感染的角膜炎症。

一、病因与流行病学

引起暴露性角膜炎的常见原因如下：①眼睑缺损、眼球突出、眼睑外翻畸形、上睑眼轮匝肌麻痹所致睑裂闭合不全。②眶内肿瘤、甲状腺相关眼病、眶蜂窝织炎所致眼球突出，以及面神经麻痹、深度麻醉和昏迷患者。③Stevens-Johnson综合征所致的眼睑皮肤异常，上睑下垂术后过矫的患者，角膜由于长期干燥而导致上皮损害，继发感染后形成角膜溃疡。

暴露性角膜炎发生率较高，眼部并发症严重。Lehpamer等对一所医院61例18岁及以上年龄的暴露性角膜炎住院患者进行回顾性研究发现：暴露性角膜炎并不少见，几种常见的危险因素是镇静和机械通气（36%）、面神经麻痹（16%）、夜间眼睑闭合不全（11%）和瘢痕性眼睑改变（8%）。

二、发病机制

各种原因引起眼表的暴露和/或瞬目功能的损害，导致泪液过度蒸发及泪液流体动力分布异常，引起角膜、结膜上皮干燥、粗糙，上皮脱落继而引起角膜感染。

三、临床表现

本病早期可出现异物感、眼痛、干燥感等临床表现，也可能出现睑裂不完全闭合，在睡眠时角膜部分暴露,故角膜暴露性损害带多在角膜下 1/3 部位,只存在角膜上皮缺损和部分浅基质混浊,如果不及时诊治会造成进一步的损害,严重者可造成视力障碍。

　　眼部检查时发现暴露于睑裂部的结膜水肿、粗糙,进而结膜出现干燥斑,并伴有眼干燥等一系列症状。当出现角膜上皮缺损,容易继发感染形成角膜溃疡,甚至发生角膜融解、穿孔(图 3-5-3-1)。眼睑闭合不全引起的部分暴露性角膜炎在未继发感染时仅呈灰白色调,不会有急剧的改变,也无化脓现象。

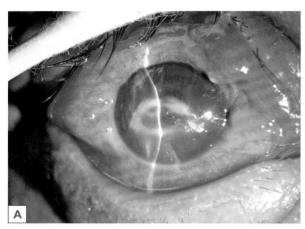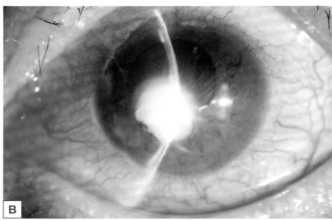

图 3-5-3-1　暴露性角膜炎临床表现
图 A　暴露于睑裂部的结膜水肿、粗糙,结膜出现干燥斑
图 B　暴露性角膜炎继发感染,发生角膜融解、穿孔

四、诊断与鉴别诊断

　　(一)诊断

　　1. 造成睑裂闭合不全的病史。

　　2. 典型的临床表现。

　　(二)鉴别诊断

　　由于病因复杂,临床医师应注意区分是眼部因素还是全身因素(如甲状腺相关性眼病)引起的暴露性角膜炎。神经疾病患者或昏迷患者,主要是对症治疗,应及时请相关科室会诊协助治疗。

五、治疗

　　暴露性角膜炎可引起角膜严重的浸润和溃疡,若不及时治疗可导致视力下降甚至失明。治疗的原则是去除角膜暴露因素、保护角膜上皮和维持眼表的湿润。

　　(一)去除暴露因素

　　对于眼睑闭合不全尤其是面瘫导致的暴露性角膜炎的治疗多采用手术方式,传统的术式有睑缘缝合术、睑植皮术、眦部成形术、组织悬吊术、条带兜带术等。其中,睑缘缝合术通过将上、下睑缘缝合解除暴露,分为永久性睑缘缝合和暂时性睑缘缝合术(图 3-5-3-2)。

　　(二)保护角膜上皮

　　角膜上皮提供了良好视力所必需的光学平滑界面和有效的防御感染屏障。因此,保护角膜上皮、促进其愈合至关重要。常用手段有结膜瓣遮盖术、羊膜移植术、配戴角膜绷带镜和巩膜镜。

　　(三)维持眼表的湿润

　　药物治疗的原理是通过局部涂抹眼膏保持眼表的湿润。常用药物有妥布霉素眼膏和重组人表皮生长

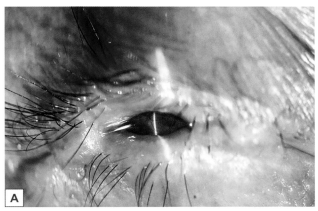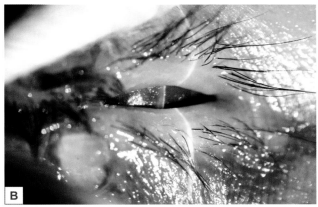

图 3-5-3-2　睑缘缝合术

图 A　永久性睑缘缝合术后睑裂融合

图 B　暂时性睑缘缝合术后

因子凝胶等,国外有报道称可以采用透明薄膜敷料联合抗生素眼膏治疗暴露性角膜炎。

(任胜卫)

第四节　角膜瘢痕性溃疡

角膜瘢痕性溃疡是指发生在陈旧性角膜瘢痕和白斑之上的溃疡。

一、病因与流行病学

本病发生在角膜瘢痕或长期角膜慢性炎症基础上,如角膜基质炎结瘢期,角膜营养障碍,角膜上皮糜烂经久不愈,在角膜瘢痕或白斑上形成溃疡。也可在角膜外伤、揉眼等因素下造成角膜瘢痕或白斑表面上皮脱落,形成粥样溃疡,故也被称为粥样角膜溃疡或角膜冷溃疡。本病在临床上并不多见,目前缺乏流行病学数据。

二、发病机制

陈旧性的角膜瘢痕或白斑表面组织易发生粥样变性及钙盐沉着,发生溃破坏死,由于该处组织不健康,表面的角膜上皮可自行剥脱,在角膜瘢痕或白斑上形成溃疡。

三、临床表现

由于溃疡发生在角膜瘢痕中心部位,早期结膜充血和角膜刺激症状轻微,故称为冷溃疡。如不合并病原菌感染,常表现为无菌性溃疡。在早期不易引起重视,病变进一步进展,角膜刺激症状加重,出现角膜水肿、瘢痕周围有明显浸润、房水混浊甚至前房积脓,溃疡可继续向深部扩展引起穿孔,甚至不得不摘除眼球。由于角膜瘢痕组织营养及供血差,溃疡修复时间缓慢,故病程较长(图 3-5-4-1)。

四、诊断与鉴别诊断

(一)诊断

根据病史(先天性角膜白斑或因角膜外伤、炎症导致的粘连性角膜白斑病史,反复发作上皮缺损致眼部不适的慢性角膜炎病史),角膜刺激症状轻微和在陈旧性角膜瘢痕上发生的慢性溃疡,一般可以诊断。

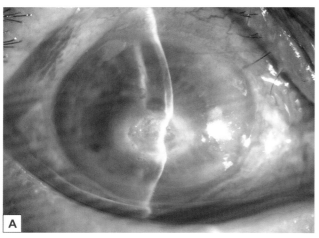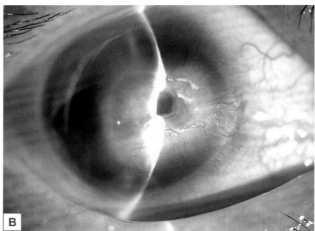

图 3-5-4-1   角膜瘢痕性溃疡临床表现

图 A   角膜中央混浊伴局部溃疡
图 B   角膜白斑，中央溃疡近穿孔

（二）鉴别诊断

主要鉴别诊断为角膜基质炎合并角膜溃疡。角膜基质炎合并角膜溃疡，有角膜炎症的病史及有明显的角膜刺激症状，对病因和对症治疗有效。

五、治疗

早期可使用促进角膜上皮修复的生长因子类药物，如重组牛碱性成纤维细胞生长因子或重组人表皮生长因子等。

由于角膜瘢痕营养及血供差，溃疡修复缓慢，病程长，单纯药物治愈的可能性很小，大部分患者需手术干预。

对角膜上皮反复脱落、溃疡明显形成者，应考虑进行小直径的板层角膜移植术，植片直径应略大于溃疡，使植床边缘在瘢痕外角膜上。若角膜混浊未达全层，可行板层角膜移植。如果无弱视或眼内病变，患者对视力和外观要求较高，可以考虑穿透性角膜移植术，能够治愈溃疡且增加视力。

其他方法有烧灼溃疡、结膜瓣遮盖术或羊膜移植术等。结膜瓣遮盖术可以治愈角膜旁中央及近周边部的溃疡。羊膜移植术也取得较好的临床效果，患者术后溃疡愈合，但视力大多无明显提高。术后仍应辅以药物及治疗性绷带镜治疗，以免溃疡再度复发。

（任胜卫）

第五节   大泡性角膜病变

大泡性角膜病变是角膜内皮细胞因机械、物理、化学、生物、遗传等各种原因引起的细胞数量急剧下降或细胞功能的异常，不能维持角膜正常的生理功能，出现角膜基质水肿、上皮下大泡、眼部刺激及视力下降等典型症状和体征。大泡性角膜病变不仅可以严重损害患者的视力，而且一旦上皮下水泡破裂，角膜上皮下神经丛暴露，患者还会出现剧烈的疼痛、畏光、流泪和异物感。长期、慢性病变还可伴随新生血管的出现和纤维增生，导致视力进一步下降，部分患者还可发展为久治不愈的角膜溃疡。

一、病因与流行病学

根据角膜内皮细胞受损的原因,可分为先天性和后天性病因。先天性病因即先天性遗传性角膜内皮疾病,如 Fuchs 角膜内皮营养不良、后部多形性角膜内皮细胞营养不良、先天性遗传性角膜内皮营养不良、Axenfeld-Rieger 综合征等。后天性病因最常见的原因是继发于各种内眼手术和外伤,其中白内障手术是引起大泡性角膜病变的首位原因。除此之外,后天性角膜内皮细胞受损也可继发于一些眼部疾病,如角膜内皮炎、虹膜角膜内皮综合征、长期或反复眼压控制不良的青光眼、反复发作的葡萄膜炎、虹膜囊肿等。

大泡性角膜病变在不同地域之间的发病率有很大差异。从历年对穿透性角膜移植术的病因分析来看,在欧美国家,大泡性角膜病变是行穿透性角膜移植手术的首位病因,达 28%~39%,而在亚洲国家仅为7%~22%。在欧美国家,Fuchs 角膜内皮营养不良占角膜内皮病变的 50%~62%,而在亚洲人群中,手术源性的大泡性角膜病变可达 80% 以上,Fuchs 角膜内皮营养不良所占的比例不到 20%。

二、发病机制

先天性病因的大泡性角膜病变详见本篇第三章第四节,本章主要介绍后天性因素导致的大泡性角膜病变。

(一) 手术

白内障摘除手术、玻璃体视网膜类手术、抗青光眼手术等各种内眼手术均可导致大泡性角膜病变的发生。激光虹膜切除术也可伤及角膜内皮细胞。

手术导致角膜内皮损伤的主要原因包括:

1. 机械损伤 前房内操作过多,如各种手术器械、人工晶状体等多次进出,术中前房塌陷,超声乳化颗粒及核碎片在前房内翻动,过高的灌注流速等均会对角膜内皮细胞造成机械性的损伤。

2. 超声波振荡 超声乳化探头每分钟产生数万次振动,尽管手术过程中大部分的超声能量被晶状体核碎片所吸收,但仍会对眼内组织尤其是角膜内皮造成一定的损伤。当晶状体核过硬、超声乳化能量高、超声时间长,以及超声乳化操作平面接近角膜内皮平面时,不可避免地会对角膜内皮细胞有较明显的损伤。

3. 热损伤 超声乳化探头进入前房后,其高速振动会产生一定热量,当能量过高和手术时间过长时,会对内皮细胞尤其是切口附近的内皮细胞造成热灼伤。

4. 化学因素 灌注液的 pH,渗透压,化学成分,前房内药物注入(如肾上腺素、毛果芸香碱、前房内麻醉药物等)均对角膜内皮细胞有一定的影响,尤其灌注时间过长时。灌注针头等器械的浸泡消毒液若误入前房,会严重的损伤角膜内皮细胞,甚至引起严重的急性眼前节毒性反应综合征(toxic anterior segment syndrome,TASS)。

5. 术前患者的自身条件差(高危患者) 患者本身合并 Fuchs 角膜内皮营养不良等内皮病变的,因高龄、眼外伤、术前长期高眼压、多次手术、硅油对角膜内皮的影响、葡萄膜炎、糖尿病等原因术前角膜内皮细胞功能欠佳的,更容易出现内眼手术引起的角膜内皮细胞损伤。

6. 术后早期高眼压、炎症反应重等也可引起角膜内皮细胞的进一步损伤。

7. 激光虹膜切除术对角膜内皮细胞造成损伤的可能机制 激光聚焦不当的直接损伤、热损伤、机械冲击波损伤、虹膜色素播散、一过性眼压升高、炎症、房水扰动、对角膜内皮的剪切应力、血-房水屏障的慢性破坏、气泡损伤等。患者本身潜在的危险因素包括:急性房角关闭、前房过浅、虹膜色素重、患者本身存在角膜内皮病变和糖尿病等。激光的类型、应用能量的大小和治疗次数是术后发生角膜内皮损伤的外在危险因素。多数学者认为 Nd:YAG 激光因具有高能量、短脉冲、击射点数少的特点,更适于虹膜切除,单独应用Nd:YAG 或联合应用氩激光和 Nd:YAG 激光进行虹膜切除较单独应用氩激光引起的角膜内皮损伤小。

(二) 创伤

各种眼部爆炸伤、钝挫伤、穿通伤、化学伤、热烫伤和冷冻伤均可引起角膜内皮细胞损伤,严重的可导致大泡性角膜病变。爆炸伤、钝挫伤在眼内形成的冲击波或直接接触、挤压是损伤角膜内皮细胞的主要原因。穿通伤除直接损伤角膜内皮细胞外,还可导致虹膜植入性囊肿,囊肿过大时可直接触及角膜内皮造成数量减少、功能受损,当阻塞房角引起眼压升高时,可进一步损伤角膜内皮细胞。

（三）眼部疾病

1. 长期高眼压致角膜内皮细胞失代偿　如青光眼绝对期。除持续高眼压外,往往伴有角膜大泡。

2. 单纯疱疹病毒性角膜炎（内皮型）　未及时控制感染及炎症反应,可造成内皮细胞大量坏死。

3. 前葡萄膜炎　因炎症反复发作,内皮 KP 及房水中炎症细胞的刺激,内皮细胞出现明显的功能下降和数量减少。

4. 虹膜角膜内皮综合征　为一原因不明的周边虹膜前粘连,角膜内皮细胞功能失代偿的眼病。

5. 先天性遗传性角膜内皮病　包括 Fuchs 角膜内皮营养不良、先天性遗传性角膜内皮营养不良、后部多形性角膜内皮营养不良、Axenfeld-Rieger 综合征、黏多糖代谢障碍性角膜内皮病变等。

三、临床表现

（一）症状

1. 视力下降　角膜基质水肿本身对视力影响不大,单纯角膜基质水肿即使厚度增加 70%,仍可保持相对正常视力。但轻度的角膜上皮水肿即可因角膜表面不规则散光导致明显的视力下降。早期患者自诉晨间视物模糊,眼部有异物感,到下午视力明显提高,眼部症状消失。这是因为夜间睡眠时的眼睑闭合状态,使角膜上皮面的水分蒸发能力减少,内皮细胞功能已处于临界状态,内皮细胞没有储备能力把滞留在角膜基质内的液体泵出,致角膜基质水肿。随着睁眼时间延长,基质内的液体因蒸发而减少,角膜水肿消失,故视力恢复正常。如患者出现晨间视力下降,而下午视力正常,是早期诊断大泡性角膜病变的一个重要提示。随着角膜内皮数量的进一步减少,患者可出现持续性视力下降。

2. 异物感、疼痛等　因角膜上皮水泡形成,患者早期会出现异物感,常常进行性加重。水泡破裂时,角膜上皮下神经丛暴露,患者会出现剧烈的眼痛、畏光、流泪,瞬目时尤为明显。上皮修复后水泡会再次破裂,疼痛反复发生。大泡反复多次破裂、角膜上皮下形成结缔组织瘢痕后角膜知觉可减退,上皮水肿减轻,有时疼痛反而会有所缓解。如继发眼部感染,极易出现角膜溃疡。

（二）体征

裂隙灯显微镜检查可见角膜上皮下水泡或基质水肿,可伴有后弹力层皱褶。反复多次大泡破裂后,角膜上皮下形成弥漫的结缔组织瘢痕。其程度取决于病程早晚,早期角膜基质水肿增厚,透明度下降,后期角膜基质混浊呈磨砂玻璃样,可伴新生血管长入。如内眼手术后,早期的角膜大泡常出现在角膜手术切口旁,此处角膜基质水肿,用角膜内皮显微镜检查可见此处角膜内皮细胞数量明显减少,细胞形态大多失去六边形,有的变成长菱形。随角膜内皮细胞功能的减退,角膜水肿的范围会逐渐扩大（图 3-5-5-1~图 3-5-5-5）。

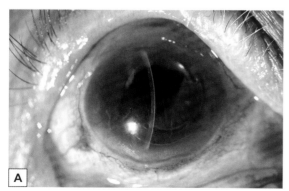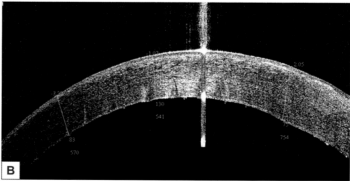

图 3-5-5-1　大泡性角膜病变早期患者,前房型人工晶状体植入术后 15 年

图 A　裂隙灯显微镜图像示角膜水肿,后弹力层皱褶

图 B　OCT 检查示角膜水肿,后弹力层皱褶

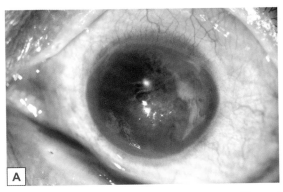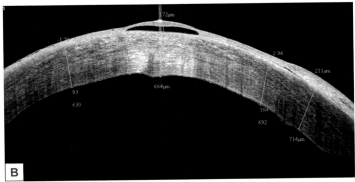

图 3-5-5-2 大泡性角膜病变,白内障术后 7 年

图 A 角膜弥漫性水肿增厚,上皮下水泡

图 B OCT 检查可见角膜上皮下水泡,角膜水肿

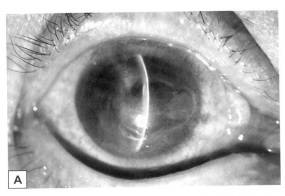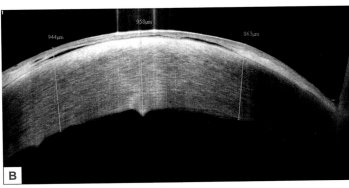

图 3-5-5-3 大泡性角膜病变,白内障术后 40 余年

图 A 角膜水肿,基质瘢痕,角膜缘处大量新生血管长入

图 B 同一患者 OCT 检查,可见角膜重度水肿,基质混浊,上皮下水泡

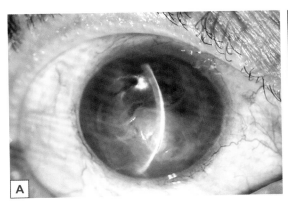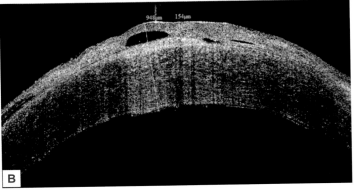

图 3-5-5-4 大泡性角膜病变,前房型人工晶状体植入术后

图 A 角膜水肿,上皮下水泡,局部基质瘢痕形成

图 B 同一患者 OCT 检查,可见角膜重度水肿,基质混浊,上皮下水泡

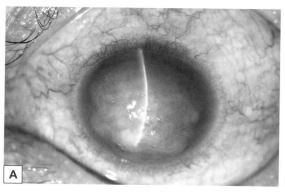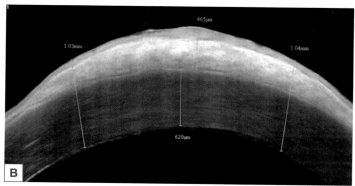

图 3-5-5-5　大泡性角膜病变,患者因外伤行白内障摘除+前房型人工晶状体植入术后 24 年

图 A　角膜水肿,上皮增生,上皮下水泡

图 B　同一患者 OCT 检查,角膜水肿明显,上皮增生瘢痕

四、诊断与鉴别诊断

（一）诊断

1. 根据相关病史。

2. 临床症状和体征　根据临床症状和共聚焦显微镜对内皮细胞的检查、超声角膜测厚检查,判断此病并不困难。

3. 角膜内皮显微镜检查　内皮细胞的密度极低,<500 个/mm² 或图像不清,大部分细胞的形态失去六边形,部分内皮细胞内可见到 2 个或多个细胞核。

4. 超声角膜测厚检查　在角膜水肿、混浊明显,角膜内皮显微镜没有办法对内皮细胞进行检查时,此项检查十分重要。临床上通常将角膜厚度 600~800μm 定义为角膜轻度水肿,800~1 000μm 为角膜中度水肿,超过 1 000μm 为角膜重度水肿。一般来说,中央角膜厚度>620μm 时可判断此病。

5. 共聚焦显微镜检查　可观察到角膜上皮大泡形成。在病变早期,角膜轻度水肿,透明度尚可时,可观察到内皮细胞密度明显减少,通常<500 个/mm²,并失去正常六边形细胞的形态。后期角膜中重度水肿或基质明显混浊时,就无法显示角膜内皮的图像了。山东省眼科研究所相关研究人员对不同病程的白内障术后大泡性角膜病变患者进行共聚焦显微镜检查,发现病程<1 年组和对照组均无明显瘢痕形成、新生血管或炎症细胞浸润。而在病程>1 年组(病程 3~4 年)中,有致密的角膜瘢痕,明显的新生血管,活化的基质细胞和炎症细胞。角膜深基质中存在密集、高反射性、微小的针状结构。在角膜瘢痕的区域可见囊性角膜水肿和蜂窝状结构(图 3-5-5-6)。

6. 角膜 OCT 影像学检查　可见角膜上皮下水泡,角膜基质水肿或角膜基质瘢痕形成,角膜后弹力层皱褶。可以协助诊断,并作为选择角膜内皮移植治疗还是穿透性角膜移植治疗的参考。

（二）鉴别诊断

内眼手术术后的角膜水肿应与以下疾病进行鉴别:

1. 后弹力层脱离　后弹力层脱离表现为内眼手术后短期内即发生的角膜水肿,常常在切口附近(也多是脱离的起始端)水肿最明显。在裂隙灯显微镜下仔细观察(角膜水肿明显时可用高渗剂辅助),在角膜后方隐约可见脱离的膜状物,并与角膜组织有一定的距离。UBM 或眼前节 OCT 可辅助明确诊断。

2. 眼前节毒性反应综合征(TASS)　是非感染性物质诱发的眼前节组织的毒性破坏,通常发生于手术过程顺利的眼前节手术后 12~24 小时内,多与手术器械浸泡消毒未彻底冲洗、错误使用低渗灌注液及结膜下注射的药物逆流入眼内等有关。裂隙灯显微镜检查可见角膜弥漫性水肿、增厚,伴有轻度睫状充血,前房有纤维素样渗出,虹膜萎缩和/或瞳孔不规则散大,严重者可以继发青光眼,眼后节组织无明显受累。

3. 角膜内皮炎　多见于中青年,但发生于内眼手术后者多为老年人,有虹膜炎或糖尿病史者更易发

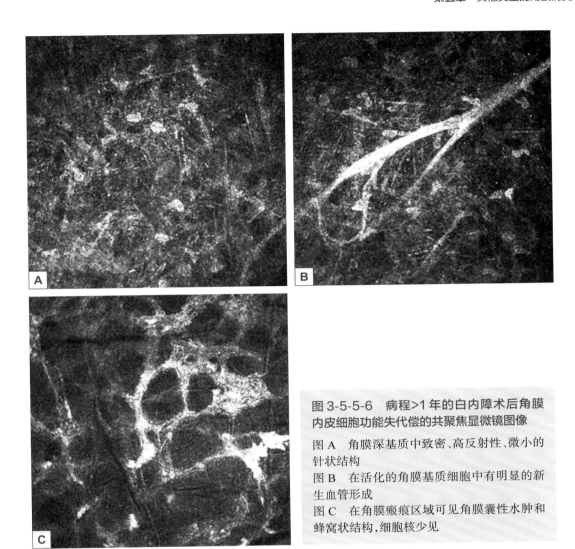

图 3-5-5-6　病程>1 年的白内障术后角膜内皮细胞功能失代偿的共聚焦显微镜图像

图 A　角膜深基质中致密、高反射性、微小的针状结构

图 B　在活化的角膜基质细胞中有明显的新生血管形成

图 C　在角膜瘢痕区域可见角膜囊性水肿和蜂窝状结构,细胞核少见

病。这类患者多有病毒性角膜炎病史,通常内眼手术过程顺利,术后早期视力恢复良好,角膜透明,在术后 1 周左右出现视力明显下降伴眼红、眼痛。裂隙灯显微镜下可见角膜基质水肿,内皮面污浊,有较多 KP 附着,上皮多完整,前房反应相对较轻。单纯抗炎治疗效果不明显,需联合抗病毒治疗。

五、治疗

(一) 药物治疗

目前没有一种药物对角膜内皮细胞功能失代偿能起到真正的治疗作用。

1. 抗炎药物　内眼手术或外伤后角膜水肿明显的患者,早期(3 个月内)应加强糖皮质激素药物的应用,积极抗炎,去除炎症对内皮细胞的损害,改善内皮细胞的功能。用药期间应密切监测眼压。

2. 降眼压药物　当角膜内皮细胞功能下降时,即使轻度的眼压升高甚至正常范围的眼压也可导致明显的角膜上皮水肿,因此,适当应用降眼压药物可改善角膜上皮水肿。β 受体阻滞剂、α 受体激动剂、碳酸酐酶抑制剂均可酌情使用。前列腺素衍生物和缩瞳剂会加重炎症反应,一般禁用。

3. 高渗药物　用高渗透压的葡萄糖或甘油,可以暂时减轻角膜水肿,延缓大泡的破裂时间。但此方法治标不治本,只能暂时轻度地改善角膜水肿,且长期应用高渗剂会引起角膜基质混浊,使患者丧失后续角膜内皮移植的机会,应谨慎应用。

4. 表皮生长因子或成纤维细胞生长因子　对早期手术引起的角膜内皮细胞功能失代偿可能有一定的帮助。

5. 由葡萄膜炎、病毒性角膜炎等因素导致者,应积极治疗原发病,原发病的及时控制可逆转角膜内皮的功能。如形成不可逆转的角膜内皮细胞功能失代偿,可考虑角膜移植手术治疗。

（二）软性角膜接触镜

主要利用其机械性阻隔作用,减少角膜大泡与眼睑的摩擦,以缓解疼痛、改善症状。长期应用可能会加重新生血管的形成,并有感染的风险,应密切观察,定期更换镜片,并酌情使用抗生素滴眼液,以预防感染。多用于等待手术、暂不愿意手术或不适合手术的患者短期配戴。

（三）手术治疗

治疗大泡性角膜病变的手术种类很多,如羊膜移植术、角膜层间灼烙术、角膜层间植入生物膜、角膜板层切除术、角膜前基质针刺术、紫外光核黄素交联术等。对没有光感者,为解决疼痛,还可行眼球摘除术。但唯一即能缓解症状又能提高视力的手术是角膜内皮移植术或穿透性角膜移植术,以高密度的供体角膜内皮细胞替代失代偿的角膜内皮细胞。

1. 羊膜移植术 病程如已有 3 个月以上,角膜内皮细胞的功能已完全失代偿,羊膜移植治疗是无效的。羊膜移植或覆盖仅限于刚出现临床症状的患者,或手术、外伤等造成的失代偿的早期,此时的羊膜移植对抑制创伤导致的炎症进展、促进角膜内皮细胞的修复是有益的,否则,手术是无功而返的。

2. 角膜层间灼烙术 目的是通过在角膜基质间形成一层薄的纤维结缔组织瘢痕,破坏角膜正常的板层结构,阻挡水分向前渗,从而减轻角膜上皮及基质水肿,阻止角膜大泡形成,可缓解患者的疼痛症状。

3. 角膜内皮移植术 大泡性角膜病变是角膜内皮移植术的主要适应证之一,内皮移植术由于无缝线、创伤小和免疫排斥反应发生率低的优点,已经大部分取代传统的穿透性角膜移植术治疗角膜内皮细胞功能失代偿,但由于长病程的角膜内皮细胞功能失代偿,因基质内形成了严重的瘢痕而影响了内皮移植术适应证的选择。内皮移植术在广泛的前基质瘢痕患者中通常为禁忌证,因术后很难获得良好的视力。

关于大泡性角膜病变患者选择内皮移植术的恰当时机目前尚无定论,但内皮细胞功能失代偿后的角膜基质病变已经得到更多关注。在山东省眼科研究所的研究中,观察大泡性角膜病变的角膜基质病理变化发现,病程>1 年组,角膜深基质瘢痕和新生血管显著,因此,我们推断病程>1 年的患者由于角膜基质的严重病变可能不适合进行内皮移植手术。对于病程 0.5~1 年的患者,我们发现有中等程度的基质瘢痕形成,如果进行内皮移植,视力效果可能不乐观。因此,病程<0.5 年可能是选择内皮移植术的较好时机。

4. 穿透性角膜移植术 对重度角膜水肿、角膜基质已形成明显瘢痕或没条件进行角膜内皮移植手术的,可行穿透性角膜移植术。

5. 白内障术后后弹力层脱离导致的大泡性角膜病变的治疗 角膜后弹力层大范围剥脱是白内障手术罕见的并发症。对该并发症的治疗,可在眼前节 OCT 的引导下,通过吸取房水及注入空气行后弹力层复位术。手术方法如下:眼部麻醉后用 30G 穿刺针行前房穿刺,依据 OCT 结果选择无后弹力层脱离的象限作为穿刺口。为防止穿刺针误入剥脱的后弹力层和基质层之间,穿刺口应选择在角膜缘,平行虹膜面刺入。随后用 1mm 钻石刀做侧切口。从侧切口放出部分房水,用 30G 穿刺针注入过滤气体已形成单个气泡。注入气体后行 OCT 检查评估后弹力层复位情况。术后第一天嘱患者平卧位休息,减少活动。

（四）预防

内眼手术前,一定要进行角膜内皮数量和功能的检查,如发现角膜内皮数量减少,手术过程一定要格外注意对角膜内皮的保护。对已植入前房型人工晶状体的患者,应关注前房型人工晶状体对角膜内皮的影响,一旦发现角膜内皮数量下降,建议取出前房型人工晶状体,改为植入后房型人工晶状体。

（程钧）

第六节 药源性角膜病变

药源性角膜病变（drug-derived keratophy）是指由眼部或全身用药,直接或间接导致角结膜组织病理性改变。一般情况下,其产生是由药物本身毒性或药物制剂中所含防腐剂的毒性所致。多见原发病未明确诊断,局部长期、频繁和联合使用眼用制剂;或发生于原发眼病治疗过程中及眼部手术后。药源性角膜病变的病因主要是药物应用所致的不良反应,以及药物的不规范应用。因此,眼科医师在用药时不应只关注药物的疗效,需要全面了解药品的特性,尤其是药物的不良反应;此外,要综合考虑患者眼表的整体情况,在治疗过程中尽可能地避免药物毒性作用造成的眼表和角膜新的损伤。

一、病因与流行病学

一项三级转诊中心研究发现,在 1 024 例连续病例中有 134 例(13.09%)可被归类为药物反应。这些病例中,角膜受累者达 88%,28% 的患者有明显的角膜上皮缺损或及角膜溃疡。多种全身或局部用药均会导致角膜或结膜的毒性反应。

（一）常见的可引起角膜、结膜毒性的滴眼剂

1. 抗生素类滴眼剂　氨基糖苷滴眼剂对角膜、结膜上皮损害最为明显,其毒性大小依次为庆大霉素>新霉素>妥布霉素,其作用机制可能与这类药物非选择性地抑制上皮细胞的蛋白合成有关。目前,在临床上,氨基糖苷类在没有明确病原学诊断前不作为首选的抗菌药物。局部氨基糖苷类药物可引起浅层点状角膜炎、结膜充血、球结膜水肿等一过性烧灼感、刺痛感等不良反应。较高剂量的氨基糖苷类药物可能抑制角膜上皮化。

局部氟喹诺酮类药物作为目前临床上常用的滴眼剂,虽然治疗剂量对角膜、结膜上皮损害小,但长期使用会干扰线粒体 DNA 合成,诱导角膜基质细胞凋亡。第二、三和四代氟喹诺酮类药物会延迟角膜的损伤修复,尤其在较高浓度伴有潜在角膜细胞死亡情况下更为显著。增加抗菌药物剂量可增强抗菌效能,但在角膜上皮抵抗力下降的情况下,高浓度和频繁使用会增加药物毒性的发病率。

2. 抗病毒类滴眼剂　应用非选择性的抗病毒滴眼剂,如碘苷时,其药物选择性差,在抑制病毒的同时,对正常细胞,特别是生长代谢旺盛的细胞,如角膜上皮的 DNA 合成有明显的抑制作用,故碘苷目前在临床上已基本停用。目前,临床上应用的是选择性抗病毒滴眼剂,如最常见的单纯疱疹病毒,研究发现其DNA 合成过程中需要的某些特异性酶与正常细胞酶有一定的区别,所以,现在普遍应用于临床的阿昔洛韦和更昔洛韦都是选择性抗病毒滴眼剂,虽然其不良反应减少,但由于病毒是整合到细胞内的,要杀死病毒,必然要同时杀死其感染的细胞,故这类抗病毒的滴眼剂仍有明显抑制角膜上皮 DNA 合成的作用。

3. 抗真菌类滴眼剂　目前,临床上常用的抗真菌类滴眼剂为氟康唑和那他霉素,除可能存在制剂的因素外,药物本身对角膜的毒性作用并不明显。另外一种临床较常用的两性霉素 B,由于其抗真菌疗效好,常被配制成质量分数为 0.1%~0.2% 的溶液点眼。由于抗真菌治疗周期长,往往 1 个月以上,长期使用会使药物毒性逐渐凸显出来,有时难以区别是真菌感染未得到控制还是发生了药物毒性角膜病变。

4. 表面麻醉剂　表面麻醉剂对眼表的毒性作用主要表现在角膜上皮,包括角膜上皮出现剥脱、混浊、糜烂和角膜溃疡。造成角膜损伤的原因是:①麻醉时角膜知觉消失、瞬目次数减少和反射性泪液分泌受到抑制,导致眼干,同时对异物的冲击及感染的抵抗力降低;②麻醉时角膜细胞的呼吸及糖代谢被抑制,上皮细胞的有丝分裂活动减少等。表面麻醉剂的毒性作用与所用的麻醉药物类别、药物浓度及作用时间有关。单剂量使用表面麻醉剂通常对眼表无毒性作用,滥用麻醉剂可出现角膜炎、持续性角膜水肿浸润和角膜溃疡。

5. 滴眼剂中的防腐剂　苯扎氯铵(benzalkonium chloride,BAC)是目前滴眼剂中较常用的防腐剂,BAC 的常用质量分数为 0.004%~0.01%。主要通过以下途径对眼表产生损害作用:①破坏角膜上皮的微绒毛,从而降低泪膜的稳定性;②对脂质层有类似去污剂的作用,使泪液蒸发加速;③通过减少结膜杯状细胞的密度间接破坏泪膜的稳定性;④降低角膜细胞的增生和活力,使上皮屏障受损,延迟伤口愈合。BAC 的毒性作用表现为发生点状角膜病变、加重干眼症状,高质量分数(0.1%)时可引起角膜新生血管形成。防腐剂的毒性作用与其种类、浓度及与眼表上皮的作用时间有关。一般来说,大部分滴眼剂中的防腐剂不会在治疗过程中造成不良反应,当应用滴眼剂每天不超过 6 次时,BAC 对健康的角膜上皮无毒性。只有长时间应用滴眼剂时,才会造成累积效应,目前,关注较多的是人工泪液和抗青光眼滴眼剂中的防腐剂对眼表的毒性作用。

6. 非甾体抗炎药滴眼剂　非甾体抗炎药（non-steroid anti-inflammatory drug，NSAID）的治疗作用来自其对环氧合酶-2（cyclooxygenase-2）的抑制，而不良反应则来自其对 COX-1 的抑制。NSAID 抑制 COX，使花生四烯酸转向脂氧酶代谢途径，导致白三烯积聚，白三烯是白细胞强有力的趋化因子，导致细胞进入角膜并引起角膜损害。白三烯还可以释放胶原酶及蛋白水解酶，从而导致角膜融解。NSAID 滴眼剂还可以导致基质金属蛋白酶-1（matrix metalloproteinase-1，MMP-1），MMP-2，MMP-8 及 MMP-9 在角膜组织中表达升高，由此破坏细胞外基质、角膜上皮细胞及基底膜，从而导致角膜融解。NSAID 滴眼剂还可导致角膜知觉减退，其原因为除了可以抑制前列素的合成，还可以直接抑制神经末梢的离子通道，导致从角膜损伤感受器神经纤维到中枢神经系统的感觉传入减少。

7. 抗青光眼类药物　常用的抗青光眼类药物有毛果芸香碱、β 受体阻滞剂、肾上腺素类药物等，这些药物的长期应用易导致亚临床的结膜炎症反应，表现为结膜上皮内杯状细胞减少，巨噬细胞、淋巴细胞增多，从而影响角膜上皮。其他作用机制包括毒性作用、免疫反应及药物沉积等。研究显示，质量分数 2% 毛果芸香碱与兔角膜上皮细胞接触 20 分钟后，可使上皮细胞微绒毛减少，细胞膜皱缩。质量分数 0.1% 地匹福林可使角膜上皮异常增生。多中心研究显示，使用不含防腐剂的抗青光眼药物者眼表毒性的发生率明显降低。局部抗青光眼炎药物还可导致睑缘炎及眼睑湿疹，与过敏反应相关，应用药物数天即可发生，停用药物后迅速好转，但有时也可能引起迟发型过敏反应，表现为有轻度炎症反应的假性睑缘炎等。

8. 局部化疗药物和外科消毒剂　眼科常用的局部化疗药物为 5-氟尿嘧啶和丝裂霉素 C。患者使用后发生浅表性角膜炎和结膜炎，可发展为持续的角膜上皮缺损，在眼手术中，包括翼状胬肉切除术时辅助应用 5-氟尿嘧啶和丝裂霉素，会导致切口愈合不良或巩膜变薄，可能会出现角膜或巩膜融解和穿孔，在高剂量或高浓度的情况下尤为显著。

皮肤和眼消毒是围手术期预防感染的不可或缺的部分。洗必泰是由 4% 的氯己定和 4% 的氯丙醇混合而成的消毒剂，它可以导致角膜全层和其他部分眼前节结构的受损。六氯酚、70% 酒精和聚维酮碘都会引起上皮脱落。

9. 不合理、连续的结膜下注射　结膜下注射所用的药物多数是批准用于全身或身体其他部位注射的制剂，其药物浓度、溶媒以及防腐剂种类与含量等均与所熟悉的滴眼剂有所不同，眼组织对其的耐受性也远不如其他组织，加之眼局部注射的药物浓度往往明显高于滴眼的浓度，因此，在连续注射的情况下，注射剂比局部滴眼剂更容易产生严重的角膜毒性反应。

（二）药物源性角膜病变的高危人群

1. 白内障超声乳化联合人工晶状体植入术后患者　白内障超声乳化联合人工晶状体植入术后，因大部分患者年龄均较大，术前检查均会应用表面麻醉剂，加上目前的手术基本是在表面麻醉剂的应用下完成的，术中需用 3~5 次。术后一般常规点用妥布霉素地塞米松滴眼剂联合 NSAID 滴眼剂，多种因素致术后药物源性角膜病变的发生率较高。

2. 抗青光眼术后患者　抗青光眼术后，患者一般多有长期频繁的眼局部用药史；或同时伴有迁延性角膜病变，在术后局部点用妥布霉素地塞米松滴眼剂等，均可致术后药物源性角膜病变的发生率增高。

3. 糖尿病视网膜病变患者　糖尿病患者比常规白内障超声乳化联合人工晶状体植入术后更易发生药物源性角膜病变，而对于糖尿病视网膜病变（合并视网膜脱离）患者，其角膜病变的发生率高可能与 70% 的糖尿病患者反应性瞬目减少、反射性泪液分泌减少、角膜上皮失去泪液的润滑及营养而脆性增加易脱落及干眼症状的出现有关。另手术创伤后，角膜上皮更加脆弱，易出现角膜上皮粗糙、缺损、复发性糜烂及损伤愈合延迟；同时，大多数糖尿病患者角膜知觉减退，导致角膜神经原有的促细胞有丝分裂及伤口愈合的重要作用减弱，致使角膜上皮缺损迁延不愈，甚至形成角膜溃疡及神经营养性角膜上皮病变。而玻璃体切除术后常规治疗过程中易合并持续性角膜上皮缺损，并且这种角膜营养不良状态延迟了上皮的修复进程。另一方面，由于糖尿病患者存在瞳孔异常、对扩瞳药物反应不敏感，因此，存在玻璃体切除术前及术后为了达到扩瞳目的，增加扩瞳药物频次的情况，从而加重了扩瞳药物成分所致的角膜病变；而术后常规的抗生素及糖皮质激素类滴眼剂点眼对角膜上皮也存在一定的毒性作用。NSAID 滴眼剂导致角膜融解与糖尿病亦有协同作用。故糖尿病患者是药物源性角膜病变的高危人群。

4. 玻璃体切除联合玻璃体腔内硅油填充术后患者　玻璃体腔内硅油填充可能对角膜存在一定程度的刺激;另外由于进行玻璃体腔内硅油填充者均眼底条件差、严重视网膜增生合并视网膜脱离,术中操作复杂,手术时间相对较长,这些也都可能是影响眼表结构的不良因素;手术本身也可能造成角膜内皮细胞数量减少,易出现角膜上皮病变,因此,对这类手术后患者,应尽量减少抗生素类、糖皮质激素类及扩瞳类滴眼剂的应用。

5. 干眼患者　如同时是 Sjögren 综合征,或伴有酒渣鼻和类风湿关节炎等的患者,在选择滴眼剂时须更加谨慎。因中度及重度干眼患者泪液功能明显下降,其角膜上皮自身会发生缺损,在这些患眼中再应用如抗病毒的滴眼剂,会加重角膜的病变。泪膜和眼表上皮细胞是否正常和药物的不良反应是成正比的;另外,当泪膜和泪道正常时,滴眼剂的刺激使泪液在短时间内大量分泌,药物浓度迅速下降,局部应用的滴眼剂可在 5 分钟内从眼表排出,而干眼患者因不能稀释药物中的防腐剂,延长了防腐剂在眼表的停留时间,因此,更易出现眼表损害。此外,睑板腺功能异常的患者,泪膜成分也发生改变,对角膜的保护作用降低,药物的不良反应更容易累及角膜。

6. 慢性结膜炎和春季角结膜炎患者　慢性结膜炎和春季角结膜炎多病程较长,多数患者需长期应用抗过敏和抗组胺滴眼剂。由于不合理和频繁用药,除药物本身和防腐剂会导致角膜上皮毒性作用外,抗组胺药物还可以干扰泪液的分泌,间接导致角膜上皮的损失。

7. 其他高危患者　①眼局部药物使用种类过多,使用频率过高,使用时间过长;②眼表已存在潜在损伤,包括长期睑缘炎导致的角膜结膜上皮病变、中重度干眼引起的眼表上皮损伤、糖尿病性角膜上皮损伤、角膜缘结构紊乱致角膜干细胞缺乏等;③个体对眼局部药物耐受性差,如高龄患者等。

二、发病机制

当急性或慢性化学暴露导致眼部组织结构损伤,随后破坏正常功能时,就会导致药物源性角膜病变。这些毒性作用通过直接的细胞毒性或间接机制发生,如降低泪膜稳定性或泪液分泌量减少。局部麻醉药通过蛋白质膜渗漏、抑制细胞迁移、降低线粒体功能和降低细胞活力来损害角膜上皮细胞。除长期使用的直接细胞毒性外,局部麻醉药还可通过角膜感觉减退降低眨眼率,从而损害泪液功能,导致上皮细胞脱落,抑制伤口愈合。

药物诱导的毒性可能是由药物的活性化合物、防腐剂、降解产物、污染物、溶液的 pH 或渗透压引发的。例如,防腐剂苯扎氯铵可破坏角膜上皮微绒毛,降低泪膜与角膜的黏附性,高浓度时可严重损伤角膜内皮,且具有累积剂量效应,长时间、多次使用滴眼液者风险更大。

除毒性外,也可能存在过敏反应,包括 I 型(急性、接触性)或 IV 型(延迟性、细胞介导的)超敏反应,其特征是对过敏原的炎症反应。虽然毒性反应和过敏反应的表现有相当多的重叠,但毒性反应除乳头状结膜炎外还可能有滤泡出现。与过敏反应相比,毒性反应在鼻下方表现更明显,而上方角膜和结膜症状较轻。随着时间的推移,慢性炎症可能会导致纤维化改变,影响眼部组织的结构和功能。

三、临床表现

（一）症状

患者可有持续的眼红、眼部刺激感、干燥感、畏光不适,症状加重后可有烧灼感、磨痛、视物欠清或视力下降。可能是单眼或双眼发病,取决于眼部药物暴露史。

（二）体征

结膜可有充血,特别是睑结膜血管模糊不清,有乳头或滤泡增生;严重者可表现为结膜瘢痕、穹窿狭窄、鳞状上皮化生、角化、泪点狭窄或闭塞。角膜的病变部位主要位于角膜中央及下方。体征可有多种表现,轻度者表现为角膜上皮弥漫性细点状粗糙、糜烂、水肿,荧光素钠染色可见弥漫性点状着色,不向基质层渗染;中度者表现为角膜上皮缺损,荧光素钠染色呈假树枝状,向基质层渗染;重度者出现前弹力层和浅基质的损伤,形成角膜溃疡,荧光素钠染色鲜明,向基质渗染,有典型的地图状溃疡的特征（图 3-5-6-1~图 3-5-6-7）。

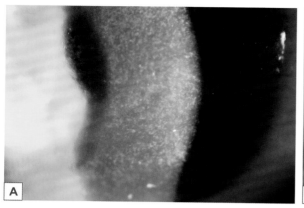
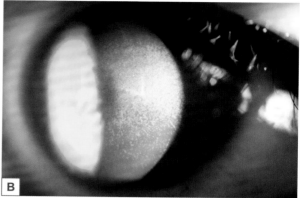

图 3-5-6-1　药物源性角膜病变，点状角膜上皮损伤

图 A、B　病变位于角膜中央，上皮弥漫性细点状粗糙，糜烂，轻度水肿；如果行荧光素染色可见弥漫性点状着色，不向基质层渗染

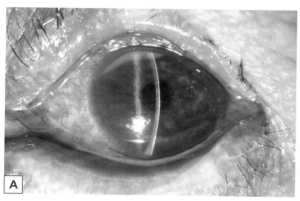
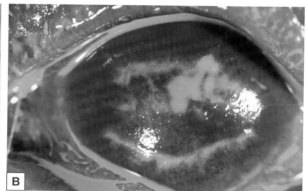

图 3-5-6-2　药物源性角膜病变，角膜上皮大面积点状着染，部分融合成片，严重的睑缘充血，MGD

图 A　裂隙灯显微镜下图像

图 B　同一患者，荧光素钠染色图像

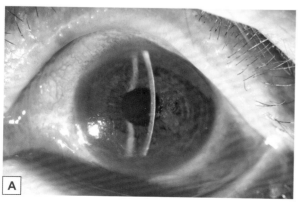
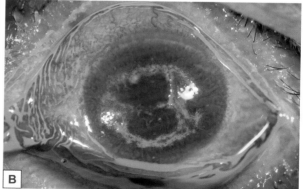

图 3-5-6-3　药物源性角膜病变，角膜上皮呈条状、树枝状隆起

图 A　裂隙灯显微镜下图像

图 B　同一患者，荧光素钠染色图像

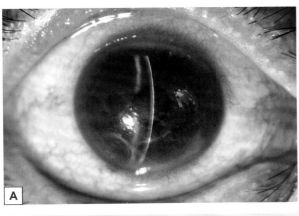
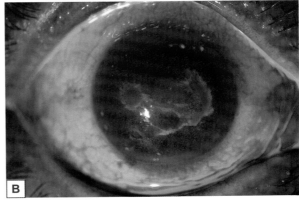

图 3-5-6-4 药物源性角膜病变,角膜上皮呈假树枝状、地图状缺损

图 A 裂隙灯显微镜下图像
图 B 同一患者,荧光素钠染色图像

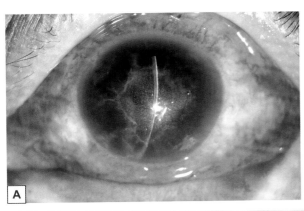
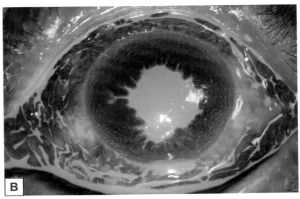

图 3-5-6-5 药物源性角膜病变,角膜上皮片状缺损,缺损边缘呈假树枝状突起,角膜基质混浊

图 A 裂隙灯显微镜下图像
图 B 同一患者,荧光素钠染色图像

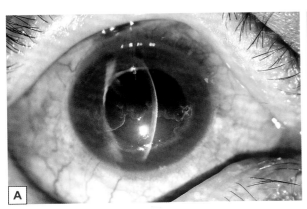
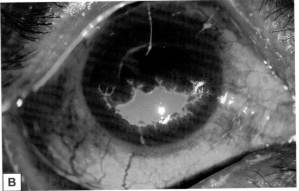

图 3-5-6-6 药物源性角膜病变,角膜上皮片状缺损,缺损边缘呈假树枝状突起,角膜基质轻混浊

图 A 裂隙灯显微镜下图像
图 B 同一患者,荧光素钠染色图像

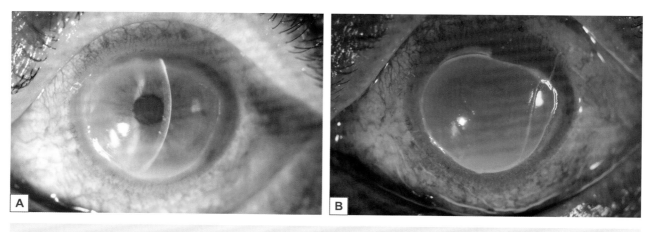

图 3-5-6-7　药物源性角膜病变,近全角膜上皮缺损,伴角膜水肿,基质环形浸润
图 A　裂隙灯显微镜下图像
图 B　同一患者,荧光素钠染色图像

四、诊断与鉴别诊断

　　药物源性角膜病变临床表现多样,诊断标准不明确,难以判断是原发性还是药物毒性导致的角膜病变。由于临床症状通常是非特异性的,诊断只能通过评估可能停用药物的效果来确诊。因此,临床医生必须了解患者使用的滴眼剂的所有成分,包括药物辅料。

　　详细询问病史非常重要,主要包括以下内容:①症状的发生、持续时间和频率;②眼科药物使用的类型、数量、频率及持续时间,包括非处方药物;③既往手术或外伤史;④眼部感染史,包括单纯疱疹和带状疱疹;⑤非药物暴露史,如化妆品、皮肤或头发护理产品、角膜接触镜护理液或化学暴露;⑥系统性疾病,如糖尿病、移植物抗宿主病和类风湿性关节炎;⑦社会史,包括职业、业余爱好和非法吸毒等。此外,还应询问患者如何储存药物,因为极端温度或过期的药物可能导致成分降解,导致眼部刺激。

　　药物源性角膜病变常在治疗原发病的过程中出现,当发现患者经治疗后眼表损伤加重或出现与原发眼部疾病无关的眼表损伤,应高度警惕发生药源性眼表损伤。对主要发生在角膜睑裂区和/或角膜下半部分的上皮损伤,当未出现角膜基质浸润,或者发生角膜轻度水肿甚至角膜后弹力层皱褶,但使用激光共聚焦显微镜检查角膜内皮细胞密度无明显降低且细胞结构基本正常,或者根据临床病史无导致角膜内皮损伤诱因时,应首先考虑为眼局部药物所致的角膜上皮损伤,即药源性眼表损伤。当出现片状角膜上皮缺损伴随角膜基质坏死溃疡时,应排除化脓性细菌感染或病毒感染所致的坏死性角膜基质炎。

　　当角膜出现树枝状改变时,易与病毒性角膜炎混淆。其主要鉴别要点为:在裂隙灯显微镜下仔细检查荧光素着色细胞是否隆起,如呈隆起状则代表其为角膜上皮细胞药源性损伤,坏死细胞受眼睑挤压堆积所致。而单纯疱疹病毒感染的角膜上皮树枝状改变表现为末梢膨大,阿米巴感染形成的假树枝状改变应合并角膜基质浸润。

　　当出现片状角膜上皮缺损伴随角膜基质坏死溃疡时,应排除化脓性细菌感染或病毒感染所致的坏死性角膜基质炎。此外,还应与其他感染性角膜炎相鉴别,实验室检查排除细菌、真菌及棘阿米巴感染。掌握病史及临床特征有助于药物源性角膜病变的早期诊断,而共聚焦显微镜是重要的辅助诊断工具。

五、治疗

（一）治疗
　　一旦明确诊断,最重要的治疗措施是立即停止正在使用的滴眼剂,适量使用不含防腐剂的人工泪液,或改用低毒性药物及口服替代药物。

治疗原则如下:

1. 应停止使用现用的滴眼液或适当减量,保留必要的治疗药物。

2. 使用促进角膜上皮修复的药物,如小牛血去蛋白提取物滴眼液/凝胶、人表皮生长因子滴眼液、重组牛碱性成纤维细胞生长因子滴眼液/凝胶等。

3. 适当使用低浓度糖皮质激素滴眼液,以减轻眼表炎症反应。

4. 适当补充不含防腐剂的人工泪液,稳定泪膜,缓解眼部不适症状。

5. 对疗效欠佳的患者,可配戴高透氧性角膜软性接触镜,保护角膜上皮。

6. 治疗睑板腺功能障碍,干眼患者可行临时泪点栓塞。

7. 对角膜上皮或溃疡持续不愈合的顽固病例,可根据病情选择自体血清(每毫升血清加地塞米松原液 0.1mL,4℃冰箱保存),羊膜移植术,结膜瓣遮盖术,临时或永久性睑缘缝合术。

8. 可口服维生素类药物,促进上皮的修复。

(二) 预防

在正常情况下,人的泪液生理功能足以维持眼部的湿润和无菌状态,不需要预防用药。在需要用药的情况下,医生有针对性地选择药物和适时停药是预防本病的关键。对易发生药物源性角膜病变的高危眼病患者用药时,要预防滴眼剂的毒性作用,最为重要的是全面正确地诊断和治疗原发疾病,避免盲目地将多种药物混合滥用,减少用药次数和持续时间。在选择滴眼剂时,尽量使用不含防腐剂的药物,或选择含低毒性防腐剂、可分解防腐剂的药物。此外,当眼表上皮细胞缺损时,药物的毒性作用加重,使角膜上皮愈合时间延迟。患者的年龄和个体差异也可能是影响滴眼剂眼表毒性的因素。

(三) 预后

药物毒性作用的角膜结膜损害恢复较慢,通常停药后 2~6 周症状和体征改善,需要与患者充分沟通,使其很好地配合治疗。研究显示,药物源性角膜病变患者一般症状缓解需 2~49(中位 9)天,治愈需 7~93(中位 28.5)天。停用相应的药物后给予抗炎、促修复治疗,角膜上皮即可逐渐愈合,恢复患者原有的视力。但长期的上皮缺损导致的角膜基质炎症浸润最终也可遗留角膜浅基质瘢痕,在一定程度上影响视力。

(程钧)

第七节　眼前节毒性反应综合征

眼前节毒性反应综合征(toxic anterior segment sydrome,TASS)由 Monson 等于 1992 年首次提出,是在白内障或其他眼前节手术后 12~24 小时内发生的一组急性前房无菌性炎症。主要症状是视物模糊,无明显疼痛或疼痛较轻。标志性体征是弥漫性角膜水肿,可伴有轻度睫状充血。前房常有纤维素性渗出,严重者出现前房积脓。可伴有虹膜括约肌和小梁网的损伤,出现进行性虹膜萎缩,瞳孔不规则散大,严重者会继发青光眼。TASS 一般不影响眼后节,但有时因前房炎症反应较重而累及前部玻璃体。该病在临床上并非少见,但是以往经常由于认识不足而未能及时明确诊断和查找病因。该病有可能群发且危害严重,是除眼内炎外的另一令眼科医生棘手的白内障手术后并发症,应当引起眼科医生的密切关注。

一、病因与流行病学

TASS 可以散发,也可以暴发,其致病原因较为广泛和复杂。从目前已经收集到的信息来看,还没有发现 TASS 发生的单一病因,进入眼内的任何物质都有导致 TASS 的潜在可能,主要原因包括手术器械的清洁不足、手术器械或人工晶状体的污染,以及药物不良反应。

1. 平衡盐溶液　术中使用的平衡盐溶液化学组成不适当(如加入的抗菌药、肾上腺素、利多卡因等成分超量),pH<6.5 或>8.5,渗透压<200mOsm 或>400mOsm 都会对角膜内皮、虹膜及小梁网造成急性损伤,引起 TASS。研究显示,这些损伤所造成的角膜水肿的发生机制与内皮连接的急性破坏和屏障功能急性表失有关,若残存的内皮细胞不能及时移行覆盖受损区域,就会出现持续性角膜水肿。

2. 防腐剂或添加剂　氯化苯常被用作局部抗生素的防腐剂,一旦进入眼内会产生毒性反应。亚硫酸氢盐是肾上腺素溶液的防腐剂,如果术中用于维持瞳孔散大,也有产生毒性反应的可能。为预防眼内炎,有的医生会在灌注液中加入抗生素,一旦过量就有可能导致 TASS。最近有报道显示,白内障手术后涂用的眼膏有时会通过切口(尤其是透明角膜切口)进入眼内,眼膏含有的矿物油基质或防腐剂可导致眼前节毒性反应。

3. 黏弹剂　生物提纯度不好的黏弹剂如果大量残留于前房可能造成眼内毒性反应;黏附于器械表面或管道内的黏弹剂在消毒灭菌过程中容易发生变性,如清洗不彻底进入眼内会引发 TASS。

4. 洗洁剂或灭菌剂　用于眼科手术器械、管道清洗时的酶类或非酶类洗洁剂,可聚积沉淀在器械的内外表面,其活性成分只有在 140℃ 以上的高温下才可被灭活,多数高压灭菌器温度只能达到 120~130℃,因此,一些活性成分可能进入眼内,从而导致角膜内皮损伤。Mamalis 等在眼用平衡盐溶液中加入 1.56% 酶清洁剂,发现对人角膜内皮细胞有严重损伤。Unal 等最近报道了 6 例患者因术中使用了经戊二醛处理过的器械而导致了 TASS,其中 3 例患者因角膜内皮功能失代偿施行了穿透性角膜移植术,2 例患者施行了角膜移植联合抗青光眼手术。Liu 等报道一组 TASS 病例,含有防腐剂 0.01% 氯苄烷胺(benzalkonium chloride,BAK)的冲洗液误入眼内而发病。

5. 前房注药　目前,除卡巴胆碱内角膜内皮毒性较低,可直接以原液用于前房注射外,国内并没有处方适应证内的可以前房内使用的药品(包括抗菌药、抗病毒药物、散瞳剂、其他缩瞳剂、麻醉剂等)。大部分药物前房内注射后均有强烈的内皮毒性,在进行前房注药时,均应使用眼内灌注液来溶解药物,绝不能使用低渗透压的灭菌注射用水,否则,哪怕只注入前房 0.1mL,也会导致 TASS。如结膜囊给药即能达到有效的药物浓度,应尽可能减少前房内注药。

6. 人工晶状体　现有的人工晶状体材料眼内安全性都是毋庸置疑的,但如果人工晶状体在植入眼内过程中沾染其他物质,则要高度警惕。比如,人工晶状体若接触了冲洗眼表时残留的聚维酮碘,即使肉眼下晶状体表面冲洗干净了,由于人工晶状体的吸附作用,也会使其带入眼内并持续释放而导致 TASS。

7. 其他因素　灭菌后残留细菌体释放的内毒素或脂多糖,手术器械残留的金属离子(如铜、锌离子)和硫酸盐,眼内麻醉剂盐酸布比卡因和盐酸利多卡因,以及制造工艺不良的人工晶状体等都有造成 TASS 的报道。

TASS 几乎都是快速发病,多在术后 12~24 小时内发生。之所以发病这样快,可以从其毒性动力学方面进行分析:前房容积约为 250μL,后房容积约为 50μL,晶状体体积约为 250μL,人工晶状体的体积约为 30μL,所以白内障术后前后房的容积大约是 520μL。房水产生的速率为 2μL/min,毒性物质在前后房的残留时间至少是 4.4 小时。

Sengupta S 等报道的 TASS 的发生率为 0.22%,但 TASS 的发生率可能比我们预想的要多。对于轻者,可能由于局部使用糖皮质激素后好转而没有深究其病因,只认为是患者的个体反应较重而已。如果手术很顺利而出现比预期更重的炎症反应,在排除眼内炎后都应当怀疑 TASS。

二、发病机制

1. 细胞毒性反应　误入眼内的毒性物质对眼内组织造成的细胞毒性反应是 TASS 发生的主要原因。

2. 自由基　在复杂眼前节手术中,由前房内产生的自由基的积累也可能导致 TASS 发生。过氧化氢等自由基存在于眼科制剂中,在白内障手术过程中,特别是在超声乳化过程中也会有自由基的不断产生。前房内物质含有或产生的自由基导致的氧化应激对脆弱的角膜和前节组织都是有害的,其严重程度与氧化应激的暴露量和暴露时间相关。

3. 血-房水屏障　血-房水屏障由睫状体上皮和紧密的虹膜毛细血管内皮组成。虹膜毛细血管由包含紧密连接的连续的内皮细胞组成。睫状体的色素细胞和非色素细胞通过缝隙连接相连接。色素细胞与脉络膜血供直接接触,而非色素上皮与房水接触。由毒性物质引起的炎症及房水动力学的改变,会导致血水屏障的破坏,引起虹膜和小梁网的损伤,从而导致前房内房水闪辉、细胞、纤维素性渗出和前房积脓的发生。

三、临床表现

1. 患者有眼前节手术的病史。

2. 术后无明显原因的急性角膜水肿、患者视力急剧下降。

3. 裂隙灯显微镜检查,可见角膜弥漫性水肿、增厚,伴有轻度睫状充血,前房炎性反应如细胞、房水闪辉和纤维素样渗出是最常见的表现,虹膜萎缩和/或瞳孔不规则散大,严重者可以继发青光眼,眼后节组织无明显受累(图 3-5-7-1)。

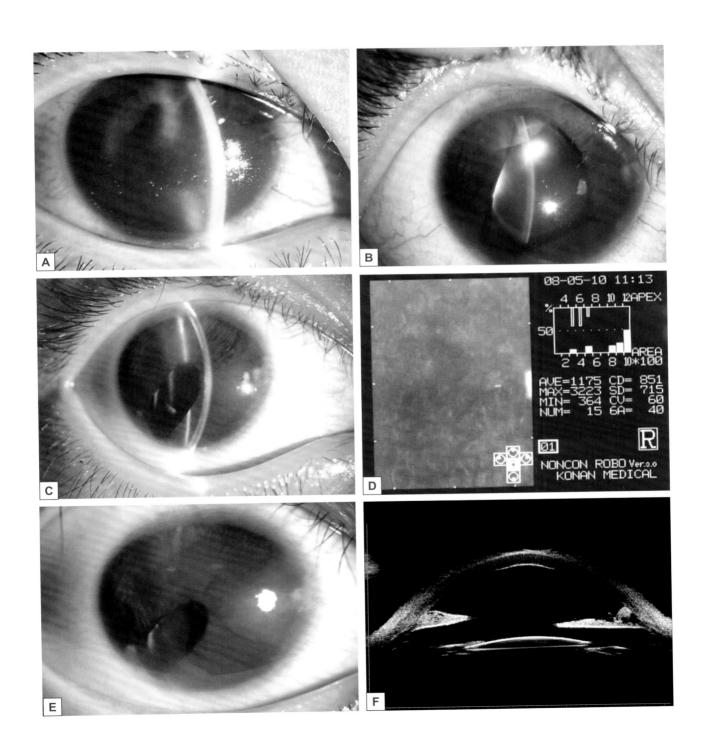

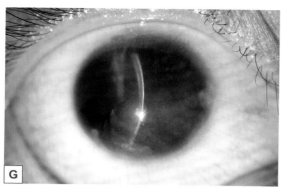
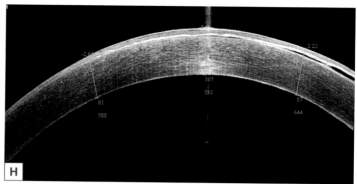

图 3-5-7-1　一例白内障术后 TASS 患者的发病及转归过程。8 岁男童,先天性白内障,右眼行白内障超声乳化联合人工晶状体植入术,术前角膜内皮细胞 2 976 个/mm²,未见其他异常,手术过程顺利

图 A　术后第一天,睫状充血,角膜弥漫性水肿,前房内见纤维素性渗出,瞳孔散大
图 B　术后 3 个月,角膜仍水肿,内皮细胞计数测不出,中央角膜厚度 831μm,虹膜萎缩前粘连,瞳孔不规则散大
图 C　术后 2 年,局部角膜水肿,瞳孔变形,眼压正常,视力 0.7
图 D　该患者术后 2 年时角膜内皮显微镜检查图像,可见角膜内皮轮廓呈不规则六边形,细胞密度仅为 851 个/mm²
图 E　术后 7 年,角膜局部水肿,瞳孔变形移位,眼压正常,视力 0.1
图 F　该患者术后 7 年时 UBM 检查图像,可见虹膜萎缩,部分前粘连
图 G　术后 14 年,角膜内皮功能失代偿
图 H　患者术后 14 年时 OCT 检查图像,可见角膜水肿,上皮下水泡

四、诊断与鉴别诊断

（一）诊断

诊断主要依据患者的病史、临床特征、眼部体征和实验室检查作为依据。

1. 多见于过程顺利的眼前节手术后 12~24 小时。

2. 患者视物模糊、无明显疼痛或疼痛较轻,裂隙灯显微镜检查可见与手术过程不相符的弥漫性角膜水肿;可伴有轻度的睫状充血或混合充血;前房有纤维素性渗出,可伴有前房积脓;虹膜脱色素、萎缩,严重者可出现瞳孔不规则散大;可发生继发性青光眼。

3. 眼后节组织无明显受累,瞳孔红光反射好,B 超未见明显的玻璃体混浊加重。

4. 房水和玻璃体细菌涂片和培养阴性。

5. 糖皮质激素治疗有效。

（二）鉴别诊断

1. 感染性眼内炎　由于治疗方式迥异,TASS 一定要与感染性眼内炎相鉴别;感染性眼内炎多发生于术后 2~7 天,少数发生于术后早期的,往往症状严重且进展迅速;患者除视力严重下降外,眼部疼痛也较剧烈;明显的睫状充血或混合充血;少见有弥漫性角膜水肿和继发性青光眼;瞳孔红光反射差,炎性反应通常会累及眼后节组织、房水或玻璃体,B 超见严重的玻璃体混浊;房水或玻璃体细菌涂片或培养阳性,对抗生素治疗敏感。

2. 后弹力层脱离（或离断）　内眼手术中由于穿刺刀过钝、器械反复进出切口、术中误吸或者器械不当碰触均可导致后弹力层脱离或离断,如未能在术中及时发现,术后第一天即可出现后弹力层脱离部位的角膜水肿,应与 TASS 相鉴别。部分后弹力层脱离往往可以见到一条界线清楚的角膜水肿边界,角膜内皮后方可以见到一条反光带。UBM 或前节 OCT 可以见到脱离的后弹力层和后弹力层残端。

3. 白内障术后角膜水肿　超声乳化手术中,如在无负荷情况下使用过多能量会导致术后早期角膜水肿,亦为术后第一天即发生的无痛性角膜水肿。此类水肿多为角膜中央较重,周边特别是下方较轻,这与术中操作的位置有关。前房炎症反应情况视术中损伤情况可轻可重,严重者也可有纤维素性渗出。患者往往有术前内皮计数较少、患有角膜内皮原发疾病、术中曾使用大量超声能量或长时间、较多的前房操作等因素,此类水肿往往消退较快。

五、治疗

(一)治疗

1. TASS 发生后,早期应加强局部糖皮质激素和非甾体抗炎药物的应用。严重者可全身使用糖皮质激素。

2. 不建议前房冲洗,因为一旦出现毒性反应,前房的损伤已经造成。如果瞳孔区有渗出,可使用短效散瞳剂活动瞳孔,不建议使用长效散瞳剂(阿托品眼药水或眼膏)。

3. 对眼压升高者酌情对症治疗,应长期监测眼压。

4. 如果不能确定患者是 TASS 还是感染性眼内炎,可以先按感染性眼内炎治疗。对药物治疗无效的患者需对症手术治疗,继发青光眼者行抗青光眼手术,角膜内皮失代偿者可行穿透性角膜移植术或内皮移植术。

(二)预后

TASS 的预后视病情严重程度而不同。轻者数天致数周内好转,中度需 3~6 周角膜恢复透明,严重者会导致角膜内皮功能失代偿,继发青光眼和瞳孔散大。

部分患者经过抢救性治疗后,角膜逐渐水肿消退,视力有不同程度的恢复,眼压正常,角膜内皮细胞数量明显减少但尚能代偿。多数患者因角膜内皮细胞失代偿或继发青光眼,使角膜难以恢复透明并有更严重的并发症。

(三)预防

由于导致 TASS 的原因并非单一因素,所以应当重视手术的各个细节。包括:确认加入灌注液中其他成分的浓度;灌注液中不要加入未明确前房内使用安全性的抗生素;确保肾上腺素不含防腐剂;确保切口密闭,以防眼膏进入前房;残留在可重复使用的管道、灌吸头、超声乳化的黏弹剂、洗洁剂、灭菌剂、金属离子都是潜在的致病因素,尽量使用一次性器械或管道,重复应用者最好改用射线或气体消毒的方法;手柄常规消毒后将其浸入去离子水中,使用至少 120mL 分别从灌注口和抽吸口进行冲洗,用针管吹干后在高压蒸汽灭菌;高压消毒锅和超声水浴应保持清洁,加强消毒设备的管理;避免使用戊二醛浸泡消毒。

一旦发生 TASS,应认真查询、核实手术步骤中使用的器械、清洗程序、方式、黏弹剂和灌注液的批号及使用状态,以便对病因进行全面分析,减少再次发生的可能。

(程钧)

第八节 巩膜炎相关角膜病变

一、病因与流行病学

巩膜炎由巩膜的炎症反应导致,可以与多种感染性和非感染性的眼部和系统性疾病相关。广义的巩膜炎包括巩膜外层炎和巩膜炎。巩膜外层炎为巩膜表面的薄层血管结缔组织的炎症反应,具有自限性,预后较好。巩膜炎多发生于深层巩膜基质层组织,主要表现为疼痛及局部触痛,还可出现前额、眉弓、颞部及鼻窦等处的放射痛,可累及前巩膜、后巩膜或两者。根据其病变特点,可分为弥漫性巩膜炎、结节性巩膜炎和坏死性巩膜炎。其中约 26% 的巩膜炎患者存在自身免疫性疾病,且其发生、发展、病变程度与自身免疫性疾病的性质、持续状态和严重程度相关,常见的有类风湿关节炎、系统性红斑狼疮、复发性多软骨炎、结节性多动脉炎、白塞氏病和 Wegener 肉芽肿等。另外还有与皮肤或代谢有关的疾病,如酒渣鼻、痛风等。

巩膜炎的眼部并发症较多,据报道,约 15% 的巩膜外层炎患者和 57% 的巩膜炎患者会合并眼部其他并发症,主要有周边角膜炎(37%)、白内障(7%)、葡萄膜炎(30%)、青光眼(18%)和巩膜变薄(33%)等。

本章主要介绍巩膜炎相关的角膜病变。

研究显示,坏死性巩膜炎患者并发角膜炎的概率最高,达 40%;其次是弥漫性巩膜炎,占 12.5%;结节性巩膜炎为 8.5%;后部巩膜炎为 6.5%。伴有角膜病变的巩膜炎患者比单纯巩膜炎患者更容易伴有全身相关性疾病(87% 与 46%)。类风湿性关节炎、Wegener 肉芽肿病和感染性疾病是最常见的相关疾病。

二、发病机制

巩膜炎相关角膜病变的发病机制目前仍不明确。对周边溃疡性角膜炎和坏死性巩膜炎患者的结膜和巩膜组织的病理学研究显示,大多数患者有巩膜和结膜血管的炎性微血管病变,病变组织内有淋巴细胞浸润。这些患者的炎性微血管病变可能是由全身血管炎过程的进展、细菌或病毒入侵,或对这些微生物的局部免疫反应引起的;也可能是由创伤引起的,如眼部手术,手术创伤后免疫复合物介导的血管损伤可能会导致巩膜和/或角膜的破坏。

对结膜和巩膜采用血管造影研究显示,合并角膜病变的巩膜炎患者的巩膜和结膜的动脉、静脉或毛细血管循环中有不同程度的血管闭塞变化。在某些情况下,这种血管闭塞可能导致基质组织的分解代谢吸收。血管闭塞面积越大,角膜和巩膜的破坏程度越大。因此,角膜基质炎的血管闭塞性病变比周边溃疡性角膜炎中出现的病变轻,如果角膜即将发生穿孔,血管闭塞的面积更大。

三、临床表现

与巩膜炎相关的角膜病变的临床表现主要有以下几种类型:

1. **周边溃疡性角膜炎**　是巩膜炎所致角膜炎中最常见且最严重的一种类型。表现为角膜上皮缺损、角膜基质炎症浸润和基质溃疡。溃疡可沿着角膜边缘环形扩大,也可迅速向深基质层发展。疾病活动期行共聚焦显微镜检查,角膜基质内可见活化的免疫细胞(树突状细胞),可伴有不同程度的炎症细胞浸润。角膜炎性反应控制后,轻中度角膜浸润可消退,溃疡愈合后常形成深浅不一的角膜瘢痕,伴角膜新生血管长入。严重的坏死性虹膜炎因持续炎症巩膜明显变薄,呈蓝色改变,巩膜呈现典型的蚕食性角膜溃疡,且进展迅速(图 3-5-8-1)。

2. **角膜基质炎**　急性发病的严重坏死性巩膜炎可导致角膜水肿,角膜基质内出现致密的白色浸润,角膜病变有时发生在角膜中央,有时发生在角膜周边,并可能随着疾病的进展而融合。有前房炎症反应时,会有 KP 沉积在角膜后表面。用足量糖皮质激素治疗后,这些混浊浸润可能会完全消退,但是,角膜基质内残留混浊更常见,如果在角膜中央会影响视力(图 3-5-8-2)。

3. **硬化性角膜炎**　炎症初期,在角膜缘出现边界欠清的结节性浸润,结节处深度充血,血管扩张呈紫红色,患者眼部钝痛、胀痛或剧痛,结节处有明显的压痛,但不影响视力,无结膜分泌物。靠近巩膜炎症部位的角膜出现边界欠清的深层浸润,呈灰白色或淡黄色混浊,混浊部位呈舌状,尖端指向角膜中心,其他部位角膜透明。当病变稳定后,角膜病变处呈瓷白色。病情可以反复发作,角膜混浊的范围扩大,逐渐逼近

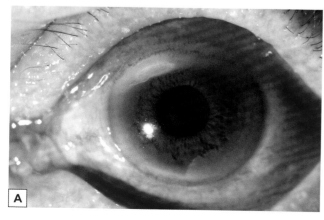

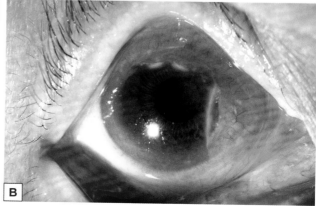

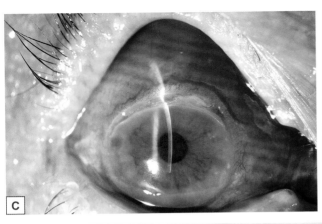
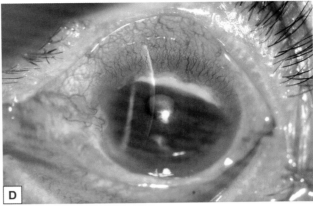

图 3-5-8-1 巩膜炎伴周边溃疡性角膜炎

图 A 巩膜炎合并上方角膜缘处溃疡

图 B 巩膜炎合并角膜缘多处溃疡

图 C 坏死性巩膜炎合并上方角膜缘处弧形溃疡,经全身检查诊断为 Wegener 肉芽肿病

图 D 巩膜炎合并上方角膜缘处溃疡,从上方巩膜处大量新生血管向周边角膜延伸,新生血管头端已形成弧形溃疡

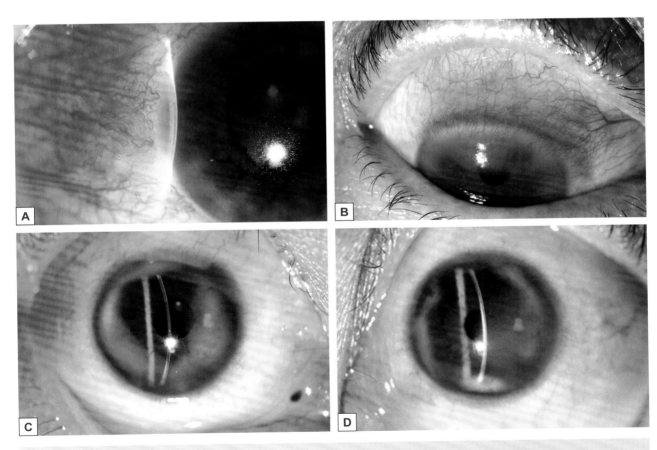

图 3-5-8-2 巩膜炎合并角膜基质炎

图 A 巩膜明显充血,邻近巩膜炎症区的角膜缘区域深层角膜基质混浊、浸润

图 B 上方巩膜充血明显,邻近巩膜炎症区的上方角膜基质水肿、浸润

图 C、D 同一患者的右眼和左眼,部分角膜缘和巩膜充血水肿,主要位于深基质的环形混浊

瞳孔区,会影响视力,混浊位于角膜深层,有新生血管长入,但不形成溃疡,炎症消退后会留下永久性瘢痕。硬化性角膜炎的炎症期可以并发葡萄膜炎、继发性青光眼等,会有相应症状和体征。环形巩膜炎也可以继发角膜的环形损害,形成环形硬化性角膜炎,这种患者少见,但对视力损害较大(图 3-5-8-3)。

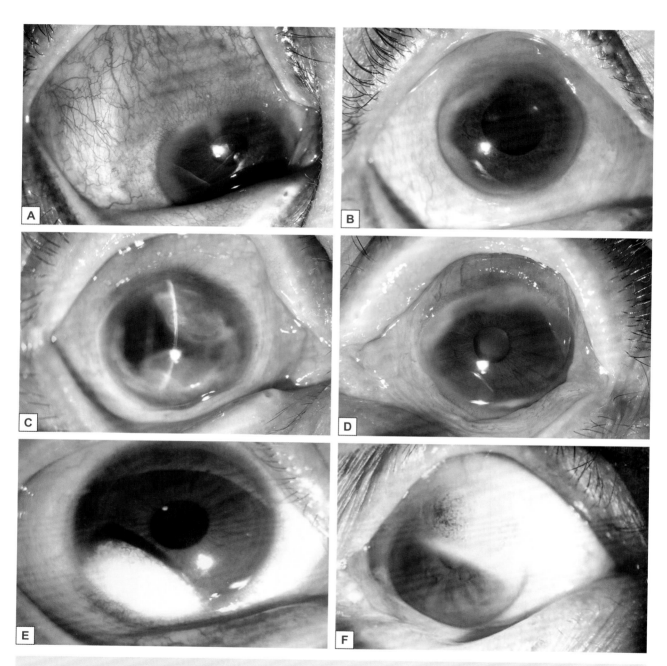

图 3-5-8-3   巩膜炎合并硬化性角膜炎

图 A   巩膜炎伴角膜基质混浊浸润

图 B   同一患者,2 年后角膜基质混浊的范围逐渐扩大,呈硬化性角膜炎的表现

图 C   巩膜炎反复发作,角膜全周基质混浊,呈舌状向瞳孔区进展

图 D   同一患者左眼,巩膜炎合并周边角膜基质浸润(炎症期)

图 E、F   严重的硬化性角膜炎,角膜巩膜化改变,角膜混浊与角膜缘和巩膜没有边界,角膜病灶大量新生血管侵入基质内

四、诊断与鉴别诊断

1. 诊断 根据病史、临床特征、角膜影像学和免疫学指标检测完成诊断。

（1）询问病史,有无角膜外伤、睑缘炎或自身免疫性疾病,既往有全身免疫性疾病史及免疫相关自身抗体阳性者属于高危人群。多有较长时间反复发作病程。

（2）有巩膜炎的症状和体征,角膜受累部位多在角膜缘或角膜周边部;病变活动期可表现为角膜浸润、增生或溃疡,炎性反应控制后可出现角膜瘢痕、角膜新生血管化等。

（3）病变活动期,共聚焦显微镜下角膜基质内可见大量活化的朗格汉斯细胞和炎症细胞。同时排除真菌、棘阿米巴等感染。

（4）角膜、结膜刮片和活体组织检查,可见淋巴细胞或其他炎性反应效应细胞大量聚积。怀疑合并感染者,同时排除细菌、真菌和棘阿米巴等感染。

（5）由于巩膜炎常与自身免疫性疾病有关,在诊断时,除重视全身与局部的特征外,进行全身和实验室检查是十分必要的。全身检查包括胸、脊柱、骨骼关节 X 线或磁共振成像等。实验室检查包括:①血常规:如类风湿关节炎,有贫血、血小板增多、嗜酸性粒细胞增多等。血沉加快是巩膜炎的共同表现,还可表现为补体水平下降,肝肾功能、血清肌酐和尿素氮检查可有助于鉴别诊断。②免疫学指标:类风湿相关的自身抗体、循环免疫复合物、细胞免疫相关的因子和抗核抗体等,约 40% 的类风湿关节炎患者的血清抗核抗体为阴性,在巩膜炎患者中约有 10% 表现为此抗体阳性。

2. 鉴别诊断 巩膜炎相关角膜病变与其他疾病最主要的鉴别点为有无巩膜明显充血、巩膜血管怒张和巩膜颜色的改变。

（1）边缘性角膜变性（Terrien 边缘变性）:角膜缘进行性变薄,晚期可发生角膜穿孔,一般不发生角膜溃疡。

（2）透明角膜边缘变性:为角膜下方近角膜缘变薄的角膜变性疾病,双眼发病,为非炎性反应,下方角膜变薄区角膜膨隆,无新生血管。

（3）角膜老年环:因周边部角膜基质内类脂质沉着,多见于老年人,双眼发病。老年环一般呈白色,宽度约 1mm,外侧边界清楚,内侧边界稍模糊,与角膜缘之间有角膜透明区相隔,周边部角膜厚度正常。

（4）急性结膜炎:炎症期应与急性结膜炎鉴别,后者为结膜的炎症,表现为结膜浸润性充血、大量的分泌物和眼部刺激症状,依靠病史、眼部的临床表现及结膜刮片检查容易鉴别。

（5）与角膜感染和其他原因导致的角膜基质炎相鉴别。

五、治疗

（一）治疗原则

1. 应针对全身性疾病联合内科进行对因治疗,使用全身免疫抑制剂,如糖皮质激素、环磷酰胺、硫唑嘌呤、甲氨蝶呤、霉酚酸酯(吗替麦考酚酯)等。治疗目标包括诱导缓解、维持缓解及控制复发。用药期间注意观察不良反应,如骨髓抑制、继发感染、不孕不育等。环磷酰胺可单独应用,也可与糖皮质激素联合应用。

2. 眼局部使用免疫抑制剂、糖皮质激素或联合手术,缓解眼表和角膜炎性反应,避免形成角膜溃疡或发生穿孔。

3. 慢性期应针对并发症,如干眼、睑球粘连、角膜混浊进行药物治疗或手术干预,修复眼表结构和功能。

（二）眼科局部用药及注意事项

1. 糖皮质激素眼用制剂 ①无角膜溃疡者,初始可使用足量高浓度制剂,有效后逐渐减量,强效糖皮质激素的抗炎效果及穿透力强,对急性、重症眼表及角膜炎性反应具有良好控制效果;②伴角膜浅层溃疡者,建议先试用小剂量、低浓度和半衰期短的糖皮质激素眼用制剂;③存在角膜深基质层溃疡且糖皮质激素可能造成伤口愈合延迟、基质融解加速甚至溃疡穿孔者,可在行羊膜覆盖术后,应用糖皮质激素眼用制剂。

2. 眼用免疫抑制剂　包括环孢素滴眼液和他克莫司滴眼液。文献报道他克莫司的免疫抑制作用较环孢素强 50~100 倍,因此,他克莫司滴眼液常用于免疫反应损伤重或炎性反应严重的患者。眼局部免疫抑制剂联合糖皮质激素治疗,可增加局部免疫抑制抗炎效果。炎性反应急性阶段用药,应以局部糖皮质激素为主、局部免疫抑制剂为辅;在疾病控制复发阶段,糖皮质激素应逐渐减量至停用,以局部免疫抑制剂为主。

3. 人工泪液　人工泪液可缓解眼部刺激症状。建议使用不含防腐剂或有助于角膜上皮损伤修复的人工泪液,夜间可使用凝胶型制剂。

4. 角膜上皮修复药物　建议使用小牛血去蛋白眼用凝胶、含生长因子的眼用剂型,促进角膜上皮缺损和溃疡修复。

5. 非甾体抗炎药　可减轻眼部刺激症状,辅助抗炎,合并角膜溃疡者须慎用。

(三) 手术治疗

大部分巩膜炎相关角膜病变的患者在药物控制巩膜炎的同时,角膜病变会逐渐好转和治愈。当角膜出现持续不愈合的溃疡或影响视力的瘢痕时,可考虑手术治疗。手术治疗的目的是控制病变进展,重建眼表及角膜解剖结构。所有患者术后须认真、及时随访,并联合糖皮质激素和免疫抑制剂治疗,尤其眼用免疫抑制剂需要根据病情较长期应用,以减少术后疾病复发。

1. 羊膜覆盖术　病变活动期出现角膜上皮缺损可行羊膜遮盖术;对角膜溃疡者,应先羊膜覆盖术,再应用糖皮质激素眼用制剂。

2. 结膜瓣遮盖术　用于治疗巩膜炎症稳定后的周边部角膜小而深的溃疡,术后眼局部联合应用糖皮质激素和免疫抑制剂。但是,对范围较大或进展较快的角膜溃疡,须谨慎考虑,避免结膜瓣遮盖带来血管和大量炎症细胞,造成角膜病变加重。

3. 部分板层角膜移植术　根据角膜溃疡累及部位、范围或程度,可设计个体化角膜移植术。部分板层角膜移植术是最常用的治疗周边部角膜溃疡的方法。手术设计主要根据溃疡形状及角膜浸润情况而定,可设计新月形或 D 形植片。

4. 全板层角膜移植术　对角膜病变范围较广或病变区已侵犯中央光学区角膜者,应行全板层角膜移植术。

5. 穿透性角膜移植术或眼前节重建术　对于病变活动期患者,一般不行穿透性角膜移植术;在病变形成瘢痕稳定后,为增视可行穿透性角膜移植术。对全角膜融解致无法行常规穿透性角膜移植术者,可行眼前节重建术。对于巩膜融解严重者,可考虑脱细胞真皮等生物材料移植行巩膜重建术。

(程钧)

参 考 文 献

1. MOHAMED A,CHAURASIA S,SENTHIL S,et al. Outcomes of descemet-stripping endothelial keratoplasty in 52 eyes with iridocorneal endothelial syndrome［J］. Cornea,2022,41:159-164.

2. ANG M,TAN D. Anterior segment reconstruction with artificial iris and descemet membrane endothelial keratoplasty:a staged surgical approach［J］. Br J Ophthalmol,2022,106:908-913.

3. SWEENEY A R,WANG M,WELLER C L,et al. Outcomes of corneal neurotisation using processed nerve allografts:a multicentre case series［J］. Br J Ophthalmol,2022,106:326-330.

4. 中华医学会眼科学分会角膜病学组. 中国免疫相关性边缘性角膜病临床诊疗专家共识（2022 年）［J］. 中华眼科杂志,2022,58:90-95.

5. XU T T,CAO R,DONG Y L,et al. Analysis of risk factors of rapid attenuation of graft endothelium in the early stage after penetrating keratoplasty［J］. PLoS One,2022,17:e0266072.

6. ANDOLE S,SENTHIL S. Ocular surface disease and anti-glaucoma medications:various features,diagnosis,and management guideline［J］s. Semin Ophthalmol,2022,1:1-9.

7. 中华医学会眼科学分会角膜病学组.中国神经营养性角膜炎诊断及治疗专家共识（2021年）［J］.中华眼科杂志,2021, 57:90-94.

8. DUNKER S L,ARMITAGE W J,ARMITAGE M,et al. Practice patterns of corneal transplantation in Europe:first report by the European Cornea and Cell Transplantation Registry［J］. J Cataract Refract Surg,2021,47:865-869.

9. ANSHU A,LI L,HTOON H M,et al. Long-term review of penetrating keratoplasty:A 20-year review in Asian Eyes［J］. Am J Ophthalmol,2021,224:254-266.

10. 潘志强.合理使用眼局部药物以避免药源性眼表损伤［J］.中华眼科杂志,2021,57:561-563.

11. MATSUSHITA K,KAWASHIMA R,HASHIDA N,et al. Barium-induced toxic anterior segment syndrome［J］. Eur J Ophthalmol,2021:11206721211069223.

12. WANG H,JUNG J,LIN S R,et al. Safety and efficacy of colored iris reconstruction lens implantation［J］. Am J Ophthalmol,2020,216:174-185.

13. GEBREMICHAEL B G,MOHAMED A,CHAURASIA S,et al. Outcomes of Ahmed glaucoma drainage implant in eyes with glaucoma secondary to iridocorneal endothelial syndrome［J］. J Glaucoma,2020,29:567-571.

14. SAAD S,ABDELMASSIH Y,SAAD R,et al. Neurotrophic keratitis:Frequency,etiologies,clinical management and outcomes［J］. Ocul Surf,2020,18:231-236.

15. MASTROPASQUA L,LANZINI M,DUA H S,et al. In vivo evaluation of corneal nerves and epithelial healing after treatment with recombinant nerve growth factor for neurotrophic keratopathy［J］. Am J Ophthalmol,2020,217:278-286.

16. 陈海银.绷带镜在治疗眼表疾病中的疗效和临床价值［J］.国际感染病学（电子版）,2019,8:70.

17. HERNANDEZ-BOGANTES E,NAVAS A,NARANJO A,et al. Toxic anterior segment syndrome:A review［J］. Surv Ophthalmol,2019,64:463-476.

18. LI F,LIU Y,SUN Y,et al. Etiological mechanism of iridocorneal endothelial（ICE）syndrome may involve infection of herpes sim- plex virus（HSV）and integration of viral genes into human genome［J］. Med Hypotheses,2018,110:50-52.

19. SILVA L,NAJAFI A,SUWAN Y,et al. The iridocorneal endothelial syndrome［J］. Surv Ophthalmol,2018,63:665-676.

20. FENG B,TANG X,CHEN H,et al. Unique variations and characteristics of iridocorneal endothelial syndrome in China:A case series of 58 patients［J］. Int Ophthalmol,2018,38:2117-2126.

21. AO M,FENG Y,XIAO G,et al. Clinical outcome of descemet stripping automated endothelial keratoplasty in 18 cases with iri- docorneal endothelial syndrome［J］. Eye（Lond）,2018,32:679-686.

22. Dua H S,Said D G,Messmer E M,et al. Neurotrophic keratopathy［J］. Prog Retin Eye Res. 2018,66:107-131.

23. BONINI S,LAMBIASE A,RAMA P,et al. Phase Ⅱ Randomized,Double-Masked,Vehicle-controlled Trial of recombinant human nerve growth factor for neurotrophic keratitis［J］. Ophthalmology,2018,125:1332-1343.

24. BONINI S,LAMBIASE A,RAMA P,et al. Phase I trial of recombinant human nerve growth factor for neurotrophic keratitis ［J］. Ophthalmology,2018,125:1468-1471.

25. LEYNGOLD I,WELLER C,LEYNGOLD M,et al. Endoscopic corneal neurotization:technique and initial experience［J］. Ophthalmic Plast Reconstr Surg,2018,34:82-85.

26. 沙士珂,王新娟,马路生.暴露性角膜炎治疗的研究进展［J］.国际眼科杂志,2018,11:1986-1989.

27. PARK C Y,LEE J K,CHUCK R S. Toxic anterior segment syndrome-an updated review［J］. BMC Ophthalmol,2018,18: 276.

28. MASTROPASQUA L,MASSARO-GIORDANO G,NUBILE M,et al. Understanding the pathogenesis of neurotrophic keratitis:the role of corneal nerves［J］. J Cell Physiol,2017,232:717-724.

29. BARRITAULT D,GILBERT-SIRIEIX M,RICE K L,et al. RGTA® or ReGeneraTing Agents mimic heparan sulfate in regenerative medicine:from concept to curing patients［J］. Glycoconj J,2017,34:325-338.

30. LE R,YUCEL N,KHATTAK S,et al. Current indications and surgical approaches to corneal transplants at the University of Toronto:a clinical-pathological study［J］. Can J Ophthalmol,2017,52:74-79.

31. APONTE E P,BALL D C,ALWARD W L. Iridocorneal endothelial syndrome in a 14-year-old male［J］. J Glaucoma, 2016,25:e115-e116.

32. FERNÁNDEZ-VEGA GONZÁLEZ Á,BARRAQUER COMPTE R I,CÁRCAMO MARTÍNEZ A L,et al. Neurotrophic keratitis after transscleral diode laser cyclophotocoagulation［J］. Arch Soc Esp Oftalmol,2016,91:320-326.

33. MUSSANO F,GENOVA T,MUNARON L,et al. Cytokine,chemokine,and growth factor profile of platelet-rich plasma［J］.

Platelets,2016,27:467-471.

34. LEUNG V C,BELOVAY G W,CHAN C C. TegadermTMdressing and Lacri-lube ointment moisture chamber to manage exposure keratopathy [J]. Can J Ophthalmol,2016,51:149-151.

35. 中华医学会眼科学分会角膜病学组. 我国角膜上皮损伤临床诊治专家共识（2016 年）[J]. 中华眼科杂志,2016,52: 644-648.

36. SACCHETTI M,MANTELLI F,MARENCO M,et al. Diagnosis and management of iridocorneal endothelial syndrome [J]. Biomed Res Int,2015:763093.

37. PHILLIPS D L,GOINS K M,GREINER M A,et al. Boston type 1 keratoprosthesis for iridocorneal endothelial syndromes [J]. Cornea,2015,34:1383-1386.

38. 黄鹤,何伟,姚涛. 手术治疗粥样角膜溃疡的临床疗效[J]. 国际眼科杂志,2015:15:696-699.

39. SEMERARO F,FORBICE E,ROMANO V,et al. Neurotrophic keratitis [J]. Ophthalmologica,2014,231:191-197.

40. ERDEM E,YAGMUR M,HARBIYELI I,et al. Umbilical cord blood serum therapy for the management of persistent corneal epithelial defects [J]. Int J Ophthalmol,2014,7:807-810.

41. LEHPAMER B,LYU T,FERNANDEZ K,et al. Risk factors for the development of inpatient exposure keratitis [J]. Infrared Tech,2014,2:344-351.

42. WEYNS M,KOPPEN C,TASSIGNON M J. Scleral contact lenses as an alternative to tarsorrhaphy for the long-term management of combined exposure and neurotrophic keratopathy [J]. Cornea,2013,32:359-361.

43. MORISHIGE N,SONODA K H. Bullous keratopathy as a progressive disease:Evidence from clinical and laboratory imaging studies [J]. Cornea,2013,32 Suppl 1:S77-S83.

44. Writing Committee for the Cornea Donor Study Research Group. MANNIS M J,HOLLAND E J,GAL R L,The effect of donor age on penetrating keratoplasty for endothelial disease:graft Survival after 10 years in the cornea donor study [J]. Ophthalmology,2013,120:2419-2427.

45. 史伟云,王婷. 药物源性角膜病变诊断和治疗中的几个问题[J]. 中华实验眼科杂志,2013,31:105-109.

46. LIU T,XU Y,SUN D,et al. Histological evaluation of corneal scar formation in pseudophakic bullous keratopathy [J]. PLoS One,2012,7:e39201.

47. ISLAM F,AZAD N,KHAN A. Bilateral iridocorneal endothelial（ICE）syndrome with micraspherophakia [J]. J Coll Physicians Surg Pak,2011,21:374-375.

48. SENGUPTA S,CHANG D F,GANDHI R,et al. Incidence and longterm outcomes of toxic anterior segment syndrome at Aravind eye hospital [J]. J Cataract Refract Surg,2011,37:1673-1678.

49. NIEDERER R L,MCGHEE C N. Clinical in vivo confocal microscopy of the human cornea in health and disease [J]. Prog Retin Eye Res,2010,29:30-58.

50. BRADLEY J C,SIMONI J,BRADLEY R H,et al. Time-and temperature-dependent stability of growth factor peptides in human autologous serum eye drops [J]. Cornea,2009,28:200-205.

51. 赵海峰,史伟云,李素霞,等. 角膜冷溃疡手术治疗的临床疗效观察[J]. 中国实用眼科杂志,2009,27:715-717.

52. 黄钰森,代云海,谢立信. 眼前节毒性反应综合征一例[J]. 中华眼科杂志,2008,44:1128-1129.

53. 谢立信,黄钰森. 眼前节毒性反应综合征的临床诊治[J]. 中华眼科杂志,2008,44:1149-1151.

54. XIE L,SONG Z,ZHAO J,et al. Indications for penetrating keratoplasty in north China [J]. Cornea,2007,26:1070-1073.

55. 刘明那,史伟云,金绘祥. 324 例大泡性角膜病变病因分析[J]. 临床眼科杂志,2007,3:209-211.

56. FRAUNFELDER F W. Corneal toxicity from topical ocular and systemic medications [J]. Cornea,2006,25:1133-1138.

57. MATSUMOTO Y,DOGRU M,GOTO E,et al. Autologous serum application in the treatment of neurotrophic keratopathy[J]. Ophthalmology,2004,111:1115-1120.

58. AKPEK E K,THORNE J E,QAZI F A,et al. Evaluation of patients with scleritis for systemic disease [J]. Ophthalmology, 2004,111:501-506.

59. DART J. Corneal toxicity:the epithelium and stroma in iatrogenic and factitious disease [J]. Eye（Lond）,2003,17: 886-892.

60. SAINZ DE LA MAZA M,FOSTER C S,JABBUR N S,et al. Ocular characteristics and disease associations in scleritis-associated peripheral keratopathy [J]. Arch Ophthalmol,2002,120:15-19.

61. MONSON M C,MAMALIS N,OLSON R J. Toxic anterior segment inflammation following cataract surgery [J]. J Cataract

Refract Surg,1992,18:184-189.

62. WATSON P G. Anterior segment fluorescein angiography in the surgery of immunologically induced corneal and scleral destructive disorders [J]. Ophthalmology,1987,94:1452-1464.

63. WATSON P G,BOVEY E. Anterior segment fluorescein angiography in the diagnosis of scleral inflammation [J]. Ophthalmology,1985,92:1-11.

64. WILSON F M. Adverse external ocular effects of topical ophthalmic therapy:An epidemiological,laboratory and clinical study [J]. Trans Am Ophthalmol Soc,1983,81:854-965.

65. WATSON P G,HAYREH S S. Scleritis and episcleritis [J]. Br J Ophthalmol,1976,60:163-191.

第六章
角膜外伤性疾病

角膜位于眼睛的最表面,暴露于各种危险之中,引起角膜外伤性疾病最常见的原因有机械伤、化学伤、热烧伤等。角膜是眼部的主要屈光介质,处理不当可引起角膜瘢痕等并发症并影响视力。

在众多的外伤性疾病中,机械性眼外伤最为常见且危害极其严重,主要包括钝挫伤、穿通伤和异物伤。在发生眼外伤后,应详细询问病史,仔细检查并及时进行处理。应对患者进行详细而全面的病史采集,这对于伤情判断、处理措施及评估预后具有重要的意义。应详细了解受伤时间、地点、如何受伤、是否有异物进入及异物性质,并评估外伤后全身状况、眼部情况。

对患者进行详细而全面的检查。评估患者的视力、检测眼球运动及眶缘的连续性。裂隙灯显微镜下从前往后仔细检查是否存在损伤及损伤程度,眼底使用直接或间接检眼镜进行眼底检查。角膜外伤时,应关注眼表是否有出血、擦伤和异物,角膜是否有伤口、水肿等,内皮是否受损,以及是否合并其他损伤情况。可在完成角膜全面检查后进行诊断性染色,如荧光素钠染色等。

第一节　角膜钝挫伤

在这里我们将角膜钝挫伤分为角膜上皮外伤、角膜基质外伤、角膜内皮细胞钝挫伤、角膜内皮和后弹力层撕裂,以及角膜产伤。

一、角膜上皮外伤

角膜上皮外伤,是最常见的眼外伤之一,最常见的病因是角膜的剪切应力,如指甲、纸张、睫毛刷、植物等。

（一）临床表现

最常见的症状为疼痛、畏光、流泪、异物感,视力可因眼表不规则而出现下降。患者可因强烈疼痛和畏光而无法睁眼,可在结膜囊内滴入表面麻醉药后,再行检查。裂隙灯显微镜下可见角膜上皮缺损,可通过荧光素钠染色进一步明确角膜上皮外伤的部位与面积。

检查角膜上皮外伤的时候,应仔细观察擦伤范围,是否同时有基质受累情况,以及其他眼组织相关的损伤。与所有的眼外伤一样,必须注意是否存在其他部位的隐匿性损伤,如极小的眼球穿通伤,是否合并眼内异物的可能。

（二）治疗

大多数角膜上皮外伤可在24~72小时恢复,不遗留长期并发症。因此,治疗的目的主要是缓解患者的症状,促进上皮修复,预防并发症。

1. 局部应用抗生素　完整的角膜上皮是抵抗微生物感染的重要屏障,由于外伤通常是由"不洁"的异物引起,因而角膜外伤有后续微生物感染的风险,可预防性使用广谱抗生素预防感染。

2. 遮盖包扎和角膜绷带镜　遮盖包扎被认为是治疗角膜擦伤的有效方法,但由植物、木材等"不洁"物质引起的角膜擦伤不建议使用,因其有增加角膜继发感染的风险。角膜绷带镜被认为优于遮盖包扎,它能减少眼睑对上皮的摩擦,促进愈合,减轻患者的不适。但应警惕角膜绷带镜可以增加局部感染和缺氧的风险。

3. 减轻疼痛　为缓解患者的疼痛,局部使用非甾体抗炎药(NSAID)可以缓解患者的疼痛,一般短时间应用不会导致角膜上皮愈合延迟。

二、角膜基质外伤

累及角膜基质的角膜钝挫伤相对少见,通常是在一个粗糙物体的切向作用力下或尖锐物体直接损伤的情况下发生。可造成板层角膜裂伤或形成具有一定厚度的角膜板层瓣,角膜瓣可以保持贴附或完全撕裂,留下裸露的基质床。此外,钝性外伤也可波及角膜基质造成钝挫伤,引起受伤部位角膜水肿、增厚。

(一) 临床表现

在累及角膜上皮和基质的损伤中,受累区域的角膜失去正常的光泽和光反射。其表面看起来很粗糙,超过一定的时间,受累区可能会出现局限性水肿。通常需要使用裂隙灯显微镜检查角膜受累的深度和程度;角膜 OCT 检查可以进一步明确有无角膜板层伤口及角膜瓣大小及范围。可使用荧光素钠进行溪流试验以判断是否存在角膜穿通伤。与所有角膜损伤一样,检查者需排除角膜穿通伤的可能。

(二) 治疗

板层角膜裂伤的治疗包括促进上皮愈合、基质愈合和预防感染。单纯浅表伤口,没有边缘重叠和明显的伤口间隙,可加压包扎并使用抗生素。对较深的伤口,可使用角膜绷带镜并预防性使用抗生素。范围较大的板层角膜裂伤需要进行手术缝合,尤其是伴有角膜组织离断及明显伤口重叠和间隙的病例。治疗手段取决于残余角膜基质的厚度。如果损伤区域基质相对较厚,可以像治疗角膜上皮擦伤一样使用绷带镜,促进角膜上皮在裸露的基质上愈合,待角膜上皮完全愈合后,决定是否进行角膜屈光性治疗(如硬性角膜接触镜)和手术。如果残留角膜基质较薄,可考虑板层角膜移植或穿透性角膜移植。尽管如此,在角膜重建之前,应尽可能促进角膜上皮愈合,并控制角膜的炎症,预防感染。对伴有角膜基质深层钝挫伤者,可使用糖皮质激素。

三、角膜内皮细胞钝挫伤

(一) 临床表现

角膜钝挫伤也可累及角膜内皮细胞,角膜内皮损伤的程度取决于能量传递的大小和速度。比如,玩具子弹等产生的直接的局部冲击力可以对周围的内皮细胞造成机械性损伤,表现为环形角膜水肿。重度钝挫伤时,前房可出现炎症反应(前房细胞和闪辉)及其他眼前节结构的损伤,如房角后退、虹膜损伤、前房积血等。尽管大多数患者的角膜可以恢复透明,但可以产生永久性内皮细胞丢失,使角膜内皮细胞密度明显降低。

(二) 治疗

角膜内皮细胞钝挫伤的治疗在于控制炎症并妥善处理其他损伤,可局部使用糖皮质激素、高渗氯化钠制剂。在大多数患者中,随着受损角膜内皮细胞的功能恢复或被周围细胞扩张延伸所取代,角膜水肿能否消退,角膜能否恢复损伤前的透明度,还要取决于内皮细胞损伤的程度和面积。

四、角膜内皮和后弹力层撕裂

(一) 临床表现

严重的角膜顿挫伤可引起后弹力层撕裂,内皮屏障的破坏可以起急性水肿,表现为明显的角膜水肿类似于圆锥角膜水肿。健康的内皮能够通过滑行或迁移使后弹力层收缩促进破裂区域愈合。这种机制可以恢复维持角膜脱水状态所必需的角膜内皮泵和屏障功能,一般在外伤后 3 个月出现。通常情况下,临床裂隙灯显微镜检查发现后弹力层出现平行的条纹或鱼嘴样裂口,提示既往外伤史,一般很少出现明显的视力损伤(图 3-6-1-1)。

(二) 治疗

多种方法可用于治疗角膜内皮和后弹力层撕裂,包括角膜接触镜、局部糖皮质激素、局部抗青光眼药

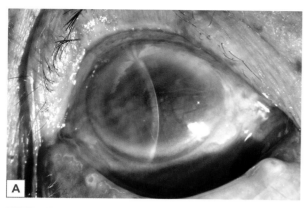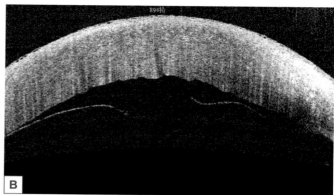

图 3-6-1-1　角膜后弹力层撕裂
图 A　角膜弥漫性水肿
图 B　角膜 OCT 显示后弹力层脱离,呈鱼嘴样裂口

物、高渗氯化钠制剂等药物治疗。如出现角膜内皮失代偿,可行角膜内皮移植术。

五、角膜产伤

　　产科相关的角膜外伤并不少见,可能是生产过程本身造成的,或是继发于分娩辅助器械,如产钳或真空吸引器。据报道,约 17.3% 的产钳辅助分娩的新生儿会出现眼部损伤(眼或眼附属器)。其中大约 1/3 与出生时的角膜水肿有关,而大约 1/4 最终会导致角膜瘢痕或弱视。产伤通常较为轻微,包括结膜下出血、视网膜出血和眼睑水肿。严重的眼外伤通常与产钳辅助分娩相关,较为罕见,包括后弹力层撕裂、角膜水肿、角膜撕裂、前房积血、眼睑撕裂、Purtcher 视网膜病变等。通常为单眼。

　　在产钳辅助分娩期间,产科器械造成的意外压迫性眼外伤可导致后弹力层撕裂和角膜内皮损伤。在分娩过程中,眼球在骨性眶壁(下壁或上壁)和使用不当的产钳之间发生意外的垂直挤压,导致眼压短暂或急性升高及眼球的水平拉伸。当这种压力超过后弹力层的弹性时,则产生垂直或斜向破裂,并在产后出现弥漫性上皮和基质水肿。然后,新生儿的内皮细胞在后角膜上增殖,合成新的基底膜,填补裂隙,使得角膜水肿逐渐消退。虽然大部分损伤都来自使用产钳,但自然顺产也可导致相同的损伤,尤其是胎儿经过变形的骨盆时受到来自突出的骶岬角的压迫。

　　(一)临床表现

　　产伤引起的后弹力层撕裂导致的角膜水肿可分为两个阶段。第一阶段在出生后立即发生,婴儿在出生后 2~10 天出现角膜水肿。受累的婴儿还表现为流泪、畏光和眼睑痉挛。在这一阶段,由于角膜水肿和损伤,后弹力层撕裂可能不易被发现。角膜水肿通常在 1~6 周内自行消除,随后可观察到后弹力层永久性撕裂或卷曲(图 3-6-1-2)。因此,对出现长期角膜水肿的新生儿中,眼科医生应关注后弹力层撕裂的可能。第二阶段常发生在几十年后,之前受损角膜内皮受到应激时可再次出现失代偿。再次失代偿所需要的时间为 25~44 年不等,通常表现为急性水肿和/或慢性大疱性角膜病变。

　　虽然大部分病例中角膜水肿在数天至数周内可以消退,但角膜后弹力层断裂可以对屈光造成深远的影响。由于后弹力层瘢痕,大多数儿童具有高度的角膜散光,主要为规则型散光,范围为+2~+9 D,陡峭轴通常与撕裂的方向一致,范围为 75°~100°,若不能及时处理还可进一步形成弱视。其他屈光不正还包括逐渐增加的近视、远视和正视等。

　　(二)治疗

　　大多数情况下,出生时出现的角膜水肿在数周内可自行消退,不需要紧急处理,据报道使用局部糖皮质激素眼用制剂可减轻角膜水肿。由于角膜内皮细胞密度可能进一步降低,需要定期监测这些患者的角膜内皮功能。

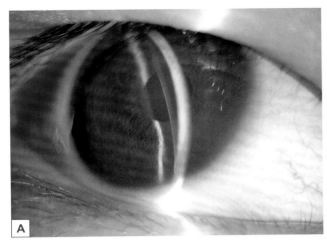

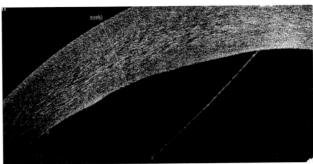

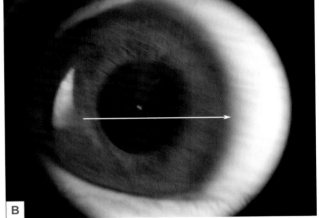

图3-6-1-2　角膜后弹力层撕裂
图A　裂隙灯显微镜下可见角膜轻度水肿,角膜后弹力层脱离
图B　角膜OCT可见后弹力层脱离至前房

角膜水肿消退后,由于存在屈光参差和弱视的风险,必要时通过散瞳验光、配戴框架镜或接触镜来诊断和治疗后期的屈光不正。在儿童时期中央角膜持续混浊、角膜水肿继续发展,可考虑角膜移植手术。

(苑克兰)

第二节　角膜穿通伤

角膜在受到钝器或利器伤时导致角膜全层裂开,严重者眼内容物脱出,造成角膜穿通伤,以刀、针、剪刀刺伤较为常见。因角膜裂开,眼压不能维持,同时微生物极易造成眼内感染,故角膜穿通伤患者应及早进行急诊处理。

（一）临床表现

角膜穿通伤较常见,分为单纯性和复杂性。①单纯性角膜穿通伤:角膜伤口较小且规则,无眼内容物脱出,常会自行闭合,若伤口不在瞳孔区可不影响视力;②复杂性角膜穿通伤:伤口较大且不规则,常伴有虹膜脱出及嵌顿,可伴有晶状体破裂及白内障或眼后节损伤。患者有明显的疼痛、流泪、视力下降（图3-6-2-1）。

（二）治疗

1. 伤口处理　①单纯性角膜穿通伤:若伤口较小,对合良好,前房存在,可不缝合,伤口涂抹抗生素眼膏予以包扎。伤口大于3mm以上,应进行手术,角膜伤口应尽可能原位对合后进行严密缝合,恢复前房;②复杂性角膜穿通伤:伴有虹膜脱出或嵌顿时,24小时以内的伤口可用抗生素溶液冲洗后紧急还纳眼内,不能还纳时（严重破坏、缺血、污染）可予剪除。脱出的睫状体予以复位后,处理外伤性白内障。

2. 外伤后炎症和感染防治　常规注射破伤风抗毒素,局部及全身应用抗生素和糖皮质激素。

3. 复杂病例的二期处理　对于复杂病例多采用二步手术,即初期缝合伤口,恢复前房,控制炎症和感染。在1~2周内,再行内眼或玻璃体手术,处理外伤性白内障、玻璃体积血、视网膜脱离等。

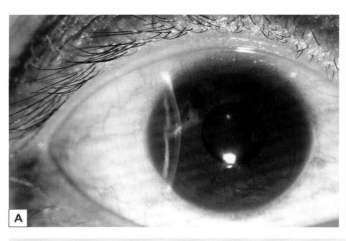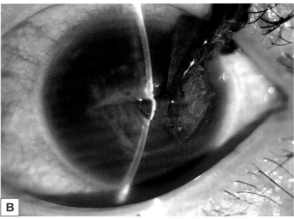

图 3-6-2-1 角膜穿通伤

图 A 单纯性角膜穿通伤

图 B 复杂性角膜穿通伤伴虹膜脱出及嵌顿

（苑克兰）

第三节 角膜异物伤

一、角膜异物

角膜异物是常见的眼外伤,有眼外伤和异物飞入史。角膜异物种类繁多,包括玻璃、塑料、金属、昆虫、植物、煤渣等,其中金属物质是对眼睛危害最大的异物。

（一）临床表现

患者常自述有异物飞入史,通常表现为疼痛、异物感、畏光、大量流泪、眼红、视物模糊,尤其是突出角膜表面的异物刺激症状更为明显。深埋在角膜基质中的异物症状可能不太明显,易造成就诊不及时而引发角膜感染。位于角膜中央的异物对视力影响较大。透明的角膜异物(如玻璃等)定位可能存在困难,检查者应仔细询问病史(图 3-6-3-1A)。高速射出的物体可穿透角膜而不遗留明显角膜穿通伤口。铁类异物处理相对较麻烦,铁与泪液结合形成锈环,并引起周围组织炎症浸润(图 3-6-3-1B、C)。植物性及动物性异物需要特别注意,极易引起角膜的真菌感染(图 3-6-3-1D)。铜质异物可引起角膜无菌性炎症改变。

怀疑存在角膜异物伤时,应仔细进行检查,对异物进行正确定位并观察异物的类型及深度,关注是否存在角膜穿通伤的体征,如低眼压、浅前房、瞳孔大小改变、角膜溪流试验阳性等。同时,检查者必须明确排除眼内异物及是否存在其他损伤。

（二）诊断

1. 有眼外伤和异物飞入眼病史,患者常存在严重的眼部刺激症状。

2. 裂隙灯显微镜检查是检查角膜异物常用的手段,若患者眼睑痉挛、眼部刺激症状明显,可在结膜囊内滴入表面麻醉药物后再行检查,易发现角膜异物。

3. 辅助检查 AS-OCT 可协助判断角膜异物的深度,有助于手术方式的选择。

（三）治疗

无论是什么角膜异物,一经发现均应及时取出,并给予预防感染处理。

1. 角膜浅表异物　结膜囊滴表面麻醉药后,在手术显微镜或裂隙灯显微镜下进行,角膜表层异物可

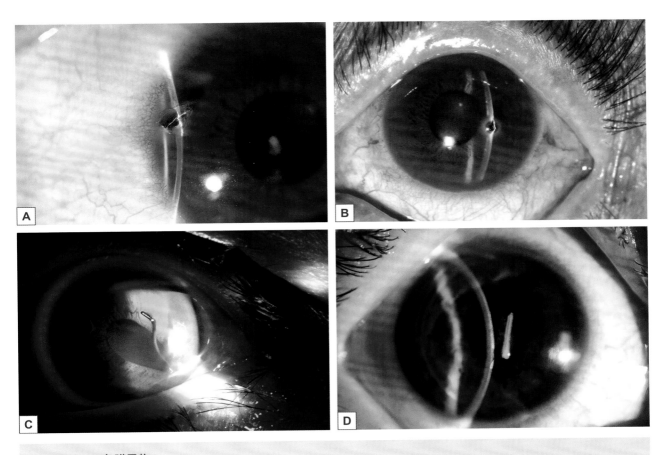

图 3-6-3-1　角膜异物

图 A　可见玻璃样异物嵌入角膜全层
图 B　可见铁屑样异物嵌入角膜基质
图 C　前房可见钢丝样异物,前端嵌顿于角膜中,后端嵌顿于虹膜、晶状体
图 D　可见植物样异物嵌入角膜上皮下

用棉签擦出,较深的可用一次性针头或 15°刀剔出。

2. **角膜深层异物**　①异物头部已达角膜深层,而尾部暴露在角膜表层,可用针头剔出;②尾部已埋入角膜基质,可扩大异物周围的角膜板层切口,使异物能从较宽松的切口中剔除。有些深达后弹力层的异物,更需要小心,如表面麻醉不能使患者很好的配合,可行球周或球后麻醉后,在手术显微镜下扩大角膜切口后取出,千万不能粗暴行事,致异物掉入前房;③异物已贯穿进入前房,但部分仍在角膜表层,可用显微镊子拔出。如异物大部分已进入前房,尾部埋在角膜基质内,可从角膜缘做一侧切口,向前房注入 Healon,用 Healon 针头从角膜内皮面顶着异物。如异物能被顺利顶回到角膜表层上,仍从角膜表面把异物取出;如是易碎和易断异物,则可用 Healon 针头从角膜内皮面顶着异物,在异物相应的角膜表面扩大切口,然后把异物拔出。取出异物后如角膜口出现漏水等情况,应行角膜裂口缝合。

3. **多发性异物**　常因爆炸伤造成,表现为全角膜各层大量大小不等的异物。对这些异物可行分期分批取出,首先取暴露在角膜表层的异物和基质内较大的异物。如果是铁质的异物,尽可能早取。有些较深的多发异物不强调一次取净,有些异物在一段时间后可被排出角膜表层,可待此时再取。对广泛角膜异物且角膜基质明显混浊,应早期行部分角膜移植,手术可达到清除异物和提高视力的双重目的。

4. **角膜铁锈环的处理**　铁质异物存留 24 小时可在角膜内产生铁锈环。剔除异物后,对于残留的锈环,如对角膜损伤不大应一次取走锈环,如异物致角膜溃疡很深,不可勉强一次性取走锈环,以免造成角膜穿孔。如铁锈大而深,角膜溃疡面较大时,应考虑行部分 LKP 术。如已发生角膜穿孔,则应行穿透性角膜移植术。

5. 术后眼部常规感染的预防和治疗　异物取出后常规给予局部抗生素治疗,叮嘱患者第二天一定要复诊,以免造成铜绿假单胞菌等感染导致角膜感染、穿孔。如怀疑存在破伤风感染风险,应加强破伤风免疫。

二、角膜异常物质沉着

1. 角膜血染　常发生在眼球钝挫伤致前房大量出血,血凝块长期存在,血细胞阻塞房角或小梁网,或同时伴有房角后退等,致眼压持续升高,红细胞的降解产物和含铁血黄素进入角膜板层间,导致角膜棕褐色黄色颗粒沉着。

发现有大量前房积血同时伴有高眼压时,应行 UBM 检查,了解房角情况的同时,立即行前房灌洗术,彻底清除前房内的积血。对已形成角膜血染的患者,尤为是儿童,为预防弱视,应尽早行 PKP。角膜血染在数月或数年,角膜可恢复透明,一般从周边部开始(图 3-6-3-2A)。

2. 特殊物质沉着　除机械性外伤,异物在角膜组织内还可产生生化反应,如铁异物存留 24 小时,可在角膜内产生铁锈环。铜异物可产生铜质沉着症,裂隙灯显微镜检查可见异物周围金黄色颗粒堆积。全身或局部长期应用银制剂,可致角膜银沉着,棕色的银颗粒常位于角膜基质深层。全身或局部长期使用碘制剂,可见角膜表面大量棕黄色颗粒色素沉着。另外,还有少见的角膜墨汁沉着,这主要发生在一种古老角膜墨染术后,此手术主要是应用于角膜白斑患者的美容手术,常把墨汁通过针刺的孔注入角膜基质,使墨汁在基质内沉着,把角膜白斑染成黑色。另外,长期应用含钙的眼药水还可造成角膜钙沉着(图 3-6-3-2B~F)。

对角膜异常物质沉着的患者,只要明显影响视力,均可行角膜移植术以改善视力。

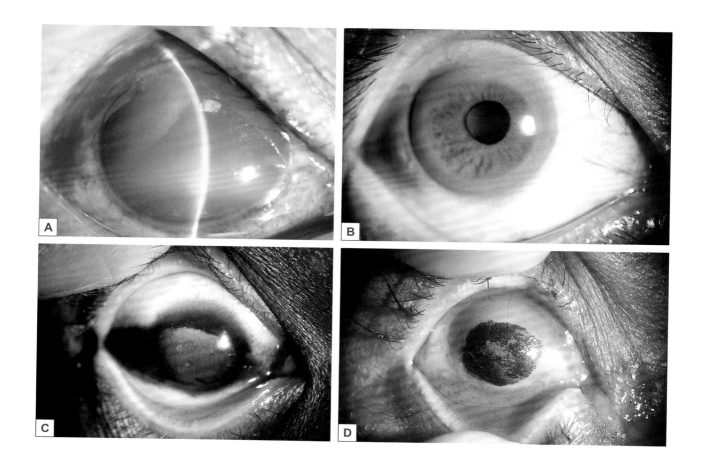

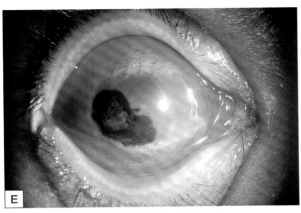 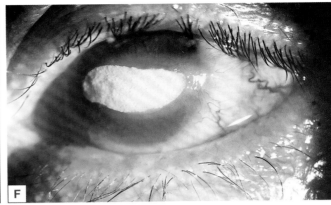

图3-6-3-2　角膜异常物质沉着

图 A　大量前房积血,角膜血染

图 B　角膜周边部位上皮下及浅基质铜沉着

图 C　角膜表面及浅基质内银沉着

图 D　角膜表面及浅基质碘沉着

图 E　角膜墨染

图 F　角膜表面钙沉着

（苑克兰）

第四节　角膜化学伤

眼部化学伤是常见且严重的眼部急症,可导致严重的视力障碍甚至是失明。眼部化学伤占所有眼外伤的 10%~22%,是职业性眼部损伤的第二大常见原因,约占 12%,仅次于异物损伤（43%）。以 20~40 岁的青年男性最为常见,家庭事故中以消毒剂和清洁剂造成的儿童损伤较为常见。化学致伤物最常见的种类为碱性和酸性物质,其中碱烧伤较为常见且治疗更为棘手。严重的眼部化学伤预后通常较差,快速干预对于改善预后至关重要。

（一）化学伤的种类

1. 酸性物质　常见酸性物质包括恶性伤害事件及汽车电池中的硫酸、游泳池等消毒剂中的盐酸、染料中的硝酸、食用醋中的乙酸等,其中硫酸损伤最常见。

2. 碱性物质　常见的碱性物质包括石灰水泥中的氢氧化钙、肥料中的氢氧化铵和氯化铵、清洁剂中的氢氧化钠、气囊中的氢氧化钠气溶胶等,其中以石灰水泥引起的碱烧伤最为常见。

3. 其他　酒精、腐蚀剂如磷及化合物。

（二）影响眼化学伤严重程度的因素

眼化学伤的严重程度及预后与多种因素相关,主要与化学物质的种类及性质、接触的时间与面积、急救处理等有关。

1. 化学物质的种类及性质　碱性物质造成的眼部损伤较酸性物质严重。pH 是决定烧伤程度的一个重要因素,pH>11.5 的物质会导致严重的角膜损伤。碱性物质的渗透率高于酸性物质。常见的引起眼部严重烧伤的碱性物质中,氨的渗透速度最快（<3 分钟）,随后依次是氢氧化钠（3~5 分钟）、氢氧化钾（>5 分钟）、氢氧化钙（最慢且因结晶情况而异）。而酸性物质可导致角膜上皮和前基质蛋白凝固,阻止酸液的进一步渗透。但金属清洗剂和除锈剂中的氢氟酸除外,它可以分解细胞膜,可以与碱性物质一样渗透进入前房。

2. 接触的时间与面积　一般来说,化学物质在眼表停留的时间越长,损伤的面积越大,对眼部的损伤越大。

3. 其他　还与化学物质的浓度、急救措施是否得当、眼部不同部位对化学物质的抵抗力等有关。

(三)眼前节化学伤后期的主要病理损害

1. 结膜的损害　主要是角膜缘干细胞(stem cell)和杯状细胞的大量破坏,使正常结膜上皮被异常增生的成纤维细胞所取代,结膜失去正常的半透明光滑黏膜组织的特性,被大量增生肥厚且无正常功能的纤维结缔组织所取代。结膜杯状细胞丧失,泪膜稳定性遭到破坏。如结膜坏死面积超过1/2角膜缘干细胞时,角膜上皮的再生缓慢,并导致角膜结膜化,其特征为:修复后的上皮不透明,内含有大量杯状细胞及角膜血管翳。在这种情况下,即使泪液分泌量正常,异常的杯状细胞也会引起泪膜不稳定,导致眼表结构的异常。

2. 角膜的损害　角膜上皮与碱性物质接触后便发生坏死、脱落,所以上皮缺损的面积可直接反映角膜烧伤的位置及面积。烧伤后,角膜基质的板层胶原组织被破坏,异常的免疫反应使其破坏加剧,最终被纤维瘢痕组织所取代。内皮细胞大量丧失引起正常的生理功能下降,导致角膜持续性水肿和新生血管长入,重者角膜可完全血管化或被血管膜性组织所覆盖。

3. 泪膜的破坏　由于结膜杯状细胞、副泪腺(Krause腺和Wolfring腺)及角膜上皮的破坏,泪膜难以形成。穹窿部有分泌功能的副泪腺,以及部分或全部的泪腺开口,可因粘连和瘢痕形成而遭到破坏。故泪液分泌量明显减少并形成眼部实质性干燥,表现为Schirmer试验结果降低,泪膜不能形成或泪膜破裂时间(BUT)异常(<10秒)和虎红试验阳性。严重干眼患者表现为角膜上皮角化,结膜明显干燥呈皱褶状。

4. 角膜血管化　轻度和中度碱烧伤者,部分或全部角膜长入新生血管,重度碱烧伤者,角膜除血管化外,全部被增生的纤维血管膜性组织覆盖。

5. 睑球粘连　轻者仅有部分粘连,重者几乎上下睑和眼球粘连在一起,眼球形成完全性固定和睑裂的粘连闭合。

6. 其他眼内并发症　诸如继发性青光眼,这是很严重的并发症。因房角组织的破坏,很可能表现为眼压升高,而多数医生只注意外眼的异常变化,忽视眼压的测量,结果在眼前节重建手术时机到来的时候,患者因为视神经萎缩而失去了复明的机会。另外是并发性白内障,可在PKP时联合ECCE+IOL植入术,或在单独完成PKP后二期施行ECCE+IOL植入手术。因角膜水肿混浊和新生血管形成,多数患者术前无法判断眼内的情况,只能根据术中情况决定是否要植入IOL。原则上只要虹膜基本上是健康的,术中力争植入IOL。

一、碱性化学伤

眼部碱烧伤是最常见、治疗最为棘手的化学伤,所以了解碱烧伤的组织病理过程,对伤后的急救及处理十分重要。

(一)发病机制

碱为脂溶性物质,当与眼组织接触后,可引起三方面的损害:①引起组织蛋白的迅速凝固和细胞坏死,并通过脱水作用,使细胞内外液体平衡失调,加速细胞的坏死;②与组织中的类脂质形成皂化作用,从而破坏细胞膜结构。碱皂化对组织形成一种软化或液化环境,致使碱液不断向周围及深部组织扩散,损害邻近或眼内组织;③引起眼部正常血管的血栓形成,造成组织的缺血,从而造成角膜组织的营养不足,加速组织的破坏,阻碍修复。

碱烧伤的特点是损伤引起的炎症、纤维化和新生血管形成,其中角膜新生血管(corneal neovascularization,CNV)是严重危害视力的并发症。CNV的机制被认为是促血管生成因子[如血管内皮生长因子(VEGF)、碱性成纤维细胞生长因子(bFGF)、血小板源性生长因子(PDGF)、IL-2/8等]和抑血管生成因子[血小板反应素-1(TSP-1)、色素上皮衍生因子(PEDF)、血管抑素、内皮抑素等]之间失衡的结果。角膜碱烧伤后角膜免疫特赦状态遭到破坏,炎症细胞如巨噬细胞、树突状细胞,以及活化的上皮细胞和基质细胞可以释放炎症因子及细胞因子,如 IL-1、IL-6、IL-8、TNF-a、血管活性肠肽、黏附因子(VCAM-1等),促进 CNV。此外,研究发现局部招募的中性粒细胞可以通过释放中性粒细胞胞外陷阱(neutrophil extracellular traps,NETs)促进 CNV。局部释放的炎症因子及细胞因子进一步募集更多的炎症细胞,释放更多的促血管生成因子,引起促血管生成因子和抑血管生成因子失衡,进而促进 CNV。

（二）分级

眼部碱烧伤的分级对于指导治疗及判断预后具有重要的意义。Roper-Hall 分级法基于角膜混浊和角膜缘的缺血程度分为四级(表 3-6-4-1)。

表 3-6-4-1　眼化学损伤的 Roper-Hall 分级法

分级	预后	角膜	角膜缘缺血
I	良好	角膜上皮损伤	无
II	良好	角膜透明度下降,但虹膜纹理可见	结膜缺血区<1/3 角膜缘
III	欠佳	角膜上皮全部缺失,角膜基质混浊,虹膜纹理不可见	结膜缺血区占 1/3~1/2 角膜缘
IV	差	角膜全部混浊,虹膜及瞳孔不可见	结膜缺血区>1/2 角膜缘

Dua 分级法依据角膜缘缺血范围的钟点数和球结膜受累的百分比分为六级(表 3-6-4-2)。

表 3-6-4-2　眼化学伤的 Dua 分级法

分级	预后	角膜缘受累	结膜受累/%	模拟评分
I	非常好	0	0	0/0%
II	良好	≤3	≤30	0.1~3/1%~29.9%
III	良好	>3~6	>30~50	3.1~6/31%~50%
IV	一般	>6~9	>50~75	6.1~9/51%~75%
V	差	>9~<12	>75~<100	9.1~11.9/75.1%~99.9%
VI	极差	12(全部角膜缘受累)	100(全部结膜受累)	12/100%

注:结膜受累指球结膜(包括穹隆部结膜)受累。

（三）临床分期及表现

根据病理生理变化及病程,眼化学损伤分为三个临床阶段:急性期(0~7 天)、修复和损伤共存期(7~21天)、稳定期(>21 天)。

1. 急性期(早期)　是指伤后 1 周内,碱性物质接触眼部那一刻开始。轻度的碱烧伤可导致局限性的结膜和角膜上皮缺损。严重的碱烧伤可导致更为广泛的结膜及角膜上皮损伤、角膜缘缺血、角膜混浊、眼压升高和眼内损伤(如晶状体混浊)等。经过紧急彻底的冲洗后,应对眼部情况进行详细的检查与评估,评估影响严重程度及预后的关键指标包括:角膜上皮缺损的面积、结膜上皮缺损的面积、角膜缘缺血或变白的范围、角膜混浊的面积和程度、眼压是否升高、晶状体是否混浊及程度等(图 3-6-4-1)。

主要表现为组织的急性坏死和无菌性炎症渗出,并伴有周边角膜上皮细胞早期的增生及移行。由于碱对脂质的皂化作用,角膜各层的细胞膜及睫状体、小梁网细胞膜均遭到破坏,导致角膜上皮缺损、角膜水肿混浊、结膜苍白、角膜缘及结膜缺血,前房内可有大量的纤维素样渗出,严重者可见晶状体混浊。重度烧伤可发生眼压升高,可能的原因有:①房水中前列腺素升高;②烧伤引起角膜和周围巩膜胶原皱缩;③房水静脉等的引流系统阻塞或闭锁。眼压在烧伤的各个阶段均受到影响,必须经常监测眼压,必要时做相应的处理。

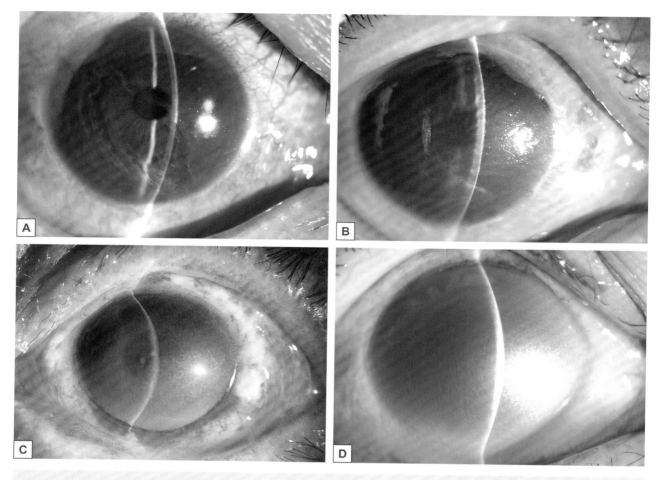

图 3-6-4-1   碱性化学伤急性期及 Roper-Hall 分级

图 A   碱性化学伤急性期 I 级,图示部分角膜上皮缺损
图 B   碱性化学伤急性期 II 级,图示角膜轻度水肿混浊,<1/3 角膜缘缺血
图 C   碱性化学伤急性期 III 级,全角膜上皮缺损,角膜基质混浊,1/2 角膜缘缺血
图 D   碱性化学伤急性期 IV 级,角膜瓷白色混浊,前房视不清,全周角膜缘缺血

2. 修复和损伤共存期(中期)   此期为损伤愈合的过渡阶段,表现为眼表上皮再生,急性炎症向慢性炎症、组织修复、瘢痕形成过渡。轻度碱烧伤(I~II 级)眼表上皮再生,可有新生血管长入,基质常可保持透明。烧伤若累及虹膜,可造成虹膜炎,如出现有前房积脓、损伤,常已累及睫状体。严重的碱烧伤(III~IV 级)会导致持续性上皮缺损和继发感染,角膜基质持续水肿、混浊,角膜内皮坏死区被纤维细胞膜所替代(图 3-6-4-2)。由于角膜缘干细胞的损伤,持续性上皮缺损可导致角膜溃疡,同时胶原酶、金属蛋白酶,以及从再生的角膜上皮及多形核白细胞释放的其他蛋白酶的激活,导致角膜基质融解,加重角膜溃疡/穿孔。

3. 稳定期(后期)   碱烧伤后 3 周,愈合过程继续进行进入晚期修复期阶段。此阶段,轻度碱烧伤可完全愈合没有并发症,或因局部角膜缘干细胞缺乏导致假性翼状胬肉。严重的碱烧伤主要表现为持续角膜上皮不愈合,角膜水肿、混浊,角膜溃疡不断扩大,角膜基质新生血管。此外还有持续性泪膜异常、继发性青光眼、白内障等。更晚期出现眼球粘连,角膜新生血管化,角膜血管翳覆盖整个烧伤区域,角膜溃疡进展出现角膜自融、角膜穿孔也屡见不鲜。

(四)后期病变严重程度的临床分级

眼前节碱烧伤后期主要选择手术治疗,手术方式主要根据病变的严重程度而定,其手术选择的原

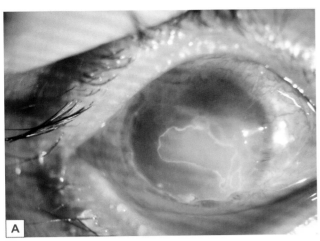
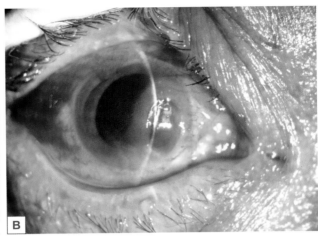

图 3-6-4-2　严重碱烧伤Ⅲ~Ⅳ级

图 A　角膜上皮持续缺损,周边新生血管长入

图 B　角膜出现溃疡、融解

则是相同的,只是手术所包括的内容和简繁程度上有差异。因此,对后期病变的严重程度进行分级极其重要。

1. 轻度　具有以下参考条件:①结膜纤维化≤1/2 圆周;②角膜新生血管膜性组织(或称假性胬肉组织),侵犯角膜≤1/2 角膜组织。裂隙灯显微镜检查角膜透明区的厚度基本正常,虹膜及瞳孔隐约可见;③Schirmer 试验在正常范围,BUT 正常或异常,虎红试验阴性或部分阳性;④无眼内并发症。

2. 中度　具有以下参考条件:①结膜纤维化的范围>1/2 圆周或伴有小范围的睑球粘连;②角膜全部血管化或被较薄的血管膜性组织覆盖,但可以看出角膜缘的轮廓,裂隙灯显微镜不能全部判断角膜的厚度。超声角膜厚度计(ultrasonic pachymeter)测量角膜厚度不均匀,有的部位小于正常角膜厚度,而有的部位或全部角膜均大于正常角膜厚度;③Schirmer 试验大致在正常范围,BUT 异常,虎红试验阳性;④眼内并发症,可能伴有并发性白内障或继发性青光眼,但也可能无眼内并发症。

3. 重度　具有以下参考条件:①结膜全部纤维化,有明显的睑球粘连或上下眼睑闭锁;②角膜全部被血管膜性组织覆盖,无法辨认角膜缘的轮廓,或有过角膜穿孔已形成粘连性瘢痕和/或伴有角膜瘘,裂隙灯显微镜无法检查眼内组织(图 3-6-4-3),超声厚度测量显示角膜明显增厚;③Schirmer 泪液分泌试

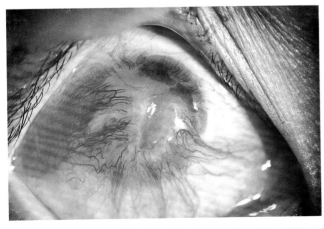
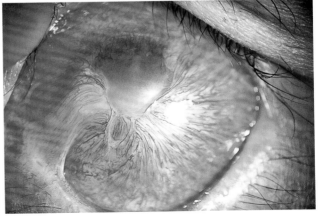

图 3-6-4-3　角膜表面新生血管翼覆盖

验<5mm,BUT 异常或根本无泪膜出现,虎红试验强阳性;④有眼内并发症,即并发性白内障和/或继发性青光眼。有的患者视功能测定时,光感不确切,光投射异常,视觉诱发电位(VEP)和视网膜点图(ERG)存在异常。

（五）治疗

1. 急性期

（1）外眼冲洗:化学伤治疗中最重要的干预措施仍然是立即进行眼部冲洗。碱烧伤应在伤后 3 分钟内尽早进行眼部冲洗。有条件可使用平衡盐溶液或乳酸钠林格液,没有条件则可以使用自来水等无毒性液体替代。为减轻患者的不适,可进行局部麻醉。可借助眼睑拉钩或开睑器彻底进行冲洗,如有异物应及时彻底地进行清理,以防止毒性化学物质的持续积累,例如,石灰(碱烧伤中常见的原因)可形成沉淀,可以与水快速反应生成氢氧化钙溶液(pH 12.4)。因此,应完全清除包括穹窿部的异物。建议至少持续冲洗 30 分钟(约 20L 液体),直至 pH 中和至生理水平。冲洗完成并中和至生理性 pH 后,应对眼部情况进行详细检查和评估。

（2）前房穿刺或结膜切开术:碱烧伤在 3 分钟内便可穿透进入前房,1~3 小时内可恢复正常,如前房穿刺在烧伤后一天进行则没有临床意义。必要时可行球结膜放射状切开,彻底冲洗渗透于结膜下的化学物质。

2. 修复和损伤期治疗   轻度的化学烧伤未累及角膜缘和基质,可局部使用糖皮质激素减轻炎症和蛋白酶的产生来促进愈合,同时使用人工泪液为上皮愈合提供良好的环境。若存在上皮缺损,局部应用抗生素预防感染。严重的化学烧伤急性期处理的主要目标是:减轻炎症,促进上皮再生和修复,控制基质融解,最大程度减少后遗症。

（1）抗炎治疗:局部应用糖皮质激素在控制化学损伤引起的急性炎症具有重要的作用。它一方面可以减少炎症细胞浸润,稳定中性粒细胞胞质和溶酶体膜,抑制毛细血管增殖,另一方面它又可抑制胶原形成和再上皮化,增加角膜融解的风险。因而,在应用糖皮质激素时一定要了解化学烧伤的病理过程,选择合适的时机,发挥其优点并减少并发症的发生。可在烧伤 1 周内且无明显角膜溃疡时局部应用糖皮质激素,1 周后视情况减少或停止,局部采用非甾体抗炎药。必要时可考虑全身使用糖皮质激素增强炎症抑制,减少局部副作用。

（2）促进角膜上皮再生和修复:推荐使用不含防腐剂的人工泪液,晚上可搭配黏性软膏使用。此外,生物泪液替代品如自体血清、脐带血清、血小板裂解液等,富含各种生长因子、细胞因子等营养物质,有助于眼表润滑并促进上皮愈合。角膜接触镜可促进上皮愈合,推荐使用亲水性高透氧接触镜,但有增加局部感染和缺血的风险。

（3）羊膜移植和覆盖术:羊膜移植(AMT)应用于眼部化学损伤可减轻炎症、减少瘢痕和新生血管,促进再上皮化。较轻度可应用羊膜覆盖:有结膜坏死同时存在,可采取切开角膜缘后的羊膜移植术。此外,多层 AMT 可作为角膜严重变薄的合适替代物。羊膜可持续存在几天到几周(通常为 1 周左右),但固定环可以重复使用,必要时可以更换羊膜。

（4）控制角膜基质融解:局部或全身给药可以恢复房水中抗坏血酸的水平,减少胶原蛋白降解、减少角膜溃疡和穿孔。胶原酶抑制剂包括 EDTA,可以抑制胶原分解促进伤口愈合,减少基质融解和溃疡。

（5）高眼压治疗:当化学物质到达小梁网会引起眼压升高,同时又很容易被忽略。碱烧伤后青光眼可以立即发生(不到 1 个月)也可以延迟发生(几个月),应密切关注患者的眼压并予以及时处理。

（6）其他治疗:早期对坏死的结膜及角膜组织予以清创处理,并可利用 Tenon 囊成形术将结膜囊向前推进并覆盖缺血的角膜缘,进而重建角膜缘血液供应,减少眼前节缺血坏死,促进眼表修复。散瞳可以解除睫状肌痉挛,减轻虹膜炎症。局部和全身应用有效的抗生素预防感染。对早期睑球粘连患者,可行粘连松解术。

3. 并发症治疗　化学烧伤后期会产生多种并发症及后遗症,损伤区域的修复和重建涉及眼表、青光眼、眼整形等多个学科联合协作,手术治疗的典型顺序是:矫正眼睑异常、高眼压处理、眼表重建/移植,以及最终的人工角膜/假体植入等。

（1）眼睑和穹窿部重建:一般来说需要在角膜缘或角膜手术之前将眼睑和穹窿部的异常进行矫正。

（2）青光眼治疗:眼部化学伤不仅可以直接损伤眼表,还可导致青光眼引起视力严重受损。继发性慢性炎症可能导致房角粘连和闭合,但在深度穿透性碱烧伤中,睫状体坏死可部分抵消青光眼的发展。此外,其他因素如小梁网损伤、严重葡萄膜炎、长期使用糖皮质激素、晶状体融解及巩膜收缩也可引起慢性青光眼。虽然药物治疗是标准的初始治疗,但该病的长期性和药物对眼表的损伤令人关切。这些患者可考虑早期手术干预,可采用睫状体光凝术,特别是在晚期结膜皱缩和瘢痕形成的病例中。

（3）角膜缘干细胞移植:角膜缘干细胞缺乏症（LSCD）是严重化学损伤最严重的长期后遗症之一,可引起角膜结膜化、复发性上皮糜烂、瘢痕、持续性上皮缺损、溃疡、角膜融解和穿孔。一般来说应尽量延迟角膜缘干细胞移植（LSCT）的时间,应在炎症消退至少 3 个月后进行。因为眼表炎症控制得越好,LSCT 的效果就越好。LSCT 既可以是自体的也可以是同种异体的,既可以是角膜缘的活组织,也可以是培养扩增的细胞。

（4）角膜移植:角膜严重变薄、大面积后弹力层膨出、即将或已经发生角膜穿孔的患者需要进行穿透性角膜移植术。对影响视力的角膜瘢痕,可采用穿透性角膜移植术或板层角膜移植术,如有可能尽量选择板层角膜移植术,以降低排斥反应的风险。

（5）人工角膜:对复发性穿透性角膜移植失败的患者,可考虑波士顿 I 型人工角膜植入。对于眼表极度干燥或严重角化,以及特定的眼睑无功能的病例,波士顿 II 型或骨齿人工角膜移植术（OOKP）可作为终末期角膜的挽救治疗。

二、酸性化学伤

由于酸在日常生活中广泛应用,所以酸烧伤的患者并不少见。

（一）发病机制

由于酸为水溶性,不易穿透类脂质丰富的角膜上皮,其损伤一般只局限于接触的角膜上皮组织内,但是 pH 很低的强酸往往可以破坏角膜上皮,渗透到角膜基质中去,造成角膜基质不可逆变性、蛋白沉淀并形成屏障,可阻止酸液继续向深层及眼内发展。由于具有组织凝固作用,组织水肿和分解较轻,所以受损伤的组织分界比较明显,因此,酸烧伤的程度较碱烧伤轻,引起眼内的并发症也比碱烧伤少。

（二）临床表现

酸烧伤与碱烧伤一样,临床分期和分度也相同的,只是酸烧伤的严重程度、并发症相对碱烧伤少些。硫酸烧伤是最常见的,硫酸烧伤时,除了酸对眼的损伤,当硫酸和水相遇时会产生大量的热,所以硫酸烧伤的同时还伴有热烧伤,因此,硫酸烧伤一般比较严重。盐酸由于常用的浓度在 32%~38%,酸性比较弱,穿透力较差,常在烧伤的角膜上留下黄色的混浊区。次氯酸常用于清洁液,长期接触此酸可造成慢性结膜炎。而氢氟酸是唯一能引起严重烧伤的酸,虽然它是弱酸,但却有很强的穿透能力,并能降解细胞膜,进入眼内组织。所以了解各种酸的特点,有利于临床的对症处理（图 3-6-4-4）。

（三）治疗

参见角膜碱性化学伤。

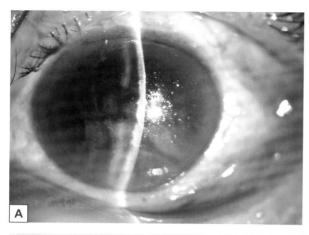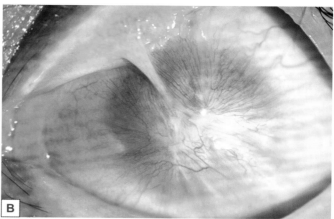

图 3-6-4-4　急性酸烧伤

图 A　急性酸烧伤早期,角膜水肿,上皮缺损
图 B　急性酸烧伤晚期,角膜表面假性胬肉覆盖

（苑克兰）

第五节　角膜热烧伤

　　角膜热烧伤通常与烟花爆炸、沸水、蒸汽或熔融金属有关,也可发生在火灾或电器损伤的环境下。热烧伤的严重程度取决于以下三个因素:温度、损伤面积和接触的持续时间,伤者可有不同程度的视力损害和眼部刺激症状。沸水、沸油的烧伤温度较低,受伤部位可仅发生结膜水肿,角膜不同程度混浊;温度高的如铁水、铝水溅入眼内,可引起眼睑、结膜、角膜和巩膜的深度灼伤,造成组织坏死和无菌性炎症。炎症反应伴随着白细胞浸润和炎症介质的释放,包括前列腺素、溶酶体酶和各类细胞因子等。它们的释放会导致结膜、角膜和巩膜的溃疡、组织增殖和瘢痕,并在外伤发生后数周、数月甚至数年内持续发展。

　　（一）临床表现

　　角膜热烧伤的急性期表现包括角膜上皮损伤、广泛的角膜融解、结膜上皮损伤和缺血,严重者可导致巩膜、虹膜、睫状体和眼睑缺血性坏死;热烧伤后期,眼表结缔组织增生、修复和瘢痕化,可导致继发性青光眼、角膜穿孔和角膜缘干细胞缺乏（LSCD）,严重的会引起角膜穿孔。笔者研究统计,热烧伤引起的角膜穿孔占外伤性角膜穿孔的 4.8%。同时,热烧伤是导致 LSCD 最严重的原因之一,可表现为复发性角膜上皮缺损、浅表角膜血管形成、角膜结膜化和纤维血管膜形成。损伤愈合后形成瘢痕性睑外翻、睑球粘连、角膜瘢痕等,不同程度影响眼部解剖和功能,甚至影响面容。上、下眼睑受累时,会影响睑裂闭合,应注意是否有暴露性角膜炎。

　　（二）诊断

　　根据明确的角膜热烧伤史和典型的临床表现可确定诊断。热烧伤早期初诊时,应全面评估眼部情况,因热烧伤后 48~72 小时,眼睑、结膜水肿严重造成睁眼困难,将难以进行眼内检查。初诊时,应记录角膜的完整程度、眼内组织是否受累,还应该注意眼睑闭合程度、是否有角膜暴露征象等;必要时进行结膜囊冲洗,清除异物和烧焦的睫毛,防止其进入结膜囊损伤角膜;有条件可进行角膜荧光素钠染色检查,判断角膜上皮的损伤情况。

　　（三）治疗

　　急性期治疗旨在促进角膜愈合、上皮化,减轻炎症,预防感染和维持正常的眼压。角膜热烧伤后常合并细菌感染,创面常见的细菌包括铜绿假单胞杆菌、金黄色葡萄球菌和肺炎克雷伯菌等,可局部使用抗生素进行抗菌治疗;其他具体内容和后续治疗参照角膜碱性化学伤。

角膜热烧伤常伴有眼睑特别是下眼睑的损伤,下眼睑和角膜瘢痕性愈合在一起,在眼表重建手术后常有下眼睑位置异常,是临床治疗中较棘手的问题(图3-6-5-1)。

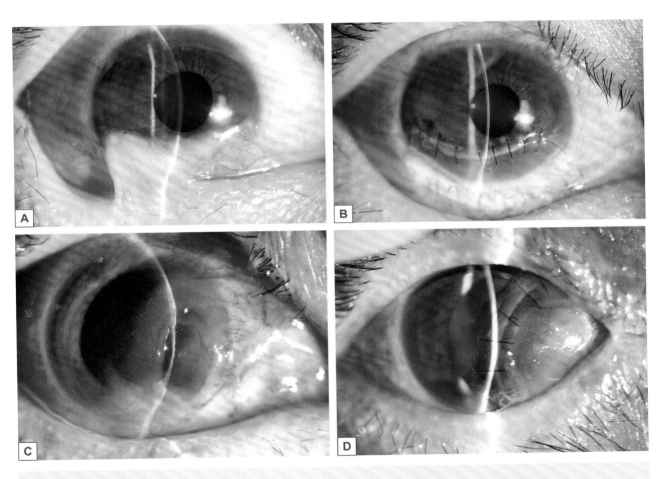

图3-6-5-1　角膜热烧伤

图 A　下睑与角膜粘连
图 B　睑球粘连分离联合板层角膜移植术后
图 C　角膜溃疡深达后弹力层
图 D　板层角膜移植联合睑缘缝合术后

(张静)

第六节　角膜生物损伤

昆虫的毒液进入角膜基质内引发的生物毒性反应称为角膜生物损伤,临床上常见的是马蜂蜇伤。马蜂毒液含有多达13种不同的抗原。血清素通过5-羟色胺(5-HT)受体引起多种作用,包括强烈的局部血管痉挛。此外,毒液中含有磷脂酶A、磷脂酶B和乳酪肽,导致肥大细胞脱颗粒并释放组胺。组胺的突然释放导致血管舒张、毛细血管通透性增加和由免疫球蛋白E介导的I型超敏反应免疫反应。临床病程和预后从轻度到重度不等,具体取决于马蜂的类型、损伤深度、毒液毒性及免疫反应。文献报道的并发症有角膜水肿、角膜浸润、角膜内皮炎等,患者眼部剧烈疼痛且视力下降。裂隙灯显微镜检查可见结膜充血和反应性水肿,角膜混浊、水肿,有时可伴有眼睑肿胀,严重的可导致前房积血、白内障、晶状体半脱位、视神经炎和葡萄膜炎等(图 3-6-6-1)。

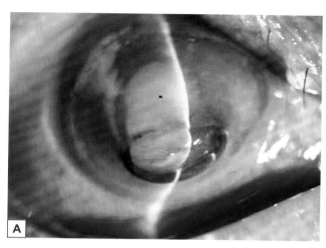 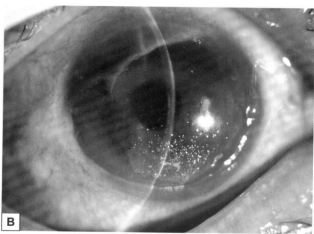

图 3-6-6-1　角膜生物损伤
图 A　近全角膜融解,下方穿孔伴晶状体脱出
图 B　角膜上皮缺损,下方环形溃疡

有昆虫蜇伤的病史和典型的临床表现可确定诊断。有继发感染的病例,应注意原发损伤,行角膜刮片检查,并进行细菌、真菌的培养。

治疗原则为对症治疗。局部可联合应用低浓度糖皮质激素滴眼液治疗,抗生素预防感染。发生明显的眼内炎症,如角膜内皮炎、前葡萄膜炎时可全身性、结膜下及局部使用糖皮质激素,同时加用全身性抗生素治疗,以缓解炎症和眼内的毒性反应。

(张静)

第七节　辐射性角膜外伤

辐射性角膜外伤多由紫外线、红外线、可见光及电离辐射等对眼部的照射所致。最常见的为紫外线(UVR)暴露引起的光辐射性角膜炎。

光辐射性角膜炎,也称电光性眼炎或雪盲,是一种由急性暴露于紫外线(UVR)引起的疼痛、浅表和点状角膜病变。常发生在环境 UVR 剂量极高的情况下,例如滑雪、登山或在海滩度过的时间过长。职业暴露也是引起光性角膜炎的重要原因,如电焊工人。

光辐射性角膜炎除了是 UVR 活化炎症因子导致炎症反应的结果,还通过对细胞膜的直接损伤、DNA损伤和活性氧的诱导导致角膜细胞凋亡。临床症状包括有强烈的异物感、刺痛、畏光、流泪、眼睑痉挛、视物模糊、结膜混合性充血、角膜上皮点状脱落。这是一种短暂的炎症表现,通常在暴露于 UVR 后的 6 小时内出现,并在 48 小时内消退,通常不会产生长期后果。

根据 UVR 的环境暴露史和典型的症状、体征,可明确诊断光辐射性角膜炎。鉴别诊断包括结膜炎、浅层巩膜炎、急性闭角型青光眼、急性前葡萄膜炎和浅表性角膜炎。

　　当长时间暴露于阳光下或暴露于高 UVR 环境时,应采取防护措施,如遮光罩、太阳镜和防护眼镜等。当发生电光性眼炎时,必须避免进一步暴露于 UVR。电光性眼炎是一种自限性疾病,其症状会在 24~72 小时内自行缓解。冷敷、无防腐剂的人工泪液、局部非甾体抗炎药和睫状肌麻痹剂可以改善不适症状。不应使用局部麻醉滴眼液,因为它们会延缓角膜愈合,甚至可能会导致发生角膜融解。

(张静)

参 考 文 献

1. AMBIKKUMAR A,ARTHURS B,EL-HADAD C. Corneal foreign bodies [J]. CMAJ 2022,194:E419.

2. SHARMA S,KATE A,DONTHINENI P R,et al. The role of Tenonplasty in the management of limbal and scleral ischemia due to acute ocular chemical burns [J]. Indian journal of ophthalmology,2022,70:3203-3212.

3. 董莹,尹会男,皮裕琍,等. 大面积热烧伤患者角膜溃疡防治的临床观察[J]. 中华眼科杂志,2022,58:592-597.

4. AGARWAL R,SINGH N K,SINHA R,et al. Obstetrical forceps-induced Descemet mem brane tears [J]. Indian journal of ophthalmology,2021,69:3432-3441.

5. BEHERA G,SANGARAJU S,MEETHALE THIRUVOTH F,et al. Vision and ocular surface salvage in extreme postburn cicatricial ectropion with infectious exposure keratitis [J]. J Burn Care Res,2021,42:836-838.

6. QUESADA J M,LLOVES J M,DELGADO D V. Ocular chemical burns in the workplace:epidemiological characteristics[J]. Burns,2020,46:1212-1218.

7. DUA H S,TING D S J,AL SAADI A,et al. Chemical eye injury:pathophysiology,assessment and management [J]. Eye (Lond),2020,34:2001-2019.

8. YUAN K,ZHENG J,HUANG X,et al. Neutrophil extracellular traps promote corneal neovascularization-induced by alkali burn [J]. Int Immunopharmacol,2020,88:106902.

9. SOLEIMANI M,NADERAN M. Management strategies of ocular chemical burns:Current perspectives [J]. Clinical ophthalmology,2020,14:2687-2699.

10. BIZRAH M,YUSUF A,AHMAD S. An update on chemical eye burns [J]. Eye(Lond),2019,33:1362-1377.

11. EL HAMOULY A,SHEUNG MAN FUNG S,SAMI H,et al. Endothelial cell loss in obstetric forceps-related corneal injury: a longitudinal specular microscopic study [J]. Cornea,2018,37:1421-1424.

12. SHARMA N,KAUR M,AGARWAL T,et al. Treatment of acute ocular chemical burns [J]. Survey of ophthalmology, 2018,63:214-235.

13. IZADI M,JONAIDI-JAFARI N,POURAZIZI M,et al. Photokeratitis induced by ultraviolet radiation in travelers:a major health problem [J]. J Postgrad Med,2018,64:40-46.

14. SIMPSON S M,YAU G,NISCHAL K K,et al. Forceps trauma in a newborn presenting as iris heterochromia [J]. J AAPOS,2017,21:425-426.

15. BARADARAN-RAFII A,ESLANI M,HAQ Z,et al. Current and upcoming therapies for ocular surface chemical injuries[J]. The ocular surface,2017,15:48-64.

16. AHMED F,HOUSE R J,FELDMAN B H. Corneal abrasions and corneal foreign bodies [J]. Prim Care,2015,42:363-375.

17. DAS S,BASU S,SANGWAN V. Molten metal ocular burn:long-term outcome using simple limbal epithelial transplantation [J]. BMJ Case Rep,2015,2015:bcr2014209272.

18. WILLMANN G. Ultraviolet keratitis:From the pathophysiological basis to prevention and clinical management [J]. High Alt Med Biol,2015,16:277-282.

19. LOGOTHETIS H D,LEIKIN S M,PATRIANAKOS T. Management of anterior segment trauma [J]. Dis Mon,2014,60: 247-253.

20. ESLANI M,BARADARAN-RAFII A,MOVAHEDAN A,et al. The ocular surface chemical burns [J]. J Ophthalmol, 2014,2014:196827.

21. MAJDI M,MILANI B,MOVAHEDAN A,et al. The role of ultraviolet radiation in the ocular system of mammals [J]. Photonics,2014,1:347-368.

22. ACOSTA M C,LUNA C,QUIRCE S,et al. Corneal sensory nerve activity in an experimental model of UV keratitis [J].

Invest Ophthalmol Vis Sci,2014,55:3403-3412.

23. SINGH P,TYAGI M,KUMAR Y,et al. Ocular chemical injuries and their management [J]. Oman journal of ophthalmology,2013,6:83-86.

24. NAKATANI Y,NISHIMURA A,SUGIYAMA K. Successful treatment of corneal wasp sting -induced panuveitis with vitrectomy [J]. J Ophthalmic Inflamm Infect,2013,3:18.

25. PATEL M,FRAUNFELDER F W. Toxicity of topical ophthalmic anesthetics [J]. Expert Opin Drug Metab Toxicol,2013,9:983-988.

26. VAN PHILIPS L A. Toxic anterior segment syndrome after foldable artiflex iris-fixated phakic intraocular lens implantation [J]. J Ophthalmol,2011,2011:982410.

27. XIE L,ZHAI H,DONG X,et al. Primary diseases of corneal perforation in Shandong Province,China:a 10-year retrospective study [J]. Am J Ophthalmol,2008,145:662-666.

28. SHIMAZAKI J,KONOMI K,SHIMMURA S,et al. Ocular surface reconstruction for thermal burns caused by fireworks[J]. Cornea,2006,25:139-145.

29. GÜRLÜ V P,ERDA N. Corneal bee sting-induced endothelial changes [J]. Cornea,2006,25:981-983.

30. YOUNG A R. Acute effects of UVR on human eyes and skin [J]. Prog Biophys Mol Biol,2006,92:80-85.

31. TEOH S C,LEE J J,FAM H B. Corneal honeybee sting [J]. Can J Ophthalmol. 2005,40:469-471.

32. MICHAEL J G,HUG D,DOWD M D. Management of corneal abrasion in children:A randomized clinical trial [J]. Ann Emerg Med,2002,40:67-72.

33. ARCIERI E S,FRANÇA E T,DE OLIVERIA H B,et al. Ocular lesions arising after stings by hymenopteran insects [J]. Cornea,2002,21:328-330.

34. CULLEN A P. Photokeratitis and other phototoxic effects on the cornea and conjunctiva [J]. Int J Toxicol,2002,21:455-464.

35. DUA H S,KING A J,JOSEPH A. A new classification of ocular surface burns [J]. The British journal of ophthalmology,2001,85:1379-1383.

36. MCCULLEY J P. Ocular hydrofluoric acid burns:animal model,mechanism of injury and therapy [J]. Trans Am Ophthalmol Soc,1990,88:649-684.

37. POTTS A M,DISTLER J A. Shape factor in the penetration of intraocular foreign bodies [J]. American journal of ophthalmology,1985,100:183-187.

38. ROPER-HALL M J. Thermal and chemical burns [J]. Trans Ophthalmol Soc UK(1962),1965,85:631-653.

第七章
角膜先天异常

第一节　圆锥角膜

一、病因与流行病学

圆锥角膜是一种以角膜扩张为特征的致盲性眼病,表现为角膜中央部向前突出、变薄呈圆锥形并产生高度不规则散光,晚期会出现急性角膜水肿,形成瘢痕,视力减退显著。本病多发于青少年,常双眼先后进行性发病。本病最早由 Mauchart(1748 年)报告,国内由罗宗贤(1933 年)首先报道。由于医疗条件的改善和就诊人数的增多,近年本病的发病率有逐年上升的趋势。圆锥角膜的病因尚不明确,目前本病的治疗比较困难。

由于诊断标准不同,已报道的圆锥角膜的发病率有很大的差异。大部分报道的发病率在 0.05%~0.23%。圆锥角膜在所有人种中均可发病。亚洲和中东的一些研究表明,与白种人相比,圆锥角膜在这些人群中的发病率更高。该疾病无明显性别差异。全球圆锥角膜的发生率大约为 1/2 000,我国缺乏圆锥角膜发病的流行病学资料,据全球发病率估计我国大约有 70 万圆锥角膜患者。根据笔者研究团队对住院圆锥角膜患者的统计,圆锥角膜患者在我国男女发病比例大约为 2∶1。

二、发病机制

原发性圆锥角膜的发病机制尚不明确,相关学说包括胶原学说、基因表达异常、代谢及发育障碍、上皮细胞/基质细胞异常、炎症、激素等。

1. 胶原学说　胶原纤维具有韧性大、抗拉力强的特点,是维持角膜张力的决定因素。近年来,随着分子生物学及生物化学的发展,人们对胶原的认识与研究不断深入。正常角膜胶原占角膜干重的 71%,其中主要有 Ⅰ 型(64%)、Ⅵ 型(25%)及 Ⅲ 型、Ⅴ 型、Ⅳ 型、Ⅶ 型胶原。具有不同结构特点的胶原存在于角膜各层,行使着不同功能。Ⅳ 型胶原存在于角膜上皮基底膜中,Ⅶ 型胶原是锚状纤维的主要成分。角膜基质主要由 Ⅰ、Ⅵ 型胶原构成。生化分析结果显示,Ⅰ 型胶原在角膜中分布最广、量最大,起支架作用。Ⅵ 型胶原在角膜基质纤维之间起着连接作用。两者是保持角膜机械张力的重要因素。圆锥角膜的主要病理改变为角膜基质变薄、角膜前突,分析其原因可能与胶原的数量减少或胶原纤维的结构变化造成的异常分布排列有关。

正常状态下,角膜中的胶原与胶原酶处于一种代谢平衡状态,胶原含量的变化会影响角膜的机械抵抗力。生化分析结果显示,圆锥角膜中的总胶原蛋白量比正常角膜低,但培养的圆锥角膜基质细胞胶原合成量与正常角膜细胞相比无明显差异,因此推测胶原蛋白的降解异常可能是圆锥角膜的发病机制。基质金属蛋白酶(matrix metalloproteinases,MMP)是角膜中主要的胶原酶,在圆锥角膜基质中的含量明显增多,而 α_2 巨球蛋白等胶原酶抑制剂在圆锥角膜的上皮和基质中含量均降低。IL-1 对角膜基质细胞的增殖、定位、凋亡,胶原与胶原酶的分泌及合成功能均具有调控作用,圆锥角膜中的 IL-1 受体是正常角膜的 4 倍。

随着单细胞测序技术的普及,笔者收集了来自正常人和圆锥角膜患者的中央角膜组织进行了单细胞转录组分析,系统解析了包括角膜上皮、基质及免疫细胞在内的多种细胞类型在圆锥角膜中的异常转录信号。其中,与健康个体的角膜细胞相比,圆锥角膜基质中检测到细胞外基质分解相关的基因显著上调,包括基质金属蛋白酶 MMP-1、MMP-3 等;同时还发现,圆锥角膜基质细胞中的胶原相关基因 COL5A1、COL5A3、COL10A1 和 COL15A1 等和胶原合成相关的基因显著下调。此外,该研究首次发现在圆锥角膜基质细胞中,CTSD、CTSK 两种组织蛋白酶的表达水平显著升高,为圆锥角膜的诊断和治疗提供了新的生物标志物和潜在靶点。同时,本研究还结合角膜上皮、基质和免疫细胞对圆锥角膜微环境的异常进行了解析,发现相比于对照样本,圆锥角膜中有大量配受体关系丢失,其中包括 IL1RN-IL1R1 等抗炎相关、EGFR-TIMP1 等金属蛋白酶抑制相关的配受体对,从细胞间通信的角度阐述了圆锥角膜的可能致病机制。以上研究揭示了角膜基质细胞的变化在圆锥角膜中的进展中起着核心作用,失调的蛋白酶是导致圆锥角膜中胶原纤维减少、角膜基质变薄的重要原因,由此证实了胶原相关学说在圆锥角膜进展中的关键作用。

揉眼在临床上被认为是圆锥角膜患病的风险因素之一,但机械力如何影响圆锥角膜的发病,以及机械力和圆锥角膜基质降解之间的关系并不明确。上述研究基于单细胞数据在圆锥角膜样本的基质细胞中检测到两个关键力学信号转导因子 YAP1、TEAD1 的上调;进一步通过对角膜基质细胞系进行机械力牵张实验,发现对细胞加力之后,角膜基质细胞内包括 MMP-1、MMP-3、CTSD 及 CTSK 在内的蛋白酶表达显著上调,提示角膜基质细胞对机械力是有响应的,且施加机械力会促进多种蛋白酶的表达,加速胶原蛋白的降解,参与圆锥角膜的发生发展。频繁揉眼等力学刺激还可诱导 IL-1、TNF-α、组胺等一系列炎症因子升高,以及金属蛋白酶抑制剂(tissue inhibitors of metalloproteinase,TIMP)下降,使得 MMP/TIMP 稳态被打破,细胞外基质降解增加,原有高度规整的基质纤维排列和连接受到破坏,胶原网络及板层结构紊乱,纤维束直径缩小。由于角膜生物力学强度依赖于角膜结构组分的调控和排列,上述一系列病理生理改变最终导致角膜结构完整性破坏,生物力学强度下降,造成角膜基质变薄和扩张。以上发现从生物力-蛋白酶作用轴的角度解释了"揉眼促进蛋白酶分泌、加剧圆锥角膜发展"的临床现象,同时也为临床预防圆锥角膜进展提供了重要的理论基础。

此外,胶原纤维的异常结构也与圆锥角膜的病理变化有关,胶原纤维的异常排列可引起胶原间的结合力下降,使角膜的机械抵抗力下降,从而导致圆锥角膜的发生。低角膜 X 射线衍射法对角膜基质中的胶原排列观察可发现,正常角膜基质中,66% 的纤维与垂直或水平方向成角在 22.5° 以内,而在圆锥角膜中,这种成角方向却发生了很大的变化,在锥形区内尤为明显。由于胶原分子的翻译、修饰、合成均在角膜基质细胞内,因此,进一步研究圆锥角膜基质细胞及细胞外基质的分子表达及超微结构是近年的研究方向之一。

2. 遗传学说 研究显示圆锥角膜具有重要的遗传学背景,同一家族、同卵双胞胎圆锥角膜疾病的高度一致性,以及许多遗传性疾病患者中都伴发圆锥角膜,如唐氏综合征、Marfan 综合征、Apert 综合征、Little 病、Tuner 综合征、Thalasselis 综合征、特异性皮炎、视网膜色素变性、蓝色巩膜等。至少 6%~8% 的病例报道圆锥角膜有阳性家族史或者家族性传递现象,圆锥角膜患者亲属的患病率高达 3.34%~25.3%,是普通人的 67~506 倍。角膜地形图等诊断技术的介入,为研究圆锥角膜与遗传的关系提供了更多的依据。笔者研究团队基于圆锥角膜患者的父母共 48 人的角膜地形图分析发现,圆锥角膜患者亲代角膜厚度较健康人群更薄,角膜后表面高度增加约 9μm,具有一定亚临床期圆锥角膜的特征,且圆锥角膜患者与其亲代之间的多个角膜地形图指标强相关。因此,亲代人群角膜地形图的异常指征可能是判断其子代发展为圆锥角膜可能性的潜在线索。

圆锥角膜普遍认为是多基因的遗传,散发型常染色体隐性或显性遗传是主要的遗传方式。现阶段通过全基因组连锁研究及全基因组关联研究等遗传学工具,筛选出了部分与圆锥角膜发病有关的基因组位点。家族连锁分析发现,圆锥角膜的染色体部位发生改变,基因 loci19 和其他谱系位点如 chr5q32-33、chr14q11.2 和 chr16q22.3-q23.1 发生相应的改变。而基因组分析研究发现,圆锥角膜与复杂的基因因素相关,其中视觉系统同源框 1(VSX1)和超氧化物歧化酶 1(SOD1)基因的作用研究较多。基因 VSX1 是角膜营养不良的一个连锁位点,也被称为后部多形性营养不良(PPCD)。而 PPCD 被认为与圆锥角膜有一定的联系,主要是因为两者都有相似的角膜曲率改变及角膜后表面的改变,特别是后弹力层的破坏。2002

年,首次报道了 PPCD 和圆锥角膜患者中的 VSX1 基因突变,然而在大范围的基因筛查中,只有部分圆锥角膜患者发现该基因的致病突变,说明 VSX1 基因突变在圆锥角膜中并没有起决定性作用,关于 VSX1 基因突变如何导致圆锥角膜的发病机制仍未被阐明。圆锥角膜患者中细胞毒性副产物的堆积、线粒体 DNA 的损伤、较高的氧化应激反应都有相应报道,SOD1 编码细胞内抗氧化酶,能够代谢超氧自由基,对抗氧毒性起到一定的作用,因此,SOD1 基因突变在圆锥角膜发病过程中的作用不可忽视。既往研究已经发现 TGF-β1 和 DUSP1 在炎症进程中发挥了重要的作用,基因 TGF-β1 和 DUSP1 在圆锥角膜也有较高的表达水平,这有助于从炎症机制方面为研究圆锥角膜的发病机制提供重要的依据。此外,笔者研究团队通过全外显子测序及相关功能研究于圆锥角膜双生子家系中筛选鉴定圆锥角膜新的致病基因 TUBA3D。TUBA3D 基因是编码 α-微管蛋白家族的成员。微管蛋白是微管的主要成分,微管维持细胞结构,在细胞内运输中发挥作用。TUBA3D 无义突变使其蛋白截短并变得不稳定,可导致人角膜成纤维细胞基质金属蛋白酶的高表达和氧化压力升高,从而减少了角膜中的细胞外基质,导致了圆锥角膜的发生。笔者团队另一研究通过对双生子家系的基因组、转录组到蛋白质水平的联合分析,确定了多基因变异(WNT16、CD248、COL6A2、COL4A3 和 ADAMTS3)是该家系的致病因素。这表明多基因变异可能是圆锥角膜的一种遗传模式,在今后遗传病因检测时应予以考虑。在这一典型的中国圆锥角膜双生子家系中,ECM 通路发生了多层次、一致的变化,再次提示这些 ECM 通路的改变在圆锥角膜的发病机制中起着关键作用。很多研究发现,圆锥角膜与遗传有一定的关系,但到目前为止,仍然没有发现致病的关键基因。

　　笔者研究团队回顾了既往报道与圆锥角膜相关的 80 个候选基因,2 933 个转录差异基因和 947 个差异蛋白,分别对基因、转录和蛋白质水平上鉴定的基因进行了富集分析。这些功能富集结果包括对糖皮质激素和活性氧的反应、细胞凋亡、细胞因子和胶原相关酶的上调、胶原蛋白和其他基质相关蛋白质的下调等。基于多层次组合分析的结果,笔者研究团队提出,基因突变或变异引起蛋白质剂量不足、功能异常,加上外界环境刺激,引起角膜组织结构的改变和角膜基质的变薄,从而导致圆锥角膜的发生。

　　3. 上皮学说　Bechare 等认为,蛋白水解性胶原的降解是圆锥角膜基质变薄的融解机制,但酶的来源不明,胶原降解属表浅性,因此,上皮可能是蛋白水解物的来源。超微结构显示表层角膜的物质分解,也提示角膜上皮细胞是蛋白水解物的来源,但酶类的释放及溶解机制不明。Teng 推论病变起源于基底上皮细胞,坏死的基底上皮细胞释放的蛋白溶解酶或自溶酶导致胶原组织的缺失。Tsubuta 等对不同程度的圆锥角膜患者上皮进行了观察,发现早期仅有浅层上皮细胞增大,中期细胞变化明显,晚期可见细胞不规则坏死结构。此外,Takeo 通过对圆锥角膜结膜上皮结构的观察,发现一圆锥角膜患者角膜上皮内溶酶体酶水平增加,表明这一层组织在本病中起作用。这似乎提示我们要了解酶演变的根源,并同时需要对上皮及基质细胞的超微结构进行细致的研究。

　　4. 代谢与发育障碍学说　曾有学者发现本病患者的基础代谢率明显降低,微量元素如锌的缺乏对本病也有一定影响。患者的血清和房水中 6-磷酸葡萄糖脱氢酶的活性明显降低,致谷胱甘肽氧化作用不全,使过氧化物过多堆积,这种过氧化物是损害角膜的因子。此外,Salgado 推测圆锥角膜可能是戈谢病(指代谢异常)的一种早期表现。圆锥角膜患者常伴有结缔组织病,角膜胶原纤维韧性及硬度降低导致圆锥角膜。本病不仅角膜中央弯曲度增加,巩膜亦有同样改变,认为疾病与间质发育不全有关。有些患者除患圆锥角膜外,还发生晶状体移位或视网膜脱离,亦提示与胶原酶有关。

　　5. 变态反应学说　曾有报道 35% 的圆锥角膜患者常与春季角结膜炎、湿疹、枯草热等变态反应性疾病相伴随,而对照组仅为 12%。研究发现圆锥角膜患者的 IgA 反应降低,IgG 反应增高。细胞免疫也存在缺陷,Ruedeman 报道 86% 的本病患者有过敏反应病史。

　　过敏性结膜炎是圆锥角膜发病的已知重要危险因素。虽然圆锥角膜患者没有新生血管或充血等传统炎症性角膜疾病的表现,但与炎症因子密切相关的蛋白水解酶类活性增加并诱导级联反应在圆锥角膜中广泛存在。目前,已经发现在圆锥角膜患者的角膜及泪液中存在众多炎症因子和基质金属蛋白酶的升高,包括 IL-1、TGF-β、TNF-α、IL-6、IL-8、PGE2 等,部分患者存在 IL-17 升高;同时,IL-10 等抗炎因子下降。作为降解细胞外基质的关键酶类,MMP 的活性受多种白介素和 TNF-α 等的调控,MMP-1 和 MMP-9 等又可失活 IL-10 等抗炎因子的活性。部分炎症因子的水平与圆锥角膜患者的角膜地形图和屈光参数具有相关性;有报道称使用环孢素滴眼液抑制局部炎症,可在一定程度上控制圆锥角膜的发展,改善角膜地形图和屈光参数。可见,各类炎症相关因子和蛋白酶如 MMP 的一系列作用及相互作用,可能是导致圆锥角膜的关键因素之一。

圆锥角膜是否是一种炎性疾病,一直存有争议。笔者在正常和圆锥角膜样本中检测到 T 细胞、树突状细胞和单核巨噬细胞,尽管圆锥角膜中免疫细胞占比较小且数量变化不大,但以往研究中报道过的圆锥角膜中上调的 IL-1、IL-6、IL-10 等炎症因子,主要来源于免疫细胞。进一步分析发现,圆锥角膜中多种免疫细胞的上调基因和细胞因子产生、炎症反应等过程密切相关,CXCL1、IL7R 等细胞因子在免疫细胞中表达上调。以上结果支持了圆锥角膜是一种炎性疾病的假说。

6. 激素学说　健康者角膜上皮细胞、基质细胞和内皮细胞中存在雌激素受体、孕酮受体和雄激素受体。目前已有研究证实,角膜厚度及曲率能受到性激素调节,促进圆锥角膜的进展,特别是雌激素。雌激素通过产生 MMP、降低 TIMP 的作用和直接或间接(通过前列腺素)激活胶原酶导致角膜胶原网络的破坏,增加角膜扩张度。此外,雌激素也作用于溶酶体酸性磷酸酶、酸性酯酶、组织蛋白酶 B 与 G 等,降解角膜胶原蛋白。另外,雌激素也可以刺激糖胺聚糖结合水,在增加角膜厚度的同时,也导致角膜胶原网络的弱化。

雄激素与圆锥角膜的发生也存在一定相关性。通过对突变小鼠进行纯系杂交后,分离出易感圆锥角膜的患病小鼠(SKC 小鼠),实验中发现所有雄性小鼠发病,雌性小鼠不发病。雄性小鼠在去势后,圆锥角膜的临床表现消失;而注射睾酮的雌性小鼠患圆锥角膜的风险增加。进展期圆锥角膜患者角膜上皮雌激素 α 受体和雄激素受体 mRNA 表达增加,雄激素增加更明显,这进一步支持雄激素受体参与圆锥角膜的发生。另有学者发现,圆锥角膜患者唾液和血液中脱氢表雄酮硫酸盐(dehydroepiandrosterone sulfate,DHEA-S)较正常对照组更高。但目前关于圆锥角膜与雄激素相关的研究较少,尚不清楚性激素的具体作用机制。

既往研究还发现其他激素如松弛素、甲状腺激素、糖皮质激素与圆锥角膜相关,但各种激素对于圆锥角膜的确切作用机制尚不清楚,激素-胶原纤维酶-胶原酶抑制剂、激素-细胞因子的调控路径,以及其他激素在圆锥角膜中的作用有待进一步阐明。了解激素对于圆锥角膜的作用机制,也可为圆锥角膜的治疗提供新的药物靶点。

三、临床表现

本病好发于 15~20 岁青年人,但在 9~40 岁均可发病,一般认为发病年龄越小,病程进展越快。主要症状为早期单眼或双眼出现近视和散光,其中一只眼或双眼近视和散光进行性加剧。散光度数往往较高且不规则,框架眼镜矫正效果欠佳。

目前临床具有代表性的圆锥角膜分级方法包括 Amsler-Krumeich 分级和 ABCD 分级(其中 A 表示前表面,B 表示后表面,C 表示角膜厚度,D 表示最佳矫正远视力)。鉴于我国圆锥角膜的临床特点,中华医学会眼科学分会角膜病学组发布了《中国圆锥角膜诊断和治疗专家共识(2019 年)》。该共识借鉴国内外的圆锥角膜分级方法,制定了我国的圆锥角膜分期。该圆锥角膜分期对指导治疗具有重要价值。

1. 潜伏期　单眼确诊为圆锥角膜的对侧眼,具有正常角膜地形图和正常视力,裸眼视力(uncorrected visual acuity,UCVA)≥1.0。

2. 初发期　确诊为圆锥角膜,最佳眼镜矫正视力(best spectacle corrected visual acuity,BSCVA)≥0.8。开始为近视,逐渐发展成为散光或不规则散光,一般可用框架眼镜矫正。散光大的还可用硬性角膜接触镜矫正。

3. 完成期　确诊为圆锥角膜,视力下降明显,BSCVA<0.8,框架眼镜不能矫正视力,主要是中央角膜明显变薄,往往只有正常角膜的 1/3 厚,视力极差的主要原因是角膜明显前突造成的不规则散光,具有以下典型的临床体征(图 3-7-1-1):

(1)角膜变薄突出:角膜中央或偏颞下部呈明显锥状前突,角膜中央变薄明显。

(2)Fleischer 环:在前突的角膜锥底部角膜上皮及基底部有铁质沉着,为棕褐色环(可以是部分或半

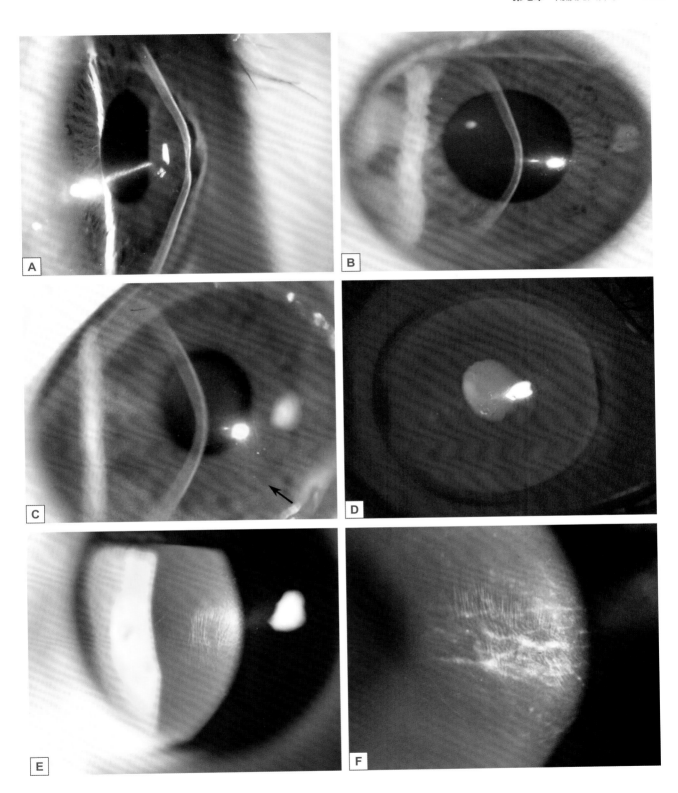

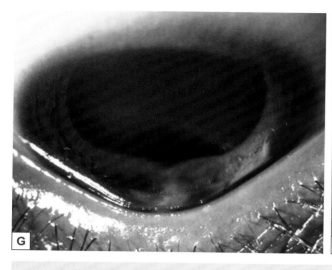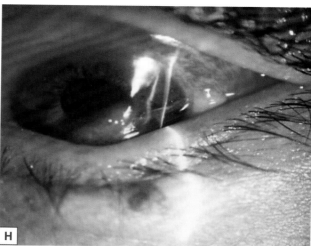

图 3-7-1-1　圆锥角膜典型临床体征

图 A、B　角膜中央前突变薄
图 C、D　Fleischer 环,常规光源下可以看到,钴蓝色光下更容易发现
图 E、F　Vogt 线,位于角膜变薄区域的中央,多为垂直状,还有的为水平状
图 G、H　Munson 征,患眼向下看时下眼睑缘的畸形

环),裂隙灯显微镜钴蓝色光下观察更易发现,有些患者只能看到部分 Fleischer 环。

（3）Vogt 线:在圆锥角膜变薄区域的中央可见基质中有数条混浊或半透明的白色细线,多为垂直状,还有的为水平状,对眼球加压,此线可消失。

（4）Munson 征:嘱患眼向下看时,下眼睑缘的弯度因前突角膜的异常支撑而出现畸形。

（5）急性圆锥角膜:是圆锥角膜的一种特殊形式,为完成期圆锥角膜自发或因揉眼等外力作用,发生角膜后弹力层破裂,引起角膜急性水肿,视力明显下降,眼不适,角膜为中央明显水肿、混浊、上皮下大量出水泡,水肿明显者表现为中央角膜为水滴状凸起(图 3-7-1-2)。

圆锥角膜完成期分为三级(表 3-7-1-1)。

表 3-7-1-1　我国圆锥角膜分期中完成期的分级及特征

分级	前表面直径 3mm 区域角膜曲率/D	角膜最薄点厚度/μm	最佳矫正视力
1	<53.0	>400	<0.8
2	<55.0	>300	<0.3
3	>55.0	≤300	<0.05

4. 瘢痕期　特指急性圆锥角膜水肿消退后,角膜全层残留瘢痕。中央角膜一般在圆锥顶部形成丝网状及片状混浊、白色瘢痕,视力下降明显,各种眼镜均不能矫正(图 3-7-1-2)。

四、诊断与鉴别诊断

（一）诊断

1. **病史**　具有框架眼镜矫正不理想、眼部过敏和长期揉眼史、角膜屈光手术史等,要警惕圆锥角膜的可能。

2. **体征**　裂隙灯显微镜检查可见角膜中央变薄并呈锥形前突,以及上述圆锥角膜的典型临床体征。

3. **临床检查**　临床上多项检查有助于确诊,常用的有:①电脑验光发现进行性近视、不规则散光,配

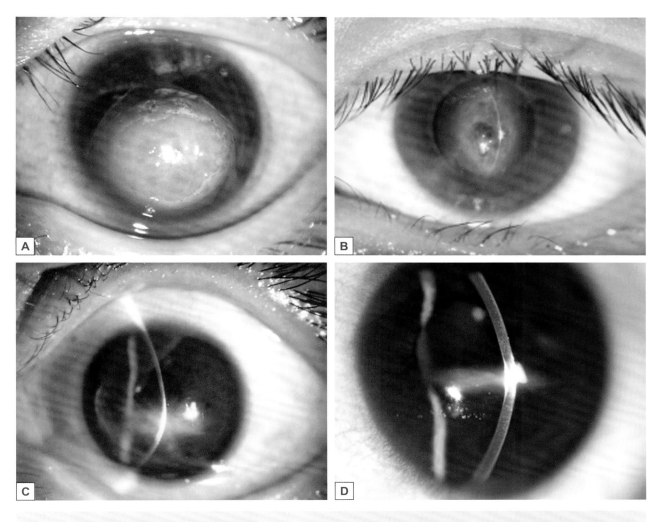

图 3-7-1-2　圆锥角膜急性水肿期及瘢痕期

图 A、B　圆锥角膜急性水肿期
图 C、D　圆锥角膜瘢痕期

戴框架眼镜矫正效果不佳;②角膜地形图检查发现典型的圆锥角膜前后表面异常抬高等改变;③角膜厚度检查(A超或OCT等)发现角膜中央或旁中央明显变薄;④角膜生物力学检查示角膜滞后量和阻力因子量等生物力学指标下降。

4. 组织病理学　圆锥角膜的组织病理学特征是角膜上皮的基底膜水肿、破裂、变性,晚期成为1~2层扁平的上皮细胞。前弹力层肿胀、纤维变性,呈波浪状,早期就有多处断裂,并为下方基质胶原所填充,留下线状瘢痕,若在瞳孔区即可能影响视力。最明显的病理改变为中央部角膜基质变薄,锥顶部仅为正常角膜厚度的1/5~1/2。浅层基质板层排列紊乱,基质细胞呈淀粉样变性,后弹力层及其附近的基质有大量皱褶。约3%的患者在病变后期可出现后弹力层破裂,形成急性圆锥。1~2个月后,后弹力层增生修复形成瘢痕,将严重影响视力。

亚临床圆锥角膜的诊断相对比较困难。临床诊断要点是角膜后表面异常抬高,角膜厚度异常分布,共聚焦显微镜下角膜中央浅层基质细胞活化等。

角膜地形图在诊断圆锥角膜尤其是早期圆锥方面具有极为重要的参考价值。早期圆锥角膜的地形图大多数表现为角膜下方尤其是颞下方角膜变陡,曲率增加,相应区域的角膜厚度变薄;角膜中央的屈光度较正常增大,中央角膜曲率一般大于47D,为不均匀对称分布。同一个体双眼角膜中央曲率的差值较大,角膜表面非对称指数及角膜表面规则性指数增大,角膜中心下方 3mm 处的屈光力与中心上方 3mm 屈光力的差值大于 3D。随着病情发展,这些特点愈发明显。近年来,使用较为广泛的基于 Pentacam 系统和 Sirius 系统的角膜地形图能够更精确测量角膜前后表面高度数据,使得圆锥角膜的早期诊断更加准确。

近年,Pentacam 三维眼前节分析系统与 Corvis ST 角膜生物力学分析仪的联合诊断进一步提高了早期及亚临床圆锥角膜的检出率。Corvis ST 角膜生物力学分析仪可实时动态记录角膜受压形变过程,通过形变参数反映角膜生物力学特性。有研究提出,Pentacam 与 Corvis ST 联合诊断可有效提高圆锥角膜的诊断性能,其基于 Pentacam 结合 Corvis ST 设备,运用随机森林方法所引入的新参数即角膜断层成像和生物力学指数(tomographic and biomechanical index,TBI)对亚临床圆锥角膜的检测精度高于以往所有独立参数分析。Pentacam 和 Corvis ST 联合诊断及其相关参数在圆锥角膜诊断中的应用价值有待深入探索。

（二）鉴别诊断

1. 透明角膜边缘变性　本病临床少见,是一种渐进性角膜边缘透明变性,类似于圆锥角膜,部分学者认为是圆锥角膜的一种变异类型。诊断要点有:①角膜缘内变薄区(宽 1~2mm)在角膜突出部的下缘;②角膜最突出部常位于角膜下方;③角膜透明,无新生血管、脂质沉积、铁质环圈、瘢痕等。

2. 球形角膜　以全角膜变薄、扩张前突为特点,角膜直径变大,角膜基质厚度为正常基质厚度的 1/4~1/3,最薄处往往位于角膜边缘。获得性球形角膜可能与春季角结膜炎和甲状腺功能亢进有关。

3. 角膜屈光术后进行性角膜扩张　有角膜屈光手术史,且存在以下主要危险因素:接受手术时年龄小、术前角膜地形图异常、剩余角膜基质床厚度小、术前角膜薄、高度近视眼等。

4. 局限性角膜基质或上皮病变　部分患者因角膜基质变薄或角膜上皮病变,局部角膜总厚度下降,在角膜地形图上可表现为酷似圆锥角膜的征象,如发生于中下方角膜的单纯疱疹病毒性角膜炎或陈旧性角膜外伤所导致的基质变薄、春季卡他性角结膜炎相关的角膜盾型溃疡或上皮缺损等。在裂隙灯显微镜下仔细检查,配合角膜荧光素钠染色,寻找这类假性圆锥角膜的原发病并不困难。

5. 其他存在角膜变薄的疾病　如 Terrien 边缘变性、角膜小凹(Dellen)、类风湿疾病和自身免疫性融解等造成的角膜变薄。

五、治疗

（一）非手术治疗

1. 宣传教育和预防治疗　告知患者不要揉眼的重要性。过敏性结膜炎患者需要使用抗过敏药物进行治疗,同时局部应用润滑剂减少揉眼。

2. 框架眼镜　适用于以下圆锥角膜患者:①初发期或完成期 1 级;②矫正视力 ≥0.5;③前表面角膜曲率<53.0D;④角膜厚度>400μm;⑤对矫正视力满意。

3. 角膜接触镜　圆锥角膜初发期或完成期患者,配戴框架眼镜不能获得满意的矫正视力时,建议使用硬性透气性角膜接触镜(rigid gas permeable contactlens,RGPCL),除外以下情况:①不耐受 RGPCL;②曾经有角膜接触镜感染病史;③RGPCL 矫正视力不满意。须告知患者,使用角膜接触镜并不能减缓或阻止角膜扩张进展。

RGPCL 由特殊的刚性疏水材料设计而成,圆锥角膜患者通过配戴 RGPCL,在眼表形成角膜接触镜-泪液-角膜系统,从而矫正不规则散光,减少像差,为患者提供良好的视觉质量。配戴 RGPCL 可提高圆锥角膜患者的矫正视力、对比敏感度、双眼立体视功能,也可减少角膜组织对紫外线的吸收,保护患者的角膜。但长期配戴 RGPCL 也存在引起眼表慢性炎症、加重干眼症状、磨损角膜上皮、诱发角膜感染、降低角膜敏感度、减少角膜基质厚度和内皮细胞密度等风险。此外,患者的依从性、手卫生习惯、对 RGPCL 护理和更换情况,也对 RGPCL 的疗效及其并发症的发生产生影响,因此,对患者配戴接触镜的指导和教育也至关重要。

部分患者配戴 RGPCL 可出现角膜前表面的诱导散光,导致可逆性视力下降,此时需停用镜片,直至患者角膜地形图的变化趋于规则和稳定后重新配镜。随访过程发现任何 RGPCL 参数匹配不充分,则应重新定制 RGPCL。多次就诊后仍不能达到满意的 RGPCL 配戴效果,应改变接触镜的类型或采用其他治疗措施(详见本书第四篇)。

（二）手术治疗

当非手术治疗效果不满意时，出现以下因素者可考虑手术治疗：①不能很好配戴接触镜；②虽可配戴接触镜，但不能长时间耐受者；③接触镜不能矫正视力者；④角膜中央已出现瘢痕者。

1. 角膜胶原交联术（corneal cross-linking，CXL）　适应证有：①圆锥角膜初发期或完成期的临床进展性圆锥角膜；②接受过其他形式角膜手术（如 PRK 等）的圆锥角膜；③原则上角膜最薄处的厚度>400μm；④角膜中央无瘢痕；⑤年龄一般不超过 40 岁。

CXL 于 1999 年由 Spoerl 和 Seiler 等首次报道用于圆锥角膜的治疗。其基本原理是光敏剂（一般使用核黄素，即维生素 B_2）在 365nm 波长的紫外线作用下被激发到三线态，产生以单线态氧为主的活性氧簇；这些活性氧簇可与各种分子发生反应，诱导相邻胶原蛋白的氨基间发生化学交联反应，形成新的共价键。由于角膜的生物力学属性取决于胶原纤维、胶原纤维素及其空间结构，通过 CXL 可增加角膜胶原纤维之间的化学链接，提高角膜基质的硬度和强度，从而控制或延缓圆锥角膜或角膜屈光手术后角膜异常膨隆等扩张性病变进展。CXL 是当前唯一能够显著延缓或控制圆锥角膜进展的治疗方式，已经成为圆锥角膜的标准治疗之一。现阶段已知 CXL 术后预后较差的人群有：儿童、角膜最大曲率>55.0D 的患者、唐氏综合征患者。CXL 后前表面角膜曲率稳定大多于 3 个月后，故 3 个月后可以继续配戴 RGPCL。

经典 CXL 手术方案为德雷斯顿方案（Dresden protocol），即去上皮角膜胶原交联术。完整的角膜上皮具有足量的紧密连接，是影响核黄素扩散、穿透入基质的最重要屏障，经典 CXL 术需要先去除直径约 7mm 的中央角膜上皮，滴用等渗核黄素溶液使之逐渐渗透进入角膜基质，再进行紫外光照射形成胶原交联反应。由于去上皮的处理及光化学的损伤，术后可出现无菌性角膜溃疡、感染性角膜炎、角膜雾状混浊（haze）、持续性角膜上皮缺损、干眼等并发症，因此需加强围术期管理。笔者研究团队对 68 例圆锥角膜患者经典 CXL 术后影响上皮愈合的相关因素进行分析发现，角膜上皮的愈合时间受患者角膜厚度、前角膜曲率、泪膜稳定情况等因素的影响，而患者的年龄及 Astig 值对愈合时间无明显影响。

此外，角膜基质厚度低于 400μm 的患者直接进行紫外线照射，会显著增加角膜内皮细胞损伤和角膜瘢痕的发生率。因此，经典 CXL 手术要求患者角膜基质最薄点厚度>400μm。为了改善经典 CXL 术的不足，近年来，出现了保留上皮的跨上皮型 CXL（transepithelial corneal cross-linking，TE-CXL），即添加渗透增强剂至核黄素溶液中，使核黄素更易进入角膜基质中。在此基础上衍生出利用离子电渗作用，增强核黄素浸润能力的离子电渗辅助型 CXL。TE-CXL 不仅缩短了手术时间、消除了上皮刮除带来的并发症、提高了患者依从性，还拓宽了角膜基质厚度的适应范围，部分最薄点小于 400μm 的患者也可适用该术式。TE-CXL 的整体交联反应强度和临床疗效均不及经典 CXL 法，但也有部分改良 TE-CXL 方案的交联效应已接近经典 CXL 法。此外，国内外陆续出现一些新型 CXL 术，包括提高紫外线辐照强度、缩短暴露时间的快速型 CXL，补充单态氧、增加交联效应的脉冲式 CXL，以及提高手术安全性、降低角膜厚度要求的低渗核黄素 CXL 等，但这些新型 CXL 的远期稳定性还需进一步的临床研究。

2. 角膜基质环植入术　角膜基质环（intrastromal corneal ring segments，ICRS）植入术可单独用于圆锥角膜，或与角膜交联术等联合使用，适用于中心角膜透明的圆锥角膜完成期患者。对有进行性视力下降的圆锥角膜患者，在不耐受框架镜、角膜接触镜，且在中央角膜透明无混浊及瘢痕的情况下，可以考虑进行 ICRS 植入术。ICRS 植入术的原理是将聚甲基丙烯酸酯材料植入角膜基质中，使中央角膜变平、减少散光，从而提高视力，最早用于矫正近视眼，现在更常被用来治疗角膜扩张的相关疾病。该术式可改善角膜曲率并提高视力，减少角膜高阶像差，延缓角膜移植的需要；还能形成更规则的角膜形状，有助于角膜接触镜的配戴。ICRS 植入术虽然具有微创性、有效性，但这种技术似乎并不能稳定疾病进展，尤其是对进展快的年轻圆锥角膜患者。目前，关于 ICRS 移植术的患者适应年龄和分期尚未达成一致，在我国，ICRS 植入术目前尚未得到批准应用于临床。

3. 角膜表层镜片术　角膜表层镜片术（epikeratophakia）手术适应证：①圆锥角膜早期；②无角膜混浊或角膜瘢痕很小且预计通过表面镜片加压瘢痕能离开视轴者；③角膜曲率≤55D；④RGPCL 的最佳矫正视力低于 0.5 者；⑤一眼因圆锥角膜行穿透性角膜移植术后发生免疫排斥致手术失败者；⑥一眼行穿透性角膜移植术后因使用糖皮质激素出现并发性白内障或眼压升高者。EP 术后几乎不存在排斥反应，而且对角膜供体材料的活性要求比较低,在我国仍不失为一种治疗早期、中期圆锥角膜的手术方法,但该手术的缺点是有的患者术后的增视效果在短期内不明显,有的在术后还需行 PRK 矫正散光和近视。因此,EP手术逐渐被板层角膜移植、深板层角膜移植和微创板层角膜移植取代。

4. 板层角膜移植　板层角膜移植又分为传统板层角膜移植术(anterior lamellar keratoplasty,ALK)和前部深板层角膜移植术(deep anterior lamellar keratoplasty,DALK),手术经验丰富的医师可选用 DALK。根据《中国圆锥角膜诊断和治疗专家共识(2019 年)》,圆锥角膜行角膜移植的适应证为:①框架眼镜矫正视力<0.3;②RGPCL 不耐受或 RGPCL 矫正视力<0.5;③前表面角膜曲率>55.0D;④角膜中央最薄处厚度<400μm;⑤其他手术策略失效或禁用;⑥有急性圆锥角膜发生的潜在风险。因此,矫正视力欠佳或者角膜厚度较薄的完成期圆锥角膜,以及一部分经手术干预后水肿迅速消退的急性圆锥,均可以使用板层角膜移植手术治疗。

大曲率的完成期圆锥角膜,中央角膜扩张、前突明显,进行板层或深板层角膜移植手术过程中,植床明显扩张,大于植片,缝合后容易出现角膜中央皱褶,从而影响术后视力。这种情况与常规板层角膜移植相比较有其特殊性,以下将进行详细介绍。此外,对于急性圆锥角膜,以往只能行穿透性角膜移植手术,但通过前房穿刺放液联合热成形以及缝合技术,可以使得急性圆锥角膜仍有机会接受风险更低的板层角膜移植(见后急性圆锥角膜的处理)。

(1)逐渐加压的缝合技术避免瞳孔区的植床皱褶:圆锥角膜进行板层角膜移植要面临的首要难题是,板层角膜移植手术前角膜已经出现了明显的前突和扩张,进行板层角膜移植要将扩张且菲薄的角膜植床压平,这样就不可避免地出现植床的皱褶,如果植床的皱褶出现在瞳孔区域,将对视力产生很大影响,这也是在全球范围内圆锥角膜板层角膜移植还没有成为主流手术方式的重要原因之一。史伟云教授的研究团队通过改良板层角膜移植技术,采用逐渐加压的缝合技巧,有效避免了植床皱褶出现在瞳孔区域,远期的视觉效果与穿透性角膜移植术相比没有统计学差别。具体手术技术如下:

应用手工剥切的方法制备植床,中央角膜 2~3mm 区域角膜基质缺失,裸露后弹力层,如果常规方法缝合,极易在中央角膜植床最薄的区域形成较大的植床皱褶。因此,采用多次缝合,逐渐压平的方法进行缝合。植床制备完毕后,对植床扩张明显的患者行前房穿刺,放出 0.2mL 左右的房水,降低眼压,使角膜植床张力变小;缝合过程中,前 4 针较松地缝合,以压平凸起植床的中央 3/4 为宜,固定角膜植片,并压平中央植床,使凸起的角膜植床中央与植片很好的贴附,避免形成大的皱褶;然后再逐渐加压,较紧地缝合剩余 12 针缝线,进一步压平;随后,拆除前 4 针较松缝线重新缝合,完成植片与植床边缘的良好对合(图 3-7-1-3)。该方法可以有效避免角膜中央皱褶的形成,即使出现皱褶也位于瞳孔以外的周边植床,最大限度地保证了视轴区植片与植床的对合,使之光滑与透明,提高了视力(图 3-7-1-4)。

(2)飞秒激光辅助的板层角膜移植:传统的角膜移植术主要是通过手工环钻切割来制备植片和植床,存在精确度不理想、可控性不高等问题,即使是负压吸引环钻,也不能完全避免植片边缘不整齐或切口对

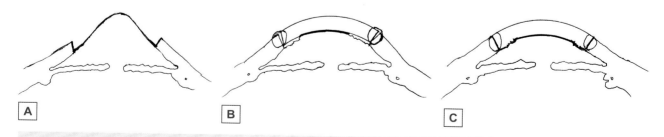

图 3-7-1-3　圆锥角膜板层角膜移植逐渐加压的缝合技术示意图

图 A　圆锥角膜板层角膜移植植床制备完毕后,可见角膜植床扩张,中央明显前突
图 B　缝合过程中,前 4 针较松的缝合,压平凸起植床的中央 3/4,固定角膜植片,并压平中央植床,使凸起的角膜植床中央与植片很好地贴附,避免形成大的皱褶
图 C　逐渐加压,较紧的缝合剩余 12 针缝线,进一步压平角膜,使得皱褶位于瞳孔区以外的周边植床

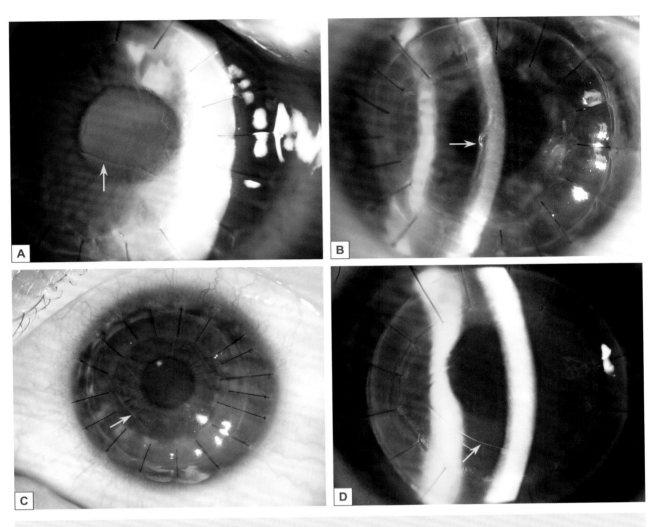

图 3-7-1-4　圆锥角膜板层角膜移植术后植床皱褶

图 A、B　未使用逐渐加压的缝合技术，中央角膜植床最薄的区域易形成较大的植床皱褶，明显影响术后视力恢复

图 C、D　使用逐渐加压的缝合技术后，角膜植床皱褶位于周边，保证了瞳孔区的透明

合不良等问题。圆锥角膜是我国目前主要的增视性角膜移植手术的适应证，在植床制备中存在尤其明显的问题，例如大曲率的圆锥角膜前突明显，常规环钻及负压环钻钻切后往往得到上皮面小、内皮面大的倾斜钻切孔，不利于植片与植床的对合，成为引起术后早期上皮愈合迟缓以及术后散光的重要原因。飞秒激光可准确控制切削的深度和形状，切削面光滑，对于板层角膜移植，能够根据不同患者角膜植床的厚度个体化设计切削深度和切口的角度，避免了手工环钻切削过程中无法精确植床深度和角度的缺点，在圆锥角膜患者板层角膜移植手术中更充分体现了优势（见第五篇第十章第三节）。

（3）急性圆锥角膜的板层角膜移植手术：急性圆锥角膜的手术治疗，通常为待角膜水肿及炎症消退后行穿透性角膜移植手术，术后要承担免疫排斥反应及植片哆开等风险，如果能行板层角膜移植手术治疗，将大大提高术后的安全性。

圆锥角膜发生急性水肿后弹力层破裂后，刺激角膜基质细胞活化和增殖并向成纤维细胞转化修复，角膜损伤后 1 周，纤维胶原蛋白即开始重新排列，瘢痕逐渐形成。损伤和炎症反应持续时间越长，激活的成纤维细胞越多，角膜瘢痕的形成就会越重。如果能快速修复后弹力层裂口并减轻水肿，在瘢痕性形成之前的窗口期进行板层角膜移植，就能避免植床致密瘢痕的形成。我们对急性圆锥角膜患者应用角膜热成形术联合缝合术快速封闭后弹力层裂口并治疗水肿，在术后 2 周~1 个月内（角膜愈合及瘢痕形成的窗口期）

再进行板层角膜移植,随着扩张的植床被压平,以及术后抗炎治疗,植床原有的破口基质混浊会逐渐变淡甚至消退。打破了完成期圆锥角膜只能行穿透性角膜移植的传统观点。(具体方法参见后文急性圆锥角膜的处理。)

与穿透性角膜移植(PKP)相比,板层角膜移植降低了角膜内皮细胞丢失率及植片排斥的风险。近年来,负压环钻及飞秒激光逐渐广泛应用,使得 DALK 植床制作时深度可控,植床植片交界面光滑,有助于 DALK 术后具有更好的视觉效果。笔者研究团队应用 Ansys 软件并采用非线性超弹性角膜材料的特性模拟 DALK 和 PKP,研究结果发现 DALK 比 PKP 具有更稳定的角膜生物力学,临床型 DALK 模型显示,角膜变形程度和 VM 应力随残余角膜基质厚度的增加而减小。因此,在面临穿透和板层角膜移植手术方式选择的情况下,尽量选择板层角膜移植或 DALK 手术。

5. 微创板层角膜移植　相对于 PKP,LKP 已经明显降低了角膜移植术后的免疫排斥反应和角膜植片慢性失功。尽管如此,板层角膜移植 360° 近全层切断了角膜的神经,使得术后角膜感觉、角膜上皮等容易出现并发症,术后角膜的生物力学也明显降低。对圆锥角膜或其他角膜扩张性疾病,可以采用新式的飞秒激光辅助的微创板层角膜移植术(minimally invasive lamellar keratoplasty,MILK)进行治疗。MILK 手术在不切除患者本身角膜的情况下,通过微小切口向角膜基质内植入植片,使得圆锥角膜患者角膜厚度显著增加,既控制了圆锥角膜病情的发展,又减少了对角膜神经的损伤。MILK 手术的具体方法见本书第五篇第十章。

6. 穿透性角膜移植　以往对圆锥角膜完成期的患者,大部分选用穿透性角膜移植术(PKP)治疗,但近 20 年,随着板层、深板层和微创板层角膜移植的优化和改良,大部分完成期圆锥角膜患者可以采用风险更低的板层角膜移植手术并取得良好的手术效果。在我国,穿透性角膜移植手术治疗圆锥角膜的占比越来越低。目前我国穿透性角膜移植的主要适应证是:角膜全层瘢痕的圆锥角膜患者,或长期(时间>1 个月)角膜水肿不消退、后弹力层裂口超过 4mm 的急性圆锥角膜患者。

PKP 是晚期圆锥角膜最常用的手术技术,切除范围应包括 Fleischer 环在内的病灶。供体角膜应选择高内皮细胞活性密度者,使用的环钻直径一般 ≥7.5mm,供体植片的直径一般>植床 0.25mm。圆锥角膜的角膜移植术属于屈光性角膜移植,手术过程中,尽量使用可控制切削深度的负压环钻或飞秒激光辅助进行边切和植片的制作,角膜植片可采用单纯间断缝合,可也用间断加连续缝合或采用双连续缝合法。笔者研究团队对接受飞秒激光辅助板层角膜移植术的 100 例(102 眼)晚期圆锥角膜患者进行了研究,其中 50 例患者(52 只眼)接受了双重连续缝合,50 例患者(50 只眼)接受了间断缝合。结果提示,与间断缝合组相比,双连续缝合组可减少术后不规则散光,明显减少缝线松动的发生。飞秒激光辅助 DALK 中的双连续缝合技术可有效改善圆锥角膜患者术后的视力和视觉质量。穿透性角膜移植的手术方法见本书第五篇。

7. 急性圆锥角膜的处理　圆锥角膜急性水肿期也称急性圆锥,作为圆锥角膜的一个特殊时期,发病率大约占圆锥角膜的 3% 左右。往往发生于揉眼、碰撞等外力作用造成角膜纤维机械拉伸后。急性水肿的自然消退时间较长,为 2~6 个月,其间角膜变薄有发生穿孔、感染等风险,愈合后则形成明显的角膜白斑,并且炎症反应还可能导致角膜新生血管的形成。圆锥角膜急性水肿期的保守治疗主要包括高渗盐水或糖水点眼、局部激素或非甾体类药物抗炎、睫状肌麻痹扩瞳等方法。关于急性圆锥角膜是否能进行手术治疗的问题,从前认为存在两个不利条件:一是角膜中央混浊水肿区面积较大,由于上皮下和基质层水肿,圆锥的凸度较后弹力层急性穿破前更大,在这种情况下应用常规钻切技术制作植床,术后易造成明显的近视和散光;二是基质层弥漫水肿也使术者难以精确合理地选择环钻的直径。以往的做法是使用加压包扎等方法待角膜水肿消退,数月后瘢痕形成后再考虑穿透性角膜移植术。随着眼科显微手术器械的改进、手术技巧的提高,以及多种新式技术的应用,急性圆锥角膜已非手术绝对禁忌。国外也有前房内注惰性气体、迷你内皮植片等手术方法,可缩短病程到 4~6 周,但是最终结局仍是瘢痕愈合,并且容易出现迷你植片脱落、瞳孔阻滞、继发性青光眼等手术并发症,最终进入圆锥角膜瘢痕期接受穿透性角膜移植手术治疗,并要承担术后免疫排斥反应等风险。

笔者研究团队在治疗圆锥角膜急性水肿方面作了一系列尝试和技术改进,首先应用角膜热成形术联合前房穿刺放液术治疗圆锥角膜急性水肿,能较快促进水肿消退和后弹力层破口的愈合,随后又改进技术,应用术中 OCT 指导角膜缝合术的方法,精确地缝合后弹力层破口,封闭角膜基质内裂口,可以使角膜水肿消退时间缩短至 1 周以内,大大加速了角膜和后弹力层破口的愈合,减轻瘢痕形成,在此基础上为行板层角膜移植手术赢得更多的了机会。具体手术及结果如下:

（1）前房穿刺放液联合热成形术治疗急性圆锥角膜:球周阻滞麻醉成功后,在角膜缘 10 点位做前房穿刺口,释放出部分房水,使眼压降低,前房变浅。前房内注射卡巴胆碱 0.1mL 缩小瞳孔。缩小瞳孔的目的是避免在随后放出房水的过程中虹膜嵌顿在切口处,以及避免随后发生的虹膜前粘连（anterior synechia）。用烧灼器烧灼水肿的角膜,使中央角膜收缩并使突出的锥体变平,刮除烧灼后的角膜上皮。治疗面积略大于角膜水肿面积,根据经验可以使热烧灼后角膜的曲率低于正常角膜曲率。在热烧灼之前,后弹力层由于前突明显,会有较大的裂口,突起的水肿角膜在热烧灼之后变平,后弹力层的裂口重新对合,避免了房水直接进入角膜基质内,能显著缩短水肿吸收的病程。然后配戴绷带型角膜接触镜,涂妥布霉素地塞米松眼膏结束手术（图 3-7-1-5）。

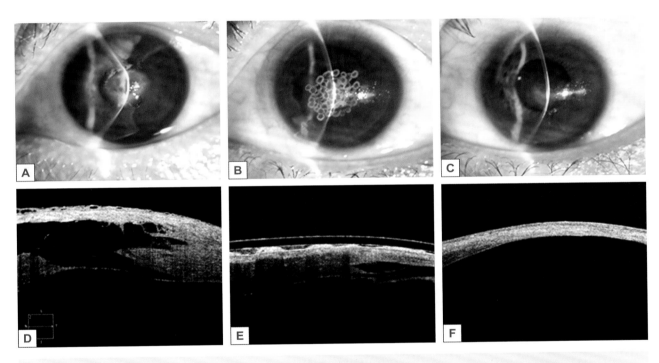

图 3-7-1-5　前穿刺放液联合角膜热成形术治疗急性圆锥角膜的效果

图 A、D　急性圆锥患者的角膜中央水肿和后弹力层破裂,OCT 图像上可以看到间质裂和后弹力层破裂

图 B、E　前房穿刺联合角膜热成形术后 2 天,角膜水肿明显减轻。角膜基质裂隙变狭小

图 C、F　术后 2 周,角膜水肿消退,角膜基质变薄,无明显瘢痕形成。OCT 图像显示角膜基质水肿消退,基质裂隙及后弹力层破口愈合,角膜基质密度略高于正常

（2）术中 OCT 引导的角膜热成形联合缝合术治疗急性圆锥角膜:该技术是在原有角膜热成形的基础上联合角膜缝合,更有利于角膜水肿的消退和后弹力层破口的愈合。患者采取球周阻滞麻醉,首先行前房穿刺和热成形术,具体方法同前。然后应用 OCT 术中导航系统动态观察角膜,判断后弹力层破口的位置、撕裂方向和大小。对于横行的角膜后弹力层破口,沿垂直破口方向进行缝合,圆形的破口可采取交叉方法缝合,使得角膜基质空洞闭合;缝合术中由 OCT 引导,缝合的深度尽可能达到深基质层,接近角膜全层,避免穿透角膜后弹力层,避免穿刺入前房损伤晶状体;打结后松紧度要略紧,通过缝线压平突起的角膜;缝合完毕,将线结转入远离瞳孔方向的角膜基质内。手术完毕后配戴角膜绷带镜,并应用妥布霉素地塞米松眼膏包眼（图 3-7-1-6）。

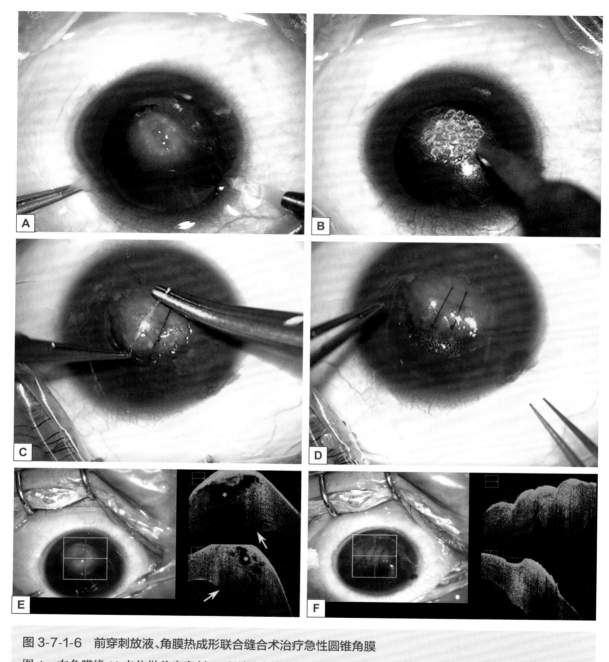

图 3-7-1-6   前穿刺放液、角膜热成形联合缝合术治疗急性圆锥角膜

图 A   在角膜缘 10 点位做前房穿刺口,释放出部分房水,使眼压降低

图 B   用烧灼器烧灼水肿的角膜,使中央角膜收缩并使突出的锥体变平

图 C   垂直破口方向缝合后弹力层破口

图 D   缝合后可见角膜基质水肿减轻,后弹力层破口对合

图 E   术中 OCT 显示急性圆锥角膜后弹力层破口及基质内裂隙

图 F   术中 OCT 显示缝合后角膜基质内空洞闭合,角膜厚度变薄

（3）二期板层角膜移植术:热成形术后 2~4 周,裂隙灯显微镜和 AS-OCT 评估角膜水肿消退情况、角膜基质混浊程度、后弹力层破口愈合情况,以及角膜基质空洞修复的情况。如后弹力层破口已愈合,则可行板层角膜移植手术治疗;为预防术中角膜植床穿孔,备新鲜角膜供体以便于改行穿透性角膜移植术。板层角膜移植术中剥切板层时应当轻柔,避免牵拉引起初愈的角膜植床漏水或渗水,并注意植床有无破口及瘢痕(图 3-7-1-7、图 3-7-1-8)。

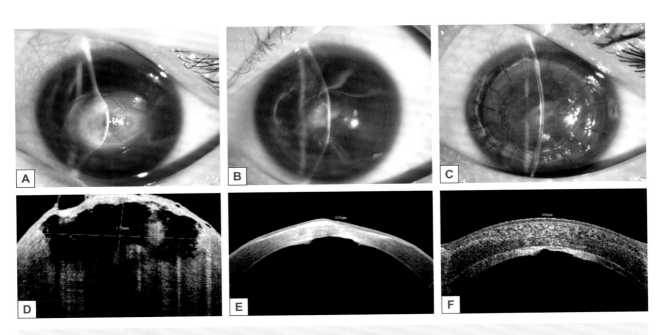

图 3-7-1-7 急性圆锥,行角膜热成形联合缝合术后板层角膜移植术治疗

图 A、D 急性圆锥患者的角膜中央水肿和后弹力层破裂。OCT 图像上可以看到间质裂和后弹力层破口

图 B、E 行前房穿刺、角膜热成形联合角膜缝合术后 3 周,角膜水肿消退,后弹力层破口愈合,基质可见轻度混浊。OCT 显示角膜裂隙愈合,基质密度略高

图 C、F 行板层角膜移植术治疗,可见角膜植床留有少许瘢痕,可见后弹力层破口的形态。OCT 显示植床后弹力层不连续,有瘢痕

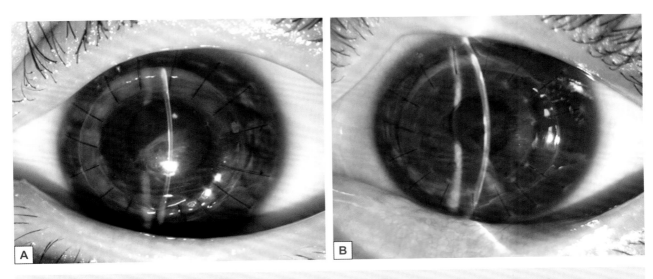

图 3-7-1-8 板层角膜移植术后植床瘢痕逐渐减轻

图 A 急性圆锥板层角膜移植术后 1 周,可见植床中央瘢痕,并可见后弹力层破口形态

图 B 术后 5 个月余,植床瘢痕明显减轻,仅留少许痕迹

(胡建章 吴护平 李素霞 高华)

第二节　大角膜

广义的大角膜是指角膜水平直径≥13mm，可为先天性或后天性因素所致。若角膜直径≥13mm且无进行性扩大，同时排除先天性青光眼相关的角膜扩张，称为先天性大角膜（megalocornea），即狭义的大角膜。

1. 发病原因　可能为胚胎发育时视杯前端不能闭合且前移，使得角膜发育空间较大；也可能与全身胶原合成异常有关。已发现大角膜与X染色体q23上的 *CHRDL1* 突变有关，但常染色体显性遗传、常染色体隐性遗传和散发病例也均有报道。

2. 临床表现　大角膜通常双眼发生且左右对称，主要为X连锁隐性遗传，因此约90%为男性。角膜直径增大，但角膜厚度正常，透明度基本正常，内皮细胞密度正常（图3-7-2-1）。角膜曲率增大，但角膜曲率法测量也可能是正常的。变陡的角膜通常导致顺规散光和近视。先天性大角膜有可能合并虹膜萎缩、虹膜震颤、小瞳孔、先天性白内障等。实际上，许多涉及晶状体、虹膜和房角的症状被认为由扩大的眼前节和睫状环引起，有时被统称为眼前节扩大。扩大的睫状环可能使悬韧带拉伸，从而导致晶状体震颤、虹膜震颤和晶状体异位。虹膜也表现为间质发育不全和透照缺损，随后小梁网色素增加和Krukenberg梭形成。再加上房角间质组织过量和虹膜突出，会使患眼易感青光眼。

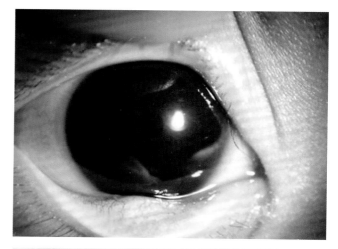

图3-7-2-1　先天性大角膜，垂直径为14mm

辅助检查如B超或A超检测眼球大小和轴长等有助于区别先天性青光眼相关大眼球和大角膜。近年有研究表明，生物测量可用于确定X连锁遗传的大角膜，有些特征在先天性青光眼或其他形式的大角膜中不存在，如深前房、晶状体和虹膜位置后移，以及玻璃体长度缩短。

3. 治疗原则　一般无须处理。如出现合并症或视力异常，则进行相应对症处理。当大角膜不伴其他异常时，应矫正屈光不正。合并白内障者，必要时可进行手术干预，但可能存在虹膜扩张性差、晶状体半脱位、玻璃体损失、后囊破裂和晶状体全脱位等复杂因素。

（吴护平）

第三节　小角膜

出生婴儿角膜水平直径<9mm，成人角膜水平直径<10mm，且不存在全眼球小或伴有其他眼球畸形者，称为先天性小角膜（microcornea）。

1. 发病原因　尚不清楚。推测是胚胎发育5个月时，角膜生长受到阻碍，也可能是视杯发育不均衡，留给角膜的空间过小而造成。

2. 临床表现　小角膜可能存在常染色体隐性或显性遗传，亦有极少数的散发病例报告。小角膜可以是单眼或双眼发病，非进展性，且无性别差异。变小的角膜透明，厚度正常，但通常比正常角膜更为平坦。组织学研究显示小角膜在各方面都是正常的。然而，小角膜常伴发许多其他局部及全身性异常，如先天性无虹膜、Axenfeld综合征、脉络膜缺损、青光眼及白内障等眼部异常，以及Alport综合征、Ehlers-Danlos综合征甚至Marfan综合征等全身性异常。平坦的角膜通常会导致远视，但由于该类患者眼轴长度通常不确定，因此，任何类型的屈光不正都可能存在。另外，先天性小角膜常伴有先天性角膜新生血管和先天性白内障及视神经发育不良等。

　　除了裂隙灯检查,使用 A 超和 B 超及其他辅助检查有助于区分小角膜与其他疾病,如前节小眼畸形(整个前节小)、小眼球(整个眼球小且结构紊乱)和真性小眼球(整个眼球小但结构正常)。先天性小角膜的曲率常较小且扁平,这种解剖变化可能导致青光眼,其中以狭窄的前房形成的闭角型青光眼更为常见,但也可能因发育过程中的房角残留物而引起开角型青光眼(图 3-7-3-1)。小角膜者发生高眼压及青光眼的发病率总体仍较高。据统计,成年时有 20% 患者发生青光眼,其中仍以闭角型最为常见。

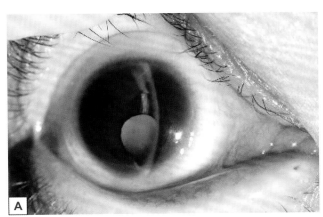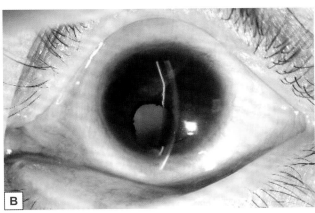

图 3-7-3-1　双眼先天性小角膜,角膜直径<9mm,可见瞳孔向鼻下方移位,前房狭窄

图 A　右眼
图 B　左眼

　　3. 治疗原则　视力正常者仍需坚持长期随访,及时纠正因角膜因素造成的屈光不正,尤其是远视眼时更应及时纠正,伴有青光眼应进行相应降眼压处理。

(吴护平)

第四节　扁平角膜

　　扁平角膜发病率很低,通常把角膜曲率在 20~30D 的角膜称为扁平角膜(cornea plana)。

　　1. 发病原因　在胚胎发育早期,角膜与巩膜的曲度是一致的,只是巩膜不透明而已。在胚胎发育的第 7~10 周,角膜缘这个特定的解剖区域没有发育形成角膜缘这一解剖结构。该结构负责角膜缘分化和角膜弯曲。由于没有角膜缘,角膜与巩膜间没有特定边界,最终发育成与巩膜一样的曲度,形成扁平角膜。

　　2. 临床表现　扁平角膜的特征性表现是与巩膜相同或甚至更低的角膜曲率(图 3-7-4-1)。扁平角膜通常与先天性硬化性角膜或小角膜相伴随,也常与眼部及全身其他先天性异常疾病相伴随,如先天性白内障、眼前节或后节发育不良

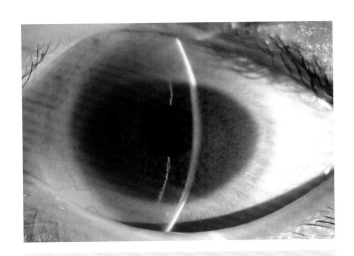

图 3-7-4-1　扁平角膜,角膜和巩膜的曲率无改变,角膜平坦

等。由于浅前房或房角发育不良,高眼压、青光眼的发生率相当高。部分学者认为扁平角膜和硬化性角膜(见本章第六节)属于相同概念,理由是两者具有极为相似的临床和组织病理特征、遗传模式以及与其他眼部和全身异常相关联的特点。

3. 治疗原则　主要治疗为纠正屈光参差,如伴有中央角膜混浊,可行穿透性角膜移植,但免疫排斥的发生率较高。如出现高眼压等合并症应行相应处理。

(吴护平)

第五节　球形角膜

球形角膜(keratoglobus)是表现为角膜整体变薄扩张的一种角膜疾病,发病率很低。组织学研究发现其前弹力层缺如或断裂,具有正常层状排列的板层基质、局部断裂变薄的后弹力层、正常内皮和变薄的巩膜。

1. 病因不明　球形角膜与 Ehlers-Danlos 综合征Ⅵ型具有很强的联系,其为全身性胶原障碍,以可过度伸展的关节为特征,伴有骨骼异常、蓝色巩膜、斑驳牙齿和神经性耳聋。

2. 临床表现　球形角膜为双侧对称、非炎性的角膜扩张,以角膜变薄前突扩张为特点。其整个角膜变薄并呈球形,角膜曲率读数可达 60~70D。角膜直径可正常或变大,角膜基质为正常厚度的 1/4~1/3,最薄处往往在中周部,以角膜缘内侧的角膜更为明显(图 3-7-5-1A)。角膜的球形结构形成非常深的前房,但是眼前节其他结构和眼球大小正常。本病通常在出生时就被发现,一般进展缓慢,也可发生类似急性圆锥角膜样的角膜油滴状水肿(图 3-7-5-1B)。发生角膜穿孔的报道也不少见,但穿孔大部分发生在 20 岁以后。

有研究表明,球形角膜与圆锥角膜的发展有密切关系,两者均表现为角膜变薄和扩张,而且病理特征也相似,但球形角膜不会出现 Vogt 线、Fleischer 环或上皮下瘢痕等圆锥角膜的典型特征,但仍可能会因为后弹力层自发性破裂而出现混浊和水肿。这种破裂通常在数周至数月内愈合。自发性角膜破裂及钝挫伤相关破裂均有报道,可能与合并结缔组织疾病有关。此外,本病还需与透明角膜边缘变性、先天性青光眼及先天性大角膜相鉴别。

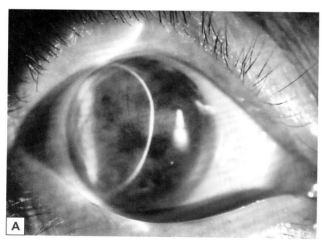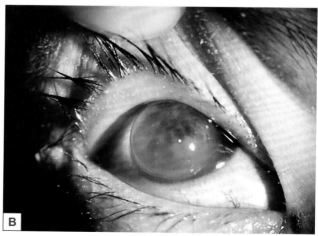

图 3-7-5-1　球形角膜
图 A　全角膜变薄扩张为球形样改变
图 B　类似急性圆锥角膜样,突然发生全角膜球形的水肿、前突

3. 治疗　本病治疗较困难,早期可考虑配戴角膜接触镜,但接触镜的摩擦容易诱发角膜进一步变薄甚至穿孔。用框架眼镜矫正伴随的高度近视,以防止弱视。角膜表层镜片术及全板层角膜移植可保存眼球,但视力不佳。本病累及全角膜,若行穿透性角膜移植所需植片直径较大,一般要缝合在巩膜上,不可避免将出现免疫排斥反应,因此,穿透性角膜移植属于无其他更有效处理时的手术方式。近年有报道称采用桥状瓣穿透性角膜移植处理合并角膜贯通伤或后弹力层脱离的球形角膜患者,或采用全板层角巩膜移植联合穿透性角膜移植的两步法,均显示了一定的治疗效果。

(吴护平)

第六节　硬化性角膜

硬化性角膜(sclerocornea)是一种少见的常染色体隐性或显性遗传性眼病。80%患者伴有扁平角膜,无性别差异,可双眼同时出现。常染色体隐性病例表现出更严重的完全硬化性角膜,而常染色体显性遗传病例大多病情较轻,为周边硬化性角膜。常染色体隐性遗传性硬化性角膜是由 *KERA* 突变引起的,其编码富含亮氨酸的小蛋白多糖,角蛋白聚糖。

本病是一种非进展性、非炎症性的角膜巩膜化,往往表现为全部或部分角膜无角巩膜边界,病变角膜的颜色为巩膜样改变,有大量的新生血管长入角膜(图3-7-6-1)。全硬化性角膜还常伴有房角发育异常、球体晶状体等。

组织学研究发现硬化性角膜的微观形态类似于巩膜组织。其上皮不规则,基底膜不均匀增厚,前弹力层不连续或缺如,后弹力层和内皮细胞可以是正常、异常或者缺失。此外,基质层胶原纤维呈不规则排列;且浅层纤维较粗,深层纤维较细,这点与正常角膜相反。由于这些纤维分层不精细且明显血管化,所以丧失了光学透明性。

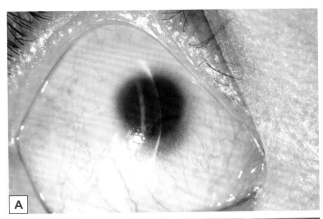
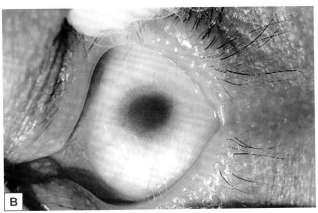
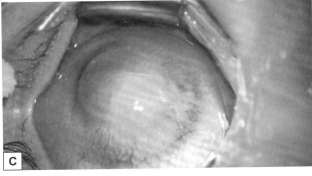

图3-7-6-1　硬化性角膜

图 A、B　周边角膜巩膜化

图 C　全部角膜巩膜化

治疗原则同扁平角膜。穿透性角膜移植成功率极低(图 3-7-6-2),失败的主要原因是术后极高的免疫排斥概率及角膜再次新生血管化。

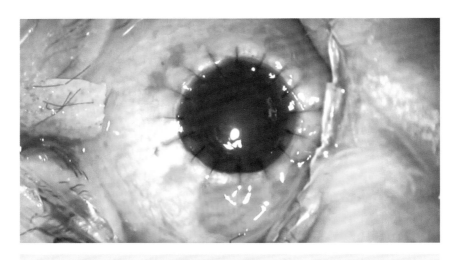

图 3-7-6-2　全硬化性角膜行穿透性角膜移植术

（吴护平）

第七节　先天性角膜混浊

一、Peters 异常

1906 年,德国眼科学家 Alfred Peters 发现并首次报道一例以前房变浅、角膜虹膜粘连、角膜中央白斑和 Descemet 膜缺损为特征的特殊疾病,之后此类先天性眼前节病变被统称为 Peters 异常(Peters anomaly)。它属于先天性眼前节结构发育缺陷眼病。除角膜白斑外,其青光眼和斜弱视的发生率很高,是一种危害严重的致盲性眼病。

1. 发病原因　目前认为 Peters 异常是一种多基因遗传病,由胚胎发育过程中异常的神经嵴细胞迁移至角膜后所致。这种非正常迁移已被证实与 PAX6、PITX2、COL4A1、FOXC1、CYP1B1 等基因突变有关,其中以 PAX6 和 FOXC1 突变最为常见。Peters 异常大多数为散发病例,但小部分 Peters 异常患者有家族遗传史,常染色体隐性遗传或不规则显性遗传。

2. 临床表现　Peters 异常的临床特征是角膜中央先天性白斑伴有角膜后基质和 Descemet 膜缺损,并可见中央虹膜粘连到白斑的周边部(图 3-7-7-1)。前房通常较浅,80% 的病例为双侧。早期,中央角膜呈毛玻璃样,基质水肿及上

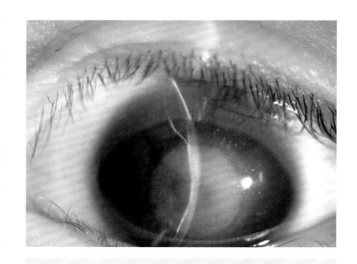

图 3-7-7-1　Peter 异常,可见角膜中央混浊,虹膜角膜粘连

皮剥脱,青光眼可加剧角膜水肿。如眼压正常,水肿常可消退,角膜瘢痕很少有血管长入。周边角膜透明,但角膜缘常巩膜化,虹膜角膜的粘连可局限在一处或多处,或延展至全周。无粘连者则多合并前极白内障。

Peters 异常的患者严重程度多不一致。若表现为角膜白斑或伴有角膜虹膜粘连,则为 Peters 异常 I 型。I 型者多为单眼,中央角膜混浊程度不一,周边角膜正常但少数也伴有水肿或巩膜化;相对而言合并玻璃体视网膜异常或全身异常的比例较低,视力预后较好。若角膜白斑伴有白内障或角膜晶状体粘连,则为 Peters 异常 II 型。II 型者多双眼发病,其晶状体多与后部角膜直接粘连,且多伴有全身及其他系统性疾病,如身材矮小、短指或宽掌、面部畸形、唇腭裂、精神迟滞、泌尿及心血管系统异常等,则为 Peters 综合征。Peters 异常可按严重程度分为三种:轻度:仅角膜受累,其余虹膜及晶状体正常;中度:有虹膜角膜粘连或虹膜异常,如虹膜缺损和虹膜萎缩;重度:表现为角膜晶状体粘连,或角膜葡萄肿伴或不伴角膜晶状体粘连。

Peters 异常患者中 50%~70% 发生先天性青光眼。Peters 异常的眼压升高是由小梁网和 Schlemm 管发育不良所致。先天性青光眼通常在出生后的 1 年内出现,但在儿童甚至更晚的时期也会出现。

视力、眼压、B 超、UBM、前节 OCT(图 3-7-7-2)等检查有助于 Peters 异常的诊断及分型,此外,MRI 检查可帮助发现颅内病变及视神经形态异常。对于存在全身异常者,建议行超声心动图、腹部尤其是肾脏超声检查,以及颅脑影像学检查。

3. 治疗原则　遮盖疗法有利于预防或改善弱视,仅适用于单眼的轻症患者(如角膜混浊较轻且眼底可见)。角膜移植是 Peters 异常的主要手术治疗,但不同分型的手术原则有所不同。I 型患者可根据角膜病变的深度采取穿透性角膜移植或板层角膜移植;II 型患者则根据房角及晶状体受累程度采取角膜移植和白内障摘除联合手术,必要时辅助抗青光眼治疗。但国外有研究表明,约 30% 的 Peters 异常患者在接受穿透性角膜移植术后 5~10 年内发生排斥反应。

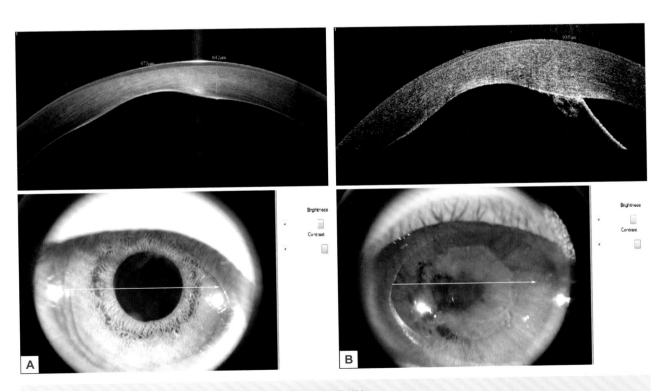

图 3-7-7-2　Peter 异常的前节 OCT,可见角膜混浊区厚度增加

图 A　右眼
图 B　左眼

合并青光眼患者亦需进行干预。除了周边虹膜切除术,还包括小梁切除术、睫状体光凝术、青光眼引流装置植入等。Peters 综合征者除眼部治疗外,还需关注全身其他系统的发育异常情况并作必要处理或多学科会诊。

二、先天性青光眼

先天性青光眼(childhood glaucoma)是严重危害儿童视觉健康的疾病,包括原发性和继发性两大类。其中,原发性先天性青光眼(primary congenital glaucoma,PCG)是因胚胎期小梁网发育异常和前房角发育异常导致房水流出障碍、眼压升高、角膜扩张混浊及视神经萎缩的一类青光眼,大多数在出生时已存在,但也可在儿童时期甚至青少年时期才出现症状和体征。先天性青光眼患病率约 1/10 000,双眼累及者约75%,男性较多,约 65%。由于先天性青光眼常合并角膜异常,因此在本节加以讨论。

(一)发病原因

先天性青光眼的发生机制是由于发育的遏制,房角发育异常,阻止了虹膜睫状体的后移,虹膜呈高位插入小梁网内,并且小梁网板层和 Schlemm 管形成不完全,导致房水外流阻力增加。先天性青光眼的遗传性尚不清楚,有明确家族遗传史的约为 10%。其遗传方式多样,可为多基因遗传、隐性或显性遗传等,甚至还有性连锁隐性遗传的报道。

(二)临床表现

先天性青光眼典型表现为眼球扩大,角膜水肿和混浊,可能存在 Descemet 膜破裂(Haab 纹),以及其他特征如前部巩膜变薄、虹膜萎缩、前房异常深等,而眼后节除可能出现的视神经萎缩之外,其他结构基本正常。目前国内一般将先天性青光眼细分为三类:原发性婴幼儿型青光眼、青少年型青光眼和合并其他先天异常的青光眼。

1. 原发性婴幼儿型青光眼　见于新生儿或婴儿期,50% 以上在出生时即有表现,80% 在 1 岁内得到确诊。由于幼儿眼球胶原纤维较成人更富有弹性,若青光眼在 3 岁前发病,眼压升高,常导致眼球增大,尤其是角膜和角膜缘区域扩张。单眼发病者表现为双眼显著不等大。高眼压引起的角膜上皮水肿常致婴幼儿出现畏光、流泪和眼睑痉挛等症状。初起角膜为雾状混浊,但随着角膜和角膜缘的不断增大,Descemet膜和角膜内皮细胞被不断拉伸并出现破裂,即形成 Haab 纹。此时,角膜水肿和畏光流泪症状可突然加重,患儿哭吵烦躁明显,喜埋头以减轻畏光症状。若高眼压持续长期存在,角膜可出现上皮反复缺损、角膜云翳或斑翳、基质溃疡,角膜或角膜缘葡萄肿等;而晶状体悬韧带受拉伸断裂导致晶状体半脱位。见图 3-7-7-3。

2. 青少年型青光眼　由于 3 岁之后眼球壁组织的弹性较婴幼儿期减弱,此时,眼压升高通常不引起畏光流泪或角膜增大等症状体征。因此该型患者早中期一般无症状或仅表现为患眼近视度数增长过快,多数到已有明显视功能损害如视野缺损甚至知觉性斜视时才被诊断。

3. 合并其他先天异常的青光眼　许多累及眼部的先天异常或综合征更易发生青光眼,尤其是累及眼前节的发育异常。除了前述的 Peter 异常,常见还有 Axenfeld-Rieger 综合征(简称 AR 综合征),无虹膜性青光眼,伴颜面部血管病和脉络膜血管瘤的青光眼(Sturge-Weber 综合征),伴有骨骼、心脏及晶状体形态位置异常的青光眼(Marfan 综合征、Marchesani 综合征)等。

(三)治疗原则

先天性青光眼是最主要的儿童致盲性眼病之一,一旦确诊应尽早行给予药物及抗青光眼手术治疗。

1. 药物治疗　由于儿童处于发育阶段,全身耐受性较差,不良反应重,青光眼药物仅作短期的过渡治疗,或用于不能手术的患儿及手术后眼压控制仍不理想的补充治疗。药物选择的原则是尽量使用低浓度及全身影响小的制剂。

2. 手术治疗　手术是先天性青光眼的首选治疗方法:①3 岁以下患儿首选小梁切开术或房角切开术;3 岁以上以及所有伴角膜混浊影响前房角观察的病例也适合行小梁切开术。随着微创青光眼手术技术的发展,微导管辅助 360° 小梁切开术(包括内路和外路)以其更好的疗效及安全性在先天性青光眼中得到了广泛的应用;②若前房角手术失败,滤过性抗青光眼手术可作为选择;③睫状体破坏性手术可作为各种治

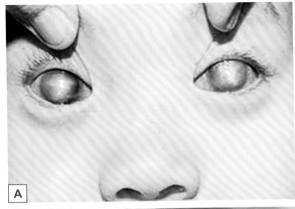

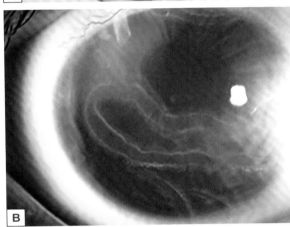

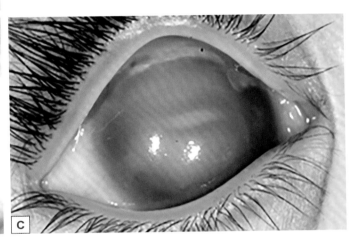

图 3-7-7-3　原发性婴幼儿型青光眼

图 A　原发性婴幼儿型青光眼患儿,双眼眼球增大,角膜混浊扩张

图 B　高眼压导致后弹力层破裂,形成 Haab 纹

图 C　高眼压导致角膜斑翳形成

疗失败后的最后治疗手段。对合并其他先天异常的患者,治疗应综合考虑全身发育异常、眼压升高的机制及患儿的生活质量。

3. 应重视先天性青光眼的综合治疗,及时矫正屈光不正,进行适当的弱视训练,最大程度改善视功能预后。

（吴护平）

参 考 文 献

1. DOU S, WANG Q, ZHANG B, et al. Single-cell atlas of keratoconus corneas revealed aberrant transcriptional signatures and implicated mechanical stretch as a trigger for keratoconus pathogenesis [J]. Cell Discov, 2022, 8:66.

2. 赵晓瑞,袁翌斐,张钰,陈跃国. 激素对圆锥角膜的影响及其作用机制[J]. 中华眼科杂志,2022,58:6.

3. GAO H, LIU M, LI N, et al. Femtosecond laser-assisted minimally invasive lamellar keratoplasty for the treatment of advanced keratoconus [J]. Clin Exp Ophthalmol, 2022, 50:294-302.

4. 张达人,卢岚,曾杰,等. 中国白内障-小角膜综合征一家系突变基因及表型分析[J]. 中华实验眼科杂志,2022,40:955-959.

5. 苗森,蔺琪,孙亚杰,等. 婴儿先天性角膜混浊行穿透性角膜移植术的临床疗效分析[J]. 中华眼科杂志,2022,58:426-432.

6. JIA Y, QI X, ZHANG T, et al. Clinical outcomes of double continuous suture in femtosecond laser-assisted lamellar keratoplasty for keratoconus [J]. Lasers Med Sci, 2021, 36:951-956.

7. WU H, LUO S, FANG X, et al. Transepithelial corneal cross-linking assisted by two continuous cycles of iontophoresis for progressive keratoconus in adults: retrospective 5-year analysis [J]. Graefes Arch Clin Exp Ophthalmol, 2021, 259:239-246.

8. ONG A P C, ZHANG J, VINCENT A L, et al. Megalocornea, anterior megalophthalmos, keratoglobus and associated anterior segment disorders: a review [J]. Clin Exp Ophthalmol, 2021, 49: 477-497.

9. HAO X, CHEN X, ZHANG Y, et al. Multi-level consistent changes of the ECM pathway identified in a typical keratoconus twin's family by multi-omics analysis [J]. Orphanet J Rare Dis, 2020, 15: 227.

10. 高华, 刘明娜, 亓晓琳, 等. 飞秒激光辅助深板层角膜移植术治疗圆锥角膜[J]. 中华眼科杂志, 2020, 56: 141-142.

11. MAZZOTTA C, BAGAGLIA S A, SGHERI A, et al. Iontophoresis Corneal Cross-linking With Enhanced Fluence and Pulsed UV-A Light: 3-Year Clinical Results [J]. J Refract Surg, 2020, 36: 286-292.

12. GAO H, HUANG T, PAN Z, et al. Survey report on keratoplasty in China: A 5-year review from 2014 to 2018 [J]. PLoS One, 2020, 15: e0239939.

13. RAMAPPA M, ACHANTA D S R, MOHAMED A, et al. Corneal endothelial alterations in recessive cornea plana: A report of 4 patients and review of literature [J]. Ophthalmic Genet, 2020, 41: 659-662.

14. SALIK I, GUPTA A, TARA A, et al. Peters anomaly: a 5-year experience [J]. Paediatr Anaesth, 2020, 30: 577-583.

15. LI Y, ZHANG J, DAI Y, et al. Novel mutations in that associated with peters' anomaly caused abnormal intracellular protein retention and decreased cellular resistance to oxidative stress [J]. Front Cell and Dev Biol, 2020, 8: 531986.

16. SAMARA A, ELDAYA R W. Ocular and brain imaging findings in peters' anomaly: A case report and literature review [J]. Radiol Case Rep, 2020, 15: 863-866.

17. CHEN W S, XIANG D M, HU L X. Ultrasound biomicroscopy detects peters' anomaly and rieger's anomaly in infants [J]. J Ophthalmol, 2020, 2020: 8346981.

18. ESFANDIARI H, PRAGER A, HASSANPOUR K, et al. The long-term visual outcomes of primary congenital glaucoma [J]. J Ophthalmic Vis Res, 2020, 15: 326-330.

19. 史伟云, 高华, 李莹. 努力规范我国圆锥角膜的临床诊疗工作[J]. 中华眼科杂志, 2019, 55: 401-404.

20. 中华医学会眼科学分会角膜病学组. 中国圆锥角膜诊断和治疗专家共识(2019年)[J]. 中华眼科杂志, 2019, 55: 891-895.

21. KURUVILLA S E, WELCH S, NG Y. Microcornea and bilateral ectopia lentis in an infant: Unusual severe ocular presentation of neonatal marfan syndrome [J]. J AAPOS, 2019, 23: 107-108.

22. 程钧, 翟华蕾, 王君怡, 等. 桥状瓣穿透性角膜移植术和带角膜缘的全板层角膜移植术治疗球形角膜5例的临床分析[J]. 中华眼科杂志, 2019, 55: 916-922.

23. ALKATAN H M, AL DHAHERI H, AL HARBY M. Terminology of peters' anomaly variants: Summary of histopathological findings in 6 corneas and detailed clinicopathological correlation in 2 cases [J]. Saudi J Ophthalmol, 2019, 33: 277-282.

24. DOLEZAL K A, BESIRLI C G, MIAN S I, et al. Glaucoma and cornea surgery outcomes in peters anomaly [J]. Am J Ophthalmol, 2019, 208: 367-375.

25. BADAWI A H, AL-MUHAYLIB A A, AL OWAIFEER A M, et al. Primary congenital glaucoma: an updated review [J]. Saudi J Ophthalmol, 2019, 33: 382-388.

26. IONESCU I C, CORBU C G, TANASE C, et al. Overexpression of tear inflammatory cytokines as additional finding in keratoconus patients and their first degree family members [J]. Mediators of inflammation, 2018, 2018: 4285268.

27. QIAO J, LI H, TANG Y, et al. A rabbit model of corneal ectasia generated by treatment with collagenase type Ⅱ [J]. BMC ophthalmology, 2018, 18: 94.

28. KOBASHI H, RONG S S, CIOLINO J B. Transepithelial versus epithelium-off corneal crosslinking for corneal ectasia [J]. J Cataract Refract Surg, 2018, 44: 1507-1516.

29. SEBASTIANI G, BORRAS-NOVELL C, CASANOVA M A, et al. The effects of alcohol and drugs of abuse on maternal nutritional profile during pregnancy [J]. Nutrients, 2018, 10(8): 1008.

30. SPIERER O, CAVUOTO K M, SUWANNARAJ S, et al. Outcome of optical iridectomy in peters anomaly [J]. Graefes Arch Clin Exp Ophthalmol, 2018, 256: 1679-1683.

31. MAS TUR V, MACGREGOR C, JAYASWAL R, et al. A review of keratoconus: diagnosis, pathophysiology, and genetics [J]. Survey of ophthalmology, 2017, 62: 770-783.

32. HAO X D, CHEN P, ZHANG Y Y, et al. De novo mutations of TUBA3D are associated with keratoconus [J]. Sci Rep, 2017, 7: 13570.

33. HONG J, YANG Y, CURSIEFEN C, et al. Optimising keratoplasty for peters' anomaly in infants using spectral-domain

optical coherence tomography[J]. Br J Ophthalmol,2017,101:820-827.

34. LEWIS R A,CHRISTIE W C,DAY D G,et al. Bimatoprost sustained-release implants for glaucoma therapy:6-month results from a phase i/ii clinical trial[J]. Am J Ophthalmol,2017,175:137-147.

35. BAO F,GERAGHTY B,WANG Q,et al. Consideration of corneal biomechanics in the diagnosis and management of keratoconus:is it important? [J]Eye Vis(Lond),2016,3:18.

36. SONG P,WANG S T,ZHANG P C,et al. The superficial stromal scar formation mechanism in keratoconus:a study using laser scanning in vivo confocal microscopy [J]. Biomed Res Int,2016:7092938.

37. LI S,WANG T,BIAN J,et al. Precisely controlled side cut in femtosecond laser-assisted deep lamellar keratoplasty for advanced keratoconus [J]. Cornea,2016,35:1289-1294.

38. PAHUJA N,KUMAR N R,SHROFF R,et al. Differential molecular expression of extracellular matrix and inflammatory genes at the corneal cone apex drives focal weakening in keratoconus [J]. Invest Ophthalmol Vis Sci,2016,57:5372-5382.

39. BIKBOVA G,BIKBOV M. Standard corneal collagen crosslinking versus transepithelial iontophoresis-assisted corneal crosslinking,24 months follow-up:randomized control trial [J]. Acta Ophthalmol,2016,94:e600-e606.

40. RAISKUP F,THEURING A,PILLUNAT L E,et al. Corneal collagen crosslinking with riboflavin and ultraviolet-A light in progressive keratoconus:ten-year results [J]. J Cataract Refract Surg,2015,41:41-46.

41. NISCHAL K K. Genetics of congenital corneal opacification--impact on diagnosis and treatment [J]. Cornea,2015,34 Suppl 10:S24-S34.

42. VINCENT A L,JORDAN C A,CADZOW M J,et al. Mutations in the zinc finger protein gene,ZNF469,contribute to the pathogenesis of keratoconus [J]. Invest Ophthalmol Vis Sci,2014,55:5629-5635.

43. LI S,LIU M,WANG Q,et al. Lamellar keratoplasty following thermokeratoplasty in the treatment of acute corneal hydrops [J]. Am J Ophthalmol,2014,158:26-31.

44. 吴护平,罗顺荣,董诺,等. 低渗性核黄素在角膜胶原交联治疗较薄型圆锥角膜中的临床研究[J]. 中华眼科杂志,2014,50:681-685.

45. WEH E,REIS L M,HAPP H C,et al. Whole exome sequence analysis of peters anomaly [J]. Hum Genet,2014,133:1497-1511.

46. GAO H,SHI W,LIU M,et al. Advanced topography-guided(OcuLink)treatment of irregularastigmatism after epikeratophakia in keratoconus with wavelightexcimer laser [J]. Cornea,2012,31:140-144.

47. SHI W,LI S,GAO H,et al. Modified deep lamellar keratoplasty for the treatment of advanced-stage keratoconus with steep curvature [J]. Ophthalmology,2010,117:226-231.

48. 谢立信,高华. 准分子激光角膜切削术治疗圆锥角膜行角膜表层镜片术后的屈光不正初步报告[J]. 中华眼科杂志,2007,44:228-232.

49. VINCENT A,BILLINGSLEY G,PRISTON M,et al. Further support of the role of cyp1b1 in patients with peters anomaly[J]. Mol Vis,2006,12:506-510.

第八章
角结膜肿瘤

第一节　角结膜皮样瘤

角结膜皮样瘤（limbal dermoids）是一种先天性角结膜良性实体肿瘤，发病率大约为1/100 000，多为散发，极少数有遗传倾向，遗传模式多样，可以是常染色体显性、隐性、X连锁或多因素导致，有报道为X性染色体的连锁遗传，异常基因位点在XP22.1-P22.2区域。本病是一种类似肿瘤的先天性异常，由中胚层组织形成，被上皮覆盖，属典型的迷芽瘤。多出生即存在，单眼或双眼发生，但单侧更为常见。肿瘤多发于颞下方角膜缘处，累及角膜和结膜。随年龄增长，肿瘤可侵犯瞳孔区影响视力或由于肿瘤生长造成角膜散光而影响视力。肿瘤的存在还可能影响美观。

一、组织病理

为角膜、角膜缘及巩膜上一种胚胎的皮肤样组织的错位生长，肿瘤内可见毛囊、汗腺和皮脂腺等结构，表面覆盖鳞状上皮，其内可能包含平滑肌和骨骼肌、神经、血管、脂肪组织、软骨、骨骼和牙齿等。一般侵及角膜浅基质层，极少数累及角膜全层甚至全部眼前节（图3-8-1-1）。

二、临床表现

角结膜皮样瘤为圆形、扁平、柔软、光滑的黄色或粉红色、边界清晰，像小山丘状的肿物，表面可见有毛

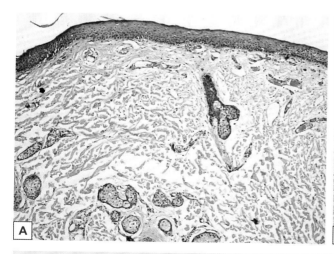
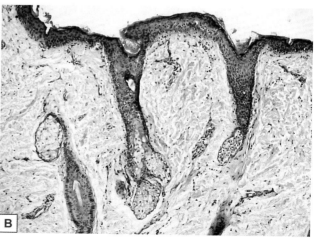

图3-8-1-1　角膜皮样瘤术中获取病变组织病理

图A、B　HE染色可见病变表层为复层鳞状上皮覆盖，鳞状上皮下有大量纤维结缔组织增生，并有毛囊和皮脂腺等皮肤附件结构。图A（×100），图B（×200）

发。肿瘤大小变异范围较大,直径可从 2mm 到 15mm。肿瘤常发生在颞下及颞侧(76%),角膜缘常为肿瘤的中心,肿瘤一半在角膜上,另一半在巩膜表面,但肿瘤也可发生在角膜上的任何部位(图 3-8-1-2)。仅累及结膜的皮样瘤则常发生于颞上部位。笔者研究团队发现,部分皮样瘤周围角膜基质中有新生血管,此类皮样瘤侵犯角膜基质的深度较肿瘤周围角膜基质中无新生血管的皮样瘤更深。肿瘤常造成角膜的散光,且随着肿瘤的生长,散光逐渐增大,造成视力下降,还会由此造成弱视。如肿瘤或肿瘤周围的脂质浸润侵犯视轴区,则对视力造成显著影响。皮样瘤是良性肿瘤,一般不会发生恶变。但角结膜皮样瘤可合并其他眼部异常,包括:巩膜/角膜葡萄肿、无虹膜、先天性无晶状体、白内障、不同程度的小眼球、无眼球、眼睑缺损、神经营养性角膜炎、泪道狭窄等。

　　根据皮样瘤侵犯的深度及范围,角结膜皮样瘤可分为三级:Ⅰ级角结膜皮样瘤是直径<5mm 的浅表病变,局限于角膜缘或眼球表面,其缓慢生长导致斜视、散光和邻近病变的角膜变平,这种病变可能导致屈光参差性弱视的发生;Ⅱ级病变是一种较大的病变,覆盖了大部分角膜或全部角膜表面,并深入基质,向下延伸至后弹力层,而不累及后弹力层;Ⅲ级病变是皮样瘤中最不常见但最严重的类型,覆盖整个角膜并延伸穿透眼球前表面,达到虹膜色素上皮。有研究者根据角膜受累面积、结膜受累面积和皮样瘤表面高度对皮样瘤进行评分,根据评分结果将其分为三级,以此指导皮样瘤的治疗并评估预后。

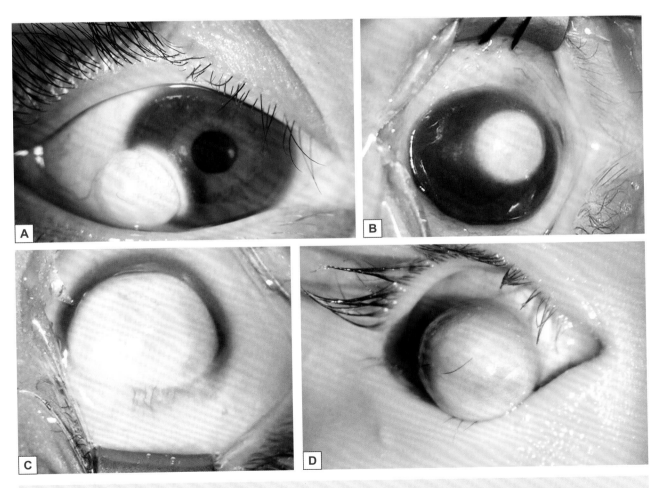

图 3-8-1-2　角结膜皮样瘤可发生在角膜上的任何部位

图 A　肿瘤横跨角膜缘,一端位于角膜上,另一端在巩膜上,肿瘤表面可见毛发
图 B　角膜皮样瘤完全位于角膜上
图 C　巨大角膜皮样瘤,覆盖绝大部分角膜
图 D　巨大角膜皮样瘤,覆盖全角膜

皮样瘤的严重程度取决于致畸效应在孕期发生的时间,发生越早,畸形越严重。30% 的皮样瘤与系统性疾病和其他综合征相关,如延伸到结膜的环状皮样瘤综合征,Goldenhar 综合征(耳前瘘管、耳前附属物和角结膜皮样瘤),Treacher-Collins 综合征(也称为 Franceschetti-Klein 综合征或下颌-面骨发育不良综合征),Pai 综合征,基底细胞痣综合征等。

三、诊断

根据患者的病史及典型的临床表现,角结膜皮样瘤的临床诊断较容易。OCT 和 UBM 检查可以提示肿瘤侵及深度,但临床上患者多为儿童,术前检查难以配合。如患者合并其他异常,则需对其他异常部位进行检查,以判断其所属综合征类型。术中切除组织行病理学检查可以进一步明确诊断。

角结膜皮样瘤的鉴别诊断包括结膜下疝出的眼眶脂肪、多形性脂肪瘤、非典型脂肪瘤、眼眶脂肪脱垂、角膜缘皮样囊肿、Peter 异常和硬化性角膜等。

四、治疗

角结膜皮样瘤的治疗通常首先是美观问题,生长到一定程度也会发生视觉问题。手术的主要临床指征包括肿瘤大小和生长情况、继发性角膜缺损、形觉剥夺性弱视,以及心理社会和美容方面的考虑。一般来说,Ⅰ级皮样瘤,其直径和高度较小,表面不规则性也较小,仅引起轻度散光,可以尝试框架眼镜矫正视力并密切监测,必要时进行弱视治疗。当出现皮样瘤摩擦刺激眼部引起复发性结膜炎、矫正不应的弱视、眨眼时的抬起效应导致角膜干燥、皮样瘤长至瞳孔区影响视力、影响美观、诱导不规则散光、眼睑闭合不充分等情况时,需要考虑手术治疗。

手术是治疗角结膜皮样瘤的唯一办法。根据皮样瘤的大小和侵犯的深度,手术方式包括:单纯切除术、切除并角膜缘干细胞移植术/羊膜移植术/部分板层角膜移植术等,少数病例切除后需行穿透性角膜移植术。Ⅱ级病变切除后需要行部分板层角膜移植术,Ⅲ级病变切除后可能需要行眼前节重建术。当皮样瘤累及外眦时,肿瘤切除后还需进行外眦修复术。手术切除的最佳时机取决于多个因素,包括病变的原始大小、生长速度、涉及的解剖区域,以及心理社会原因等。手术年龄是以能够安全的接受全麻手术为宜,早行手术切除,可减少因肿瘤增大而导致的角膜散光或侵犯瞳孔区。皮样瘤手术并发症包括持续性角膜上皮缺损、周边角膜血管化和混浊、移植物排斥反应等,术后局部激素的使用还需警惕激素性青光眼的发生。皮样瘤切除不完全也可能导致复发。术后应积极纠正由于肿瘤造成的角膜散光以减少弱视的发生。

(徐玲娟)

第二节　结膜皮样脂肪瘤

结膜皮样脂肪瘤(conjunctival dermolipoma)是由脂肪和致密结缔组织组成的实体性迷芽瘤,在胚胎发育过程中由于结膜囊中的外胚层隔离而产生。约占成人眼眶病变的 3%,儿童眼眶病变的 5%,是最常见的结膜良性肿瘤之一。可能与第二臂弓发育异常有关,如 Goldenhar 综合征。最常见发病部位是颞上方球结膜下,角膜缘、巩膜、鼻侧结膜下也可发生。文献报道本病多于出生后或儿童青少年时期发现。

一、组织病理

病灶切面呈淡黄色,周围有较薄包膜,其内为脂肪成分,不与眶内脂肪相通。病变表层为鳞状上皮,通常有角化区域,覆盖着致密的胶原基质,其下为成熟脂肪组织,其内可有少量纤维结缔组织,部分病变可见毛囊和皮脂腺,也可能包含其他迷芽瘤组织,如泪腺、软骨、骨和神经等,偶尔可见表皮突(图 3-8-2-1)。

二、临床表现

为白色至淡黄色或粉色的扁平隆起,质软,距离角膜缘多在 5mm 以上,靠近泪腺和外直肌,也可位于穹窿的其他部位。肿瘤牢固地黏附在上覆结膜上,表面可见纤毛或皮脂腺(图 3-8-2-2)。病变可能显著延伸至眼眶,并可能与外直肌、提上睑肌和泪腺连接紧密。肿瘤较小时,患者无症状,多因美观原因就诊。当肿瘤较大或表面有毛发时,可能由于眨眼时摩擦或毛发刺激导致慢性眼部刺激症状和局部结膜炎以及继发性上睑下垂。

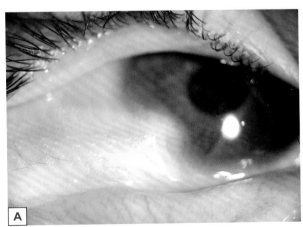

图 3-8-2-1　结膜皮样脂肪瘤病理学检查,可见疏松结缔组织增生,较多脂肪细胞

三、诊断

结膜皮样脂肪瘤由于其典型的外观和临床表现,易于诊断。CT 和 MRI 检查对诊断有一定的帮助,且有助于明确肿瘤与周围组织的关系。在 CT 检查中,病灶表现为球结膜下与眼环间的新月形脂肪密度占位影,周围有较薄的包膜,与眶内脂肪可见条形高密度间隔。结膜皮样脂肪瘤的鉴别诊断主要包括:角结膜皮样瘤、结膜下眶脂肪脱垂、泪腺脱垂等。

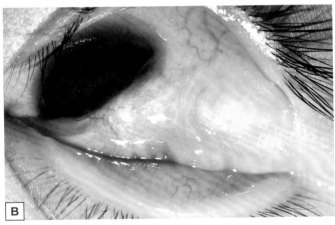

图 3-8-2-2　结膜皮样脂肪瘤

图 A　患者右眼,可见肉状物长入角膜,其上可见毛发

图 B　同一患者左眼,肉状物长入角膜,其上可见毛发,肉状物遮挡瞳孔,下方睑球粘连明显

四、治疗

当肿瘤小且未造成眼部刺激时,无须处理。当肿物造成刺激或出于美观考虑时,可考虑手术切除。为了术后获得良好的美容效果,必须将上覆的增厚、角化的结膜与肿块一起切除。因肿瘤可能延伸至眼眶,或与上直肌、外直肌、提上睑肌和泪腺连接紧密,术中需避免损伤上述组织,以免造成术后复视、斜视、穹窿萎缩、上睑下垂和干燥性角结膜炎等并发症。

(徐玲娟)

第三节　角结膜的黑色素痣

角结膜黑色素痣（keratoconjunctival nevus）是结膜最常见的黑色素细胞性肿瘤,可以先天存在,也可以出生后出现,好发于40岁以下人群,女性多于男性。其是由结膜上皮交界处黑色素母细胞产生的一种色素性结膜肿物,生长于各处结膜,以角膜缘附近或睑裂区球结膜多见,可侵及角膜,少见于睑结膜。结膜黑色素痣一生相对稳定,转化为恶性黑色素瘤的风险低于1%。

一、组织病理

结膜色素痣由结膜上皮基底层间质中良性黑色素细胞巢组成。上皮下浅层痣细胞含有较多黑色素,而随着痣细胞向深部移行,胞质内黑色素逐渐减少（图3-8-3-1）。根据痣细胞的分布范围,结膜色素痣分为皮内痣、交界痣和复合痣。结膜皮内痣的痣细胞巢位于结膜上皮下,痣细胞与上皮间有纤维带分隔;结膜交界痣,痣细胞位于结膜上皮与基质交界部位,部分累及上皮层;结膜复合痣的痣细胞突破基底膜,位于结膜上皮下、上皮与基底膜交界处,结膜上皮陷入痣细胞之间形成囊腔。由于结膜皮内痣的痣细胞仅限于上皮下组织内,无交界性活动,故一般无恶变倾向;而交界痣,由于痣细胞位于结膜上皮基底层,具有低度恶性倾向;结膜复合痣具有以上两种情况,极少数病例可发生恶变。

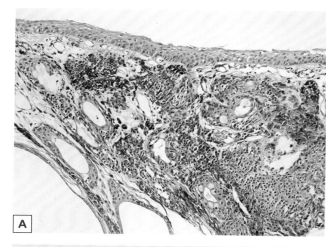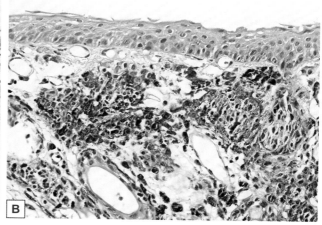

图 3-8-3-1　结膜色素痣病理组织学检查

图A、B　可见结膜上皮基底层间大量痣细胞分布呈巢状或线性排列,细胞小,胞质少,核较规则,从浅表到基底部有逐步成熟的现象,细胞逐渐变细,色素沉着减少,周围可见少数淋巴细胞浸润。图A（×200）,图B（×400）

二、临床表现

结膜色素痣为边界分明、扁平到稍隆起的斑疹或丘疹,呈黄色或棕色（图3-8-3-2）。儿童结膜痣往往缺乏色素沉着,但通常在青春期后获得色素沉着,可能会在青春期、怀孕或日晒期间变黑或生长。结膜色素痣在巩膜上可被推动,边界清晰。约50%病例裂隙灯显微镜可观察到病灶内细小透明囊肿（图3-8-3-3）。结膜色素痣一般无临床症状,患者多以美观需求而就诊。

三、治疗

无症状且稳定的结膜色素痣无须治疗。患者因美观考虑要求治疗时,可手术切除。当色素痣表现出

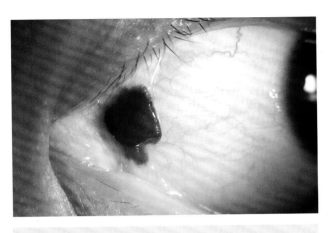

图3-8-3-2　位于泪阜附近的结膜色素痣,呈棕黑色

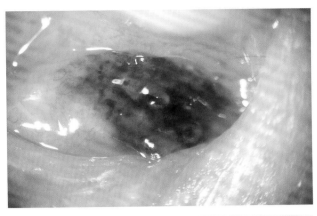

图3-8-3-3　结膜色素痣内见细小透明囊肿

可能的恶性肿瘤的临床特征,如快速生长、形状和/或颜色的改变、既往活检后复发,以及异常位置如睑结膜或穹窿时,通常需要进行活检。<4 个钟点范围的结膜色素痣通常完全切除后病检,>4 个钟点范围的结膜色素痣可考虑活检后切除。

（徐玲娟）

第四节　原发性获得性黑变病

原发性获得性黑变病（primary acquired melanosis,PAM）曾称为结膜获得性黑色素细胞病变、原位黑色素瘤等,在临床上表现为获得性结膜色素沉着区,通常为单侧发生,偶可见双侧或者无色素病变。最常见于 60 岁左右的白种人。高达 75% 的结膜黑色素瘤是由它引起的。

一、组织病理

PAM 在组织病理学上分为无异型性和有异型性两种。无异型性 PAM 可定义为典型性黑色素细胞增生,包括两种独立病变:第一,上皮基底层黑色素沉积,类似于雀斑;第二,局限于上皮基底层的黑色素细胞增生,数量增加,但黑色素细胞缺乏细胞异型性,类似于单纯性雀斑样痣(图 3-8-4-1)。无异型性 PAM 被认为是良性病变,发展为侵袭性黑色素瘤的风险很低。异型性 PAM 可定义为非典型黑色素细胞增生,它以页状扩展到较浅的非基底上皮部分和/或上皮全层,细胞呈明显的不典型性,细胞体积增大,有显著的核仁。文献报道,异型性 PAM 发展为黑色素瘤的比例可高达 46%。

二、临床表现

PAM 表现为扁平、斑片状、弥漫性和非囊性色素沉着,可发生在球结膜的任何部位,但最常见的部位是颞侧球结膜。大多数患者无症状或只注意到色素斑块(图 3-8-4-2)。76% 的患者病变累

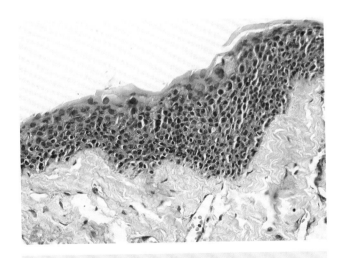

图 3-8-4-1　原发性获得性黑变病。病灶切除行组织病理学检查,可见结膜上皮内大量黑色素细胞增生,累及上皮全层

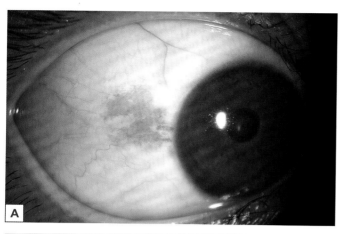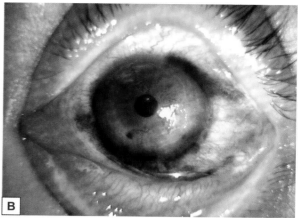

图 3-8-4-2　不同受累范围的 PAM
图 A　累及范围约 1 个钟点的 PAM，可见结膜上色素沉着
图 B　累及约 3/4 象限结膜的 PAM，可见结膜弥漫性褐色色素沉着，累及角膜缘和角膜上皮组织

及范围<3 个钟点，23% 的患者病变累及范围≥3 个钟点，有 23% 的患者被发现角膜受累。PAM 累及结膜的范围是结膜黑色素瘤发生的最重要的临床危险因素。文献报告，小的 PAM 病灶（<1 个钟点）通常保持稳定，但较大的病灶有可能演变为侵袭性黑色素瘤。涉及 4 个钟点和 12 个钟点结膜的 PAM 发展为黑色素瘤的可能性分别是涉及 1 个钟点的病变的 6.8 倍和 20.4 倍。无异型性的 PAM 和有轻度异型性的 PAM 发展为黑色素瘤的风险几乎为 0，而有严重异型性的 PAM 转化为黑色素瘤的风险为 13%。在临床诊断的 PAM 中，10 年后进展为黑色素瘤的比例为 12%。

三、治疗

如果 PAM 局限于球结膜且范围<1 个钟点，一般建议每年观察 1~2 次，除非患者要求切除，否则可不予手术治疗。如果 PAM 的范围为 1~2 个钟点，则建议患者进行观察或治疗，而切除可能是更好的选择。如果病变的范围>2 个钟点，建议完全手术切除；对>5 个钟点的病变，建议进行完全手术切除和冷冻治疗，对更大的病变建议进行大切口活检和冷冻治疗。对弥漫性 PAM，建议在每个象限进行小的结膜活检，并对所有剩余色素区域进行双冻融冷冻治疗。当切除大量结膜组织时，可采用羊膜或颊黏膜移植修补。角膜 PAM 可用酒精辅助上皮切除术或局部丝裂霉素 C 治疗。残余或复发性 PAM 的治疗包括冷冻或使用丝裂霉素 C 局部化疗。一些文献也报道，局部应用干扰素-α2b（IFN-α2b）可作为 PAM 的辅助治疗。

（徐玲娟）

第五节　角结膜乳头状瘤

角结膜乳头状瘤（papilloma）是一种源于结膜鳞状上皮的获得性良性肿瘤，进展缓慢，成人和儿童均可发病。乳头状瘤与人乳头状瘤病毒（human papillomavirus，HPV）感染有关，低风险的 HPV 类型 6 和 11 多见于儿童和成人结膜乳头状瘤，而高风险的 HPV 类型 16 和 18 多见于成人眼表鳞状上皮瘤（ocular surface squamous neoplasia，OSSN）。结膜乳头状瘤多见于男性，最常发生在 21~40 岁，此后，发病率逐渐下降。这一年龄分布与性活跃成人中生殖器 HPV 感染的年龄分布相似。根据其生长方式，角结膜乳头状瘤可表现为外生性、混合性或更罕见的内生性生长。外生性生长模式可分为无蒂和有蒂两种形式。按肿瘤生长部位，可将其分为结膜型和角膜缘型，有蒂型乳头状瘤多为结膜型，而无蒂乳头状瘤多为角膜缘型。

一、组织病理

组织病理学检查可见病变由多个小叶组成,呈指状突起,每个突起的表面为无角化的复层鳞状上皮覆盖,细胞形态和极性正常,无细胞异型性,瘤细胞间可见数量不等的杯状细胞。每个突起的中央为纤维组织及血管组成的纤维血管束,组织内有炎性细胞浸润(图3-8-5-1)。

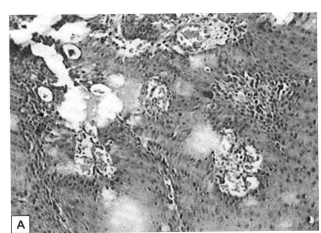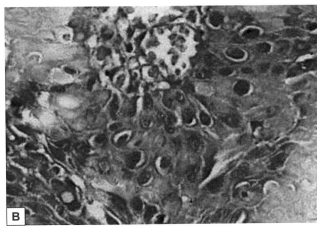

图3-8-5-1　术中切除病变组织行组织病理学检查
图A、B　可见鳞状上皮增生,棘细胞层明显增厚,纤维血管轴心可见,确诊为鳞状细胞乳头状瘤。图A(×100),图B(×400)

二、临床表现

角结膜乳头状瘤可单侧或双侧发病,可单发也可多发。好发部位为泪阜、鼻侧球结膜和下方球结膜以及睑结膜,在儿童和青少年中,最常见的位置是下穹窿(27%)和泪阜(33%),这可能是由于眼睛摩擦引起的HPV自身接种,以及由自然泪液流动导致的病毒在鼻侧和下方聚积的原因。在儿童中,病变通常小而多发;在成人中,病变通常是孤立、更广泛的,经常可以扩展到覆盖整个角膜表面,状似恶性鳞状细胞癌。

有蒂的乳头状瘤为肉红色,有一血管为核心生长的肿瘤,常见在下穹窿。肿瘤表面光滑,有上皮色囊,为鸡冠花样,多发性,在下穹窿部大小不等、多个并存。也可见在内眦部球结膜有一个孤立的大的鸡冠花样肿瘤,活动度好,常有一蒂。无蒂型乳头状瘤更常见于角膜缘,呈匍匐蔓状生长,较扁平,为表面有光泽的大量红点状聚积的桑葚状(图3-8-5-2)。随病情向角膜缘以内生长,一般生长较快,可发生鳞状细胞癌的变化。

根据肿瘤的大小和位置,患者可表现多种症状。较小的病变,患者通常无症状;而较大的病变可能导致异物感、黏液分泌、眼睑闭合不全等。此外,患者可能出现结膜充血,肿瘤的生长可能影响美观。广泛性乳头状瘤可导致视力损害,在儿童中,如果视轴被侵犯,可发展为弱视。

角结膜乳头状瘤的鉴别诊断包括表面上皮的良性病变(如良性上皮增生、上皮植入性囊肿、角膜棘皮瘤和嗜酸细胞瘤),血管病变(如化脓性肉芽肿),恶性病变(如眼表鳞状上皮瘤、皮脂腺细胞和黏液表皮样癌、结膜淋巴瘤和无色素性黑色素瘤),继发性肿瘤和其他眼部疾病(如泡性角膜结膜炎)等,确诊需依赖病理学检查。有蒂型乳头状瘤与OSSN的一个重要鉴别方法是将乳头状瘤边缘提起寻找蒂,蒂的存在是乳头状瘤的典型特征。另一方面,OSSN更有可能是结膜上皮的一部分,无法提起病变边缘。

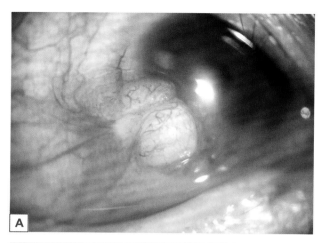
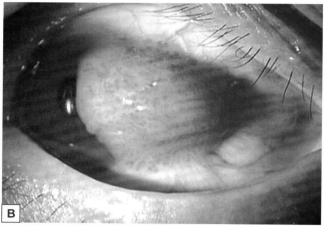

图 3-8-5-2   鳞状细胞乳头状瘤

图 A   可见角膜缘表面如草莓状肿瘤,大量新生血管长入,肿瘤周围角膜水肿混浊,病变切除后检查证实为鳞状细胞乳头状瘤

图 B   可见角结膜表面扁平肿瘤,肿瘤表面呈桑葚样,肿瘤周围角膜浸润,但边界清晰,病变切除后检查证实为鳞状细胞乳头状瘤

三、治疗

对有蒂型乳头状瘤,切除要彻底,包括单个瘤的清除和在显微镜能发现的很微小的小瘤,避免遗漏,并要联合冷冻治疗。切除无蒂型乳头状瘤时,同样要求清除瘤的基底部并联合冷冻治疗。无蒂型乳头状瘤相对孤立的病变较多,故手术时一般不会遗漏。切除时注意,手术器械不要接触病变组织,以免引起病毒的传播。

外用干扰素和丝裂霉素 C 已用于角结膜乳头状瘤的治疗。角结膜乳头状瘤术后复发率较高(6%~27%),对于复发的病变,口服西咪替丁几个月可以通过增强患者的免疫系统和刺激肿块消退来消除乳头状瘤病毒相关的肿瘤。

(徐玲娟)

第六节   角膜原位癌

角膜原位癌(corneal carcinoma in situ)亦称角结膜上皮内上皮癌(conjunctival-corneal intraepithelial neoplasia,CCIN),是角结膜的恶性肿瘤,主要危险因素是人乳头状瘤病毒或人体免疫缺陷病毒感染和紫外线照射。因早期由美国 Bowen 报告皮肤科病例,故本病也曾被称为 Bowen 病。这种非侵袭性癌可累及结膜和角膜,病程进展缓慢,好发于角膜缘部。病变呈灰白色半透明隆起,常伴有一个伞缘状边缘浸润灶向角膜中央扩展,有血管时呈红色胶样扁平隆起,边界清楚,可局限生长。也有些一开始就在角膜中央生长。

一、组织病理

组织病理学对角结膜上皮内肿瘤的分期为:Ⅰ 期,为中度的角结膜内上皮瘤,此期只有少量不典型增生的鳞状上皮细胞,未侵犯上皮基底膜;Ⅱ 期为严重的角结膜内上皮瘤,有部分不典型增生的鳞状上皮细胞,上皮基底膜完整,此期又称原位癌(图 3-8-6-1);Ⅲ 期为鳞状上皮癌,即病变处的角结膜上皮内均为不典型增生的鳞状上皮细胞,突破上皮基底膜。由此可见角膜原位癌是角结膜鳞状上皮癌的早期改变,因

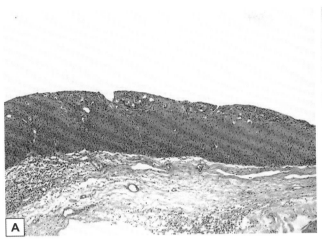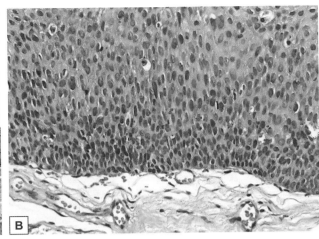

图 3-8-6-1　术中切除组织行病理学检查

图 A　可见结膜上皮增厚,细胞增生明显活跃,细胞极性存在,尚未突破上皮基底膜(×100)
图 B　为图 A 的放大,明确角膜原位癌诊断(×400)

此,本病需与角结膜鳞状上皮癌鉴别,原位癌患者的平均年龄比浸润性鳞状细胞癌患者小 5~9 岁。

二、临床表现

本病通常出现在老年患者,主要是男性。患者可能出现异物感、红肿、刺激或眼表新生物。病灶呈现轻度隆起,分界良好,伴角膜缘处滋养血管。角膜原位癌也可能边界不明确而呈现弥漫性,弥漫性类型是最不常见和最难诊断的,在早期可伪装为单侧慢性结膜炎(图 3-8-6-2)。角结膜原位癌仅在角膜受累时影响患者视力。裂隙灯显微镜检查下,角膜病变典型表现为半透明的角膜混浊区,具有凝胶状外观(图 3-8-6-3)。文献报道,患者就诊时症状持续时间从 2 周到 8 年不等(平均 3 个月)。1/3 的病例在 6 个月内出现症状,30% 的病例表现为无症状。角膜原位癌可与各种常见的角膜炎症、营养不良或瘢痕性疾病相混淆。

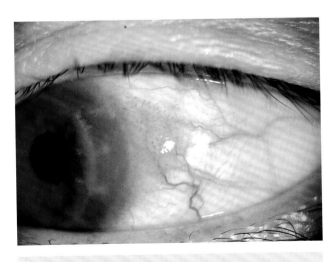

图 3-8-6-2　角膜原位癌因颞侧结膜血管扩张就诊,可见角膜缘桑葚样半透明隆起

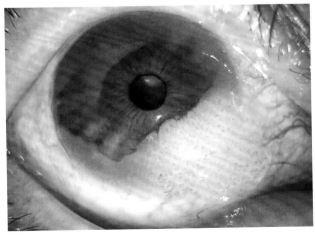

图 3-8-6-3　角膜原位癌病变发生在鼻侧角膜缘,瘤体呈淡红色,凝胶状外观,周边角膜有半透明混浊区

三、治疗

手术刮除乳头状增生上皮，可保留前弹力层，如病变侵犯达角膜基质层，可在手术切除时联合部分板层角膜移植术。术后根据情况可考虑配合辅助治疗，如冷冻治疗、丝裂霉素 C、5-氟尿嘧啶或干扰素 α2b 的局部化疗。角膜原位癌对辐射敏感，因此对放疗很敏感。

（徐玲娟）

第七节　角膜鳞状细胞癌

角膜鳞状细胞癌（squamous cells carcinoma，SCC）是一种眼表的原发性恶性肿瘤，常发生在 50~70 岁患者的睑裂处角膜缘，以颞侧较多见，男性发病率较女性高。该病病因不明，可能与长期紫外线照射、吸烟、人乳头状瘤病毒（HPV）、艾滋病病毒和接触石油产品等有关。如果不治疗，肿瘤会导致局部疼痛和严重的视力丧失。SCC 也有可能侵入局部巩膜、葡萄膜、眼睑、眼眶、鼻窦和大脑，并发生其他部位转移，危及生命。

一、组织病理

浸润性鳞状细胞癌的特征是恶性鳞状细胞侵犯角膜上皮基底膜，生长成片状或束状进入基质组织。鳞状细胞呈乳头状增生，细胞大小不一，排列紊乱，可见核分裂相，癌细胞侵犯角膜基质层（图 3-8-7-1）。

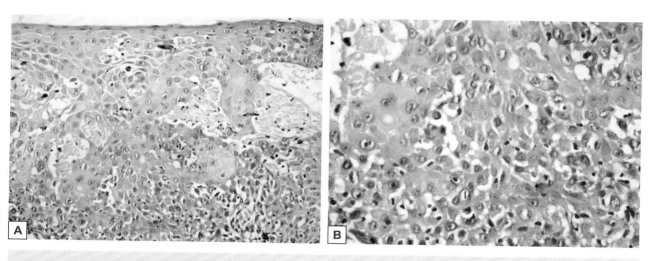

图 3-8-7-1　角膜鳞状细胞癌组织病理学检查
图 A、B　两图为同一标本切片，B 图为 A 图局部放大观察。病理组织学检查示，HE 染色可见肿瘤细胞大小不等，细胞核大染色深，核仁明显，有异型，明确鳞状细胞癌诊断。图 A（×200），图 B（×400）

二、临床表现

开始为角膜缘宽大的肿瘤，底部在角膜缘，尖端转向结膜面。早期有些像结膜斑或睑裂斑的形状。病灶发生在上皮基底膜，随着病程进展，肿瘤表面出现疣状或菜花状，血管丰富，触之易出血。有些肿瘤表面还有色素沉着，生长较快，往往可以穿透全层巩膜和角膜后弹力层。也有一开始就在角膜中央部生长的病例，但与原位癌不同的是，肿瘤生长的同时有大量新生血管长入肿瘤（图 3-8-7-2）。检查时可见血管性角膜缘肿物，病变区角膜缘显著增厚，肿块和其下组织关系固定。患者通常表现为非特异性症状，如红肿、眼

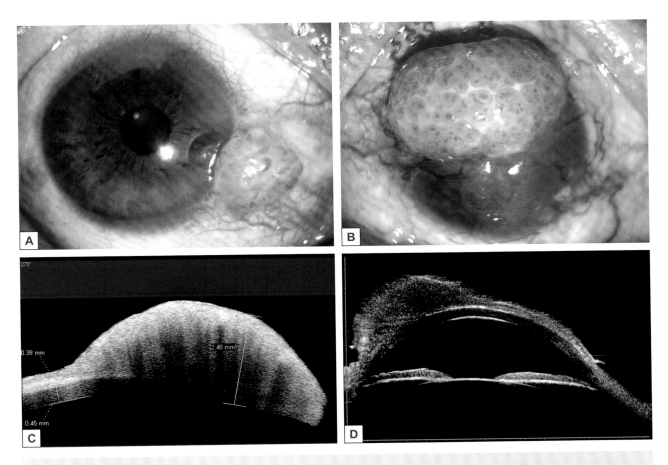

图 3-8-7-2　角膜鳞状细胞癌

图 A　裂隙灯显微镜照片,可见位于角膜缘肿瘤,瘤体呈菜花样外观,切除后检查证实为角结膜鳞状细胞癌
图 B　可见肿瘤较图 A 更大,累及范围更广,突出角结膜表面,呈菜花样外观,伴有丰富的新生血管
图 C　为图 B 患者 OCT 检查,可见角膜表面半球形肿物,肿物厚度为 2.48mm
图 D　为图 B 患者超声生物显微镜检查,可见角膜表面半球形肿物,肿物下方前房角开放

部刺激等,如果视轴受累,患者会出现视力障碍。SCC 的临床表现可能取决于分化水平,可表现为从低转移潜力的惰性肿瘤到快速转移的侵袭性肿瘤。

有学者把 SCC 归纳为三种蔓延形式:①向外生长方式,表现为眼球表面突出明显,向下浸润浅;②向角膜及结膜蔓延形式,呈扁平生长,在角巩膜表面扩张为主;③向角膜及巩膜深层发展,早期即穿透深层全层巩膜或角膜。

三、治疗

早期诊断,尽早切除包括板层角膜、巩膜及球结膜组织,并结合冷冻处理,效果较好。如肿瘤已侵犯到小梁及深层巩膜,可考虑在行冷冻治疗的同时,联合放射治疗。一般不采取眼球摘除或眶内容剜除术。在大样本研究中,SCC 的 5 年局部复发率从 2.4% 到 36.9% 不等。近年来,丝裂霉素 C、5-氟尿嘧啶和干扰素 α2b 已用于 SCC 的辅助治疗,且取得了明显的治疗效果。外用 5-氟尿嘧啶或丝裂霉素 C 已被发现在防止复发方面非常有效,但有眼表刺激和毒性作用。外用或结膜下注射干扰素 α2b 在预防复发方面疗效显著,且副作用较丝裂霉素 C 和 5-氟尿嘧啶要轻,但需要更长的治疗时间。

（徐玲娟）

参 考 文 献

1. ALGHADEER H,KIRAT O,VARGAS J,et al. Visual and surgical outcomes of limbal dermoid excision at a tertiary care eye hospital［J］. Eur J Ophthalmol,2022：11206721221111880.

2. TURANZAS N J,VON HOLSTEIN S L,WIENCKE A K,et al. Epidemiology and clinical characteristics of congenital choristomas in the ocular adnexa of pediatric patients［J］. Graefes Arch Clin Exp Ophthalmol,2022,260：3069-3074.

3. CID-BERTOMEU P,HUERVA V. Use of interferon alpha 2b to manage conjunctival primary acquired melanosis and conjunctival melanoma［J］. Surv Ophthalmol,2022,67：1391-1404.

4. SOTO H,BOWEN R C,RAVAL V,et al. Primary acquired melanosis/melanoma：Utility of conjunctival map biopsy［J］. The Br J Ophthalmol,2022,106：605-609.

5. PROMELLE V,LYONS C J. Management of limbal dermoids by simple excision in young children［J］. J Pediatr Ophthalmol Strabismus,2021,58：196-201.

6. FAN X,HONG J,XIANG J,et al. Factors predicting long-term changes in refraction after lamellar keratoscleroplasty in children with limbal dermoids［J］. Eye（Lond）,2021,35：1659-1665.

7. VAHDANI K,ROSE G E. The presentation and surgical treatment of peribulbar dermolipomas［J］. Ophthalmic Plast Reconstr Surg,2021,37：226-229.

8. ANN L L P,KAKIZAKI H,TAKAHASHI Y. Bilateral epibulbar dermolipomas in a patient with goldenhar syndrome［J］. J Craniofac Surg,2021,32：e217-e218.

9. RAMBERG I,HEEGAARD S. Human papillomavirus related neoplasia of the ocular adnexa［J］. Viruses,2021,13,（8）：1522.

10. HÖLLHUMER R,WILLIAMS S,MICHELOW P. Ocular surface squamous neoplasia：Management and outcomes［J］. Eye（Lond）,2021,35：1562-1573.

11. FAGERBERG P S,RAMBERG I M S,TOFT P B. Combining brachytherapy and cryotherapy as adjuvant therapy for squamous cell carcinoma of the conjunctiva：Literature review and case reports［J］. Ocul Oncol Pathol,2021,7：77-84.

12. SINGH M,KAUR M,GREWAL A M,et al. Ophthalmic features and management outcomes of 30 children having goldenhar syndrome［J］. Int Ophthalmol,2020,40：667-675.

13. SHAH M,HANKE W. Ocular dermoid in patient with basal cell nevus syndrome［J］. J Drugs Dermatol,2020,19：792.

14. RÖCK T,BARTZ-SCHMIDT K U,BRAMKAMP M,et al. Clinical management of squamous cell carcinoma of the conjunctiva［J］. Am J Case Rep,2020,21：e919751.

15. COHEN V M L,O'DAY R F. Management issues in conjunctival tumours：Conjunctival melanoma and primary acquired melanosis［J］. Ophthalmol Ther,2019,8：501-510.

16. THEOTOKA D,MORKIN M I,GALOR A,et al. Update on diagnosis and management of conjunctival papilloma［J］. Eye Vis（Lond）,2019,6：18.

17. CHALKIA A K,BONTZOS G,SPANDIDOS D A,et al. Human papillomavirus infection and ocular surface disease（review）［J］. Int J Oncol,2019,54：1503-1510.

18. HAMMERL L,FERLAY J,BOROK M,et al. The burden of squamous cell carcinoma of the conjunctiva in africa［J］. Cancer Epidemiol,2019,61：150-153.

19. ZHONG J,DENG Y,ZHANG P,et al. New grading system for limbal dermoid：a retrospective analysis of 261 cases over a 10-year period［J］. Cornea,2018,37：66-71.

20. ZLOTO O,ROSNER M. An unusual presentation of conjunctival dermolipoma with a skin tag［J］. J Craniofac Surg,2018,29：e302-e303.

21. HANBAZAZH M,GYURE K A. Ocular human papillomavirus infections［J］. Arch Pathol Lab Med,2018,142：706-710.

22. MAHESHWARI A,FINGER P T. Cancers of the eye［J］. Cancer Metastasis Rev,2018,37：677-690.

23. YAO Y,ZHANG M Z,JHANJI V. Surgical management of limbal dermoids：10-year review［J］. Acta Ophthalmol,2017,95：e517-e518.

24. SHIELDS C L,SIOUFI K,ALSET A E,et al. Clinical features differentiating benign from malignant conjunctival tumors in children［J］. JAMA Ophthalmol,2017,135：215-224.

25. 张志豹,梁庆丰,黄晶晶,等. 结膜色素痣 422 例的临床组织病理学分析[J]. 中华眼科杂志,2017,53:583-587.

26. NANJI A A,MERCADO C,GALOR A,et al. Updates in ocular surface tumor diagnostics[J]. Int Ophthalmol Clin,2017,57:47-62.

27. XIN M,GONG Y R,JIANG S H,et al. Preoperative evaluation and outcome of corneal transplantation for limbal dermoids:a ten-year follow-up study[J]. Int J Ophthalmol,2016,9:1756-1760.

28. 黄晶晶,李彬,梁庆丰等. 眼结膜肿物 2053 例临床组织病理学分析[J]. 中华眼科杂志,2016,52:738-744.

29. 刘秀军,胡世民,刘立民,等. 眼部结膜皮样脂肪瘤与原发性结膜下眶脂肪脱垂的 CT 诊断及鉴别[J]. 放射学实践,2016,31:862-865.

30. YAZICI B,BILGE A D,YAGCI A,et al. Melanocytic nevus of the tarsal conjunctiva[J]. Balkan Med J,2016,33:477-479.

31. KAO A,AFSHAR A,BLOOMER M,et al. Management of primary acquired melanosis,nevus,and conjunctival melanoma[J]. Cancer Control,2016,23:117-125.

32. CHOI Y J,KIM I H,CHOI J H,et al. Early results of surgical management of conjunctival dermolipoma:Partial excision and free conjunctival autograft[J]. Br J Ophthalmol,2015,99:1031-1036.

33. THOMPSON J M,BERMUDEZ-MAGNER J A,BARKER N H,et al. Balloon cell nevi of the conjunctiva:Clinicopathologic correlation and literature review[J]. Surv Ophthalmol,2015,60:481-485.

34. LOW J R,ANSHU A,TAN A C,et al. The outcomes of primary pediatric keratoplasty in singapore[J]. Am J Ophthalmol,2014,158:496-502.

35. PIROUZIAN A. Management of pediatric corneal limbal dermoids[J]. Clin Ophthalmol,2013,7:607-614.

第九章
角膜与全身病

第一节　甲状腺相关性角膜病

甲状腺相关眼病（thyroid-associated ophthalmopathy, TAO）是成人最常见的一种免疫相关炎症性眼病，常发生在 Graves 病患者，也称为 Graves 眼病。TAO 主要累及眼睑、眶内组织和眼外肌，引起以眼睑退缩、眼球突出和限制性斜视为特征的一系列临床表现。

甲状腺相关性角膜病是 TAO 临床表现的一部分，由于 TAO 的确切病因和发病机制并不明确，TAO 及相关角膜病的治疗仍面临诸多挑战，特别是恶性突眼所致的暴露性角膜炎往往预后不良。

一、病因与流行病学

1. 病因　甲状腺相关性角膜病多继发于 TAO 患者眼睑和眼眶病变所致的睑裂闭合不全，同时，免疫反应对眼表组织的损伤可能也发挥一定作用。

2. 流行病学　TAO 患病率为（90~300）/10 万人，多见于女性，但严重病例男性更多见。TAO 患者中约 70% 有甲状腺功能亢进，25% 甲状腺功能始终正常，5% 甲状腺功能减退，部分甲状腺功能正常的患者，在相当长一段时间后也出现甲状腺功能亢进。眼表损害在 TAO 患者中非常普遍，其发病率为 40%~72%，其中，干眼发病率高达 65%~85%，而甲状腺相关性角膜病发病情况缺少相关流行病学调查。

二、发病机制

TAO 确切的发病机制尚不清楚，一般认为属自身免疫性疾病或器官免疫性疾病，其病理组织学特征是早期炎性细胞浸润水肿，晚期组织变性和纤维化。甲状腺相关性角膜病的发病机制可能有以下几个方面。

（一）甲状腺激素相关机制

1. 引发干眼　过量分泌的甲状腺激素可促进蛋白质分解，泪液中蛋白质合成受阻；基础代谢率及产热增加，导致泪液蒸发增强；眼轮匝肌蛋白分解和肌力减弱，致睑板腺脂质排出受阻；脂肪分解致睑板腺脂质成分变化和排出的动力学改变。由此可导致蒸发过强型干眼。

2. 直接损伤眼表组织　研究证实，泪腺腺泡上皮、结膜上皮和角膜上皮表达甲状腺激素受体 β，并且 TAO 患者眼表的症状和体征可早于上睑退缩和眼球突出的出现，甚至可作为甲状腺功能异常的首发症状，提示泪腺和眼表组织可能是甲状腺激素的靶器官，并且在 TAO 病变过程中直接受累。

（二）炎症机制

1. 眼部软组织炎症反应　导致眼睑和眼球解剖位置改变，包括眼球突出、上睑退缩、迟落、眼睑闭合不全、眼球运动受限等，造成暴露性角膜炎，泪液蒸发过强和渗透压升高。

2. 泪腺的炎性病变　导致泪液分泌不足，泪液中的一些炎性因子出现或增多，如 IL-1、IL-6、IL-8、IL-17A、IL-13、IL-18、MMP-9 和 TNF-α 等，可引起角膜屏障的破坏，造成角膜损伤。TAO 患者眼表损害早于眼睑和眼球位置异常的出现也进一步支持该机制的合理性。

（三）其他

TAO 患者眶内组织水肿压迫睫状神经和三叉神经，或者引发神经水肿，降低角膜神经营养作用，使角膜上皮创伤愈合能力下降，同时，瞬目减少也进一步加重干眼。另外，眶内压增高致眼动脉和视网膜中央动脉血流动力学改变，严重时可导致眼表血液循环的异常，并通过缺血-缺氧再灌注损伤机制导致角结膜上皮细胞损伤。

三、临床表现

（一）角膜病变

1. 浅层点状角膜炎（superficial puncta keratitis，SPK） 患者常有眼磨、畏光和流泪等不适，无意识擦拭触及眼表会加重这种刺激症状。角膜中央上皮散在或弥漫性点状脱落，荧光素或玫瑰红染色呈点状着色（图 3-9-1-1），发生率占 TAO 的 8.3%，可能与眼球突出及上睑迟落所致的角膜暴露有关。

2. 上角膜缘角膜结膜炎（superior limbic keratoconjunctivitis，SLK） 为 Nelson（1989）报道的一种特殊角膜结膜炎，多发生于青年女性，可单眼或双眼患病。SLK 占甲状腺相关眼病的 0.9%，两者可同时出现，也有甲亢多年后才出现者。患者可有反复发作的眼部烧灼感、畏光、眼干、异物感，上睑结膜弥漫充血，上方 10 点 ~2 点位球结膜轻至重度充血，上角膜缘灰白色浸润、增厚，与毗邻角膜常形成沟状，局部角膜可有点状上皮脱落

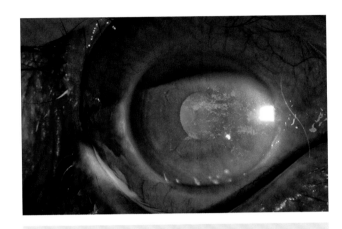

图 3-9-1-1　TAO 患者浅层点状角膜炎，睑裂区中央角膜上皮散在点状脱落，荧光素染色呈点状绿色

（图 3-9-1-2），可伴丝状角膜炎。常被误认为慢性结膜炎、浅层巩膜炎。SLK 与 TAO 相关的机制尚不清楚，可能由于眼球突出增加上睑结膜对上方角膜和球结膜的机械摩擦，泪膜不稳定或自身免疫性炎症反应，以及上眼睑退缩引起角膜上缘周围组织的机械、化学和温度变化可能也在 SLK 发生中发挥一定作用。

3. 暴露性角膜炎或角膜溃疡（exposure keratitis or ulceration） 其临床表现为角膜暴露干燥、上皮脱落，严重者继发感染，角膜炎性浸润和溃疡形成，可伴前房积脓或化脓性眼内炎（图 3-9-1-3），这是 TAO 最

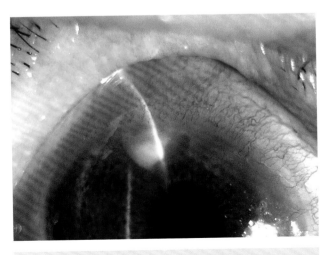

图 3-9-1-2　TAO 患者上角膜缘角膜结膜炎，上方角膜缘充血，12 点位上角膜缘灰白色浸润

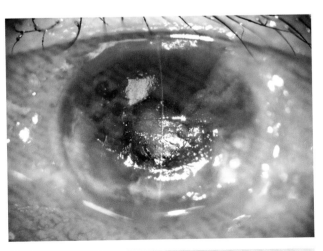

图 3-9-1-3　TAO 患者暴露性角膜炎，睑裂区角膜暴露干燥、上皮脱落，角膜基质呈灰白色，并炎性浸润

严重的角膜并发症。引起暴露性角膜炎的原因包括：①眼球严重突出，眼睑闭合不全；②眼睑肿胀、眼轮匝肌功能低下，睑裂闭合困难；③球结膜重度充血水肿，突出睑裂外，眼睑闭合受阻；④眼外肌受累，功能障碍，保护角膜的 Bell 现象消失。

（二）干眼

干眼是 TAO 患者最常见的眼表损伤，发生率可达 85%，即使没有眼球突出或角膜暴露的 TAO 患者，通常也伴有眼干燥和角膜敏感性降低。在没有明显甲状腺功能障碍的 TAO 患者中，干眼还可以是 TAO 患者的独有表现。相比于单纯干眼引起的眼表损伤，TAO 患者的眼表损伤更为严重。

（三）眼睑和眼眶病变

眼睑软组织受累可出现眼睑充血肿胀、球结膜充血水肿、泪腺充血肿大，可进一步继发眼睑退缩。TAO 患者眼睑退缩发生率高达 92%，多见于上睑，可单眼或双眼发病，患者通常表现为睑裂高度增大，瞬目反射减少，呈凝视状态（图 3-9-1-4）。上睑迟落也很常见（图 3-9-1-5）。

眼眶软组织肿胀包括脂肪间隙水肿和充血，以及眼外肌的水肿、充血和肥大，致使眼球前突、活动受限（图 3-9-1-6）。眼外肌受累频度依次为下直肌、上直肌、内直肌和外直肌，斜肌很少受累。患者可出现眼球运动障碍、复视，严重时可压迫视神经导致视力下降。

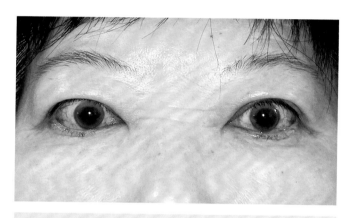

图 3-9-1-4 TAO 患者双眼上睑退缩，双眼呈凝视状，上睑缘位于角膜缘上方约 1mm

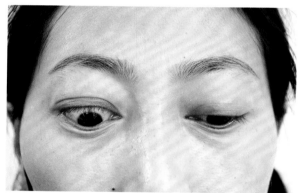

图 3-9-1-5 TAO 患者右眼上睑迟落，眼球向下转时，右眼上睑不能随眼球向下移动，上方巩膜暴露

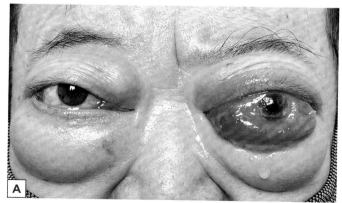

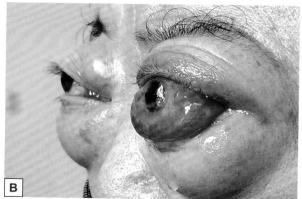

图 3-9-1-6 TAO（与图 3-9-1-3 为同一患者）眼球突出，患者双眼眼球突出，左眼继发暴露性角膜炎后球结膜高度充血、水肿

图 A 正面图
图 B 左侧面图

影像学检查中,TAO 患者最突出的 CT 特点是单眼或双眼的一条或多条眼外肌呈梭形肿胀,其肌腱止点正常。MRI 检查表现为不同时期病变肌肉的信号强度不同。活动期时,组织水肿,体积增加,眼外肌 T_1/T_2 时间延长,T_2WI 信号强度增高,T_1WI 信号强度添加顺磁剂前后均无增高。随着病程的延长,炎症减轻,眼外肌和眼眶内组织的纤维化,T_1WI、T_2WI 信号强度降低。病程晚期,病情趋于静止,肥大的眼外肌和眼眶内组织纤维化,眼外肌 T_2WI 信号强度不增高,甚至降低。

四、诊断与鉴别诊断

(一)诊断

1. 病史　甲状腺相关性角膜病的诊断主要依据 TAO 病史。

2. 临床表现　甲状腺功能亢进临床表现,包括怕热、心慌、情绪易激动、体重下降、胫前水肿、杵状指等。眼部典型特征包括眼睑肿胀、眼睑退缩、上睑迟落、瞬目反射减少、眼球突出、眼球活动受限、复视等。

3. 辅助检查

(1)血清学检查:总三碘甲状腺原氨酸(TT_3)、总四碘甲状腺素(TT_4)、游离 T_3(FT_3)、游离 T_4(FT_4)升高,促甲状腺素激素(TSH)下降。

(2)影像学检查:B 超、CT、MRI 检查显示眼外肌肌腹增大,肌腱不增大,脂肪水肿,眶隔前突等,以及因肌肉肥大造成的继发改变,如视神经的受压增粗、眶骨的改变等。

(二)鉴别诊断

甲状腺相关性角膜病缺乏典型的临床特征,主要应与其他原因所致的暴露性角膜病变相鉴别,如各种眼睑手术、外伤、颅脑病变、面神经病变,以及眶内肿物所致眼球突出等。甲状腺相关性 SLK 还应与变应性结膜炎及其他因素所致 SLK 相鉴别。这类患者往往缺少 TAO 病史以及相关的临床表现。

五、治疗

甲状腺相关性角膜病的治疗取决于角膜病变的严重程度,治疗角膜病的同时,应积极治疗 TAO 相关的眼眶和眼睑病变,消除导致角膜病变的原发因素。

(一)甲状腺相关性角膜病变的治疗

1. 临床观察　没有明显不适的患者可进行临床观察,暂不给予药物或手术干预。交代患者注意睡眠期间的眼表暴露情况,同时改变不良的眼部卫生习惯,勿对眼球进行机械性的擦拭,这有利于缓解病情进展。

2. 药物治疗　有临床症状的轻中度暴露所致角膜病变主要应用局部药物治疗,可以用人工泪液替代治疗,夜间睑裂闭合不全者可在睡前局部涂用抗生素眼膏,减轻眼表暴露。眼表炎症较重时,可以联合抗炎药物治疗,如糖皮质激素、环孢素滴眼液等。局部糖皮质激素的应用可能导致眼压升高、继发性感染和白内障的发展加速,不建议长期使用。

尽管 SLK 表现为局部的炎症反应,但糖皮质激素治疗并不能取得明显疗效,轻症患者可局部应用人工泪液和肥大细胞稳定剂,也可局部清创后涂用 0.5%~1.0% 的硝酸银溶液。

3. 手术治疗　药物治疗难以控制的严重角膜病变,特别是当病情威胁到视力甚至眼球的存留时,应考虑手术治疗。睑退缩矫正术可消除或部分缓解睑裂闭合不全;眶减压术适用于严重眼球突出继发的角膜暴露,特别是伴有视神经病变者;TAO 急性期或者全身情况无法耐受上述手术的患者,可考虑睑缘缝合术。

(二)TAO 相关眼眶病的治疗

TAO 眼眶病的治疗目的在于减轻眼球突出、眼睑闭合不全等相关症状,进而减少眼表的损伤。

1. 戒烟　吸烟会加重突眼,降低治疗反应,所有突眼患者均应避免主动和被动吸烟。戒烟已被列为 TAO 治疗的首要措施,也是最可控的环境危险因素。

2. 糖皮质激素　作为治疗 TAO 患者的首选用药,主要适用于活动期的中、重度患者。可以口服、静脉、球后注射以及结膜下应用,使用时,应密切关注血糖和血压。

3. 免疫抑制剂　免疫抑制物如环孢素、硫唑嘌呤、环磷酰胺和霉酚酸酯(吗替麦考酚酯),免疫调节剂如西亚美松被应用在 TAO 的治疗中,其中环孢素最为常用。

4. 放射治疗　眼眶放疗是一种有效的 TAO 治疗方法,其机制是杀伤球后浸润的淋巴细胞和成纤维细胞,可以有效改善眼外肌运动和减轻复视,改善局部软组织症状和视神经受累,降低疾病活动度,并且后续治疗较少。但放射治疗会加重 TAO 患者干眼症状,并可能导致眼表损害。

5. 手术治疗　TAO 手术治疗主要包括眶减压手术、眼睑矫正术和斜视矫正术,手术指征除用于难治性眼表病变、限制性眼外肌病变、TAO 视神经病变外,也可基于美容的目的而选择手术。

（王富华）

第二节　糖尿病眼表病变

糖尿病(diabetes mellitus, DM)是一组由多种病因导致的以胰岛素分泌不足和/或利用障碍、以慢性高血糖为特征的代谢性疾病。糖尿病并发症是严重威胁人类健康的全球公共卫生问题,其导致的眼部并发症是致盲的主要原因。我国是全球糖尿病患者最多的国家,且近年来患病率逐年升高。糖尿病性视网膜病变和糖尿病性白内障是最常见的糖尿病眼部并发症,近年来,临床与基础研究发现糖尿病对眼表组织也有重要的影响,可导致干眼和角膜病变,严重影响患者视觉功能和生活质量,因此,逐渐得到眼科医生的重视。

Kenyon 于 1978 年首次发现糖尿病患者角膜基底膜病变。1981 年,Schultz 等人发现糖尿病患者存在不同严重程度的角膜上皮与神经病变。糖尿病眼表病变患者早期最常见症状为不同程度的干眼症状。随着病程延长,角膜神经密度显著下降、角膜知觉降低及上皮细胞屏障功能受损,患者可表现为点状角膜炎、角膜上皮缺损伴上皮再生迟缓和复发性上皮糜烂等。角膜上皮缺损时常伴有难以忍受的眼痛、畏光、流泪、眼睑痉挛等眼表刺激症状,严重者可导致角膜溃疡或者合并感染,甚至穿孔。此外,糖尿病患者角膜内皮细胞异型性增加,与正常人相比,糖尿病患者行白内障摘除术及玻璃体切除术等内眼手术后内皮细胞功能失代偿发生率明显增高。

一、病因与流行病学

1. 病因　糖尿病眼表病变主要是糖尿病全身致病原因的眼部表现,晚期糖基化终末产物(AGE)的积累导致神经和细胞线粒体的代谢异常,临床主要表现为明显的干眼和眼部神经损害。糖尿病眼表神经损害通常早于周围神经病变,可以作为早期监测糖尿病周围神经病变的窗口。糖尿病眼表病变的发生与发展主要与糖尿病病程、血糖控制水平、血糖异常波动相关。国内外研究发现,糖尿病患者糖耐量异常期即可出现角膜神经密度下降。笔者研究团队临床研究表明,2 型糖尿病患者早期(病程<5 年)即可出现明显的眼表刺激症状,角膜神经密度下降、形态异常,泪液分泌减少及睑板腺功能障碍,随病程逐渐延长病变逐渐加重。病程>5 年、伴或不伴血糖控制异常者,出现角膜神经功障碍(如角膜知觉下降)及角膜上皮屏障功能损害(如浅层点状角膜上皮病变)等。其他的危险因素主要包括:高龄、眼表或眼内手术史、合并糖尿病性视网膜病变或青光眼、局部长期用药等。

2. 流行病学　根据国际糖尿病联盟(IDF)2021 年数据统计,全球成年糖尿病患者人数达到 5.37 亿,其中约 10% 的成年人受到影响。相比 2019 年,糖尿病患者增加了 7 400 万,增幅达 16%,突显出全球糖尿病患病率的惊人增长。据 IDF 推测,到 2045 年这一数字将达到 7.83 亿,46% 的增幅是同期估计人口增长 20% 的 2 倍多,成年人的患病比例可能达到 1/8。我国是全世界糖尿病患者最多的国家,糖尿病患者超过 1.4 亿,糖尿病已成为我国重大慢性病及公共卫生问题。近年来,眼表成像技术的发展促进了研究者对糖尿病患者眼表,特别是角膜和泪膜的显微结构方面的研究。事实上,即使糖尿病患者的裂隙灯显微镜检查可见眼表光滑,但角膜内存在神经及细胞的亚临床改变。研究表明,约 50% 糖尿病患者患有干眼,其中 17.5%~65.3% 有明显干眼症状;47%~64% 的糖尿病患者出现原发性角膜病变,严重影响患者视觉质量与生活质量。

二、发病机制

糖尿病干眼与泪腺功能障碍相关,糖尿病患者交感神经系统过度激活引起的泪腺线粒体代谢异常是导致泪腺功能障碍的主要病变机制。糖尿病性角膜病变的发病机制主要包括神经支配及营养功能异常、角膜缘干细胞功能障碍、异常炎症反应、生长因子/细胞因子信号通路的失调、晚期糖基化终末产物(AGE)积累和角膜内皮细胞形态与功能异常等。

(一) 糖尿病干眼发病机制

1. 泪腺功能障碍　　高血糖、氧化应激、神经功能异常在糖尿病患者泪腺损伤的发生与发展中发挥重要作用。胰岛素参与了泪腺的代谢紊乱,高血糖触发多元醇通路,山梨醇在细胞内积累,导致泪腺分泌功能下降。糖尿病干眼患者泪腺存在过度氧化应激和线粒体功能障碍,高糖易感性线粒体生物能量缺陷,细胞内活性氧不足,泪液分泌功能下降。糖尿病小鼠泪腺中副交感神经支配缺失及交感神经过度活化,会导致泪腺功能单位的神经调节紊乱,泪腺分泌功能下降,泪液分泌减少。

2. 睑板腺功能障碍　　糖尿病患者脂质代谢异常、眼表神经功能异常及过度炎症反应是导致 MGD 的主要发病机制。脂质代谢异常是糖尿病的主要病变机制之一,1 型糖尿病小鼠睑板腺腺泡中的脂质量减少且脂滴形态不规则。睑板腺腺泡的持续增殖和分化是维持脂质分泌的基础,睑板腺神经分布减少与功能下降导致调控睑板腺腺泡的神经肽/神经递质分泌减少,睑板腺腺泡功能减退,脂质分泌减少。此外,角膜神经功能减退导致瞬目减少,也是造成 MGD 的病变机制之一。临床共聚焦显微镜观察发现,糖尿病患者睑板腺腺泡间大量炎性细胞浸润。体内研究表明,1 型糖尿病小鼠睑板腺中多量巨噬细胞及中性粒细胞浸润,且炎性因子表达量显著增高。

(二) 糖尿病性角膜病变发病机制

1. 神经支配及营养功能异常　　糖尿病患者三叉神经节内源性保护基因 *Sirt1* 下游调控的关键分子 miR-182 及其靶基因 *NOX4* 表达异常,靶向 *NOX4* 可有效改善糖尿病角膜病变的严重程度。角膜神经-上皮的相互营养与平衡是维持眼表稳态的关键。高糖状态下角膜神经-上皮相互作用的稳态被破坏,导致眼表病变。笔者研究团队近 10 年来研究发现,糖尿病角膜上皮下神经丛密度显著降低,角膜多种神经肽(如 SP、CGRP、VIP 等),神经营养因子(如 NGF、CNTF、MANF、BDNF 等)和轴突导向因子(如 Netrin-1、Sema3C 等)等的表达量显著降低,神经-上皮相互作用的失衡可能是糖尿病角膜病变的关键机制之一。神经肽及相关生长因子可通过调控糖尿病角膜上皮损伤修复过程中的炎症反应、干细胞活性、生长/增殖相关信号通路及抑制过度的氧化应激反应等作用促进上皮愈合及神经再生。角膜神经感觉离子通道蛋白瞬时受体电位(TRP)家族,如 TRPV1、TRPM8 等参与角膜损伤过程中的角膜再上皮化和炎症反应,对角膜组织的愈合和减轻眼表炎症性疾病的疼痛有重要作用。此外,糖尿病角膜中交感神经活化与副交感神经功能障碍亦参与角膜上皮修复、炎症反应及神经再生。

2. 角膜缘干细胞功能障碍　　糖尿病角膜缘干细胞标记蛋白如 ΔNp63、ABCG、N-钙黏蛋白、K15、K17、K17、K19 和 β1 整合素等表达量减少。常驻角膜缘干细胞的表达减少或功能障碍是糖尿病角膜上皮伤口愈合延迟的原因。睫状神经营养因子(CNTF)可通过激活 STAT3 信号通路,增强角膜上皮干细胞/祖细胞的增殖活性与迁移能力,促进正常和糖尿病小鼠的角膜上皮愈合。胰岛素样生长因子-I(IGF-I)能改善糖尿病角膜干细胞/祖细胞功能,促进糖尿病角膜上皮损伤修复。此外,调控糖尿病角膜异常炎症反应和维持感觉神经功能有利于改善糖尿病角膜缘干细胞功能,促进糖尿病角膜创面的愈合。

3. 异常炎症反应　　慢性炎症是导致糖尿病性角膜病变发生与发展的主要病变机制之一。笔者研究团队使用共聚焦显微镜发现,2 型糖尿病患者角膜上皮完整状态下朗格汉斯细胞密度与上皮下神经密度显著相关,并随神经密度降低而减少。糖尿病患者角膜上皮损伤后促炎因子与抗炎因子的表达失衡,中性粒细胞、树突状细胞及巨噬细胞异常反应及浸润导致损伤修复过程中的过度炎症反应,延缓愈合。团队最新研究发现,AGE 可引起角膜中 NOD 样受体蛋白 3(NLRP3)炎症小体的持续激活,介导慢性持续性炎症反应,引起细胞焦亡和凋亡,导致糖尿病角膜创面愈合延迟和神经支配受损。

4. 生长因子/细胞因子信号通路的失调　　糖尿病角膜上皮内表皮生长因子(EGF)及其受体(EGFR)、

肝细胞生长因子（HGF）及胸腺素 β4（Tβ4）等表达减少，阿片类生长因子（OGF）表达增加，抑制糖尿病角膜上皮细胞、基质细胞的增殖与分化，导致角膜基底膜的改变、细胞黏附减少、上皮脆性增高、损伤修复异常，以及基底下神经密度减少。Tβ4 通过促进 MMP-2 和 MMP-9 的表达及抑制 NF-κβ 的表达抑制炎症反应促进角膜上皮的修复。

5. 晚期糖基化终末产物的积累　在长期高糖状态下，AGE 过量合成、异常蓄积于角膜各层组织：一方面，AGE 形成过程中对蛋白进行修饰，导致蛋白异常交联和细胞结构的破坏，造成角膜局部增厚，多层化和不连续等；另一方面，AGE 与其受体（RAGE）相互作用，触发细胞内信号转导（如激活 NF-κβ 通路），诱导炎症细胞的聚集、炎性因子的释放及活性氧的产生，引起细胞 DNA 氧化损伤，最终影响角膜上皮和基质细胞功能，影响角膜损伤修复过程。

6. 角膜内皮异常　糖尿病角膜内皮病变发病机制相关研究较少。目前研究报道的机制主要包括线粒体自噬损伤、内质网应激和焦亡等。高血糖可导致内皮细胞形态异常和线粒体吞噬功能受损，导致受损线粒体的积累，外源性增加线粒体吞噬对糖尿病角膜内皮细胞有保护作用。内质网应激反应的过度激活和线粒体功能障碍是糖尿病发展的主要原因。糖尿病角膜内皮细胞中内质网应激反应的过度及持续的激活可导致角膜内皮细胞形态学改变与功能异常。焦亡是一种与炎症有关的程序性细胞死亡形式，长链非编码（lnc）RNA KCNQ1OT1 可调节炎症分子 Caspase-1 活性，导致糖尿病角膜内皮功能障碍。

三、临床表现

糖尿病眼表病变的临床症状与体征取决于患者的病变严重程度。临床常表现为不同程度甚至难以忍受的眼表刺激症状，且不同病情阶段的患者表现为特定的临床体征。

（一）临床症状

糖尿病眼表病变患者早期主要表现为不同程度的干涩感、异物感、烧灼感、眼痒、疼痛、眼红、视疲劳、视物模糊、视力波动等症状。当角膜上皮出现剥脱或缺损时会迅速出现难以忍受的磨痛、视力下降、畏光、流泪、睁眼困难甚至眼睑痉挛等严重眼表刺激症状，患者即使配戴角膜绷带镜，疼痛感仍然不能缓解，为典型的糖尿病角膜病变表现。若患者病情未得到控制，随病情进展，角膜神经消退、角膜知觉减退，患者症状减轻而体征加重，可出现症状、体征分离现象。

（二）临床体征

糖尿病眼表病变累及泪腺、睑板腺、结膜及角膜等组织，可表现为眼表干燥、睑板腺萎缩、结膜充血、角膜上皮点状或片状缺损、角膜水肿、角膜基质浸润或溃疡、后弹力层皱褶，伴或不伴有 KP 及前房细胞/闪辉等，严重炎症反应或合并感染者可出现前房积脓、基质融解甚至穿孔等。

（1）干眼：糖尿病眼表病变患者早期主要为泪膜改变及无明显临床症状的角膜亚临床改变。泪膜改变主要表现为泪液分泌不同程度减少、泪膜破裂时间降低、泪液渗透压显著升高、睑板腺口堵塞伴脂质分泌异常（图 3-9-2-1）、结膜鳞状上皮化生、杯状细胞减少等。眼表综合分析仪使用红外线检查可见糖尿病患者睑板腺形态异常、腺管萎缩，临床共聚焦显微镜可查见睑板腺腺泡萎缩及结构异常，并随病程延长逐渐加重（图 3-9-2-2）。

早期角膜亚临床改变主要表现为角膜上皮超微结构改变，如基底细胞形态异常与密度下降、基底膜密度增高、上皮下树突状细胞密度降低等（详见第二篇第一章第十节）。当角膜上皮屏障破坏时，可出现浅层点状角膜炎（图 3-9-2-3），裂隙灯显微镜下见角膜上皮粗糙，荧光素钠染色呈点状或片状着色。共聚焦显微镜可查见基底膜高反光、角膜上皮下神经密度减少、分支减少及弯曲度增加，伴或不伴有角膜知觉降低等。

（2）角膜神经病变：角膜上皮下神经丛是角膜神经支配中最密集、最可识别的组成部分。角膜上皮下神经自糖尿病患者糖耐量受损阶段即可出现上皮下神经丛密度下降及形态改变（神经病变特点详见第二篇第一章第十节），并随病程延长逐渐加重，通常表现为自角膜鼻下方神经涡旋区向周边的方式逐渐丧失（图 3-9-2-4）。临床共聚焦显微镜可定量评估角膜上皮下神经丛，并具有高重复性。糖尿病患者上皮下神经密度在病程 5 年内即可发生显著下降，血糖控制欠佳、糖尿病性视网膜病变及眼内手术史是角膜神经退行的主要危险因素。

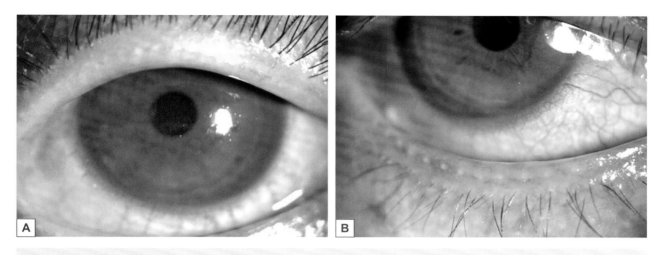

图 3-9-2-1　2 型糖尿病患者上、下睑板腺口形态

图 A　眼前节大体像显示上睑缘睑板腺口堵塞
图 B　显示下睑缘可见睑板腺口堵塞

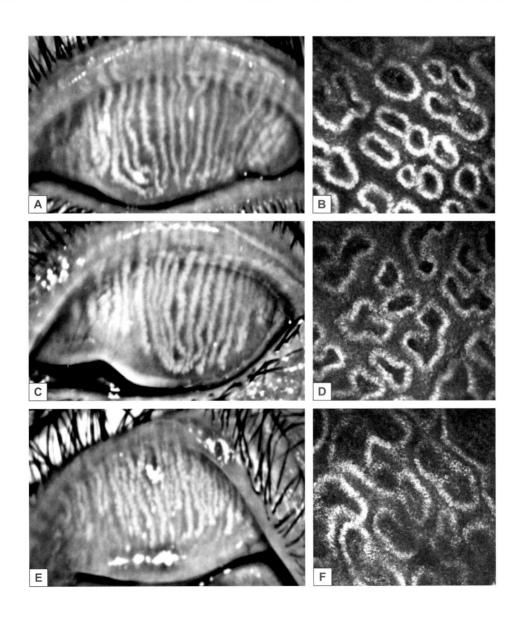

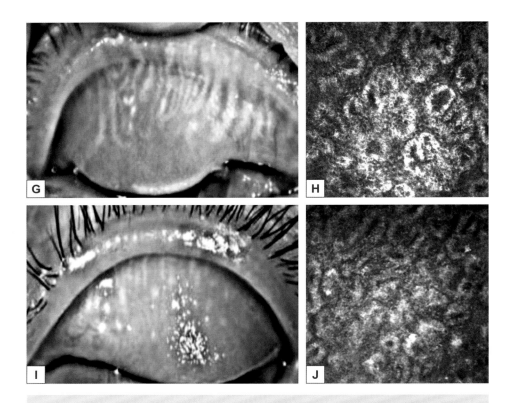

图 3-9-2-2　正常人与不同病程的 2 型糖尿病患者的睑板腺腺体与腺泡形态

图 A、B　正常人睑板腺腺体与腺泡形态
图 C、D　病程 3 年患者睑板腺腺体与腺泡形态
图 E、F　病程 8 年患者睑板腺腺体与腺泡形态
图 G、H　病程 15 年患者睑板腺腺体与腺泡形态
图 I、J　病程 26 年患者睑板腺腺体与腺泡形态

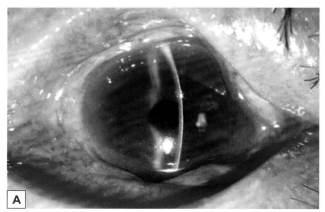
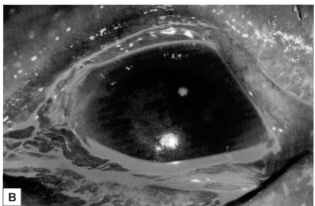

图 3-9-2-3　2 型糖尿病患者干眼伴浅层点状角膜炎

图 A　眼前节像显示患者睑球结膜充血、角膜上皮粗糙
图 B　荧光素钠染色显示角膜上皮弥漫性点状着色

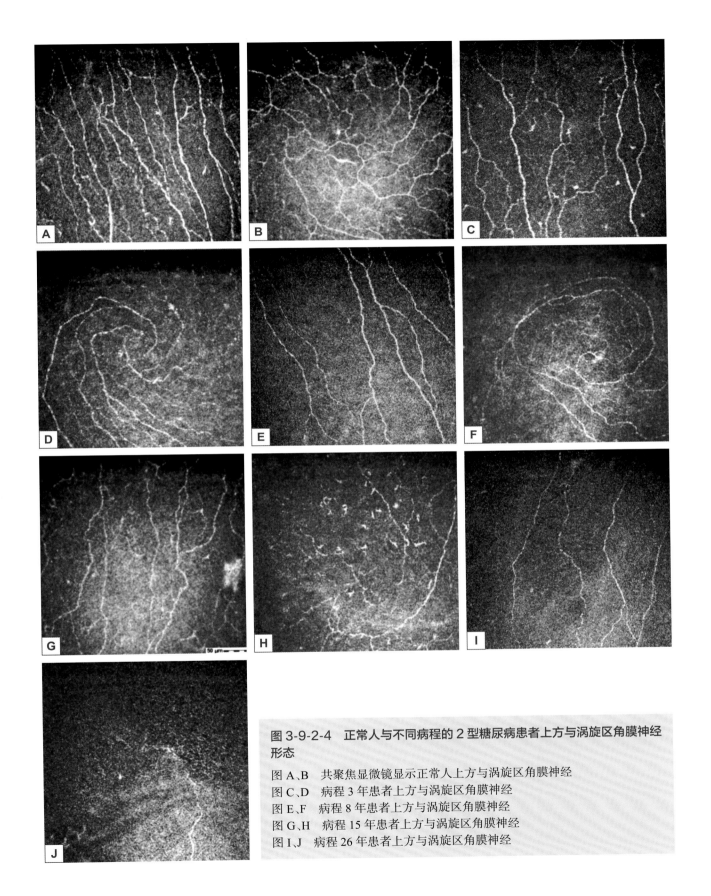

图 3-9-2-4　正常人与不同病程的 2 型糖尿病患者上方与涡旋区角膜神经形态

图 A、B　共聚焦显微镜显示正常人上方与涡旋区角膜神经
图 C、D　病程 3 年患者上方与涡旋区角膜神经
图 E、F　病程 8 年患者上方与涡旋区角膜神经
图 G、H　病程 15 年患者上方与涡旋区角膜神经
图 I、J　病程 26 年患者上方与涡旋区角膜神经

（3）角膜上皮病变：随糖尿病病程延长或眼部外伤、手术刺激等因素，部分患者可出现角膜上皮剥脱、缺损，且上皮损伤愈合缓慢，伴有眼表不同程度的炎症反应，患者易出现上皮反复糜烂甚至累及基质形成非感染性或感染性角膜溃疡。裂隙灯显微镜检查显示混合充血，角膜上皮片状缺损或剥脱，荧光素钠染色阳性，可伴有基质水肿、增厚，后弹力层皱褶，伴或不伴有 KP 及前房炎症反应（细胞/闪辉）等。共聚焦显微镜显示上皮缺损区神经纤维缺失，周边角膜神经密度显著降低，炎性细胞浸润，角膜知觉降低或消退。眼前节相干光断层扫描（AS-OCT）显示角膜上皮缺损，基质水肿、增厚，后弹力层皱褶，伴或不伴有内皮面 KP（图 3-9-2-5）。

（4）角膜基质病变：糖尿病眼表病变早期角膜浅层与深层基质细胞密度均显著下降，常伴有粗大的基质神经纤维环，此时，角膜基质无明显水肿、增厚。当角膜上皮损伤持续不愈合，病变突破前弹力层可导致非感染性或感染性角膜溃疡，可伴有继发性感染、融解、角膜穿孔等并发症。通常病情迁延，可有症状与

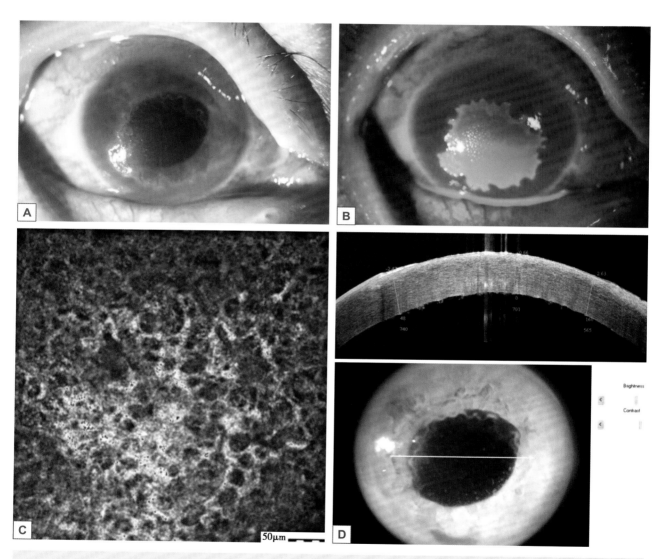

图 3-9-2-5   2 型糖尿病患者玻璃体切除术后上皮反复缺损

图 A   眼前节大体像显示角膜中央上皮片状缺损伴基质水肿
图 B   荧光素钠染色显示角膜中央上皮片状着色
图 C   共聚焦显微镜显示角膜神经消退、炎症细胞浸润
图 D   AS-OCT 显示角膜上皮缺损、基质水肿增厚、后弹力层皱褶、内皮面 KP

体征分离的现象。裂隙灯显微镜检查显示混合充血,角膜溃疡累及浅层或深层基质,常伴有 KP 及前房炎症反应(细胞/闪辉)。严重炎症反应或合并感染者可伴有前房积脓,常导致角膜瘢痕、基质融解、变薄或穿孔。共聚焦显微镜显示溃疡区神经纤维缺失,周边角膜神经密度显著降低,角膜知觉减退。OCT 显示角膜基质部分缺损,基质水肿增厚、混浊、显著变薄甚至穿孔(图 3-9-2-6)。通常,角膜溃疡患者需行角膜刮片、病原学检查及共聚焦显微镜检查排查病原以明确诊断。

(5)角膜内皮病变:糖尿病患者随着病程延长,角膜内皮细胞六边形比例逐渐下降、异型性逐渐增加,内皮细胞功能逐渐下降,但此阶段角膜上皮通常连续且基质无明显水肿增厚。当患者经历眼部尤其是内眼手术后,较无糖尿病患者更易发生角膜内皮功能失代偿,出现大泡性角膜病变,表现为角膜水肿、增厚,上皮下小水泡或融合大泡甚至上皮剥脱、缺损、持续不愈合等,可伴有内皮 KP 或前房细胞/闪辉(图 3-9-2-7)。

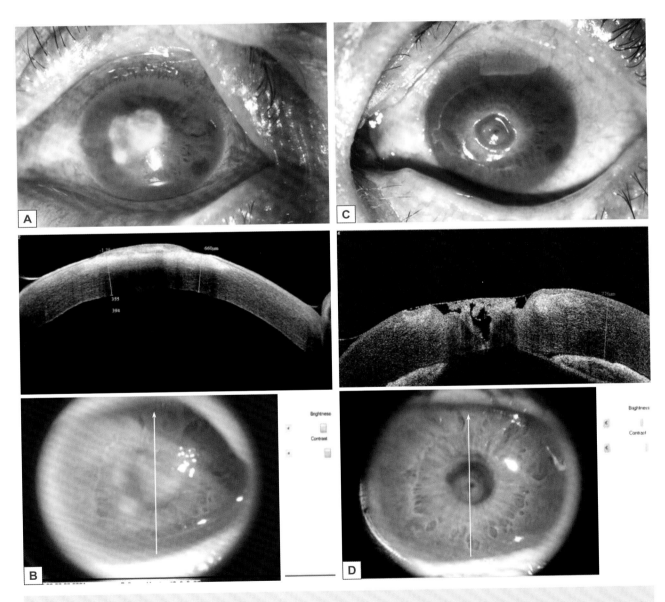

图 3-9-2-6　2 型糖尿病患者真菌性角膜溃疡

图 A　眼前节大体像显示混合充血,角膜溃疡基质浸润深,伪足+
图 B　OCT 显示角膜溃疡累及深层基质
图 C　显示抗真菌药物治疗 5 个月,角膜溃疡区基质融解、角膜穿孔、前房消失
图 D　OCT 显示角膜穿孔

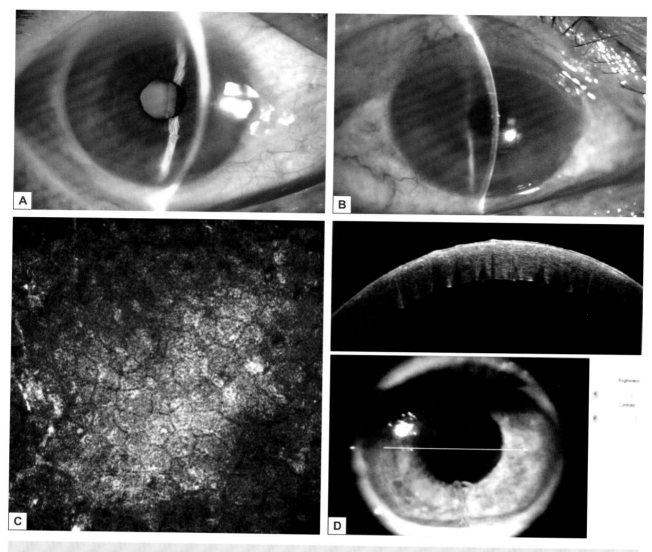

图 3-9-2-7　2 型糖尿病患者白内障术后角膜水肿

图 A　眼前节像显示白内障术前角膜透明,上皮完整
图 B　显示白内障术后 2 个月角膜水肿、后弹力层皱褶伴内皮面 KP
图 C　共聚焦显微镜显示角膜内皮细胞形态异常、密度下降
图 D　AS-OCT 显示角膜上皮及基质增厚,后弹力层皱褶伴内皮面 KP

四、诊断与鉴别诊断

(一) 诊断

糖尿病眼表病变的诊断基于:①糖尿病史、眼部手术史及其他眼部疾病史;②主诉症状;③裂隙灯显微镜检查;④辅助检查等。

根据糖尿病眼表病变的临床症状与体征,参考国际 Mackie 分期与中国干眼专家共识,将糖尿病眼表病变分为轻度、中度和重度(表 3-9-2-1)。

1. 病史　糖尿病诊断史及血糖控制情况。糖尿病眼表病变严重程度通常与病程、血糖控制水平及近期眼部手术史相关。需明确患者是否存在全身免疫性疾病史、三叉神经损伤病史,如颅脑手术史、三叉神经手术导致神经麻痹性角膜炎或眼睑闭合不全所致暴露性角膜炎、长期眼部用药史导致药物性角膜炎、长期配戴角膜接触镜史等。

表 3-9-2-1　糖尿病性角膜病变临床分级

分级	轻度	中度	重度
症状	干涩感、异物感、烧灼感、眼痒、疼痛、眼红、视疲劳、视物模糊、视力波动等,OSDI 评分≥13	难以忍受的眼磨痛、视力下降、畏光、流泪、睁眼困难甚至眼睑痉挛等	视力下降、眼红、轻中度疼痛,可有症状与体征分离现象
体征	结膜充血、泪河降低、睑板腺开口堵塞伴腺体萎缩、眼表干燥、角膜上皮粗糙呈点状或片状角膜上皮荧光素钠着色	混合充血,角膜上皮片状缺损,常伴有基质水肿,后弹力层皱褶,伴或不伴 KP 及前房细胞/闪辉	混合充血,角膜溃疡伴有 KP 及前房细胞/闪辉;严重炎症反应或合并感染者可伴有前房积脓、基质融解、变薄或穿孔等
泪膜稳定性	Schirmer Ⅰ≤10mm NIBUT<10 秒,FBUT≤10 秒	NIBUT<2 秒或无完整泪膜	NIBUT<2 秒或无完整泪膜
角膜神经（共聚焦显微镜）	上皮下神经纤维密度下降、分支减少、弯曲度增加等	上皮缺损区神经纤维缺失,周边角膜神经密度显著降低	溃疡区神经纤维缺失,周边角膜神经密度显著降低
角膜知觉	伴或不伴有知觉下降	显著降低（<35mm）	显著降低（<35mm）
角膜形态（OCT）	上皮连续,基质无明显水肿、增厚	上皮缺损,基质水肿,后弹力层皱褶,内皮面 KP	基质部分缺损,基质水肿增厚、混浊、显著变薄甚至穿孔

NIBUT,noninvasive breakup time,非接触式泪膜破裂时间;FBUT,fluorescein breakup time,荧光素染色泪膜破裂时间

2. 症状　糖尿病患者眼表症状可根据疾病的严重程度而有所不同,主要包括干涩感、异物感、疼痛、畏光、流泪和视力下降等,部分患者症状和体征出现分离现象。

3. 裂隙灯显微镜检查　包括:①眼睑:是否存在睑外翻、睑内翻、倒睫、眼睑瘢痕或眼睑闭合不全、睑板腺口堵塞或脂帽等;②结膜:有无充血或瘢痕化;③角膜:患者可能会显示一系列变化,如临床症状与体征部分所述,结合荧光素钠染色检查可明确诊断。

4. 辅助检查

（1）干眼问卷量表:临床常用的干眼问卷量表有中国干眼问卷量表、OSDI 量表、DEQ-5 量表、McMonnies 量表及 SPEED 问卷等。

（2）荧光素染色泪膜破裂时间（FBUT）:通常在常温、湿度适宜、避光室内环境下进行,通常测量 3 次取平均值。

（3）非接触式泪膜破裂时间（NIBUT）:眼表综合分析仪检测泪膜随时间破裂的位点和时间。

（4）泪河高度测量:裂隙灯显微镜下测量泪液储留高度≤0.35mm 考虑为泪液分泌减少。眼表综合分析仪测量下睑缘泪河高度≤0.2mm 作为干眼诊断的界值。

（5）泪液分泌试验（Schirmer Ⅰ试验）:通常将浸湿试纸长度<10mm 作为干眼诊断的界值。

（6）角结膜荧光素钠染色:角膜、结膜上皮缺损在裂隙灯显微镜的钴蓝光下可表现为绿色点状着色、糜烂、片状缺损、溃疡等不同形态。

（7）角膜知觉检测:Cochet-Bonnet 知觉仪检测低于 35mm 为角膜敏感性显著下降。也可以使用清洁柔软的细棉丝轻触角膜,观察眨眼反射,粗略评估角膜知觉是否减退。

（8）共聚焦显微镜检查:观察角膜各层细胞及上皮下神经密度与形态,是辅助判断糖尿病眼表病变严重程度的主要检测工具。

（9）AS-OCT:中度至重度病变患者通常发生角膜厚度与形态变化,AS-OCT 可提供角膜形态定性与定量数据,显示角膜基质溃疡的深度和基质厚度的变化,便于诊断有穿孔风险的病例及治疗后的随访。

（10）角膜刮片:对于重度病变且高度怀疑合并感染的患者,可角膜刮片行细菌、真菌涂片及培养,必

要时行阿米巴涂片和培养以明确诊断。

（二）鉴别诊断

1. 角膜内皮功能失代偿　主要表现为内皮细胞病变，常伴有上皮下大泡，自觉视力下降呈晨重暮轻表现，内皮显微镜检查或共聚焦显微镜容易鉴别。

2. 药物性角膜炎　临床表现可与轻、中度糖尿病性角膜病变相似，但常伴有长期、频繁滴用多种眼科药物的病史，通常不伴有前房炎症反应。

3. 神经麻痹性角膜炎　患者通常伴有三叉神经损害相关病史，患者角膜敏感性可减退或完全消失，伴有结膜和眼睑部位感觉减退或消失，角膜上皮缺损部位常在角膜中央或偏下方，部分患者伴有睑裂闭合不全。

4. HSK 上皮型与浅基质型　通常有反复发作病史，典型临床体征表现为上皮点状、树枝状或地图状缺损，角膜基质浅层溃疡，病变区角膜知觉减退。大多数患者通常 3 周左右自行消退。

五、治疗

糖尿病眼表病变累及泪腺、睑板腺、结膜及角膜等组织，根据病变发生与发展的危险因素与临床特征，治疗原则是全身与局部的综合治疗。首先需严格控制血糖，定期监测眼表功能变化，保护眼表稳态与微环境，预防与控制眼表病变的发生与发展，并积极治疗眼表并发症（表 3-9-2-2）。

表 3-9-2-2　糖尿病性角膜病变进阶式治疗方案

临床分级	治疗方案	治疗目的
全身治疗	严格控制血糖 改善生活方式 神经营养药物	综合治疗，提高治疗效果
轻度	人工泪液 生长因子类制剂 眼用血清制剂 抗炎（低浓度激素或酌情使用非甾体抗炎药） 物理治疗（睑缘清洁、睑板腺按摩） 强脉冲光或热脉动治疗 酌情使用泪道栓塞及泪点封闭术	改善眼表微环境，提高泪膜稳定性 稳定上皮细胞，避免上皮细胞损伤 提高上皮细胞的修复能力 防止进展到中度（持续性上皮缺损）
中度	治疗性角膜接触镜 手术治疗：羊膜移植术、结膜瓣遮盖及睑缘缝合术等	促进角膜上皮修复 预防角膜上皮反复剥脱 防止进展为重度（角膜溃疡）
重度	单层或多层羊膜移植术 结膜瓣遮盖术 板层或穿透性角膜移植术	促进角膜溃疡修复 防止角膜基质融解及穿孔 改善视力、保存眼球

（一）全身治疗

1. 严格控制血糖　糖尿病神经病变的发病率和严重程度与高血糖的持续时间和血糖水平成正相关，高血糖所诱导的神经病变及表观修饰改变在后期血糖控制良好的情况下依然存在，并且该损害不可逆。因此，早期控制血糖具有重要意义。通常空腹血糖控制在 4.4~7.0mmol/L，非空腹血糖<10mmol/L，HbAc1<7%。

2. 改善生活方式　健康的生活方式可以降低糖尿病神经病变的发病风险，延缓危险因素发展的进程，也是糖尿病神经病变的一级预防策略。长期规律、合理运动可减轻体重，改善脂质代谢，控制血糖、血压,降低糖尿病神经病变的发病率。此外,运动还可以促进神经纤维的再生,有助于糖尿病神经病变的防治。

3. 神经营养药物　糖尿病患者早期即可出现角膜神经显著退行,而躯体周围神经病变多发生于病程>10 年且血糖控制欠佳的患者。因此,糖尿病早期对周围神经的干预性治疗可能有助于预防神经病变的发生与发展。甲钴胺作为活性维生素 B_{12} 制剂,较非活性维生素 B_{12} 更易进入神经细胞内,可以促进神经元内核酸和蛋白质的合成,对髓鞘形成和轴突再生具有显著的促进作用,能够修复损伤的神经细胞,改善神经传导速度。甲钴胺可明显改善糖尿病神经病变患者的临床症状、体征及神经传导速度。推荐用法:甲钴胺针剂 500~1 000μg/d 肌内注射或静脉滴注 2~4 周,其后给予甲钴胺片 500μg,每日 3 次口服,疗程至少 3 个月。该类药物安全性好,无明显不良反应。另外,α-硫辛酸能够通过抑制脂质过氧化,增加神经营养血管的血流量,提高神经 Na^+-K^+-ATP 酶活性。α-硫辛酸 600mg/d 静脉滴注 3 周,可改善神经感觉症状(神经病变主观症状问卷评分)和神经传导速度。600mg/d 长期口服亦可改善神经电生理改变,减轻及延缓神经损害的发展。

（二）局部治疗

1. 药物治疗

（1）人工泪液:人工泪液是治疗不同程度干眼的临床一线用药。人工泪液的主要作用是补充泪膜的不同成分,同时稀释眼表炎性介质。玻璃酸钠、羧甲基纤维素、羟丙基甲基纤维素、聚乙烯醇、聚维酮（聚乙烯吡咯烷酮）、聚乙二醇及聚丙烯酸等成分可补充水分和润滑眼表;0.05% 环孢素滴眼液可改善眼表炎症导致的泪液分泌减少。对睑板腺功能障碍等脂质层异常的干眼,可选用含脂质成分的人工泪液以防止泪液蒸发,延长泪膜的涂布时间,维持泪膜的稳定性。促黏蛋白分泌的 P2Y2 受体激动剂（地夸磷索钠）可刺激眼表上皮细胞分泌黏蛋白,对水液和脂质分泌也具有一定促进作用。眼用凝胶、膏剂在眼表面保持时间较长,主要用于严重干眼,但因会造成视力模糊及眼部不适,可选择在睡前应用。不同患者对不同种类人工泪液的舒适度感受存在个体差异,因此,应选择患者舒适度和依从性好的药物。值得注意的是,对需长期及高频率（如每天 6 次以上）使用人工泪液者,应优先选择不含防腐剂的人工泪液。

（2）促眼表修复的滴眼液:生长因子类可促进角膜上皮细胞增殖、分化,促进修复。以成纤维细胞生长因子、表皮生长因子、维生素 A 等为主要有效成分的滴眼液,具有促进上皮增生、维护眼表微环境的作用。对不同程度角膜上皮损伤者,应使用促眼表修复的滴眼液。

（3）眼用血清制剂:血清制剂含有 NGF、SP、IGF-1 等生物活性成分,可显著减轻神经疼痛症状、改善眼表微环境、促进神经再生与上皮修复,可用于角膜上皮损伤及非感染性角膜溃疡患者。但血清制剂易污染,需严格遵守制备与保存方法,可参见《中国自体血清滴眼液治疗角膜及眼表疾病专家共识（2020 年）》。要有明确的临床适应证,不是常规用药。

（4）抗炎治疗:目前,临床应用的抗炎药物主要包括糖皮质激素、非甾体抗炎药（NSAID）。糖皮质激素类眼部制剂用于伴眼部炎性反应的中、重度眼表病变,使用时需遵守低浓度、短疗程、炎性反应控制后缓慢停药的使用原则。须警惕糖皮质激素引起的不良反应,如高眼压,一旦出现应停止用药。严重睑板腺功能障碍伴睑缘炎患者可考虑应用含糖皮质激素的眼膏涂抹睑缘。由于 NSAID 具有角膜上皮细胞毒性的副作用,通常不作为首选抗炎药物,对具有糖皮质激素不良反应的高危干眼患者,可低频次使用 NSAID 眼部制剂。

2. 非药物治疗

（1）物理治疗:主要包括睑缘清洁、热敷熏蒸、睑板腺按摩等,可有效控制睑缘炎、利于排出以改善或恢复睑板腺腺体功能,疏通睑板腺,改善泪膜稳定性。

（2）治疗性角膜接触镜:高透氧软性角膜接触镜和巩膜镜适用于伴角膜上皮损伤或非感染性角膜浅基质溃疡患者。治疗性角膜接触镜短期内可改善眼表症状和体征,但长期配戴存在感染风险,需同时使用抗生素眼部制剂预防感染并严格按期更换,密切关注角膜损伤情况。需注意部分高度敏感或严重干眼患者配戴角膜接触镜可引起磨痛症状。

（3）强脉冲光或热脉动治疗：强脉冲光和热脉动治疗是两种新兴的治疗方法，主要用于治疗 MGD 导致的脂质异常型干眼，可通过减轻睑缘炎症、热效应、睑板腺按摩、杀菌除螨以及光调节作用等，缓解 MGD 及相关干眼的症状和体征。

（4）泪道栓塞或泪点封闭：对泪液分泌量严重缺乏且使用眼部制剂难以缓解症状的干眼患者，可考虑行泪道栓塞或泪点封闭，以维持眼表泪液容量、稀释促炎介质及降低泪液渗透压，在短期内缓解症状。一般尽量应用暂时性泪道栓（可吸收型）和便于取出的永久性（不可吸收型）泪点塞。所有患者在泪道栓塞前均应行泪道冲洗。对不能使用或不能耐受泪道栓的严重干眼患者，可选择泪点封闭术永久性封闭泪点。

3. 手术治疗　糖尿病眼表病变累及角膜时易反复发作且持久不愈，对药物治疗效果欠佳的角膜上皮损伤或浅基质溃疡患者及角膜深基质非感染性或感染性溃疡患者，可积极手术治疗。常见的手术方式包括：羊膜移植术、睑缘缝合术、结膜瓣遮盖术，以及板层或穿透性角膜移植术。

（1）羊膜移植术：适用于角膜上皮持续性缺损或非感染性角膜溃疡患者。羊膜不但可对病变角膜提供机械性保护作用，其所含生长因子与抗炎因子可促进角膜上皮愈合，减少新生血管，减轻眼表炎性反应，有效促进角膜上皮损伤修复与神经再生（图 3-9-2-8）。对深基质非感染性角膜溃疡，为避免角膜穿孔，可行多层羊膜移植术。

（2）结膜瓣遮盖术：糖尿病眼表病变治疗期间，血糖控制欠佳可影响治疗效果，导致术后病情复发，对不能通过羊膜移植治愈的非感染性或已控制感染的偏位角膜基质深层溃疡、角膜小穿孔者，可试行结膜瓣遮盖术。全结膜皮瓣对严重的基质损伤和视力预后不良的患者更有用，部分皮瓣或桥式皮瓣可用于治疗小的或周围性溃疡（图 3-9-2-9）。

（3）睑缘缝合术：适用于角膜上皮持续性缺损或非感染性角膜溃疡行羊膜移植术或结膜瓣遮盖术效果欠佳患者（图 3-9-2-10）。睑缘缝合术可保护眼表，减少眼表暴露，有利于角膜上皮或溃疡修复。

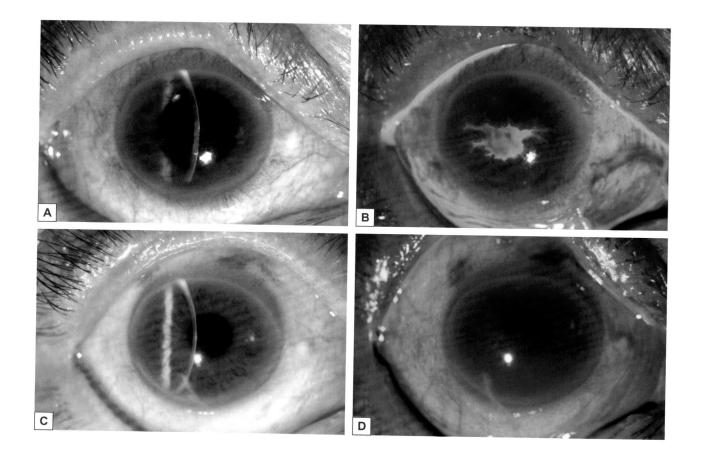

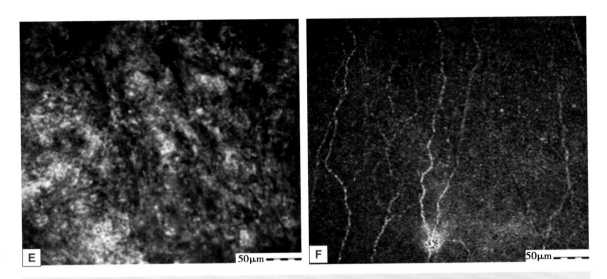

图 3-9-2-8　2 型糖尿病患者白内障术后 1 个月角膜上皮缺损持续不愈合,行羊膜移植术

图 A、B　眼前节像和荧光素染色像显示结膜充血、角膜水肿伴中央上皮不规则缺损、周边上皮粗糙、基质水肿、后弹力层皱褶
图 C、D　显示羊膜移植术后 18 天角膜透明、上皮完全愈合
图 E　共聚焦显微镜显示术前角膜上皮下神经纤维消退
图 F　共聚焦显微镜显示术后 3 个月角膜上皮下神经再生、密度增加

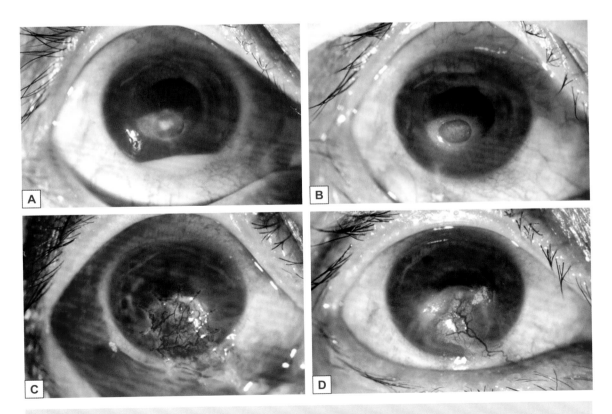

图 3-9-2-9　2 型糖尿病合并真菌性角膜溃疡患者行结膜瓣遮盖术

图 A　眼前节大体像显示患者角膜中下方角膜深基质溃疡合并前房积脓
图 B　患者经全身与局部抗真菌药物治疗及玻璃体腔注药术后,感染已控制,溃疡持续不愈合
图 C　患者结膜瓣遮盖术后第 1 天,结膜瓣血运丰富
图 D　患者结膜瓣遮盖术后溃疡愈合,结膜血运尚可,基质局限性混浊

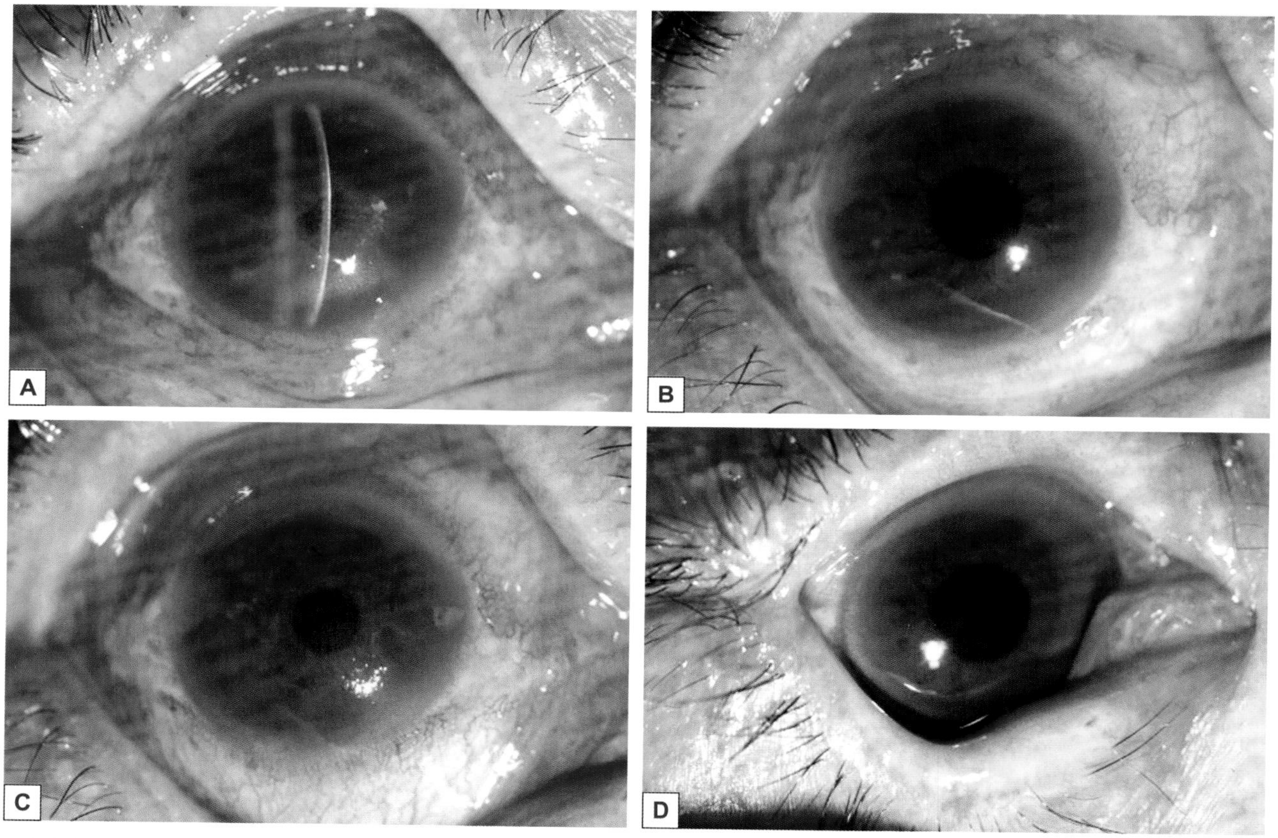

图 3-9-2-10　2 型糖尿病患者角膜上皮损伤先后行羊膜移植术与睑缘缝合术

图 A　眼前节大体像显示患者混合充血、角膜水肿,伴中央上皮不规则缺损
图 B　显示羊膜移植术后 2 周角膜透明、上皮基本修复
图 C　显示羊膜移植术后 4 周角膜中央上皮再次不规则上皮缺损
图 D　显示睑缘缝合术后 6 周颞侧睑裂融合、角膜透明、上皮光滑

　　(4)板层或穿透性角膜移植术:当所有其他治疗方法都不能治愈进行性角膜溃疡时,角膜移植术通常是最后的治疗手段。板层角膜移植术适用于角膜基质溃疡未累及后弹力层和内皮层、内皮功能良好者。穿透性角膜移植术适用于角膜溃疡久治不愈、病变累及角膜后弹力层、溃疡濒于穿孔或溃疡合并穿孔者(图 3-9-2-11)。

　　糖尿病患者内眼术后角膜内皮细胞功能失代偿风险高,当患者出现大泡性角膜病变时,需行穿透性角膜移植术以减轻症状、改善视力(图 3-9-2-12)。

　　糖尿病是感染性角膜溃疡发生发展的高危因素,尤其是在血糖控制欠佳时,角膜移植术后存在角膜植片上皮持续不愈合、眼前节过度炎症反应、原发病复发或继发其他病原体感染等,严重者继发感染性眼内炎甚至眼球不能保存(图 3-9-2-13)。若角膜移植术后植片上皮愈合困难且药物治疗难以愈合时,需行手术干预,如羊膜移植术或睑缘缝合术(图 3-9-2-14)

　　4. 新型治疗方法　神经生长因子(NGF,塞奈吉明滴眼液)是一种神经营养素,可促进感觉神经元和交感神经元生长和存活,并恢复受损神经元功能,可使患者的角膜损伤迅速愈合,角膜知觉和泪液生成量均得到改善。神经生长因子滴眼液是目前临床治疗糖尿病角膜病变较有前途的药物治疗方法之一,在欧美及我国已应用于临床治疗神经营养性角膜炎,具有较好的恢复角膜神经功能的效果。笔者研究团队观察 NGF 滴眼液治疗糖尿病角膜病变的临床效果,证实 NGF 可有效、快速促进糖尿病患者角膜上皮愈合(图 3-9-2-15)。

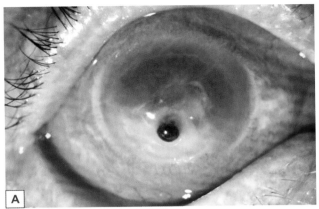

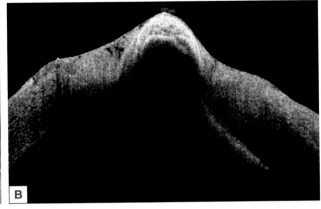

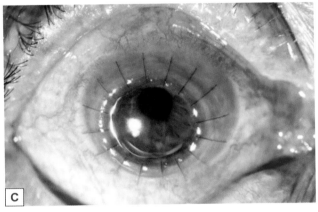

图 3-9-2-11　2 型糖尿病角膜细菌感染患者行穿透性角膜移植术

图 A　眼前节大体像显示患者混合充血著、角膜溃疡合并穿孔、虹膜嵌顿

图 B　OCT 显示角膜溃疡处穿孔

图 C　显示穿透性角膜移植术后 2 周角膜植片透明,上皮完整、无感染复发迹象

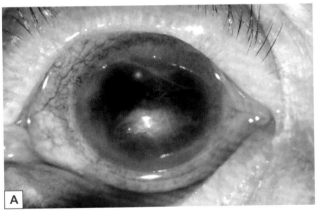

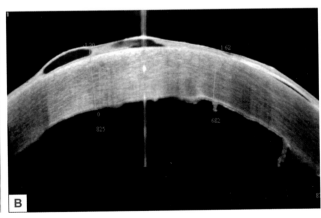

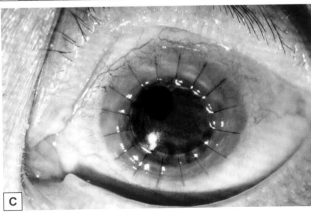

图 3-9-2-12　2 型糖尿病内皮功能失代偿患者行穿透性角膜移植术

图 A　眼前节大体像显示患者角膜水肿,上皮下大泡

图 B　OCT 显示膜基质水肿,增厚,上皮下大水泡

图 C　显示穿透性角膜移植术后 1 周角膜移植透明,上皮完整

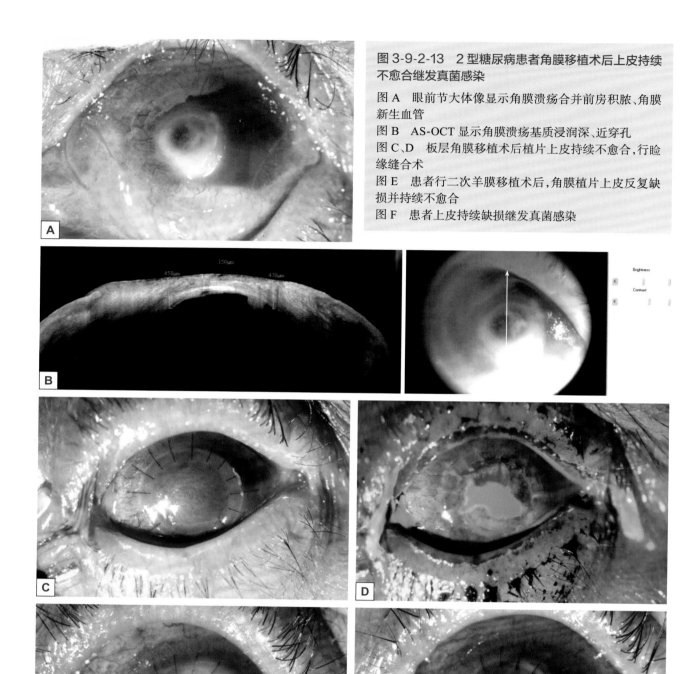

图 3-9-2-13　2 型糖尿病患者角膜移植术后上皮持续不愈合继发真菌感染

图 A　眼前节大体像显示角膜溃疡合并前房积脓、角膜新生血管

图 B　AS-OCT 显示角膜溃疡基质浸润深、近穿孔

图 C、D　板层角膜移植术后植片上皮持续不愈合,行睑缘缝合术

图 E　患者行二次羊膜移植术后,角膜植片上皮反复缺损并持续不愈合

图 F　患者上皮持续缺损继发真菌感染

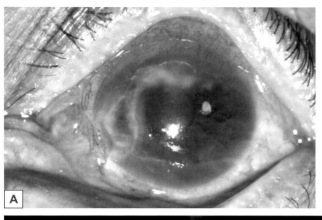

图 3-9-2-14　2 型糖尿病翼状胬肉术后角膜溃疡,行板层角膜移植术后 HSK 上皮型发作

图 A　眼前节大体像显示角膜鼻侧溃疡累及角膜缘,基质浸润深

图 B　AS-OCT 显示角膜溃疡基质局部浸润深、近穿孔

图 C　板层角膜移植术后缝线调整,单纯疱疹病毒性角膜炎上皮型发作,角结膜上皮地图状缺损

图 D　羊膜移植联合角膜术后感染控制,植片上皮愈合,上皮光滑

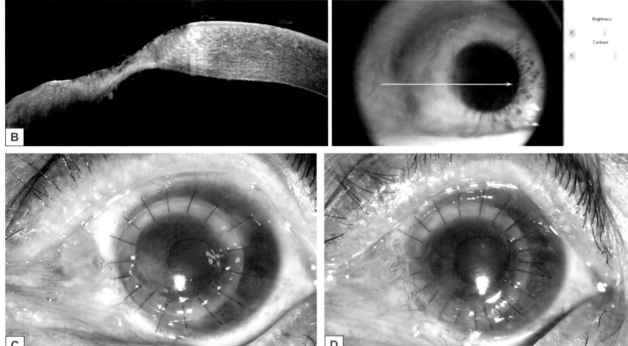

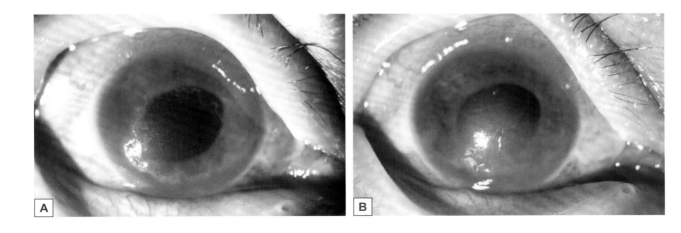

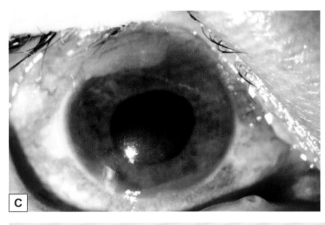
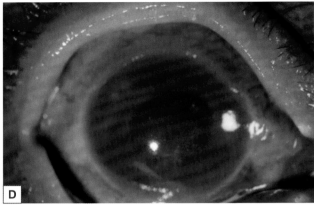

图 3-9-2-15　2 型糖尿病角膜上皮损伤患者使用 NGF 滴眼液治疗效果

图 A　眼前节大体像显示患者角膜上皮大片状缺损
图 B　使用 NGF 滴眼液 1 周后上皮大部分修复,基质水肿
图 C、D　2 周后角膜上皮愈合

（张阳阳　郭萍）

第三节　酒渣鼻性角膜炎

酒渣鼻(rosacea)又称玫瑰痤疮(acne rosacea),是一种常见于面中部的慢性炎症性皮肤病,主要影响脸颊、下巴、鼻子和前额中央皮肤的血管与毛囊皮脂腺,表现为皮肤潮红、一过性或持久性红斑、毛细血管扩张、丘疹脓疱及皮脂腺肥大,同时可引起眼部疾病,如睑缘炎、睑板腺功能障碍和角结膜病变等。

一、病因与流行病学

1. 病因　目前病因不明。睑缘蠕形螨及病原菌介导的炎症反应可能是该病的重要病因;有研究表明紫外线与热环境也参与了眼酒渣鼻的发病;同时,该疾病还受到一定的遗传因素影响。

2. 流行病学　可发生于任何年龄,但好发于中老年人;其发病率无明显性别差异。所有肤色人种均会患此病,但在浅肤色高加索人种中更常见,可能因为肤色会干扰临床上发现皮肤病理损伤的特征性改变,使深肤色患者易漏诊。

二、发病机制

发病机制尚不明确,主要由免疫炎症反应、神经血管调节异常、蠕形螨及微生物感染等引起。

1. 免疫炎症反应与神经血管调节异常　酒渣鼻炎症形成过程中,自身固有免疫的异常激活发挥了重要作用。当机体受到各种诱因(如暴晒、酗酒等)刺激后,Toll 样受体 4(TLR-4)与抗菌肽 37(LL-37)等被激活并释放各种炎症因子,同时,还会刺激感觉神经元和瞬时受体电位(transient receptor potential, TRP)中的 TRPV1-4 与 TRPA1 释放神经肽,导致眼部炎症的发生和血管舒缩调节紊乱,从而引起潮红、红斑等症状。

2. 蠕形螨及微生物感染　蠕形螨感染后吞食宿主细胞和皮脂腺分泌物,引起睑缘皮肤组织出现病理改变及不同程度的炎症反应;病原菌的分泌物及其死亡后的代谢产物等堆积在睫毛根部并堵塞睑板腺腺管,诱发睑缘炎和睑板腺功能障碍。有研究表明,幽门螺杆菌感染和眼酒渣鼻的发生也有一定的关联性。

三、临床表现

（一）症状与体征

1. 全身情况　本病不同时期全身有不同的表现,具体如下:

（1）红斑期:在鼻部、两颊及前额等部位出现对称性潮红,初为暂时性,反复发作后持久不退,使面部呈现持续性红斑。

（2）丘疹脓疱期:病情继续发展,在红斑基础上出现大小不一的圆顶状红色丘疹及针头大小的浅表脓疱。

（3）鼻赘期:病情长久者,鼻部、皮脂腺及结缔组织增生,致使鼻尖部肥大,形成大小不等的紫红色结节状隆起,称为鼻赘。

2. 眼部情况　眼酒渣鼻常发生于双眼,但双眼严重程度可不相同,也可单眼发病。患者早期可出现眼部烧灼感、瘙痒、干涩、异物感、眼红、畏光和/或溢泪等常见症状,随着疾病进展,出现睫毛脱落、眼痛、视物模糊或视力下降等不适症状。

（1）眼睑:睫毛毛囊肥大,睫毛根部袖套样分泌物及蜜糖样痂壳(图3-9-3-1),睑缘充血并伴有毛细血管异常扩张呈毛刷状,睑板腺开口脂样堵塞造成睑板腺功能障碍,从而引发急性睑腺炎和睑板腺囊肿。

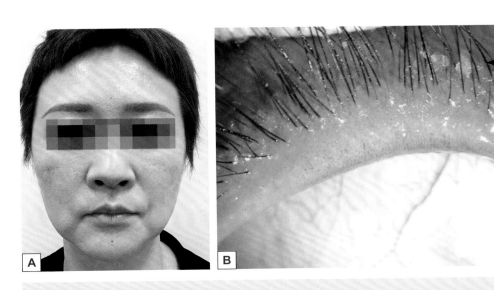

图3-9-3-1　酒渣鼻患者皮肤与眼部表现

图A　面中部皮肤潮红
图B　睑缘充血、睫毛根部蜜糖样痂壳(黑色箭头)

（2）结膜:睑结膜除充血外,可见少许乳头或滤泡,极少数患者可形成结膜溃疡;球结膜充血并伴有血管扭曲变形、增生形成团块状结节,病情严重时表现为下睑结膜瘢痕、结膜肉芽肿,以及睑球粘连等。

（3）角膜:下方浅层点状角膜炎是眼酒渣鼻最常见的角膜病变,初期表现为孤立的浅表点状角膜浸润,随后新生血管异常生长形成舌状血管翳;眼酒渣鼻还会继发感染性角膜炎、假性树突状角膜溃疡和假性圆锥角膜等;复发性眼酒渣鼻可引起无菌性角膜溃疡、深基质角膜浸润及角膜穿孔等(图3-9-3-2)。

（4）其他:眼酒渣鼻还可表现为一些不常见的眼部病变,如虹膜睫状体炎、中部葡萄膜炎、巩膜外层炎或巩膜炎及穿孔等。

（二）辅助检查

酒渣鼻性角膜炎多合并睑缘炎和睑板腺功能障碍,需通过相关眼部检查评估眼部情况,同时全身检查皮肤病变情况。

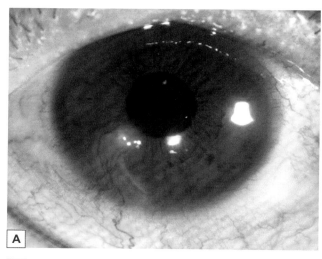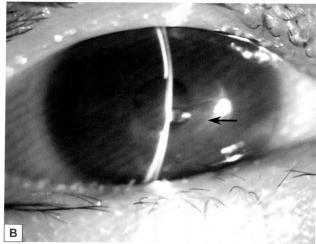

图 3-9-3-2 酒渣鼻性角膜炎患者角膜病变

图 A 下方角膜舌状血管翳

图 B 睑板腺开口堵塞,角膜溃疡继发穿孔(黑色箭头)

1. 眼部检查 对诊断本病很重要,主要眼部检查如下:

(1)荧光素钠染色(FLS):裂隙灯显微镜下观察睑缘、睑板腺开口及角结膜情况,FLS 检查观察角结膜组织的具体病变范围。

(2)睑缘螨虫检测:在患者双眼上、下睑各取 3 根睫毛,光学显微镜下检查螨虫种类和数量,评估患者睑缘螨虫感染情况。

2. 全身检查 可由皮肤科医生完成,利用皮肤镜、反射式共聚焦显微镜、皮肤超声和红外成像等多种新型皮肤检测设备诊断酒渣鼻。

四、诊断与鉴别诊断

(一)诊断

1. 病史 寻找酒渣鼻的病史或者皮肤表现对于酒渣鼻性角膜炎诊断很重要。

2. 眼部症状和体征 2017 年,美国国家酒渣鼻协会专家委员会(National Rosacea Society Expert Committee,NRSEC)列出酒渣鼻性角膜炎常见临床表现包括:①眼部烧灼感、瘙痒感、异物感及睫毛脱落等;②睑缘毛细血管扩张充血;③结膜充血;④角膜浅层点状浸润、舌状血管翳;⑤巩膜炎和角巩膜炎等。

3. 辅助检查 睑缘螨虫检测等眼部检查与皮肤检查可辅助诊断。

4. 小儿酒渣鼻性角膜炎 小儿酒渣鼻性角膜炎常无明显面部症状,眼部病变易被忽视或被误诊而延误治疗。与成人相比,儿童首次就诊时多合并角膜严重病变,如角膜溃疡或角膜穿孔等。酒渣鼻家族史对于儿童患者早期确诊很有帮助。

(二)鉴别诊断

1. 类固醇酒渣鼻 是一种医源性酒渣鼻,常因局部使用含氟类皮质类固醇所致,多见于下眼睑;有酒渣鼻家族史的患者更易发展为类固醇酒渣鼻。

2. 睑板腺癌 好发于老年女性,多发于上睑;酒渣鼻性角膜炎患者睑板腺囊肿反复发作需手术切除送病检排除睑板腺癌。

3. 睑缘炎相关角结膜病变(blepharokeratoconjunctivitis,BKC) 研究表明儿童 BKC 有 20%~50% 合并酒渣鼻。对儿童 BKC 患者,需结合面颊部皮肤病变和有无酒渣鼻家族史与其鉴别诊断。

五、治疗

酒渣鼻性角膜炎的治疗是基于酒渣鼻皮肤治疗的基础上进行眼部治疗。眼部治疗主要包括有健康宣教、物理治疗、药物治疗和手术治疗等。

（一）健康宣教

患者健康教育很重要，应尽量减少接触诱发酒渣鼻的因素，比如暴晒、酗酒、辛辣食物、精神压力及相关药物（如胺碘酮及维生素 B_6、维生素 B_{12}）等，同时，在日常生活中注意防晒、保湿、润肤，避免浓妆。

（二）物理治疗

早期物理疗法包括有睑缘清洁、温热敷、睑板腺按摩等，目的在于清洁睑缘、保持腺体通畅和稳定眼表。合并螨虫感染应进行睑缘深部清洁，同时注意面部、全身皮肤和毛发清洁，以及居住环境和个人衣物的消毒护理。此外，强脉冲光、热脉动治疗系统也可以有效地减轻睑缘炎症和疏通睑板腺堵塞。

（三）药物治疗

1. 眼局部药物　局部可适量使用人工泪液、抗生素滴眼液等药物；合并严重睑缘炎及角结膜炎症时，可局部加用糖皮质激素类眼水、眼膏及免疫抑制剂等联合治疗。

2. 全身药物　皮肤病变较严重或眼部炎症处于活动期或急性发作期时，应全身口服抗生素治疗，包括有四环素、多西环素和米诺环素等，但禁用于 7 岁以下儿童或怀孕和哺乳期妇女，可用红霉素和阿奇霉素替代。

（四）手术治疗

严重干眼可选择泪点栓塞和泪点烧灼术进行泪点封堵。对难治性复发性角膜溃疡，可行羊膜移植、结膜瓣覆盖等手术治疗。出现严重并发症，如角膜融解、角膜穿孔等，需行角膜移植手术。

（郭萍）

第四节　角膜色素样沉着

角膜色素样沉着是临床常见征象，有的沉着物是色素，但有的并非色素，笔者统称为色素样沉着（like-pigment deposition）。在致病因素上有些是局部因素，有些则是全身病在角膜上的表现，多数物质可沉积在角膜的后层。

一、角膜血染

角膜血染是由外伤或其他原因导致的前房积血和高眼压，红细胞的降解产物和含铁血黄素进入角膜内皮细胞和角膜基质，临床上表现为角膜棕褐色颗粒沉着。

（一）病因与发病机制

角膜血染的常见病因有眼球钝挫伤、眼内血管性病变、眼内手术或其他因素。前房积血以后，当出血量较大，同时伴有高眼压及角膜内皮损伤，红细胞的降解产物和含铁血黄素经损伤的内皮细胞进入角膜基质层，表现为角膜棕褐色颗粒沉着形成血染。

（二）临床表现

角膜呈棕褐色，可波及全角膜，但角膜无明显水肿，眼内组织视不清（图3-9-4-1A）。患者常伴有高眼压，但很多患者就诊时眼压已正常，可能在出血早期伴有眼压过高史。也有低眼压下角膜血染的病例报道。大量前房积血伴有高眼压时，应行UBM检查，了解房角的情况。UBM可以显示虹膜是否有根部断离、房角后退等病变。

眼前节相干光断层扫描（AS-OCT）表现为基质中的高折射颗粒，为红细胞产物（图3-9-4-1B）。另外，外伤性前房积血角膜后层光密度显著改变，因此，角膜光密度检查可一定程度上辅助临床判断外伤性前房积血后角膜血染的可能性，并评估前房积血消退后的角膜透明度。

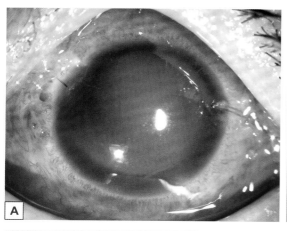 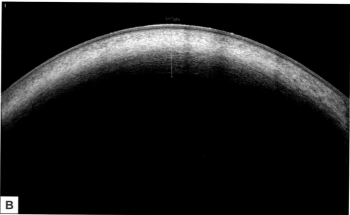

图 3-9-4-1　角膜血染眼前节照相和 AS-OCT 表现

图 A　眼外伤,术后 1 个月,角膜血染,呈棕褐色,波及全角膜

图 B　AS-OCT 表现为角膜基质中的高折射颗粒

角膜血染一般从角膜周边部开始,在数月或数年内可恢复透明,取决于角膜内皮细胞的数量及功能。

（三）辅助检查

1. 眼压测量　监测眼压变化。

2. B 型超声检查　了解玻璃体是否有积血及视网膜是否有病变。

3. UBM 检查房角和睫状体　有无房角后退和虹膜根部断裂等病变。

4. AS-OCT 检查　了解角膜病变厚度、病变范围、前房角和睫状体变化。

（四）诊断

1. 病史　外伤和其他眼内出血病史。

2. 临床表现　角膜棕褐色血染、前房积血等。

3. 辅助检查　眼压、B 超、AS-OCT 等协助诊断。

（五）治疗

1. 药物治疗

（1）局部用药:应用铁离子螯合剂,常用 0.5% 依地酸二钠（EDTA）滴眼液,可联合抗生素、激素类滴眼液及眼膏预防感染、减轻炎症;对前房积血合并炎症反应,在排除虹膜根断裂者可适度散瞳,预防虹膜后粘连;若眼压升高,可局部应用降眼压药物控制眼压。

（2）全身用药:可全身应用止血药,如血凝酶等;若高眼压局部药物控制欠佳时,可选醋甲唑胺片口服或 20% 甘露醇注射液静脉滴注控制眼压,但需监测全身副作用。

2. 手术治疗

（1）大量前房积血同时伴有高眼压时,早期应行前房灌洗术,彻底清除前房内的积血。

（2）对已形成角膜血染不能消退的患者,尤其是儿童,为预防弱视,应考虑行角膜移植术。

二、角膜铁质沉着

角膜铁质沉着,一种是眼内铁质异物,导致角膜内皮和基质内铁质沉着;另一种是角膜上皮内的铁质沉着,临床上并不少见,只是由于后者无特殊临床意义而被忽视。

（一）病因与发病机制

铁离子在细胞的新陈代谢中起到重要作用,但铁过量时会导致自由基的产生引起毒性反应。

1. 眼内铁质异物 铁是最常见的眼内异物,常见于外伤。铁沉积会导致羟自由基的形成,并逐步在眼内扩散,久之则形成眼球铁锈沉着症,也被称为铁晴症。可以波及角膜、虹膜、晶状体、玻璃体和视网膜等眼内组织,损害光感受器和视网膜色素上皮细胞,严重者最终会导致失明,角膜铁锈沉着只是铁晴症的一部分。

2. 角膜铁质异物 临床上也有单独侵犯角膜的铁质异物,如不及时取出,会在角膜异物周围形成铁锈沉着环,影响外观和视力,导致患者生活质量下降。

3. 铁质沉着线 见于某些疾病或眼部手术后,铁以游离或结合的形式存在于泪膜中,它与乳铁蛋白和转铁蛋白结合于角膜上皮内,泪膜分布紊乱和继发的角膜上皮改变会导致铁沉积,主要以铁蛋白的形式沉积在角膜基底上皮细胞内和细胞间隙中。

（二）临床表现

1. 铁质异物

（1）角膜铁质异物:角膜铁质异物时,如果异物较小,异物嵌顿在角膜基质内,异物周围角膜有环形锈染,并伴有角膜组织轻度水肿(图 3-9-4-2A)。

（2）眼内铁质异物:常见的有晶状体异物,晶状体铁质异物很小时,晶状体可在一段时间内保持透明,但可见有局限性的白内障,晶状体前囊下有很细小的棕色颗粒,久之,在前囊下形成棕色铁锈斑(图 3-9-4-2B)。在玻璃体腔也可以发现对后部组织的损害,视功能包括视神经均可受损。

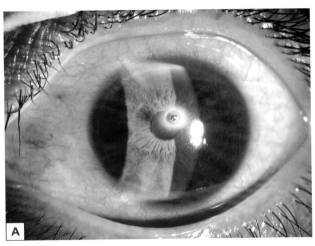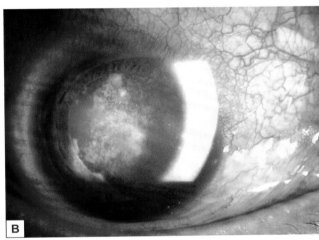

图 3-9-4-2 铁质异物引起的眼部损害

图 A 角膜铁异物,异物周围角膜环形锈染,周围角膜轻度水肿
图 B 眼内铁异物,晶状体可见棕色铁锈斑

2. 铁质沉着线

（1）Fleischer 环:临床上常见圆锥角膜的锥底(图 3-9-4-3)。

（2）Stocker 线:翼状胬肉头部角膜上皮内的铁线(图 3-9-4-4)。

（3）Hudson-Stähli 线:在正常人的睑裂部位下、中 1/3 角膜交界处上皮内的铁线称为 Hudson Stähli 线。该线常呈水平走行,形成一个逐渐向下的弧。Hudson-Stähli 线可能会因各种因素而改变,如角膜瘢痕或配戴角膜接触镜。

（4）Ferry 线:可出现在抗青光眼手术后,位于滤过泡前。

（5）其他:角膜移植缝线内环和多种角膜屈光手术切口附近上皮内,以及 Salzmann 结节样角膜变性和外伤后瘢痕组织隆起均可以发现铁沉着。

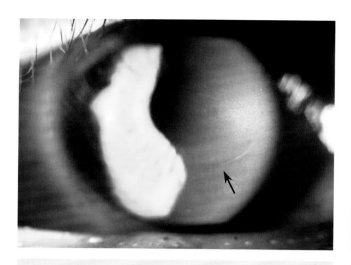

图 3-9-4-3　Fleischer 环

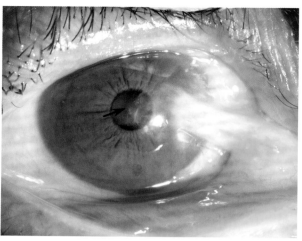

图 3-9-4-4　Stocker 线

（三）辅助检查

1. 角膜地形图、泪液分泌试验、BUT 等检查排除圆锥角膜、泪膜异常等。

2. 眼部外伤史患者 B 超检查是必要的,有条件可做 UBM、AS-OCT 等检查,以防止在房角及睫状体的细小异物被遗漏。

3. CT、MRI 检查　必要时行 CT、MRI 检查,主要应与非铁质异物相鉴别。

（四）诊断

1. 病史　外伤患者若有角膜全层的裂伤、虹膜的伤口等病史,应仔细询问受伤现场及异物的性质,区分是否为磁性异物及其性质非常重要。

2. 临床表现　临床症状和典型体征是明确诊断的关键。

3. 辅助检查　补充和协助诊断。

（五）治疗

1. 角膜上皮内的铁线　无须治疗,一般不影响视功能。

2. 角膜铁锈环　可用 0.2% 依地酸二钠（EDTA）滴眼液或眼膏治疗,部分铁锈环可以吸收,轻者可以消退。取铁锈环时,可以轻轻刮除锈环,切忌损伤角膜组织强行刮除,否则会导致更大的瘢痕而影响视力。

3. 角膜异物　原则上,角膜异物及眼内铁质异物均应及时取出并结合抗感染治疗。当异物细小、晶状体尚透明、视力良好或在球壁内的细小异物,应当随访观察,可以择期取出。早期铁睛症患者,应当坚决及时取出异物。

4. 其他　对累及角膜中央明显影响视力者,可行板层角膜移植术或穿透性角膜移植术治疗。

三、角膜铜质沉着

临床上可见到因铜睛症或肝豆状核变性,角膜出现 Kayser-Fleischer 铜环,简称 K-F 环。这是一种特征性诊断疾病的体征,主要见于铜代谢障碍患者。

（一）病因与发病机制

1. 晶状体铜质沉着　是眼内铜质异物或者细小铜异物在角膜基质内未及时取出,铜离子在组织内氧化和沉着所致。

2. 角膜 Kayser-Fleischer 铜环（K-F 环）　常见于 Wilson 病（肝-豆状核变性）,该病是一种由 ATP7B 转运蛋白缺乏引起的常染色体隐性遗传病,这种蛋白促进铜与铜蓝蛋白的结合,使铜在组织中聚积增多,沉积在角膜时形成 K-F 环。

（二）临床表现

1. 晶状体铜质异物　可以产生葵花样白内障,后囊呈草绿色,是铜沉着于晶状体前囊或后囊所致。

2. 角膜铜质异物　可导致无菌性炎症,也可以导致化脓性眼内炎,对眼部组织损害重于铁质异物,其损伤的程度主要取决于异物的铜含量、大小、包裹性、持续时间和宿主反应。

3. 角膜铜质沉着环（K-F 环）　在裂隙灯显微镜检查下,可见后弹力层靠近角膜缘约 5mm 位置,有环形宽 1~3mm 的金黄色或黄绿色铜颗粒沉着,环的边缘色泽较深,越向中央色泽越淡,与角膜缘之间有一透明带隔开。

（三）诊断

1. 外伤和铜质异物眼内留存病史。

2. 角膜和眼内典型的临床表现。

3. 有明确的肝-豆状核变性的临床表现。

4. 结合临床症状和实验室检查,如铜蓝蛋白的测量、尿铜排泄或遗传评估。

（四）治疗

1. 积极治疗原发病,尽早取出铜质异物,控制炎症、感染及相关并发症。

2. 肝-豆状核变性治疗　低铜饮食、促进铜物质排泄、抑制铜吸收等。

四、角膜碘沉着

该病主要发生在全身长期应用含碘量高的药物,患者会出现角膜碘沉着。

（一）病因与发病机制

胺碘酮是广谱抗心律失常药,该药对心脏多种离子通道均有抑制作用,长期使用该药物常会引起涡状角膜病变。

（二）临床表现

主要表现为角膜褐色颗粒沉着,通常双侧对称出现,以特有的方式发展,其程度与用药剂量和持续时间有关。角膜沉积物很少引起视觉症状或视力损害,但患者可能会看到灯光周围出现光晕和彩色环,停药后微粒可逐渐消失。

（三）诊断

1. 抗心律失常用药病史。

2. 角膜或眼内典型的临床表现。

3. 结合临床症状、体征和辅助检查,如共聚焦显微镜可显示前部基质的变化,包括微沉淀(类似于上皮沉积)、角膜细胞密度降低和神经纤维排列不规则。

（四）治疗

微细沉淀可在停止药物治疗后很快消失,一般不影响视力,无须特殊治疗。如果发生了视神经病变,则应考虑停药或减少用药剂量。

（郭萍）

第五节　梅毒性角膜基质炎

梅毒是一种慢性全身性传染病,常侵及眼部,几乎可累及眼睛的所有结构,角膜病变主要表现为非化脓性角膜基质炎,被称为梅毒性角膜基质炎。

一、病因与流行病学

1. 病因　梅毒螺旋体感染致敏角膜后产生自身免疫反应性炎症,先天性梅毒多见,也可见于获得性梅毒感染。

2. 流行病学　20 世纪初,人们认识到先天性梅毒是非溃疡性角膜基质炎的常见原因,高达 0.1% 的新生儿面临患梅毒性角膜炎的风险。20 世纪中期,全球梅毒性角膜病变患者大约有 100 万。青霉素的出现有效扼制了梅毒传播和先天性梅毒性角膜炎的发生,目前,发达国家先天性梅毒性角膜基质炎已非常少见,因梅毒性角膜病变行角膜移植的比例也从 10%~15% 下降到不足 1%。21 世纪以来,伴随艾滋病发病率的升高,梅毒感染又呈上升趋势,发展中国家仍有 200 万妊娠期妇女患有梅毒,近 10% 的孩子可能患梅毒性角膜基质炎。

二、发病机制

梅毒螺旋体感染引发角膜基质炎的确切机制尚不明确,可能有以下两个方面。

1. 梅毒螺旋体直接感染　实验证实,将梅毒螺旋体直接接种到角膜、前房、玻璃体腔和视神经,可诱发严重的炎症病变。潜伏期、早期和晚期梅毒患者眼内组织检测,均有梅毒螺旋体存在。

2. 免疫性炎症反应　胚胎期或后天感染的梅毒螺旋体播散至角膜,致敏角膜组织。隐存其他部位的螺旋体抗原或毒素随血流达角膜时,局部产生抗原抗体反应或抗原抗体-补体反应,引发免疫性角膜炎。

三、临床表现

先天性梅毒性角膜基质炎多起病于 5~15 岁,早于 2 岁或晚于 40 岁者少见,可双侧同时或先后出现。获得性梅毒引起的角膜基质炎少见,多单侧发病。

（一）症状

早期症状多不明显,病情进展时可出现明显的角膜刺激症状,包括畏光、流泪、眼红等。随着病情进展,视力逐渐下降。至恢复期,角膜浸润吸收、新生血管萎缩,视力可不同程度恢复。

（二）体征

1. 角膜炎症　睫状充血、角膜基质浸润和上皮细胞水肿是基质性角膜炎最早期特点,浸润通常始于上方角膜的深部基质,呈扇形或钱币样,逐渐发展为弥漫性基质浸润,呈毛玻璃样外观。获得性梅毒性角膜基质炎角膜浸润多局限在一个象限,可发生深部角膜的肉芽肿性炎症,呈脓肿或者树胶肿状、局限或者花状散开的奶白色病变,很少突破上皮或者后弹力层。

2. 角膜新生血管化　发病早期即可出现,在一个象限形成簇状外观或者从各个方向放射状侵入病变角膜,使得角膜浸润继续扩展。新生血管通常在基质板层间穿行,角膜中央的小动脉渗出导致血管周围组织混浊,形成白色袖套样外观,偶见角膜血管出血。炎症消退后,血管也随之逐渐萎缩成为幻影血管,并终身存在。获得性梅毒性角膜基质炎角膜新生血管相对少见。

3. 角膜混浊　角膜浸润吸收后,基质浅层渐清亮,可遗留不同程度的斑片状云翳和斑翳(图 3-9-5-1),深部基质混浊可呈鳄鱼纹样外观。周边角膜的瘢痕、血管翳和老年环样混浊使角膜呈椭圆形或变小。

4. 其他眼部表现　可见虹膜睫状体炎,脉络膜视网膜炎,视神经炎和视神经周围炎,脑神经麻痹(第Ⅲ、Ⅳ、Ⅴ、Ⅵ和Ⅶ对脑神经),结膜和巩膜炎等。

5. 眼外表现　常见牙齿变形、胫骨畸形、口周皮裂、鼻部畸形、听力损伤、膝关节,以及其他关节的滑膜炎。晚期先天性梅毒出现的三个体征——角膜基质炎、牙齿切迹、耳聋合称为 Hutchinson 三联征。

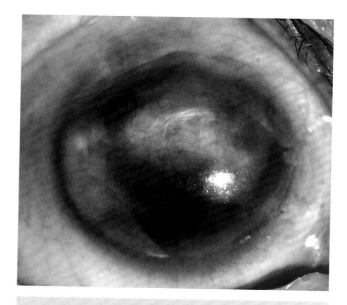

图 3-9-5-1　梅毒性角膜炎恢复期,可见白斑和斑翳

四、诊断与鉴别诊断

（一）诊断

1. 病史　梅毒感染史、性乱史、患儿父母性病史等病史。

2. 临床表现　眼部征象包括从上方周边角膜开始出现呈扇形分布的非化脓性角膜基质炎,胡椒盐状眼底改变或视神经萎缩,以及其他先天性梅毒晚期症状的出现,均提示本病的存在。全身其他组织和器官受累表现包括 Hutchinson 牙齿和骨骼的畸形、耳聋、精神发育迟缓及行为异常等。

3. 辅助检查

（1）光学显微镜检查:一期溃疡病灶取材,光学显微镜暗视野油镜下检查梅毒螺旋体。二期梅毒房水、玻璃体取材,免疫荧光染色,显微镜下检查螺旋体。

（2）血清学试验:非螺旋体抗原试验,是早期和活动期梅毒的相关生物标志物,通常在梅毒下疳出现后 1~4 周呈阳性;特异性梅毒螺旋体试验,检测梅毒螺旋体抗原抗体,从二期梅毒开始几乎总是阳性,并终身存在。

（二）鉴别诊断

1. 单纯疱疹病毒性角膜基质炎　发病年龄多在 15 岁以上,易反复发作,可位于角膜的中央或周边、局灶或多发、浅层或全层,位于角膜中央时表现为基质的盘状水肿,有时出现免疫环,也可合并角膜上皮炎。

2. Cogan 综合征　青少年发病,表现为角膜基质颗粒状、斑点状浸润,浸润点间角膜透明,病情进展迅速,有类似梅尼埃病的听觉和前庭症状,伴进行性听力下降。梅毒性角膜基质炎患者很少出现前庭症状,血清学检查梅毒阳性,以及骨骼和牙齿的异常利于鉴别。

3. 结核性角膜基质炎　多单眼发病,好发于下方角膜,角膜深部弥漫性浸润,呈灰黄色,可出现结节状浸润灶,病情迁延不愈,可持续多年,基质瘢痕偏浅且厚。原发眼部的结核极其罕见,患者的结核病接触史、全身结核感染的表现、结核菌素试验和肺部的 X 线和 CT 检查有助于鉴别。

4. 麻风病　麻风病引起的角膜病变一般累及双眼,为麻风分枝杆菌侵及角膜全层所致,而非免疫因素。病变起于上方角膜,为弥漫性或结节性的基质浸润伴新生血管长入,逐步累及角膜中央,后期发生角膜血管化。患者的麻风病史和典型全身表现可资鉴别。

五、治疗

多学科联合诊疗至关重要,眼部治疗效果与全身性疾病的控制密切相关。在全身抗梅毒治疗的基础上,眼部的并发症应根据病灶部位、深度、范围等情况制订治疗方案,合理选择应用药物或联合手术治疗。

（一）局部治疗

以局部糖皮质激素和免疫抑制剂治疗为主(具体参见第三篇第二章第七节)。

（二）全身治疗

1. 全身驱梅治疗　青霉素 G 是治疗梅毒各阶段患者的首选药物。每天 1 800 万~2 400 万单位,每 4 小时静脉注射 300 万~400 万单位,或连续静脉输注,共 10~14 天。头孢曲松、强力霉素(多西环素)、多西环素和阿奇霉素可作为替代药物应用。

2. 抗炎治疗　全身应用肾上腺糖皮质激素、非甾体抗炎药可明显地控制炎症,辅助治疗后葡萄膜炎、玻璃体炎、巩膜炎,以及与梅毒相关的视神经炎。

（王富华）

第六节　角膜软化症

角膜软化症(keratomalacia)是由于维生素 A 全身缺乏导致的角膜病变,如治疗不及时,可发生夜盲,眼底白点样病变,结膜干燥,角膜融解、坏死、穿孔,最后形成粘连性角膜白斑或角膜葡萄肿。1980 年,世界卫生组织（WHO）将维生素 A 缺乏引起的夜盲、结膜和角膜病变、眼底病变等归纳为眼干燥症。在发展中国家,角膜软化症是儿童常见的致盲眼病,在我国,儿童中发生率已明显下降,但在边远农村地区仍有发生。

一、病因与流行病学

（一）病因

1. 摄入量不足　婴儿喂养不当、挑食、偏食、贫血或长期腹泻等。

2. 消化系统功能障碍致吸收不良　炎症性肠病、乳糜泻、肠道切除术后、胆胰旁路术后、胰腺炎、慢性肝脏疾病（包括酒精中毒）等。

3. 消耗过多　婴儿生长过快、营养不良、各种慢性消耗性疾病如麻疹、肺炎等。

（二）流行病学

维生素 A 缺乏主要发生于贫困的发展中国家,尤其流行于以大米为主食的东南亚地区,常见于腹泻、慢性消化道疾病及人工喂养的婴幼儿。偶尔也发生于发达国家,多见于慢性肝脏疾病患者、肠道手术后患者、精神诱导的过度节食者。

二、发病机制

（一）维生素 A 的缺乏

1. 维生素 A 的代谢　维生素 A 通常酯化为棕榈酸视黄酯存在于动物性食品和乳制品中,机体摄入后在小肠内将其水解为视黄醇,视黄醇整合入混合微团被小肠黏膜细胞吸收,然后以再酯化的形式输送至肝脏存储,当机体视黄醇摄入低时,肝脏开始动员,视黄醇与视黄醇结合蛋白（retinol-binding protein,apo-RBP）结合形成复合物（holo-RBP）后从肝脏释放到外周组织,使血清视黄醇维持在机体正常生活水平值（$>0.7\mu mol/L$）。

2. 维生素 A 的功能　维生素 A 可维持上皮组织结构的完整与健全,促进生长和维持上皮组织代谢;当其缺乏时,可引起上皮组织干燥、增生及角化,其中以眼部、呼吸道、消化道、尿道及生殖系统等最显著。另外,维生素 A 是构成视觉细胞内感光物质的成分,当维生素 A 缺乏时,视黄质得不到足够补充,合成视紫红质减少,视杆细胞对弱光的敏感度降低,表现为暗适应能力减退,即为夜盲症。

（二）感染

有研究发现,在维生素 A 缺乏的无菌大鼠实验中,大鼠未发生角膜软化,提示感染在角膜软化中起一定作用。肠道感染导致的菌群失调也可以引发维生素 A 缺乏的表现。

三、临床表现

（一）症状与体征

1. 全身情况　多见于重度营养不良的儿童,患儿常体质消瘦、好动、易暴躁或精神萎靡,且容易睡眠差,同时会出现全身黏膜上皮角质化,表现为皮肤干燥、腹泻、声音嘶哑、咳嗽,同时还伴有骨骼发育异常。

2. 眼部情况　我国根据临床过程将眼干燥症分为三期:夜盲期、角结膜干燥期和角膜软化期。在夜盲出现前,眼底可先出现白点样病变,主要分布于周边部眼底,在赤道部最为密集,不累及黄斑区;经维生素 A 治疗数月后,白点可变浅并逐渐消退,视网膜完全恢复正常。

（1）夜盲期:为早期表现,夜间尤为傍晚时双眼视物不清,婴儿表现为夜间哭闹加剧。此期为 1 周左右,通常在接受维生素 A 治疗后 48 小时内迅速缓解。

（2）角结膜干燥期:泪液减少,结膜上皮失去光泽和弹性,下睑结膜与半月皱襞色素沉着,可见结膜在眼球转动时出现与角膜缘平行的同心圆状皱褶;在睑裂部近角膜缘的球结膜上可见基底朝向角膜缘的三角形上皮角化斑,称 Bitot 斑,此斑高于眼结膜,呈灰白色泡沫状,与结膜上皮干燥和大量干燥杆菌在结膜囊内繁殖有关;角膜表面失去光泽,呈毛玻璃样,可增厚变性,上皮脱落。

（3）角膜软化期：角膜上皮持续缺损，出现角膜溃疡、坏死，合并感染时易出现前房积脓；最终角膜穿孔，可形成粘连性角膜白斑或角膜葡萄肿，严重者眼球萎缩而致失明（图3-9-6-1）。

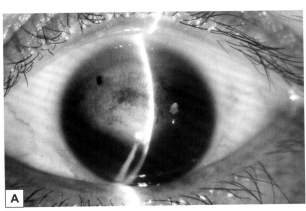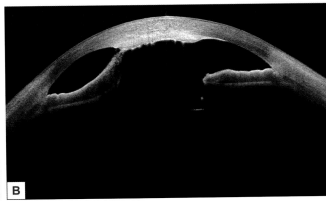

图3-9-6-1　角膜软化症患者裂隙灯下眼前节及其眼前节OCT表现

图A　中央粘连性角膜白斑伴新生血管长入，上方可见色素沉着

图B　OCT显示中央角膜白斑区密度增高，角膜内皮高密度沉着灶，虹膜前粘连

（二）辅助检查

1. 眼部检查

（1）超声生物显微镜（ultrasound biomicroscope, UBM）：可评估病变角膜厚度、虹膜粘连程度、周边房角闭合程度、前房深度和虹膜与晶状体的相对位置等。禁用于急性期角膜穿孔患者。

（2）眼前节OCT（anterior segment OCT, AS-OCT）：作用与UBM相类似。AS-OCT属于非侵入性检查，可用于检查急性期角膜穿孔的患者，评估病变角膜情况、前房深度、房角关闭程度和虹膜粘连等。

（3）眼底荧光素血管造影（fluorescein fundus angiography, FFA）：显示为周边部眼底局灶窗样缺损，主要累及视网膜色素上皮。

2. 全身检查

（1）血清视黄醇检测：常用高效液相色谱法检测血清视黄醇水平。当血清视黄醇≤0.35μmol/L时，为临床型维生素A缺乏，多伴有眼部和皮肤的临床表现。

（2）尿液脱落细胞检查：取新鲜中段尿加1%甲紫于其中，摇匀后计数尿中上皮细胞，排除泌尿道感染，超过3个/mm³为异常。

四、诊断与鉴别诊断

（一）诊断

1. 病史　维生素A缺乏相关病史。因我国大部分地区不能检测血浆维生素A，因此，流行病学、个人史和疾病史在维生素A缺乏的诊断中十分重要。

2. 临床表现　重视患者全身病，因单纯维生素A缺乏在现代社会已很少见，但全身病合并维生素A缺乏在临床上仍可以见到，结合夜盲、角结膜病变、眼底病变及全身伴随症状，容易诊断。

（二）鉴别诊断

1. 视网膜色素变性　主要临床特征为夜盲、进行性视野缺损，眼底特征性骨细胞样色素沉着和视网膜电流图显著异常或无波型。

2. 斑点状视网膜病　玻璃疣一般分布在视网膜周边及后极部，可融合在一起；多合并黄斑变性，夜盲症状不明显，维生素A治疗后眼底常无改善。

3. 先天性角膜混浊　患儿出生时即有角膜不透明的病史,角膜混浊呈瘢痕样外观,与巩膜有明显边界。

4. 先天性硬化性角膜　患儿出生时既有角膜色泽异常表现,呈巩膜样改变,无角膜缘边界。

五、治疗

(一)病因治疗

病因治疗是最关键的措施,如纠正营养不良,加强原发全身病的治疗。

(二)药物治疗

1. 全身用药　积极补充维生素 A。轻症维生素 A 缺乏及消化吸收功能良好者,可以每日口服维生素 A 制剂 7 500~15 000μg(相当于 2.5 万 ~5 万 IU,分 2~3 次服用),2 天后减量为每天口服 1 500μg(4 500IU)。如有慢性腹泻、肠道吸收障碍或重症患者,可先采用深部肌内注射维生素 AD 注射剂 0.5~1mL,每日 1 次,3~5 天后,病情好转即可以改口服。经维生素 A 治疗后,临床症状会迅速好转。

2. 局部用药　眼部滴用鱼肝油滴剂,每日 6 次。适当选用抗生素滴眼液及眼膏,以预防和治疗角膜继发感染。检查欠合作的患儿,应滴用表面麻醉剂后,用眼钩拉开眼睑后再滴眼,以免加压使已变薄的角膜穿破。如早期诊断和接受正规治疗,角膜一般不会留下瘢痕。若已发生角膜溃疡,应进行合理散瞳治疗防止虹膜粘连。小的角膜穿孔可先保守治疗。

(三)手术治疗

角膜溃疡、融解或者合并角膜穿孔,药物治疗无效,可以考虑手术治疗。对小的角膜穿孔,可以在抗炎治疗同时选择加压包扎等待患者愈合,必要时选择羊膜移植术;对中央的或者较大的角膜穿孔,可选择角膜移植术。但全身营养不良未完成纠正时,任何种类眼表手术均应慎重。

(郭萍)

第七节　类风湿关节炎相关性角膜病变

类风湿关节炎相关性角膜病变,是类风湿性关节炎(rheumatoid arthritis,RA)常见的眼部并发症,包括干燥性角结膜炎、边缘性角膜溃疡、角膜融解等,其临床表现多样,治疗难度大。

一、病因与流行病学

1. 病因　病因尚不明确,有研究推测 RA 病程时长、发作频率、停用抗风湿类药物、女性雌激素水平、眼内手术史等可能是类风湿性关节炎相关性角膜病变的高危因素。

2. 流行病学　RA 作为一种全身免疫性疾病,全球发病率为 0.5%~1%,我国发病率约为 0.42%,40~60 岁是发病的高峰期。近年流行病学调查显示,RA 眼部并发症的发生率为 18%,其中干燥性角结膜炎最常见(16%),其次是青光眼(5%)。此外,RA 成人发生眼部并发症的概率高于儿童。

二、发病机制

发病机制尚不清楚,角膜和巩膜基质层中含有大量的蛋白聚糖和胶原蛋白,与关节软骨成分相似,当环境因素(如吸烟、感染等)作用于具有特定遗传背景的个体时,免疫耐受被打破,产生持续过度的自身免疫反应,引起免疫复合物沉积、巨噬细胞和中性粒细胞分泌胶原酶(如基质金属蛋白酶)、细胞因子的产生、补体激活和自身抗体的形成等,破坏角膜、巩膜基质结构,表现为巩膜外层炎、巩膜炎和边缘性角膜溃疡(PUK)等,其病理改变与血管炎相类似。

三、临床表现

(一)全身表现

1. 关节表现　RA 最常见的临床表现为对称性、多发性、侵蚀性的关节损伤,以近端指间关节、掌指关节、腕和足等小关节受累最为多见（图 3-9-7-1），呈不同程度的关节胀痛，可合并活动受限，晨僵长达 1 小时以上，严重者可出现关节畸形和关节周围肌肉萎缩。

2. 关节外表现　RA 还可侵犯肺、心脏、皮肤、肌肉、骨骼、中枢和外周神经系统，以及血液和淋巴系统等。

（二）眼部表现

眼部表现的出现可能早于全身表现，随着 RA 病程进展，眼部并发症的出现和病情严重程度均呈增加趋势。

1. 干燥性角结膜炎　是最常见的眼部并发症，症状为眼干、异物感、烧灼感、畏光、眼痒和视物模糊，可伴有黏液丝样分泌物，出现角膜下方或全周的浅表性点状角膜炎、丝状角膜炎（图 3-9-7-2）和角膜上皮缺损，严重者角膜溃疡。RA 是继发性 Sjögren 综合征（secondary Sjögren's syndrome，SSS）最常见的基础疾病，所以 RA 患者应常规干眼检查。

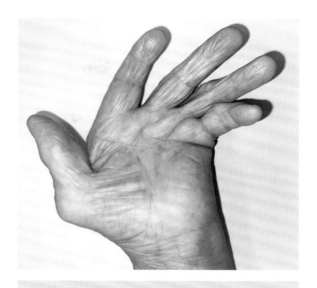

图 3-9-7-1　RA 患者，掌指关节尺侧偏斜，大拇指纽扣花畸形外观

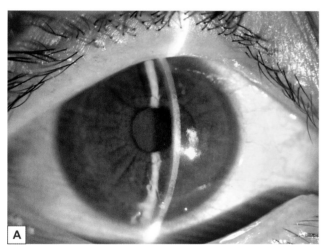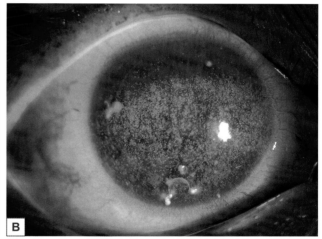

图 3-9-7-2　RA 患者合并干燥性角结膜炎

图 A　裂隙灯显微镜下角膜上皮粗糙

图 B　荧光素钠染色角膜上皮呈弥散性着色

2. 角膜炎　包括硬化性角膜炎、急性角膜基质炎、角膜缘沟样变、PUK 或角膜融解。角膜炎可以单独存在或与巩膜炎同时出现。

PUK 是 RA 中角膜病变常见的形式，是一种发生于周边角膜的溃疡性炎症改变。主要症状为眼痛、眼红、视力下降、流泪等，表现为特征性的新月形角膜缘溃疡伴上皮缺损、角膜基质进行性变薄等（图 3-9-7-3），可合并感染性角膜炎或无菌性角膜融解，导致后弹力层膨出（图 3-9-7-4）。

3. 浅层巩膜炎和巩膜炎

（1）浅层巩膜炎：巩膜表层的炎症，表现为整个眼部或局限性眼前节的表层巩膜外层的血管扩张，40% 病例为双侧发病。

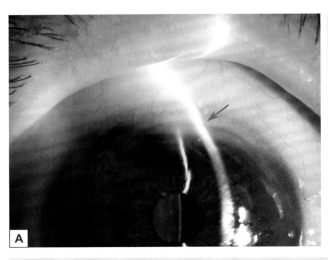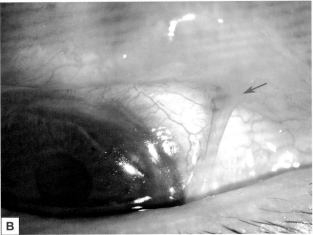

图 3-9-7-3　RA 患者合并 PUK

图 A　角膜缘沟样变薄(红色箭头)

图 B　上方睑结膜面见睑球粘连带(红色箭头)

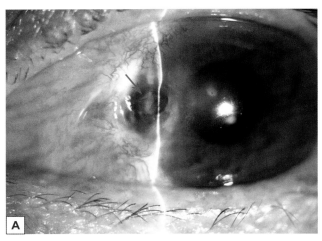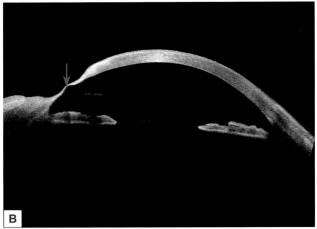

图 3-9-7-4　RA 患者翼状胬肉术后继发性角膜融解

图 A　裂隙灯显微镜下角膜基质融解变薄(红色箭头)

图 B　AS-OCT 显示角膜后弹力层膨出(红色箭头)

（2）巩膜炎：巩膜基质层的炎症，是除干燥性角结膜炎外最常见的 RA 眼部表现，提示 RA 预后不良。表现为双眼明显畏光、流泪、眼红，严重者伴有明显眼痛，眼球转动痛，可放射至面部和眶周，常见双眼先后发病。体征表现多样，常见巩膜和表层巩膜水肿，伴有巩膜表面放射状血管及深部网状血管交织扭曲并充血；巩膜基质上单发或多发的炎症性结节样隆起，伴压痛；严重者可见巩膜炎症、水肿及坏死区域，合并部分巩膜组织融解（图 3-9-7-5）。

4. 其他眼部病变　RA 还可引起眼外肌受累，如眼眶肌炎、Brown 综合征等；后极部并发症罕见，包括脉络膜肿物、脉络膜视网膜瘢痕、脉络膜和视网膜脱离、伴棉绒斑的视网膜微血管病变、后段血管炎等。

（三）辅助检查

1. 眼部检查

（1）干眼相关检查：①Schirmer Ⅰ 泪液分泌试验 ≤5mm/5min；②泪膜破裂时间 ≤5 秒；③泪河减少及

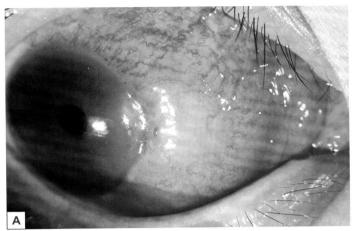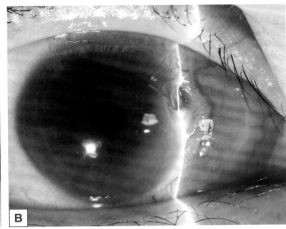

图 3-9-7-5　RA 患者合并巩膜炎

图 A　球结膜混合充血,巩膜水肿隆起

图 B　同一患者后期,角膜进行性融解达后弹力层(红色箭头)

角膜染色阳性(van Bijsterveld 计分法≥4)。

（2）B 超:后巩膜炎可见眼球后壁增厚。

（3）病原学检查:出现角膜溃疡、融解时,行角膜刮片和培养,或共聚焦显微镜进行病原学检查,排除感染。

（4）其他:合并 SSS 者,共聚焦显微镜下可见角膜前弹力层神经纤维串珠样结构增多,以及大量树突状细胞和活化的角膜基质细胞;眼前节 OCT 可显示病变累及角膜和巩膜的深度。

2. 全身检查　双侧手、腕、足 X 线检查、B 超和/或磁共振检查,血清学标记物(类风湿因子和抗环瓜氨酸多肽抗体)和急性期反应物检查等。

四、诊断与鉴别诊断

（一）诊断

1. 病史　RA 病史或血清学标志物(指类风湿因子等)异常。

2. 症状与体征　眼干涩、视力下降、中重度眼痛、进行性眼红等不适,伴有干燥性角结膜炎、浅层巩膜炎、巩膜炎、角膜炎等眼部体征。

3. 辅助检查　局部和全身检查协助明确诊断。

（二）鉴别诊断

1. 蚕食性角膜溃疡　是一种慢性、进行性、疼痛性周边角膜溃疡,溃疡沿角膜周边部延伸,再向角膜中央匍行发展,最终累及全角膜,但不伴有巩膜炎症和全身系统性疾病。

2. 肉芽肿性血管炎　是一种多系统肉芽肿性坏死性血管炎,常累及上、下呼吸道和肾脏,眼部主要表现为眼突、巩膜炎、边缘性角膜溃疡、葡萄膜炎和血管炎,血清抗中性粒细胞胞质抗体(ANCA)阳性。

3. 角膜边缘变性(Terrien 角膜边缘变性)　无痛性、非溃疡性、非炎症性角膜缘进行性变薄,通常双眼发病,常从角膜上方开始发病,角膜周边病变区与角膜缘之间有清楚的透明带,晚期可发生角膜穿孔。

五、治疗

多学科联合诊疗十分重要,眼部治疗效果与全身性疾病的控制密切相关。

（一）联合诊疗与早期眼部评估

早期由风湿科会诊,有助于诊断、评价疾病严重程度和制订治疗方案。RA 患者即使没有症状,也须定期接受眼科评估和随访,及早发现眼部并发症。

（二）药物治疗

1. 干燥性角结膜炎　首选人工泪液或凝胶滋润眼球,眼表炎症可选用低浓度糖皮质激素类滴眼液和免疫抑制剂,如0.02%氟米龙滴眼液、0.05%环孢素滴眼液、0.1%他克莫司滴眼液等。严重者可在炎症减轻后泪点栓塞。

2. 角膜炎　以减轻炎症反应、促进角膜上皮愈合、减少基质融解为主。在排除感染性角膜溃疡的基础上,可局部应用免疫抑制剂、人工泪液、表皮生长因子等对症治疗。

3. 巩膜炎　眼部主要应用糖皮质激素滴眼液和免疫抑制剂,同时根据巩膜炎的严重程度联合全身口服激素、免疫抑制剂和非甾体抗炎药物等。

（三）手术治疗

1. 角膜溃疡药物治疗无效者,如溃疡灶较小、位于周边,且深度未及深基质层时,选择羊膜移植术、结膜瓣遮盖术、睑缘缝合术等未涉及眼内且治疗范围相对较小的手术方式。

2. 对角膜组织破坏严重,基质融解范围大,后弹力层膨出或者穿孔的患者,在彻底清创的基础上,可采用角膜移植术。

需注意的是,角膜移植后存在切口愈合不良、角膜植片自融或者排斥等风险,需要患者密切随访,必要时联合结膜瓣遮盖术或睑缘缝合术。此外,术后应继续全身应用抗类风湿药物,局部使用免疫抑制剂、糖皮质激素及人工泪液等规范化治疗。

（郭萍）

第八节　肉芽肿性血管炎相关角膜病变

肉芽肿性血管炎（granulomatosis with polyangiitis, GPA）,既往称为Wegener肉芽肿（wegener granulomatosis, WG）,是一种全身性免疫性坏死性血管炎,主要累及上、下呼吸道及其他器官小血管,常伴肾脏损伤。GPA在眼部可引起多种病变,如眼眶炎性假瘤或肿物、巩膜炎、角膜溃疡、葡萄膜炎等。

一、病因与流行病学

肉芽肿性血管炎是一种少见的自身免疫性疾病,目前病因仍不完全清楚,可能与遗传、感染、环境、药物等多因素相关。国内目前尚无GPA的流行病学资料。GPA可发生在所有种族群体中,但高加索人更易患此病。据报道,GPA年发病率为（5~10）/100万,在欧洲患病率约为5/10万,北欧患病率更高。此病无性别及年龄差异,但多见于30~50岁的成年人。

二、发病机制

肉芽肿性血管炎的发病机制尚未完全明确,可能是在一定的遗传、环境等因素下出现异常的自身免疫反应,体液免疫、细胞免疫和补体系统均参与了GPA的发病过程。其最主要的特点是抗中性粒细胞胞质抗体（antineutrophil cytoplasmic antibodies, ANCA）诱导中性粒细胞活化并释放毒性颗粒蛋白,造成坏死性血管炎。

肉芽肿性血管炎造成边缘性角膜溃疡可能是由超敏反应、胶原酶生成或局灶缺血所导致。角膜缘周边角膜炎常伴巩膜炎,可能是由睫状前动脉的巩膜内段、角膜缘周边动脉或两者的阻塞性血管炎引起。

三、临床表现

（一）全身表现

肉芽肿性血管炎几乎可累及全身各个系统,但以上、下呼吸道和肾脏受累最常见。

1. 上、下呼吸道坏死性肉芽肿性炎症　患者可以出现多种症状,如咳嗽、鼻塞、鼻出血、咯血、胸痛等。

上呼吸道黏膜的坏死性炎症可导致鼻中隔、鼻弓和鼻窦骨骼的破坏,出现典型的马鞍鼻表现,这种炎症还可延伸至眼眶引起眼部炎症改变。下呼吸道受累时,胸片和胸部 CT 表现多变,其特征性表现为肺部空洞合并弥漫性结节、局灶节段性浸润和肺不张等(图 3-9-8-1)。

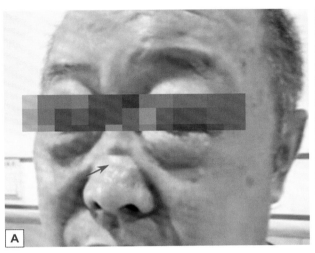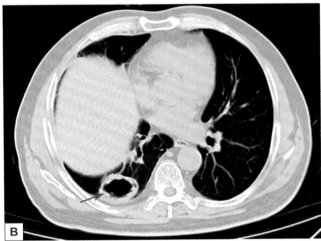

图 3-9-8-1　肉芽肿性血管炎患者鼻部表现和胸部 CT

图 A　马鞍鼻(红色箭头)
图 B　右肺下叶厚壁空洞(红色箭头),双肺散发多发结节

2. 肾脏损害　约 80% 的肉芽肿性血管炎患者肾脏受累,严重者伴有高血压和肾病综合征,最终可导致肾功能衰竭,是 GPA 的重要死因之一。无肾脏受累者称为局限性 GPA,与典型性 GPA 相比,局限性 GPA 其他的肺外受累较少见,且病情较轻,常为较年轻女性,预后较好。

3. 其他　GPA 累及不同系统和器官时可有相应表现,如肌肉或关节疼痛、皮肤损害、周围神经病变等。

(二) 眼部表现

眼部受累时临床表现多样,眼眶受累最常见,其次是眼前节病变。

1. 眼眶病　通常是因为邻近鼻窦,由上呼吸道病变连续蔓延引起。眼球突出是最常见的改变,常伴有眼痛。眼眶受累易引起视力下降甚至是视力丧失,此外,还可以表现为上睑下垂、眼球运动受限、眼眶炎性假瘤、眼眶肿物或复视等。眼附属器受累可表现为泪腺炎、鼻泪管阻塞和眼睑肉芽肿等。

2. 角膜溃疡　角膜受累时,患者会有眼红、畏光、流泪、视力下降等不适;常见体征为单眼或双眼的角膜缘炎性浸润,逐渐发展成溃疡,并向角膜中央蔓延,可引起穿孔,局部病变类似于蚕食性角膜溃疡,与蚕食性角膜溃疡的体征很难区分(图 3-9-8-2A)。

3. 巩膜炎　部分眼部 GPA 患者可出现坏死性巩膜炎,表现为巩膜的结节和坏死,主要累及前巩膜和边缘角膜。因此,对以坏死性巩膜炎为首诊的病例,要警惕排除 GPA 以免延误治疗(图 3-9-8-2B)。

4. 眼后节疾病　包括视网膜血管炎、视网膜血管阻塞、后葡萄膜炎、浆液性视网膜脉络膜脱离和玻璃体积血等(图 3-9-8-2C、D)。

5. 神经眼科疾病　主要表现为复视或压迫性视神经导致的视力丧失、缺血性视神经病变、继发于大脑受累的颅内压增高等。

(三) 辅助检查

1. 眼部检查

(1) 眼前节 OCT 检查:可以显示病变累及角膜和巩膜的深度。

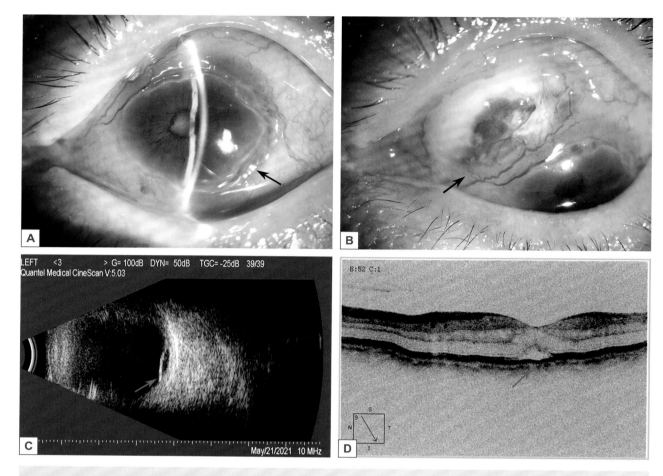

图 3-9-8-2   肉芽肿性血管炎患者眼前后节病变

图 A   左眼环周边缘性角膜溃疡(黑色箭头)
图 B   左眼鼻上方大片结膜溃烂、巩膜坏死融解(黑色箭头)
图 C   眼部 B 超提示左眼神经上皮层脱离(红色箭头)
图 D   OCT 提示左眼黄斑中心凹神经上皮层局部脱离(红色箭头)

(2)眼部 B 超和黄斑 OCT 检查:后极部影像对于评估眼后节受累的情况十分重要。

(3)病原学检查:出现角膜溃疡时,应常规角膜刮片行微生物培养,也可用共聚焦显微镜检查来排除感染性角膜溃疡。

(4)眼眶 CT 和 MRI 检查:CT 可提示肉芽肿组织及附近的脂肪间隙浸润、骨质破坏和鼻腔狭窄等;MRI 可显示出眼眶及鼻窦的炎性改变、眶内肉芽组织、眼外肌的增粗和泪腺增大等。在炎症过程的不同阶段,MRI 上肉芽组织表现为不同信号特征。

2. 全身检查

(1)实验室检查:①血液学检查:无特异性,可出现抗核抗体和类风湿因子阳性等;②尿常规检查:当肾脏受损时可出现蛋白尿、镜下血尿、细胞管型等;③ANCA 检查:除组织活检外,是目前诊断 GPA 最敏感和特异的方法。根据其在荧光显微镜下的形态可分为胞质型(cytoplasmic pattern,C-ANCA),核周型(perinuclear pattern,P-ANCA)和非典型(atypical,A-ANCA)。C-ANCA 诊断 GPA 的敏感性和特异性均较高,但主要取决于病变范围和病程。

(2)影像学检查:胸部影像学改变通常有多发性、多形性、多变性和空洞等特点,鼻及鼻窦的影像学检查也可提供重要的诊断依据。

（3）组织学检查:组织活检是诊断肉芽肿性血管炎的主要依据。GPA 典型的组织病理学改变为坏死、肉芽肿形成和血管炎。

四、诊断与鉴别诊断

（一）诊断

主要依据典型病史、眼部临床表现,全身性辅助检查是重要的诊断依据。

1. 症状　常见眼红、眼痛、畏光、流泪等不适,以及视力下降、突眼、复视等典型症状。

2. 体征　结膜充血、水肿,角膜溃疡,巩膜结节和坏死,眼球突出和马鞍鼻等。

3. 辅助检查　ANCA 检查,眼部、鼻窦及胸部 CT 和 MRI 扫描,组织活检是诊断的重要依据。

（二）鉴别诊断

1. 蚕食性角膜溃疡　是一种慢性、进行性、疼痛性角膜溃疡,其溃疡面好发于睑裂区和下方角膜缘,患者疼痛程度往往与眼部体征不相符。通常不合并全身系统性疾病,不累及邻近的巩膜组织和鼻骨,ANCA 阴性。

2. Terrien 角膜边缘变性　是一种无痛性、非溃疡性、非炎症性病变,通常从角膜上方开始发病,角膜周边病变区与角膜缘之间有清楚的透明带,病变区上皮保持完整。

3. 其他全身免疫性疾病　如类风湿性关节炎、系统性红斑狼疮、结节性多动脉炎等引起的周边角膜溃疡,主要通过全身性疾病的病史、典型症状,以及除眼部以外全身其他部位典型体征相鉴别。影像学检查、血清学指标(如类风湿因子、抗核抗体、抗磷脂抗体、抗中性粒细胞胞质抗体等)和组织病理学检查可以更进一步鉴别诊断。

五、治疗

肉芽肿性血管炎是一种全身性免疫性疾病,治疗上需局部治疗和全身治疗相结合,多学科应密切配合。

（一）全身药物治疗

1. 全身药物治疗　可口服糖皮质激素和环磷酰胺,建议与风湿免疫科医生联合确定具体治疗方案。全身用药期间需定期检查血压、血常规、肝肾功能,并注意避免肺部感染等全身并发症。

2. 局部药物治疗

（1）糖皮质激素:炎症急性期,可以选择高浓度糖皮质激素滴眼液和眼膏局部应用;待局部炎症缓解后,改为低浓度的糖皮质激素滴眼液维持治疗。

（2）免疫抑制剂:早期可用 1% 环孢素滴眼液或他克莫司滴眼液,3~4 次/d;待局部炎症缓解后可改为 1~2 次/d 维持。

（3）人工泪液:优先用不含防腐剂的人工泪液。

（4）其他:抗生素滴眼液、非甾体抗炎药等可作为辅助用药。

（二）手术治疗

GPA 合并的角巩膜溃疡,手术治疗不是首选方案。若全身性疾病得到有效控制,局部药物治疗肉芽肿性血管炎眼前节病变收效明显。合并角膜穿孔或巩膜融解药物治疗效果欠佳时,可以考虑手术治疗,但是术后复发风险大,术后也需要继续维持局部和全身免疫治疗。

1. 浅和小的角膜溃疡　采用羊膜覆盖联合药物治疗。

2. 角巩膜病变浸润和溃疡范围<1/2 圆周,行部分板层角膜移植术联合巩膜修补术。

（郭萍）

参 考 文 献

1. LAHOTI S,WEISS M,JOHNSON D A,et al. Superior limbic keratoconjunctivitis:a comprehensive review［J］. Surv

Ophthalmol,2022,67:331-341.

2.   NEAG E J,SMITH T J. 2021 update on thyroid-associated ophthalmopathy［J］. J Endocrinol Invest,2022,45:235-259.

3.   ZHOU Q,YANG L,WANG Q,et al. Mechanistic investigations of diabetic ocular surface diseases［J］. Front Endocrinol
（Lausanne）,2022,13:1079541.

4.   YU F X,LEE P S Y,YANG L,et al. The impact of sensory neuropathy and inflammation on epithelial wound healing in
diabetic corneas［J］. Prog Retin Eye Res,2022,89:101039.

5.   BU Y,SHIH K C,TONG L. The ocular surface and diabetes,the other 21st Century epidemic［J］. Exp Eye Res,2022,220:
109099.

6.   WAN L,BAI X,ZHOU Q,et al. The advanced glycation end-products（AGEs）/ROS/NLRP3 inflammasome axis contributes
to delayed diabetic corneal wound healing and nerve regeneration［J］. Int J Biol Sci,2022,18:809-825.

7.   CHEN C,ZHOU Q,LI Z,et al. Hyperglycemia induces corneal endothelial dysfunction through attenuating mitophagy［J］.
Exp Eye Res,2022,215:108903.

8.   CHEN C,ZHANG B,XUE J,et al. Pathogenic role of endoplasmic reticulum stress in diabetic corneal endothelial
dysfunction［J］. Invest Ophthalmol Vis Sci,2022,63:4.

9.   MISRA S L,SLATER J A,MCGHEE C N J,et al. Corneal confocal microscopy in type 1 diabetes mellitus:a six-year
longitudinal study［J］. Transl Vis Sci Technol,2022,11:17.

10.   XU J,CHEN P,LUAN X,et al. The NLRP3 activation in infiltrating macrophages contributes to corneal fibrosis by inducing
TGF-β1 expression in the corneal epithelium［J］. Invest Ophthalmol Vis Sci,2022,63（8）:15.

11.   SHARMA A,KROUMPOUZOS G,KASSIR M,et al. Rosacea management:a comprehensive review［J］. J Cosmet
Dermatol,2022,21:1895-1904.

12.   FURTADO J M,SIMÕES M,VASCONCELOS-SANTOS D,et al. Ocular syphilis［J］. Surv Ophthalmol,2022,67:
440-462.

13.   耿研,谢希,王昱,等.类风湿关节炎诊疗规范［J］.中华内科杂志,2022,61:51-59.

14.   中华医学会眼科学分会角膜病学组.中国免疫相关性边缘性角膜病临床诊疗专家共识（2022 年）［J］.中华眼科杂志,
2022,58:90-95.

15.   中华医学会风湿病学分会.韦格纳肉芽肿病诊断和治疗指南［J］.中华风湿病学杂志,2011,15:194-196.

16.   BARTALENA L,KAHALY G J,BALDESCHI L,et al. The 2021 European Group on Graves' orbitopathy（EUGOGO）
clinical practice guidelines for the medical management of Graves' orbitopathy［J］. Eur J Endocrinol,2021,185:G43-G67.

17.   WINN B J,KERSTEN R C. Teprotumumab:Interpreting the Clinical Trials in the Context of Thyroid Eye Disease
Pathogenesis and Current Therapies［J］. Ophthalmology,2021,128:1627-1651.

18.   中华医学会糖尿病学分会.中国 2 型糖尿病防治指南（2020 年版）［J］.国际内分泌代谢杂志,2021,41:482-548.

19.   QU M,WAN L,DONG M,et al. Hyperglycemia-induced severe mitochondrial bioenergetic deficit of lacrimal gland
contributes to the early onset of dry eye in diabetic mice［J］. Free Radic Biol Med,2021,166:313-323.

20.   薛君发,董燕玲,周庆军,等.糖尿病角膜神经病变的研究进展［J］.中华眼科杂志,2021,57:630-636.

21.   张媛,周庆军.树突状细胞在糖尿病角膜病变发生和发展中的作用［J］.中华实验眼科杂志,2021,39:259-263.

22.   XUE J,ZHANG B,DOU S,et al. Revealing the Angiopathy of Lacrimal Gland Lesion in Type 2 diabetes［J］. Front
Physiol,2021,12:731234.

23.   WANG Y,WAN L,ZHANG Z,et al. Topical calcitriol application promotes diabetic corneal wound healing and reinnervation
through inhibiting NLRP3 inflammasome activation［J］. Exp Eye Res,2021,209:108668.

24.   中华医学会糖尿病学分会神经并发症学组.糖尿病神经病变诊治专家共识（2021 年版）［J］.中华糖尿病杂志,2021,
13:540-557.

25.   中华医学会眼科学分会角膜病学组.中国神经营养性角膜炎诊断及治疗专家共识（2021 年）［J］.中华眼科杂志,2021,
57:90-94.

26.   RODRIGUES-BRAZ D,ZHAO M,YESILIRMAK N,et al. Cutaneous and ocular rosacea:common and specific
physiopathogenic mechanisms and study models［J］. Mol Vis,2021,27:323-353.

27.   TAVASSOLI S,WONG N,CHAN E. Ocular manifestations of rosacea:a clinical review［J］. Clin Exp Ophthalmol,2021,
49:104-117.

28.   JABBEHDARI S,MEMAR O M,CAUGHLIN B,et al. Update on the pathogenesis and management of ocular rosacea:an

interdisciplinary review［J］. Eur J Ophthalmol，2021，31：22-33.

29. 中华医学会皮肤性病学分会玫瑰痤疮研究中心，中国医师协会皮肤科医师分会玫瑰痤疮专业委员会. 中国玫瑰痤疮诊疗指南（2021 版）［J］. 中华皮肤科杂志，2021，54：279-288.

30. KIZILTOPRAK H，ATESOGLU H İ，TEKIN K，et al. Evaluation of densitometric analysis for early detection of corneal blood staining in hyphema［J］. Cornea，2021，40：467-471.

31. CASINI G，SARTINI F，LOIUDICE P，et al. Ocular siderosis：a misdiagnosed cause of visual loss due to ferrous intraocular foreign bodies-epidemiology，pathogenesis，clinical signs，imaging and available treatment options［J］. Doc Ophthalmol，2021，142：133-152.

32. LUCENA-VALERA A，PEREZ-PALACIOS D，MUÑOZ-HERNANDEZ R，et al. Wilson's disease：revisiting an old friend ［J］. World J Hepatol，2021，13：634-649.

33. ALTINKURT E，CEBECI Z，AVCI O，et al. Analysis of 23 years of cornea donor data from an eye bank in Turkey［J］. Exp Clin Transplant，2021，19：1191-1196.

34. JIN Y，HU Y，DAI Q，et al. Bilateral retrocorneal hyaline scrolls secondary to asymptomatic congenital syphilis：a case report ［J］. World J Clin Cases，2021，9：2274-2280.

35. WORKOWSKI K A，BACHMANN L H，CHAN P A，et al. Sexually transmitted infections treatment guidelines，2021 ［M］. MMWR Recomm Rep，2021，70：39-56.

36. TURK M A，HAYWORTH J L，NEVSKAYA T，et al. Ocular Manifestations in Rheumatoid Arthritis，connective tissue disease，and vasculitis：A systematic review and metaanalysis［J］. J Rheumatol，2021，48：25-34.

37. BARTALENA L，PIANTANIDA E，GALLO D，et al. Epidemiology，natural history，risk Factors，and prevention of graves' orbitopathy［J］. Front Endocrinol（Lausanne），2020，11：615993

38. DOUGLAS R S，KAHALY G J，PATEL A，et al. Teprotumumab for the treatment of active thyroid eye disease［J］. N Engl J Med，2020，382：341-352.

39. ZHANG Y，GAO N，WU L，et al. Role of VIP and sonic hedgehog signaling pathways in mediating epithelial wound healing，sensory nerve regeneration，and their defects in diabetic corneas［J］. Diabetes，2020，69：1549-1561.

40. ZHANG Y，SONG Z，LI X，et al. Long noncoding RNA KCNQ1OT1 induces pyroptosis in diabetic corneal endothelial keratopathy［J］. Am J Physiol Cell Physiol，2020，318：C346-C359.

41. 张静，周庆军，谢立信. 胰岛素样生长因子系统与角膜疾病关系的研究进展［J］. 中华实验眼科杂志，2020，38：238-242.

42. 李维纳，杨玲玲，谢立信. 核因子 κB 信号通路在糖尿病角膜病变发生和发展中的作用［J］. 中华实验眼科杂志，2020，38：224-228.

43. RAMM L，HERBER R，SPOERL E，et al. Factors influencing corneal biomechanics in diabetes mellitus［J］. Cornea，2020，39：552-557.

44. PRIYADARSINI S，WHELCHEL A，NICHOLAS S，et al. Diabetic keratopathy：Insights and challenges［J］. Surv Ophthalmol，2020，65：513-529.

45. 刘廷，孙大鹏，李东芳，等. 活体共聚焦显微镜观察 2 型糖尿病角膜病变及定量分析研究［J］. 中华眼科杂志，2020，56：754-760.

46. MASTROPASQUA L，LANZINI M，DUA H S，et al. In vivo evaluation of corneal nerves and epithelial healing after treatment with recombinant nerve growth factor for neurotrophic keratopathy［J］. Am J Ophthalmol，2020，217：278-286.

47. VONGSUMRAN N，BURANAPIN S，MANOSROI W. Standardized glycemic management versus conventional glycemic management and postoperative outcomes in type 2 diabetes patients undergoing elective surgery［J］. Diabetes Metab Syndr Obes，2020，13：2593-2601.

48. THIBOUTOT D，ANDERSON R，COOK-BOLDEN F，et al. Standard management options for rosacea：the 2019 update by the National Rosacea Society Expert Committee［J］. J Am Acad Dermatol，2020，82：1501-1510.

49. BIGDON E，FEUERSTACKE J，STEINHORST N A，et al. Diagnosis of kayser fleischer ring：can early diagnosis improve the outcome of wilson's disease？ ［J］Klin Monbl Augenheilkd，2020，237：1237-1239.

50. GHANEM KG，RAM S，RICE P A. The modern epidemic of syphilis［J］. N Engl J Med，2020，382：845-854.

51. MORAMARCO A，MALLONE F，PIRRAGLIA M P，et al. Clinical features of ocular syphilis：a retrospective clinical study in an Italian referral centre［J］. Semin Ophthalmol，2020，35：50-55.

52. 胡剑，高春林，张沛，等. 抗中性粒细胞质抗体相关性血管炎发病机制及治疗的研究进展［J］. 中华肾脏病杂志，2020，

36：412-416.

53. 许咪,孙松.甲状腺相关眼病的眼表损伤[J].国际眼科纵览,2019,43:250-254.

54. TRAMUNT B,IMBERT P,GRUNENWALD S,et al. Sight-threatening graves' orbitopathy:twenty years' experience of a multidisciplinary thyroid-eye outpatient clinic[J]. Clin Endocrinol(Oxf),2019,90:208-213.

55. 曹琳,郑仁东,曹雯,等.甲状腺相关性眼病治疗新进展[J].国际内分泌代谢杂志,2019,39:25-28.

56. QU M,QI X,WANG Q,et al. Therapeutic effects of STAT3 inhibition on experimental murine dry eye[J]. Invest Ophthalmol Vis Sci,2019,60:3776-3785.

57. LEE P S,GAO N,DIKE M,et al. Opposing effects of neuropilin-1 and -2 on sensory nerve regeneration in wounded corneas:role of sema3C in ameliorating diabetic neurotrophic keratopathy[J]. Diabetes,2019,68:807-818.

58. GHARAIBEH A,SAVAGE H I,SCHERER R W,et al. Medical interventions for traumatic hyphema[J]. Cochrane Database Syst Rev,2019,14:CD005431.

59. 周慧颖,狄宇,叶俊杰,等.人类免疫缺陷病毒和梅毒螺旋体双重感染的眼部表现[J].中华眼科杂志,2019,55:267-272.

60. DUTTA MAJUMDER P,CHEN E J,SHAH J,et al. Ocular Syphilis:an update[J]. Ocul Immunol Inflamm,2019,27:117-125.

61. 史伟云.角膜治疗学[M].北京:人民卫生出版社,2019.

62. SFINIADAKI E,TSIARA I,THEODOSSIADIS P,et al. Ocular manifestations of granulomatosis with polyangiitis:a review of the literature[J]. Ophthalmology and Therapy,2019,8:227-234.

63. MANNIS M J,HOLLAND E J.角膜(第4版)[M].史伟云,译.北京:人民卫生出版社,2018.

64. ZHANG Y,CHEN P,DI G,et al. Netrin-1 promotes diabetic corneal wound healing through molecular mechanisms mediated via the adenosine 2B receptor[J]. Sci Rep,2018,8:5994.

65. HAN S B,YANG H K,HYON J Y. Influence of diabetes mellitus on anterior segment of the eye[J]. Clin Interv Aging,2018,27,14:53-63.

66. 但婧,周庆军,谢立信.晚期糖基化终末产物与糖尿病角膜病变关系的研究进展[J].中华眼科杂志,2018,54:475-480.

67. KUMAR N,POP-BUSUI R,MUSCH D C,et al. Central corneal thickness increase due to stromal thickening with diabetic peripheral neuropathy severity[J]. Cornea,2018,37:1138-1142.

68. GALLO R L,GRANSTEIN R D,KANG S,et al. Standard classification and pathophysiology of rosacea:the 2017 update by the National Rosacea Society Expert Committee[J]. J Am Acad Dermatol,2018,78:148-155.

69. WLADIS E J,ADAM A P. Treatment of ocular rosacea[J]. Surv Ophthalmol,2018,63:340-346.

70. 杨培增,范先群.眼科学[M].9版.北京:人民卫生出版社,2018.

71. CAIMMI C,CROWSON C S,SMITH W M,et al. Clinical correlates,outcomes,and predictors of inflammatory ocular disease associated with rheumatoid arthritis in the biologic Era[J]. J Rheumatol,2018,45:595-603.

72. SHIH K C,LAM K S,TONG L. A systematic review on the impact of diabetes mellitus on the ocular surface[J]. Nutr Diabetes,2017,20:e251.

73. LJUBIMOV A V. Diabetic complications in the cornea[J]. Vision Res,2017,139:138-152.

74. NAIK K,MAGDUM R,AHUJA A,et al. Ocular surface diseases in patients with diabetes[J]. Cureus,2022,14:e23401.

75. FAI S,AHEM A,MUSTAPHA M,et al. Randomized controlled trial of topical insulin for healing corneal epithelial defects induced during vitreoretinal surgery in diabetics[J]. Asia Pac J Ophthalmol(Phila),2017,6:418-424.

76. CRAIG J P,NICHOLS K K,AKPEK E K,et al. TFOS DEWS Ⅱ definition and classification report[J]. Ocul Surf,2017,15:276-283.

77. JONES L,DOWNIE L E,KORB D,et al. TFOS DEWS Ⅱ management and therapy report[J]. Ocul Surf,2017,15:575-628.

78. 李健,袁超.玫瑰痤疮的病因及流行病学[J].皮肤病与性病,2017,02:90-91.

79. JIN S,LI M,FANG Y,et al. Chinese registry of rheumatoid arthritis(CREDIT):Ⅱ. prevalence and risk factors of major comorbidities in Chinese patients with rheumatoid arthritis[J]. Arthritis Res Ther,2017,19:251.

80. MANNIS M J,HOLLAND E J. Cornea[M]. 4th ed. New York:Elsevier,2017:1050-1065.

81. WANG Y,ZHAO X,WU X,et al. microRNA-182 mediates sirt1-induced diabetic corneal nerve regeneration[J]. Diabetes,2016,65:2020-2031.

82. SMOLEN J S,ALETAHA D,MCINNES I B. Rheumatoid arthritis［J］. Lancet,2016,388:2023-2038.

83. 杨培增. 葡萄膜炎诊治概要［M］. 北京:人民卫生出版社,2016.

84. ZHOU Q,CHEN P,DI G,et al. Ciliary neurotrophic factor promotes the activation of corneal epithelial stem/progenitor cells and accelerates corneal epithelial wound healing［J］. Stem Cells,2015,33:1566-1576.

85. 王梦雅,李素霞,李韵秋,等. 类风湿相关性角膜病变的个体化临床治疗［J］. 临床眼科杂志,2015,23:116-120.

86. YANG L,DI G,QI X,et al. Substance P promotes diabetic corneal epithelial wound healing through molecular mechanisms mediated via the neurokinin-1 receptor［J］. Diabetes,2014,63:4262-4274.

87. 王晔,周庆军,谢立信. 糖尿病角膜病变发病机制的研究进展［J］. 中华眼科杂志,2014,50:69-72.

88. 谢立信. 临床角膜病学［M］. 北京:人民卫生出版社,2014.

89. MATHEW R G,GOH B T,WESTCOTT M C. British Ocular syphilis study（BOSS）:2-year national surveillance study of intraocular inflammation secondary to ocular syphilis［J］. Invest Ophthalmol Vis Sci,2014,55:5394-5400.

90. CLEMENT M E,OKEKE N L,HICKS C B. Treatment of syphilis:A systematic review［J］. JAMA,2014,312:1905-1917.

91. ARTIFONI M,ROTHSCHILD P R,BRÉZIN A,et al. Ocular inflammatory diseases associated with rheumatoid arthritis［J］. Nat Rev Rheumatol,2014,10:108-116.

92. PENDERGRAFT W F 3rd,NILES J L. Trojan horses:drug culprits associated with antineutrophil cytoplasmic autoantibody（ANCA）vasculitis［J］. Current Opinion in Rheumatology,2014,26（1）:42-49.

93. 李凤鸣,谢立信. 中华眼科学［M］. 3 版. 北京:人民卫生出版社,2013.

94. GÓMEZ-PUERTA J A,GEDMINTAS L,COSTENBADER K H. The association between silica exposure and development of ANCA-associated vasculitis:Systematic review and meta-analysis［J］. Autoimmunity Reviews,2013,12（12）:1129-1135.

95. VIEIRA A C,HOFLING-LIMA A L,MANNIS M J. Ocular rosacea--a review［J］. Arq Bras Oftalmol,2012,75:363-369.

96. GUPTA N,TANDON R. Sociodemographic features and risk factor profile of keratomalacia in early infancy［J］. Cornea,2012,31:864-866.

97. SAINZ DE LA MAZA M,MOLINA N,et al. Clinical characteristics of a large cohort of patients with scleritis and episcleritis［J］. Ophthalmology,2012,119:43-50.

98. ANTERO D C,PARRA A G,MIYAZAKI F H. et al. Secondary Sjögren's syndrome and disease activity of rheumatoid arthritis［J］. Rev Assoc Med Bras,2011,57:319-322.

99. FALK R J,GROSS W L,GUILLEVIN L,et al. Granulomatosis with polyangiitis（Wegener's）:an alternative name for Wegener's granulomatosis［J］. Annals of the Rheumatic Diseases,2011,70（4）:704.

100. 宋国祥. 眼眶病学［M］. 2 版. 北京:人民卫生出版社,2010.

101. ECKERT M,PERRY J,SOHN V,et al. Incidence of low vitamin A levels and ocular symptoms after Roux-en-Y gastric bypass［J］. Surg Obes Relat Dis,2010,6:653-657.

102. 赫天耕,颜华. 维生素 A 缺乏性眼干燥症的眼底病变一例［J］. 中华眼科杂志,2010,07:653-655.

103. 张承芬. 眼底病学［M］. 北京:人民卫生出版社,2010,529-532.

104. TARABISHY A B,SCHULTE M,PAPALIODIS G N,et al. Wegener's granulomatosis:clinical manifestations,differential diagnosis,and management of ocular and systemic disease［J］. Survey of Ophthalmology,2010,55（5）:429-444.

105. MACSAI M S. The role of omega-3 dietary supplementation in blepharitis and meibomian gland dysfunction（an AOS thesis）［J］. Trans Am Ophthalmol Soc,2008,106:336-356.

106. WHATHAM A,BARTLETT H,EPERJESI F,et al. Vitamin and mineral deficiencies in the developed world and their effect on the eye and vision［J］. Ophthalmic Physiol Opt,2008,28:1-12

107. 谢立信,史伟云. 角膜病学［M］. 北京:人民卫生出版社,2007.

108. COONEY T M,JOHNSON C S,ELNER V M. Keratomalacia caused by psychiatric-induced dietary restrictions［J］. Cornea,2007,26:995-997.

109. KROSHINSKY D,GLICK S A. Pediatric rosacea［J］. Dermatol Ther,2006,19:196-201.

110. ALVARENGA L S,MANNIS M J. Ocular rosacea［J］. Ocul Surf,2005,3:41-58.

111. APUSHKIN M A,FISHMAN G A. Improvement in visual function and fundus findings for a patient with vitamin a-deficient retinopathy［J］. Retina,2005,25:650-652.

112. LEE W B,HAMILTON S M,HARRIS J P,et al. Ocular complications of hypovitaminosis a after bariatric surgery［J］.

Ophthalmology,2005,112:1031-1034.

113. FUJITA M,IGARASHI T,KURAI T,et al. Correlation between dry eye and rheumatoid arthritis activity [J]. Am J Ophthalmol,2005,140:808-813.

114. WALTON W,VON HAGEN S,GRIGORIAN R,et al. Management of traumatic hyphema [J]. Surv Ophthalmol,2002,47: 297-334.

115. TAKAGI D,NAKAMARU Y,MAGUCHI S,et al. Otologic manifestations of Wegener's granulomatosis [J]. The Laryngoscope,2002,112(9):1684-1690.

116. SCHULTZ R O,VAN HORN D L,PETERS M A,et al. Diabetic keratopathy [J]. Trans Am Ophthalmol Soc,1981,79: 180-199.

第四篇

角膜屈光手术和角膜接触镜

第一章
角膜屈光手术

第一节 概述

一、历史、现状和发展

屈光矫正手术（refractive surgery）是指用于改变眼部屈光状态或病理过程的眼科手术，而角膜屈光手术（corneal refractive surgery）则是指通过重塑角膜形状或改变角膜屈光力达到矫正眼屈光状态的手术，英文也称为 keratorefractive surgery。由于角膜屈光手术具备不改变人眼调节、易于实现且在外眼进行等特点，因此历史最久、探索最多，且已成为迄今为止发展最快、接受治疗量最大的屈光矫正手术。《柳叶刀》述评显示，激光角膜屈光手术是目前安全性和有效性均较高的屈光不正矫正手术之一。

20 世纪 30 年代，日本学者 Tutomu Sato 观察到圆锥角膜患者后弹力层自发破裂后角膜变扁平，继而发表了关于 8 例圆锥角膜患者的 10 只眼的研究结果，这些患者在进行了人为后弹力层破裂手术后，达到了中央角膜扁平化。20 世纪 70 年代，苏联眼科医生 Svyatoslav Fyodorov 等对 Sato 的技术进行改进，开展了首例放射性角膜切开术（radial keratotomy，RK），此技术于 20 世纪 70 年代进入中国。

1983 年，美国医生 Stephen Trokel 等发现 193nm 准分子激光可以精准切削小牛的角膜组织且邻近组织无热损伤反应。1985 年，Seiler 在人眼首次施行准分子激光屈光性角膜切削术（photorefractive keratectomy，PRK），角膜屈光手术进入激光精准切削时代。1997 年，PRK 获得美国食品药品管理局（Food and Drug Administration，FDA）批准后成为 20 世纪 90 年代的主流屈光手术。1993 年 3 月，我国北京协和医院、北京同仁医院、北京友谊医院、复旦大学附属眼耳鼻喉科医院和天津市眼科医院陆续开展 PRK 手术。此后，改良角膜表层屈光手术陆续问世。1996 年，Azar 首次开展了乙醇辅助下的准分子激光上皮瓣下角膜磨镶术（alcohol-assisted flap PRK）。1999 年，意大利 Camellin 医生将其命名为准分子激光上皮下角膜磨镶术（laser epithelial keratomileusis，LASEK）。2003 年，首次开展机械法准分子激光角膜上皮瓣下磨镶术（epipolis laser in situ keratomileusis，Epi-LASIK）。2007 年，Amaris 激光平台首次推出。2011 年，Fadlallah 博士首次报道了经上皮准分子激光角膜切削术（transepithelial photorefractive keratectomy，Trans-PRK），角膜屈光表层手术进入全激光时代。与此同时，我国温州医科大学眼视光中心率先引进设备并开展了此手术方式。

现代准分子激光原位角膜磨镶术（laser in situ keratomileusis，LASIK）的历史可追溯到 1985 年，当时 Peyman 博士第一次提出在角膜上进行激光消融技术并申请了专利。1990 年，Pallikaris 等学者将结合了角膜板层切开和准分子激光的角膜切削术用于近视矫治，此后该种手术方式名称繁多，直到 20 世纪 90 年代中期逐渐统一为 LASIK。相较于 PRK，LASIK 的优点是保留了角膜上皮层及前弹力层，更为符合角膜生理，几乎无角膜上皮下雾状混浊（haze）发生，屈光度矫正范围更大，术后视力恢复更快，无明显刺激症状。1994 年，中山大学中山眼科中心率先在我国临床应用 LASIK 后，LASIK 很快在全国成为角膜屈光手术的主要方式之一。2005 年，可制作超薄瓣的微型角膜刀研制出来，从而改良 LASIK 即前弹力层下激光角膜磨镶术（sub-bowman keratomileusis，SBK）问世。2008 年，SBK 技术进入中国。飞秒激光辅助的准分子激光原位角膜磨镶术（femtosecond laser in situ keratomileusis，FS-LASIK）于 1999 年获得美国 FDA 批准应用于临床。飞秒激光在眼科的应用为 LASIK 手术带来了巨大的飞跃，应用飞秒激光可按照预先设置的参数制作角膜瓣，包括角膜瓣厚度、直径、形状、角膜瓣蒂的位置，以及边缘切口的角度等，在计算机程序的精确控制下完成，大大地降低了角膜瓣相关并发症的发生率，且做到了可根据不同患者情况实现个性化的角膜瓣设计。

　　1997 年，谢立信教授在《中华眼科杂志》上发表了关于角膜层间切除术（microlamellar keratectomy，MLK）矫正高度近视临床效果的文章，这是国内首次应用角膜机械板层刀制作基质内透镜的报告。飞秒激光技术不断发展，速度更快，精确度更高，全飞秒手术应运而生。2008 年，Sekundo 首次报告了飞秒激光角膜基质透镜取出术（femto-second lenticule extraction，FLEx），是通过飞秒激光在角膜基质层间根据预设的角膜瓣厚度及矫正度数进行两次不同深度的扫描，制作基质内透镜，掀开角膜瓣，取出该透镜式的片状角膜组织后，将角膜瓣复位。此术式是一种改变眼屈光状态的全新角膜屈光手术。之后很快过渡到飞秒激光小切口角膜基质透镜取出术（small incision lenticule extraction，SMILE），是应用飞秒激光在角膜基质做不同深度扫描，使其形成透镜后将其从边缘小切口取出的一种屈光手术方式。SMILE 在手术理念及安全性方面明显不同于以往的其他手术方式。SMILE 手术不仅最大程度上避免了角膜瓣引起的相关并发症，而且最大限度地保证了角膜组织的结构完整性，对角膜正常生理和生物力学影响较小。SMILE 这种手术方式避免了角膜基质床的暴露，手术过程较少受温度、湿度等外界环境的干扰，手术精准性得到了较好的保障。因此，SMILE 手术是一种很具有发展前景的新的手术方式。

　　我国于 2010—2011 年在复旦大学附属眼耳鼻喉科医院和天津市眼科医院先后完成 FLEx 和 SMILE 手术，与欧洲等国家几乎同步，是国际上最早开展该手术的国家之一。我国学者在手术技巧方面作了极大的改进，例如 SMILE 连续环形撕镜技术（SMILE-CCL 技术），通过降低器械对角膜组织的分离侵扰，使取出的角膜基质透镜表面比传统方法更光滑，提高术后视觉质量。近年来，随着各种角膜屈光手术新技术在我国的推广应用、学术研究成果的增多以及相关规范的制定，我国的角膜屈光手术步入了多元化、智能化和规范化的阶段。与此同时，手术数量也逐年递增。目前，每年近 200 万人接受各类角膜屈光手术。其中 SMILE 手术量占全球总数的一半以上。截至 2019 年 12 月，我国在美国科学引文索引（science citation index，SCI）数据库收录期刊共发表激光角膜屈光手术方面论文 835 篇，占全球总数的 8.57%；其中，SMILE 手术作为新技术，我国累计发文量为 171 篇，占全球总发文量的 31.7%。与此同时，我国角膜屈光手术矫正的目标也发生着巨大变化，早期屈光矫正手术主要追求安全性、有效性、稳定性和可预测性，而现阶段的屈光矫正手术正朝着"四化"的方向发展，即微创化、个性化、多元化和智能化。

　　除了屈光手术领域，准分子激光和飞秒激光在角膜疾病治疗中也得到了广泛的应用。青岛眼科医院应用表层激光技术在各类角膜营养不良和角膜变性的治疗中取得了理想的临床效果，山东省眼科医院把飞秒激光技术应用于各类角膜移植手术，复旦大学附属眼耳鼻喉科医院开展远视 SMILE 来源的透镜治疗圆锥角膜等眼病，做了大量开拓性工作。

二、激光切割与作用角膜的机制和病理生理

（一）激光对组织的作用效应

　　准分子激光指受到电子束激发的惰性气体和卤素气体结合的混合气体形成的分子向其基态跃迁时发射所产生的激光，持续时间仅几十毫微秒，作用于生物组织产生光化学效应，通过打断分子间的结合键，使组织直接分离成为挥发性的碎片而消散，达到角膜重塑的目的。飞秒激光是一种脉冲宽度为飞秒（1×10^{-15} 秒）量级的近红外激光，对组织的作用是通过光致爆破作用，使组织电离形成等离子体，产生微等离子体空泡，空泡增多、融合并彼此贴近最终使组织分离，实现精密的角膜组织切割效应。

　　准分子激光可使角膜组织产生一系列超微结构的变化，包括气化性碎屑、角膜基质细胞气化、角膜前基质不规则气化空泡、胶原纤维区域性融解及功能不良性角膜基质细胞。

　　飞秒激光作用于角膜组织后,胶原纤维板层之间可出现气泡,气泡周边胶原纤维水肿。电镜下可见局部胶原纤维呈波纹样排列,靠近透镜边缘处基质细胞破坏较严重,细胞膜破裂、细胞固化、固化细胞断裂成碎块,透镜中央部分细胞损伤较轻。透镜的前表面较为光滑,后表面规则程度相对较低,可见散在组织桥及之间飞秒激光光爆破作用后残留的痕迹。

　　(二)伤口愈合反应

　　角膜屈光手术后的伤口愈合是决定手术有效性和安全性的主要因素,该过程涉及角膜和眼表组织(上皮、基质、免疫细胞)、角膜神经、细胞因子及神经介质等之间复杂的相互作用。

　　角膜上皮损伤后,修复过程几乎立即开始,包括:纤维连接蛋白迅速覆盖细胞受损处提供暂时的基质,上皮移行,即缺损区域附近残余上皮细胞向缺损区域移行,细胞增殖、分化,使上皮的各层结构得到修复。角膜上皮损伤后,释放多种细胞因子,包括白细胞介素-1(interleukin-1,IL-1),FAS 配体,血小板衍生生长因子(platelet-derived growth factor,PDGF),肿瘤坏死因子-α(tumor necrosis factor-α,TNF-α),转化生长因子 β(transforming growth factor,TGF-β)等,细胞因子作用于暴露的基质组织,与基质细胞受体结合,介导基质细胞凋亡、坏死、增殖、迁移,基质细胞释放细胞因子和生长因子,调节上皮愈合并导致基质炎症细胞浸润,TGF-β 可使基质细胞激活并向肌成纤维细胞转化,产生过量细胞外基质成分,促进伤口纤维化修复。角膜上皮细胞和基质细胞释放的神经介质也在术后神经源性炎症、伤口愈合和角膜神经再生中起到重要作用,包括神经肽 P 物质(substance P,SP),降钙素基因相关肽(calcitonin gene related peptide,CGRP)和神经生长因子(nerve growth factor,NGF)等。

　　1. 板层屈光手术　LASIK 术后角膜瓣中央与边缘愈合反应不同:中央区上皮完整性得以保留,屏蔽了上皮细胞和基质细胞间相互作用,因此,基质细胞激活、凋亡和坏死相对较少,同时,因存在完整的基底膜作为机械屏障,基质细胞受到来自上皮细胞、泪腺细胞的炎症因子的影响相对较小;而在角膜瓣边缘,上皮与基质间纤维化修复,因此术后常在角膜瓣边缘存在环形灰白色瘢痕,而中央透明。相比于板层刀制瓣,飞秒激光制作的角膜瓣在边缘层间愈合反应更明显。然而,术中并发症的发生可以导致异常的伤口愈合过程,如角膜瓣穿孔或纽扣瓣可导致纤维化瘢痕反应,肌成纤维细胞增多,角膜混浊;术中上皮损伤可促进细胞活化、加重炎症反应,炎症细胞浸润增多,可能导致弥漫性板层角膜炎;若角膜瓣下方存在上皮细胞,这些上皮细胞可维持代谢活动,释放细胞因子和生长因子影响基质重塑,可能导致弥漫性炎症;术后感染可导致细胞坏死增加,炎症反应加重,胶原分解等。

　　2. 表层屈光手术　表层屈光手术是一种角膜损伤模型,愈合过程涉及复杂的级联反应,上皮及基底膜屏障破坏后,泪液及损伤的上皮细胞分泌的炎性因子刺激角膜基质细胞,促进基质细胞分化及细胞外基质分泌。表层手术较板层手术而言,准分子激光会破坏角膜基底膜屏障,炎性因子释放于基质层中,临床上角膜上皮下雾状混浊的发生率较高。同时,角膜基质切削越深,切削面越不规则、陡峭,基质愈合过程中胶原和细胞外基质沉积越多,易发生上皮下雾状混浊。在损伤愈合的过程中,基质细胞释放大量的肝细胞生长因子也会延迟角膜上皮愈合,严重时可发生感染性角膜病,严重威胁术后视力。

　　(三)神经修复和再生

　　1. 板层屈光手术　角膜瓣制作和角膜周边小切口的制作会不同程度地损伤角膜神经。LASIK 手术中,角膜瓣边缘神经纤维切断,准分子激光消融进一步损伤深层基质神经,而在 SMILE 手术中,仅小切口附近和基质透镜内的神经被切断,角膜帽内和透镜区域外的神经得以保留,因此,SMILE 手术后角膜神经保存更好。研究显示,SMILE 术后神经纤维长度、纤维密度、神经细胞分支密度和神经干细胞数更高。

　　2. 表层屈光手术　表层屈光手术角膜神经损失程度取决于激光消融区面积和屈光不正的程度,这意味着相对于低中度近视眼,高度近视眼的手术切削深度、切削组织更多,神经末梢损伤更严重。由于角膜前弹力层具有密集的上皮下神经丛,Trans-PRK 手术的原理是准分子激光一步式切削角膜上皮和部分角膜基质层,因此大量的神经末梢暴露于术后创面,相较于板层手术而言,术后疼痛感较强。大部分神经修复始于切削区边缘角膜上皮下神经丛残端,神经纤维由切缘向中心区生长,变细且分支减少,少部分神经纤维直接从基质深处向前生长。研究表明,相较于 LASIK 而言,表层术后神经在术后 2 年可基本恢复正常。值得一提的是,表层手术与 SMILE 术后半年神经再生水平相当,且仍需要大样本、长时间随访的临床研究证实。

（张立军）

第二节　表层角膜屈光手术

一、适应证和禁忌证

激光表层角膜屈光手术是指以机械、化学或激光方式去除角膜上皮或机械制作角膜上皮瓣后在前弹力层表面进行激光切削。依据对角膜上皮处理方法不同,分为准分子激光屈光性角膜切削术(photorefractive keratectomy,PRK),准分子激光上皮下角膜磨镶术(laser assisted subepithelial keratomileusis,LASEK),机械法准分子激光角膜上皮瓣下磨镶术(epipolis laser in situ keratomileusis,Epi-LASIK),经上皮准分子激光角膜切削术(transepithelial photorefractive keratectomy,Trans-PRK)。

（一）手术适应证

1. 精神心理健康,患者本人具有通过表层角膜屈光手术改善屈光状态的愿望,并且对手术疗效具有合理的期望。

2. 年龄≥18 周岁的屈光不正者,对于特殊情况,如学生有报考专业体检需求、择业要求、高度屈光参差,可根据具体情况适当放宽年龄要求。术前在充分理解的基础上,患者本人及家属须共同签署知情同意书。

3. 近视≥-8.00D,远视≤+6.00D,散光≤6.00D,且屈光状态基本稳定(每年近视屈光度数增长不超过0.50D,时间在 2 年以上)。

4. 老视。

5. 角膜中央厚度≥450μm 者。

6. 有特殊职业需求者,如对抗性较强的运动员、军警等。

7. 角膜偏薄、睑裂偏小、眼窝偏深等特殊解剖条件或患者自主配合度差、有视网膜及视神经病变不宜行板层手术者。

8. 角膜或眼内屈光手术后需进行补矫者。

9. 角膜外伤、手术或炎症后角膜前表面不规则散光或角膜浅层有瘢痕,表面不规则,尤其上皮厚度分布不均匀,需要行角膜地形图或波前像差等个性化切削者。

10. 人工晶状体植入手术、玻璃体手术及视网膜手术后残余屈光不正(包括屈光参差)者。

（二）手术禁忌证

1. 绝对禁忌证

（1）未经心理、精神科会诊或心理精神科医师未签署意见的精神心理异常者及对手术有不切实际的期待者。

（2）可能影响角膜上皮愈合的重症眼表疾病者。

（3）眼及眼附属器活动性炎性反应或肿瘤者。

（4）角膜过薄,预估术后全角膜最薄点厚度 <360μm 者。

（5）圆锥角膜或其他类型的角膜扩张者。

（6）重度干眼者。

（7）眼附属器严重病变,如眼睑缺损、重度睑裂闭合不全者等。

（8）青光眼者。

（9）影响视力的白内障者。

（10）未控制的全身结缔组织病及自身免疫性疾病者,如系统性红斑狼疮、类风湿关节炎、多发性硬化等。

2. 相对禁忌证

（1）对手术认识欠缺或期望值过高,但经过医患反复交流达成共识者;抑郁症等精神心理异常经治疗后痊愈者。

（2）屈光度数 <-8.00D 的近视或 >+6.00D 的远视者。

（3）对侧眼为法定盲眼者。

（4）超高度近视眼伴显著后巩膜葡萄肿,矫正视力低下者。

（5）轻度睑裂闭合不全者。

（6）角膜基质或内皮营养不良者。

（7）中度干眼者。

（8）在暗照明状态下瞳孔直径大于预期的切削直径者。

（9）具有单纯疱疹性或带状疱疹性角膜炎病史（2 年内无复发）者。

（10）血糖控制稳定的糖尿病者。

（11）具有结缔组织病史、自身免疫性疾病史者或正在服用免疫抑制剂、糖皮质激素、雌激素、孕激素、异维 A 酸、胺碘酮、舒马曲坦、左炔诺孕酮片和秋水仙碱等全身药物者。

（12）怀孕及哺乳早期女性。

（13）18 周岁以下者。

（14）瘢痕体质者。

（张立军）

二、方法及操作技巧

（一）PRK 方法及操作技巧

1. 术前准备　术前常规消毒铺巾,结膜囊滴表面麻醉剂 2~3 次。根据患者角膜曲率、屈光不正度数、角膜厚度等设置激光切削的各项技术参数,并仔细核对。

2. 去除角膜上皮方法及技巧　常用角膜上皮刀刮除上皮,一般去除角膜上皮的面积略大于切削区面积,尽量一次完整刮除角膜上皮,暴露切削面后用吸血海绵轻轻擦拭角膜表面碎屑和多余水分,因多余水分容易造成欠矫及不规则切削。去除角膜上皮时间尽量短,防止因角膜表面脱水造成过矫。

3. 确定切削中心　保持患者头位无倾斜,嘱患者注视激光机正上方指示灯,调整激光机操作杆,使激光切削平面的中心点位于瞳孔中心所对应的角膜前表面,必要时根据 kappa 角的大小调整切削中心位置。

4. 激光切削　踩脚踏启动激光切削,切削过程自动启动跟踪系统,如患者眼球转动幅度过大,随时暂停激光,必要时调整位置,确保切削中心和瞳孔中心保持一致,并观察角膜表面保持干净。

5. 切削完毕,0~4℃冰平衡盐溶液冲洗角膜表面,并用海绵轻轻擦拭表面,吸取多余结膜囊水分,滴 0.3% 妥布霉素地塞米松滴眼液,配戴绷带型角膜接触镜。

6. 术后处理

（1）术后配戴绷带型角膜接触镜 3~7 天,直至角膜上皮完全愈合后取出绷带镜。

（2）术后用药:局部用广谱抗生素滴眼液及促上皮修复药物 3~7 天,角膜上皮愈合后局部应用低浓度糖皮质激素类药物如 0.1% 氟米龙滴眼液。一般持续用 4 个月,第 1 个月每天 4 次,以后逐月递减 1 次,根据术前屈光不正度数大小及复查情况可酌情增减用药时间和次数。术后常规使用人工泪液及其他治疗干眼的药物 3~6 个月,来减轻干眼所引起的眼部不适症状。

（二）LASEK 方法及操作技巧

1. 术前准备　同 PRK 手术。

2. 角膜上皮瓣制作方法和技巧　LASEK 制作角膜上皮瓣的基本器械包括开睑器、上皮环钻、上皮铲、上皮钩、上皮恢复器等（图 4-1-2-1）,根据角膜直径大小和激光切削范围可选择不同型号上皮环钻直径,如 9mm、9.5mm。将环钻放置于以瞳孔中心为圆心的位置,20% 的乙醇滴于环钻内,浸润 10~20 秒,棉签吸干乙醇,用平衡盐溶液充分冲洗角膜表面和结膜囊。海绵吸取多余水分,保持角膜表面干湿度适宜,应用上皮铲（或上皮钩）沿环形痕迹轻轻分离上皮，上皮瓣可用上皮钩、大小上皮铲相互结合的方法，用钩、拨、铲等动作制作，上皮分离至上方蒂部时，将上皮瓣翻转，用吸血海绵清洁角膜表面后进行激光切削。制作完整有活性的上皮瓣是手术的关键，LASEK 上皮瓣比较脆弱，不可暴力分离上皮瓣，动作要轻柔，防止出现碎瓣及较大范围的上皮缺失，分离上皮瓣时间尽量短，时间一旦过长，上皮活性会下降，同时，角膜基质易脱水，激光切削的预测性下降（图 4-1-2-2）。

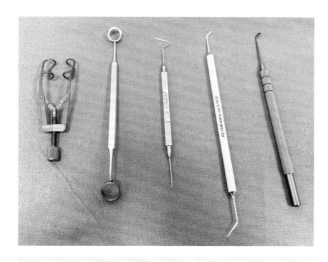

图 4-1-2-1　LASEK 手术器械

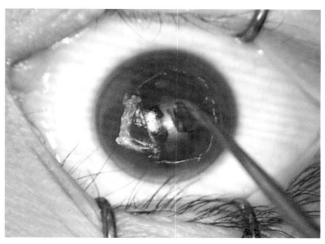

图 4-1-2-2　LASEK 使用上皮铲分离角膜上皮

3. 激光切削　过程同 PRK，术中注意防止激光损伤上皮瓣蒂部。

4. 切削完毕，0~4℃冰平衡盐溶液冲洗角膜表面，水复位角膜上皮瓣，保持上皮瓣位置居中，无皱褶，海绵轻轻擦拭上皮瓣边缘，保持边缘整齐对位，去掉游离的多余上皮组织，适当晾干，滴 0.3% 妥布霉素地塞米松滴眼液，配戴绷带型角膜接触镜。

5. 术后处理　同 PRK 手术。

（三）Epi-LASIK 方法及操作技巧

1. 术前准备　同 LASIK 手术一样，需要专用的负压吸引设备和微型角膜上皮刀，手术开始前检测设备和上皮刀运行是否正常，手术显微镜下观察刀片是否完整无损（图 4-1-2-3）。

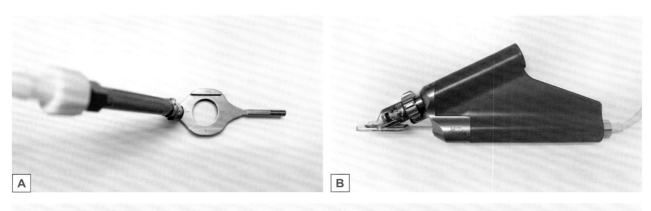

图 4-1-2-3　Epi-LASIK 手术器械

图 A　Epi-LASIK 负压吸引环
图 B　Epi-LASIK 角膜上皮刀

2. 制作角膜上皮瓣方法和技巧　先用负压吸引环固定眼球,负压环位置以切削中心为圆心,听到提示音表明负压吸引到位后,将上皮刀放置于吸引环,走刀前可在角膜表面滴平衡盐液,刀走到位后先停负压,再退刀,用上皮恢复器轻轻翻卷上皮瓣,充分暴露基质面,海绵擦拭基质面多余水分,准备激光切削。Epi-LASIK 制作完整上皮瓣的关键是根据角膜曲率和角膜直径的大小选择合适的吸引环,初学者最好具有LASIK 手术操作经验,手术操作规范,在上皮瓣大小厚度制作不理想时,要及时放弃手术,或改为 PRK 手术。

3. 激光切削及术后处理　同 LASEK。

（四）Trans-PRK 方法及操作技巧

1. 术前准备　Trans-PRK 采用准分子激光去除角膜上皮,该治疗模式默认中央角膜上皮厚度 55μm,周边角膜上皮厚度 65μm,角膜上皮厚度不会影响角膜表面的屈光力,但术前患者上皮厚度过厚或过薄会影响光学区大小或过度切削基质,有条件时,建议术前使用眼前节 OCT 测量角膜上皮厚度,根据上皮厚度大小,考虑是否调整设定的上皮厚度。上皮厚度对 Trans-PRK 手术效果的影响如图 4-1-2-4 所示。

2. 激光切削　激光切削前用湿润的海绵擦拭角膜表面,保持角膜表面干净无杂质,干湿度适宜。调整手术床操纵杆,保持在角膜表面两条定位光束的顶点重合并位于瞳孔中心（图 4-1-2-5）。由于 Trans-PRK 相对其他表层手术激光切削时间较长,术前、术中和术后合理的降温措施有利于控制和减少术后 haze 的发生,如术中间断激光切削、术后即刻使用 0~4℃冰平衡盐液冲洗角膜、配戴绷带型角膜接触镜、术后口服维生素 C 等。对于年龄较小、术前矫正度数较高的患者,可考虑联合使用丝裂霉素 C。

3. 术后处理　同 PRK 手术。

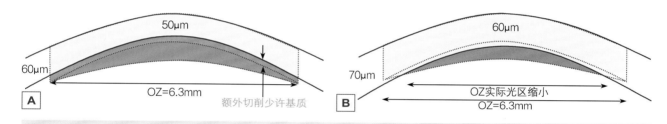

图 4-1-2-4　上皮厚度对 Trans-PRK 手术效果的影响

图 A　角膜上皮较薄时额外切削少许基质

图 B　角膜上皮较厚时实际光区缩小

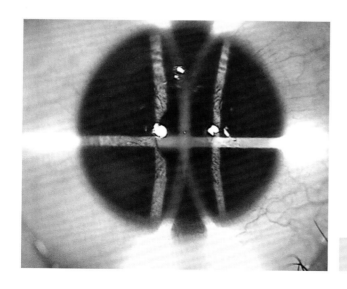

图 4-1-2-5　Trans-PRK 手术示意图

（龙克利）

第三节　板层角膜屈光手术

一、适应证和禁忌证

板层角膜屈光手术通常指以机械刀或飞秒激光辅助制作角膜瓣的准分子激光原位角膜磨镶术（laser in situ keratomileusis，LASIK），是目前激光角膜屈光手术的主流术式，也包括仅以飞秒激光完成角膜基质微透镜并取出的术式，即飞秒激光角膜基质透镜取出术（femtosecond laser lenticule extraction，FLEx）和飞秒激光小切口角膜基质透镜取出术（femtosecond laser small incision lenticule extraction，SMILE）。目前以飞秒激光辅助的准分子激光原位角膜磨镶术（femtosecond laser in situ keratomileusis，FS-LASIK）和SMILE较为普遍开展。手术方式的合理选择、掌握规范的手术适应证标准及严格排除手术禁忌证，有助于最大限度地减少手术并发症，从而增加患者的满意度和医生的信心。

（一）手术适应证

1. 精神心理健康，患者本人具有通过板层角膜屈光手术改善屈光状态的愿望，并且对手术疗效具有合理的期望。

2. 年龄≥18周岁的屈光不正患者，对于特殊情况：如学生有报考专业体检需求、择业要求、高度屈光参差，可根据具体情况适当放宽年龄要求。术前在充分理解的基础上，患者本人及家属须共同签署知情同意书。

3. 屈光状态2年内基本稳定（SMILE建议屈光状态1年内相对稳定），屈光度变化≤0.50D。LASIK：近视屈光度≥-12.00D，散光屈光度≤6.00D，远视屈光度≤+6.00D；采用FLEx术式者，近视矫正屈光度数球镜与柱镜之和≥-10.00D；SMILE：近视屈光度球镜范围在-1.00~-10.00D，散光屈光度≤5.00D，矫正极低屈光度数需酌情而定。

4. 角膜中央厚度≥480μm，角膜曲率38~47D，预设切削后的角膜基质床中央剩余厚度至少>280μm。

5. 无其他眼部疾病和/或影响手术恢复的全身器质性病变。

6. 经术前检查排除手术禁忌证者。

（二）绝对禁忌证

1. 未经心理、精神科会诊或心理精神科医师未签署意见的精神心理异常者或全身系统性疾病，如癫痫、癔症等致无法配合检查和手术的疾病患者，对手术不切实际的期待者。

2. 头位不能处于正常位置患者。

3. 重度弱视患者。

4. 角膜过薄患者　LASIK：中央角膜厚度<450μm、预期切削后角膜瓣下剩余角膜中央基质厚度<250μm（建议280μm）、预期术后剩余角膜中央基质厚度小于术前角膜厚度50%的患者。SMILE：目前可参考但需进一步循证医学支持的标准：预计透镜取出后角膜中央残留基质床厚度<250μm（一般角膜基质床剩余厚度应至少>250μm，建议280μm以上）以及透镜过薄（<20μm）患者。

5. 眼及眼附属器存在活动性感染或非感染炎症及肿瘤患者。

6. 圆锥角膜（包括亚临床期及临床期）、其他类型角膜扩张性疾病及变性、近期反复发作病毒性角膜炎等角膜疾病患者。

7. 严重的角膜疾病患者　如存在明显的角膜斑翳等角膜混浊、边缘性角膜变性、角膜基质或内皮营养不良，以及其他角膜疾病患者。

8. 严重影响视力的白内障患者。

9. 尚未控制的青光眼患者。

10. 眼外伤和严重眼底疾病患者等。

11. 全身患有结缔组织疾病和自身免疫系统疾病患者，如系统性红斑狼疮、类风湿关节炎、多发硬化等。

　　12. 中重度睑裂闭合不全及睑内翻倒睫患者。

　　13. 严重眼表疾病患者,如重度干眼。

　　（三）相对禁忌证

　　1. 对手术认识欠缺或期望值过高,但经过医患反复交流达成共识者;抑郁症等精神心理异常经治疗后痊愈者。

　　2. 年龄未满 18 周岁者。

　　3. 屈光度数不稳定者(在过去 1 年内屈光度数变化 >0.50D)。

　　4. 角膜相对较薄患者。

　　5. 发生角膜创伤高风险者,角膜移植术后,放射状角膜切开术后等。

　　6. 角膜过度陡峭(角膜曲率 >48D)或过度平坦者(角膜曲率 <38D)。

　　7. 角膜中央光学区存在云翳或较明显的角膜血管翳者。

　　8. 存在角膜上皮及上皮基底膜病变,如上皮基底膜营养不良、复发性角膜上皮糜烂等患者。

　　9. 在术前视功能检查中发现的明显异常如调节、集合等参数影响手术效果者。

　　10. 暗光下瞳孔直径明显大于切削区直径者。

　　11. 对侧眼为法定盲眼者。

　　12. 存在单纯疱疹病毒性角膜炎病史患者。

　　13. 存在眼底病变,如视网膜脱离手术史、黄斑病变患者。

　　14. 轻度睑裂闭合不全、面瘫患者。

　　15. 轻、中度干眼患者。

　　16. 眼压偏高但已排除青光眼或病情已得到控制的青光眼患者。

　　17. 未得到控制的甲状腺相关眼病患者。

　　18. 存在结缔组织疾病或自身免疫系统疾病病史患者。

　　19. 糖尿病患者。

　　20. 怀孕及哺乳期女性患者。

　　21. 正在服用全身药物,如糖皮质激素、雌激素、孕激素、免疫抑制剂、抗抑郁药物等患者。

（张立军）

二、方法及操作技巧

（一）FS-LASIK 手术

　　FS-LASIK 手术需要飞秒激光和准分子激光两台设备共同参与完成,包括角膜瓣制作和准分子激光切削两个主要步骤。

　　1. 标准手术流程　术前用 0.9% 氯化钠生理盐水冲洗结膜囊,安尔碘消毒眼睑皮肤。冲洗时,谨防皮肤消毒碘液被带入结膜囊内,否则可能出现角膜上皮点状灼伤水肿,严重者需立即停止手术。表面麻醉药物使用次数尽量控制在 2~3 次,过多使用可能会因角膜上皮毒性作用或水肿而影响手术操作。手术开始前,认真核查患者姓名、手术眼、激光切削角膜瓣参数、拟矫正屈光度数等。根据患者角膜直径或形态,选择合适的角膜负压吸环,或者适当调整角膜瓣直径。飞秒激光负压固定吸引过程,尽量控制在 2~3 次,反复负压吸引可能发生结膜下出血、角膜上皮水肿等(图 4-1-3-1)。掀开角膜瓣进行反折,仔细检查角膜瓣完整性和基质床的规则性,蘸干角膜基质表面的水分(图 4-1-3-2)。以角膜顶点或视觉中心进行中心定位,Kappa 角过大者需要调整切削中心,确保角膜基质床表面光滑,再进行准分子激光切削。对于远视或大散光患者,适当调整中央光学区直径,激光切削过程中需要注意对角膜瓣蒂部及散光轴向周围组织的适当保护。准分子激光切削完成后,平衡盐溶液冲洗角膜基质表面,将角膜瓣复位(图 4-1-3-3)。

　　2. 不同飞秒激光平台手术操作要点　不同的飞秒激光设备,具有各自不同的操作细节和要点。

（1）FS200-EX500激光平台：FS200飞秒激光脉冲频率200kHz、激光能量为微焦级别，具有制瓣快、掀瓣容易等特点。设备其他优点包括：①手术时对每个一次性压平锥镜进行自检与校正，提高了角膜瓣厚度的精确性和稳定性；②自动双负压系统保障负压的稳定、降低术中眼压的升高幅度；③蒂部制作角膜隧道进行排气，减少不透明气泡层（opaque bubble layers，OBL）的发生；④根据角膜形态或角膜白-白（W-W）直径等个性化设计角膜瓣参数，包括角膜瓣大小、角膜瓣形态、蒂部位置、隧道宽窄及长度等。

手术操作要点：①常将蒂部隧道宽度设置为1.0~1.4mm，适中宽度的隧道更利于维持隧道排气稳定性，减少排气不匀引起的阶梯状扫描或OBL的发生。②该飞秒激光平台负压系统稳定，但对于睑裂过小、眼窝过深、结膜松弛明显、角膜直径过小、过度紧张的患者，可能存在负压环放置困难或脱负压的风

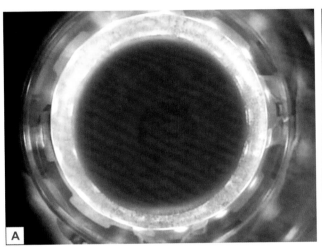
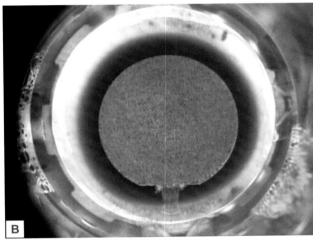

图 4-1-3-1 负压对位吸引、调整角膜瓣位置和飞秒激光扫描

图 A 飞秒激光负压固定吸引，调整角膜瓣至合适位置

图 B 飞秒激光扫描制作角膜瓣

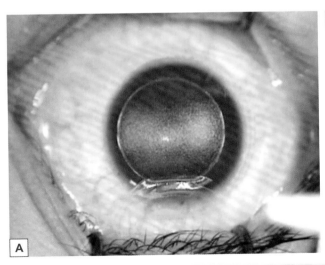
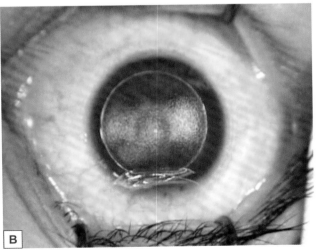

图 4-1-3-2 掀开角膜瓣、中心定位和准分子激光扫描

图 A 掀开角膜瓣，进行中心定位

图 B 准分子激光扫描消融角膜基质

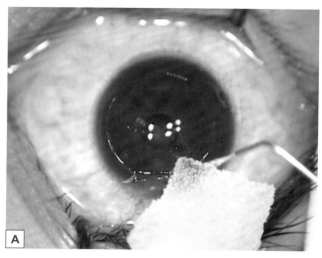
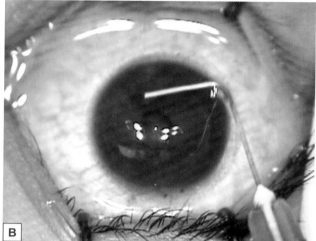

图 4-1-3-3　冲洗角膜基质床和复位角膜瓣

图 A　平衡盐溶液冲洗角膜基质床
图 B　复位角膜瓣

险,必要时可酌情考虑 VisuMax 平台或改行表层手术。笔者曾做过的最小角膜直径为 10.6mm,需进行角膜瓣直径的调整,以保障手术顺利进行。以上特殊眼部情况对患者的配合要求更高。③当制瓣出现致密的 OBL 时,可能会影响准分子激光对瞳孔的识别跟踪,可以静置 5~10 分钟再行准分子激光切削,也可酌情在掀瓣后用掀瓣器轻压 OBL 区域,加速气泡消散(图 4-1-3-4)。④出现前房气泡时,建议暂停手术,静置观察吸收后进行准分子扫描,可能需要等待至少 30 分钟甚至几小时。若已掀瓣,可适当调暗照明,瞳孔大时便于识别,但在激光扫描过程中前房气泡的存在可能影响中心对位以及患者固视,导致偏心切削(图 4-1-3-5)。⑤ EX500 准分子激光配置的 Topolyzer VARIO 地形图可以采集角膜前表面地形图信息、kappa 角、虹膜纹理信息以进行 CustomQ 或 T-CAT 手术,其 kappa 角和虹膜纹理识别可有效校正中心扫描和眼球自旋对散光矫正的影响。

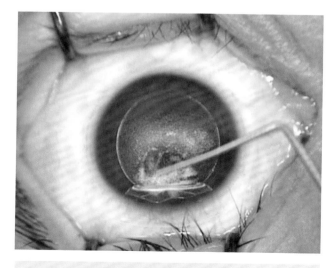
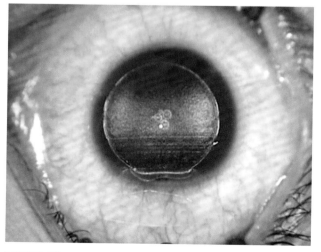

图 4-1-3-4　以掀瓣器轻柔刮擦 OBL 区域加速气泡消散

图 4-1-3-5　FS-LASIK 手术制瓣后出现少量前房气泡

（2）VisuMax 飞秒激光手术操作要点：①该设备为弧形凹面负压锥镜，贴合角膜形态、有利于良好的中心对位，角膜瓣厚度更加均匀；②负压低，术中眼压升幅较小，减轻眼球压迫感，有利于患者术中配合；③角膜瓣下基质切面更光滑，进行角膜瓣分离时需避免分离器在垂直方向撬动角膜瓣引起瓣撕裂，避免视轴区的过度操作。

（3）Ziemer Femto LDV 飞秒激光手术操作要点：①该设备为平面压平且扫描区域不可调，因此，当患者紧张、注视不良时可引起假吸引或偏心吸引，应松开负压重新对位吸附，一般建议重复 2~3 次以内，多次吸附可能引起结膜出血、角结膜水肿影响手术。②因偏心吸引或扫描过程中眼球转动等引起角膜瓣位置或形态异常，可能影响光学区激光扫描时，建议停止手术。等待 1~3 个月后待角膜瓣对合良好，屈光状态稳定后，再择期手术或改行表层手术。③小光斑低能量设计使得切削面更加光滑，角膜瓣易分离，但角膜瓣厚度精确性和稳定性略有欠缺。④该飞秒激光设备是通过在负压环与手柄镜面之间放置一定厚度的垫片，进而调整角膜瓣厚度。术前一定要仔细核查垫片的放置以及负压环大小的选择。

（二）SMILE 手术

SMILE 手术依托一台飞秒激光设备就可以完成手术，包括负压吸引（图 4-1-3-6）、激光扫描（图 4-1-3-7）和透镜分离取出（图 4-1-3-8）三个主要步骤。

1. 标准手术流程

（1）负压吸引：术前操作同飞秒激光 LASIK 手术操作流程。手术开始前，摆正患者头位，让患者注视上方绿色光点，吸血海绵湿润角膜表面，蘸干结膜囊水分。负压启动前，再次确认压平锥接触面的清洁，角膜表面的光滑，中心定位的准确。避免压平锥下睫毛或油脂等异物存留。开始时以治疗照明影像、镜下的固视光及瞳孔中心为相对参照物。通过调整，使参照物恰好位

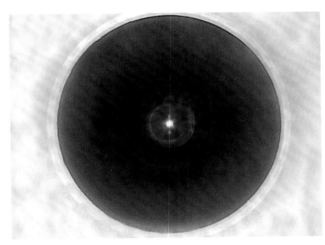

图 4-1-3-6 中心对位与负压吸引

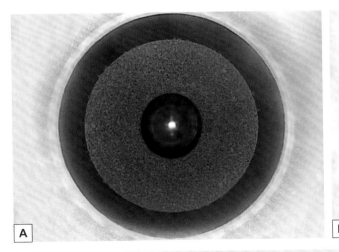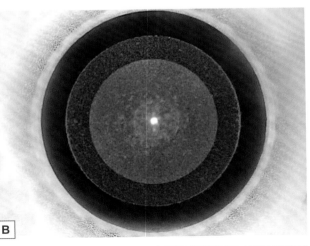

图 4-1-3-7 飞秒激光扫描角膜基质透镜过程

图 A 飞秒激光扫描透镜下表面
图 B 飞秒激光扫描透镜上表面

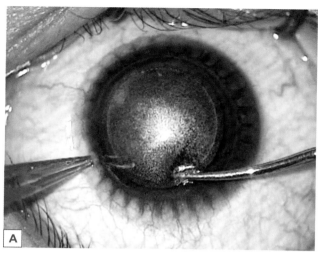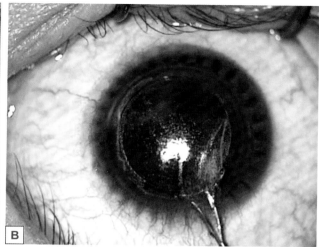

图 4-1-3-8　基质透镜的分离及取出

图 A　依次分离透镜上、下表面

图 B　以镊子取出角膜基质透镜

于负压环上接触镜的中央,确认两者的对位和吸引是否正确,水印达 70%~90% 时启动负压(图 4-1-3-9)。术中负压失吸的危险因素主要包括患者过度紧张、角膜直径过小、结膜囊水分过多等。

（2）激光扫描:在激光扫描开始时,密切观察患者固视、负压环边缘水分、结膜嵌入负压环等异常情况发生。激光扫描过程中,若发现角膜基质透镜扫描异常,患者眼球大幅度转动或切口的长度和位置偏离等情况影响预期治疗时,应立即暂停手术(图 4-1-3-10)。在未能确定异常情况发生的原因并妥善解决之前,建议推迟手术。

（3）透镜分离取出:在手术显微镜下确认角膜基质透镜和上方角膜周边切口完成后,先在上方切口位置进行上下层透镜边缘分离和定位。

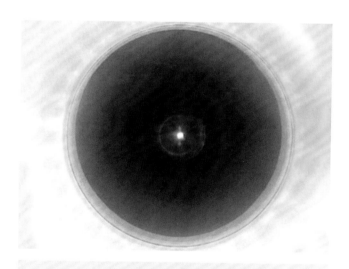

图 4-1-3-9　负压环接触镜与角膜表面接触面积达 70%~90%,启动负压

然后利用透镜分离器,先分离透镜前表面(角膜帽的下方),再分离透镜的后表面。分离过程中,注意透镜分离错层或透镜撕裂的发生。分离上层透镜分离时,完成中央光学区分离后,在一侧透镜边缘保留少许组织暂不分离,这样可以为下层透镜分离保持一定的张力,降低透镜卷边情况的发生。透镜分离误入下层时,可以将周边未分离的透镜边缘作为起始,再重新进行上层透镜的定位和分离。致密 OBL 的形成可能增加角膜基质透镜分离难度和撕裂风险,术前要高度警惕如厚角膜、致密角膜组织等,可适当进行扫描参数的调整。最后利用透镜镊在切口边缘将透镜夹出,尽量避免将透镜镊过多地探入囊袋内。透镜取出后再次确认角膜基质透镜的完整性。适当润滑角膜表面,仔细对合上方角膜切口。

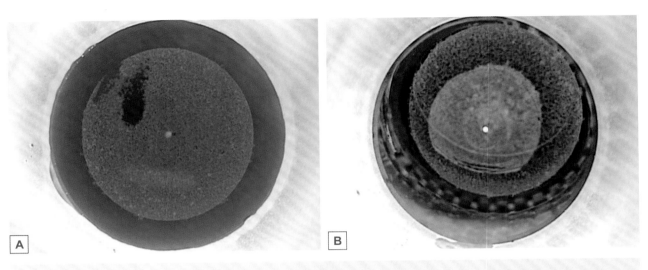

图 4-1-3-10　激光扫描过程出现黑区，及时停止负压中止手术

图 A　激光扫描区黑区形成

图 B　停止负压，中止手术

2. 手术操作要点

（1）表面麻醉的使用时间和次数：建议使用次数 2~3 次，使用时间分别为洗眼前、手术开始即刻，特别紧张或麻药不耐受患者可考虑手术开始前 5~10 分钟增加 1 次滴药次数。过多滴用表面麻醉剂可能导致角膜上皮水肿或损伤，影响激光扫描质量，形成角膜黑斑或黑区，影响手术安全和手术疗效。

（2）治疗参数设计：手术并发症的发生以预防为主，所以在手术设计方面可以提前调整设计参数。切口一般选择在 90°~120°，当角膜过小或血管翳较重时，可调整至 110° 减少出血。角膜帽直径通常约 7.6mm，角膜 W-W<11.5mm 或上方血管翳明显时可调整为 7.5mm。对于初学者来说，角膜帽厚度通常设定 110~120μm，当角膜厚度 >580μm，低度近视者可适当增加角膜帽厚度或透镜基底附加厚度，可以降低透镜分离的难度。

（3）头位调整：患者头位一般保持前额下颌为一条水平纵线、双眼保持一条水平横线，防止出现头位旋转或过度俯仰的情况；头位旋转可能影响散光轴向的精确性；头位过度俯仰常导致负压对位失败或扫描过程出现负压不稳甚至脱负压的情况，均可能影响扫描质量。

（4）负压脱失或激光扫描差错：相关并发症的预防和处理详见相应章节。

（5）术中止血：注意切口边缘是否有出血，必要时需利用吸血海绵进行短暂压迫止血，透镜分离时，尽量避免将过多血细胞或结膜囊油脂挤压进入角膜基质囊袋内，可以有效预防术后感染或弥漫性层间角膜炎（diffuse lamellar keratitis，DLK）发生。

（6）更改手术方式或延迟手术：遇到严重术中并发症，如明显偏心扫描、较大的黑区或 OBL、透镜寻找或取出困难、透镜大范围撕裂残留等，应及时中断手术，更改手术方式或延迟手术。

（陈敏）

第四节　角膜屈光手术并发症处理及预防

一、术后角膜感染

（一）发病率

感染性角膜炎是角膜屈光术后少见但是最严重的并发症之一。1995 年，Nascimento 首次报道 LASIK

术后诺卡氏菌角膜炎(nocardial keratitis)。不同的角膜屈光手术方式,术后感染性角膜炎的发生率也有所不同。目前国内外文献报道 LASIK 术后发生率为 0%~1.5%(图 4-1-4-1);表层角膜屈光手术后发生率为 0.02%~0.8%(图 4-1-4-2、图 4-1-4-3),平均发病时间为术后 5~8 天左右。术后感染主要病原体为葡萄球菌、链球菌、诺卡氏菌、非结核分枝杆菌、真菌、单纯疱疹病毒、棘阿米巴等,其他球菌、杆菌也有文献报道。术后 1 周内发病称为早发型,通常以革兰氏阳性菌为主;术后 1 周后发病为迟发型,通常以真菌、诺卡氏菌和非结核分枝杆菌等机会致病菌为主。真菌感染罕见,即使积极治疗但预后视力较差,有角膜瓣切除和/或治疗性角膜移植的风险。值得注意的是,文献显示棘阿米巴角膜炎发生率虽然低,但由于临床诊疗过程中的忽视,常因误诊而错过最佳的治疗时机,严重者需要角膜移植。SMILE 手术近年来在我国推广迅速,其微小切口及角膜帽内潜在的腔隙,也为微生物生长提供了良好环境。目前,国内外文献对于 SMILE 手术后细菌、真菌及病毒感染也有相关报道,多为病例报告,尚未见 SMILE 术后感染性角膜炎发病率的相关文献。

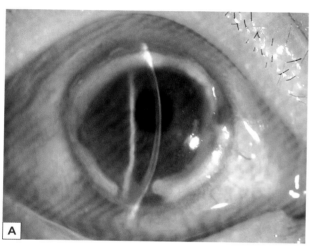
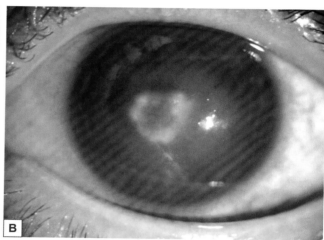

图 4-1-4-1　LASIK 术后细菌性角膜炎

图 A　金黄色葡萄球菌感染
图 B　脓肿分枝杆菌感染

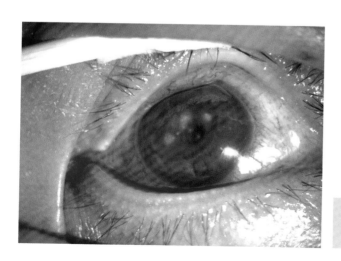

图 4-1-4-2　Trans-PRK 术后细菌性角膜炎(表皮葡萄球菌感染)

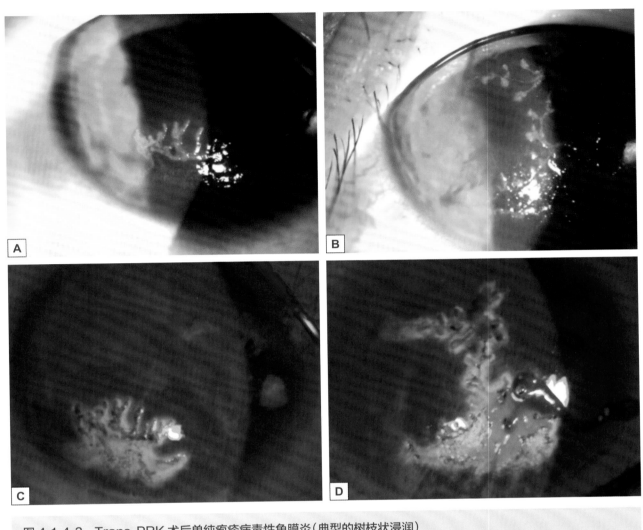

图 4-1-4-3 Trans-PRK 术后单纯疱疹病毒性角膜炎（典型的树枝状浸润）

图 A 右眼
图 B 左眼
图 C 右眼荧光染色后
图 D 左眼荧光染色后

（二）病因学

造成角膜屈光手术后感染性角膜炎发生的主要原因如下：

1. 角膜正常的解剖屏障破坏，病原体直接侵入角膜。表层屈光手术破坏角膜上皮的完整性，削弱了角膜免疫系统第一道屏障，为病原微生物的黏附和生长提供了条件。

2. 术前存在的干眼、睑缘炎、睑板腺功能障碍、睑内翻倒睫、角膜炎病史及角膜手术病史、围手术期抗生素应用不当、术中无菌操作不严格、术后上皮愈合延迟、暴露于不纯净的水、长期配戴角膜接触镜等，均易导致感染和炎症。

3. 术后糖皮质激素的局部使用可能会抑制角膜免疫系统抵抗病原体感染的能力，使角膜易受各种病原微生物感染。

4. 准分子激光激活了潜伏于三叉神经节或角膜的病毒，诱发了病毒活化或刺激潜伏的病毒脱落到泪液中，引发病毒感染。

5. 其他诱因 包括全身免疫力下降（感冒、发热等）、过度疲劳、情绪紧张、失眠、压力过大、传染性疾病、物理和化学刺激、紫外线照射、高热和低温等。

（三）临床表现

术后感染性角膜炎发病时间与感染病原体及致病原因相关，24 小时至数月不等，常见症状为视力下降、畏光、眼红、疼痛等；体征表现为眼睑水肿，脓性分泌物，混合充血，角膜浸润甚至溃疡、水肿及混浊，严重者可出现前房反应，病情加剧可能存在前房积脓。临床表现的严重程度与角膜状态、致病微生物毒力、感染持续时间及被感染者对感染的反应有关。与 LASIK 开放式角膜瓣类手术相比，SMILE 术后感染，病原体在角膜帽下囊袋内往往快速、弥漫、隐匿生长，无法局部及时清除，因此起病急、角膜尤其角膜帽融解坏死速度快，浸润可达深层基质，前房积脓，预后极差。

（四）预防

1. 手术前严格掌握适应证，排除禁忌证，如眼睑、结膜、角膜以及附属器的活动性炎症（如睑腺炎、睑缘炎、睑板腺功能障碍、泪囊炎、眼睑内翻、倒睫等），严重干眼等。

2. 术前要参照《中国激光角膜屈光手术围手术期用药专家共识（2019 年）》预防性使用广谱抗生素滴眼用制剂。

3. 术前清洁结膜囊，应注意充分冲洗上下眼睑及穹窿深部的结膜，同时注重清洗睑缘，用棉签消毒睑缘及睫毛根部，并保证结膜囊的消毒时间和范围。

4. 术中常规铺无菌手术巾，必要时粘贴睫毛，严格无菌操作，尽量缩短手术时间，注意控制手术室温湿度，控制手术室人员数量，避免人员频繁出入，术毕应点用广谱抗生素预防感染。

5. 应嘱患者术前和术后按时用药、注意个人卫生。

（五）治疗

1. 一旦发现疑似感染性角膜炎的病例，必须立即采取积极措施　在尚未明确病原学前应该及时使用 1~2 种广谱抗生素甚至是加强浓度的抗生素滴眼液频繁点眼，并立即停用糖皮质激素滴眼液。对于早发性感染（术后 1 周内）局部应用第四代氟喹诺酮类药物与 25mg/mL 强化万古霉素滴眼液间隔 30 分钟高频交替使用，并每天对患者进行随访；如浸润 >1mm、范围逐渐扩大或伴有眼部炎症，建议由角膜专家进行全面评估。对于迟发性感染（术后 1 周~3 个月），局部应用第四代氟喹诺酮药物联合 35mg/mL 阿米卡星滴眼液间隔 30 分钟高频交替使用。可加用口服强力霉素（多西环素）100mg，每日 2 次。当病原学检查结果出具时，可根据药敏试验结果调整用药方案。

如抗生素治疗病情无缓解甚至加重，应考虑是否为早期的单纯疱疹病毒感染、真菌感染或者棘阿米巴感染。5% 那他霉素滴眼液是真菌性角膜炎的一线用药。有学者推荐局部全身靶向（TST）治疗方案，即那他霉素滴眼液在发病后 48 小时内每小时 1 次，随后在清醒状态下每 2 小时 1 次，直至上皮愈合，维持治疗减量至每 4 小时 1 次，持续用药 3 周；若用药后 7~10 天疗效欠佳加用局部 1% 伏立康唑，发病后 48 小时内每小时 1 次，随后在清醒状态下每 2 小时 1 次，直至上皮愈合；若应用伏立康唑 7~10 天后疗效仍然欠佳，可给予角膜基质靶向注射抗真菌药物，72 小时内最多 4 次注射；若靶向药物治疗无效或角膜存在穿孔风险，可行病灶清除或角膜移植手术治疗。

若可疑病毒感染，局部抗病毒药物治疗为主，如应用 0.1% 阿昔洛韦滴眼液、0.1% 更昔洛韦滴眼液或 0.15% 更昔洛韦眼用凝胶频繁点眼，即每日 4~6 次连续 5 天~3 周，如病情严重联合口服或全身抗病毒药物治疗疗效更佳；抗病毒的同时应给予促进角膜上皮修复药物，如 0.1% 玻璃酸钠滴眼液或小牛血去蛋白提取物眼用凝胶，使用至上皮病灶完全愈合。依据情况也可预防性使用局部广谱抗生素药物点眼配合治疗。

2. 积极病原学检测　激光共聚焦显微镜检查、病灶角膜组织刮片进行病原学检查和培养及药敏试验，根据药敏试验结果调整用药（具体的用药可参考感染性角膜炎章节）。多数的角膜屈光术后病毒性角膜炎的个案报道表明，除了根据患者典型的临床表现及体征（例如，角膜荧光素染色显示角膜上皮存在树枝样着染），还可以通过聚合酶链反应（PCR）检测泪液或者角膜组织，测定病毒 DNA 的存在用以确诊。随着科技的发展，除了传统的病原学检测手段，最新的病例报告，发现使用宏基因组深度测序（metagenomic deep sequencing，MDS）可提高角膜炎病灶微生物检测的敏感性，在鉴定真菌病原体方面尤为出色。

3. 根据病原学结果,及时调整眼局部和全身联合敏感药物　若感染较重,除了局部频繁使用针对病原体的滴眼液,可进一步联合全身抗生素、抗病毒药物、抗真菌药物、抗棘阿米巴药物治疗(具体的用药可参考感染性角膜炎章节)。此外,根据病情需要,表层角膜屈光术后患者可刮除上皮溃疡病灶;LASIK 术后患者需要掀开角膜瓣,刮除病灶,加有广谱抗生素(如 2% 阿米卡星、5% 万古霉素、2% 头孢他啶)、抗真菌药物(如 1% 伏立康唑)的平衡盐溶液(BSS)瓣下冲洗;SMILE 术后患者应及时掀开角膜帽,刮除病灶至关重要,用加有广谱抗生素、抗真菌药物的 BSS 冲洗进行囊袋内冲洗。如感染难以控制,则需去除角膜瓣或者角膜帽,甚至需要进行板层角膜移植或穿透性角膜移植。

4. 层间清创及交联　抗生素冲洗联合胶原交联(photoactied chromophore for collagen cross-linking,PACK-CXL)是目前治疗 LASIK 及 SMILE 术后早期感染性角膜炎的新方法,已有病例报道其是安全有效的。

5. 合理使用糖皮质激素　待感染病原体清除,角膜上皮愈合后,可局部联合糖皮质激素使用减少瘢痕形成。

(张立军　刘明娜)

二、术后角膜扩张

屈光术后角膜扩张是角膜屈光手术后严重的并发症之一,可发生于屈光术后 1 周至数十年,发生率较低。主要表现为角膜屈光术后角膜进行性变薄和膨隆扩张,从而引起屈光度明显增加,甚至超过术前屈光度,最终导致裸眼视力及矫正视力明显下降。

(一)流行病学

1998 年,Seiler 等首次报道了准分子激光原位角膜磨镶术(laser in situ keratomileusis,LASIK)后角膜扩张。2002 年,Comaish 等称其为 LASIK 术后进行性角膜扩张。据文献报告,LASIK 术后角膜扩张的发生率为 0.033%~0.661%,PRK 术后角膜扩张发生率为 0.011%~0.029%。2007—2021 年间报道的 SMILE 术后角膜扩张共 19 眼,发生率约为 0.011%。

(二)发病机制

屈光术后角膜扩张主要由于屈光术后角膜变薄,角膜生物力学下降所致,其具体发病机制尚不明确。绝对危险因素包括圆锥角膜、顿挫型圆锥角膜及透明角膜边缘变性等,其中,处于亚临床期的圆锥角膜患者在术前检查中难以发现。相对危险因素包括剩余基质床厚度薄(多见于高度近视、角膜薄、厚角膜瓣等患者),角膜形态不规则及高切削比[切削比=(切削深度 + 角膜瓣厚度)/中央角膜厚度]。Dou 等通过单细胞转录组检测发现,圆锥角膜基质细胞力学信号转导因子 YAP1、TEAD1,基质金属蛋白酶 MMP-1、MMP-3 和组织蛋白酶 CTSD、CTSK 表达显著上调。这一发现从角膜生物力-蛋白酶作用轴的角度解释了频繁异常揉眼是屈光术后角膜扩张的重要危险因素之一。此外,年龄较小、术后高眼压及圆锥角膜家族史等亦是其危险因素。这些因素之间互为变量,综合导致术后角膜扩张的发生,目前尚无证据证明其中单一变量是发病的独立危险因素。

(三)组织病理学

光镜观察 LASIK 术后角膜扩张标本可见角膜上皮发育不全和偶尔的上皮增生,前弹力层破裂,角膜瓣基质厚度正常,基质瘢痕厚度正常,剩余基质床变薄,扩张区剩余基质床层间间隙变大。PRK 术后角膜扩张标本中有类似表现。透射电镜观察结果显示发生角膜扩张后,角膜基质中胶原板层变薄、胶原数量减少,其中以角膜基质的后部受影响最大。

(四)临床表现

屈光手术后角膜扩张与圆锥角膜的病变过程极为相似(图 4-1-4-4),因此认为两者存在一定的联系。屈光术后角膜扩张可发生于屈光术后 1 周至数十年,50% 发生于术后 1 年内,80% 在术后 2 年内,2/3 的病例发生在双眼。表现为角膜屈光术后角膜的进行性变薄和膨隆扩张,患者视力持续性下降伴屈光度明显增加,重者甚至超过了术前的屈光度,最佳矫正视力下降。病程分期及临床表现可参考圆锥角膜章节。

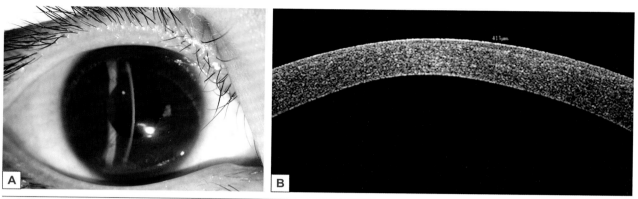

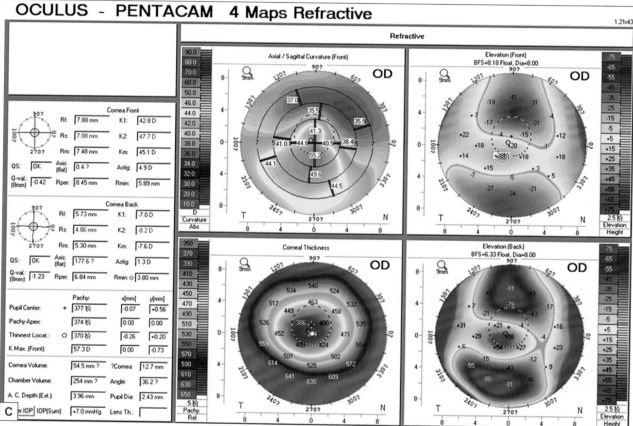

图 4-1-4-4 角膜屈光术后 2 年出现角膜扩张,角膜变薄、前突,不规则散光增加,角膜前、后表面高度均明显增加

图 A 眼前节照相
图 B 角膜 OCT 图像
图 C Pentacam 角膜地形图

（五）诊断

对已有明显临床症状的屈光术后角膜扩张患者,结合角膜地形图表现,诊断并不困难。而早期常误诊为屈光回退,患者主诉视力下降时,应行角膜地形图检查,若发现角膜高阶像差、不规则散光增加或后表面高度增加,则提示有角膜扩张的风险,应引起足够重视,密切随访。

（六）预防

1. 加强术前顿挫型圆锥角膜筛查 顿挫型圆锥角膜表现隐匿,往往鲜有临床表现,诊断较为困难。

2015年圆锥角膜的全球专家共识中指出：角膜后表面高度异常是诊断圆锥角膜的首要指标。基于高度测量的断层扫描角膜地形图仪能准确测量角膜前后表面参数，具有较高的敏感性及可重复性，因此，可协助诊断顿挫型圆锥角膜，例如目前临床常用的Pentacam三维角膜地形图。可视化角膜生物力学分析仪（corneal visualization scheimpflug technology，Corvis ST）获得的角膜生物力学指数（corneal biomechanical index，CBI），最大压陷深度（deformation amplitude，DA）等系列生物力学参数在圆锥角膜的诊断中也具有较高的参考价值。而Pentacam系统与Corvis ST系统的联合指标——断层扫描生物力学指数（tomographic and biomechanical index，TBI）较其他参数具有更高的敏感性及特异性。眼反应分析仪（ocular response analyzer，ORA）可获得角膜滞后量（corneal hysteresis，CH）和角膜阻力因子（corneal resistance factor，CRF），对圆锥角膜的诊断有一定的参考意义。除上述参数，CRF与多个力学波形参数（dslope21、uslope1与dslope1）在顿挫型圆锥角膜的筛查中具有较高的敏感性和特异性。此外，人工智能算法也已初步用于圆锥角膜的诊断。

2. 合理实施围手术期管理及术后护理宣教　屈光术后角膜扩张的危险因素包括年龄偏小、经常揉眼、角膜地形图形态异常、高度近视、剩余角膜基质床厚度较薄、术前中央角膜厚度薄、圆锥角膜家族史等。这些因素相互作用，共同导致角膜扩张的发生。因此，对于有以上危险因素的患者，应谨慎手术、合理设计手术方案并加强术后宣教，从而减少或避免术后角膜扩张的发生。角膜基质层的胶原纤维排列特点导致角膜前1/3较后2/3承担了更多的角膜张力，因此，除保证剩余角膜基质床厚度要大于280μm外，控制切削比也尤为重要。研究表明，切削比与角膜屈光手术后角膜扩张的发病风险之间有显著相关性。

3. 规范围手术期用药　研究表明，角膜屈光术后糖皮质激素性高眼压的发生率约为8.3%，而屈光术后由于剩余角膜厚度较薄，角膜生物力学下降，在高眼压的作用下可能发生角膜后表面前突，继而导致角膜生物力学失衡，最终发生角膜扩张。因此，角膜屈光手术后应避免大量及长期糖皮质激素的应用。对必须长期使用糖皮质激素的患者（例如部分表层手术），应定期监测眼压，避免因糖皮质激素性高眼压所致角膜扩张的发生。

（七）治疗

屈光手术后角膜扩张与圆锥角膜的治疗过程极为相似（参见圆锥角膜章节）。

（刘明娜）

三、角膜上皮愈合延迟

（一）角膜屈光手术后上皮愈合过程

激光术后上皮的愈合修复涉及细胞凋亡、迁移、增殖、分化和细胞外基质重塑等多个过程。角膜的损伤修复是从受损的角膜上皮和基质细胞释放炎性细胞因子如白细胞介素-1、肿瘤坏死因子α和Fas配体等开始，同时，泪腺反射性分泌泪液，促使细胞炎性因子及生长因子分泌增加，启动上皮和基质的损伤修复。在术后12~24小时，激光切削区外的角膜缘干细胞开始向中央区基质表面水平迁移增殖分化，逐渐覆盖裸露的角膜前部基质，同时，炎性细胞通过泪液分泌和直接从角膜缘血管网迁移到损伤区域。角膜基质细胞在细胞生长因子如肝细胞生长因子、转化生长因子（TGF-β）、血小板衍生生长因子（PDGF）等的刺激下向肌成纤维细胞转化。一般在术后2~3天上皮可以完全愈合，再经过一段时间垂直分化，最终形成具有五层正常结构的复层鳞状上皮组织。

（二）表层角膜屈光手术后上皮愈合延迟

板层角膜屈光手术对上皮的损伤较小，极少出现上皮愈合延迟，上皮愈合延迟多见于表层角膜屈光手术，少部分患者由于各种原因在术后5~7天中央区上皮未完全愈合，称为上皮的延迟愈合。上皮的延迟愈合在早期增加感染风险，后期增加haze及屈光回退的发生率。亦有部分患者早期上皮虽然愈合完整，但未形成正常的上皮结构形态，如出现中央区上皮异常堆积，上皮嵴现象，上皮表面不光滑较粗糙，部分区域上皮附着异常，上皮水肿游离于基质表面等。表层角膜屈光手术后上皮愈合情况（图4-1-4-5）。

（三）角膜上皮愈合延迟原因

上皮的正常愈合在很大程度上取决于眼表微环境正常及具有健康的角膜缘干细胞。上皮愈合延迟常见的原因有内源性因素，也有外源性因素：

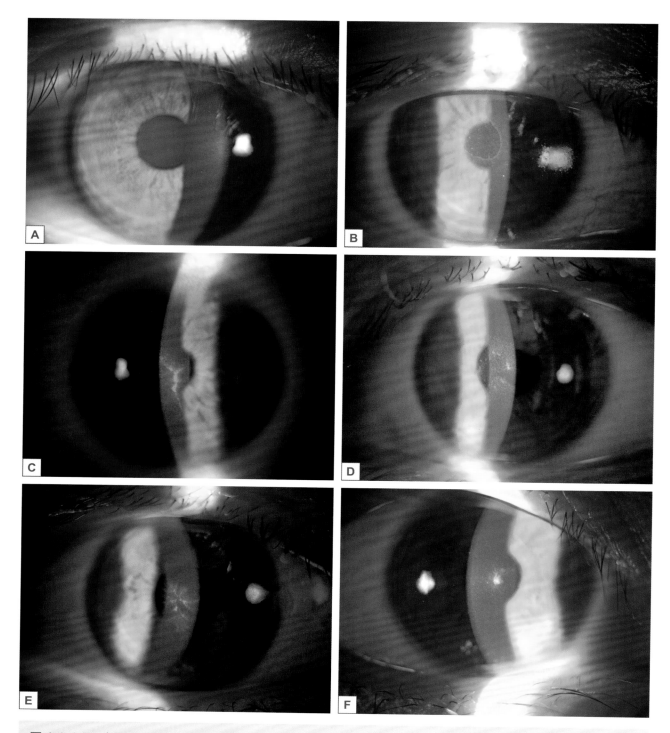

图 4-1-4-5 表层手术术后角膜上皮愈合情况

图 A 上皮愈合良好
图 B 上皮愈合延迟
图 C Y 形上皮嵴
图 D 上皮粗糙
图 E 上皮雪花样改变
图 F 中央点片状上皮堆积

1. 角膜缘干细胞异常导致上皮的来源缺乏,上皮无法正常迁移增殖。

2. 术前严重干眼,睑板腺功能异常,泪液分泌减少,上皮增殖分化所需的微环境异常。

3. 眼睑异常因素,如眼睑闭合不全、上眼睑瘢痕、重睑术后,睑结膜面不光滑,眼睑张力大,对新生上皮的摩擦力大,上皮不易贴附在角膜基质面。

4. 绷带镜选择或配戴不合适,过紧配戴导致镜片移动度小,泪液交换异常,透氧性下降;过松配戴导致镜片移动度大,镜片摩擦损伤新生上皮。镜片下常见沉积物堆积在角膜基质面,阻碍上皮黏附于基质面,少数情况镜片与上皮粘连,影响上皮的正常增殖分化,形成局部上皮缺损。

5. 全身免疫性疾病和神经营养性角膜病变,如糖尿病、银屑病、系统性红斑狼疮等,糖尿病患者角膜长期处于慢性炎症中,神经密度减少,角膜敏感度下降,泪液分泌减少,导致上皮修复所需各种神经营养因子减少,影响上皮的正常修复。

6. 药物相关因素导致的上皮延迟愈合,如糖皮质激素滴眼液使用过量,非甾体抗炎药和抗代谢药物如丝裂霉素 C 不恰当使用。

(四) 角膜上皮愈合延迟的预防和处理

1. 预防

(1) 术前详细询问病史:了解全身疾病史,有无长期配戴角膜接触镜史,重睑手术史。

(2) 完善各项检查:排查有无干眼及眼表异常、评估睑板腺功能,术前保证眼表微环境正常或药物缓解干眼症状如预防性使用人工泪液,睑板腺熏蒸按摩等。

(3) 选择松紧度适宜、硬度适宜、不易有沉积物的绷带镜。

(4) 上皮尚未完全愈合前,尽量减少应用糖皮质激素类滴眼液、非甾体类滴眼液使用频次。

(5) 规范应用丝裂霉素 C (mitomycin C,MMC),严格控制使用时间和浓度。

2. 处理　一旦角膜上皮在术后 5~7 天以上未完全愈合或愈合形态异常,要考虑上皮延迟愈合,积极处理,防止迁延不愈导致感染风险增加及后期 haze 的发生。根据不同情况,采取不同的对症处理。

(1) 寻找可能的病因或致病因素:加以祛除,局部治疗为主,有全身相关病史者,请内科会诊联合全身治疗原发病。

(2) 术后 5~7 天中央区上皮缺损明显者:可考虑继续配戴绷带镜 3~5 天,如绷带镜下有沉积物,活动度异常,更换绷带镜品牌,继续应用促上皮修复药物,有眼表炎性反应者,同时给予低浓度的糖皮质激素或免疫抑制剂进行抗炎治疗,每晚睡前加用妥布霉素地塞米松眼膏,每 1~2 天观察缺损区面积大小,至上皮愈合。

(3) 如术后超过 7 天上皮未完全愈合者:可取出绷带镜,涂抗生素眼膏,包扎患眼,嘱患者闭眼休息,每 1~2 天观察,如无明显好转,考虑加用自体血清,并行上皮基质面清创,重新配戴绷带镜。

(4) 如上述方法均无效者:考虑羊膜覆盖手术,伴有明显浸润,炎症累及浅部基质者,行共聚焦显微镜检查,排查有无感染。异常上皮堆积者,可取出绷带镜,嘱患者闭眼休息,加用抗炎抗感染眼膏,数天后上皮即可光滑。上皮游离水肿者,继续配戴绷带镜,并加用抗炎抗感染眼膏至上皮透明光滑,取出绷带镜。

(龙克利)

四、角膜上皮下混浊

角膜上皮下混浊即 haze,是指激光角膜屈光手术后上皮下基质出现的混浊,表现为手术区域弥漫性白色雾状混浊,可呈致密的网格状,一般在术后 1~3 个月时出现,术后 6 个月~1 年时逐渐消退,严重者可持续 2 年以上。轻度 haze 不会引起明显的视力改变,严重的 haze 会引起视力下降、对比敏感度下降、眩光、光晕,并可能导致最佳矫正视力下降。表层激光术后大约有 0.3%~3% 的患者会出现有临床意义的 haze。角膜混浊程度的差异决定了临床表现的不同。低于 2 级的 haze 不影响视力,较严重的 haze 可出现视物模糊、眩光、雾视等,并伴有屈光度数的回退和视觉质量的下降。

(一) 发病机制

1. 基底膜的作用　角膜 haze 是在激光切削手术后角膜病理愈合过程中产生的一种上皮下纤维化,涉及角膜细胞的凋亡、活化、迁移和分化等过程,特别是产生肌成纤维细胞。基底膜的完整结构对防止炎性因子和生长因子进入浅层角膜基质起到重要作用,表层激光损伤上皮和基底膜后产生的炎症介质如 IL-1、Fas 配体、TNF-α 等导致细胞凋亡和坏死,凋亡和坏死的细胞碎片进一步刺激细胞因子、生长因子释放,在转化生长因子 TGF-β 和 PDGF 的作用下,角膜细胞向肌成纤维细胞转化,这些成纤维细胞会表达 α-SMA 和波形蛋白,致使角膜透明度下降(图 4-1-4-6)。

2. 异常胶原纤维合成   肌成纤维细胞比角膜基质细胞具有更强的增殖潜能和蛋白合成能力,它们能分泌基质金属蛋白酶、生长因子、异常的蛋白多糖和胶原蛋白。由成熟的肌成纤维细胞产生的大量 Ⅰ 型和 Ⅲ 型胶原纤维,这些胶原纤维直径不均匀,间隔大小不规则,在基质中分布混乱,空间排列不规律,这是造成光散射的主要原因,也是角膜透明度丧失和角膜 haze 形成的根源。

3. haze 影响因素   角膜 haze 的形成受多因素影响,术前矫正度数越高,术后 haze 的发生率和严重程度越高,有研究报道超过 -10D 的度数,术后 Haze 发生率高达 70%,矫正度数在 -6~-10D 的 haze 发生率约 36%,低于 -6D 的度数,发生率只有 5%。术后早期紫外线的暴露也是 haze 发生的重要原因,在紫外线

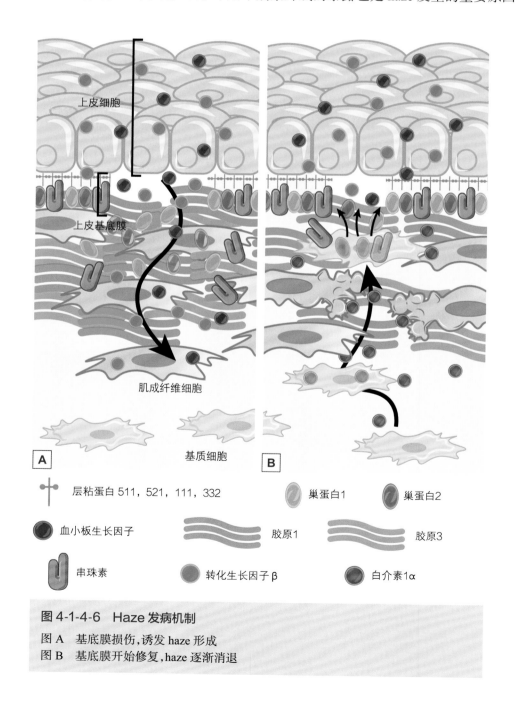

图 4-1-4-6　Haze 发病机制

图 A　基底膜损伤,诱发 haze 形成

图 B　基底膜开始修复,haze 逐渐消退

强的季节如夏季进行手术 haze 的发生率明显偏高,此外,上皮愈合时间及眼表情况和 haze 形成也有关,上皮越早愈合,haze 越不易形成,上皮延迟愈合,haze 容易形成,干眼患者泪液中炎症介质及泪膜的改变会刺激 haze 的形成。年龄和 haze 明显相关,年龄越小,发生率越高。

（二）评估及分级

1. 评估方法　角膜 haze 的评估可以通过仪器设备进行客观评估,也可以在裂隙灯显微镜下进行主观评估。临床上可以使用 Pentacam 眼前节分析系统和共聚焦纤维镜来评估 haze 的范围和混浊密度,眼前节 OCT 也可以用来分析 haze 累及角膜基质的深度和密度。

2. 分级　临床上 haze 的分级有多种,常用的 Fantes 的分级标准（1990 年）,将 haze 分为六级,裂隙灯显微镜下观察各级 haze（图 4-1-4-7）。

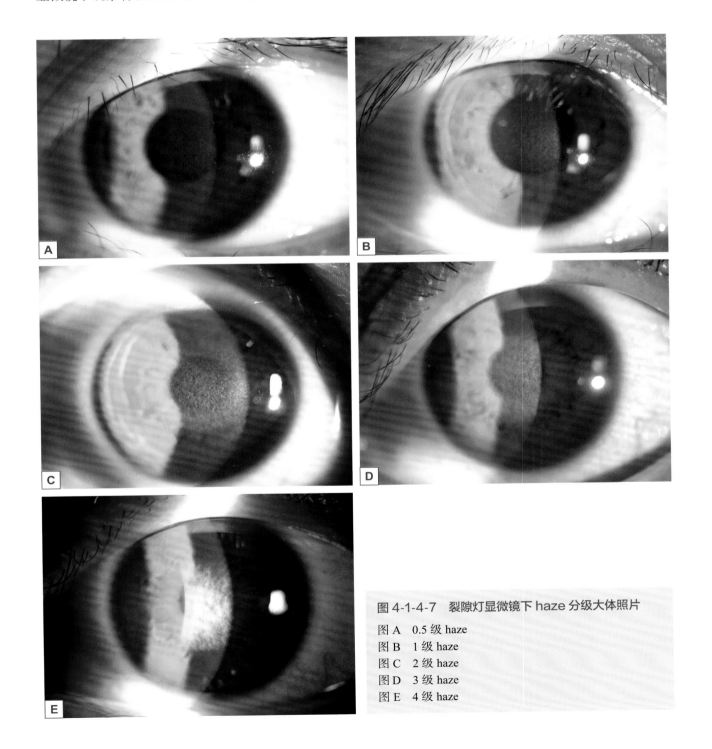

图 4-1-4-7　裂隙灯显微镜下 haze 分级大体照片

图 A　0.5 级 haze
图 B　1 级 haze
图 C　2 级 haze
图 D　3 级 haze
图 E　4 级 haze

（1）0 级：角膜透明。

（2）0.5 级：斜照法可见轻度混浊。

（3）1 级：裂隙灯显微镜下容易发现角膜混浊,不影响观察虹膜纹理。

（4）2 级：角膜混浊,轻度影响观察虹膜纹理。

（5）3 级：角膜明显混浊,中度影响观察虹膜纹理和晶状体。

（6）4 级：角膜重度混浊,不能窥见虹膜纹理。

（三）预防

1. 术前患者因素 预防术后 haze 发生的一个重要前提是为患者选择合适的手术方式,对于年龄小、矫正度数较高的患者,尽量避免选择表层激光手术,首先考虑板层手术如 SMILE 或 LASIK,如不适合板层手术,术前务必告知患者术后数月内遵医嘱用药,按时复诊,手术时机尽量避免在紫外线强的夏季进行。

2. 术后常规预防 术后 6 个月内患者外出时配戴防紫外线眼镜。术后第一个月,每天滴 0.1% 氟米龙滴眼液,每天 4 次,逐月减量,视术前矫正度数情况,可适当增减用药时间和频次。术后每月复诊 1 次,至术后 6 个月为止,如出现早期 haze 的迹象,增加用药频率,或考虑使用 1% 泼尼松龙滴眼液来去除 haze,缩短复诊间隔时间。除了应用激素,术后数月使用人工泪液改善眼表情况,同时,口服维生素 C,每天 3 次,每次 200mg,服用 3 个月,维生素 C 可以降低角膜过氧化损伤,阻止术后细胞凋亡,减轻角膜基质反应性过度增生,降低术后屈光回退和 haze 的形成概率。

3. 丝裂霉素 C 的应用 MMC 是一种抗代谢药物,可抑制成纤维细胞的增殖和分化,从而阻止上皮下 haze 的形成,0.02% MMC 在表层激光手术应用以来,已成为部分屈光手术医生进行表面激光手术时的常规步骤。对于中高度近视患者,术中应用 MMC 可有效预防术后 haze,但对术后 6~12 个月时发生的 haze 则无明显预防作用。在二次手术时,建议使用 0.02% MMC 以预防 haze 的发生。

（四）处理

1. 对于 2 级以下的 haze 不影响视力的患者,可暂时观察,或加大低浓度激素使用频率,轻度 haze 多随时间推移逐渐减轻,直至消退。

2. 对于严重影响视力的 haze,采用 1% 泼尼松龙滴眼液冲击治疗,每天 6 次,每次 3 滴,连续使用 2 周后,可逐渐减少用药次数和频率,同时监测眼压,眼压高者使用降眼压药物,并行视野、视神经纤维厚度分析、眼底后极部照相检查。

3. 对于药物治疗无明显效果的患者,首次手术 1 年后谨慎考虑二次激光切削 haze,再次激光时,手术方式采用 PTK 模式,为预防 haze 的再次发生,同时术中使用 0.02%MMC。如有残余的屈光不正,可同时行激光切削,术后缩短复诊间隔时间,增加复诊次数。如有 haze 再次发生迹象,早期使用高浓度糖皮质激素治疗。

（龙克利）

五、术中负压相关并发症

板层角膜屈光手术操作过程中,稳定的负压对于精准切割至关重要。术中负压相关问题主要包括负压不稳和负压丢失,负压不稳是负压丢失的早期征兆(图 4-1-4-8)。负压吸引区周边出现气泡及水泡表示负压不稳,提示可能发生负压丢失,这种情况下需要积极采取措施避免负压丢失发生。

（一）原因

见图 4-1-4-9~图 4-1-4-14。

1. 角膜表面液体过多或结膜囊内泪液过多。

2. 患者配合不佳,术中固视不良或眼球突然转动。

3. 中心对位不良引起结膜吸入或嵌入压平锥与角膜接触面。

4. 个体差异,如角膜直径过小、负压环过大、睑裂过小等。

5. 压平接触面积不足。

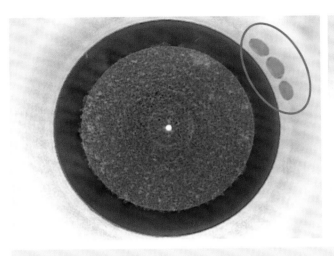

图 4-1-4-8　扫描过程中水泡产生,提示负压不稳

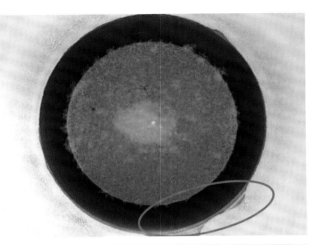

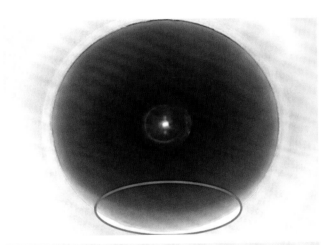

图 4-1-4-9　角膜直径过小,失吸风险高

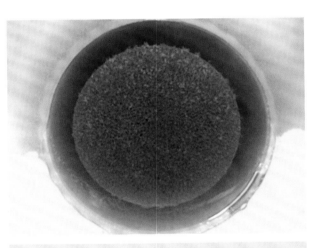

图 4-1-4-10　结膜囊水分多,失吸风险高

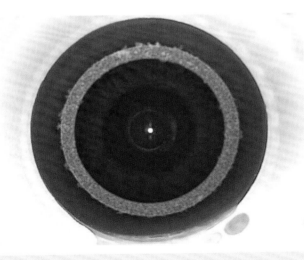

图 4-1-4-11　透镜下层扫描开始后出现水泡和结膜吸入征象,术者采取主动失吸

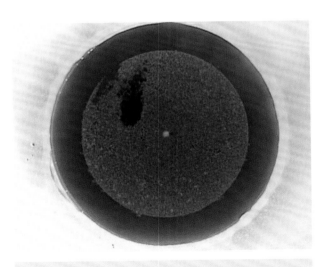

图 4-1-4-12　透镜下层扫描完成,扫描区明显黑区形成且周边水泡形成提示负压不稳,术者采取主动失吸,改行表层手术

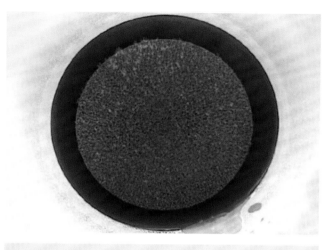

图 4-1-4-13 透镜下层扫描完成,未进行边切,结膜吸入,即将失吸,术者主动失吸进行

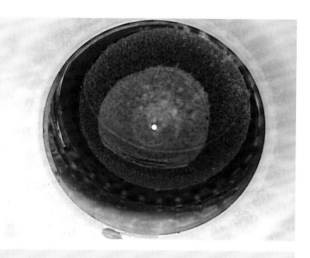

图 4-1-4-14 Cap 扫描过程中患者突然眼球转动导致失吸,继续 SMILE 修复程序

（二）预防

1. 做好术前宣教和指导训练,缓解患者紧张情绪。

2. 术前检查结膜囊和角膜,保持结膜囊内和角膜表面尽可能少的水分或泪液。

3. 准确的中心对位,防止睫毛或结膜嵌入压平锥与角膜接触面。

4. 合适的压平水印面积。

5. 注意负压环和眼球的匹配。

（三）处理

VisuMax 飞秒激光设备中不同模式下处理脱负压的方式不同。

1. Flap 模式下

（1）切面扫描时,脱负压可按照原参数重新进行制瓣,注意中心对位,若间隔时间长,角膜水肿,建议延期手术或改行表层手术。再次切面扫描后掀瓣时,应注意是否存在夹层现象或游离基质碎片,如果出现基质床显著不规则的情况应放弃手术,观察角膜前表面形态后择期另行手术。

（2）边切过程中脱负压可重新对位进行边切,可将瓣直径缩小 0.2~0.4mm,瓣厚度增加 10μm,Flap2.0 模式下仅增加瓣厚度亦可。

2. SMILE 模式下脱负压 根据手术进程的不同选择合适的处理方案（图 4-1-4-15）。

（1）激光进行微透镜底部扫描进程 <10% 时负压丢失,可以重新开始扫描。此时机器会自动弹出是否进行快速重启的选择菜单,选择继续,原始治疗方案不做任何修改（图 4-1-4-16）。

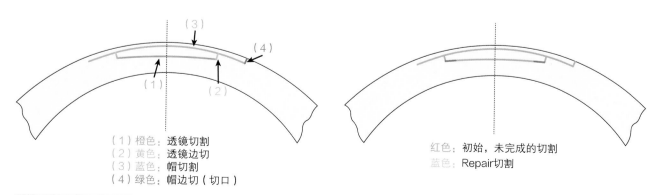

（1）橙色:透镜切割
（2）黄色:透镜边切
（3）蓝色:帽切割
（4）绿色:帽边切（切口）

图 4-1-4-15 SMILE 完整过程示意图

红色:初始,未完成的切割
蓝色:Repair切割

图 4-1-4-16 透镜底部扫描完成度 <10%

（2）若激光微透镜底部切割进程 >10% 且接近中轴区时负压丢失,建议终止 SMILE,改为 FS-LASIK、表层手术或择期行 SMILE(图 4-1-4-17)。

（3）若已完成透镜底部切割进程,在侧切透镜时负压丢失,可以从侧切重新开始继续激光扫描(注意对位)或可将透镜侧切直径缩小 0.2~0.4mm(图 4-1-4-18)。

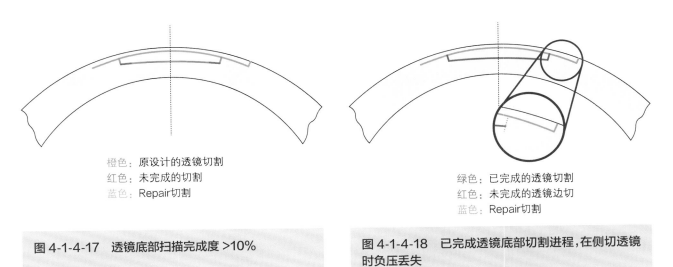

橙色：原设计的透镜切割
红色：未完成的切割
蓝色：Repair切割

图 4-1-4-17　透镜底部扫描完成度 >10%

绿色：已完成的透镜切割
红色：未完成的透镜边切
蓝色：Repair切割

图 4-1-4-18　已完成透镜底部切割进程,在侧切透镜时负压丢失

（4）若已完成透镜底部切割进程且侧切完成,在角膜帽扫描时负压脱失,可不改变原始治疗参数,重新制作帽,但此时一定要注意中心对位(图 4-1-4-19)。

（5）当扫描周切口时负压丢失,可不改变原始治疗参数,重新扫描周切口或机械切开。注意重新吸引时尽量与原中心对位(图 4-1-4-20)。

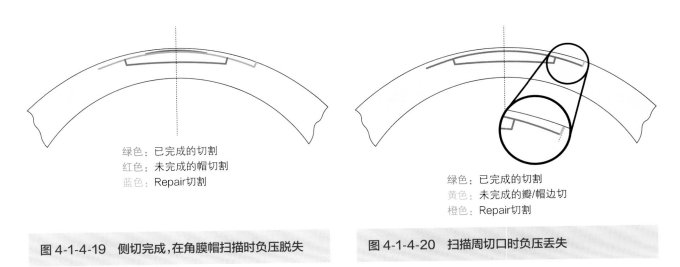

绿色：已完成的切割
红色：未完成的帽切割
蓝色：Repair切割

图 4-1-4-19　侧切完成,在角膜帽扫描时负压脱失

绿色：已完成的切割
黄色：未完成的瓣/帽边切
橙色：Repair切割

图 4-1-4-20　扫描周切口时负压丢失

（四）注意事项

1. 脱负压后应当机立断,减少再次扫描的时间间隔,避免组织过度水肿引起的切削错层。

2. 准确的中心对位非常关键。

3. 术者凭借经验发现恰当时机的主动失吸可变被动为主动,例如在透镜底部初始扫描时、将要进行 cap 扫描时或者出现结膜吸入征兆时。

（田乐）

六、激光扫描相关并发症

（一）黑区

1. 定义　SMILE 手术激光不能正常作用的区域表现为与扫描区域不同颜色的暗区，称作黑区（图 4-1-4-21~图 4-1-4-23 ）。

2. 常见原因　激光能量输出的异常；患者术中紧张，反复负压吸引，手术压平锥面不洁净，角膜上皮水肿或者角膜上皮脱落；角膜混浊，如角膜云翳或者角膜斑翳等。

3. 临床表现　在分离透镜时该区域完全不能分开或分离困难可能导致残留部分不规则的透镜组织，可能会对术后效果产生影响。

4. 预防　术前检查飞秒设备稳定性；激光扫描前，确定压平锥表面和角膜组织表面洁净，无油脂、睫毛等干扰；术中避免反复吸引，对角膜云翳或者斑翳者，术前需要评估混浊深度。

5. 处理　分离前评估黑区的大小位置和分离难易程度。若黑区较小或位于透镜边缘，经术者经验

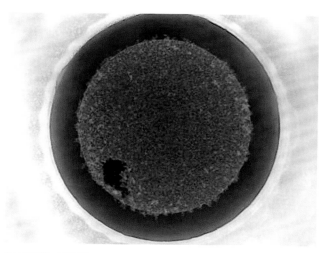 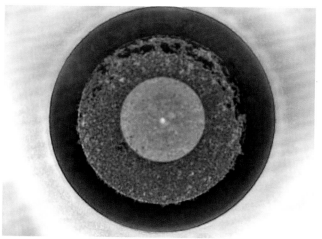

图 4-1-4-21　位于透镜周边区域的黑区

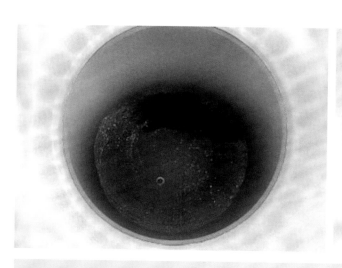 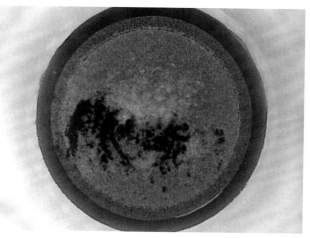

图 4-1-4-22　由于压平锥表面的油脂过多形成的黑区

判断可以分离的,可继续操作,先分离周边区域,最后分离黑区,动作轻柔,避免器械过于尖锐或多次反复分离操作导致透镜撕裂或者穿透角膜。若黑区较大或位于光学区中央,预估分离和取出透镜困难较大,可暂停手术并寻找原因,排除原因后继续 SMILE 或更改手术方式。

（二）不透明气泡层

1. 定义　不透明气泡层（opaque bubble layers,OBL）是指飞秒激光在组织中发生光爆破作用时产生的气泡通过胶原纤维之间的缝隙向切削平面以上或下方扩散时产生的气泡聚集体,是飞秒激光手术特有的并发症。

2. 常见原因　激光能量、环境温湿度不稳定;患者角膜生物力学等指标的个体差异,包括小角膜、厚角膜、曲率高的角膜;透镜厚度偏薄等。

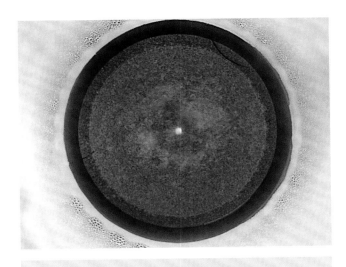

图 4-1-4-23　上方由于睫毛遮挡形成黑区

3. 临床表现　SMILE 术中产生的 OBL 可能聚积于透镜的边缘,影响其正常分离,或形成透镜边缘组织的残留,密集的 OBL 靠近瞳孔区域可能对术后视力的恢复有一定影响;飞秒 LASIK 术中产生的 OBL 通常分为硬性和软性,硬性 OBL 外观致密,软性外观较透明,易于吸收（图 4-1-4-24、图 4-1-4-25）。

4. 预防　术前检查激光能量稳定性、环境温湿度。术前排查角膜生物力学等指标有个体差异的患者,对于角膜较厚者（如角膜中央厚度 >580μm 者）,适当增加角膜瓣/角膜帽的厚度（Flap 110μm,Cap 120μm）。术中负压吸引不宜过紧,水印 <90% 等。

5. 处理　SMILE 术中位于透镜边缘毛刺状 OBL,一般不影响透镜屈光度,分离时注意保护透镜边缘完整性,避免透镜残留;对于区域较大的或者重度 OBL,不要使用过于锐利的器械,也不应用力分离,先分离周边区域,最后分离 OBL,动作轻柔,避免多次反复操作导致错层分离;飞秒 LASIK 术中产生的 OBL,局部组织粘连较为紧密,建议按照常规掀瓣的方式由蒂部轻柔分离至对侧,尽量避免 OBL 处局部分离,可能导致角膜瓣的撕裂。

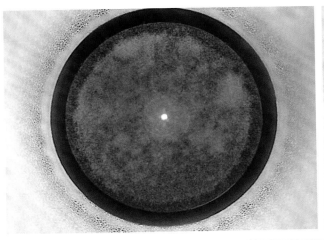

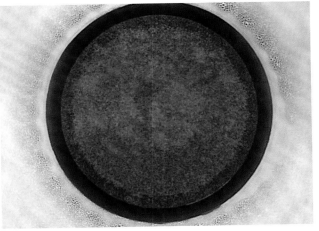

图 4-1-4-24　SMILE 术中透镜下层周边区域 OBL

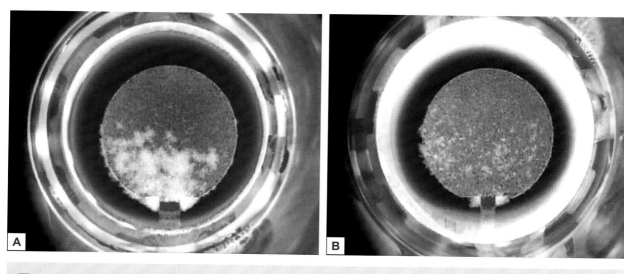

图 4-1-4-25   飞秒 LASIK 术中 OBL

图 A   硬性 OBL

图 B   软性 OBL

（三）透镜取出困难

1. 常见原因   黑区或严重 OBL 的产生，组织分离过程造成角膜帽、透镜或者切口的撕裂或组织残留，可能造成角膜上皮植入、DLK，严重者可能导致感染性角膜炎等。另外，飞秒激光能量、患者自身角膜生物力学特性等都可能导致透镜分离困难。

2. 临床表现   见图 4-1-4-26、图 4-1-4-27。

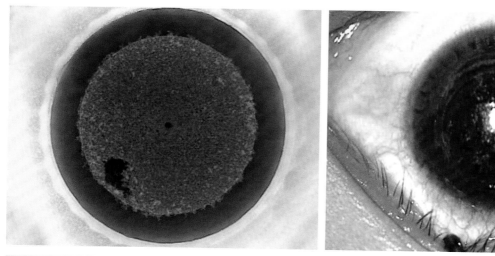

图 4-1-4-26   患者术中紧张，眼球转动频繁，导致扫描过程中产生黑区，透镜分离取出困难，切口撕裂，术毕配戴高透氧角膜接触镜

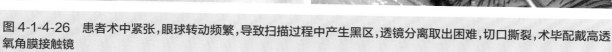

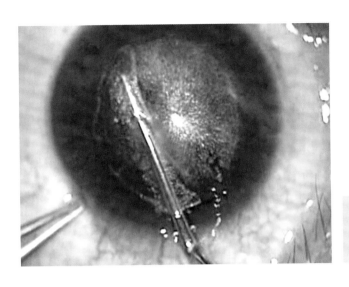

图 4-1-4-27 术中由于扫描过程中产生 OBL,分离过程导致透镜破裂,仔细进行破裂区域透镜的分离,透镜完整取出

(田乐)

七、角膜瓣或角膜帽相关并发症

(一)角膜瓣相关并发症

LASIK 手术中,各种类型的机械性角膜板层刀及飞秒激光在制作角膜瓣时,都有可能出现低质量瓣,即不规则瓣、纽扣瓣、游离瓣、不全瓣、碎瓣、偏心瓣、瓣穿孔、计划外厚瓣、薄瓣或角膜瓣微皱褶(图4-1-4-28)等。相对飞秒激光制瓣而言,使用机械性角膜板层刀制瓣发生低质量瓣的概率更高。飞秒激光术中安全性好,中重度的角膜瓣并发症在临床中已经非常少见。因此,上述角膜瓣的并发症多为早期的机械性角膜板层刀所致。

1. 常见原因 各种原因所致的吸引力不足或吸力不均,包括术中挤眼或眼球转动,结膜皱褶引起假性负压吸引;小睑裂,角膜曲率过平(<40D)或过陡(>46D),矫正屈光度过高;机械性角膜板层刀运行异常;刀片质量不佳或重复使用;负压环选择错误;术者不当操作等。

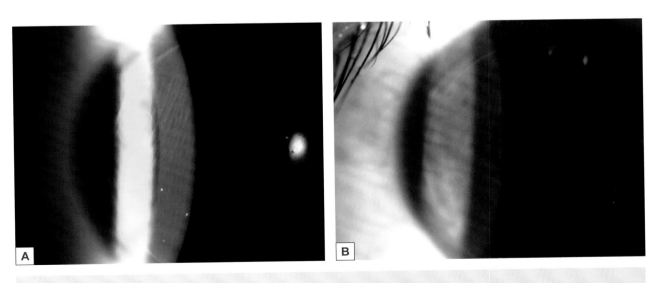

图 4-1-4-28 LASIK 术后角膜瓣微皱褶

图 A LASIK 术后角膜瓣微皱褶

图 B 角膜瓣复位术后 7 天,角膜瓣边缘对位良好,皱褶消失,无上皮植入

2. 处理原则　如可暴露的基质床大于激光治疗区,可继续激光治疗,如可暴露基质床小于激光治疗区,则应终止激光治疗,尽量复位角膜瓣;对出现的各种低质量瓣,尽量做到良好复位,配戴绷带式角膜接触镜,严重者需手术缝合修复和固定。或待屈光状态稳定,行波前像差或角膜地形图引导的激光消融增效手术。

3. 预防　注重术前危险因素的评估,术前严格筛查患者,尽量避免自身因素如小睑裂、角膜过平或过陡等情况对手术影响,术前宣教强调手术配合避免注视不良;注重机械性角膜板层刀系统及飞秒激光设备的日常良好维护;注意不同角膜曲率下的正确的角膜板层刀的装配及适当的负压吸引;术中注意湿润角膜表面和避免负压丢失;屈光度数过高或散光过大的患者,术毕角膜瓣边缘应与角膜床精确对位、晾干,所有眼术毕应配戴绷带镜;规范的手术操作。

（二）SMILE 角膜帽相关并发症

1. 角膜帽缘撕裂　角膜帽缘撕裂发生率在 2.09%~11.05%。可因角膜帽厚度过薄、角膜切口过小（<2mm）、患者眼球突然转动或器械操作过频繁、器械选择不当,操作过于粗鲁等原因造成。处理:轻度的帽边缘撕裂不需要特殊处理;较明显帽缘撕裂需将裂开处严密闭合,避免术后角膜上皮植入;术毕配戴绷带式角膜接触镜。预防:在眼部条件允许的情况下,角膜帽厚度设置不要过薄。掌握正确的分离手法,分离动作应以角膜切口为圆心扇形轻柔分离,并且在有齿镊固定眼球的前提下撕镜。

2. 角膜帽穿孔或划开　发生率为 0.25%~4.38%。在分离透镜（尤其在分离透镜前表面）时,由于患者的眼球突然转动、操作不慎或力度过大,或因角膜帽过薄、透镜分离困难等因素,导致器械刺透角膜帽。处理:破损部位角膜严密对位,配戴绷带式角膜接触镜,避免角膜上皮植入。预防:分离操作轻柔,分离困难时缓慢钝性分离,分离时器械避免上挑,固定眼球,以降低上述并发症的产生。

3. 角膜帽微皱褶　部分患者在角膜透镜取出后,在前弹力层下浅层基质处出现微皱褶,多见于高度近视透镜偏厚患者,OCT 检查可见前弹力层高反光带呈起伏波状。处理:若皱褶未对角膜的光学特性产生明显影响,且无视觉症状者,可不予干预;造成泪膜和角膜前部光学面破裂时,可使用人工泪液,必要时可适当延长局部糖皮质激素滴眼液的使用时间或给予手术干预。预防:手术操作轻柔,透镜上下方要分离彻底;夹取透镜时不要操作力度过大。术中在 BSS 的保护下逆透镜分离方向抚平角膜帽,可以减少微皱褶的程度。

4. 角膜帽缘混浊　角膜帽边缘分离操作困难时或器械反复进入边缘切口摩擦频繁后,在角膜帽边缘可能出现角膜帽缘混浊。处理:早期发现可以局部应用糖皮质激素滴眼液,如混浊稳定亦可不予处理。预防:注意分离透镜及取出透镜操作轻柔,避免过度刺激角膜帽边缘。

（张立军）

八、弥漫性层间角膜炎

（一）原因

1. 激光能量　飞秒激光能量过高,角膜细胞激活后诱发特异性炎症反应。
2. 角膜层间异物残留　细胞内毒素、睑板腺分泌物、手术器械异物等。
3. 药物或化学物影响　清洗或消毒液、表麻药物。
4. 个体差异　术中过度紧张,身体抵抗力下降等。
5. 手术操作　过度操作,角膜上皮缺损、切口撕裂或渗血。

（二）临床表现

角膜瓣或角膜帽下基质层间的弥漫性白色颗粒状混浊,呈沙粒样质感。一般于手术后 1 周内发病,但也有迟发型发病的情况,可引起术眼视力下降、眼红、眼痛、畏光、流泪和异物刺激等症状（图 4-1-4-29）。根据裂隙灯显微镜下颗粒状混浊是否累及视轴区及炎症反应程度分为四级:

Ⅰ级:角膜瓣或角膜帽下周边部散在细小白色颗粒状沉积物,无明显刺痛及充血症状;

Ⅱ级:白色颗粒状沉积物由周边向中央扩散,部分涉及光学区,伴眼痛、充血症状,无明显视力下降;

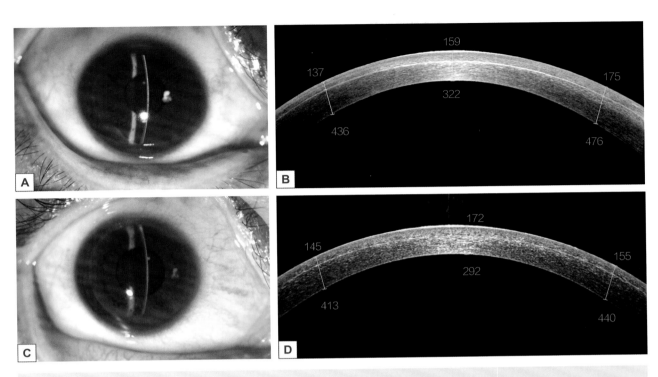

图 4-1-4-29　FS-LASILK 术后弥漫性层间角膜炎（diffuse lamellar keratitis, DLK）

图 A　角膜层间弥漫细点状混浊
图 B　角膜前节 OCT 示角膜层间高亮度反光带
图 C　治疗后角膜层间点状混浊消失
图 D　角膜前节 OCT 示角膜层间反光带亮度减轻

　　Ⅲ级：白色颗粒状沉积物聚集，接近或侵入光学区，伴雾视症状，视力降低；

　　Ⅳ级：大量炎症细胞聚集侵入光学区，角膜中央基质层间可见漆纹状或裂纹状混浊形成，伴明显视力下降（图 4-1-4-30）。

（三）处理

　　1. Ⅰ级和Ⅱ级 DLK，及时应用糖皮质激素频繁点眼。

　　2. Ⅲ级和Ⅳ级 DLK，应加强激素应用，根据角膜反应情况决定是否行角膜瓣下或角膜囊袋内冲洗，必要时做细菌培养。

　　3. 注意与点状角膜病变或感染性角膜炎进行鉴别。

　　4. 糖皮质激素眼用制剂频繁使用，应及时监测眼压。

（四）预防

　　1. 术前排除外眼病变，抗生素点眼，规范结膜囊清洗操作。

　　2. 术中操作轻柔规范，避免角膜缘出血。

　　3. 术后即刻使用糖皮质激素点眼。

　　4. 术后规律复诊，早期排查角膜病变。

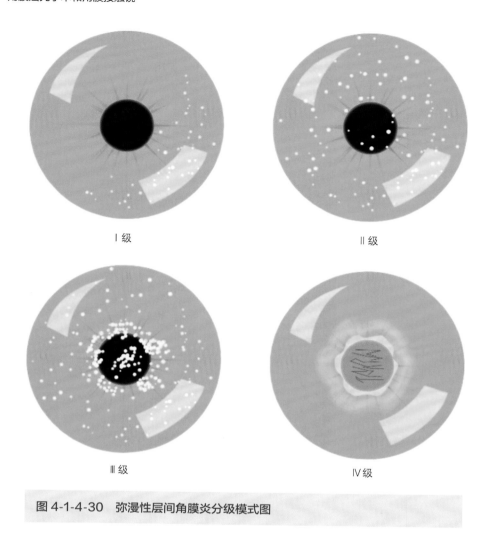

Ⅰ级　　　　　　　　　　Ⅱ级

Ⅲ级　　　　　　　　　　Ⅳ级

图 4-1-4-30　弥漫性层间角膜炎分级模式图

（万鲁芹）

九、免疫相关性角膜炎

（一）原因

1. 外眼的异常　睑缘炎、睑板腺分泌物、眼表菌群紊乱。

2. 个体差异　对飞秒激光敏感、激光能量过高。

3. 清洗或消毒液的影响。

（二）临床表现

初发时症状通常表现为眼痛、畏光、异物感及眼红。表现为一个或多个局部的周边角膜基质浸润，多位于睑缘对应的角膜缘；典型病变平行于角膜缘，与角膜缘间有 1~2mm 透明带（图 4-1-4-31），炎症时间长时，病变角膜上皮可以缺损形成溃疡，基质坏死发生时可有血管长入。自然病程 2~3 周，存在复发情况。

共聚焦显微镜检查可以对诊断提供帮助，可以排除真菌或者棘阿米巴感染，树突状细胞或朗格汉斯细胞的发现有助于本病的早期诊断。

（三）处理

1. 早期不能完全排除感染可能时，应先按照抗感染处理，联合用药、频点抗生素。

2. 完善角膜 OCT 检查，判断病变位置及与囊袋关系；角膜共聚焦显微镜检查角膜基质内活化的朗格汉斯细胞和炎症细胞浸润情况，同时排除真菌、棘阿米巴等感染性角膜病变。

3. 排除感染后加用糖皮质激素眼用制剂，控制炎症反应，同时监测眼压。

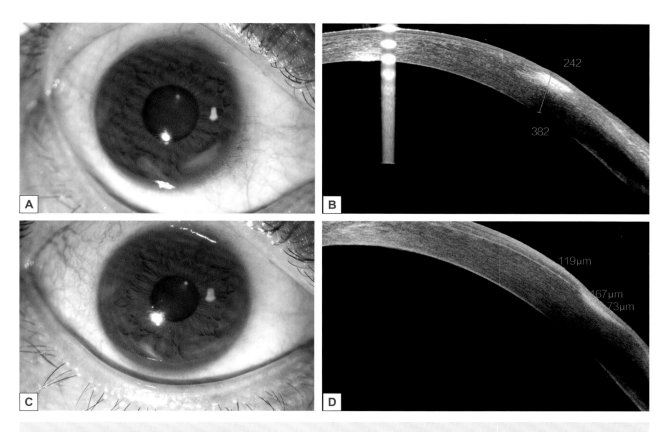

图 4-1-4-31　全飞秒术后免疫相关性角膜炎
图 A　术后第 6 天,鼻下方球结膜轻充血,角膜鼻下方光区外侧条状平行于角膜缘基质浸润、混浊灶,浸润区中央灰白色、致密,同角膜缘间存在透明区
图 B　角膜 OCT 示病灶区上皮下基质浸润,内侧与激光层切边缘连续,与角膜缘间存在透明带
图 C　治疗后第 10 天,鼻下方球结膜无充血,病灶区无浸润,仅见基质轻混浊,中央灰白色、致密
图 D　角膜 OCT 显示病灶局限化,基质轻混浊

（四）预防

1. 术前严格外眼检查,排除睑缘炎、睑板腺的异常和角结膜疾病。
2. 手术前规范使用抗生素,规范洗眼及消毒流程,保障结膜囊清洗无菌。
3. 术中操作规范轻柔,避免各类异常的刺激。
4. 术后强调早期规律复诊,及时发现角膜异常并积极治疗。

（万鲁芹）

十、角膜上皮植入

上皮植入（epithelial ingrowth）多发生于准分子激光原位角膜磨镶术（laser in situ keratomileusis, LASIK）术后,是指角膜上皮细胞从角膜瓣的边缘在瓣下向中央生长或术中播种于瓣下的角膜上皮细胞在原位生长。飞秒激光小切口角膜基质透镜取出术（femtosecond small incision lenticule extraction, SMILE）因术中角膜帽与下方基质间形成了分界面,理论上同样易于上皮植入。据报道,SMILE 术后上皮植入的发生率为 0.5%,远远低于 LASIK 术后 1.7% 的发生率。

（一）发病机制

LASIK 术后上皮植入的重要风险因素包括周边上皮缺损、术后炎症反应、角膜瓣黏附力差、角膜瓣穿孔或游离等。其他因素包括角膜上皮基底膜营养不良、糖尿病、年龄偏大、既往角膜手术史、对侧眼上皮植入病史等。上皮植入在远视性 LASIK 术后的风险较高,尤其是切削损伤角膜瓣边缘的情况。同样,二次增强手术也将提高上皮植入的风险,因为重新掀瓣易引起邻近上皮损伤伴随细胞扩增。SMILE 术后上皮植入的报道较少,风险因素尚未可知。

上皮植入有两个可能的发病机制:一是上皮侵入,是指位于角膜瓣外部的上皮细胞通过角膜瓣边缘侵入至瓣下分界面,上皮在瓣外和瓣下是连续的(图 4-1-4-32);二是上皮内生,上皮团块在瓣下生长,与瓣外的上皮相互分离(图 4-1-4-33)。术中角膜刀片的机械拖拽、接触过周围上皮的器械在分界面上操作及冲洗过程中浮动上皮细胞的回流均可导致上皮内生。

大部分初次 LASIK 术后的上皮植入,都是瓣外的上皮细胞直接侵入至瓣下。但是在二次增强术后的上皮植入,往往表现为瓣上的上皮细胞侵入至分界面,在瓣缘呈现 U 形转弯(图 4-1-4-32)。这种类型的上皮植入生长缓慢,但手术清除后经常复发。这是因为被上皮团包围的瓣缘无法自行封闭,瓣缘内的基质胶原被上皮细胞释放的金属蛋白酶或胶原酶溶解,瓣缘在较长一段时间里发生向心性移动。

（二）临床表现

上皮植入发生于角膜瓣与下方基质的分界面上,在术后 1 周至数周内缓慢发展,典型表现为多形性的透明片状区域,局部呈现乳白色颗粒状或线状沉积(图 4-1-4-34)。大部分孤立的细胞巢为自限性,确诊后数周即可停止生长并消失,残留或不伴有瘢痕。与角膜瓣边缘相邻的上皮植入,可进展累及视轴,伴随不规则散光(图 4-1-4-35)和角膜瓣自融的可能。分界面上的上皮细胞可能会阻止水分的扩散,由此抑制角膜瓣的营养供应而造成角膜融解;迁移的上皮细胞也可能产生蛋白酶,进一步促进角膜瓣的基质融解。远视漂移或是基质融解的早期表现。

裂隙灯下可表现以下四种主要体征:

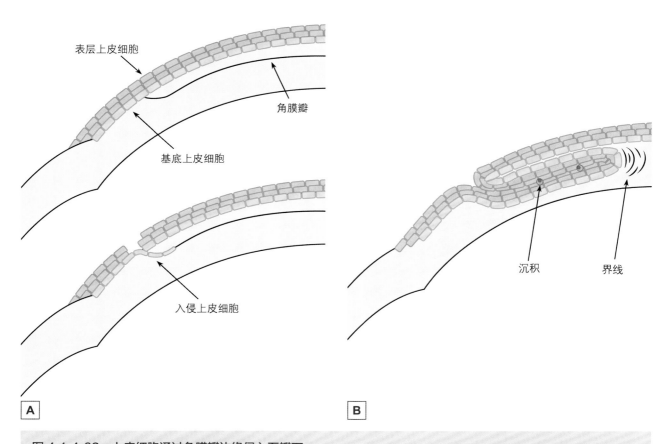

图 4-1-4-32   上皮细胞通过角膜瓣边缘侵入至瓣下

图 A   瓣外的上皮细胞直接侵入至瓣下
图 B   瓣上的上皮细胞侵入至界面,在瓣缘呈现 U 形转弯

1. 层间上皮巢。

2. 荧光素在瓣缘积存,由角膜瓣被下方植入的上皮抬高所致。

3. 白色的纤维分界线。

4. 瓣缘融解。

其他的征象包括弥漫性不透明的上皮植入,瓣缘卷边,呈现灰白色外观,周边融合性 haze,隧道着染。此外,也可借助眼前节 OCT 观察上皮植入(图 4-1-4-36),Pentacam 角膜地形图可以评估上皮植入导致的屈光变化和眼表的不规则性,内含的角膜透光度检查可以提供客观量化的评估,监测上皮植入的严重程度和进展(图 4-1-4-37)。

（三）临床分级

根据病情严重程度,上皮植入分为三级:

1. 植入较薄,通常 1~2 层细胞厚度,非进展性,局限于瓣缘 2mm 范围内,常难于发现。

2. 植入较厚,细胞独立、相互分离,裂隙灯显微镜下易发现,范围通常超过 2mm。

3. 非常显著且增厚的植入,深度达数层细胞,坏死上皮细胞聚积,形成白色区域。植入进展将导致大范围的角膜瓣融解。随着角膜瓣融解暴露出基质床与表面上皮直接接触,角膜混浊向瓣缘外周进展。

（四）预防

对于术中引起上皮缺损的患者,尤其是邻近角膜瓣边缘的上皮缺损,密切关注上皮植入是非常必要的。对于上皮附着力差的患者(如存在复发性上皮糜烂病史),可考虑实施 PRK 手术而不是 LASIK 手术。具体预防措施如下:

1. 掀瓣时使用镊子,或专用掀瓣器。

2. 避免使用可能带有上皮细胞的器械接触角膜瓣内侧面或角膜基质床面。

3. 仔细冲洗层间并用吸水海绵吸干多余水分。

4. 保护好上皮的完整与健康,尽量减少局部麻药的使用并充分润滑角膜。

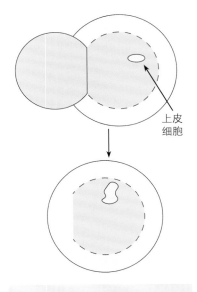

上皮细胞

图 4-1-4-33　上皮细胞内生

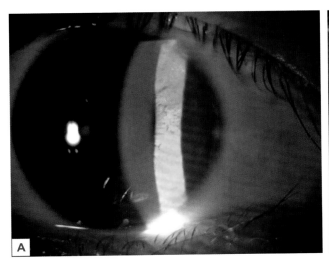

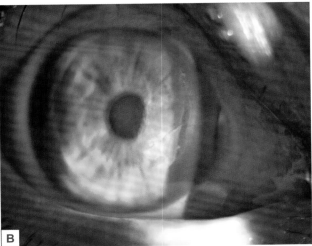

图 4-1-4-34　局部呈现乳白色颗粒状或线状沉积

图 A　乳白色颗粒状沉积
图 B　乳白色线状沉积

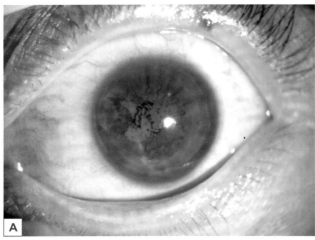

图 4-1-4-35 与角膜瓣边缘相邻的上皮植入,可进展累及视轴,伴随不规则散光

图 A 上皮植入累及视轴
图 B 伴随不规则散光

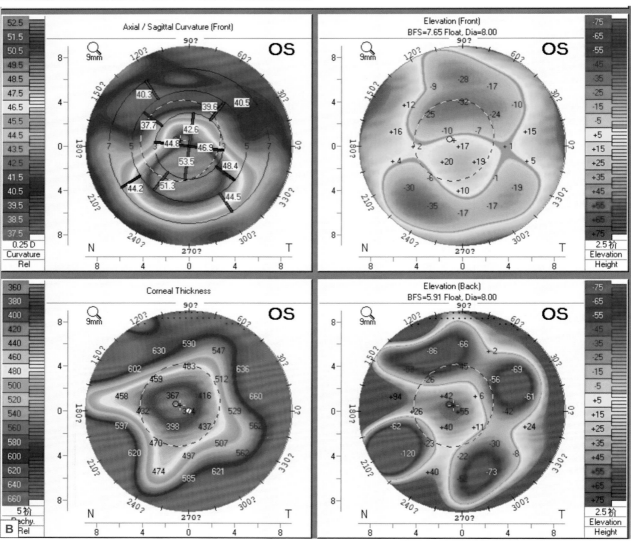

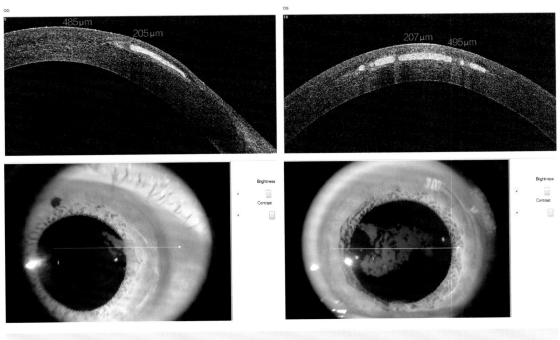

图 4-1-4-36　角膜 OCT 见角膜瓣下上皮生长

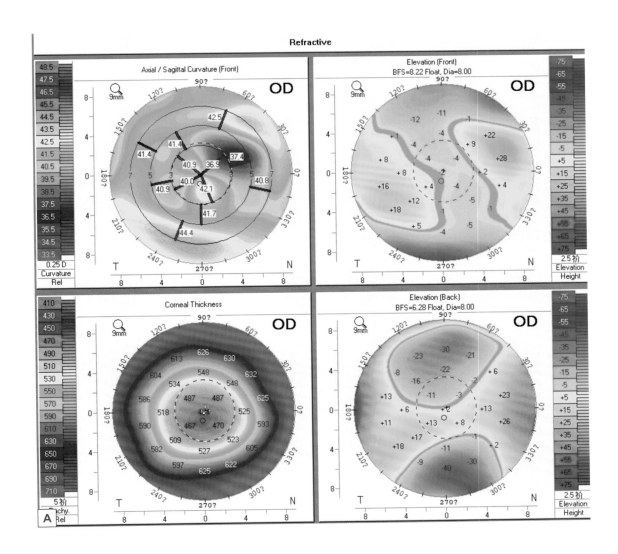

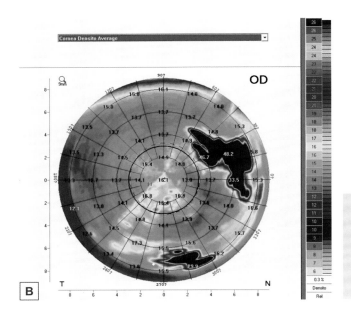

图 4-1-4-37   Pentacam 评估角膜上皮植入

图 A   Pentacam 角膜地形图四联图可以评估上皮植入导致的屈光变化和眼表的不规则

图 B   Pentacam 光密度检查可以提供客观量化的评估，监测上皮植入的严重程度和进展

5. 术者需仔细操作避免产生角膜瓣皱褶，尤其是扩展至周边的角膜瓣皱褶，更容易为细胞的侵入提供通道。

6. 术毕角膜瓣边缘与角膜床精准对位并充分晾干。

7. 保护好上皮的完整与健康，尽量减少局部麻药的使用并充分润滑角膜。使用绷带镜预防角膜瓣移位。

8. 使用绷带镜治疗上皮缺损，尤其是角膜瓣附近的上皮缺损。

（五）治疗

大部分上皮植入是自限性的，瓣下的上皮细胞随时间会逐渐丧失活性，并最终凋亡，伴或不伴有纤维化，通常建议密切观察，无须采取任何积极治疗。如不断进展累及视轴、影响视力，或产生刺激感、异物感，或基质融解是手术清除的指征，应尽早掀开角膜瓣，彻底冲洗并刮除基质床和瓣下的上皮细胞（图 4-1-4-38）。对于小范围的周边植入，未发生角膜瓣异常的，可以在裂隙灯显微镜下应用展开器将细胞挤出。对于复发者，在仔细刮除上皮细胞后，可在局部区域行 PTK。术后应用绷带镜或能有效减轻刺激

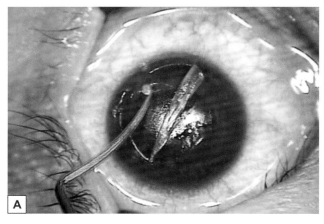
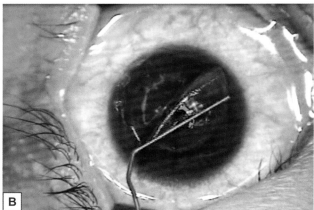

图 4-1-4-38   刮除基质床和瓣下的上皮细胞

图 A   刮除基质床的上皮细胞

图 B   刮除瓣下的上皮细胞

症状并促进瓣缘封闭。

关于 SMILE 术后上皮植入的报道较少,大部分为非进展性、自限性的,且无视力损伤。Praneetha 曾经报告过一例 SMILE 术后显著上皮植入的病例,该患者术中透镜取出困难,这或许对上皮和基质造成了损伤,导致切口边缘愈合延迟,从而促进上皮植入,并通过组织缺失的区域进一步进展。患者先后经历两次掀瓣、上皮清除及瓣缘缝合,即便如此,依旧复发,患者最终再次接受手术治疗,术中使用了眼用密封水凝胶(ReSure Sealant),从而防止了上皮植入复发及角膜 haze 的产生。这名患者后来发现患有胰岛素依赖性糖尿病。这也许提示,和 LASIK 手术一样,糖尿病可能同样是 SMILE 术后上皮植入的风险因素之一。

(刘明娜)

第五节　准分子激光治疗性角膜切削术

准分子激光治疗性角膜切削术(excimer laser phototherapeutic keratectomy,PTK)通常利用准分子激光精准的角膜表面切削特性,对位于角膜上皮下或浅层基质的角膜混浊进行激光消融,进而在一定程度上去除角膜病变,恢复角膜透明或角膜表面规则的治疗方法。

一、适应证和禁忌证

（一）适应证

位于角膜上皮下或浅层基质的角膜病变,以下几类角膜病变的 PTK 治疗具有良好的临床意义。

1. 复发性角膜上皮糜烂(recurrent corneal erosion,RCE)　指角膜上皮反复发生糜烂、剥脱,导致角膜表面出现上皮缺损的一种常见眼部疾病,晨醒后眼痛和流泪为特征。

2. 前部角膜营养不良　指位于角膜上皮下或浅层基质的角膜营养不良,如上皮及基底膜营养不良、前弹力层角膜营养不良、颗粒状角膜营养不良、格子样角膜营养不良等。

3. 角膜带状变性　指反复发作的慢性眼内炎症,在睑裂区形成的水平带状角膜混浊区,表现为前弹力层出现细点状灰白色钙质沉着。

（二）手术禁忌证

1. 患者不能对手术预期具有良好的理解力及合理的期望值。

2. 近期反复发作的眼部急性炎症。

3. 重度干眼、干燥综合征。

4. 患有影响角膜切口愈合的全身性疾病,如胶原血管性疾病、自身免疫性疾病和免疫缺陷、严重的糖尿病等。

二、手术设计原则及操作技巧

（一）一般原则

1. 在计划 PTK 手术时,应当全面了解患者的家族遗传史、角膜病变发生的病程及发病特征,术前需利用裂隙灯显微镜大体像详细采集角膜病变或混浊的位置、范围、深度等信息,并利用 OCT 精准测量角膜厚度及病变的深度范围,利用 Pentacam 角膜地形图评估角膜形态曲率和厚度分布,其光密度重建模式可以显示病变的立体分布状态,其他数据检测包括屈光状态、曲率、眼轴等。

2. PTK 切削深度的安全原则通常参考 PRK 手术,激光消融深度尽量限制在前 1/3 角膜基质,并保留剩余基质床厚度不低于 250μm,最好在 280μm 以上,基质消融量一般控制在 100~150μm,以减少术后角膜扩张的风险。根据病变深度,合理设计切削深度。理论上,过度切削角膜组织可能导致不可预测的屈光状态改变,对手术效果具有很大的影响,降低患者的满意度。

3. 对于存在屈光不正的患者,可以联合 PRK 或地形图引导的准分子激光切削更好地改善患者视力,术前稳定的屈光度测量和地形图数据采集非常重要。

大多数研究报告指出,PTK 术后存在远视漂移的问题。根据不同的文献报道,PTK 远视漂移量波动范围较大约 0.87~6.4D。可能的原因主要包括病变的角膜、中央区和周边区角膜之间的消融速率不同、病变的切削深度、周边区角膜的入射角减小(如激光的余弦效应)、激光消融产生的碎屑遮盖角膜等。术后角膜组织愈合过程中,可能产生离心表层胶原薄片收缩,过渡区上皮增生,导致角膜生物力学改变等。

在临床工作中,我们发现远视漂移的发生与不同激光机设备的切削模式密切相关。如宽光束激光(VISX S4 IR),50 脉冲的激光可能会产生约 1.00D 的远视移位。小光斑飞点扫描激光机(Wavelight EX500)扫描程序设置了周边激光补偿,AMARIS 激光机 Trans-PTK 模式考虑了上皮厚度分布信息的影响,其内置补偿尽可能保持屈光中性的切削。关于 PTK 治疗与眼屈光度数改变的关系,仍需进一步的临床观察和研究。

4. 准分子激光设备常具有虹膜跟踪功能,对于角膜形态不规则或角膜斑块混浊较重者,可能导致瞳孔无法识别,可选用去跟踪模式,因此,术者对切削区的精准把握和患者的固视都至关重要。当病灶较深,激光切削深度较大时,建议采用梯度光区和分段消融设计,以期获得更平缓的切削边缘,避免陡崖式切削,不利于上皮的愈合。

(二)特殊原则

1. 复发性角膜上皮糜烂患者,尽量选择病变稳定期进行手术,可以最大限度降低激光切削对角膜屈光状态的影响。角膜病变发作时,利用荧光素钠试纸对缺损的角膜上皮进行染色,裂隙灯显微镜照相记录角膜上皮病变位置及范围。角膜上皮去除方式包括激光切削或类似 LASEK 术中 20% 乙醇溶液浸泡法。术中上皮去除后,通常会发现病变上皮下的基底膜异常,设定激光切削深度 20~30μm,切削直径范围尽量覆盖上皮水肿区域。对于能够精准定位上皮剥脱位置,也可考虑小光区精准切削治疗(图 4-1-5-1)。

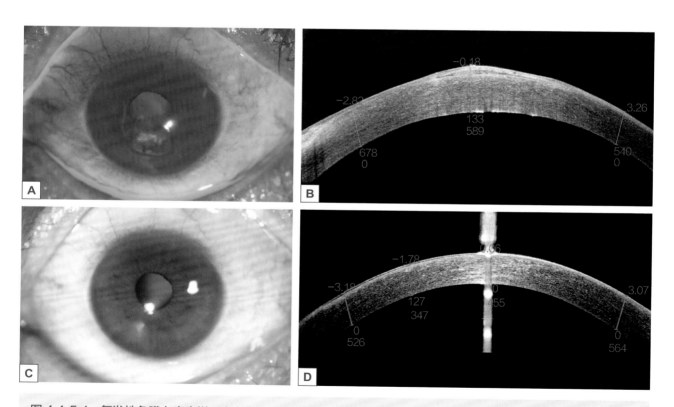

图 4-1-5-1　复发性角膜上皮糜烂。患者女,58 岁,左眼被指甲划伤后"反复发作、磨疼、流泪,伴睁眼困难"8 月余

图 A　视力指数/10cm,左眼下方角膜上皮局限水肿伴隆起,轻微浸润。前房中深,未见炎症反应。瞳孔圆。晶状体高密度

图 B　前节 OCT 示角膜病变区上皮水肿增厚伴贴附疏松

图 C　PTK 治疗后 3 个月,视力 0.06 左眼角膜透明,前房深,晶状体高密度

图 D　前节 OCT 示角膜上皮平整,贴附良好

2. 对于颗粒状角膜营养不良和前弹力层角膜营养不良,其角膜前表面一般比较规则,而上皮下混浊常分布不均,因此,常推荐进行经上皮 PTK 模式,利用角膜上皮作为掩蔽剂可以更好地获得光滑的消融表面(图 4-1-5-2)。对于格子样角膜营养不良,需要根据角膜上皮有无水肿的情况,选择经上皮或去上皮的模式(图 4-1-5-3)。对于斑块状角膜营养不良,其上皮下斑块状沉积物呈不规则分布而且引起上皮的隆起,因此,常采用去上皮的模式,甚至利用上皮刀刮除明显隆起的沉积物,同时利用润滑剂湿润填平角膜表面,获得相对规则的切削表面,再根据病变深度进行激光消融。以去除影响视力的病变混浊为目的,对于累及深基质的角膜混浊不必要全部切除。酌情考虑屈光状态进行切削深度的设计。对于 PTK 术后或角膜移植术后出现复发性角膜营养不良,如果角膜厚度足够,复发的角膜混浊位于浅层角膜基质,仍有可能进行再次 PTK 手术进行治疗(图 4-1-5-4)。对于角膜基质营养不良,一定参考遗传学规律,深部营养不良即累及角膜厚度 1/2 以上者不宜单纯行 PTK 治疗。

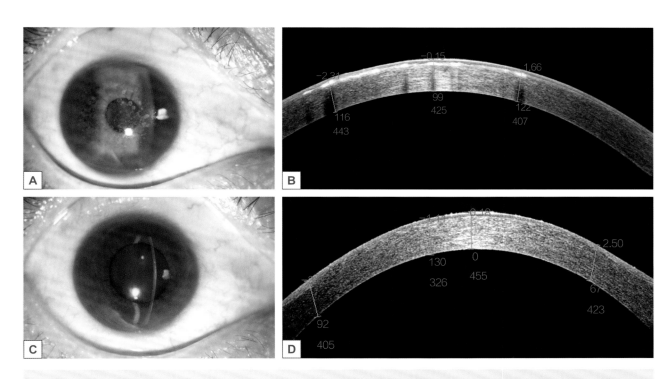

图 4-1-5-2 双眼颗粒状角膜营养不良 1 型。患者男,40 岁,因"双眼视力下降 10 余年"就诊,2 年前诊断为双眼颗粒状角膜营养不良 1 型(GCD1),存在家族史,基因型为 TGFβI p.R555W 杂合携带者

图 A 右眼术前:裸眼视力 0.5,矫正视力 0.5,中央区角膜浅基质散在碎屑状及环形灰白色颗粒状混浊,边界清晰

图 B OCT 显示角膜上皮下及浅基质白色高反光沉积物

图 C、D 右眼 PTK 术后 3 个月,裸眼视力 0.5,矫正视力 1.0,角膜透明,浅层混浊基本清除

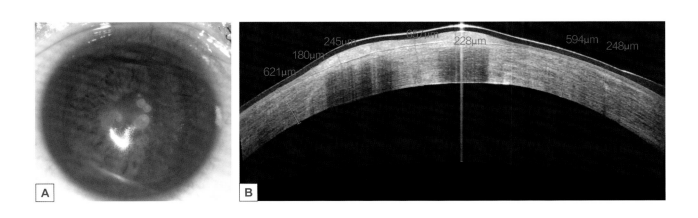

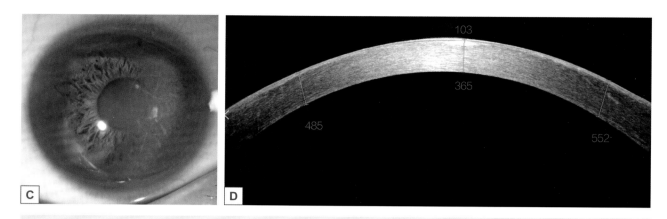

图 4-1-5-3 双眼格子样角膜营养不良 1 型。患者女,30 岁,因"双眼视力下降 7~8 年,加重 4 月并反复磨痛"就诊,存在家族史,基因型为 TGFβI p.R124C 杂合携带者,诊断为格子样角膜营养不良 1 型(LCD1)

图 A、B 右眼术前裸眼视力 0.08,矫正视力 0.1,中央区上皮及浅基质混浊水肿,中深基质弥漫线条状格子样混浊

图 C、D 右眼 PTK 后 6 个月:裸眼视力 0.4,矫正视力 0.8+,角膜上皮完整光滑,角膜透明,基质隐见细线条状纹理和高反射信号

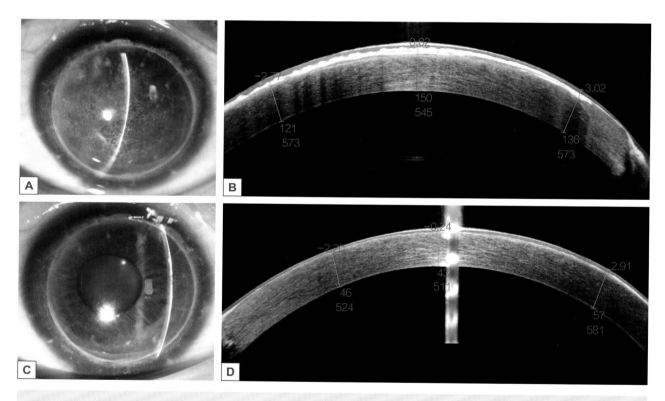

图 4-1-5-4 双眼前弹力层角膜营养不良 1 型,左眼 PKP 术后复发性角膜营养不良。患者女,34 岁,因"角膜营养不良术后双眼视力下降 7 年"就诊。既往史:右眼 PTK 术后 4 年,左眼 PKP 术后 18 年。存在家族史;基因型为 TGFβI p.R124L 杂合携带者,诊断为双眼前弹力层角膜营养不良 1 型(CDB1 型、RBCD),右眼 PTK 术后,左眼 PKP 术后复发性角膜营养不良

图 A 左眼术前裸眼视力指数/30cm,矫正视力 0.1;角膜上皮下及浅层基质弥漫混浊,植片、植床对合良好,交界区可见明显白色混浊条带,角膜缘处基质尚透明

图 B OCT 显示角膜上皮下及浅基质致密不规则白色带状高反射信号

图 C 左眼 PTK 联合 PRK 术后 5 个月:裸眼视力 0.2,矫正视力 0.6,角膜中央植片透明,植片、植床对合好,无排斥反应

图 D OCT 显示角膜上皮规则,浅层混浊大部分被消除,少量点状高反射信号

3. 带状角膜变性可以采取经上皮 PTK 模式,而粗糙厚重的钙化性带状变性激光消融率可能小于正常角膜组织,直接进行激光消融可能会导致周围角膜组织形成凹槽,因此,术中结合手动刮除及利用掩蔽剂进行激光消融获得更规则的表面图(4-1-5-5)。

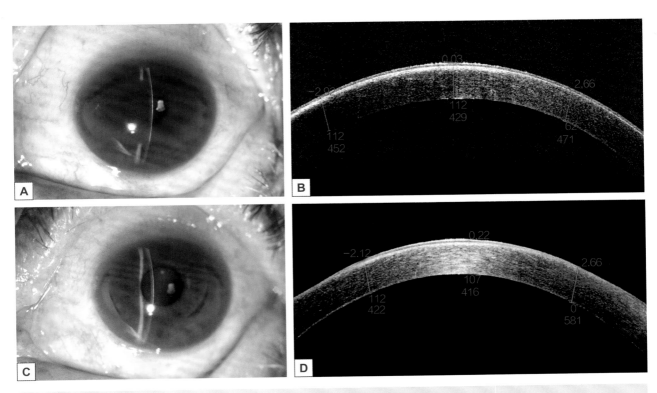

图 4-1-5-5　角膜带状变性。患者男,81 岁,左眼"葡萄膜炎反复发作伴视力下降 3 年余"
图 A　视力 0.2,左眼角膜中央条带状混浊区。前房浅,瞳孔圆,晶状体混浊
图 B　前节 OCT 示角膜浅层混浊深度约 112μm
图 C　PTK 术后 2 个月,视力 0.25,左眼角膜激光切削区透明,仅周边残留部分变性混浊带,前房深,晶状体混浊
图 D　前节 OCT 示中央角膜仅残留少量稀疏混浊基质

三、并发症预防及处理

PTK 手术围手术期用药原则、并发症的预防和处理基本同表层角膜屈光手术。由于原发病的存在,角膜上皮或基质组织等眼表状态存在异常,PTK 术后角膜上皮愈合略有延迟,可以适当延长绷带镜的配戴时间,必要时,进行 PTK 联合羊膜移植治疗。术后 3 个月内,局部糖皮质激素滴眼液使用原则参考表层屈光手术,对于角膜基质内激光切削深度小于 30μm,可以适当缩短局部糖皮质激素使用疗程。

四、应用前景及展望

由于 PTK 适用于浅层角膜混浊病变的治疗,在手术适应证的选择方面仍需要不断探索,手术设计也不能单纯以去除角膜混浊为目的,更多需要结合患者屈光状态考虑,设计手术切削治疗方案,进而最大限度地治疗疾病的同时,可以一定程度上改善患者视力或视觉质量。也需要不断总结疾病状态下角膜切削深度对屈光度数改变的影响规律,进而优化 PTK 治疗模式。对于角膜营养不良患者,进行 PTK 治疗时,由于原发病的遗传特性及不同类型角膜营养不良的发生机制各异,PTK 治疗结束后在未来的 3~5 年可能面临再次复发的问题。我们曾针对 PTK 治疗不同种类角膜营养不良的复发特点,角膜移植术后复发性角

膜营养不良进行 PTK 治疗。与角膜移植相比,PTK 手术能够为患者提供治疗费用低、更加微创、效果更好的治疗体验,能够有效延长角膜移植时间。国内专家也有报道 PTK 联合 SMILE 手术获取的角膜基质透镜进行表面移植手术,可能获得更好的矫正视力,延缓营养不良的复发时间,或为下次手术提供更好的基础。

(陈敏　李德卫)

参 考 文 献

1.　FU L,PATEL B C. Radial keratotomy correction[M]. Treasure Island:StatPearls,2022.

2.　CHANG J Y,LIN P Y,HSU C C,et al. Comparison of clinical outcomes of LASIK,Trans-PRK,and SMILE for correction of myopia[J]. J Chin Med Assoc,2022,85:145-151.

3.　JIANG X,WANG Y,YUAN H,et al. Influences of SMILE and FS-LASIK on corneal sub-basal nerves:A systematic review and network meta-analysis[J]. J Refract Surg,2022,38:277-284.

4.　GREENWALD M F,REDD T K,DOAN T,et al. Very late onset LASIK flap Acremonium fungal keratitis confirmed by metagenomic deep sequencing[J]. Am J Ophthalmol Case Rep,2022,25:101294.

5.　LI J,REN S W,DAI L J,et al. Bacterial keratitis following small incision lenticule extraction[J]. Infect Drug Resist,2022,15:4585-4593.

6.　MOSHIRFAR M,HALL M,RONQUILLO Y. Epithelial downgrowth[M]. Treasure Island:StatPearls,2022.

7.　DOU S,WANG Q,ZHANG B,et al. Single-cell atlas of keratoconus corneas revealed aberrant transcriptional signatures and implicated mechanical stretch as a trigger for keratoconus pathogenesis[J]. Cell discovery,2022,8:66.

8.　王雁,马娇楠. 屈光手术未来发展方向及趋势[J]. 中华实验眼科杂志,2021,39:1025-1030.

9.　JIA Y,QI X,ZHANG T,et al. Clinical outcomes of double continuous suture in femtosecond laser-assisted lamellar keratoplasty for keratoconus[J]. Lasers Med Sci,2021,36:951-956.

10.　YANG L W Y,MEHTA J S,LIU Y C. Corneal neuromediator profiles following laser refractive surgery[J]. Neural regeneration research,2021,16:2177-2183.

11.　DE OLIVEIRA R C,TYE G,SAMPAIO L P,et al. TGFβ1 and TGFβ2 proteins in corneas with and without stromal fibrosis:Delayed regeneration of apical epithelial growth factor barrier and the epithelial basement membrane in corneas with stromal fibrosis[J]. Exp Eye Res,2021,202:108325.

12.　PERTIWI A N S,MAHAYANA I T,SUPARTOTO A,et al. Transepithelial photorefractive keratectomy for myopia:effect of age and keratometric values[J]. Int J Ophthalmol,2021,14:744-749.

13.　李江峰,侯辰亭,李金键,等. 高度近视眼 3 种角膜屈光手术后角膜神经修复情况及角膜光密度的对比研究[J]. 中华眼科杂志,2021,57:268-276.

14.　KRISTAN J,KANG J J. Neurotrophic keratopathy and refractive surgery[J]. Curr Opin Ophthalmol,2021,32:315-318.

15.　CHEN Z,ZHAO Y,ZHOU X,et al. Seven-year observation of posterior corneal elevation after small-incision lenticule extraction in patients with moderate and high myopia[J]. J Cataract Refract Surg,2021,47:1398-1402.

16.　BAPTISTA P M,VIEIRA R,MONTEIRO S,et al. Keratitis by scopulariopsis brevicaulis fungus after LASIK - A case report[J]. Int Med Case Rep J,2021,14:107-110.

17.　SOLEIMANI M,HAYDAR A A. Fungal keratitis after small incision lenticule extraction(SMILE):A case report and review of the literature[J]. J Ophthalmic Inflamm Infect,2021,11:25.

18.　RAMIREZ-MIRANDA A,MANGWANI-MORDANI S,QUIROZ-CASIAN N,et al. Combined bacterial and herpes simplex virus keratitis following small-incision lenticule extraction for the correction of myopia[J]. Case Rep Ophthalmol,2021,12:227-231.

19.　MOSHIRFAR M,TUKAN A N,BUNDOGJI N,et al. Ectasia after corneal refractive surgery:A systematic review[J]. Ophthalmol Ther,2021,10:753-776.

20.　CHARPENTIER S,KEILANI C,MARÉCHAL M,et al. Corneal haze post photorefractive keratectomy[J]. J Fr Ophtalmol,2021,44:1425-1438.

21.　SAHAY P,BAFNA R K,REDDY J C,et al. Complications of laser-assisted in situ keratomileusis[J]. Indian J

Ophthalmol,2021,69:1658-1669.

22. 王雁,史伟云,李莹.我国角膜屈光手术的快速发展和变迁[J].中华眼科杂志,2020,56:81-85.

23. GAO H,HUANG T,PAN Z,et al. Survey report on keratoplasty in China:A 5-year review from 2014 to 2018[J]. PLoS One,2020,15:e0239939.

24. 高华,刘明娜,亢晓琳,等.飞秒激光辅助深板层角膜移植术治疗圆锥角膜[J].中华眼科杂志,2020,56:141-142.

25. FOGLA R,LUTHRA G,CHHABRA A,et al. Preferred practice patterns for photorefractive keratectomy surgery[J]. Indian J Ophthalmol,2020,68:2847-2855.

26. HOPPING G C,SOMANI A N,VAIDYANATHAN U,et al. Myopic regression and recurrent Salzmann nodule degeneration after laser in situ keratomileusis in Ehlers Danlos Syndrome[J]. Am J Ophthalmol Case Rep,2020,19:100729.

27. ANG M,FAROOK M,HTOON H M,et al. Randomized clinical trial comparing femtosecond LASIK and small-incision lenticule extraction[J]. Ophthalmology,2020,127:724-730.

28. DAS S,GARG P,MULLICK R,et al. Keratitis following laser refractive surgery:Clinical spectrum,prevention and management[J]. Indian J Ophthalmol,2020,68:2813-2818.

29. GANESH S,BRAR S,NAGESH B N. Management of infectious keratitis following uneventful small-incision lenticule extraction using a multimodal approach - A case report[J]. Indian J Ophthalmol,2020,68:3064-3066.

30. JIN S X,DACKOWSKI E,CHUCK R S. Risk factors for postlaser refractive surgery corneal ectasia[J]. Curr Opin Ophthalmol,2020,31:288-292.

31. SCHALLHORN J M,SCHALLHORN S C,TEENAN D,et al. Incidence of intraoperative and early postoperative adverse events in a large cohort of consecutive laser vision correction treatments[J]. Am J Ophthalmol,2020,210:97-106.

32. LI H,PENG Y,CHEN M,et al. Six modes of corneal topography for evaluation of ablation zones after small-incision lenticule extraction and femtosecond laser-assisted in situ keratomileusis[J]. Graefes Arch Clin Exp Ophthalmol,2020, 258:1555-1563.

33. 彭予苏,陈敏,田乐,等.角膜形态学和生物力学参数对角膜后表面高度影响的研究[J].中华眼科杂志,2020,56: 110-117.

34. 王铮,陆文秀,杜之渝,等.准分子激光治疗技术[M].北京:人民卫生出版社,2020.

35. ASIF M I,BAFNA R K,MEHTA J S,et al. Complications of small incision lenticule extraction[J]. Indian J Ophthalmol, 2020,68:2711-2722.

36. MOSHIRFAR M,SOMANI S N,TINGEY M T,et al. Marginal keratitis with secondary diffuse lamellar keratitis after small incision lenticule extraction(SMILE)after initiation of continuous positive airway pressure(CPAP)therapy[J]. Int Med Case Rep J,2020,13:685-689.

37. NAGPAL R,MAHARANA P K,ROOP P,et al. Phototherapeutic keratectomy[J]. Survey of ophthalmology,2020,65: 79-108.

38. KIM T I,ALIÓ DEL BARRIO J L,WILKINS M,et al. Refractive surgery[J]. Lancet(London,England),2019,393: 2085-2098.

39. CHEN M,LI D,TIAN L. Phototherapeutic keratectomy for recurrent granular corneal dystrophy after penetrating keratoplasty[J]. JAMA Ophthalmol,2019,137:e185927.

40. QI X,DUAN F,LI X,et al. Femtosecond laser-assisted keratolimbal allograft transplantation for the treatment of total limbal stem cell deficiency[J]. Cornea,2019,38:1280-1285.

41. 岳雨,周激波.激光角膜屈光手术后的神经修复[J].国际眼科纵览,2019,43:405-410.

42. 中国微循环委员会眼微循环屈光专业委员会.中国激光角膜屈光手术围手术期用药专家共识(2019年)[J].中华眼科杂志,2019,55:896-903.

43. 中华医学会眼科学分会眼视光学组.中国经上皮准分子激光角膜切削术专家共识(2019年)[J].中华眼科杂志, 2019,55:169-173.

44. MOSHIRFAR M,LIU H Y,ROSEN D B,et al. Special care in lichen planus patients undergoing LASIK:A review article[J]. Med Hypothesis Discov Innov Ophthalmol,2019,8:134-138.

45. 周跃华.重视准分子激光角膜屈光手术方式的精准个性化选择[J].中华实验眼科杂志,2019,37:497-500.

46. SHAH R. History and results;indications and contraindications of SMILE compared with LASIK[J]. Asia Pac J Ophthalmol(Phila),2019,8:371-376.

47. DOROODGAR F,SEDAGHAT M,NIAZI S,et al. LASIK,SMILE and PRK:Advantages and indications[J]. International eye science,2019,19:1643-1651.

48. XU J,XUE K,ZHANG K. Current status and future trends of clinical diagnoses via image-based deep learning[J]. Theranostics,2019,9:7556-7565.

49. 中华医学会眼科学分会角膜病学组. 中国圆锥角膜诊断和治疗专家共识(2019年)[J]. 中华眼科杂志,2019,55:891-895.

50. SPADEA L,GIOVANNETTI F. Main complications of photorefractive keratectomy and their management[J]. Clin Ophthalmol,2019,13:2305-2315.

51. PRAT D,BERGER Y,AVNI-ZAUBERMAN N,et al. Epithelial ingrowth after late traumatic femtosecond laser-assisted laser in situ keratomileusis flap dislocation[J]. J Cataract Refract Surg,2019,45:1830-1832.

52. TING D S J,SRINIVASAN S,DANJOUX J P. Epithelial ingrowth following laser in situ keratomileusis(LASIK):prevalence,risk factors,management and visual outcomes[J]. BMJ Open Ophthalmol,2018,3:e000133.

53. 中华医学会眼科学分会眼视光学组. 我国飞秒激光小切口角膜基质透镜取出手术规范专家共识(2018年)[J]. 中华眼科杂志,2018,54:729-736.

54. CHICHE A,TRINH L,BAUDOUIN C,et al. [SMILE(small incision lenticule extraction)among the corneal refractive surgeries in 2018(French translation of the article)][J]. J Fr Ophtalmol,2018,41:650-658.

55. ORTEGA-USOBIAGA J,LLOVET-OSUNA F,DJODEYRE M R,et al. Outcomes of laser in situ keratomileusis and photorefractive keratectomy in patients taking isotretinoin[J]. Am J Ophthalmol,2018,192:98-103.

56. 中华医学会眼科学分会眼视光学组. 我国角膜地形图引导个性化激光角膜屈光手术专家共识(2018年)[J]. 中华眼科杂志,2018,54:23-26.

57. MA J,WANG Y,CHAN T C Y. Possible risk factors and clinical outcomes of black areas in small-incision lenticule extraction[J]. Cornea,2018,37:1035-1041.

58. KRUEGER R R,MEISTER C S. A review of small incision lenticule extraction complications[J]. Curr Opin Ophthalmol,2018,29:292-298.

59. REINSTEIN D Z,STUART A J,VIDA R S,et al. Incidence and outcomes of sterile multifocal inflammatory keratitis and diffuse lamellar keratitis after SMILE[J]. J Refract Surg,2018,34:751-759.

60. CHEN M,LI D. Intracapsular infection after small-incision lenticule extraction[J]. J Cataract Refract Surg,2018,44:1394-1395.

61. MOSHIRFAR M,ALBARRACIN J C,DESAUTELS J D,et al. Ectasia following small-incision lenticule extraction(SMILE):a review of the literature[J]. Clin Ophthalmol,2017,11:1683-1688.

62. WANG Y,MA J,ZHANG J,et al. Incidence and management of intraoperative complications during small-incision lenticule extraction in 3004 cases[J]. J Cataract Refract Surg,2017,43:796-802.

63. SORKIN N,KAISERMAN I,DOMNIZ Y,et al. Risk assessment for corneal ectasia following photorefractive keratectomy[J]. J Ophthalmol,2017,2017:2434830.

64. RUIZ HIDALGO I,ROZEMA J J,SAAD A,et al. Validation of an objective keratoconus detection system implemented in a Scheimpflug tomographer and comparison with other methods[J]. Cornea,2017,36:689-695.

65. MERCER R N,WARING G O T,ROBERTS C J,et al. Comparison of corneal deformation parameters in keratoconic and normal eyes using a non-contact tonometer with a dynamic ultra-high-speed Scheimpflug camera[J]. J Refract Surg,2017,33:625-631.

66. BRAL N,TERMOTE K. Unilateral keratoconus after chronic eye rubbing by the nondominant hand[J]. Case Rep Ophthalmol,2017,8:558-561.

67. NADERAN M,RAJABI M T,ZARRINBAKHSH P,et al. Effect of allergic diseases on keratoconus severity[J]. Ocul Immunol Inflamm,2017,25:418-423.

68. PARK J H,KOO H J. Comparison of immediate small-incision lenticule extraction after suction loss with uneventful small-incision lenticule extraction[J]. J Cataract Refract Surg,2017,43:466-472.

69. SON G,LEE J,JANG C,et al. Possible risk factors and clinical effects of opaque bubble layer in small incision lenticule extraction(SMILE)[J]. J Refract Surg,2017,33:24-29.

70. WILSON S E,MARINO G K,MEDEIROS C S,et al. Phototherapeutic keratectomy:science and art[J]. Journal of

Refractive Surgery,2017,33:203-210.

71. LI S,WANG T,BIAN J,et al. Precisely controlled side cut in femtosecond laser-assisted deep lamellar keratoplasty for advanced keratoconus [J]. Cornea,2016,35:1289-1294.

72. WEI S,WANG Y,WU D,et al. Ultrastructural changes and corneal wound healing after SMILE and PRK procedures [J]. Curr Eye Res,2016,41:1316-1325.

73. SPADEA L,GIAMMARIA D,TRABUCCO P. Corneal wound healing after laser vision correction [J]. Br J Ophthalmol, 2016,100:28-33.

74. 胡亮,王勤美. 三种全激光角膜屈光手术技术要点与前景[J]. 中华眼视光学与视觉科学杂志,2016,18:193-198.

75. HAQ Z,FAROOQ A V,HUANG A J. Infections after refractive surgery [J]. Curr Opin Ophthalmol,2016,27:367-372.

76. MARGO J A,MUNIR W M. Corneal haze following refractive surgery:A review of pathophysiology,incidence,prevention, and treatment [J]. Int Ophthalmol Clin,2016,56:111-125.

77. LIU M,WANG J,ZHONG W,et al. Impact of suction loss during small incision lenticule extraction(SMILE)[J]. J Refract Surg,2016,32:686-692.

78. SHETTY R,SHROFF R,KAWERI L,et al. Intra-operative cap repositioning in small incision lenticule extraction(SMILE) for enhanced visual recovery [J]. Curr Eye Res,2016,41:1532-1538.

79. DOS SANTOS A M,TORRICELLI A A,MARINO G K,et al. Femtosecond laser-assisted LASIK flap complications [J]. J Refract Surg,2016,32:52-59.

80. ZHAO J,SUN L,SHEN Y,et al. Using donor lenticules obtained through SMILE for an epikeratophakia technique combined with phototherapeutic keratectomy [J]. J Refract Surg,2016,32:840-845.

81. AGCA A,CANKAYA K I,YILMAZ I,et al. Fellow eye comparison of nerve fiber regeneration after SMILE and femtosecond laser-assisted LASIK:A confocal microscopy study [J]. J Refract Surg,2015,31:594-598.

82. 王勤美,许琛琛. 激光表层角膜屈光手术的回归[J]. 中华眼视光学与视觉科学杂志,2015,17:708-711.

83. 中华医学会眼科学分会角膜病学组. 激光角膜屈光手术临床诊疗专家共识(2015年)[J]. 中华眼科杂志,2015,51: 249-254.

84. 李莹. 老视矫正手术的临床应用与展望[J]. 中华眼视光学与视觉科学杂志,2015,17:513-517.

85. SANTHIAGO M R,SMADJA D,WILSON S E,et al. Role of percent tissue altered on ectasia after LASIK in eyes with suspicious topography [J]. J Refract Surg,2015,31:258-265.

86. GOMES J A,TAN D,RAPUANO C J,et al. Global consensus on keratoconus and ectatic diseases [J]. Cornea,2015,34: 359-369.

87. RAMIREZ-MIRANDA A,RAMIREZ-LUQUIN T,NAVAS A,et al. Refractive lenticule extraction complications [J]. Cornea,2015,34:S65-67.

88. ZHAO J,HE L,YAO P,et al. Diffuse lamellar keratitis after small-incision lenticule extraction [J]. J Cataract Refract Surg, 2015,41:400-407.

89. THULASI P,KIM S W,SHETTY R,et al. Recalcitrant epithelial ingrowth after SMILE treated with a hydrogel ocular sealant [J]. J Refract Surg,2015,31:847-850.

90. 刘静,陈世豪,王一博,等. 经上皮准分子激光角膜切削术治疗不规则角膜散光的视觉质量观察[J]. 中华眼视光学与 视觉科学杂志,2014,16:675-678.

91. LIU T,ZHANG J,SUN D,et al. Comparative study of corneal endothelial cell damage after femtosecond laser assisted deep stromal dissection [J]. Biomed Res Int,2014,2014:731565.

92. 张丰菊,宋彦铮. 合理解读飞秒激光角膜屈光手术的适应证[J]. 实用医院临床杂志,2014,11:1-3.

93. 王雁,赵堪兴. 飞秒激光屈光手术学[M]. 北京:人民卫生出版社,2014.

94. BAE G H,KIM J R,KIM C H,et al. Corneal topographic and tomographic analysis of fellow eyes in unilateral keratoconus patients using Pentacam [J]. Am J Ophthalmol,2014,157:103-109.e101.

95. O'BRART D P. Excimer laser surface ablation:A review of recent literature [J]. Clin Exp Optom,2014,97:12-17.

96. IVARSEN A,ASP S,HJORTDAL J. Safety and complications of more than 1500 small-incision lenticule extraction procedures [J]. Ophthalmology,2014,121:822-828.

97. WONG C W,CHAN C,TAN D,et al. Incidence and management of suction loss in refractive lenticule extraction [J]. J Cataract Refract Surg,2014,40:2002-2010.

98. DONG Z,ZHOU X,WU J,et al. Small incision lenticule extraction（SMILE）and femtosecond laser LASIK：comparison of corneal wound healing and inflammation［J］. Br J Ophthalmol,2014,98：263-269.

99. CHEN M,XIE L. Features of recurrence after excimer laser phototherapeutic keratectomy for anterior corneal pathologies in North China［J］. Ophthalmology,2013,120：1179-1185.

100. 谢立信,高华. 正确认识飞秒激光在眼科临床应用中的优势与局限性［J］. 中华眼科杂志,2013,49：289-291.

101. GAO H,SHI W,LIU M,et al. Advanced topography-guided（OcuLink）treatment of irregular astigmatism after epikeratophakia in keratoconus with the WaveLight excimer laser［J］. Cornea,2012,31：140-144.

102. RANDLEMAN J B,SHAH R D. LASIK interface complications：etiology,management,and outcomes［J］. J Refract Surg, 2012,28：575-586.

103. FADLALLAH A,FAHED D,KHALIL K,et al. Transepithelial photorefractive keratectomy：clinical results［J］. J Cataract Refract Surg,2011,37：1852-1857.

104. TANERI S,WEISBERG M,AZAR D T. Surface ablation techniques［J］. J Cataract Refract Surg,2011,37：392-408.

105. GERMUNDSSON J,FAGERHOLM P,LAGALI N. Clinical outcome and recurrence of epithelial basement membrane dystrophy after phototherapeutic keratectomy a cross-sectional study［J］. Ophthalmology,2011,118：515-522.

106. 周行涛. 飞秒激光、LASEK/Epi-LASIK 及 ICL 手术［M］. 上海：复旦大学出版社,2010,25-27.

107. ALIO J,AZAR D,ALIO,et al. 屈光手术并发症的处理［M］. 北京：人民军医出版社,2010.

108. AZAR D T,GHANEM R C,DE LA CRUZ J,et al. Thin-flap（sub-Bowman keratomileusis）versus thick-flap laser in situ keratomileusis for moderate to high myopia：case-control analysis［J］. J Cataract Refract Surg,2008,34：2073-2078.

109. SEKUNDO W,KUNERT K,RUSSMANN C,et al. First efficacy and safety study of femtosecond lenticule extraction for the correction of myopia：six-month results［J］. J Cataract Refract Surg,2008,34：1513-1520.

110. DAWSON D G,RANDLEMAN J B,GROSSNIKLAUS H E,et al. Corneal ectasia after excimer laser keratorefractive surgery：histopathology,ultrastructure,and pathophysiology［J］. Ophthalmology,2008,115：2181-2191.e2181.

111. TODA I. LASIK and the ocular surface［J］. Cornea,2008,27：S70-76.

112. 谢立信,高华. 准分子激光角膜切削术治疗圆锥角膜行角膜表层镜片术后的屈光不正［J］. 中华眼科杂志,2007,43：228-232.

113. XIE L,GAO H,SHI W. Long-term outcomes of photorefractive keratectomy in eyes with previous epikeratophakia for keratoconus［J］. Cornea,2007,26：1200-1204.

114. 王勤美. 屈光手术学［M］. 北京：人民卫生出版社,2007.

115. 谢立信,史伟云. 角膜病学［M］. 北京：人民卫生出版社,2007,272.

116. STONECIPHER K,IGNACIO T S,STONECIPHER M. Advances in refractive surgery：microkeratome and femtosecond laser flap creation in relation to safety,efficacy,predictability,and biomechanical stability［J］. Curr Opin Ophthalmol, 2006,17：368-372.

117. HAFNER A,LANGENBUCHER A,SEITZ B. Long-term results of phototherapeutic keratectomy with 193-nm excimer laser for macular corneal dystrophy［J］. Am J Ophthalmol,2005,140：392-396.

118. DAS S,LANGENBUCHER A,POGORELOV P,et al. Long-term outcome of excimer laser phototherapeutic keratectomy for treatment of Salzmann's nodular degeneration［J］. Journal of Cataract & Refractive Surgery,2005,31：1386-1391.

119. PALLIKARIS I G,NAOUMIDI,II,KALYVIANAKI M I,et al. Epi-LASIK：comparative histological evaluation of mechanical and alcohol-assisted epithelial separation［J］. J Cataract Refract Surg,2003,29：1496-1501.

120. DASTJERDI M H,SOONG H K. LASEK（laser subepithelial keratomileusis）［J］. Curr Opin Ophthalmol,2002,13：261-263.

121. AZAR D T,ANG R T,LEE J B,et al. Laser subepithelial keratomileusis：electron microscopy and visual outcomes of flap photorefractive keratectomy［J］. Curr Opin Ophthalmol,2001,12：323-328.

122. 王雁,赵堪兴,Hr T,等. 准分子激光术后超微结构变化与生物组织反应［J］. 眼科研究,2001,19：293-296.

123. 孙洁,谢立信. 屈光性手术的最新进展［J］. 眼视光学杂志,2000,02：185-188.

124. CAVANAUGH T B,LIND D M,CUTARELLI P E,et al. Phototherapeutic keratectomy for recurrent erosion syndrome in anterior basement membrane dystrophy［J］. Ophthalmology,1999,106：971-976.

125. ROWSEY J J,MORLEY W A. Surgical correction of moderate myopia：which method should you choose? I. Radial keratotomy will always have a place［J］. Survey of ophthalmology,1998,43：147-156.

126. 陈家祺,王铮,杨斌,等.准分子激光原位角膜磨镶术治疗近视[J].中华眼科杂志,1998,34:141-145.

127. XIE L,HU L,ZHANG X.[A preliminary report of microlamellar keratectomy for correction of high myopia][J]. Zhonghua Yan Ke Za Zhi,1997,33:12-15.

128. KREMER I,BLUMENTHAL M. Combined PRK and PTK in myopic patients with recurrent corneal erosion[J]. British journal of ophthalmology,1997,81:551-554.

129. HERSH P S,BURNSTEIN Y,CARR J,et al. Excimer laser phototherapeutic keratectomy:Surgical strategies and clinical outcomes[J]. Ophthalmology,1996,103:1210-1222.

130. MALONEY R K,THOMPSON V,GHISELLI G,et al. A prospective multicenter trial of excimer laser phototherapeutic keratectomy for corneal vision loss[J]. American journal of ophthalmology,1996,122:149-160.

131. 郑蔚,王蔚茎.准分子激光光学角膜切削术治疗近视眼[J].中国医学科学院学报,1995,17:20-24.

132. SEILER T,WOLLENSAK J. Myopic photorefractive keratectomy with the excimer laser. One-year follow-up[J]. Ophthalmology,1991,98:1156-1163.

133. FASANO A P,MOREIRA H,MCDONNELL P J,et al. Excimer laser smoothing of a reproducible model of anterior corneal surface irregularity[J]. Ophthalmology,1991,98:1782-1785.

134. PALLIKARIS I G,PAPATZANAKI M E,STATHI E Z,et al. Laser in situ keratomileusis[J]. Lasers in surgery and medicine,1990,10:463-468.

135. TROKEL S L,SRINIVASAN R,BRAREN B. Excimer laser surgery of the cornea[J]. Am J Ophthalmol,1983,96:710-715.

136. SATO T. Posterior incision of cornea;surgical treatment for conical cornea and astigmatism[J]. Am J Ophthalmol,1950,33:943-948.

第二章
接触镜及相关眼表并发症

第一节 接触镜种类及应用

一、软性角膜接触镜

（一）软性角膜接触镜的材质

1. 水凝胶接触镜 水凝胶材料是软性角膜接触镜最早应用的一种材料。早期的软性角膜接触镜材料为聚甲基丙烯酸羟乙酯（polyhydroxyethyl methacrylatey，PHEMA），是 Otto Wichterle 教授于 1954 年研发出的一种亲水性（含水量 38.6%）高分子聚合物，对营养物质和代谢物有一定的通透性，但其透氧性有一定的局限。经过不断改进，软性角膜接触镜的种类也不断增加，其中包括使用了含水量高达 80% 的非甲基丙烯酸羟乙酯（hydroxyethyl methacrylatey，HEMA）材料的镜片。水凝胶材质的镜片非常柔韧，配戴舒适度高。镜片的主要缺点为透氧率整体相对较低，不是长时间或过夜配戴的理想材质。长时间配戴后容易有杂质沉积，造成接触镜污染的风险较高。此外，虽提高含水量有助于增加透氧性，但含水量高的材料容易在配戴过程中脱水，吸收角膜自身的水分，容易产生干眼。

2. 硅水凝胶接触镜 随着新技术的发展，20 世纪 90 年代实现了硅与水凝胶材料稳定的结合，形成硅水凝胶（silicone hydrogel）材料。因硅具有高度透氧性，与其他角膜接触镜材料相比可以减少角膜供氧不足的风险，同时兼备水凝胶材料的亲水优势，被迅速推向市场。在对干眼的控制上，硅水凝胶接触镜（silicone hydrogel contact lenses，Si-HyCL）中含水量仅为 24%~36%，减少了镜片脱水的风险，可有效缓解水凝胶接触镜所致的配戴后干眼症状。

在角膜疾病中，最常使用的就是高透氧性硅水凝胶软性角膜接触镜（绷带镜），主要使用在眼表疾病、眼外伤及眼部手术后。

（二）绷带镜在角膜病治疗中的作用

1. 缓解眼表刺激、疼痛症状 绷带镜作为一种保护屏障，可覆盖角膜病变区，避免机械摩擦等致角膜上皮脱落，防止角膜病变进一步加重；同时，减轻对角膜神经的刺激，缓解眼表病变或手术创面造成的眼痛、刺激等症状。

2. 有助于角膜上皮损伤修复 接触镜配戴后眼球可自由活动，减少睑球粘连的发生，同时，为角膜上皮的修复提供稳定的增殖面，有利于角膜上皮的修复。另外，可减少眨眼等对角膜的机械摩擦导致的角膜上皮的脱落，起到加速角膜上皮愈合的作用。

3. 眼表湿润的作用 绷带镜吸水性强，达到一定饱和后易锁水，故在泪膜表面起到类似脂质层的作用。同时，可长时间保持眼表润湿，减慢泪液更新速度，减少泪液蒸发量，配合人工泪液的使用，将有效缓解干眼症状。

4. 药物缓释作用　载药治疗性接触镜自身包含治疗性药物,可持续释放药物,延长药物的释放时间,并且角膜接触镜的药物利用率超过 50%,远高于单纯眼药的利用率(仅为 1%~2%),使药物能够稳定持续地释放,因此,具有较好的治疗效果。

（三）绷带镜的适应证和禁忌证

1. 适应证

（1）大泡性角膜病变。

（2）各种原因导致的眼睑闭合不全,如眼睑缺损、眼球突出、上睑下垂矫正术后,以及麻醉状态下角膜暴露等。

（3）伴有角膜上皮病变的干眼。

（4）神经营养性角膜病变或麻痹性角膜炎。

（5）丝状角膜炎。

（6）持续性角膜上皮缺损:指角膜上皮缺损状态持续 2 周以上。

（7）迁延性角膜溃疡。

（8）倒睫。

（9）眼部手术后:①各类激光角膜屈光手术;②角膜胶原交联术;③角膜移植手术;④翼状胬肉切除手术;⑤羊膜移植术;⑥其他手术如白内障摘除手术及玻璃体手术;⑦抗青光眼手术后存在角膜病变等。

（10）眼部外伤后:①角膜化学伤;②角膜擦伤;③微小的角膜穿透伤(排除感染可能性后)等。

注意:①绷带镜仅为对症的辅助治疗,不能代替病因治疗;②对于病毒性角膜炎,应谨慎使用。

2. 禁忌证

（1）活动性细菌、真菌及阿米巴原虫等感染性角膜炎或角膜溃疡。

（2）急性结膜炎。

（3）慢性泪囊炎。

（4）无法或不愿遵从医嘱复查者。

（5）对于接触镜及其护理液成分过敏者。

（四）临床案例示例

1. 案例 1　见图 4-2-1-1、图 4-2-1-2。

2. 案例 2　见图 4-2-1-3~图 4-2-1-5。

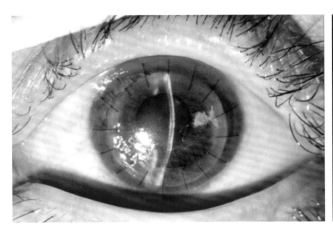 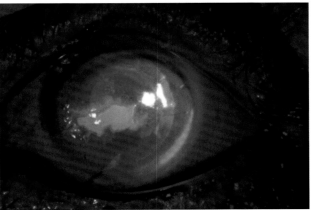

图 4-2-1-1　案例 1　角膜移植术后,角膜移植片上皮缺损

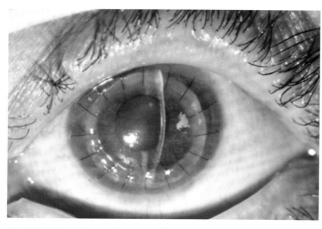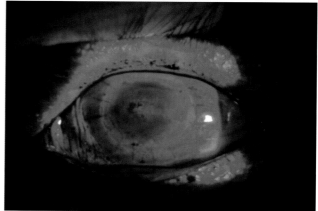

图 4-2-1-2　绷带镜治疗第 7 天,局部使用促进角膜上皮修复的药物,角膜上皮愈合

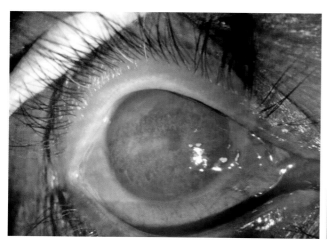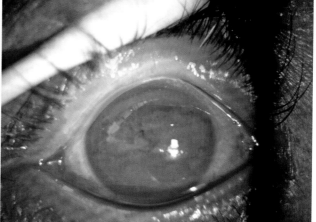

图 4-2-1-3　案例 2　药物性角膜炎,双眼结膜充血,角膜上皮弥漫性粗糙

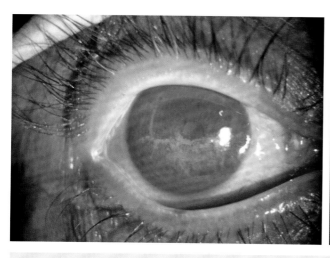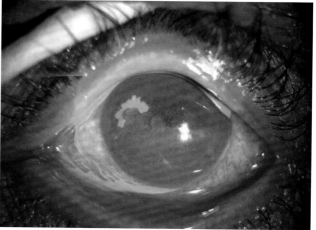

图 4-2-1-4　绷带镜治疗第 5 天,局部使用促进角膜上皮修复的药物,角膜上皮部分修复,点染减轻

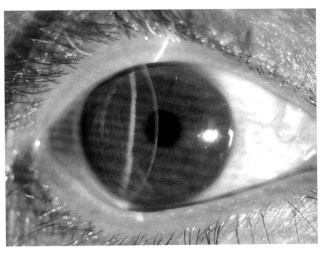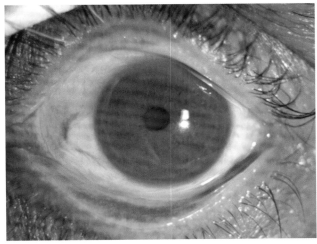

图 4-2-1-5 绷带镜治疗第 10 天,继续使用促进角膜上皮修复的药物,角膜上皮光滑,未见明显点染

（张菊）

二、硬性角膜接触镜

（一）硬性透气性接触镜

硬性透气性接触镜（rigid gaspermeable contact lens,RGPCL）,简称 RGP 镜。通常情况下,配戴软性角膜接触镜可有助于角膜上皮的愈合,但矫正角膜不规则散光效果不佳,而高 *Dk*（透氧系数）值的 RGP 镜镜片,成型性好,不易变形,光学矫正质量高。硬性透气性角膜接触镜具有较好的成像质量,对圆锥角膜、角膜瘢痕、角膜移植术后都有着显著的矫正效果。不仅能够矫正不规则散光,而且由于镜片高透氧特性最能满足角膜的生理需求。RGP 镜镜片的主要特点为:①矫正角膜散光效果佳;②光学性能稳定,成像质量好;③透氧性高,提高了配戴安全性;④抗沉淀能力强,护理简单。

（二）RGP 镜的主要优势

1. RGP 镜片置于角膜表面,通过 RGP 镜-泪液-角膜这一组合光学系统,利用泪液的透镜作用来矫正各种角膜散光（包括不规则散光）,从而提高矫正视力。

2. RGP 镜极佳的光学效果可改善视网膜的成像质量,使患者获得更稳定、更清晰的成像。

3. RGP 镜具有透氧度高的特点,且因其仅覆盖 70%~90% 的角膜表面,具有良好的活动度,能够形成有效的泪液循环,保证角膜获得充足的供氧。

4. RGP 镜表面光滑,不吸收或存储水分,所以较少有沉淀物的堆积。这也意味着 RGP 镜不易吸附能够造成眼表感染的细菌。

（三）RGP 镜的适应证和禁忌证

1. 适应证

（1）配戴者年龄:RGP 镜适用于有需求且无禁忌证的任何年龄配戴者,年龄过小或过大者,因存在对问题察觉敏感性或操作依从性问题,建议增加对安全性的监控。

（2）角膜内皮计数≥1 000 个/mm²。

（3）圆锥角膜及各种原因的角膜瘢痕等所致的高度不规则散光,框架眼镜不能良好矫正。

（4）角膜移植手术后大散光或者不规则散光,框架眼镜不能良好矫正。

2. 禁忌证

（1）眼表活动性疾病或影响接触镜配戴的全身性疾病等。

（2）长期处于多风沙、高污染环境中者。

（3）经常从事剧烈运动者。

（4）配戴不能耐受者。

（四）RGP镜对角膜上皮的影响

RGP镜配戴状态良好，在角膜表面有1~2mm活动度，镜下有合适的泪液层，对角膜上皮健康没有影响；但是如果超时配戴、镜片护理不佳，或出现镜片配适不良，可能会造成角膜上皮的点染。所以在配戴过程中，一定要注意眼表的健康状况，定期复查，做好配戴的安全监控。

（五）临床案例示例

见图4-2-1-6~图4-2-1-8。

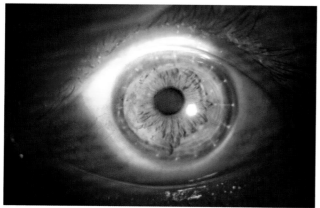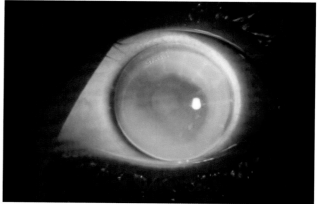

图4-2-1-6　案例1　圆锥角膜行穿透性角膜移植术后，拆线3个月，裸眼视力0.06，框架眼镜矫正视力：−6.00/−8.75×150°=0.5。配戴RGP镜后，最佳矫正视力达到1.0

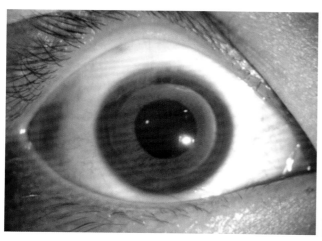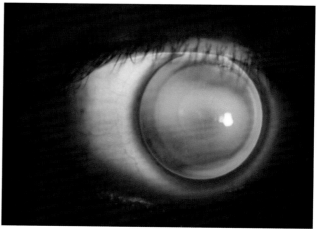

图4-2-1-7　案例2　圆锥角膜行微创板层角膜移植术（MILK术），术后6个月，裸眼视力0.4，框架眼镜矫正视力：−15.00/−2.00×75°=0.5。配戴RGP镜后，最佳矫正视力达到0.8

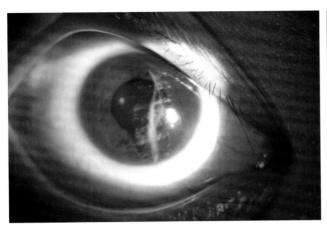
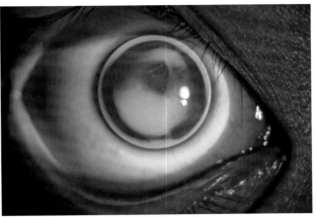

图 4-2-1-8　案例 3　剪刀戳伤行角膜缝合术后，拆线半年角膜瘢痕，裸眼视力 0.25，框架眼镜矫正视力：−2.00/−5.50×150°=0.5。配戴 RGP 镜后，最佳矫正视力 0.8$^+$

（张菊　许军）

三、巩膜镜及应用进展

（一）巩膜镜的发展历史

世界上最早出现的巩膜镜是 1887 年由德国的 Fredrich 和 Albert 用吹制的玻璃囊泡制作的，用于眼表保护。但由于镜片材料及制作工艺受限，配戴后引起角膜水肿、角膜缺氧等问题，巩膜镜并未得到广泛的应用。直到 20 世纪 30 年代，聚甲基丙烯酸甲酯（polymethyl methacrylate，PMMA）材料面世并应用于制作接触镜，巩膜镜的发展获得了重要突破。随后，聚甲基丙烯酸羟乙酯、硅胶、硅水凝胶等材料相继出现，一定程度上改善了配戴接触镜引起的角膜水肿、角膜缺氧等问题，目前，这些材料已被广泛应用于制作各种类型的角膜接触镜。1983 年，Donald Ezekiel 首次对硬性透气材料制作的巩膜镜进行了描述，使巩膜镜的应用有了新的突破。近 10 多年来，角膜接触镜的设计制造工艺和高透氧性材料不断更新迭代，推动了巩膜镜的高速发展。2019 年年底，我国博鳌超级医院完成了首例巩膜镜的应用，正式拉开巩膜镜在国内验配的序章。

（二）巩膜镜概述

巩膜镜是一种日间配戴由巩膜承重、不接触角膜表面，提供良好视觉质量并具有保护眼表作用的硬性透气性角膜接触镜。与 RGP 镜相比，巩膜镜不接触角膜，几乎没有异物感，适应期短，且安全舒适度高。广义上，巩膜镜包括角膜巩膜镜（又称为角膜缘镜、半巩膜镜）和全巩膜镜（又称为真巩膜镜），前者指镜片着陆区部分在角膜上，部分在巩膜上，后者指镜片着陆区完全位于巩膜前表面。全巩膜镜又分为大巩膜镜片和小巩膜镜片，直径显著不同，多在 15~25mm，厚度在 0.25~0.4mm，高于普通 RGP 镜。具体差异见表 4-2-1-1。

表 4-2-1-1　不同类型巩膜镜的特点

	别称	直径	负重区	泪液量
角膜巩膜镜	角膜缘镜 半巩膜镜	12.0~15.0mm	部分在角膜 部分在巩膜	有限
全巩膜镜	真巩膜镜	小巩膜镜 15.0~18.0mm 大巩膜镜 18.0~25.0mm	全部在巩膜	有限 几乎无限

标准的巩膜镜由三个区域构成,分别是光学区(optical zone)、过渡区(transition zone)和着陆区(landing zone)(图 4-2-1-9、图 4-2-1-10)。光学区是巩膜镜的中央区域,此区域可由单一弧或三弧设计而成。光学区作为镜片的视力矫正区,可以决定镜片在角膜中央区的拱顶形态。光学区前表面是球面或非球面设计,后表面与角膜无接触其间隙由泪液充填,主要作用是通过泪液镜和镜片光度实现屈光矫正。巩膜镜的第二区域称为过渡区。过渡区指光学区和着陆区之间的连接部分,与角膜及角膜缘仍保留一定间隙不产生接触,主要作用是调节镜片的矢高。过渡区与光学区需相互协调,才能获得理想的角膜拱高。巩膜镜的最后一个区域称为着陆区,又称定位区。此区域是与眼表直接接触的区域,而且此区域对于镜片能否配适成功十分关键。着陆区主要作用是实现镜片定位的稳定性和配戴的安全性,接触部分尽量与眼球前表面形态一致,要避免定位不良或局部受力不均。诊断性试戴对于评估弧度或切线的理想状态非常重要。镜片需配戴 20~30 分钟,从而评估接触区是否配适过紧。有些患者经过数小时配戴、完全定型后,配适问题仍可能出现,因此,对验配人员的专业技术要求较高。

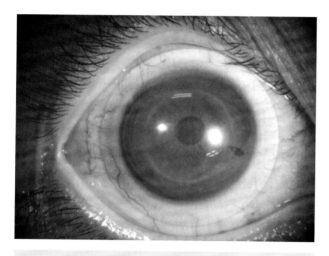

图 4-2-1-9 巩膜镜配适图
(复旦大学附属眼耳鼻喉科医院陈志副教授供图)

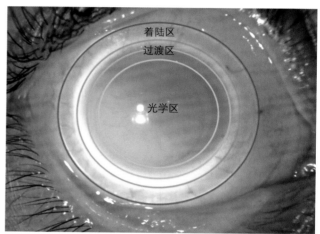

图 4-2-1-10 荧光素染色后巩膜镜分区示意图

巩膜镜的其他设计包括逆几何设计、多焦点设计及边缘改良设计等。逆几何设计用于较为适合扁平的角膜,如角膜屈光手术后或角膜移植术后的患者。多焦点设计可以用于老视患者,但因巩膜镜普遍存在向下定位的现象,多焦点巩膜镜的验配仍有一定的挑战。边缘改良设计可以适应结膜睑裂斑或滤过泡类的局部结膜隆起,实现着陆区精确配适的可能。改良巩膜镜的厚度或材料的透氧量,也对改善镜片弯曲度,减少角膜水肿的发生率有积极的作用。

(三)巩膜镜的适应证

巩膜镜应用广泛,其在角膜前方形成一个液体的储存池,可以保持角膜湿润,促进角膜损伤愈合,控制眼表疾病恶化,光学矫正不规则角膜,改善视觉质量,防止机械性角膜损伤,避免角膜瘢痕。目前在临床上,巩膜镜主要解决三大类眼科疾病:不规则角膜、眼表疾病和疑难屈光不正。

1. 常见不规则角膜疾病 ①角膜扩张,分为原发性角膜扩张和继发性角膜扩张。前者如圆锥角膜、球形角膜和透明角膜边缘变性等使角膜扩张的疾病;后者常见于屈光手术后导致的角膜扩张,如准分子激光原位角膜磨镶术(LASIK)、准分子激光上皮下角膜磨镶术(LASEK)、准分子激光屈光性角膜切削术(PRK)、放射状角膜切开术(RK)和角膜基质环植入术;②角膜移植,尤其是穿透性角膜移植术(图4-2-1-11);③角膜感染等引起角膜瘢痕所造成的不规则散光;④角膜变性或营养不良,如 Terrien 边缘变性和 Salzkmann 结节变性;⑤角膜外伤,存在明显瘢痕及严重不规则散光(图 4-2-1-12)。

2. 常见眼表疾病 重度干眼、重度眼睑闭合不全、暴露性角膜炎、移植物抗宿主病、眼表化学伤、眼表热烧伤、Sjögren 综合征、Steven Johnson 综合征、神经性角膜病、边缘干细胞缺乏、眼瘢痕性类天疱疮等一类影响角膜和结膜的严重病变。巩膜镜覆盖全角膜,与角膜形成相对密闭空间,其内充满等渗无菌生理盐水,持续为眼表补充水分并提供稳定的微环境,有助于角膜上皮愈合。巩膜镜已成为传统眼表治疗如人工泪液、糖皮质激素或免疫抑制剂、抗生素及配戴治疗性软性角膜接触镜以外又一个有效的治疗手段。另外,巩膜镜还能治疗眼睑疾病,如眼睑痉挛与上睑下垂等疾病。巩膜镜独特的设计与弧度能抬高眼睑,使其处于放松的状态。

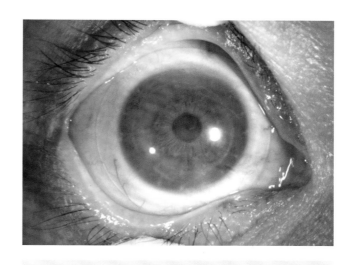

图 4-2-1-11 穿透性角膜移植术后

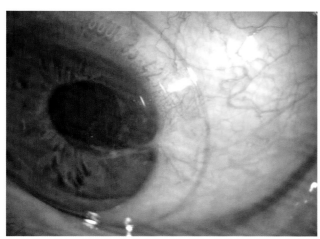

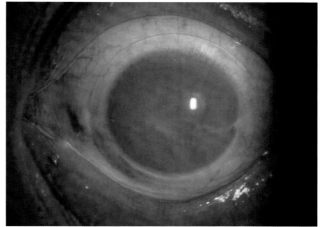

图 4-2-1-12 角膜外伤后角膜瘢痕

3. 高度屈光不正、高度角膜散光、无晶状体眼或配戴其他角膜接触镜不满意的患者 巩膜镜在眼科临床评价中的应用研究小组(Scleral Lenses in Current Ophthalmic Practice Evaluation,SCOPE)提供的调查显示,673 例巩膜镜验配患者中角膜不规则约占 74%,眼表疾病约占 16%,矫正屈光不正约占 10%。

(四)巩膜镜的禁忌证

大量的研究已经阐述了巩膜镜应用的适应证,但关于其禁忌证的报道仍较少。根据临床经验,在某些情况下,巩膜镜的配戴是不推荐或需要谨慎处理的。主要包括以下几个方面:显著的角膜内皮异常、青光眼或青光眼手术后,以及巩膜镜的夜间配戴。

有明显角膜内皮异常的患者在验配巩膜镜时需要谨慎对待。当在受损的角膜中应用巩膜镜时,在配戴 4~6 小时后进行评估至关重要。不建议对青光眼或高眼压患者使用巩膜镜来单纯矫正屈光不正,因为巩膜镜配戴对这些患者眼压的影响尚不清楚。除此之外,白内障、黄斑病变及其他视神经病变都有可能影响巩膜镜的矫正视力。同样,仅用于视力康复时不推荐巩膜镜的夜间配戴。

除了患者目前眼部情况,既往的眼病史或眼部手术史都应该注意。既往角膜手术史,如屈光手术或角膜移植术,会对巩膜镜的配适产生影响。眼睑手术也可能会影响到镜片的配适以及镜片在眼球上的位置。青光眼滤过手术或巩膜扣带术会改变巩膜轮廓,从而对巩膜镜的配适产生较大影响。

其他相关禁忌证包括任何对异物置入眼睛的心理不耐受,不能按说明书要求保持巩膜镜的清洁、储存及维护,不良的个人卫生(手和指甲)等。

(五)巩膜镜相关特殊检查

在巩膜镜配适过程中,一般的接触镜验配设备的作用非常有限,因为在巩膜镜的验配中拱高比弧度更重要。

1. 受检者在试戴巩膜镜前需进行详细的眼科检查,包括裸眼视力、眼压、验光、角膜地形图、眼前节相干光断层扫描、角膜内皮细胞计数、角膜直径测量、眼底检查、裂隙灯显微镜检查等。

2. 眼前节相干光断层扫描(anterior segment optical coherence tomography,AS-OCT)提供的横断面成像可显示前节巩膜形态的非对称性。新一代的扫频眼前节 OCT 图像可以描绘出眼前部中央 16mm 的轮廓。如对图像采集技术进行修改,甚至可以扫描到更大的角膜区域。通常,鼻侧巩膜较颞侧巩膜更平坦,而在同一子午线上,距离角巩膜缘越远,巩膜的不对称性越明显,其中鼻、颞侧最为明显。此外,在试戴过程中,通过前节 OCT 还可以观察到巩膜镜接触区与巩膜之间的关系,准确测量镜片下的泪液间隙厚度及镜片着陆区与结膜的接触方式,是评估镜片配适安全性的重要指标。

3. 角膜地形图对于角膜扩张的患者,在巩膜镜验配前,提供的基础数据更为可靠。巩膜镜验配指南就是参考多种角膜地形图参数。特定条件下可预测近角膜缘区域的巩膜形态,角膜的不对称度越高,往往预示着越高的巩膜不对称度;而角膜具有规则散光时,其平坦子午线方向的形态相似于巩膜的子午线形态。

4. 眼前节照相能精确地记录下配戴巩膜镜前角膜与结膜的状态,并且重复该检查还可以记录到两者的变化。使用眼前节照相,医生能记录患者配戴巩膜镜后的数码图像,向厂家展示所有配适欠佳的情况,与实验室进行准确的沟通以精简配适流程。

5. 角膜内皮镜可用于评估角膜内皮的数量及形态。如果内皮细胞密度降低,会降低患者成功配戴巩膜镜的可能性,建议使用共聚焦或镜面显微镜(角膜内皮测量仪)对内皮细胞密度进行评估。如果没有这些仪器,可在巩膜接触镜配戴前和摘镜后立刻测量角膜厚度,如果角膜厚度在配戴 4~6 小时后显著增加,表示患者可能无法成功配戴巩膜镜。

(六)巩膜镜的并发症

巩膜镜着陆于巩膜表面的结膜组织,镜片与角膜、巩膜和结膜的独特的适配特性会影响眼表的生理环境和代谢,从而诱发一些相关并发症。

1. 镜下气泡　理想状态下,巩膜镜下均应留有均匀的泪液间隙。如果戴镜前没有用生理盐水充分填充,或在配戴过程中生理盐水溢出通常都会造成气泡的产生。镜片凹槽设计也有可能会产生气泡。如气泡少于 2mm 并位于视轴之外,则不需要采取任何措施。若气泡大于 2mm,则会妨碍镜片形成半封闭状态,从而造成配戴不适感。所有位于中央视轴的气泡都会严重影响患者视力。持续性的气泡出现会导致角膜上皮干燥。唯一可以解决气泡的方法就是取下镜片并重新戴镜。

2. 球结膜充血　因配戴巩膜镜片而产生球结膜充血的原因有很多种,包含机械性压力、角膜缺氧、药水毒性反应或镜片着陆区在结膜的压力不均。通常,配适问题是结膜充血的次要原因,但可能影响患者配戴的舒适性及依从性。需要注意的是,当出现结膜充血时,需要首先排除结膜充血外部原因,如细菌感染、过敏反应或原发病引起的结膜反应等。配戴巩膜镜时,如果着陆区与下方组织没有适当匹配,球结膜血管和巩膜外血管可能会扩张或收缩,还可能引起结膜水肿。

3. 结膜白色压迹、结膜染色(conjunctival blanching,conjunctival staining)结膜白色压痕是由于着陆区配适过紧,结膜受压区域血流阻断,在结膜上形成白色压迹,这种镜片压迫造成的痕迹一般取下镜片后不会造成染色,但可能会引起反射性充血。结膜染色是由镜片边缘过陡或着陆区机械性摩擦所造成。镜片形态与巩膜越一致,镜片的压力分散就越好,可降低结膜白色压迹和结膜染色的发生。在理想状态下,巩膜镜是不能接触角膜或不需要角膜承重的。如镜片不能有效跨越角膜,会导致患者不适并最终引起角膜上皮的剥脱。镜片与角膜接触容易出现在重度圆锥角膜、角膜屈光手术或穿透性角膜移植术后的患者身上,这通常需要增加镜片的矢高或直径来提供足够的镜下泪液间隙。

4. 角膜染色　对于全角膜弥漫性染色,应考虑护理液或生理盐水毒性反应或缺氧。因巩膜镜与角膜之间形成相对密闭的泪液环境,残留的护理液和含有防腐剂的生理盐水会持续作用于角膜,引起过敏反应或毒性反应。镜片材料透氧率低及镜片中央厚度过高可引起角膜缺氧,导致角膜上皮点状脱落、水肿、角膜敏感度下降,新生血管生成或角膜内皮细胞减少等。

5. 镜片下沉积物　巩膜镜下沉积物的堆积是配戴巩膜镜常见的并发症。这些沉积物通常由黏液或上皮组织或化妆品组成。患有眼表疾病的患者镜片下会产生大量的由黏液组成的沉积物。大量的沉积物会导致患者视力模糊,但不会影响镜片舒适度。据报道,49% 的巩膜镜配戴者都需要在一天内摘除镜片 1 次或多次进行休息。对于干燥性角膜炎的患者来说,比例会上升至 67%。

6. 镜片表面湿润不良及镜片黏附　镜片表面干燥会导致不良视力。镜片的材料类型、试验错误、患者的生理状况都会是镜片湿润不良的原因。提高镜片湿润度最好的方法是对镜片进行等离子处理。镜片沉积物的黏附亦会对镜片的舒适度及矫正视力造成不良影响。一些患者会在日常配戴巩膜镜时产生大量的镜片沉积物,沉积物的数量取决于患者的生理状况。对有可能产生镜片黏附的患者来说,需购买额外的超强度硬性接触镜清洁剂,定期对镜片进行清洁。

7. 其他眼表并发症　巨乳头性结膜炎、细菌性角膜炎和浸润等。

(七) 巩膜镜的应用展望

1. 巩膜镜作为眼部药物载体　眼药水作为最常用的眼部给药途径,仅有不足 5% 的生物利用度。为克服眼药水利用的不足,眼部药物递送系统旨在于延长药物停留时间、减少用药频次及增强药物递送效率等。巩膜镜在眼表位置稳定,能够给药物及眼表提供持久的接触时间,且其独特的泪液间隙可以起到"蓄水池"的作用,可以使角膜持续处于不含防腐剂液体的保护中。因此,近年来,巩膜镜亦被认为可作为药物递送系统的潜在优秀载体。

目前已有一定数量的文献报道了使用巩膜镜作为眼部药物递送系统的成功案例:如使用不含防腐剂的抗生素治疗角膜浸润及持续性角膜上皮缺损,使用抗 VEGF 药物治疗角膜新生血管。此外,巩膜镜作为干细胞的载体也已经在化学烧伤治疗的动物模型中得以应用。

2. 巩膜镜在视觉康复的应用　巩膜镜在视觉康复的应用也有一些新的探索。近期,一项研究评估了一款嵌入了人工虹膜的巩膜镜,发现人工虹膜可以更改镜片的透光率及有效瞳孔直径。不同光照条件下的视觉模拟结果显示,人工虹膜巩膜镜的功能理论上主要为扩大聚焦深度和减少光学像差。一种可用于低视力康复或视力增强的智能巩膜镜目前也正在开发中,它包含一个嵌入的微型显示器 (70 000 像素)、一个微处理器和一个图像传感器。这个装置的电力来自一个微型固态电池,可以在接触镜盒中充电,并与智能手机或类似设备配合使用,发送和接收数据。

(八) 总结

在过去 10 年内,运用巩膜镜治疗不规则角膜及眼表疾病呈指数上升。巩膜镜独特的大尺寸设计解决了普通角膜接触镜不能完全覆盖严重不规则角膜的问题。对于严重眼表疾病的患者来说,巩膜镜的设计能避免与角膜接触,镜片下的泪液能提供持续的保水功能。一些报道指出,巩膜镜对眼表的保护设计可以解决一些角膜问题,如角膜缘干细胞缺乏。但巩膜镜的其他应用尚待开发,其中包括应用巩膜接触镜维持高浓度眼药水的可能性。

尽管巩膜镜疗法在临床上有明显的优势,但我们必须认识到对巩膜镜配戴风险还是知之甚少。配戴巩膜镜会给眼前节带来一些机械压力,有可能会产生长期的结膜压迫或挤压。镜片与不规则巩膜间的相互作用(如存在管道分流)值得更深入的研究。随着巩膜镜使用更加普遍,对其进行临床研究能让我们进一步了解巩膜镜对眼球结构的影响。

抛开上述不确定性,巩膜镜的应用的确代表了治疗不规则角膜与眼表疾病的水平有了大幅提高,患者与医生对巩膜镜潜在优势认知的提升会使该疗法的需求相应增加。医生应遵循已有的指南选择合适的患者,并保持定期认真跟踪随访,从而使巩膜镜的优势得到最大化,把发生不良事件的风险降到最低。

(杜显丽　许军)

第二节　接触镜相关的结膜病变

一、概述

接触镜相关的结膜病变为在配戴接触镜时出现的与配戴行为相关的结膜异常表现。感染性结膜病变主要为感染性结膜炎。非感染性结膜病变主要为反应性结膜炎和慢性乳头状结膜炎。以结膜充血、乳头滤泡增生为主要表现。

二、病因

反应性结膜充血的病因主要为护理不当和机械摩擦两种因素。护理不当主要是镜片清洁不彻底,镜片上的沉积物导致眼部发生刺激反应。机械摩擦则是由异物刺激导致的慢性充血,多发生在戴镜后的前2周,一般在戴镜适应后即可消退。

感染性结膜炎所致结膜充血则多与配戴者依从性差有关,包括镜片污损、变形、过期使用、护理不当、忽略个人卫生,未做到定期复查等。

乳头滤泡增生与接触镜和护理产品的直接刺激和超敏反应有关,尤其是滴眼液致敏成分所致的过敏反应。

三、临床表现及分级

主要症状为不同程度的畏光、流泪、眼红、眼痒和刺痛感,部分患者眼睑皮肤还可出现充血、水肿或湿疹等。

主要体征包括结膜充血,以及结膜乳头增生、滤泡形成。

（一）结膜充血

常见于非感染性结膜炎和感染性结膜炎。根据解剖位置分为睑结膜充血和球结膜充血。感染性结膜炎的结膜囊内可见分泌物,一般不影响视力,严重者可伴有眼睑充血、水肿。

（二）不同程度的乳头滤泡增生

结膜乳头和滤泡常见于急性过敏性结膜炎和慢性乳头状结膜炎。急性过敏性结膜炎时,周边皮肤可出现充血、水肿或湿疹。检查可见球结膜及睑结膜充血,严重者可伴有结膜乳头、滤泡。慢性乳头状结膜炎主要累及上睑结膜,乳头增生较为明显。

慢性非感染性乳头状结膜炎可分为四级:1级(临床前阶段):结膜轻度充血,血管走行正常,结膜无大乳头;2级(轻度):结膜轻度充血,血管走行部分缺失,可见直径为0.3~0.5mm的结膜乳头;3级(中度):结膜中度充血,结膜血管走行不可辨认,结膜乳头直径为0.5mm或更大,小乳头簇集;4级(重度):结膜高度充血,结膜瘢痕增加,结膜乳头直径>1mm,可伴顶端染色。

四、处理

结膜充血症状较轻者可继续戴镜。同时,加强患者教育,规范清洁、护理镜片,关注眼表改变,必要时更换镜片。若为软性角膜接触镜(软镜),建议频繁更换镜片或换用抛弃型镜片。中重度结膜充血患者必须停止戴镜,可配合使用人工泪液滴眼液以缓解症状。对乳头滤泡增生者,须积极寻找过敏原,尽量避免再次接触。同时,提高戴镜及护理的依从性,规范镜片护理。及时更换镜片,优化镜片的材料、设计参数。可选择不含防腐剂的人工泪液冲洗、清除接触镜表面的残余物及眼表的抗原物质。必要时,联合使用抗组胺药物或肥大细胞稳定剂或双效抗过敏剂。若一旦怀疑为感染性结膜炎,应立即停止戴镜,保存镜片和护理液,以便后续追踪病原微生物。同时,立即请专科医师会诊处理。

（冷林　鲁伟聪　许军）

第三节　接触镜相关的角膜病变

一、角膜点状上皮病变

（一）概述

接触镜相关角膜点状上皮病变指在配戴接触镜期间发生的角膜染色，是接触镜相关并发症中最为常见的，染色程度较轻呈点状分布。通常使用荧光素钠进行角膜染色，在钴蓝光下观察记录角膜组织的病变。

（二）患病率

角膜点状染色在普通人群中是一种普遍存在的正常现象。在接触镜配戴者中，角膜上皮点状病变的患病率高达 60%，但通常染色程度较轻，临床意义有限。Brautaset 等人报道，在 338 名配戴水凝胶接触镜的使用者中，角膜上皮点状病变发生病率为 19.5%，无染色超过 2 级者。Gispets 等人报道，在角膜塑形镜配戴者中，每 10 000 例患者年发病 1 591.39 例。胡等人对 489 名 8~15 岁儿童随访 1 年，发现角膜染色是配戴角膜塑形镜最常见的并发症，且 4D 或以上近视患者的不良反应发生率比低于 4D 近视患者增加 2 倍。Hamano 等人观察了 66 218 名接触镜配戴者的眼部反应，确定严重染色的患病率（>2 级的角膜糜烂或浅层点状角膜炎）在软性接触镜配戴者中为 0.9%，硬性接触镜配戴者为 0.5%，PMMA 接触镜配戴者为 1.3%。

Begley 等人发现，98 名双眼无症状的软性接触镜配戴者中，1/3 受试者存在角膜上皮点状病变，平均染色为 0.5 级。日戴型和长戴型相比，角膜上皮点状病变的程度、深度或分布区域没有差别。与角膜中央、鼻侧或者颞侧相比，角膜上方和下方更容易被染色。Tahhan 等人对来自 Brien Holden 眼视光研究院临床试验数据库的 3 624 名参与者的基线数据进行了回顾性研究，发现自硅水凝胶角膜接触镜问世以来，角膜接触镜配戴者的眼表状况方面大多数与正常人群相似。

（三）病因学

接触镜引起角膜上皮染色的相关原因大致可分为七类：机械性、暴露性、代谢性、毒性、过敏性、感染性和睑板腺功能障碍。

1. 机械性　机械性染色的来源包括：

（1）镜片因素：①镜片设计，软性接触镜边缘设计是控制硅水凝胶镜片边缘染色的主要因素，圆滑边缘染色率最低（平均为 0.19%），锐利边缘染色率最高（平均为 1.34%）；②镜片加工工艺粗糙；③镜片黏附，多见于长戴型镜片和角膜塑形镜；④镜片给予角膜的压力异常，如镜片配适过松或过紧、镜片偏位、镜片各弧段交界与角膜接触过紧等；⑤镜片下的异物；⑥镜片表面沉淀物；⑦使用非常薄的高含水量的镜片，日常接触镜配戴过程中镜片前表面液体不断蒸发，镜片后泪膜发生二次渗透蒸发，导致上皮破坏、角膜染色。

（2）护理、操作不当：①初期摘、戴镜片操作不当；②摘镜前未有效润滑镜片；③戴镜或取镜时发生镜片的破损，比如镜片边缘的粗糙、微缺口及表面严重划痕等情况。

（3）眼部因素：①眼睑过紧或重睑术后；②睑板腺功能障碍相关，详见后文；③圆锥角膜或不规则角膜配戴硬性透氧性角膜接触镜（rigid gas permeable contact lens，RGPCL）导致的镜片与角膜接触位置较多的地方出现机械摩擦及泪液循环不良，造成上皮粗糙；④环境因素，接触镜配戴时间段环境的温度过高或湿度过低。

2. 暴露性　在接触镜配戴者中，当镜片上方偏位时下方角膜暴露，或由于眨眼次数的减少或不完全眨眼频率的增加而不能完全润湿眼表，角膜表面干燥导致上皮缺损，可以观察到角膜下方弓形染色，形成暴露因素所致的角膜染色。高含水量的软性接触镜配戴时，如镜片水分蒸发过快，则吸收角膜的水分，导致角膜中央干燥而形成中央点状染色，常见于双眼。透气性硬性接触镜配戴者最常见的染色是 3、9 点位染色，是由于在镜片边缘以外的角膜 3 点位、9 点位暴露于睑裂处，加之瞬目减少、不完全眨眼频率增加出现的典型 3、9 点位染色。

3. 代谢性　所有接触镜都能引起不同程度的眼表组织缺氧和高碳酸血症,导致代谢物的生成(如乳酸),对眼表组织结构和功能产生不利的影响,造成组织酸中毒。任何情况下的镜片低透氧或镜片过长时间配戴都可以加剧这种变化,大部分表现为双侧的角膜弥漫性染色。接触镜材料中高含水量的水凝胶、硅水凝胶和透气性硬性角膜接触镜(硬镜)材料可为角膜提供更高的氧气水平,具有保护作用,这种增加的氧合作用可能与角膜屏障功能或上皮细胞活力的改善维持有关。

4. 毒性　接触镜护理液中的防腐剂成分一般是低浓度的,且表面活性剂清洁成分均低于眼毒性阈值,可以直接接触眼表。既往使用的防腐剂,如氯己定,可以和一些水凝胶聚合物或沉积在镜片表面的蛋白质紧密结合并且可逆地连接,特别是清洗和去蛋白不充分的镜片,最终导致角膜毒性损害,严重时表现为整个角膜弥漫性染色。其他不同成分的防腐剂如聚六亚甲基双胍(polyhexamethylene biguanide,PHMB),聚季铵盐-1(polyquaternium-1,PQ-1)和过氧化氢(H_2O_2),均会导致不同程度的角膜染色,其中以 PHMB 成分导致角膜染色程度更高。过氧化氢直接接触眼表时,可能导致严重的角膜毒性反应,伴有剧烈疼痛。除护理液成分诱发眼表毒性反应外,接触镜材料或附加的药物涂层与护理液浸泡后,亦容易发生角膜点状上皮病变。因此,近 10 年多有研究报道指出,护理液诱导的角膜染色(solution induced corneal staining,SICS)为角膜接触镜材料与护理液成分的共同因素导致。

5. 过敏性　常见于过敏体质的接触镜配戴者,致敏原包括护理液、润眼液、滴眼液、镜片材料和镜片蛋白沉淀等。最常见的是护理液引起的速发性或迟发性过敏反应。速发性过敏反应的眼部表现类似于护理液毒性反应。迟发性过敏反应可发生于持续使用无明显损害反应的护理产品几个月或几年后,多见于含有硫柳汞、苯扎氯铵和氯己定成分的接触镜护理液。目前,市场上含有上述成分的护理液产品已很少,大部分由无毒无过敏的成分所替代。

6. 感染性　多种病原菌感染也会导致角膜上皮点状病变。如果角膜上皮及基质同时受损,则形成角膜溃疡。在这种情况下,染色通常局限于溃疡区,即便在溃疡非常小的早期阶段,荧光素也可以扩散到基质,这时的荧光染色呈阴暗背景。

7. 睑板腺功能障碍相关性　全世界范围内 30%~50% 的角膜接触镜配戴者有干眼的症状。睑板腺功能障碍(meibomian gland dysfunction,MGD)被认为是脂质异常型干眼最常见的原因。最近一篇回顾角膜接触镜配戴者睑板腺功能的综述中提道,专业领域内 68% 的文献报道配戴角膜接触镜影响睑板腺的形态和功能。

在配戴角膜接触镜期间,眨眼时接触镜的摩擦可能对眼睑产生机械性刺激,同时,结膜炎症对睑板腺的慢性刺激是导致腺体变化的主要原因。随着接触镜配戴时间的增加腺泡单位直径减小,以及睑板腺腺体的卷曲、增厚及腺体缺失,影响泪液分泌及泪膜质量。圆锥角膜或不规则角膜的患者由于角膜中央及周边与 RGP 镜接触较多,易发生机械性的摩擦和泪液循环不佳,泪液的质量影响眼表的润滑,成为接触镜相关角膜点状上皮病变的易发人群。

(四)症状和体征

1. 症状

(1)视力:一般情况下,角膜上皮点状病变不影响视力,3 级和 4 级染色可能伴有视力下降,而角膜上皮修复能力强,视力恢复快。

(2)角膜刺激症状:根据病变程度不同,会出现不同的角膜刺激症状,包括异物感、畏光、流泪及疼痛等。眼部不适感与角膜上皮点状病变的严重程度并非存在一定相关性。例如,暴露性因素导致的角膜下方弓形弥漫性染色,多数患者并没有明显主诉;而硬镜下异物所致的角膜上皮缺损尽管面积非常小,但仍有较强的异物感且常伴有明显的畏光。

2. 体征　裂隙灯显微镜下角膜荧光素染色法是常用于评估角膜上皮点状病变的检查方法。荧光素染色后角膜上皮点状病变处呈明亮绿色荧光。角膜荧光素染色结果的描述包括染色部位(如中央、上方、下方、鼻侧、颞侧),染色范围,染色类型(如微点状、点状、大点融合状、团片状),和染色深度(如浅表或深层)。

下面举例介绍常见的角膜上皮点状病变的体征。

(1)点状染色:最常见的角膜上皮点状病变为点状染色,荧光素染色后角膜表面可观察到小的、表浅的、分散的点状染色（图4-2-2-1），通常称为微小点染，浅层点状糜烂（superficial punctate erosion，SPE）或浅层点状角膜炎（superficial punctate keratitis，SPK）。染色深但形态仍为点状时，可称为点状强染色（stipple staining）。

圆锥角膜或不规则角膜配戴RGP镜由于机械性摩擦及泪液循环不良，可导致中央或周边接触部位出现上皮点状染色，多发生于圆锥角膜锥顶，偶见于镜片旁周边区。角膜塑形镜配戴者如镜片配适过紧，可出现不同程度的角膜上皮染色。近年来发现，睑板腺功能障碍人群可能由于眼睑的脂栓对角膜上皮产生机械性摩擦及破坏泪膜稳态等因素，造成角膜上皮点状染色。

（2）弥漫性染色：弥漫性染色表现为大量紧密、点状染色呈现弥散性分布，可累及多个角膜象限，这类染色也常被用来描述严重的浅层点状糜烂（SPE）或浅层点状角膜炎（SPK）。

护理液导致的角膜染色（SICS）被定义为在角膜5个区域（中央、上、下、鼻和颞）中的至少4个区域发生弥漫性点状染色，添加了聚六亚甲基双胍防腐剂的护理液更容易引起角膜上皮弥漫性染色。如图4-2-2-2所示，一位患者家长误将除油脂的护理产品当作润眼液而滴入患儿眼内，患儿球结膜充血，伴有角膜上皮的弥漫性染色。

（3）融合性染色：染色融合成片，大量荧光扩散模糊了原来染色的部分，描述为融合染色（图4-2-2-3）。

（4）3、9点位染色：3、9点位染色是硬性角膜接触镜尤其是RGP镜最常见的染色之一，是指在镜片边缘以外，表现为角膜鼻侧和/或颞侧的三角形区域染色（顶点远离中央角膜，图4-2-2-4）。

3、9点位染色发生的主要原因是角膜干燥及镜片边缘压迫、磨损角膜，也有可能是瞬目不完全或者眨眼频率降低导致的。

（5）下部角膜上皮弓形损伤（微笑染色）：出现在角膜4点位和8点位之间的区域性表浅上皮弧形染色，多被称为下部角膜上皮弓形损伤或微笑染色。其本质为角膜上皮点状破坏，常见于软性接触镜配戴者，多认为由代谢、干燥机制及其他相关因素（如泪液分泌量、镜片活动度或镜片含水量）共同导致。有研究者报道，在抛弃式软性接触镜配戴者中，下部角膜上皮弓形损伤的发生率为3.3%。

（6）其他形式的染色：包括线状角膜上皮损伤（图4-2-2-5）、隐窝状染色（图4-2-2-6）和暴露性角膜炎。严重的角膜染色（3级和4级）患者常表现有畏光、流泪等症状，多伴有球结膜充血、水肿，甚至可伴有角膜基质浸润或其他更严重的角膜损害，这取决于病情是否仅仅局限于角膜上皮病变。

3. 分级　根据《中国接触镜不良反应诊断和治疗专家共识（2021年）》所建议，评估角膜上皮点状病变严重程度的分级标准参照CCLRU（Cornea and Contact Lens Research Unit）的角膜荧光素染色分级，具体分级如下：

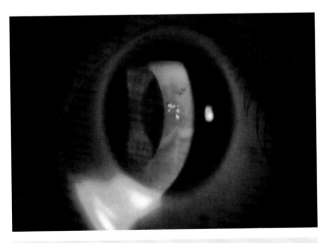

图4-2-2-1　点状上皮着染

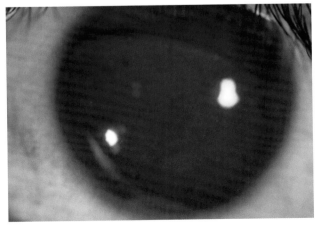

图4-2-2-2　护理液导致的角膜染色

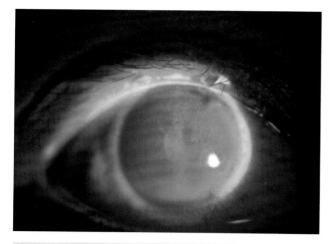

图 4-2-2-3　融合性染色

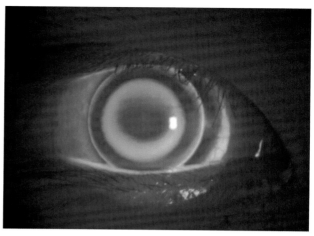

图 4-2-2-4　3、9 点位染色

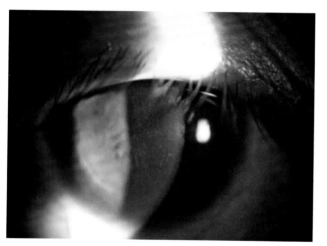

图 4-2-2-5　线状上皮损伤

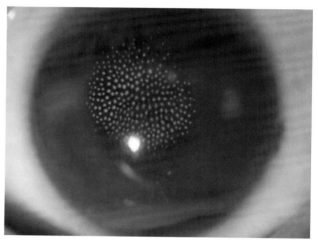

图 4-2-2-6　隐窝状染色

0 级（正常）：角膜无染色或有数个细小点状染色（图 4-2-2-7）。

1 级（轻微）：限于浅表上皮微点状染色，范围 ≤15% 角膜面积（图 4-2-2-8）。

2 级（轻度）：角膜中央散在的点状染色或周边 3 点和 9 点位的点状染色，可累及角膜上皮深层，范围为 16%~30% 角膜面积（图 4-2-2-9）。

3 级（中度）：大点融合状染色，累及角膜上皮深层，角膜基质快速局限性着色，范围为 31%~45% 角膜面积（图 4-2-2-10）。

4 级（重度）：直径超过 2mm 的密集团块状染色，累及角膜上皮深层，角膜基质快速弥漫性着色，范围 >45% 角膜面积（图 4-2-2-11）。

用于接触镜相关的角膜上皮染色的评估标准

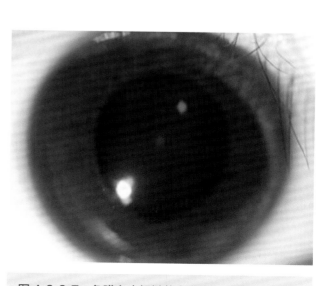

图 4-2-2-7　角膜上皮粗糙荧光素染色 0 级

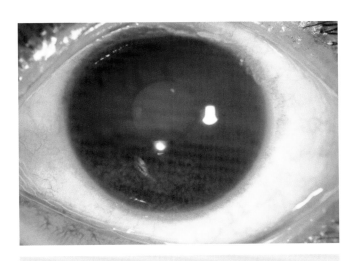

图 4-2-2-8　角膜上皮粗糙荧光素染色 1 级

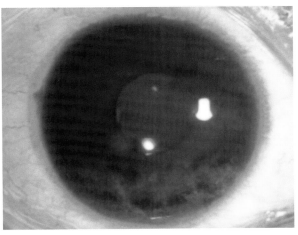

图 4-2-2-9　角膜上皮粗糙荧光素染色 2 级

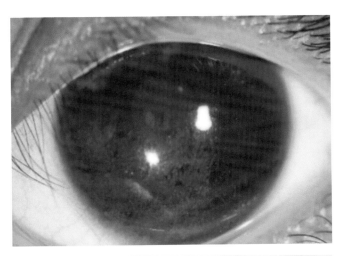

图 4-2-2-10　角膜上皮粗糙荧光素染色 3 级

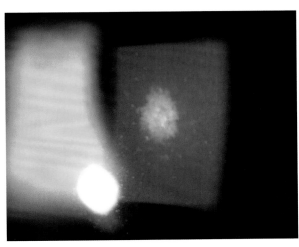

图 4-2-2-11　角膜上皮粗糙荧光素染色 4 级

另有 Efron 分类标准和牛津评分标准（Oxford Scheme for Grading Ocular Surface Staining）。其中 Efron 分类标准也分为五级（0~4 级），而牛津评分标准不仅用于对干眼的初步诊断，而且对角膜接触镜引发的眼表疾病的长期监测也有一定作用。

（五）鉴别诊断

临床上，不同的角膜染色的形态、分布、深度、位置，染色是单侧还是双侧，以及相关的病史，都可以为配戴接触镜后导致该病变发生的相关原因提供有力的线索。另外，还需考虑可能并发的眼表疾病，包括睑缘炎、眼部过敏、倒睫、睑腺炎、蠕形螨感染、睑板腺囊肿和睑板腺功能障碍等，以更有效地进行针对性治疗。

对软性接触镜配戴中常见的与防腐剂相关的短暂荧光（PATH）的鉴别也非常重要。通常在配戴接触镜 2 小时后能观察到 PATH 的峰值，区分 PATH 和真正的角膜上皮点状病变的方式是让患者取出接触镜数小时后，重新观察角膜情况。此时，PATH 征象会基本消退，如果仍有残留的角膜上皮点状病变，提示可能有真正的病理情况干扰眼表面。此外，PATH 通常在角膜中周部更显著，与软性接触镜在这些区域对角膜的压力更大有关。而且，PATH 通常是双侧的，所以明显的单侧角膜上皮点状病变可能暗示真正的角膜病变。

对中、重度角膜荧光染色病变，需结合前节 OCT 或角膜共聚焦显微镜检查来进一步明确角膜病变的程度、性质及病因。

（六）治疗

通过患者的病史、镜片和护理产品的使用情况及眼表的体征等，不难推断出角膜染色的病因。辨别病因对指导治疗有重要价值，应尽快明确并去除病因，对症治疗相应的角膜病变。对角膜点状上皮病变的处理，一般遵循如下原则：

（1）1级及以下角膜点状染色无须处理，摘镜后可自行修复。

（2）2级及以上角膜点状染色合并眼部不适，甚至较重的角膜刺激症状，须停止戴镜，可使用角膜上皮修复剂，如小牛血去蛋白提取物眼用凝胶或滴眼液，并同时使用抗生素滴眼液预防感染，待角膜完全修复后，才可继续戴镜。应进一步明确并去除病因，积极予以病因治疗，尤其注意 MGD 情况，以及是否存在全身的免疫力下降导致眼局部的免疫力低下等情况。

案例：机械性损伤导致的角膜上皮染色，见图 4-2-2-12～图 4-2-2-14。

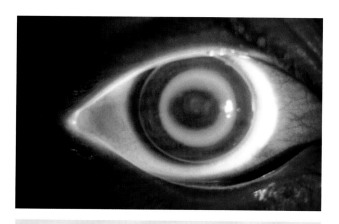

图 4-2-2-12　9 岁男孩，试戴过程中角膜塑形镜镜片偏紧，活动度差

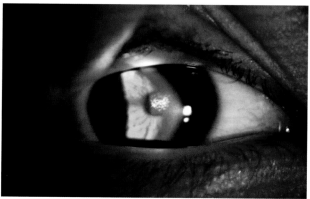

图 4-2-2-13　试戴结束后出现 2 级上皮点状病变，给予小牛血凝胶，每天 3 次，1 天后痊愈

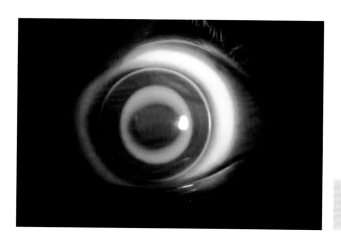

图 4-2-2-14　再次试戴时放松镜片，直径减小 0.2mm，边翘抬高 1.0D，定制镜片后角膜上皮光滑

（七）预后

找到并去除病因，角膜上皮点状病变可以迅速恢复。2 级以下的轻微染色可以在数小时至 1 天内恢复。2 级及以上的严重的角膜点状上皮病变则需要积极治疗后 4 或 5 天恢复。恢复过程中仍然配戴镜片会延迟角膜上皮修复，这是由于继续配戴镜片会造成角膜缺氧和机械损伤等，不能为角膜上皮细胞生长和修复提供理想的环境。

（许军　杜显丽　张菊）

二、角膜压痕

（一）概述

角膜压痕指的是患者在晨起摘镜后在角膜或者结膜上出现镜片轮廓的压痕,又常称作角膜固着,属于异常力学效应相关的角膜病变。

（二）病因

主要是镜片配适过紧或者直径过大、镜片偏心,致使泪液循环受阻,以及过夜配戴导致的泪液分泌减少,使镜片在晨起时黏附于角膜上无法移动。

（三）临床表现

大部分患者无明显症状或者出现轻微的刺激感。晨起摘镜时发现镜片黏附在角膜上摘镜困难,或者在摘镜后角膜或结膜上出现压痕。荧光素染色可发现对应压痕部位出现角膜或结膜染色。

（四）处理

调整镜片直径、配适和定位;规范清洁护理镜片或更换镜片;减少带入镜片下气泡的机会,用吸棒摘戴镜片者建议改为用手摘戴;适当补充人工泪液。

（冷林　鲁伟聪）

三、角膜隐窝

（一）概述

在戴镜时镜下存在微小气泡,眨眼时气泡不易排出,摘镜后在该部位角膜上皮出现大量的圆形凹陷,称为角膜上皮隐窝。这不属于角膜上皮损伤,属于异常力学效应相关的角膜病变。

（二）病因

主要是镜片配适过紧,镜片直径过大,镜下气泡无法排除。其次为镜片偏位,致使空气进入镜片和角膜之间的间隙,也和角膜隐窝的形成有关。

（三）临床表现

一般情况下,大多数患者无任何症状,当隐窝位于瞳孔中央时可影响患者最佳矫正视力,出现“雾视”的感觉,最佳矫正视力下降。该症状在摘镜 1~2 小时后逐渐减轻,最佳矫正视力恢复。角膜荧光素染色可见荧光素在隐窝中堆积,用生理盐水点眼后再次观察可发现原来有荧光素堆积的隐窝呈现无荧光状态,证明存在角膜隐窝。

（四）处理

调整镜片直径、配适和定位。戴镜前使用润眼液并规范戴镜方法,注重戴镜手法的指导以防止镜片下气泡的进入。戴镜后发现镜下气泡时重新戴镜。

（冷林　鲁伟聪）

四、角膜新生血管、水肿及内皮细胞多形性变

（一）概述

角膜新生血管、水肿及内皮细胞多形性变是长期接触镜配戴者因持续性缺氧状态发生的角膜器质性改变,属于慢性缺氧相关的角膜病变。

（二）病因

1. 配戴透气性较低的镜片　镜片材料的透氧性差或镜片较厚导致透氧率下降。

2. 长期戴镜　导致泪液循环障碍,继而诱发角膜慢性缺氧。角膜的缺氧状态致使乳酸和二氧化碳堆积,进一步导致泪液、角膜组织的新陈代谢改变,缺氧状态持续性加重,导致出现角膜器质性改变。

（三）临床表现

1. 角膜新生血管　常无自觉症状,多为戴镜/摘镜时发现眼红等症状。表现为角膜缘浅层的新生血管。

2. 角膜水肿　出现不同程度视力下降、畏光、流泪等症状,表现为上皮水肿或基质水肿,其中基质水

肿达 5% 者可见角膜基质内条纹,达 10% 者可见后弹力层皱褶。

3. 角膜内皮细胞多形性变 患者无自觉症状,仅在常规内皮检查下发现内皮细胞形态改变,内皮细胞可为一过性水泡样改变,角膜内皮显微镜下可见内皮存在散在暗区。长期戴镜者可能出现内皮细胞大小不一、大小细胞群居现象,细胞面积的变异系数明显增大,正常六边形细胞比例明显下降。

（四）处理

首要处理原则是改善角膜的缺氧状态。不伴有其他角结膜炎性反应者无须用药,应定期复查。暂停戴镜,根据患者复查情况及原镜片情况,更换镜片材料、类型、配戴频次或予以停止配戴接触镜的建议。

（冷林　鲁伟聪）

五、角膜色素环

（一）概述

角膜色素环（pigmented corneal rings），又称铁质沉着症,为角膜基质层内铁质沉积形成棕色沉积环。多呈散发,通常经裂隙灯显微镜观察诊断,可表现为角膜上棕色的弧线或圆环。

（二）病因

该不良反应的产生机制尚无定论,普遍认为是由于角膜塑形镜配适过紧或镜片反转弧过于陡峭,导致镜片下的泪液循环不良,部分泪液堆积于镜片反转弧内,干扰乳铁蛋白正常代谢,造成乳铁蛋白中铁离子沉积于角膜上皮细胞和基底膜所致。也有学者认为可能与角膜形状变化引起的细胞损伤、再生和周围血管的损伤破裂相关。其危险因素及预后情况有待进一步研究。

（三）临床表现

通常无临床症状,视力未受损,角膜染色为 1 级或阴性,角膜地形图正常。角膜色素环的颜色和宽度与戴镜时间成正相关,可在停戴角膜塑形镜后数月至 1 年内淡化并消退,不影响视力。

（四）处理

无须行特殊治疗,但应随访关注铁沉积的位置和变化。研究显示,色素环的宽度与角膜塑形镜曲率、基线近视程度、角膜上皮厚度相关,OCT 检查可预测患者色素环的严重程度,并有助于改进角膜塑形镜的设计。多通过改善镜片配适或更换镜片,或改为日间戴镜来处理。

（冷林　鲁伟聪）

六、无菌性角膜浸润

（一）概述

无菌性角膜浸润又称无菌性角膜炎,为角膜局部的缺氧和炎症反应,导致炎症性细胞和纤维蛋白的渗出与集合,属于免疫反应相关的角膜病变。

（二）病因

透气性较差的接触镜连续过夜配戴,睡眠状态下氧供不足造成眼前节缺氧;镜片过夜配戴造成镜片黏附角膜;镜片沉积物对眼部的刺激反应;病原微生物如革兰氏阴性菌的毒性反应;对护理产品的过敏反应。

（三）临床表现

一般不影响视力;患者可有眼痛或刺激性症状,但症状较轻。常表现为距离角巩膜缘 2~3mm 散在的直径 1~2mm 孤立的圆形浸润灶,或多发、细小的灰白色浸润灶,可伴或不伴有角膜染色,可伴有轻中度结膜充血。

（四）处理

暂时停止戴镜。需谨慎微生物感染性角膜炎,行病原微生物学检查鉴别。若镜片黏附角膜,可使用润滑滴眼液。软镜提倡频繁更换镜片;根据病因,调整角膜塑形镜参数,加强护理或更换护理产品。可联合使用广谱抗生素滴眼液以及低浓度糖皮质激素滴眼液,如 0.1% 氟米龙或氯替泼诺等,继以非甾体抗炎药滴眼,在 3 周内大部分病灶明显吸收,不影响视力。

（冷林　鲁伟聪）

七、接触镜相关的角膜感染

角膜感染是接触镜配戴少见但最严重的并发症,轻者治愈后可能会影响视力,重者可导致失明。接触镜相关角膜感染往往与患者不正确配戴接触镜相关:违规长期连续配戴、清洗不彻底或镜片保存液被污染等,都是引起角膜感染的极大隐患。全世界有超过1.4亿的接触镜配戴者,随着接触镜不当使用情况的增加,微生物角膜炎发病率逐渐增高。流行病学研究显示,接触镜相关感染性角膜炎的发生率为0.03%~0.05%,其发病风险约为健康不配戴者的80倍;且接触镜相关角膜炎发病逐渐低龄化,儿童配戴角膜塑形镜角膜感染年发病率为13.9/10 000。我国是角膜接触镜的使用大国,随着近年来国人配戴人数越来越多,接触镜相关感染性角膜炎的诊治越来越受到大家关注。根据临床常见致病菌,接触镜相关角膜炎主要分为细菌性角膜炎、棘阿米巴角膜炎及真菌性角膜炎等。

（一）接触镜相关细菌性角膜炎

1. 概述　在接触镜相关细菌性角膜炎中,绿脓杆菌(铜绿假单胞菌)作为一种机会性致病菌,是临床最常见的接触镜相关致病菌,可黏附于角膜表面,入侵损伤的角膜上皮并释放各种强力毒素导致感染。绿脓杆菌性角膜炎发展迅速,通常在24~48小时内即可发展为急性化脓性溃疡(图4-2-2-15)。若治疗不及时,角膜可融解、穿孔甚至失明。

2. 发病机制

（1）接触镜对角膜影响:长时间配戴接触镜会改变角膜抗菌肽、黏蛋白、炎症细胞及趋化因子等固有抵抗绿脓杆菌能力,且配戴过程中造成的缺氧状态可增强绿脓杆菌对角膜表面黏附,同时,接触镜的配戴可能降低角膜上皮增殖速率、增加绿脓杆菌与角膜脱落细胞的结合;发现超时配戴接触镜,可引起角膜交感神经激活及角膜组织内去甲肾上腺素升高,进而增加铜绿假单胞菌感染角膜的机会。另外,角膜上皮损伤会增加致病菌感染角膜的机会,但接触镜配戴者角膜浅表损伤并不是感染发生的必要条件,其对疾病的发生时间及严重程度没有影响。

（2）接触镜对泪液影响:破坏眼表泪液成分和/或减少泪液交换,是配戴角膜接触镜促进铜绿假单胞菌在眼表面持续存在并降低上皮细胞防御能力的潜在机制;泪液中的细胞因子与趋化因子也会因菌体分解或镜片配戴而发生改变,降低泪液固有抗菌性。

（3）过夜配戴接触镜:过夜配戴与长时间配戴都会增加铜绿假单胞菌感染风险,可能与闭眼戴镜时泪液交换比睁眼瞬目时更少,和/或导致亚临床炎症状态有关。

（4）接触镜配戴对眼表微生物的影响:配戴接触镜过程中,微生物可能会通过眼睑、操作者的手指、污染的镜片及使用过的消毒液甚至污染镜盒而接触眼表,打破结膜囊正常的菌群稳态。镜片可为铜绿假单胞菌的黏附及生物膜形成提供载体,有利于加强菌体在眼部环境中的毒力及生存力。铜绿假单胞菌和其他引起感染的细菌还可以产生多种毒性因子,直接或通过影响调节细胞因子而损害细胞-细胞连接、抗菌肽、基底膜蛋白和其他防御结构,促进感染发生。

（5）镜片护理的影响:镜片护理液是接触镜护理中不可或缺的一部分,其目的是减少眼表微生物污染,但使用不当可能成为细菌接种源。接触镜的镜盒使用不当或长期使用(图4-2-2-16)可造成污染细菌的适应能力增加及细菌的毒力/抵抗力增强,形成耐药菌,从而大大增加感染风险与治疗难度;另外,镜片反复配戴也引起配戴者固有抵抗力下降,增加微生物感染的敏感性。

3. 临床特征　接触镜相关铜绿假单胞菌感染角膜后,患者早期出现的症状为异物感、疼痛感及眼红、流泪,可伴有视力下降。相比外伤,接触镜相关性铜绿假单胞菌角膜感染相对病情较轻,多数经药物治疗效果良好,部分患者需手术治疗。但铜绿假单胞菌感染后仍起病急、发展迅速且症状严重,若患者按配戴接触镜要求规律复诊,可早期发现。具体体征详见角膜病章节。

4. 诊断　角膜组织涂片和细菌培养仍然是主要的诊断模式,药物敏感试验有助于制订患者的抗菌治疗方案。从感染部位前缘取样,并直接接种到培养基中,可提供最佳诊断证据。虽然角膜接触镜和角膜刮片培养在微生物检出上存在差异,角膜接触镜和其附属产品的培养结果可以成为诊断和治疗复杂病例的有用工具,尤其是在角膜刮片培养结果阴性情况下。无菌印膜可提供类似于角膜刮片的诊断效果。如

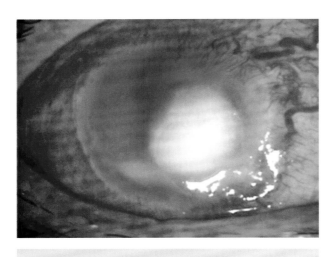

图 4-2-2-15　铜绿假单胞菌性角膜炎

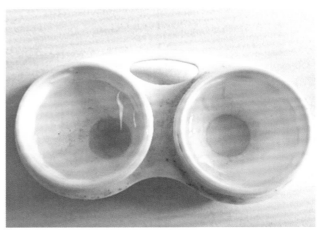

图 4-2-2-16　接触镜护理不当

为累及极深角膜基质的病变,缝合线培养、角膜活检行组织病理学检查及活检组织细菌培养可能对诊断有益。一些报告也描述了在细菌性角膜炎的诊断中使用高通量 16S rDNA 测序以提高诊断的敏感性,但其价格昂贵且假阳性率高;元基因组测序在细菌性角膜炎中的应用也在研究中。

共聚焦显微镜也可用于细菌性角膜炎的鉴别诊断,其对真菌和棘阿米巴感染比培养和 PCR 更敏感。眼前节相干光断层扫描可以帮助确定深部角膜感染的确切位置,并且可以揭示裂隙灯显微镜检查中可能不可见的内皮斑块的存在,是鉴别真菌、细菌和病毒感染另一种潜在有用的方法。

5. 临床治疗　局部治疗是所有疑似细菌性角膜炎的主要治疗方法。首先开始广谱治疗,然后根据细菌培养和药物敏感性结果进行调整。氟喹诺酮单一疗法可能适用于接触镜相关的周边的小的角膜浸润,该类药物可广泛应用,保质期长且角膜毒性低。初始治疗方案包括非常频繁地滴眼(每半小时 1 次),一旦角膜浸润消退,就迅速减少滴眼频次。一般情况下,很少需全身使用抗生素。

糖皮质激素可抑制炎症及减轻角膜瘢痕形成,但仅仅在严重的中央性溃疡被证明有潜在的改善效果;除诺卡氏菌角膜炎外,激素也不会产生额外危害。抗基质金属蛋白酶制剂如全身使用强力霉素(多西环素),和胶原合成促进剂如维生素 C,也被认为可以防止角膜融解和瘢痕形成,但评估其应用的研究有限。

(二) 接触镜相关棘阿米巴角膜炎

1. 概述　棘阿米巴角膜炎与接触镜配戴特别是软性接触镜密切相关。在发达国家,棘阿米巴角膜炎的发病率为每 100 万接触镜配戴者中 1~33 例;事实上,几乎 80% 的棘阿米巴角膜炎病例与软性接触镜有关。棘阿米巴可以通过污水与污染的护理液及镜盒黏附于接触镜表面,严重威胁接触镜配戴者的安全。

棘阿米巴滋养体与包囊可以黏附于各种接触镜。通常滋养体的附着力强于包囊。多数报道表明,棘阿米巴更易附着于软镜,但也有报道透气性硬镜与聚甲基丙烯酸甲酯硬镜更易于其附着。首先是材料的电荷性,其次是其含水量决定其对棘阿米巴的黏附力,接触镜表面张力亦可能影响棘阿米巴的附着。高含水的离子性材料软镜与表面有生物膜形成的软镜更易于棘阿米巴黏附。另外,棘阿米巴污染的镜盒可合并细菌感染,促进角膜感染的发生。棘阿米巴原虫以接触镜为载体接触角膜,吸附在完整的角膜上皮表面并潜伏在上皮细胞之间。在接触镜质量欠佳、配适不良、护理不当、过夜戴镜等导致接触镜表面有较多沉淀物、角膜缺氧与上皮损伤、消毒液化学刺激等的情况下,为棘阿米巴角膜感染创造了条件。

2. 发病机制　与细菌感染一样,黏附于角膜上皮细胞似乎是棘阿米巴角膜炎发病机制中重要的第一步,角膜外伤似乎是棘阿米巴病的先决条件。角膜上皮细胞的损伤会上调甘露糖蛋白受体的表达,从而使滋养体易与受损的角膜上皮细胞结合。棘阿米巴产生 MIP133 等蛋白酶,可导致角膜上皮细胞、上皮基底膜和角膜基质的降解,从而渗透到角膜深层。将棘阿米巴原虫与上皮细胞共孵育,在棘阿米巴原虫黏附后,其可吞噬角膜上皮细胞或上皮细胞碎片。人泪液含有特异性 IgA 抗体,可通过抑制棘阿米巴与宿主细胞的黏附防止棘阿米巴诱导的角膜细胞病变,但当患者泪液中特异性 IgA 水平降低时易感染。

3. 临床特征　接触镜相关棘阿米巴角膜炎常见单眼发病,患者出现眼痛、畏光、流泪、视力减退等症状,且严重的疼痛常与体征不成比例。但也有报道显示仅 51% 的患者存在疼痛,其余表现轻度刺激或异物感;棘阿米巴感染角膜病程隐匿,慢性进行性加重,其间可能会有暂时性缓解期,视力逐渐减退,没有或少有分泌物。约 60% 患者因树枝状或盘状角膜炎的出现而被误诊为单纯疱疹病毒性角膜炎。接触镜配戴患者就诊时一般较为早期且症状较轻,临床医师一定要谨慎,增强意识。

4. 诊断　实验室检查(同细菌性角膜炎诊断部分)仍为确诊手段,其关键是找出棘阿米巴包囊及滋养体。

共聚焦显微镜检查对棘阿米巴角膜炎的诊断非常重要。在共聚焦显微镜下,可以清晰地观察到棘阿米巴包囊,可见包囊多呈高反光双层囊壁或空心的圆形、椭圆形小体,直径为 $10\sim25\mu m$,单独、成对、成串或成簇排列,多位于角膜上皮细胞间、上皮下或浅基质层。偶可见棘阿米巴滋养体,表现为不规则高反光结构。

5. 临床治疗　棘阿米巴由于其顽强的囊状形态,仍然是最难治疗的病原体之一。局部治疗需要使用双胍,如 PHMB 或氯己定(0.02%),与或不与芳香二胺类如异硫代丙烷胺一起使用。二胺类药物不适合单一疗法,因为其只能抑制细胞的活性,而不是像双胍类化合物一样具有细胞杀灭能力。激素使用有争议,虽然可以改善严重炎症和疼痛,但可能通过促进滋养体的形成和囊化而延长治疗期和恶化疾病。棘阿米巴角膜炎的具体治疗见角膜病章节。

(三) 接触镜相关真菌性角膜炎

1. 概述　接触镜相关真菌性角膜在临床中较少见,但持续不规范戴镜或护理产品的不当使用也会诱发其出现。由于真菌性角膜炎具有潜在致盲性,并且在接触镜配戴者中经常被误诊,因此,眼科医师需要意识到出现此类病例的可能性。

2. 发病机制　真菌性角膜炎的发生意味着一种或多种角膜抗感染防御系统(上皮屏障、泪膜、瞬目)的改变。对感染的炎症反应取决于真菌繁殖、真菌毒素、分泌的蛋白水解酶和真菌抗原等。真菌可以穿透基质层,侵袭后弹力层,扩散到前房并引起眼内炎。生物膜的形成是发病机制中的一个重要因素,特别是丝状真菌如镰孢属。糖皮质激素和其他免疫抑制剂通过抑制促炎细胞因子和趋化因子的转录而促进真菌感染的发展,还会降低巨噬细胞的抗感染活性,以及中性粒细胞的黏附能力。

3. 临床特征　真菌性角膜炎发展慢,早期症状较轻,患者主诉存在异物感、畏光、轻微视力改变等症状。疾病进展到一定程度后,随着病原浸润范围扩大、深度加深,患者眼痛症状逐渐加剧。早期可表现为眼睑水肿、结膜充血,程度较细菌性角膜炎轻,角膜不同程度水肿和/或伴结膜充血;后期可表现为真菌性角膜炎典型特征。

4. 诊断　实验室检查(同细菌性角膜炎诊断部分),其中角膜病灶刮片包括涂片镜检和微生物培养加药敏试验,是早期快速诊断真菌感染的有效方法。

共聚焦显微镜检查快速、有效、可重复观察角膜组织中的菌丝和/或孢子情况。共聚焦显微镜下可见纵横交错的高反光的真菌菌丝,不同致病菌种属菌丝的形态不同,部分菌丝可见分隔和分支。共聚焦显微镜诊断真菌性角膜炎的敏感度和特异度分别为 85.7% 和 81.4%。

5. 临床治疗　治疗真菌性角膜炎的药物包括多烯、氮唑、嘧啶和棘球菌素;其中,那他霉素、两性霉素 B 和伏立康唑是应用最广泛的。真菌溃疡治疗试验发现,在丝状真菌性角膜炎尤其是镰刀菌的治疗中,5% 的那他霉素比 1% 伏立康唑临床效果更好。

两性霉素 B 是治疗酵母菌性真菌角膜感染的最佳选择,对白念珠菌亦有杀菌活性。伏立康唑对酵母菌也有疗效。糖皮质激素在真菌性角膜炎中是禁用的。

口服抗真菌药物的眼部穿透性和有效性有限。口服伏立康唑的患者需要定期进行肝功能检查以监测肝毒性。有报道,大剂量口服泊沙康唑已成功地治疗了一系列顽固性接触镜相关性真菌性角膜炎。

(杜显丽)

第四节　接触镜相关干眼

一、概述

接触镜配戴与干眼密切相关。调查显示,接触镜配戴致使干眼风险增加2.37~4.48倍。2007年,国际泪膜与眼表协会干眼工作组(Tear Film and Ocular Surface Society International Dry Eye Workshop,TFOS DEWS)将接触镜配戴列为干眼的危险因素之一。2017年,TFOS DEWS Ⅱ提出接触镜相关干眼(contact lens-related dry eye,CLADE)并将其纳入医源性干眼的范畴。

CLADE定义为在配戴接触镜期间出现的干眼的症状和体征。目前,CLADE全球患病率为30%~50%。亚洲人种是干眼发病的一个危险因素,其配戴接触镜发生眼干和不适的风险更大。同时,随着角膜接触镜在青少年近视防控中的应用增加,CLADE发生率也逐年增加。

睑板腺功能障碍(MGD)是CLADE中常见的病因,被认为是脂质异常型干眼最常见的原因。在接触镜不适症状的患者中,MGD的发生率为14%~32%。合并MGD会改变干眼的临床表现,而MGD的治疗也是干眼治疗的一个重要环节。由于现有研究资料关于MGD的定义及评估方法存在差异,接触镜配戴是否增加MGD的发病风险目前尚存在争议。

二、发病机制与诱因

接触镜配戴后,泪液的质、量及动力学会发生相应的改变,导致泪膜稳定性下降、眼表微环境失衡,出现眼表炎症、组织损伤及神经异常,导致CLADE的发生。接触镜配戴会导致配戴者眨眼频率下降、不完全眨眼比例增加、泪液交换下降、泪膜温度改变、泪液蛋白浓度增高、泪液细胞因子水平改变,以及泪液PH下降,配戴者将出现泪膜稳定性下降、泪液量减少、镜前泪膜厚度降低、脂质层厚度降低、眼表杯状细胞密度下降,以及眼表黏蛋白分泌量降低,最终导致CLADE相关的症状和体征。

根据《中国接触镜不良反应诊断和治疗专家共识(2021年)》,CLAED的诱因主要包括以下四方面:

（1）接触镜配戴后对泪液稳定性和成分的影响。

（2）高含水量的软性接触镜水分蒸发后导致的角膜上皮细胞脱水。

（3）接触镜配戴后导致瞬目频率降低及瞬目不充分。

（4）接触镜配戴后镜片沉积物导致镜片湿润性下降或睑板腺功能障碍。

三、症状与体征

CLADE的症状包括视物模糊、视力波动、眼痛、畏光、眼干、异物感和眼表刺激症状。眼表症状是CLADE的特征表现,而眼痛是其中一个常见症状。眼痛通常由于暴露在风、光或极端温度下诱发,可表现为烧灼感、刺痛感、剧痛或钝痛。

CLADE的体征包括眨眼频率降低、眨眼模式改变、结膜充血、眼表细胞染色、泪膜破裂时间缩短、泪膜破裂模式异常和泪河高度降低等。合并MGD的接触镜配戴者还可见睑板腺开口阻塞等睑缘异常征象。泪膜破裂时间缩短作为泪膜稳定性失衡的主要表现,是诊断CLADE的核心体征改变。

四、检查评估

CLADE的检查包括针对疾病症状和体征的评估,同时,利用特定检查协助明确具体泪膜结构的异常,包括:

(一)问卷量表

接触镜干眼问卷-8(Contact Lens Dry Eye Questionnaire-8,CLDEQ-8)是当前最有效的CLADE症状评估量表。该问卷包含8项自查项目,内容涵盖不适、干涩等具体眼部症状的频率和强度,也涵盖配戴者对镜片配戴总体舒适度的评价。目前，CLDEQ-8 已被翻译成多种语言版本并获得验证。

（二）视觉评估

包括传统视力检查和功能视力评估。传统视力检查反映被检者在特定检查点的最佳视力。功能视力是一项非侵入性评估，反映被检者在非麻醉、自然眨眼状态下一段时间的连续的视觉质量，评估参数包括初始视力、功能视力、视觉维持比等。

（三）裂隙灯显微镜检查

裂隙灯显微镜检查通常在其他特殊检查施行之前实施，用于检查眼表健康状况，评估泪膜质量和排查眼部其他异常，内容包括眼睑和睑缘评估、结膜和角膜检查，以及泪膜评估。接触镜配戴者裂隙灯显微镜检查眼表体征可根据标准分级量表进行评分，包括 Efron 分级量表和 Brien Holden 视觉研究所（Brien Holden Vision Institute，BHVI）提出 CCLRU 分级量表。

（四）泪膜稳定性评估

泪膜稳定性下降是干眼的核心机制。泪膜稳定性的评估方法主要包括侵入式和非侵入式泪膜破裂时间检测两种。其中，侵入式的荧光素染色泪膜破裂时间（fluorescein breakup time，FBUT）是目前临床最常使用的方法。而非接触式泪膜破裂时间（noninvasive breakup time，NIBUT）基于 Placido 环投射原理，结合自动分析软件，检测泪膜随时间破裂的位点和时间。NIBUT 因其操作对眼表扰动小，近年来逐渐在临床推广使用。

（五）泪液分泌量评估

泪液分泌量反映泪腺和副泪腺等眼表组织的分泌功能及泪液产生与清除的动态平衡。主要检测方法有泪河高度测量和泪液分泌试验。其中，泪河高度可在裂隙灯显微镜下观察测量，也可利用眼表综合分析仪的分析软件或前节相干光断层成像（anterior segment-optical coherence tomography，AS-OCT）进行测量。泪液分泌试验（Schirmer 试验）为侵入性检查。Schirmer Ⅰ试验反映主泪腺的分泌功能（生理分泌）；Schirmer Ⅱ试验反映副泪腺分泌功能（基础分泌）。

（六）泪膜破裂模式分析

荧光素泪膜破裂模式分析是一项基于物理理论建立的用于判别具体泪膜结构异常的方法。根据荧光素泪膜破裂模式，干眼可被分为三种亚型，分别为水液缺乏型、增发过强型和低湿润度型，由此协助判别具体泪膜结构的异常（即水液缺乏型提示泪膜水液层的异常，增发过强型提示泪膜脂质层的异常，低湿润度型提示泪膜黏蛋白层的异常）。

（七）泪液脂质层评估

泪液脂质层异常是蒸发过强型干眼的主要泪液结构改变。泪液干涉成像设备如 LipiView 眼表面干涉仪等可自动测量泪膜脂质层厚度，协助干眼类型的判断。

（八）眼表细胞评估

包括利用眼表细胞染色评价上皮细胞的屏障功能和完整性，利用激光角膜共聚焦显微镜或结膜印迹细胞学检查分析眼表细胞的形态和密度。眼表细胞染色作为干眼严重程度的评价指标之一在临床应用广泛，可用于评估角膜上皮、结膜上皮和睑缘刷上皮的缺损、变性或死亡。常用的染色方法包括荧光素染色和丽丝胺绿染色。

（九）睑板腺评估

MGD 是 CLADE 的常见合并眼病，而睑板腺评估是 MGD 诊断的常规检查内容。睑板腺可利用裂隙灯显微镜和眼科影像学仪器评估。裂隙灯显微镜检查通过观察睑板腺开口状态、在眼睑皮肤面挤压睑板腺观察睑酯排出难易程度及性状进行判断。睑板腺的眼科影像学检查包括红外线成像检查和激光角膜共聚焦显微镜。红外线成像检查可透视睑板腺的形态观察睑板腺有无缺失及形态变化；激光角膜共聚焦显微镜可用来评估腺体单位的形态和密度。两者均为评估睑板腺改变的客观方法。

（十）眨眼评估

正常的自发眨眼率为 10~15 次/min。接触镜配戴者通常出现眨眼频率或眨眼模式的改变。利用泪液干涉成像设备可分析眨眼频率和完全度，明确配戴者是否存在眨眼异常。

（十一）泪液炎症因子及渗透压检测

泪液成分实验室检测试剂盒可定量泪液炎症因子水平，如国际常用的 Inflammadry 试剂盒可用于测量泪液基质金属蛋白酶 9 水平。泪液渗透压采用泪液渗透压试剂盒测量。

五、诊断与分级

亚洲干眼协会（Asia Dry Eye Society，ADES）认为干眼的核心机制在于泪膜稳定性下降，明确诊断需满足以下条件：①存在干眼相关症状；②存在泪膜稳定性下降的证据，即泪膜破裂时间缩短。

ADES 提倡泪膜导向诊断（tear film oriented diagnosis，TFOD），即聚焦于定位具体的异常泪膜结构，包括：泪液分泌量评估明确是否存在水液层缺乏；泪膜脂质层评估和睑板腺评估明确是否存在泪膜脂质层异常；荧光素染色泪膜破裂模式评估协助判断泪膜异常类型（水液缺乏型、蒸发过强型或低湿润度型）；眼表细胞染色明确是否存在眼表上皮层损伤。根据上述诊断方案，综合多项指标确定泪液各层结构、眼表上皮及炎症的情况，判定导致接触镜配戴者发生干眼的主导异常，有助于更有针对性、更高效地施行干眼治疗。

与接触镜相关的干眼一般为轻度。根据 2020 年亚洲干眼协会中国分会等提出的诊断标准，干眼可分为轻、中、重三级：

1. 轻度 裂隙灯显微镜检查无明显眼表损伤体征（角膜荧光染色点 <5 个），泪膜破裂时间在 5 秒及以上。

2. 中度 泪膜破裂时间小于 5 秒，角膜荧光染色点 <30 个或不超过 2 个象限。

3. 重度 泪膜破裂时间小于 2 秒，角膜荧光染色弥漫融合成片，波及 3 个象限或中央光学区。

六、治疗

CLADE 的治疗遵循泪膜导向治疗（tear film oriented treatment，TFOT）原则。根据 TFOD 判定的主导异常进行针对性治疗。同时，调整接触镜、护理液和镜片配戴习惯。局部药物治疗建议使用不含防腐剂的滴眼液。

（一）泪膜脂质层异常

针对睑板腺施行治疗。加强睑缘清洁及睑板腺护理，强脉冲光治疗可有效改善睑酯的质量与睑板腺的排出能力，热脉动治疗可改善干眼症状与睑板腺功能，局部使用地夸磷索钠可促进脂质分泌。对保守治疗无效或合并面部痤疮的持续性 MGD，可口服阿奇霉素。对常规治疗无效的难治性 MGD，可考虑行腺管探通术。

（二）泪膜水液层异常

局部予以人工泪液滴眼液、促泪液分泌滴眼液如地夸磷索钠滴眼液。对于严重的水液缺乏型干眼可施行泪点栓塞。

（三）泪膜黏蛋白异常

局部使用促黏蛋白分泌滴眼液，如地夸磷索钠滴眼液和瑞巴派特滴眼液。

（四）眼表上皮损伤

局部予以生长因子或自体血清点眼。

（五）眼表炎症

局部抗炎治疗可改善干眼引起的眼表炎症。可局部使用免疫抑制剂如环孢素和低浓度糖皮质激素滴眼液。

（六）接触镜相关处理

对于轻度干眼，可行瞬目练习；更换镜片类型，如保湿性能良好、可频繁更换的接触镜；缩短换镜周期；镜片加强除蛋白清洁；更换护理液类型，如可改善舒适度，减轻干燥症状，增强保水能力的护理液。中重度干眼不适合配戴接触镜，应减少配戴频率或停止使用接触镜。

（许军）

参 考 文 献

1. 齐艳,胡艳,徐珊珊,等.巩膜镜矫正圆锥角膜的临床效果观察[J].中华眼视光学与视觉科学杂志,2022,24:364-369.

2. 张宗婵,邓如芝.巩膜镜的临床应用及研究进展[J].中国斜视与小儿眼科杂志,2022,30:43-45.

3. TAHHAN N,NADUVILATH T J,WOODS C,et al. Review of 20 years of soft contact lens wearer ocular physiology data[J]. Cont Lens Anterior Eye,2022,45:101525.

4. GISPETS J,YÉBANA P,LUPÓN N,et al. Efficacy,predictability and safety of long-term orthokeratology:An 18-year follow-up study[J]. Cont Lens Anterior Eye,2022,45:101530.

5. 赵文辰,何鲜桂,许迅.角膜塑形镜临床应用的安全性研究进展[J].中华眼视光学与视觉科学杂志,2022,24:235-240.

6. NAIN Z,MANSUR F J,SYED S B,et al. Inhibition of biofilm formation,quorum sensing and other virulence factors in Pseudomonas aeruginosa by polyphenols of Gynura procumbens leaves[J]. J Biomol Struct Dyn,2022,40:5357-5371.

7. IFRAH R,QUEVEDO L,GANTZ L. Topical review of the relationship between contact lens wear and meibomian gland dysfunction[J]. J Optom,2022,16(1):12-19.

8. YANG L,PAZO E E,ZHANG Q,et al. Treatment of contact lens related dry eye with intense pulsed light[J]. Cont Lens Anterior Eye,2022,45:101449.

9. MUKHTAR S,ATTA S,DURRANI A,et al. Microbiological evaluation of corneal and contact lens cultures in contact lens-associated bacterial keratitis[J]. The British journal of ophthalmology,2022,106:600-604.

10. REDD T K,LALITHA P,PRAJNA N V,et al. Impact of sample collection order on the diagnostic performance of metagenomic deep sequencing for infectious keratitis[J]. Cornea,2022,41:39-44.

11. CARNT N,MINASSIAN D C,DART J K G. Acanthamoeba keratitis risk factors for daily wear contact lens users:A case-control study[J]. Ophthalmology,2022,S0161-6420:594-592.

12. HOFFMAN J J,YADAV R,SANYAM S D,et al. Topical chlorhexidine 0.2% versus topical natamycin 5% for the treatment of fungal keratitis in Nepal:A randomized controlled noninferiority trial[J]. Ophthalmology,2022,129:530-541.

13. DONOVAN C,ARENAS E,AYYALA R S,et al. Fungal keratitis:Mechanisms of infection and management strategies[J]. Survey of ophthalmology,2022,67:758-769.

14. FERGUSON T J,DOWNES R A,ISADA C M,et al. High-dose oral posaconazole for the treatment of recalcitrant fungal keratitis[J]. Cornea,2022,41:852-856.

15. ORTIZ-TOQUERO S,RODRIGUEZ G,MARTIN R. Clinical guidelines for the management of keratoconus patients with gas permeable contact lenses based on expert consensus and available evidence[J]. Curr Opin Ophthalmol,2021,32:S1-11.

16. BARNETT M,COUREY C,FADEL D,et al. CLEAR - Scleral lenses[J]. Cont Lens Anterior Eye,2021,44:270-288.

17. KREPS E O,PESUDOVS K,CLAERHOUT I,et al. Mini-scleral lenses improve vision-related quality of life in keratoconus[J]. Cornea,2021,40:859-864.

18. WITSBERGER E,SCHORNACK M. Scleral lens use in neurotrophic keratopathy:A review of current concepts and practice[J]. Eye contact lens,2021,47:144-148.

19. 钟宇玲,薛劲松,徐英男,等.巩膜镜的临床研究进展[J].国际眼科杂志,2021,21:2109-2112.

20. 中国健康管理协会接触镜安全监控与视觉健康专业委员会.中国接触镜不良反应诊断和治疗专家共识(2021年)[J].中华眼科杂志,2021,57:573-579.

21. KOBIA-ACQUAH E,AKOWUAH P K,ANTWI-ADJEI E K,et al. Contact lens complications among wearers in Ghana[J]. Cont Lens Anterior Eye,2021,44:67-71.

22. HU P,ZHAO Y,CHEN D,et al. The safety of orthokeratology in myopic children and analysis of related factors[J]. Cont Lens Anterior Eye,2021,44:89-93.

23. STAPLETON F,BAKKAR M,CARNT N,et al. CLEAR - Contact lens complications[J]. Cont Lens Anterior Eye,2021,44:330-367.

24. SAGERFORS S,KARAKOIDA C,SUNDQVIST M,et al. Corneal culture in infectious keratitis:Effect of the inoculation method and media on the corneal culture outcome[J]. Journal of clinical medicine,2021,10:1810.

25. SOMERVILLE T F,HERBERT R,NEAL T,et al. An Evaluation of a simplified impression membrane sampling method for

the diagnosis of microbial keratitis［J］. Journal of clinical medicine,2021,10:5671.

26.　KHOSRAVINIA N,FATA A,MOGHADDAS E,et al. Diagnosis of Acanthamoeba keratitis in Mashhad,Northeastern Iran:A gene-based PCR assay［J］. Iranian journal of parasitology,2021,16:111-121.

27.　REN Z,LIU Q,LI W,et al. Profiling of diagnostic information of and latent susceptibility to bacterial keratitis from the perspective of ocular bacterial microbiota［J］. Frontiers in cellular and infection microbiology,2021,11:645907.

28.　PALIOURA S,TSIAMPALI C,DUBOVY S R,et al. Endothelial biopsy for the diagnosis and management of culture-negative retrocorneal fungal keratitis with the assistance of optical coherence tomography imaging［J］. Cornea, 2021,40:1193-1196.

29.　VARACALLI G,DI ZAZZO A,MORI T,et al. Challenges in Acanthamoeba keratitis:A review［J］. J Clin Med,2021,10: 942.

30.　FANSELOW N,SIRAJUDDIN N,YIN X T,et al. Acanthamoeba keratitis,pathology,diagnosis and treatment［J］. Pathogens(Basel,Switzerland),2021,10:323.

31.　LIM L,LIM E W L. Current perspectives in the management of keratoconus with contact lenses［J］. Eye(Lond),2020,34: 2175-2196.

32.　ŞENGÖR T,AYDIN KURNA S. Update on contact lens treatment of keratoconus［J］. Turk J Ophthalmol,2020,50: 234-244.

33.　FAROOQ A V,COLBY K. Contact lenses in the management of corneal dystrophies［J］. Klin Monbl Augenheilkd,2020, 237:175-179.

34.　张菊,李晓晓,刘明娜,等. 角膜接触镜相关感染性角膜炎 20 例临床特征［J］. 中华眼视光学与视觉科学杂志,2020, 22:922-927.

35.　MYAGKOV A V,FEDOTOVA K,MITICHKINA T S,et al.［Modern options for non-surgical correction of keratoconus］［J］. Vestn Oftalmol,2020,136:289-295.

36.　ZHANG X H,LI X. Effect of rigid gas permeable contact lens on keratoconus progression:a review［J］. Int J Ophthalmol, 2020,13:1124-1131.

37.　DHALLU S K,HUARTE S T,BILKHU P S,et al. Effect of scleral lens oxygen permeability on corneal physiology［J］. Optom Vis Sci,2020,97:669-675.

38.　LEVIT A,BENWELL M,EVANS B J W. Randomised controlled trial of corneal vs. scleral rigid gas permeable contact lenses for keratoconus and other ectatic corneal disorders［J］. Cont Lens Anterior Eye,2020,43:543-552.

39.　WALKER M K,SCHORNACK M M,VINCENT S J. Anatomical and physiological considerations in scleral lens wear: Conjunctiva and sclera［J］. Cont Lens Anterior Eye,2020,43:517-528.

40.　VÁSQUEZ QUINTERO A,PÉREZ-MERINO P,DE SMET H. Artificial iris performance for smart contact lens vision correction applications［J］. Sci Rep,2020,10:14641.

41.　BULLIMORE M A,JOHNSON L A. Overnight orthokeratology［J］. Cont Lens Anterior Eye,2020,43:322-332.

42.　LIU C F,LEE J S,SUN C C,et al. Correlation between pigmented arc and epithelial thickness(COPE)study in orthokeratology-treated patients using OCT measurements［J］. Eye(Lond),2020,34:352-359.

43.　HUANG P W,YEUNG L,SUN C C,et al. Correlation of corneal pigmented arc with wide epithelial thickness map in orthokeratology-treated children using optical coherence tomography measurements［J］. Cont Lens Anterior Eye,2020,43: 238-243.

44.　LI J,MA X,ZHAO L,et al. Extended contact lens wear promotes corneal norepinephrine secretion and pseudomonas aeruginosa infection in mice［J］. Invest Ophthalmol Vis Sci,2020,61:17.

45.　FLEISZIG S M J,KROKEN A R,NIETO V,et al. Contact lens-related corneal infection:Intrinsic resistance and its compromise［J］. Prog Retin Eye Res,2020,76:100804.

46.　CHEUNG N N,CHENG Y Y Y,VAN DUINEN S G,et al. Contact lens-related fungal keratitis［J］. The Lancet infectious diseases,2020,20:1100.

47.　亚洲干眼协会中国分会,海峡两岸医药卫生交流协会眼科学专业委员会眼表与泪液病学组,中国医师协会眼科医师分会眼表与干眼学组. 中国干眼专家共识:检查和诊断(2020 年)［J］. 中华眼科杂志,2020,56:741-747.

48.　TAO T,TAO L. Systematic review and meta-analysis of treating meibomian gland dysfunction with azithromycin［J］. Eye (Lond),2020,34:1797-1808.

49. KOH S. Contact lens wear and dry eye：Beyond the known［J］. Asia Pac J Ophthalmol（Phila），2020，9：498-504.

50. KOJIMA T，DOGRU M，KAWASHIMA M，et al. Advances in the diagnosis and treatment of dry eye［J］. Prog Retin Eye Res，2020，100842.

51. EGRILMEZ S，YILDIRIM-THEVENY Ş. Treatment-resistant bacterial keratitis：Challenges and solutions［J］. Clinical ophthalmology（Auckland，NZ），2020，14：287-297.

52. SOMERVILLE T F，CORLESS C E，SUEKE H，et al. 16S Ribosomal RNA PCR versus conventional diagnostic culture in the investigation of suspected bacterial keratitis［J］. Translational vision science & technology，2020，9：2.

53. DING Y，MURRI M S，BIRDSONG O C，et al. Terrien marginal degeneration［J］. Surv Ophthalmol，2019，64：162-174.

54. 张菊，亓晓琳，李静，等. 硬性透气性角膜接触镜矫正角膜移植术后不规则散光的疗效观察［J］. 中华眼科杂志，2019，55：413-418.

55. KUMAR M，SHETTY R，DUTTA D，et al. Effects of a semi-scleral contact lens on refraction and higher order aberrations［J］. Cont Lens Anterior Eye，2019，42：670-674.

56. MACEDO-DE-ARAÚJO R J，AMORIM-DE-SOUSA A，QUEIRÓS A，et al. Relationship of placido corneal topography data with scleral lens fitting parameters［J］. Cont Lens Anterior Eye，2019，42：20-27.

57. BEGLEY C，CAFFERY B，CHALMERS R，et al. Review and analysis of grading scales for ocular surface staining［J］. Ocul Surf，2019，17：208-220.

58. UÇAKHAN Ö，ARSLANTURK-EREN M. The role of soft contact lens wear on meibomian gland morphology and function［J］. Eye contact lens，2019，45：292-300.

59. YUAN S，ZHANG S，JIANG Y，et al. Effect of short-term orthokeratology lens or ordinary frame glasses wear on corneal thickness，corneal endothelial cells and vision correction in adolescents with low to moderate myopia［J］. BMC Ophthalmol，2019，19：242.

60. ARSHAD M，CARNT N，TAN J，et al. Water exposure and the risk of contact lens-related disease［J］. Cornea，2019，38：791-797.

61. LIN L，DUAN F，YANG Y，et al. Nine-year analysis of isolated pathogens and antibiotic susceptibilities of microbial keratitis from a large referral eye center in southern China［J］. Infect Drug Resist，2019，12：1295-1302.

62. METRUCCIO M M E，WAN S J，HORNEMAN H，et al. A novel murine model for contact lens wear reveals clandestine IL-1R dependent corneal parainflammation and susceptibility to microbial keratitis upon inoculation with Pseudomonas aeruginosa［J］. Ocul Surf，2019，17：119-133.

63. DE BENEDETTI G，VAIANO A S. Oral azithromycin and oral doxycycline for the treatment of Meibomian gland dysfunction：A 9-month comparative case series［J］. Indian J Ophthalmol，2019，67：464-471.

64. LIN A，RHEE M K，AKPEK E K，et al. Bacterial keratitis Preferred Practice Pattern®［J］. Ophthalmology，2019，126：P1-55.

65. RAISKUP F，LENK J，HERBER R，et al.［Therapeutic options in keratoconus］［J］. Klin Monbl Augenheilkd，2018，235：1148-1158.

66. LAMBERT S R，KRAKER R T，PINELES S L，et al. Contact lens correction of aphakia in children：A report by the American Academy of Ophthalmology［J］. Ophthalmology，2018，125：1452-1458.

67. SHORTER E，HARTHAN J，NAU C B，et al. Scleral Lenses in the management of corneal irregularity and ocular surface disease［J］. Eye contact lens，2018，44：372-378.

68. NAU C B，HARTHAN J，SHORTER E，et al. Demographic characteristics and prescribing patterns of scleral lens fitters：The SCOPE study［J］. Eye & contact lens，2018，44：S265-272.

69. EFRON N. Contact lens complications［M］. Amsterdam：Elsevier Health Sciences，2018.

70. LIM C H L，STAPLETON F，MEHTA J S. Review of contact lens-related complications［J］. Eye contact lens，2018，44：S1-10.

71. LI J，DONG P，LIU H. Effect of overnight wear orthokeratology lenses on corneal shape and tears［J］. Eye contact lens，2018，44：304-307.

72. KOJIMA T. Contact lens-associated dry eye disease：Recent advances worldwide and in Japan［J］. Invest Ophthalmol Vis Sci，2018，59：102-108.

73. CLAYTON J A. Dry eye［J］. N Engl J Med，2018，378：2212-2223.

74. KHEIRKHAH A,SATITPITAKUL V,SYED Z A,et al. Factors influencing the diagnostic accuracy of laser-scanning in vivo confocal microscopy for Acanthamoeba keratitis [J]. Cornea,2018,37:818-823.

75. BULLIMORE M A. The safety of soft contact lenses in children [J]. Optom Vis Sci,2017,94:638-646.

76. RICO-DEL-VIEJO L,GARCIA-MONTERO M,HERNÁNDEZ-VERDEJO J L,et al. Nonsurgical procedures for keratoconus management [J]. J Ophthalmol,2017,2017:9707650.

77. THULASI P,DJALILIAN A R. Update in current diagnostics and therapeutics of dry eye disease [J]. Ophthalmology, 2017,124:S27-33.

78. ZAKI V. A non-surgical approach to the management of exposure keratitis due to facial palsy by using mini-scleral lenses [J]. Medicine(Baltimore),2017,96:e6020.

79. MAGRO L,GAUTHIER J,RICHET M,et al. Scleral lenses for severe chronic GvHD-related keratoconjunctivitis sicca:a retrospective study by the SFGM-TC [J]. Bone marrow transplant,2017,52:878-882.

80. LÓPEZ-DE LA ROSA A,MARTÍN-MONTAÑEZ V,LÓPEZ-MIGUEL A,et al. Ocular response to environmental variations in contact lens wearers [J]. Ophthalmic Physiol Opt,2017,37:60-70.

81. 苗春旭,徐昕涌,张会.儿童夜戴角膜塑形镜角膜并发症分析[J].中华眼科杂志,2017,53:198-202.

82. JIN H,PARKER W T,LAW N W,et al. Evolving risk factors and antibiotic sensitivity patterns for microbial keratitis at a large county hospital [J]. Br J Ophthalmol,2017,101:1483-1487.

83. TEWELDEMEDHIN M,GEBREYESUS H,ATSBAHA A H,et al. Bacterial profile of ocular infections:A systematic review [J]. BMC Ophthalmol,2017,17:212.

84. WU Y T,TAM C,ZHU L S,et al. Human tear fluid reduces culturability of contact lens-associated pseudomonas aeruginosa biofilms but induces expression of the virulence-associated type Ⅲ secretion system [J]. Ocul Surf,2017,15:88-96.

85. FISHER R A,GOLLAN B,HELAINE S. Persistent bacterial infections and persister cells [J]. Nat Rev Microbiol,2017, 15:453-464.

86. GOMES J A P,AZAR D T,BAUDOUIN C,et al. TFOS DEWS Ⅱ iatrogenic report [J]. Ocul Surf,2017,15:511-538.

87. JONES L,DOWNIE L E,KORB D,et al. TFOS DEWS Ⅱ management and therapy report [J]. Ocul Surf,2017,15: 575-628.

88. SYED Z A,SUTULA F C. Dynamic intraductal meibomian probing:A modified approach to the treatment of obstructive meibomian gland dysfunction [J]. Ophthalmic Plast Reconstr Surg,2017,33:307-309.

89. DOWNIE L E,CRAIG J P. Tear film evaluation and management in soft contact lens wear:A systematic approach [J]. Clin Exp Optom,2017,100:438-458.

90. TAKEZAWA Y,SUZUKI T,SHIRAISHI A. Observation of retrocorneal plaques in patients with infectious keratitis using anterior segment optical coherence tomography [J]. Cornea,2017,36:1237-1242.

91. DAKHIL T A B,STONE D U,GRITZ D C. Adjunctive therapies for bacterial keratitis [J]. Middle East Afr J Ophthalmol, 2017,24:11-17.

92. ALIPOUR F,KHAHESHI S,SOLEIMANZADEH M,et al. Contact lens-related complications:A review [J]. J Ophthalmic Vis Res,2017,12:193-204.

93. KWAN J T,DALTON K,WEISSMAN B A. Contact lens applications and the corneal dystrophies:A review [J]. Eye contact lens,2016,42:177-184.

94. BERGMANSON J P,WALKER M K,JOHNSON L A. Assessing scleral contact lens satisfaction in a keratoconus population [J]. Optom Vis Sci,2016,93:855-860.

95. LA PORTA WEBER S,BECCO DE SOUZA R,GOMES JÁ P,et al. The use of the esclera scleral contact lens in the treatment of moderate to severe dry eye disease [J]. Am J Ophthalmol,2016,163:167-173.e161.

96. WOODS J,JONES L W. Pilot study to determine the effect of lens and eye rinsing on solution-induced corneal staining(SICS) [J]. Optom Vis Sci,2016,93:1218-1227.

97. LIU Y M,XIE P. The safety of orthokeratology—A systematic review [J]. Eye contact lens,2016,42:35-42.

98. LIM C H,CARNT N A,FAROOK M,et al. Risk factors for contact lens-related microbial keratitis in Singapore [J]. Eye (Lond),2016,30:447-455.

99. METRUCCIO M M,EVANS D J,GABRIEL M M,et al. Pseudomonas aeruginosa outer membrane vesicles triggered by human mucosal fluid and lysozyme can prime host tissue surfaces for bacterial adhesion [J]. Front Microbiol,2016,7:871.

100. NA K S,YOO Y S,HWANG H S,et al. The influence of overnight orthokeratology on ocular surface and meibomian glands in children and adolescents［J］. Eye contact lens,2016,42:68-73.

101. BLACKIE C A,COLEMAN C A,HOLLAND E J. The sustained effect（12 months）of a single-dose vectored thermal pulsation procedure for meibomian gland dysfunction and evaporative dry eye［J］. Clin Ophthalmol,2016,10:1385-1396.

102. CHIDAMBARAM J D,PRAJNA N V,LARKE N L,et al. Prospective study of the diagnostic accuracy of the in vivo laser scanning confocal microscope for severe microbial keratitis［J］. Ophthalmology,2016,123:2285-2293.

103. CIRALSKY J B,CHAPMAN K O,ROSENBLATT M I,et al. Treatment of refractory persistent corneal epithelial defects:A standardized approach using continuous wear PROSE therapy［J］. Ocul Immunol Inflamm,2015,23:219-224.

104. GORBET M,POSTNIKOFF C,WILLIAMS S. The noninflammatory phenotype of neutrophils from the closed-eye environment:A flow cytometry analysis of receptor expression［J］. Invest Ophthalmol Vis Sci,2015,56:4582-4591.

105. 黎明,姚晓明. 共焦显微镜临床应用指南［M］. 人民卫生出版社,2015.

106. VAN DER WORP E,BORNMAN D,FERREIRA D L,et al. Modern scleral contact lenses:A review［J］. Cont Lens Anterior Eye,2014,37:240-250.

107. COPE J R,COLLIER S A,RAO M M,et al. Contact lens wearer demographics and risk behaviors for contact lens-related eye infections--United States,2014［J］. MMWR Morb Mortal Wkly Rep,2015,64:865-870.

108. WEI C,ZHU M,PETROLL W M,et al. Pseudomonas aeruginosa infectious keratitis in a high oxygen transmissible rigid contact lens rabbit model［J］. Invest Ophthalmol Vis Sci,2014,55:5890-5899.

109. 孙旭光. 活体角膜激光共聚焦显微镜图谱［M］. 北京:人民军医出版社,2014.

110. 谢立信. 临床角膜病学［M］. 北京:人民卫生出版社,2014.

111. PRAJNA N V,KRISHNAN T,MASCARENHAS J,et al. The mycotic ulcer treatment trial:a randomized trial comparing natamycin vs voriconazole［J］. JAMA Ophthalmol,2013,131:422-429.

112. KALWERISKY K,DAVIES B,MIHORA L,et al. Use of the Boston ocular surface prosthesis in the management of severe periorbital thermal injuries:A case series of 10 patients［J］. Ophthalmology,2012,119:516-521.

113. STAPLETON F,EDWARDS K,KEAY L,et al. Risk factors for moderate and severe microbial keratitis in daily wear contact lens users［J］. Ophthalmology,2012,119:1516-1521.

114. SY A,SRINIVASAN M,MASCARENHAS J,et al. Pseudomonas aeruginosa keratitis:outcomes and response to corticosteroid treatment［J］. Invest Ophthalmol Vis Sci,2012,53:267-272.

115. HANET M S,JAMART J,CHAVES A P. Fluoroquinolones or fortified antibiotics for treating bacterial keratitis:systematic review and meta-analysis of comparative studies［J］. Can J Ophthalmol,2012,47:493-499.

116. SRINIVASAN M,MASCARENHAS J,RAJARAMAN R,et al. Corticosteroids for bacterial keratitis:the steroids for corneal ulcers trial（SCUT）［J］. Archives of ophthalmology,2012,130:143-150.

117. MUKHERJEE P K,CHANDRA J,YU C,et al. Characterization of fusarium keratitis outbreak isolates:contribution of biofilms to antimicrobial resistance and pathogenesis［J］. Invest Ophthalmol Vis Sci,2012,53:4450-4457.

118. NICHOLS J J,SINNOTT L T. Tear film,contact lens,and patient factors associated with corneal staining［J］. Invest Ophthalmol Vis Sci,2011,52:1127-1137.

119. GEERLING G,TAUBER J,BAUDOUIN C,et al. The international workshop on meibomian gland dysfunction:report of the subcommittee on management and treatment of meibomian gland dysfunction［J］. Invest Ophthalmol Vis Sci,2011,52:2050-2064.

120. KARTHIKEYAN R S,LEAL S M Jr,PRAJNA N V,et al. Expression of innate and adaptive immune mediators in human corneal tissue infected with Aspergillus or fusarium［J］. The Journal of infectious diseases,2011,204:942-950.

121. TAM C,MUN J J,EVANS D J,et al. The impact of inoculation parameters on the pathogenesis of contact lens-related infectious keratitis［J］. Invest Ophthalmol Vis Sci,2010,51:3100-3106.

122. PANJWANI N. Pathogenesis of Acanthamoeba keratitis［J］. Ocul Surf,2010,8:70-79.

123. ARITA R,ITOH K,INOUE K,et al. Contact lens wear is associated with decrease of meibomian glands［J］. Ophthalmology,2009,116:379-384.

124. SAUER A,ABRY F,LHERMITTE B,et al.［Purulent corneal melting secondary to multidrug-resistant Fusarium oxysporum aggravated by topical corticosteroid therapy］［J］. J Fr Ophtalmol,2008,31:534.e531-535.

125. LINDSAY R G,WATTERS G,JOHNSON R,et al. Acanthamoeba keratitis and contact lens wear［J］. Clin Exp Optom,

2007,90:351-360.

126. CHANG D C,GRANT G B,O'DONNELL K,et al. Multistate outbreak of Fusarium keratitis associated with use of a contact lens solution [J]. Jama,2006,296:953-963.

127. CLARKE D W,NIEDERKORN J Y. The pathophysiology of Acanthamoeba keratitis [J]. Trends in parasitology,2006,22: 175-180.

128. MORGAN P B,EFRON N,HILL E A,et al. Incidence of keratitis of varying severity among contact lens wearers [J]. Br J Ophthalmol,2005,89:430-436.

129. HURT M,NEELAM S,NIEDERKORN J,et al. Pathogenic Acanthamoeba spp secrete a mannose-induced cytolytic protein that correlates with the ability to cause disease [J]. Infection and immunity,2003,71:6243-6255.

130. KHAN N A. Pathogenesis of Acanthamoeba infections [J]. Microbial pathogenesis,2003,34:277-285.

131. DRENKARD E,AUSUBEL F M. Pseudomonas biofilm formation and antibiotic resistance are linked to phenotypic variation [J]. Nature,2002,416:740-743.

132. WILLCOX M D,HARMIS N,COWELL B A,et al. Bacterial interactions with contact lenses: effects of lens material,lens wear and microbial physiology [J]. Biomaterials,2001,22:3235-3247.

133. ALIZADEH H,APTE S,EL-AGHA M S,et al. Tear IgA and serum IgG antibodies against Acanthamoeba in patients with Acanthamoeba keratitis [J]. Cornea,2001,20:622-627.

134. DINI L A,COCKINOS C,FREAN J A,et al. Unusual case of Acanthamoeba polyphaga and Pseudomonas aeruginosa keratitis in a contact lens wearer from Gauteng,South Africa [J]. J Clin Microbiol,2000,38:826-829.

135. BLADES K J,TOMLINSON A,SEAL D. Acanthamoeba keratitis occurring with daily disposable contact lens wear [J]. Br J Ophthalmol,2000,84:805.

136. TODA I,YAGI Y,HATA S,et al. Excimer laser photorefractive keratectomy for patients with contact lens intolerance caused by dry eye [J]. Br J Ophthalmol,1996,80:604-609.

137. GORLIN A I,GABRIEL M M,WILSON L A,et al. Effect of adhered bacteria on the binding of Acanthamoeba to hydrogel lenses [J]. Archives of ophthalmology,1996,114:576-580.

138. SEAL D V,BENNETT E S,MCFADYEN A K,et al. Differential adherence of Acanthamoeba to contact lenses: Effects of material characteristics [J]. Optom Vis Sci,1995,72:23-28.

139. DART J K,STAPLETON F,MINASSIAN D. Contact lenses and other risk factors in microbial keratitis [J]. Lancet,1991, 338:650-653.

第五篇

眼库技术、麻醉与角膜手术

第一章
眼库技术

角膜病是当今世界上主要的致盲眼病之一。在许多角膜病盲中，公认最有效的治疗方法是角膜移植术。自 1931 年苏联 Filatov 首创用尸眼角膜作为供体进行角膜移植手术后，供体角膜的需求量逐年增加，这就需要有良好的保存方法来保存角膜以满足临床需求。因此，眼库（eye bank）应运而生。眼库的建立和发展又推动了角膜移植手术的前进。目前，世界上很多国家都建立了眼库，我国眼库虽然起步较晚，但也有了新的发展。为了更好地开展这项工作，现将眼库技术和管理概要如下。

第一节　眼库的简要历史和发展

一、国际眼库的发展

1944 年，美国纽约的一名角膜手术医师 Townley Paton 博士倡导建立了世界上第一个复明眼库（Eye Bank for Sight Restoration），他被称为现代眼库的奠基人。1955 年，美国眼科协会（American Academy of Ophthalmology，AAO）设立了眼库委员会（Eye Bank Committee），该委员会于 1961 年演进为美国眼库协会（Eye Bank Association of American）。1968 年，美国颁布《统一解剖捐赠条例》（*Uniform Anatomical Gift Act*，UAGA），为器官捐献提供了标准的尸体解剖的法律依据，且手术显微镜及手术缝线的发明及角膜保存方法也不断改进，眼库内的捐献角膜数量呈指数增长。

标准视力表设计之后，世界卫生组织（WHO）估计全球范围内盲人人数在 2 800 万~4 200 万，其中慢性失明者占这一人口的很大比例，特别是发展中国家，角膜疾病导致的失明已成为公共卫生问题。为此，1985 年，一个特殊的国际眼库（Trustees of Tissue Banks International，TBI）成立。在那之后，为了将地区性的眼库最终发展为真正的互通互联国际眼库，1989 年，由 TBI 正式成立国际眼库联合会（International Federation of Eye Bank，IFEB），在全世界很多国家推动眼库的发展。1958 年成立的世界上著名的斯里兰卡眼库是全球角膜捐献率按人口计算仅次于美国的国家，为第三世界国家树立了榜样，每年为很多国家提供了眼球供体。

1985 年，由阿根廷、哥伦比亚、厄瓜多尔、巴拿马、巴拉圭秘鲁和波多黎各的眼库共同宣布组成泛美眼库协会（the Pan American Association of Eye Banks，PAAEB）。欧洲眼库协会（the European Eye Bank Association，EEBA）由 22 个欧洲国家的 80 多个眼库组成，1989 年在丹麦召开了第一次会议，器官培养是欧洲各眼库采用的常规保存方法。亚洲眼库协会（the Association of Eye Banks of Asia，AEBA）由亚洲角膜病协会于 2009 年 1 月建立，旨在促进亚洲地区眼库的合作，加强、规范和统一眼库医学标准，以及眼组织获取程序。全球眼库协会联盟（The Global Alliance of Eye Bank Association，GAEBA）由美国眼库协会（EBAA），欧洲眼库协会（EEBA），亚洲眼库协会（AEBA），澳大利亚和新西兰眼库协会（the Eye Banks Association of Australia and New Zealand，EBAANZ），泛美眼库协会（PAAEB）和印度眼库协会（the Eye Banks of Association of India，EBAI）等倡议共同组建，以支持世界卫生组织的捐赠举措，协调眼库协会，分享眼库的知识及经验，提供技术指导并促进其达成目标。

二、我国眼库及眼库协会的发展

（一）我国眼库和角膜捐献工作

1964 年,中山医学院眼科医院成立我国首个眼库实验室,随后北京同仁医院眼库、上海第一医学院眼库、山东眼库、河南眼库等先后成立,是我国发展较早的眼库。

为了规范和促进我国眼库的发展,1985 年,在我国第三届全国角膜病学术会议上成立了以李辰为名誉会长、以谢立信为会长的中华眼库协会,总部设在山东眼库。

1997 年,国际眼库联合会(IFEB)公布了我国三个会员单位,即上海医科大学眼耳鼻喉科医院眼库、北京同仁医院眼库、山东省眼科研究所的山东眼库。

2009 年,中华医学会眼科学分会角膜病学组对我国 28 个省、自治区及 4 个直辖市的眼库进行调查,结果显示:全国 41 家被调查医院拥有眼库,35 所眼库具备眼库的必要设备;37 所眼库(90.2%)通过血液检测进行供体安全性检测;34 所眼库(82.9%)获得的供体材料供不应求;32 所眼库(78.0%)主动开展角膜捐献宣传活动。

尽管目前我国眼库数量较新中国成立初期明显提高,但角膜捐献的数量却远不能满足临床的需求。2004 年,约 3.2 万人在首都医科大学附属北京同仁医院眼库登记逝后捐献眼球,但 71% 为 30 岁以下年轻人,因此,目前实际捐献数量远远不能满足临床需要。根据获得数据估算,我国每年捐献的角膜供体数量不足 1 万枚。我国器官捐献、角膜捐献和遗体捐献分开运行也限制了角膜捐献的发展,2018 年,我国完成公民逝后器官捐献 6 302 例。因此,进一步扩大角膜捐献宣传,与人体器官获取组织和遗体捐献组织紧密合作,对增加眼库角膜的捐献数量将有帮助。我国角膜捐献不足的重要原因之一是受传统观念的制约,摘取眼球捐献角膜的方法不能被广泛接受,推广创新的角膜原位取材捐献技术将对我国的角膜捐献工作起到推动作用。

（二）山东眼库的发展

谢立信教授于 1978 年创建的山东眼库,是我国最早建立的眼库之一,也是国际眼库联合会承认的中国三大眼库之一。1985 年,在我国第三届角膜病学术会议上,正式成立了中华眼库协会,总部设在山东省眼科研究所。国际眼库联合会(IFEB)1997 年公布了我国三个会员单位,包括上海医科大学眼耳鼻喉科医院眼库,北京同仁医院眼库和山东省眼科研究所眼库。2007 年 6 月 6 日,山东省首个红十字眼库——青岛红十字眼库在青岛眼科医院挂牌成立,为青岛市红十字会与青岛眼科医院联合组建。2014 年 2 月,为规范红十字冠名工作,名称变更为青岛眼科医院红十字角膜库,多年来连续获得山东省关爱生命捐献工作先进集体、青岛市关爱生命工作先进集体等称号。

2004 年,谢立信教授在济南建立山东省眼科医院,同时成立眼库。2009 年 3 月,山东省眼科医院与山东省红十字会签署合作协议书,冠名山东省红十字眼库。眼库开展全国范围内的调查问卷,并在国内率先开展并推广了角膜原位取材技术,使得角膜捐献更加被广大捐献者和家属接受。2020 年 6 月,山东省卫生健康委员会确立山东省眼科医院眼库为山东省眼库挂靠单位,与青岛眼科医院眼库同为山东省眼库联合体牵头医疗单位。

（李素霞　高华）

第二节　眼库管理

一、任务与职责

眼库是为角膜移植手术、教学和科研提供有效尸眼的非营利机构。眼库协会是自愿献身于防盲事业的非政府性的群众卫生组织团体,由多个眼库及其会员组成,其目的是促进眼库工作任务的实施,负责制定眼库的医学标准并促进眼库的立法等工作。

眼库在医学管理上基本技术性问题的范围应当包括以下几个方面:

1. 供体生前所患疾病是否有向受体转移的可能性。

2. 供体组织是否存在污染,术后是否有发生术眼眼内炎的危险。

3. 中期保存液的应用和组织培养技术本身的安全性问题,即眼库的技术人员在处理供体组织时,是否有污染和机械性损伤角膜内皮细胞的可能性。

4. 眼库对眼球的保存方法、保存时间与内皮细胞活性的关系,即眼库操作技术是否会使角膜内皮细胞活性密度降低到可能发生术后原发性供体衰竭的可能性。

5. 眼库的工作人员采取的安全措施是否符合卫生保健方面的要求。

二、管理机构

1. 眼库主任　可以由眼科医院院长兼任。综合医院应建议由医院院长或眼科主任担任。

2. 执行主任　负责组织管理眼库的日常工作。

3. 医学顾问　可以由眼科副主任医师以上的 2~3 人组成,对临床应用的效果作医学监督并将信息反馈到眼库。

4. 秘书　可以根据工作量设定,也可以由技术员兼任,负责眼库的日常工作记录、会议记录和财务报表,以及对外组织宣传等工作。

5. 眼库技术员　由医学大学专科毕业生担任,主要负责对供体材料来源的收集、取材、内皮活性鉴定、保存和输送等工作。每个眼库必须由至少 2 人分工担任,保证对外联系的畅通,即既要按时取材和保存,又要及时与临床医师取得联系。眼库技术员是在眼库执行主任直接领导下从事眼库技术和管理工作最主要的部分之一。

(李素霞)

第三节　眼库技术

一、基本设备要求

1. 设置要求　医疗机构设立眼库应当与其功能、任务和技术能力相适应。眼库设置应当独立于角膜移植科室。

2. 技术能力　医疗机构应当具有省级卫生健康行政部门核准登记的眼科诊疗科目,在省级卫生健康行政部门备案后已开展同种异体角膜移植技术。

3. 场地和设备　眼库应当配备单独的办公室、实验室和角膜保存室等,总使用面积≥60m²。配备必要的办公设备,包括电脑及网络、专用电话和传真机等。眼库实验室及角膜保存室应当配备超净工作台、4℃恒温冰箱、裂隙灯显微镜、角膜内皮反射显微镜、角膜干燥设备等基本设备。

二、供体选择

(一)捐献者年龄

捐献者年龄一般不小于 2 周岁。目前,关于供体的年龄选择没有完全统一的标准,只能根据当时当地的实际情况结合供体的生理特点进行选择。从供体角膜的应用基础理论上看,婴幼儿的供体角膜内皮细胞密度高,作为供体时有较大的愈合储备能力,但角膜组织在 3 岁前较成人的柔软,术后容易发生植片的前突而形成高度近视眼。角膜内皮细胞的密度随着年龄的增加而逐渐减少,内皮细胞对手术后的愈合储备能力下降,且老年人内皮细胞容易出现赘疣和多形性增加,术后容易发生原发性供体衰竭或功能失代偿。因此,美国眼库协会规定供体年龄的下限为足月出生的新生儿,3 岁以下的婴幼儿供体主要用于 3 岁以下的婴幼儿角膜移植,如先天性角膜混浊和角结膜皮样瘤等,也可以用于矫治屈光不正的手术,如无晶状体眼的穿透性移植,借助术后角膜植片的前突矫治无晶状体眼所致的高度远视。供体年龄的上限最佳选择为 50 岁以内的供体角膜,因此,目前公认的最佳的选择为 3~50 岁的供体,且应考虑临床供、受体年龄的相互配对应用。但在实际的临床应用中,也可灵活地根据实际情况决定。

我国由于供体的匮乏,在供体年龄的选择上做不到那么严格。基本原则是用于角膜严重感染或外伤的治疗性角膜移植时,为了挽救眼球和恢复部分视功能,年龄的下限至足月新生儿角膜,年龄的上限至 70 岁左右。对增视性角膜移植,如圆锥角膜和各种原因导致的角膜白斑,仍然严格选择供体年龄,一般是以 3~55 岁者为宜,力争供、受体眼在年龄上相互配对。对于角膜板层移植,供体年龄没有严格的选择。

(二)获取时间

眼库应当在捐献者死亡 6 小时以内获取角膜。冬季或冷藏保存者可延长到 12 小时。

人体死亡之后,房水也停止了循环,角膜内皮细胞较长时间的缺氧和代谢障碍会导致变性及细胞分解死亡,但关于导致这些不可逆性病理性改变的确切时间尚不清楚。因此,从死亡到眼球摘除或存放的最长时限还没有共同的结论,但大多数学者同意死亡后 12 小时(夏季和无冷藏措施者应为 8 小时)作为角膜取材的临界值。如果死亡在 6 小时以内取材,则可以获得最佳的供体组织质量,即角膜内皮细胞可以得到最佳的活性状态。死亡后到取材间隔的时间愈长,内皮细胞的活性愈差,手术后植片的透明率就愈低。

(三)捐献者筛选

为了保证供体眼球的质量和保护受体的安全性,眼库技术人员在对供体眼球采集时,必须遵循一个相对的医学标准。在国外,眼库技术人员在供体选择上已成为至关重要的环节。技术人员在采集前必须仔细阅读供体生前的许多有关健康资料,与医师谈话、询问家庭成员等,以获得供体的真正死因。但我国尚难完全做到,尤其对猝死者的辨别就更加困难。因此,我们对供体眼球的采集首先提出一个医学参考标准。如果供体具体存在下列已知情况,眼库不应该提供角膜用于手术。

1. 绝对禁忌证

(1)死亡原因不明。

(2)传染性和感染性疾病:急性病毒性肝炎,狂犬病,克雅病(CJD),新变异型克雅病(vCJD)或家族成员患克雅病,乙型肝炎表面抗原(HBsAg)阳性,人类嗜 T 淋巴细胞白血病病毒(HTLV)Ⅰ型或Ⅱ型感染,丙型病毒性肝炎(HCV)血清学检测阳性,人类免疫缺陷病毒(HIV)血清检测阳性,亚急性硬化性全脑炎,进行性多灶性脑白质病,先天性风疹,急性脑病合并内脏脂肪变性综合征,急性病毒性脑炎或不明原因的脑炎或进行性脑病,急性败血症(菌血症、真菌血症、病毒血症),急性细菌性或真菌性心内膜炎。

(3)恶性肿瘤:恶性肿瘤眼部转移,急性白血病,急性播散性淋巴瘤。

(4)认知障碍。

(5)眼局部疾病:眼部恶性肿瘤,以及眼球或眼内急性感染,包括角膜炎、巩膜炎、虹膜炎、葡萄膜炎、玻璃体炎、脉络膜炎、视网膜炎等。

(6)凝血功能障碍:血友病及曾接受过人源性浓缩凝血因子治疗的其他凝血功能障碍。

(7)HIV 高危人群。

2. 相对禁忌证　捐献者存在以下眼部疾病之一的,综合评估决定是否获取角膜用于移植:

(1)影响移植成功率的眼病,如角膜中央瘢痕、圆锥角膜和球形角膜等。

(2)翼状胬肉或其他累及角膜植片中央光学区的结膜或角膜表面疾病。

(3)既往有内眼或眼前节手术史:屈光性角膜手术,如放射状角膜切开术、角膜镜片层间镶入术、激光角膜切除术;眼前节手术,如白内障摘除术、人工晶状体植入术和青光眼滤过手术;激光手术如氩激光小梁成形术、视网膜光凝术后等。

三、供体的获取

供体眼球的采集原则应当是常规的无菌眼球摘除手术或直接手术获取带角膜缘(巩膜环)的全角膜,然后为尸眼戴义眼或软性接触镜,以保持美容。

(一)获取前的准备工作

1. 医学资料收集　初步检查尸体情况,查阅并评估捐献者医学资料,包括捐献者现病史、既往史、家族史、个人史、疾病诊断及死亡原因、各种化验报告及病理学报告、治疗经过及特殊用药情况、眼部病史及检查结果,复印死亡证明、有关病历、知情同意书等,办理捐献相关手续。

2. 病毒学检测 采集静脉血 6~8mL 用于 HIV、乙型肝炎、丙型肝炎、梅毒等检测。

3. 准备手术器械包 包括眼球摘除包和原位角膜切除包。

（二）全眼球摘除方法

1. 消毒 使用 5% 碘伏按照眼科手术要求范围,消毒外眼皮肤 3 次;生理盐水和苯扎溴铵冲洗眼结膜囊各 1 次。

2. 眼球摘除 开睑器开睑;沿角膜缘剪开球结膜并向后分离;钩出内直肌(或外直肌),血管钳夹住止端,然后剪断;用视神经剪剪断视神经,拉出眼球剪断各条肌肉;将眼球放入保存瓶,角膜向上(保存瓶底部置生理盐水庆大霉素湿纱布),用记号笔在保存瓶上标记眼别,放入保温容器内。

3. 操作后处理 棉球填塞眶腔,装入塑料或硅胶义眼片,整复上下眼睑至睑裂微闭状态。

4. 注意事项 取材前,应尽可能用无菌生理盐水和氧氟沙星滴眼液反复冲洗供体结膜囊;视神经应尽量留长一些,一般 3~5mm;取材结束后,应尽快送回眼库处理。

（三）原位角膜切除方法

1. 消毒 使用 5% 碘伏按照眼科手术要求范围,消毒外眼皮肤 3 次;聚维酮碘冲洗结膜囊。

2. 原位取材 开睑器开睑,沿角膜缘剪开球结膜,用刀片自角膜缘向后轻刮,将筋膜组织刮向后,角膜缘后 2~3mm 处切开巩膜,直达葡萄膜,但不能有眼内容脱出;穿刺刀穿入前房,必要时可向前房内注入黏弹剂;角巩膜剪伸进切口,360° 剪开,用角巩膜镊提起角膜缘,将葡萄膜轻轻分开;将切取获得的角膜片(角膜组织和 2~3mm 宽巩膜)放入有角膜保存液的保存瓶中,角膜片内皮面向上;用记号笔在保存瓶上标记眼别,放入保温容器内;剪取少许结膜组织,放置入培养皿中行微生物培养(图 5-1-3-1)。

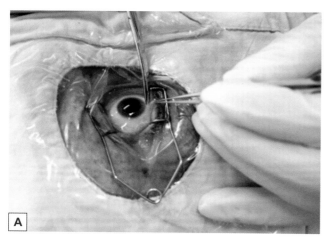

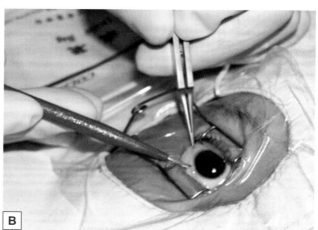

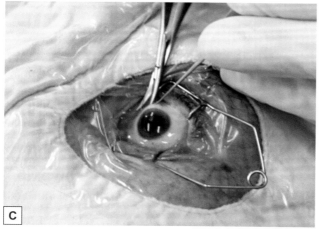

图 5-1-3-1 角膜原位取材方法

图 A 眼部消毒后开睑器开睑,沿角膜缘剪开球结膜

图 B 穿刺刀沿角膜后 2~3mm 穿刺入前房

图 C 用角膜剪伸进切口,360° 剪下含巩膜角膜片

3. 操作后处理　置塑料透明眼片或角膜接触镜于眼表创面,调好位置,闭合眼睑,恢复仪容。

4. 注意事项　取材前应尽可能用无菌生理盐水和/或氧氟沙星滴眼液反复冲洗供体结膜囊;环形剪取角膜片时,注意勿伤及角膜内皮;环形剪下角膜片时,勿剪破虹膜,避免玻璃体溢出;取材结束后,角膜供体应尽快送回眼库行进一步检测。

(四) 角膜的运输

角膜应当分别包装并密封于保存液或湿房环境中,在冷藏条件下(2~8℃)运输。

(五) 角膜处理与保存

获取的捐献眼球应当尽快处理并选用最佳保存技术保存,通常在眼库超净工作台内或洁净手术室中处理角膜。

1. 器械准备

(1) 无菌器械包:内含治疗巾一张、角巩膜剪一把、显微镊两把、组织剪一把、穿刺刀一把、弯盘一个、纱布及棉签若干。

(2) 处理眼球应在超净台内冰板上进行。

2. 操作程序

(1) 无菌纱布包裹眼球,在裂隙灯显微镜下观察角膜情况。

(2) 组织剪剪去眼球表面残留的筋膜、肌肉及结膜组织,保留视神经 2mm 左右。

(3) 1% 碘伏浸泡眼球 5 分钟(或 1:2 000 庆大霉素浸泡 15~20 分钟)。用棉拭子在眼球表面取样行无菌试验,送检验科常规细菌培养和真菌培养。

(4) 无菌纱布环形包住眼球巩膜部,用穿刺刀全层切开角膜后 2~3mm 处巩膜,角巩膜剪 360° 剪开,用显微镊子取下带巩膜环的角膜(不含葡萄膜组织),将角膜片放入有保存液的保存瓶中,密封后贴上标签,标注角膜编号,保存日期和时间及保存方法(图 5-1-3-2),处理剩下的巩膜。

(5) 进行角膜内皮细胞密度检查并记录,然后放入 4℃ 恒温冰箱保存备用。

3. 注意事项　剪去眼球表面残留的筋膜、肌肉及结膜组织时,动作要轻柔,防止剪破眼球。如果眼球已变软,可于视神经处向玻璃体腔内注射无菌生理盐水,使眼球恢复到正常眼压,再进行处理,防止操作时角膜反复塌陷而造成角膜内皮的机械性损伤。

四、供体血液和眼部组织 DNA 检测

所有供者均进行血液病毒检测。眼库收集供体材料的同时,需获取捐献者血液标本,送到中心血站或血液学实验室进行血清病毒学等检测。捐献者去世后可采集颈静脉血或者心脏血。对血液发生凝固无法采集血液者,可以收集眼部组织通过 PCR 进行病毒 DNA 检测。

(一) 供体颈静脉血采集方法

1. 操作前准备　供体静脉血采集前,操作者戴好口罩、帽子、无菌手套。首先要帮捐献者选择好正确的体位,一般采用平卧位,将枕头垫于颈下(高 8~10cm),头向后仰,尽量暴露颈部(使颈部皮肤紧绷以利于穿刺),头略偏向于穿刺部位的对侧(以偏离正中线 1~2cm 为宜)。

2. 消毒及颈静脉血采集　暴露供体采血部位并予皮肤消毒,用左手示指和中指固定颈部血管,右手示指和拇指固定针柄部位沿血管走行方向进针,回抽见血,表明已刺入血管。抽取静脉血 6~8mL,注入静脉血采集管,标注供体姓名、编号和日期。整理衣物。

3. 操作后处理　返回后将血样标本和化验申请单及时送检验科,检验科工作人员对标本进行病毒项目的检查。检查的结果以报告单的形式送交眼库工作人员,眼库工作人员应及时将检查结果登记并存档。

(二) 供体心脏血采集方法

1. 操作前准备　供体心脏血采集前,操作者戴好口罩、帽子、无菌手套。

2. 消毒及心脏血采集　暴露心前区并予皮肤消毒,于心前区左侧第 4 肋间隙的胸骨左缘旁 2cm 处,沿肋骨上缘垂直刺入右心室,一般刺入 4~5cm 深;或于剑突下偏左肋弓下约 1cm,穿入皮下组织后经肋骨下缘,与腹壁皮肤呈 15°~35°,针尖朝心底部位直接刺入心室腔,回抽见血即已刺入心腔,抽取心血

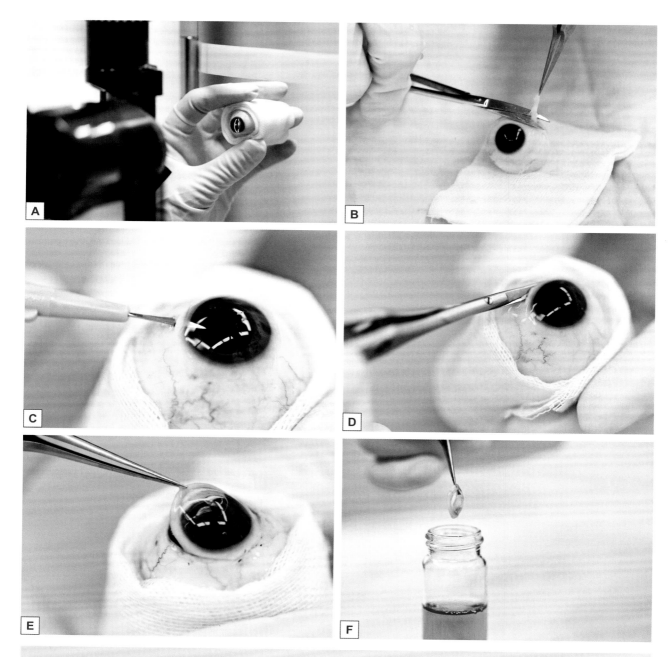

图 5-1-3-2   眼球摘除后角膜处理与保存

图 A   无菌纱布包裹眼球,在裂隙灯显微镜下观察角膜情况

图 B   组织剪修剪眼球外侧的肌肉筋膜组织

图 C   穿刺刀沿角膜缘后 2~3mm 穿刺入前房

图 D   应用角巩膜剪 360° 剪下含巩膜环的角膜片

图 E   有齿镊轻轻提起角膜,分离周边虹膜

图 F   将角膜片轻轻放置入中期保存液内保存

6~8mL,注入静脉血采集管,标注供体姓名、编号和日期。整理衣物。

3. 操作后处理　　返回后将血样标本和化验申请单及时送检验科,检验科工作人员对标本进行乙型肝炎五项、丙型肝炎、梅毒、人类免疫缺陷病毒项目的检查。检查的结果以报告单的形式送交眼库工作人员,眼库工作人员应及时将检查结果登记并存档。

(三) 供体血液检测的内容

1. 病毒性肝炎的检测　　乙型肝炎病毒、丙型肝炎病毒等。

2. 性传播疾病　　梅毒等性病。

3. 艾滋病(获得性免疫缺陷综合征)。

4. 供体组织的检测　　对无法获得供体血液者,可以收集眼部组织进行 PCR 病毒检测。可在角膜或者眼球取材时,获取眼部的结膜、角膜缘、眼外肌、视神经等眼部组织,提取组织 DNA,应用分子生物学的聚合酶链反应(PCR)进行 DNA 扩增,可检测的病毒包括活动性病毒性肝炎病毒、艾滋病病毒等。

五、供、受体眼球(角膜)质量评估

(一) 角膜原位及大体观察

这是眼库技术人员必须和首先使用的方法,首先在取材时观察眼球的外形是否正常(如是否有前后葡萄肿);角膜是否有瘢痕、划伤、水肿;眼压是否正常,是否存在巩膜破损。取材后目测供体角膜透明,虹膜纹理清楚,提示内皮细胞的活性良好。同时也应当观察角膜保存液的颜色和透明度,如果中期保存液发生混浊或颜色明显改变,要怀疑污染的发生。检查供体眼球应由受过医学和眼科培训的有经验的眼库技术人员进行,若对供体角膜难以作出评价,应请教指定的眼库医学顾问人员。

(二) 裂隙灯显微镜检查

裂隙灯显微镜下观察:角膜上皮是否完整,有无划伤、干燥、点状病变;角膜基质是否透明,有无水肿增厚、瘢痕,角膜中央透明区直径及老年环大小等;后弹力层有无皱褶及皱褶程度;角膜内皮面是否有血细胞附着等。与临床上眼球摘除时间和保存时间相结合,可作为粗略估计内皮细胞活性的方法。

(三) 眼库专用角膜内皮显微镜检查

角膜内皮细胞是决定角膜供体质量的重要因素,角膜内皮细胞的密度、形态和活性在保持角膜透明度方面起重要作用,是评估角膜组织是否适合内皮移植和穿透性角膜移植的关键。眼库用角膜内皮显微镜通过提供有价值的角膜内皮定量和定性数据,成为优化供体角膜可用性的不可或缺的工具。随着目前我国眼库的规范化建设,眼库用内皮反射显微镜已成为眼库的基本必备设备,但我国眼库发展起步晚,在眼库质量评估特别是角膜内皮镜检测方面仍欠缺经验,也缺乏相关文献报道。以 D 型角膜内皮反射显微镜(Konan CellChek)为例,介绍眼库专用非接触式内皮镜检查方法。

1. 内皮细胞检测　　检测前需将供体角膜从冷藏状态取出,放置于室温下 1~2 小时,恢复角膜内皮正常形态和离子泵功能便于拍摄清晰图像,将复温后的供体角膜(内皮面向下)置于角膜内皮反射显微镜的固定台上,选取角膜中央区域,通过移动 X、Y 旋钮和倾斜的腔室支架微调镜头位置至内皮细胞清晰成像后进行拍摄(尺寸为 1.00mm × 0.75mm),尺寸及放大倍率一致,拍摄至少 3 张具有代表性的内皮图像后选取最清晰的 1 张进行保存。如果无法获得清晰的内皮图像,可于次日静置一段时间后重复进行此项操作。

2. 内皮图像分析　　使用角膜内皮反射显微镜供体材料成像系统进行分析。选择 1~4 个清晰的区域放置矩形框,使用中心法连续选择相邻 50~70 个细胞中心,若视野内存在大量黑区导致细胞数量较少,则使用弯曲中心法选取边界清晰的内皮细胞进行检测,记录角膜内皮细胞密度(endothelial cell density,ECD)和六边形细胞比例(percentage of hexagonal,HEX),变异系数(coefficient of variation,CV)(图 5-1-3-3~图 5-1-3-5)。

(四) 台盼蓝(Typan blue)、茜素红(Araze red)染色检查

一般临床应用,在眼库进行裂隙灯显微镜和内皮显微镜检查之后合格者即可提供临床应用,在一些特殊情况下应做此项检查。

1. 台盼蓝染色法　　这是一项重要的眼库技术,是检查离体角膜内皮细胞活性的方法之一。Stocker

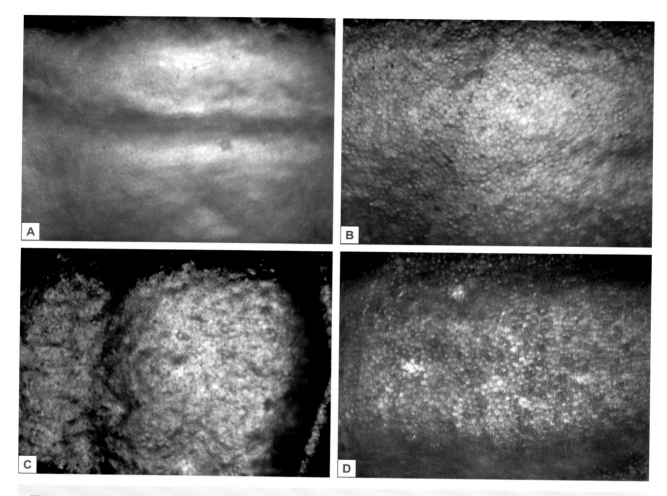

图 5-1-3-3 眼库内皮显微镜下角膜供体内皮形态

图 A、B 为同一供体角膜复温前后内皮图像,初查内皮时内皮图像细胞边界不清,经充分复温后,内皮边界清晰可见,内皮细胞密度为 2 481 个/mm²

图 C、D 为同一供体角膜复温前后内皮图像,捐献者为男性,62 岁,复温后内皮细胞虽因边界不清无法进行分析,但成像较前明显清晰,可大致辨认内皮细胞

(1970)应用 0.25% 台盼蓝溶液,在供体角膜内皮面上滴 1~2 滴,染色 1 分钟后,用生理盐水漂洗。细胞死亡之后细胞核会出现孔隙,染色物质台盼蓝就可以进入细胞核内。因此,内皮细胞具有活性者即不被染色,细胞核被染成蓝色者即为损伤或死亡的细胞。染色后在光学显微镜下(10×12.5)同临床上计数白细胞的分类方法一样,计数 100 个内皮细胞中的核着色的细胞个数,即可得到内皮细胞的活性率,连续观察计数 5 个视野,取其活性内皮细胞的平均百分率作为供体角膜植片的内皮细胞活性率。活性率达到 70% 以上为可供临床应用的参考标准。

考虑到台盼蓝染色液的毒性及容易使植片污染的缺点,又根据角膜内皮细胞的中央和周边部在密度上没有统计学差异的原理,笔者(1981)对该染色方法进行了改进,创造了采用手术时钻取植片后剩余的供体角膜环进行染色计数,同时在显微镜上加用目镜测微尺,根据计数结果快速鉴定内皮细胞活性的方法。这样既可以尽快了解所用于移植的供体的内皮细胞质量,又能有效减少染色剂对内皮细胞的损害。

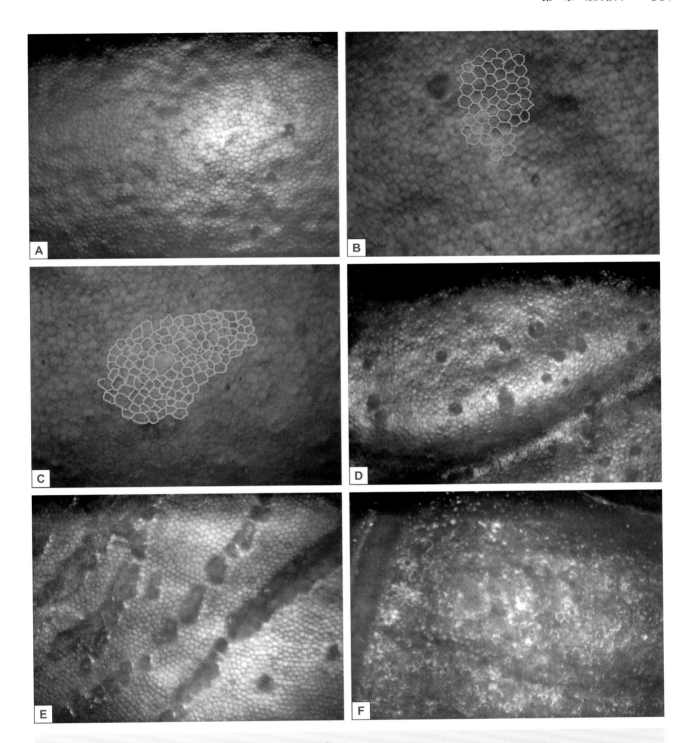

图 5-1-3-4　眼库内皮显微镜下角膜供体内皮黑区形态

图 A　正常内皮细胞图像,边界清晰,无异常黑区,内皮细胞密度为 2 695 个/mm²

图 B　内皮细胞密度为 2 965 个/mm²,形态规则,变异系数小,为 23%,六边形细胞比例为 70%

图 C　内皮细胞形态不规则,大小不一,变异度较高为 48%,可见多边形融合细胞

图 D　内皮图像显示圆形、椭圆形,约 1~8 个细胞大小的黑色暗区

图 E　内皮图像显示带状暗区,边界不清,余内皮细胞形态规则

图 F　内皮图像无法分析,未见明显细胞边界

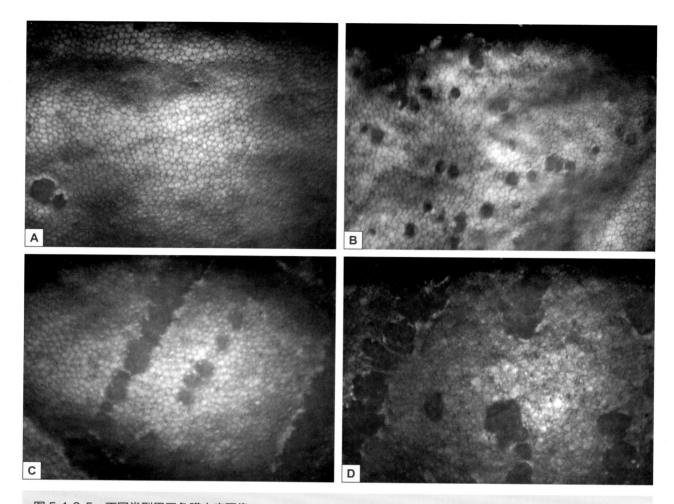

图 5-1-3-5　不同类型黑区角膜内皮图像

图 A　少量类圆形暗区,大小不一,其余区域内皮细胞形态规则,内皮细胞密度为 2 874 个/mm²

图 B　大量规则的圆形暗区,局部融合,内皮细胞密度为 2 695 个/mm²,细胞形态欠规则,变异系数为 42%,六边形细胞比例为 47%

图 C　两处平行排列的连续圆形及带状暗区

图 D　大片形态不规则暗区,细胞边界不清

2. 茜素红染色法　该法应用于离体角膜活组织检查,以生理盐水配制的 1% 茜素红溶液 1~2 滴,滴于角膜的内皮面,染 3~5 分钟后在生理盐水中漂洗,随即在显微镜下观察或照相。茜素红可以使内皮细胞间质的钙沉着被染成红色,清晰地显示细胞轮廓,使内皮细胞的镶嵌形态清楚醒目,便于内皮细胞的形态学观察和摄像记录。

3. 台盼蓝和茜素红联合染色法　在供体角膜内皮面上滴 1~2 滴 0.25% 台盼蓝溶液,1 分钟后,用 0.1%PBS 溶液漂洗,再用 1% 茜素红溶液 1~2 滴染色,5 分钟后用 0.1%PBS 溶液漂洗,在显微镜下加用目镜测微尺观察计数,测微尺上 5 个长方格带的总面积为 0.0 198mm²(10 × 12.5),观察时应注意内皮细胞的形态有无异常,有无黑区、脱落等改变,同时计数在 5 个小格带中内皮细胞平均个数(T)和核着色细胞平均个数(即死亡个数 D),即可算出内皮细胞密度、活性率及活性密度(图 5-1-3-6)。

六、角膜的保存技术

角膜的保存技术是一项重要的眼库技术。20 世纪 70 年代,湿房保存供体眼球是美国眼库保存角膜的标准方法。在眼球摘除后 48 小时临床应用是安全的。但由于保存时间短暂,1974 年,McCarey 和

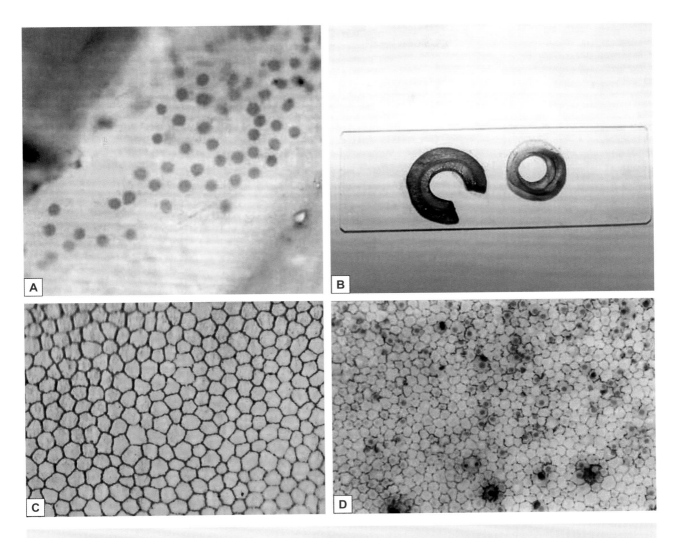

图 5-1-3-6　角膜内皮染色法
图 A　台盼蓝染色，核被染色的角膜内皮细胞为无活性的细胞
图 B　利用钻切下多余的角膜边缘进行台盼蓝染色，判定供体植片内皮细胞的活性
图 C　茜素红染色后的角膜内皮细胞形态
图 D　台盼蓝和茜素红联合染色法，可以反映供体角膜内皮细胞的活性密度

Kaufman 又发明了一种新的中期保存液，这种中期保存液被称为 M-K 液。20 世纪 80 年代初，国际上的多数眼库常用 M-K 液保存供体角膜，公认该方法保存的供体眼球在 96 小时内应用是安全的。1984 年 Kaufman 又改进了该种保存液，即在 M-K 液的基础上改进为 K 溶液（K-sol），使保存时间进一步延长。1986 年，Lindstrom 等研制出一种角膜活性保存液：硫酸软骨素保存液（CSM 液），是一种可与 K 液相媲美的保存液，具有潜在的应用价值。1988 年，Skelnik 等又介绍了一种新的中期保存液 Dexsol，它能有效地保存角膜达 10 天。 1991 年，Kaufman 等报告 Optisol 角膜保存液使角膜的保存时间延长到 2 周，目前在美国已商品化生产供临床和实验室应用。

我国在角膜中期保存技术方面也有贡献。1981 年，笔者研究团队等在国内首次研制成功人脐带血清角膜活性保存液。同年，马镇西和朱志忠在临床应用改良的 M-K（McCarey-Kaufman）液对角膜进行保存。1997 年，笔者研究团队又研制出我国自主知识产权的角膜活性保存液。该保存液是在 Optisol 保存液的基础上加以改进，以 MEM 为基础液，同时简化了一些不必要的成分，增加了微量地塞米松等成分，使保存角膜时间在 1 周左右应用是安全可靠的，这就解决了我国依赖进口 Optisol 的局面，在推动我国角膜移植的发展中起到了积极作用。2002年,笔者研究团队又在我国首次研究成功人脐带血清器官培养液保存角膜,使我国眼库的角膜保存技术步入国际先进的行列。

器官培养的方法是另一种长期保存的方法,Doughman 等 1974 年开始应用于临床,保存时间可以持续 1 个月以上应用。长期的保存角膜的方法是 1972 年 Capella 和 Kaufman 报告的深低温冷冻保存技术,该种方法可使角膜内皮细胞保持有效活性密度的时间持续 1 年以上。

在供体角膜的保存工作中,国内外学者都进行了各种不同的改进,但以上的方法是最基本的,主要划分为活性保存和非活性保存两大类。因此,仅将有代表性的保存方法作重点介绍。

（一）短期保存法

常用的短期保存法是湿房保存方法。有些手术者喜欢应用人体死亡后在湿房内保存 24 小时的供体眼球。许多学者通过电镜、光镜、组织化学和酶学的研究方法对湿房保存不同时间的角膜内皮细胞进行了观察,保存 24~96 小时应用到临床的结果不同,但公认人角膜组织在湿房内保存的最大临界值是 48 小时,超过此时间,角膜内皮细胞即出现不同程度的不可逆性损害,细胞器自溶,酶活性下降,内皮细胞活性密度急剧下降,术后发生原发性供体衰竭的危险性较大。

保存的方法是将眼库采集和经过灭菌处理后的眼球置于带有磨口瓶塞的广口瓶中,角膜朝上,瓶底以浸渍饱和 1 000μg/ml 硫酸庆大霉素或硫酸妥布霉素生理盐水的纱布衬垫,盖紧瓶塞,使瓶内保持饱和湿度,贴好瓶签,置 4℃冰箱保存备用。如果向外转运输送,可以将眼球固定在特制的不锈钢片眼球固定架上,再在瓶内存放转运。

该方法的优点是方法简便可行,特别适合我国的基层医院开展手术时应用;缺点是保存时间短暂,限于交通和其他原因,有时患者不能及时住院手术,造成供体弃用。

（二）中期保存法

供体角膜中期保存是将取下的角膜片置于含中期保存液的保存瓶中进行保存,中期保存法一般可以使供体角膜在 1~2 周内用于移植,有较好的安全性,具体保存时间根据不同的中期保存液有所不同。

1. M-K 和 K-Sol 液保存　M-K 液的主要成分是 TC-199 液中加入 5% 右旋糖酐,在保存角膜时加入青霉素、链霉素（浓度为 100μg/ml）,保存液的渗透压为 290mOsm,pH 为 7.4。保存一个角膜片只需要 20mL,角膜片处理完毕后 4℃冰箱保存备用。该产品在美国的商品规格为每支 20mL,在冰箱内保存有效期为 1 年。组织培养液 199 含有多种氨基酸和生物素,可以充分供给角膜内皮细胞营养而无任何毒性。保存液依靠重碳酸盐缓冲系统来维持保存液的 pH 在 7.4。但有时,重碳酸盐的分解难以使 pH 很稳定,而且释放的 CO_2 对内皮细胞有害。在 M-K 液中保存的角膜片在 4 天以内应用,已得到公认的安全效果。

2. Dexsol 保存液　1988 年,Skelnik 等介绍了一种中期保存液 Dexsol,它是在 Lindstrom 等研究的硫酸软骨素角膜保存液（CSM）的基础上研制而成的,其主要成分是 MEM 中含有 1.35% 的硫酸软骨素、1% 右旋糖酐、硫酸庆大霉素 100μg/ml、0.025mol/L HEPES、非必需氨基酸和抗氧化剂等。加入 1% 右旋糖酐以增加胶体渗透压,同时加入非必需氨基酸和抗氧化剂,能有效保存角膜达 10 天,在美国已商品化生产并应用于临床。

3. Optisol 保存液　Optisol 保存液是 Kaufman 和 Lindstrom 在 K 液和 Dexsol 液的基础上研制出的一种新型 4℃中期角膜保存液,被称为第三代角膜中期保存液。它含有较高浓度的硫酸软骨素,并含有 10% 的右旋糖酐,以增加角膜脱水作用,有效地维持角膜内皮细胞的活性达 14 天;Eusol-C 保存液是一种全部由化学合成的 4℃保存液,可维持内皮细胞活性长达 14 天。保存液含有效剂量的单一抗生素-庆大霉素、右旋糖酐、葡萄糖、丙酮酸钠（sodium pyruvate）、多种氨基酸和维生素、羟乙基哌嗪乙硫磺酸（Hepes）、碳酸氢盐等,pH 7.20~7.60（平均 7.40）,渗透压 255~345mOsm/kg（平均 300mOsm/kg）。产品在使用前可于 +2~+25℃贮藏,因而在运输过程中可耐受常温的波动,稳定性较高,保质期 24 个月。保存液中的酚红指示剂可显示 pH 的变化。

4. DX 保存液　国内学者根据国外中期保存的经验,设计配制了适合国情的中期保存液。自 1972 年起,河南省眼科研究所在国内首创营养液保存角膜,以 Hank 液和水解乳蛋白为主要成分的人工营养液保存眼球和角膜,其后又用 5% 低分子右旋糖酐代替 10% 小牛血清,用来保存眼球。1997 年,笔者研究团队又研制出我国自主知识产权的适合国情、成分简单、配制方便的 DX 角膜活性保存液,是在 Optisol 保存液的基础上加以改进,使保存角膜时间在 1 周以上,解决了我国依赖进口 Optisol 保存液的局面。

5. 器官培养　湿房保存或人工营养液保存角膜,眼库只能在 1 周内提供可靠的临床应用供体角膜,更长期的保存需要采用器官培养的方法,可使供体角膜内皮细胞在 1 个月内保持有效的活性密度供术者做穿透性角膜移植术。

器官培养必须在设备条件优良的组织培养室内进行,眼库技术员将获得的角膜组织置于含有细胞培养液的培养器皿内,严格按照组织细胞的培养程序进行培养、换液,在倒置显微镜下进行观察内皮细胞变化。每个眼库在研究工作中使用的培养液不完全相同,基质液用 Eagle 液,加入 L-谷氨酰胺、小牛血清,以及硫酸软骨素或低分子右旋糖酐,加入双抗液和常规调 pH。培养的温度有用 37℃和 35℃者,但结果无明显差异性。既往临床上都有手术成功的病例报告。

由于器官培养方法保存角膜组织要求的设备条件和技术水平较高,且有被真菌污染的风险。目前,该方法即使在发达国家的眼库也不作为常规采用的方法,仅作为实验研究和一种保存方法在少数设备精良的眼库或实验室内进行。在我国,目前条件下尚不能采用该法作为提供临床应用的常规保存手段,在少数有条件的单位仅能作为一项研究工作开展。山东省眼科研究所开展了器官保存角膜材料的实验和临床研究,并对保存方法进行了部分改良:综合评价了传统的胎牛血清培养液和新型人脐带血清培养液的保存效果,结果显示两种培养液保存的角膜内皮细胞活性、组织学、超微结构及酶活性均没有明显区别,代谢活动良好。证明能够应用人脐带血清替代胎牛血清配制器官培养液。通过临床观察,保存角膜内皮细胞活性率达 80% 以上。

(三) 长期保存法

临床上供体角膜一般优先进行中期保存,角膜供体过剩可采用长期保存。

1. 深低温冷冻保存角膜　深低温冷冻保存角膜是 Kaufman 和 Capella 在 1972 年首先报告应用的,随后在国内外均有采用该法长期保存人角膜用于临床移植成功的报告,保存时间可以长达 1 年以上,角膜内皮细胞在复温后仍保持有效的活性密度。该法的三个关键步骤是:冷冻前对角膜片的预处理、严格的冷冻操作和复温过程。成功需操作技术和实践经验密切结合。

冷冻前的预处理是将无菌采集的角膜片在 4℃水浴条件下分别在含有不同浓度的 4 瓶人体白蛋白、蔗糖和冷冻保护剂二甲基亚砜(DMSO)混合液中存放 10 分钟,操作时要严格控制恒温,否则保护剂的温度升高后会发生白蛋白沉淀和内皮细胞死亡。冷冻过程是严格控制的降温过程,因此要有自动温度控制仪,严格控制温度逐步下降的过程。温度降至−80℃时,才能将角膜片直接转移到液氮中,使温度下降到−196℃保存。复温过程也较复杂,融化过程对角膜的活性有很大的影响。将冷冻的角膜片在 40℃恒温水浴箱内水浴,待冰球恰好完全融化时立即加入新鲜的人体白蛋白 10 分钟,以置换残存的 DMSO,然后置于保存液中待用。保存液中的 DMSO 能迅速地穿透细胞膜,在低温冷冻过程中防止细胞间形成微小冰晶而损害细胞,蔗糖和人体白蛋白则起到渗透剂的作用。

深低温冷冻保存的过程复杂,技术要求很高:在操作过程中容易导致内皮细胞死亡;保存的代价昂贵,设备复杂,需要有训练有素的专门技术员 24 小时眼库值班,不宜在基层医院和一般眼库开展工作;因为保存的是角膜片,复温后应立即应用,不宜再向外地转运,故应用上受限;适于我国将来在中心眼库作为一种研究和储存角膜材料的方法应急供应。

2. 甘油脱水保存法　传统观念认为脱水保存的角膜片因角膜组织细胞已失去活性,故只适于板层角膜移植,但近年来也有用甘油脱水做穿透移植成功的报告,保存的方法简单易行。

将无菌采集的角膜片置于灭菌的无水甘油瓶中 24 小时脱水,再转移到另一瓶灭菌的无水甘油中封存备用。在手术应用时无菌取出,放入 1:4 000 的妥布霉素液中浸泡 10 分钟即可使用。

3. 无水氯化钙脱水干燥保存法　将角膜片放在无菌平皿中,平皿置于盛有无水氯化钙的无菌干燥器中,干燥 24~48 小时,将已脱水的角膜片置于带有变色硅胶为指示剂的无菌小瓶中,封口,贴好标签,置 4℃冰箱或−20℃低温冷冻保存。

4. 变色硅胶定型干燥保存方法　传统的干燥保存多采用无水氯化钙,吸水性极强,吸水过程中会释放出大量的热,易损伤角膜和导致供体角膜变形,限制了临床应用。变色硅胶是以具有高活性吸附能力的细孔硅胶为基础材料,对介质中的水蒸气有极强的吸附作用,而且无毒无害,无气味,临床应用安全性高。山东省眼科医院团队研发了一种新型可快速干燥定型的变色硅胶角膜干燥器,不仅干燥速度快,同时解决了角膜供体脱水过程中皱缩变形的难题。

　　角膜供体快速定型干燥的方法:调节室内温度为 22~23℃、湿度为 48%~50%。首先用 75% 的酒精擦拭干燥器内壁,然后打开紫外线灯管照射 30 分钟进行消毒。取琼脂平板放在干燥器内进行空气检测,合格后开始干燥角膜供体。持显微齿镊取出角膜供体,内皮面向下放置在与角膜供体直径相等的 304 不锈钢珠上,用显微齿镊将角膜供体铺平整。打开强力静音循环扇进行干燥,干燥时间约为 2 小时。干燥完成后将角膜供体转移至储存皿中,抽真空后于 4℃冰箱保存备用(图 5-1-3-7)。

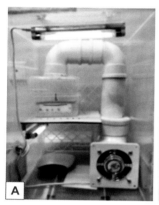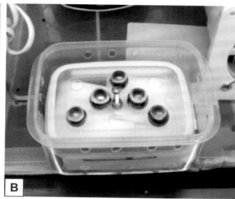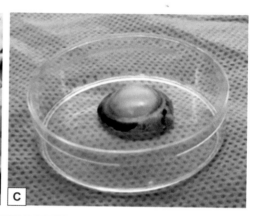

图 5-1-3-7　变色硅胶定型干燥保存方法
图 A　快速干燥定型的变色硅胶角膜干燥器外观
图 B　不同直径的角膜放置在与其相符合的 304 钢珠上并置于干燥盒内,经过 2~3 小时完全干燥
图 C　角膜干燥后转移到储存器皿中,抽真空置于 4℃冰箱保存

(李素霞)

参 考 文 献

1. SUN Y, QI X L, GAO H, et al. Clinical application of a shape-preserving rapid corneal donor dehydrater [J]. Int J Ophthalmol, 2022, 15: 736-740.

2. GAO H, HUANG T, PAN Z, et al. Survey report on keratoplasty in China: A 5-year review from 2014 to 2018 [J]. PLoS One, 2020, 15: e0239939.

3. 李文娟, 亓晓琳, 高华, 等. 硅胶干燥保存角膜与甘油保存角膜在深板层角膜移植术中应用的临床观察 [J]. 临床眼科杂志, 2019, 27: 311-314.

4. 高华, 陈秀念, 史伟云. 我国盲的患病率及主要致盲性疾病状况分析 [J]. 中华眼科杂志, 2019, 55: 625-628.

5. LI S X, WANG F H, WANG T, et al. In situ cornea harvesting through the Red Cross Organization: a new approach to relieving severe cornea donor shortage in Chinese eye banks [J]. Int J Ophthalmol, 2017, 10: 1611-1613.

6. 姚晓明, 祝晓明, 于莉. 现代眼库实用技术 [M]. 北京: 人民卫生出版社, 2017: 13-29.

7. 潘志强, 梁庆丰. 重视角膜移植手术的供体材料问题 [J]. 中华眼科杂志, 2016, 52: 641-643.

8. BOYNTON G E, WOODWARD M A. Evolving techniques in corneal transplantation [J]. Curr Surg Rep, 2015, 3 (2).

9. JADEJA J N, PATEL B D, SHANBHAG S S. The grave necessity to make eye bank specular microscopy mandatory in all eye banks in the subcontinent to improve utilization of scarce donor corneas [J]. Indian J Ophthalmol, 2013, 61: 711-717.

10. 中华人民共和国卫生行业标准.眼库管理［J］.中华眼科杂志,2013,49:181-184.

11. 李素霞,谢立信.我国眼库现状调查［J］.中华眼科杂志,2011,47:837-840.

12. BADDON A,JONES M,ARMITAGE J,et al. A review of allograft ophthalmic tissue in eye surgery［J］. Cell tissue bank,2010,11:29-38.

13. 中华医学会眼科学分会角膜病学组.眼库准入标准(征求意见稿)［J］.中华眼科杂志,2006,42:693.

14. 赵靖,谢立信,臧新杰,等.人脐带血清器官培养液保存猪角膜的实验研究［J］.中华眼科杂志,2004,40:533-538.

15. MOLLER-PEDERSEN T,HARTMANN U,MOLLER H J,et al. Evaluation of potential organ culture media for eye banking using human donor corneas［J］. Br J Ophthalmol,2001,85:1075-1079.

第二章
麻醉

第一节 麻醉用药

作为生物最重要的防御机制之一,疼痛从大脑被进化出那一刻起,便保护着生命躲避危险,继续生存下去。然而,也正是机体的保护机制疼痛,千百年来也限制了外科领域的发展。由于缺乏麻醉技术,早期的手术操作都伴随着患者撕心裂肺的哭喊。早在 1000 多年前,华佗就发明了麻沸散,并且还使用麻醉术给患者手术。近代医学使用乙醚做全身麻醉才 200 多年的时间。1842 年,美国麻醉医生 Crawford Long 就为一位手术患者成功实施了第一例乙醚全身麻醉,1846 年,William Morton 又使用气态乙醚完成了第一例成功的医疗麻醉公开演示,这标志着现代麻醉医学时代到来。

良好的全身或局部麻醉也是眼科手术成功的重要保障。为了达到手术时完全无痛和肌肉松弛,首先要了解患者的心理状态。一般来讲,眼科患者在手术麻醉前,情绪上总不免有些紧张、焦虑,甚至对手术产生恐惧。因此,除了从思想上消除这些精神因素,还应给予镇静药物。角膜移植,特别是穿透性角膜移植,对眼部麻醉的要求更高,所以做好麻醉前的各种准备相当重要。

首先,积极鼓励患者对接受的手术有信心。除了在术前尽量作好思想工作和解释工作,最好的办法是动员已经做过类似手术的患者现身说法。

其次,通过术前对眼部的检查了解患者情况。如精神紧张的患者在分开眼睑使其睁眼时,就可感到眼睑紧张并有抵抗感,也不容易用拇指和示指提起其上睑。另外,有些患者嘱其向下看时,就使劲地闭眼或"挤眉弄眼";还有一些患者,虽然事先教会往下看,但当用手指翻转其上睑时,眼球却使劲往上看,以致难以将上睑翻转。以上这些眼部的表现,可称为"危险眼",如果在这些人眼上施行手术,除了术前要做好充分准备,术中亦应更加认真地对待。

术前在进行全身体格检查时,应注意全身性疾病,特别是心血管与呼吸道疾病。一般来说,在局部麻醉下手术禁忌较少,如果在手术之前医生掌握了这些情况,则可完全避免某些并发症的发生。

一、麻醉前用药

（一）麻醉前用药目的

1. 使患者得到充分镇静,消除对手术的恐惧和紧张心理,提高麻醉的安全性。

2. 提高痛阈,增加止痛作用,增强麻醉效果。

3. 降低患者的基础代谢和神经反射的应激性,减少麻醉药用量。

4. 预防和对抗某些麻醉药的不良反应,如适量的巴比妥类药可预防或减轻各种局部麻醉药中毒反应,阿托品能预防呕吐、减少呼吸道、唾液腺和泪腺分泌。抑制眼心反射。

（二）常用药物

1. 巴比妥(鲁米那) 此药是较好的镇静催眠剂,由于它很少引起恶心、呕吐,所以最适合于内眼手术,成人常用量 0.06~0.1g,儿童 2mg/kg。

2. 安定 具有安定、镇静、催眠及抗惊厥作用。安定是治疗局部麻醉药所致抽搐的一种有效药物,在应用治疗剂量时,对呼吸、循环的影响甚小,在角膜移植术前一天晚睡前及术前 4 小时,成人常口服安定 5mg。

3. 麻醉的辅助药物　透明质酸酶(hyaluronidase)是一种能分解黏多糖类物质的酶,透明质酸是人体间叶组织基质的重要成分,能吸收水分形成黏度较高的凝胶体,并限制体液及细胞间物质的扩散。透明质酸酶则有解聚和软化透明质酸的作用,能降低其体液的黏度和阻力,使细胞间物质易于流通和扩散,促使皮下注射的药物和局部渗出的吸收,在麻药中加入一定量的透明质酸酶,能增强麻药的扩散作用,使麻药的范围扩大和减少局部组织的肿胀,更能迅速达到麻醉效果,延长部分局部麻醉药麻醉的时间。

二、麻醉用药

(一)常用麻醉药物

1. 利多卡因(lidocaine)　此药局部麻醉作用强,是普鲁卡因的 2 倍,尤其为适用角膜移植,常用浓度为 2%,一次用量不超过 0.5g。

2. 布比卡因(bupivacaine)　质酸胺类局部麻醉药,是目前已知麻醉药中时效最长者(5~10 小时)。其局部麻醉作用强度是利多卡因的 4~5 倍,无血管扩张作用,故可不加肾上腺素,常用浓度为 0.75%。

3. 罗哌卡因(ropivacaine)　是一种新型长效酰胺类局部麻醉药,麻醉效能与布比卡因相似,但其毒性比布比卡因低,浓度适中时能产生运动神经阻滞与感觉神经阻滞的分离,已经成为目前临床上最常用的局部麻醉药。

过去临床常把 2% 利多卡因与 0.75% 布比卡因 1∶1 混合使用,全量为 10mL。布比卡因的安全范围比利多卡因大,但有球后注射此药发生窒息、心律失常、心搏骤停及意识丧失的报道。如果麻药直接经视神经鞘膜血管内注射,则很可能引起严重的麻醉意外或死亡,目前临床上则采用 2% 利多卡因与 0.75% 罗哌卡因 1∶1 混合使用,全量约 10mL,在产生与布比卡因相同的麻醉效果前提下,能有效降低毒性反应发生率及危害性。但是,不管使用哪一种局部麻醉药,在使用过程中都存在毒性,所以在麻醉过程中应密切观察患者情况,如有异常应及时处理。笔者所在单位常规在上述 1∶1 麻醉药中加入 75U 的透明质酸酶,以利于麻药扩散和降低眼压。

(二)麻醉时注意事项

1. 向眼深部组织或有较大血管经过的部位注射麻醉药时,注射前或改变针尖部位之后,应先反复回抽注射器,查看无回血才能注射药物。如误将药物注入血管内,会导致局部麻醉药中毒,危及生命安全。

2. 不宜直接把麻醉药注入感染区,以免导致感染扩散。

3. 行神经阻滞麻醉时,必须熟练掌握相关局部解剖。

4. 行球后浸润麻醉时,不要选锋利注射针头,以避免刺中视神经。

(高华)

第二节　常用麻醉方法

角膜移植,尤其是穿透性角膜移植能否顺利完成,首要条件是有良好的麻醉。成人穿透性角膜移植常用局部浸润或全身麻醉,板层角膜移植或角膜内皮移植常用局部浸润麻醉,儿童大都采用全身麻醉,极少部分非常配合的儿童可以采用充分镇静联合球周麻醉,但一旦失败,立即改行全身麻醉。

麻醉的要求需要达到:①手术眼球固定不动,眼睑不能运动;②眼球和有关的附属器被充分麻醉;③术中眼压、眶压控制良好;④全身麻醉过程中无呕吐、无血压较大波动、无咳嗽或呼吸抑制。

一、神经阻滞麻醉

此方法是把麻醉药直接注射在神经干或神经分支的旁侧,以麻醉该神经支配的区域。角膜移植手术的麻醉不仅要保障手术区完全无痛,还必须使眼轮匝肌及眼球充分麻醉。所以,只要阻滞麻醉由面神经支配的眼轮匝肌以及三叉神经第一支眼神经的各分支即可。

（一）面神经阻滞麻醉

凡是沿着面神经通路的各个不同部位注射麻醉药,均可产生眼轮匝肌的暂时性麻醉,常用有三种方法:

1. 近端阻滞法(O'Brien 法) 在下颌骨髁状突处麻醉面神经的上支,注射点恰好在耳屏的前面,颧突后部的下面,并朝着下颌骨髁状突的骨膜面注射麻药。因神经的上支由该处向上行,分布于眼轮匝肌,为了使麻药能注射在正确部位,注射前术者可用手指压迫耳屏前的面部,嘱患者张口、闭口,或者向左右移动下颌,可准确地触及颧骨和髁状突的交接处,注射针在该处刺入 1cm 达骨膜后注射麻药 2mL,然后将针部分抽回,并向上和向前在颧弓处再注射麻醉药 2mL(图 5-2-2-1A)。

此法是在下颌骨髁突部骨膜处阻滞面神经,效果好且眼睑不肿胀,但注射时痛感明显,有时还可引起患者术后数日面瘫,由于面神经分支有存在变异的可能,有时,麻醉效果不明显。

2. 中段阻滞法(Atkinson 法) 用 40mm 长的 5 号针头,在眼眶颞侧缘外 1cm 做垂直线,在颧弓下缘交叉处进针,沿着颧弓下缘向后,紧贴骨膜边进针边注射麻药。术者另一只手的示指可放在颧骨弓处的颞浅动脉上面,一方面保护颞浅动脉不被刺伤,另一方面指示进针的方向并在此停止,一般注射麻药 3mL。此法的优点是麻醉效果好,不发生眼睑肿胀,术后疼痛轻(图 5-2-2-1B)。

3. 远端阻滞法(Van Lint 法) 从眶下缘处做一水平延长线和从眶外缘并以颧骨突为中心做一垂直延长线,两线交叉处进针。进针须达骨膜面,先注射少量麻药后,将针贴着眶上缘中央,紧贴眶上缘稍上之骨面向前进针,直到超过眶上缘之中央为止,边退针边注射麻药,针头退回到原进针处再注入一些麻药,然后将针头转向眶下缘以同样方法注射。此法较易掌握,但应注意针头必须沿眶缘稍外方进行,麻药须深达骨膜,如果过浅,不仅麻醉效果差,且会产生眼睑肿胀,影响手术操作(图 5-2-2-1C)。

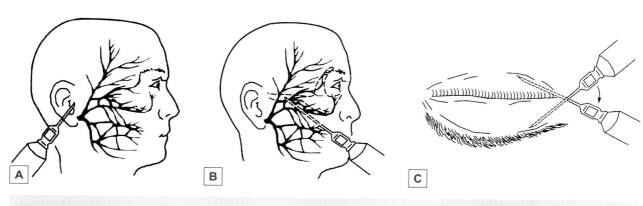

图 5-2-2-1   面神经阻滞麻醉

图 A   近端阻滞麻醉法(O'Brien 法)
图 B   中段阻滞麻醉法(Atkinson 法)
图 C   远端阻滞麻醉法(Van Lint 法)

（二）球后阻滞麻醉

球后阻滞麻醉是把麻药注射到肌锥内,不仅可使眼球完全麻醉,眼外肌松弛,还可降低眼压。用 35~40mm 长、针尖稍钝的针头,在眼眶下颞侧中、外 1/3 交界处进针,紧贴眶缘插入,先注射麻药 0.5mL,以免在穿过眶隔时引起疼痛,此时暂停片刻,等待麻药发挥作用,嘱患者眼向上、向内看,使眼球避开注射位置,同时,也使下斜肌、上直肌和外直肌之间的筋膜向前向上移动,以免影响继续进针,然后针尖在眼球和筋膜外插入,直接向上朝着眶尖,使针尖接近外直肌和视神经之间的睫状神经节。先返拔注射器观察无回血后,再向球后注射麻药 2~3mL。进针的深度一般不超过 3.5cm,以免损伤较大的眶内血管和刺伤视神经,注射完毕,应间歇压迫眼球约 5 分钟,尽可能使麻醉药充分扩散,这样不仅增强了麻醉效果,同时也降低了眼内和眶内压(图 5-2-2-2)。

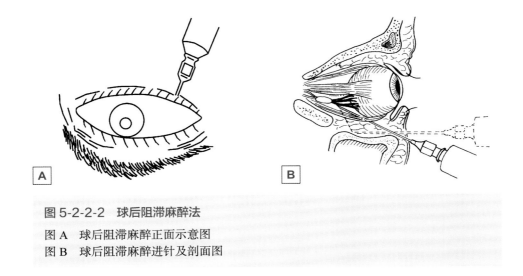

图 5-2-2-2　球后阻滞麻醉法
图 A　球后阻滞麻醉正面示意图
图 B　球后阻滞麻醉进针及剖面图

　　球后麻醉的合并症有:球后出血、刺穿眼球或针尖刺伤视神经造成永久性视力损害,严重者可致麻醉意外。所以初学者不仅要熟练操作过程,并要对局部解剖有准确的了解。

(三) 球周阻滞麻醉

　　由于球后麻醉存在着一些严重并发症,因此,人们改进了方法,把麻醉药注入球周,依靠药物扩散渗透入肌锥内,产生与球后阻滞麻醉相同的镇痛和抑制眼球转动的效果,认为此法有安全、并发症少、操作易等优点。常用 3.0cm 的长针头在眶中、外 1/3 交界处刺入皮肤,先注入少许麻药,然后向眶底进针 2.0cm,注入麻醉药 4~8mL,按摩眼球约 10 分钟。还可在这基础上从眶上缘的眶上切迹刺入,与眶内侧缘平行进针约 2.5cm,抽无回血,再注入麻醉药 2~3mL。但此法所需时间较长,操作不准时会影响麻醉效果(图 5-2-2-3)。

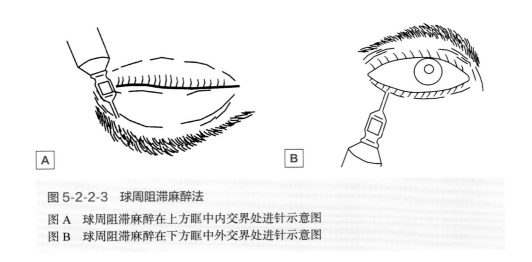

图 5-2-2-3　球周阻滞麻醉法
图 A　球周阻滞麻醉在上方眶中内交界处进针示意图
图 B　球周阻滞麻醉在下方眶中外交界处进针示意图

二、表面麻醉

　　因用于眼表麻醉药物的不断更新换代,现代的眼科用表面麻醉剂除可以满足速效性外,其麻醉的深度、麻醉的持续时间及对角膜的安全性等方面均能满足一般眼科手术的要求。其作用机制为稳定神经膜、阻断神经兴奋的产生与传导而达到麻醉效果。

（一）常用表面麻醉剂

1. 0.5% 爱尔卡因滴眼液（proparacaine hydrochloride）　主要成分为 0.5% 盐酸丙氯苯卡因和 0.01% 氯苯烷胺。

2. 0.4% 盐酸奥布卡因滴眼液（oxybuprocaine hydrochloride）　主要成分为 0.4% 盐酸奥布卡因和添加剂乙二胺四乙酸二钠等。

（二）在角膜移植中的应用

1. 作为穿透性角膜移植的辅助麻醉剂,减轻角结膜表面的感觉,减少球后和球周麻醉剂的用药量(因穿透性移植要求眼轮匝肌和眼肌得到充分麻醉后才能施术,而表面麻醉仅能达到眼表浅层痛觉神经的麻醉)。

2. 板层角膜移植或眼表重建术,尤其当眼表瘢痕较多时,阻滞麻醉难以达到眼表的止痛效果时,表面麻醉的应用可大大减少阻滞麻醉的用药量而获得满意的效果。

3. 用法和用量　上述两种表面麻醉滴眼液,滴入结膜囊 15 秒左右开始产生麻醉效果,1 滴麻醉剂可持续无痛时间为 15 分钟左右。在角膜移植中作为辅助用药的方法:1~2 滴/5~10 分钟,共 3~5 次。

4. 禁忌证　对丙氯苯卡因和奥布卡因过敏者。

三、全身麻醉

儿童尤其是新生儿的体表面积与体积之比较成人高数 10 倍,因此,麻醉过程中要注意保温及防止其脱水。术前应注意全身情况,对有呼吸道感染者,应积极治疗,推迟 2 周后再进行手术;怀疑有先天性心脏病的患儿应进行心脏超声检查,明确诊断后再根据心脏情况决定手术时间。

小儿麻醉的术前用药:阿托品或东莨菪碱的术前使用是重要的,但 6 个月以下的婴儿通常不给予镇静药,小儿穿透性角膜移植的麻醉,常选择喉罩 + 全身麻醉或气管插管 + 全身麻醉,极少部分大龄儿童可以考虑球周麻醉复合镇静下手术,但要做好全身麻醉的准备。

术前准备:根据患儿年龄,6 个月以内婴儿禁食 4 小时,禁饮 2 小时;6~36 个月的儿童禁食 6 小时,禁饮 4 小时;36 个月以上的儿童禁食 8 小时,禁饮 6 小时。术前 1 小时肌内注射硫酸阿托品 0.01~0.02mg/kg,苯巴比妥钠 1~2mg/kg。

（一）麻醉方法

儿童全身麻醉具体由麻醉科医师负责实施。

1. 吸入麻醉 + 喉罩(气管插管)　分为高流量吸入麻醉与低流量吸入麻醉两种,在广泛使用 CO^2 吸收器重复吸入系统情况下,一般临床上多应用低流量吸入麻醉。低流量麻醉使用新鲜气流量小于 1L/min 复合吸入麻醉剂进行诱导,诱导时间大于 5 分钟至外科麻醉期进行置入喉罩(气管插管),维持期采用吸入麻醉剂维持麻醉深度至手术结束后,可以采用机械控制呼吸或保留自主呼吸;高流量麻醉使用新鲜气流量大于 4L/min 复合吸入麻醉剂进行诱导至外科麻醉期进行置入喉罩(气管插管),维持期同前。

2. 氯胺酮复合静脉麻醉药或吸入麻醉药 + 喉罩(气管插管)　氯胺酮静脉注射剂量 2mg/kg,肌内注射 4~10mg/kg,静脉诱导后复合其他静脉麻醉药或吸入麻醉药,进行喉罩(气管插管)置入术,而后进入全身麻醉维持期。氯胺酮会增加呼吸道分泌物,应注意预防性使用抗胆碱药及清理呼吸道;氯胺酮还可引起颅内压、眼压升高,术前有颅内高压、青光眼患儿要禁用。

3. 复合静脉麻醉药或吸入麻醉药 + 喉罩(气管插管)　一般丙泊酚不主张用于 3 岁以下小儿,3 岁以下小儿可采用特制的适用于婴幼儿的丙泊酚,本文讨论的均是适用于婴幼儿类的丙泊酚。丙泊酚诱导剂量 2.5~3mg/kg 静脉注射,复合其他静脉麻醉剂或吸入麻醉剂可完成置入喉罩或气管插管。丙泊酚在小儿使用时易引起注射痛,使用前可注射小量利多卡因减少刺激性。

（二）术后处理

小儿手术结束后,均应送入麻醉恢复室或加强监护病房(ICU),待患儿完全清醒并达到返回病房条件后方可送返病房。

第三节 麻醉并发症及意外情况处理

麻醉前体检要仔细询问全身病的病史,虽然眼科疾病较少危及生命,但全身病病史往往增加麻醉的风险,如甲状腺功能亢进、糖尿病、高血压、心脏病等。对全身情况欠佳又必须行角膜移植手术者,术前最好请内科医生会诊,处理后再行手术,术中由麻醉科或内科医生协助监护全身情况。常见麻醉并发症及意外如下:

(一)球后麻醉并发症

1. 眶内出血 常为针头太锐、进针过速或进针太深伤及眶内血管所致,也可见针头尖部有钩,拔针时造成眼组织或血管的外伤致出血。表现为眼球向前突出、眼睑紧张、眼压高、眼睑下瘀血等。

处理:一旦发现眶内出血,应立刻停止操作,用纱布和手掌鱼际肌加压于眼眶,进行止血。如眶内出血量小,眼眶加压效果好,可进行手术;但对眶内出血量大者,除停止手术观察外,还应使用高渗脱水剂,尽可能降低眶内压,以预防眼底视网膜供血障碍等并发症。

2. 眼球穿孔伤 这是一种严重的眼科麻醉并发症,常常发生于初学麻醉的医生,另外,患者眼部条件的特殊性也是造成这一并发症的原因。因此,对轴性高度近视、多次行球后注射或曾行眼球环扎术等患者,尤为注意。行球后注射时,有穿通眼球感,检查发现眼压较低或可见眼底出血等,要高度怀疑眼球穿孔伤,除立刻停止手术观察外,还应用抗生素预防感染且必要时用止血剂。

预防措施:对有上述高危因素的患者,应选经验丰富的操作者施术,针头不要过于锐利,还可改用球周麻醉或全身麻醉等。

3. 暂时或永久性失明 当麻醉药中加入血管收缩剂时,易使视网膜中央动脉或供给视神经的动脉分支发生暂时或较长时间的痉挛,造成血液循环障碍出现暂时失明。因此,在行角膜移植尤其是穿透性移植的麻醉时,原则上不加血管收缩剂。还有一种情况是麻醉药物直接注射到视神经鞘造成的毒性作用。临床上,当患者在行球后麻醉后,如发生光感丧失、瞳孔散大、对光反射消失,应考虑此并发症的发生,应立即给予扩血管、吸氧等处理,大部分患者可恢复视功能。

(二)麻醉药物毒性反应及处理

常见于局部麻醉药一次用量过大或局部麻醉药误入血管内出现药物的毒性作用,或球后注射入神经鞘内对麻醉剂产生过敏反应,尤其是一些体弱者或小儿,对局部麻醉药物的承受力较低。临床上有两种表现:兴奋型,主要表现为中枢神经兴奋为主的系列症状;抑制型,表现为中枢神经和循环系统功能抑制的一系列症状。

处理:首先停用麻醉药;面罩吸氧及保持呼吸道通畅;对轻度中毒者,可静脉注射咪达唑仑 0.05~0.1mg/kg 或地西泮 0.1~0.2mg/kg;对惊厥发生者,可静脉注射丙泊酚 1~2mg/kg,如惊厥控制不佳则需使用肌松药解痉(应备有复苏设备),如果缺乏相应药物或条件,也可使用静脉注射咪达唑仑或地西泮控制惊厥;出现循环抑制时应维持循环系统稳定;发生呼吸心搏骤停者,应立即进行心肺复苏。应根据患者控制情况决定是继续进行手术还是择期手术。

(三)眼心反射

因强烈牵拉眼外肌或压迫眼球引起心动过缓、期前收缩和二联律、交接性心律和房室传导阻滞,甚至引起心搏骤停的一组心律失常的症状,主要是牵拉引起继发神经反应造成的。在局部麻醉后行眼球加压,尤其是小儿,易出现眼心反射。

处理:暂停手术操作,消除引起眼心反射的因素,多数患者可自行恢复。如不能恢复,可肌内注射或静脉注射阿托品 0.01~0.02mg/kg。心脏停搏则按常规抢救。

(高华)

参 考 文 献

1.　奚春花,王古岩.眼科麻醉技术及研究进展[J].中国现代医学杂志,2021,31:1-7.

2.　张雪荣,罗俊.眼科麻醉的并发症及其防治[J].华西医学,2015,30:1383-1386.

3.　WANG X,DANG G F,LI Y M,et al. General anesthesia versus local anesthesia for penetrating keratoplasty：a prospective study[J]. Int J Ophthalmol,2014,7:278-282.

4.　郭曲练,姚尚龙.临床麻醉学[M].3 版.北京：人民卫生出版社,2011.

5.　诸葛万银,李文硕.实用眼科麻醉学[M].天津：天津科学技术出版社,2008.

6.　WANG H S. Peribulbar anesthesia for ophthalmic procedures[J]. J Cataract Refract Surg,1988,14:441-443.

7.　GREENE N M. Clinical pharmocology of local anesthesia in ophthalmologie surgery. Surgical pharmacology of the eye[J]. New York：Raven press,1985,15-27.

第三章
全层角膜移植术

第一节 穿透性角膜移植术

穿透性角膜移植术（penetrating keratoplasty，PKP）是以全层正常角膜代替全层病变角膜的方法。1905 年，奥地利眼科医生 Eduard Zirm 成功完成了首例人穿透性角膜移植手术，从此之后，穿透性角膜移植一直是角膜移植主流的手术方式。直至近 20 年，板层角膜移植和角膜内皮移植等成分角膜移植所占的比例越来越高。

一、适应证

1. 角膜全层瘢痕　是穿透性角膜移植主要的适应证，主要包括：

（1）炎性瘢痕：细菌、真菌或病毒感染后所致的角膜全层瘢痕，要求病程稳定后 3~6 个月进行手术。

（2）角膜穿通伤性瘢痕：常常为粘连性角膜白斑。

2. 角膜烧伤　主要包括角膜化学伤和热烧伤导致的角膜混浊，或连带角膜缘干细胞部分或全部损伤，属于高危角膜移植范围。既往统计，角膜烧伤所致的角膜盲是穿透性角膜移植的一大难题，术后免疫排斥率高达 70% 以上。

3. 角膜内皮细胞功能失代偿　各种原因导致的角膜内皮细胞功能失代偿引起的大泡性角膜病变，如 Fuchs 角膜内皮细胞营养不良、ICE 综合征、眼部手术或外伤等导致的不可逆性大泡性角膜病变等是穿透性角膜移植和角膜内皮移植的适应证。目前的观点建议，只要角膜基质没有明显混浊，优先选择角膜内皮移植。

4. 与遗传有关的角膜病　主要包括角膜发育异常和角膜营养不良等。

（1）先天性角膜发育异常：如先天性角膜混浊、硬化性角膜等，应在发生弱视前手术。

（2）角膜营养不良：主要是与遗传有关的各种类型的角膜内皮营养不良，角膜基质营养不良伴有内皮密度低于 1 000 个/mm² 也是穿透性角膜移植的适应证，临床常见的是斑块状角膜营养不良，一般视力低于 0.1 方考虑行穿透性角膜移植。

（3）圆锥角膜：一般在完成期存在全层角膜瘢痕或急性水肿期行穿透性角膜移植。

5. 角膜严重感染或穿孔　当角膜化脓性感染用药物治疗难以奏效，患者面临角膜穿孔或丧失眼球的危险时，应考虑行穿透性角膜移植。

6. 其他　如角膜破裂伤、角膜血染、角膜化学染色，以及因角膜透明度影响到内眼复明手术时，均需要行穿透性角膜移植。

二、禁忌证

1. 青光眼　如果术前检查确诊患者存在青光眼，必须经药物、激光或抗青光眼手术有效地控制眼压后，方可进行穿透性角膜移植术。

2. 干眼　角结膜的实质性干燥会使穿透性角膜移植术后植片上皮愈合困难，进而导致植片融解或混浊。因此，对干眼患者，必须重建眼表和泪液分泌试验 ≥10mm/5min 后才能进行手术。

3. 眼内活动性炎症　如葡萄膜炎、化脓性眼内炎等不宜手术。因角膜穿通伤形成的化脓性眼内炎，角膜透明度不够，可以行穿透性角膜移植联合玻璃体切除术。

4. 神经麻痹性角膜炎　该病因角膜神经营养障碍致角膜溃疡或角膜混浊，在原发病治愈之前不宜行角膜移植手术。

5. 视网膜和视路功能障碍　弱视、严重的视网膜病变、视神经萎缩或视路的其他损害，术后难以达到增视效果的患者不宜手术。如果是美容的要求，可以考虑行美容性角膜移植术。

6. 附属器化脓性炎症　如慢性泪囊炎、溃疡性睑缘炎等，要待化脓性感染治愈后再行穿透性角膜移植。

7. 患者全身情况不能耐受眼科手术　患有严重高血压、心脏病、全身免疫性疾病或糖尿病患者，应在得到内科有效治疗后，再考虑行穿透性角膜移植。

8. 获得性免疫缺陷综合征（AIDS）　患者一般不能行穿透性角膜移植。

临床实际工作中，要理性看待手术禁忌证，当眼球出现穿孔、眼内容物脱出、有感染性眼内炎风险等不进行角膜移植则眼球不能保存的情况时，医生则要根据实际情况具体分析，在充分防范并发症的前提下，行角膜移植保存眼球，并在术后积极采取措施降低手术后并发症的风险。

三、术前准备

穿透性角膜移植手术要取得成功，充分的术前准备非常有必要。如果在手术前不能做好术前准备，则有可能发生术中或术后并发症的风险，充分的术前准备主要包括以下几方面：

1. 抗生素清洁结膜囊　正常人的结膜囊抗生素滴眼，每 2 小时 1 次滴用 2~3 天，可以达到无菌的目的。如果有结膜囊或附属器的化脓性炎症，炎症控制后，必须做结膜囊细菌培养，连续 3 次阴性后方可手术。但要用穿透性角膜移植治疗药物不能控制的角膜感染例外。

2. 术前应进行洗眼、冲洗泪道。

3. 角膜感染或穿孔的患者，20% 甘露醇 250mL 术前 1 小时静脉滴注（成人注意肝肾功能），以减轻眶内和玻璃体腔内压力。

4. 术前 2 小时，口服乙酰唑胺 0.5g 和安定 5mg（70 岁及以上高龄除外）。

5. 全身麻醉患者，应按全身麻醉准备。

6. 角膜穿孔患者，术前不洗眼，应在麻醉后手术台上抗生素溶液冲洗结膜囊。

7. 角膜移植联合白内障摘除的患者，术前应计算植入人工晶状体的屈光度，并准备人工晶状体植入器械。

8. 有角膜新生血管或虹膜新生血管的患者，应在术前应用止血药物。诸如角膜表面大量新生血管、假性胬肉等，首先应进行眼表重建手术，等眼表稳定后才能进行穿透性角膜移植术；或在行穿透性角膜移植术的同时行异体环状干细胞移植术。否则，近期可以获得植片透明，但远期终因免疫排斥反应致植片混浊，或植片重新被血管膜覆盖。

四、手术技术

（一）麻醉

1. 全身麻醉　全身麻醉使中枢神经系统暂时抑制，临床表现为神志消失、全身镇痛、遗忘、反射抑制和骨骼肌松弛。可以减少眼心反射的风险，对于眼球局部可以避免球周注射麻醉药物引起的局部组织水肿和对眼球内容物的挤压。

全身麻醉术前禁食、禁水的时间一般是 6~8 小时，母乳术前 4 小时禁食；严格遵循术前禁食、禁水时间的患者，在全身麻醉以后可以减少恶心、呕吐的发生率，减少误吸、窒息的可能。

2. 局部阻滞麻醉　对穿透性角膜移植的患者，如麻醉条件允许，一般建议选择全身麻醉；对不能耐受全身麻醉的成人患者，可以选择局部阻滞麻醉。局部阻滞麻醉是关系到手术成败的关键因素之一。麻醉不充分，术中眼球转动和眼轮匝肌收缩会增加手术损伤眼内组织或眼内容物脱出的风险。

麻醉致眶内出血或组织严重水肿时,增高的眶内压会使眼压增高,钻切角膜后晶状体前突,使虹膜组织容易嵌顿在缝合切口处,不利于术中的缝合操作,有时也会形成术后的虹膜前粘连,加重术后的前房炎症反应,术后继发青光眼及免疫排斥等并发症,严重者有缝针损伤透明晶状体形成手术性外伤白内障的危险性。因此,必须充分麻醉眼轮匝肌和充分球周浸润麻醉,麻醉的具体操作和所用药物详见术前麻醉部分。

局部阻滞麻醉后,为了降低眶周和眼球的压力,需要对眼球进行加压。局部麻醉出针后,应用 Honan 气囊加压。但更方便适用的方法是应用一块纱布垫放在眼睑上,用手掌的鱼际肌部位向眼球方向均匀施加压力,压力控制在 40~50mmHg,2~3 分钟放松加压 5~10 秒钟,加压时间总控制在 10~15 分钟,可使眼球充分软化。对角膜穿孔或后弹力层膨出患者,加压应更加轻微或不加压。

(二)手术步骤

1. 眼球固定 开睑器开睑后,为便于术中角膜定位,便于操作和保持钻切角膜后眼球不变形,有经验的术者常规可以仅缝上、下直肌牵引固定缝线即可。对缺乏手术经验、儿童患者、无晶状体眼或植片直径在 8.5mm 以上者,建议缝合 Flieringa 环(图 5-3-1-1A)。

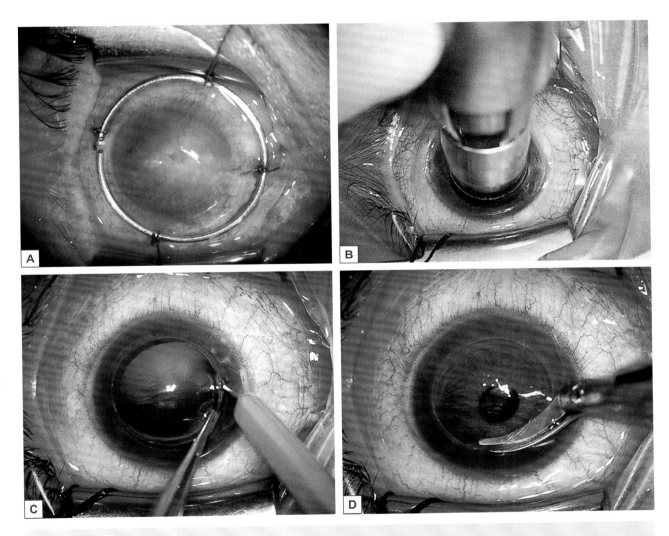

图 5-3-1-1 穿透性角膜移植手术步骤

图 A 开睑器开睑,上、下直肌固定缝线及缝 Flieringa 环

图 B 取环钻钻切角膜植床

图 C 用一次性尖刀从鼻侧或颞侧穿透入前房

图 D 采用角膜剪剪下病变角膜

2. 制备植床　植床制备具体步骤如下：

（1）植床直径选择：植床直径大小应根据角膜病变的性质及大小来决定。单纯角膜瘢痕，植床直径应与病变大小同径，但一般应保持在7~8mm。因为直径偏小不利于术后增视的效果，且较小的植片内皮细胞总数较少，容易导致术后植片内皮细胞功能失代偿。而植片直径>8mm时，术后免疫排斥反应发生率增加，但总的原则还是要彻底清除病变，尤其是角膜感染性活动性病变。

（2）植床中心定位：植床的中心力求在角膜光学中心，应当位于正常人瞳孔中心，在角膜中心的鼻侧约1mm，因此，缩瞳以后，瞳孔中心微偏角膜光学中心的鼻侧。植片偏位移植，除会影响增视效果外，偏中心移植还会增加穿透性角膜移植的免疫排斥反应发生率。

（3）环钻种类选择：环钻种类的选择也很重要，以治疗原发病为主的穿透性角膜移植，可以选择一般的普通手动环钻，如果以增视性角膜移植为主，如圆锥角膜的穿透移植，应选择负压环钻，使其在角膜上钻切的孔径切面尽量与角膜表面垂直，使其植床和植片对位缝合良好，减轻术后的手术源性散光。有的负压环钻上同时还带有不同子午线的标记，以便于术中缝合时缝针的间距完全相等，使其植片和植床在360°周围的拉力均匀，这些均是减少术后散光的措施。

（4）钻切植床：植床钻切时，对角膜植床必须施加均匀的压力，当然负压环钻可以控制钻切深度就不存在这个问题。压力大小与钻切深度之间的关系要依靠医生的经验。对于经验少的临床医生而言，应施压很轻，钻切速度要慢，每次转动环钻幅度在1/4圆周为宜，然后再倒转环钻切1/4圆周，这样往复环切2~3次（图5-3-1-1B）。应提起环钻检查植床钻切的深度，如果过浅，可以再次钻切，转动次数要根据首次钻切的深度而定。如果环周的钻切深度不一，再次钻切时可以轻微向钻切浅的部位倾斜和加压，尽量使钻切的深度均一，深度达3/4以上角膜厚度时，停止钻切，用锋利的刀尖在颞侧或鼻侧穿透进入前房（图5-3-1-1C）。

（5）剪切病变角膜：当钻穿或尖刀切穿进入前房后，房水溢出，此时应向前房内注入0.01%卡巴胆碱注射液缩瞳，瞳孔会在数秒钟内缩成1~2mm大小，此时再经穿透处向前房内注入黏弹物质，常用的是透明质酸钠（Healon），当前房重新恢复以后，从穿透处进入角膜剪，沿逆时针方向剪下1/2圆周（图5-3-1-1D），然后换不同方向的角膜剪，顺时针方向再剪下另外1/2圆周病变角膜组织，使其形成完整的圆形孔，植床的制备即算完成。剪切的关键是剪刀与角膜面垂直，使其切刃和钻切的植孔缘完全一致，减少缝合后手术性散光。另外，每次插入剪刀头向前剪切时，一定看清是否有虹膜组织被嵌入剪刀头和角膜间，以防虹膜被损伤。

3. 制备植片　当制备植床时，助手应同时做供体植片的制备，常用的方法是用眼库提供的全角膜片，经过平衡盐溶液（BSS）轻轻漂洗后，放置在角膜冲切器的切割枕（cutting block）上，使内皮面向上，位置一定使角膜中心和切割枕的中心重合（图5-3-1-2A），也可以放在角膜片后，把切割器的环钻轻轻压下但不接触内皮面，观察环钻是否放在角膜中央，如果确认是中心位置，用拇指把环钻快速压下，使其植片被快速切下，此时不但可以听到冲切的特殊声音，而且术者可以感受到切穿角膜组织的穿透感，此时，重新提起环钻，植片完整地被遗留在切割枕上，用角膜片托板轻轻从上皮面托起，放置在已制备好的植床上（图5-3-1-2B）。

4. 缝合植片　首先用BSS轻轻冲洗植孔中的黏弹剂和残存的缩瞳剂，然后重新把黏弹剂滴到植孔上，把制备好的植片用托盘放置在植孔上，第一针间断缝合是在12点钟位，有术者习惯用双齿的角膜镊自己缝合，有的术者则需要助手把6点钟位的植片固定好，在12点钟位直接用角膜缝合镊缝合。随后缝合固定3点、6点、9点位。4针间断缝完之后，要用吸水海绵吸去角膜植片表面液体，使在显微镜下可以看到角膜植片上清楚的正方形，瞳孔位于正方形中心。如果不成正方形，应调整缝合线位置重缝，使其一定成正方形（图5-3-1-3A）。

关于缝合深度及密度，有经验的医生缝合深度会均匀地控制在角膜厚度的4/5以上，接近后弹力层，均匀的缝合深度不仅有利于创口愈合，而且可以减少手术性散光，植床和植片每针的缝合宽度或称为跨度，应当在3mm左右，太短或太长均不宜控制均匀的拉力。

缝线需用10-0尼龙角膜缝线，而角膜移植的缝针及缝线与白内障手术的要求是不同的，因为角膜缝

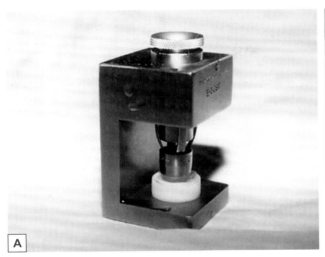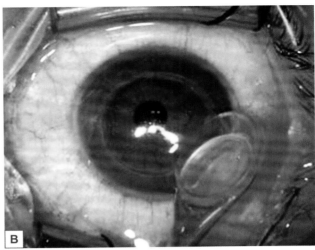

图 5-3-1-2　角膜植片制备

图 A　用角膜冲切器完成供体植片的切割

图 B　把供体角膜植片放置在植床上

针必须是带侧翼的铲针。铲针上的缝线粗细均一，有良好的拉力，因此，术前必须选择使用适合角膜移植的缝线，才能使手术结果稳定。

　　缝线时，有的术者喜欢间断缝合，因为间断缝合的优点是手术容易控制深度、针距及手术时间，最大的优点是术后可以选择不同时间，在不同子午线上拆线来调整手术性散光，缺点是针数缝少容易漏水，针数过密容易散光及结瘢，一般植片直径在 7.0mm 或以内，以只缝 12 针间断缝线为宜；植片直径 7.0mm 以上植片应以缝合 16 针间断缝线为宜（图 5-3-1-3B）。

　　连续缝合常用在圆锥角膜或角膜内皮变性的无新生血管的增视性穿透移植术中，但也应先缝 4~8 针间断缝合后再重新缝连续缝合，术毕把间断缝合拆除，但有人也喜欢保留，使间断和连续结合（图 5-3-1-3C）。连续缝合的优点是只有一个埋藏线结，术后瘢痕轻，远期的手术性散光可能轻，早期可以通过调整缝线松紧解决手术性散光（图 5-3-1-3D）。但缺点是一旦在调整缝线时或缝合时断线，就要重新再缝合，另外，中、晚期的角膜散光也不能再通过拆除部分缝线来实现。

　　间断和连续缝线相结合，这种方法是先用 10-0 尼龙线做间断缝合，然后再用 11-0 特制的角膜缝线做连续缝合，间断缝线可以在不同时间拆除调整手术性散光，这种方法的优点是切口密闭特别好，也可以调整散光，但操作较复杂，手术时间长，角膜多次缝合容易结瘢，连续缝合一旦断线也需要重缝。

　　5. 重建前房　当缝合完成后，应用 BSS 从缝线间插入 23 号钝性针头，注入 BSS 约 0.2mL，使之形成正常深度的水密前房。此时应观察是否有漏水现象。一般成功的缝合很容易一次性形成前房。另外，应观察是否有虹膜前粘连，此时会发现瞳孔不圆，瞳孔向前粘连方向移位，应把针头重新插入虹膜前粘连的缝线间注入 BSS，虹膜很容易解除粘连，瞳孔成为圆形，如果眼压高，可以适当放出部分液体，使眼压保持正常水密状态。个别病例术中眶内或眼内压力高，前房形成困难，或因植片或植孔制备时不齐，术毕难以形成水密状态，也可以用滤过空气注入前房使其形成气密状态。如果术中因植片较混浊不容易观察清楚前房，也应先注气观察是否前房形成良好，然后放出气体改注 BSS 形成水密后结束手术。

　　6. 调整手术性散光　术毕，应当在显微镜下观察缝线针眼的间距和植片与植床上的跨度是否均匀一致，如果明显变短或变长的缝线应当拆除重缝，但连续缝线时应在缝合术中立即调整而在术毕时不可再调整，这是很多术者喜爱间断缝合的原因之一。在重建前房后，植片和植床上表面应当对合良好，在同一个光滑平整的角膜子午线面上。更准确的方法是在手术显微镜上装一个 Placido 盘附件，手术结束后直接检查植片上的投影是否是一个圆形，如果是椭圆形，应在短径的子午线上拆除 1 根缝线，重缝的线打结时，

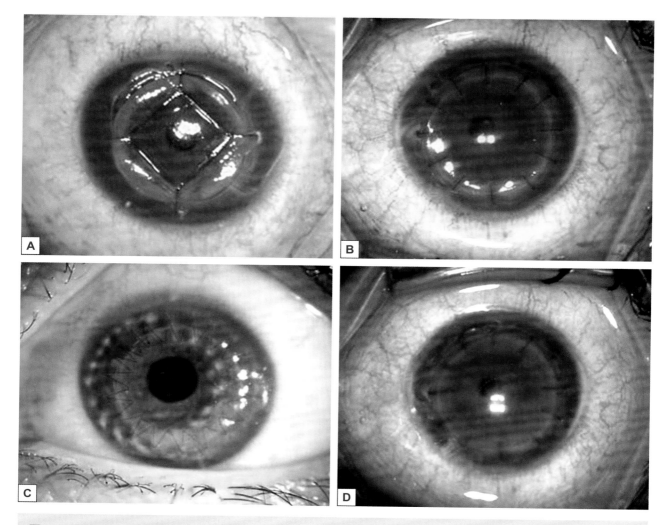

图 5-3-1-3　缝合角膜植片

图 A　先完成 4 针间断固定缝合,植片上可见一正四边形痕迹

图 B　间断缝合完毕,将缝线线结旋转进角膜基质内,水密形成前房

图 C　也可以行单连续缝合

图 D　根据角膜散光环的情况分别调整缝线的松紧度,减少术后散光

应在散光盘直接控制下进行缝线松紧度调整使其成为圆形结扎。也可以在椭圆形长径方向拆线,重缝时打结松一点儿,也可以使其成为圆形,应在短径还是长径方向重缝,必须应用显微镜上的角膜曲率计作出判断。但在实际临床工作中,是依靠术者的经验、显微镜观察植片的平与凸状态,来决定是放松短径的缝线结还是打紧长径的缝线结。这种情况不是绝对的,即使术毕完全形成了一个圆形光环,在术后第二、三天再测角膜曲率时,仍然会有手术性散光,故手术者的经验在增视性穿透性角膜移植术中是最为重要的因素。

7. 术毕用药　结膜囊涂抗生素眼膏,包术眼。

五、并发症及其处理

1. 眶内压过高　穿透性角膜移植术的局部麻醉效果是很重要的,绝不像白内障手术可以表面麻醉下进行,要求局部麻醉后眼肌不能有任何动感。麻醉不当,注入眶内的药液过多或眶内出血,均会导致眶内压过高,使眼压相对过高,这种情况应较长时间的间歇加压,使眼压下降,眼压高也会自然缓解。如果眶压解决不好,眼压过高,宁可中止手术改日再做,也不应强行手术,因为制备植床后,虹膜和晶状体均会前突,增加术中缝合的难度和虹膜前粘连及眼内组织脱出的风险。有人认为可以在术中采取脱水的方法解决,这在实际应用中会有很多问题,患者难以较长时间静卧配合,脱水后又会有排尿等问题,再者,实际的脱水效果也并不理想,这种情况下以当机立断停止手术为上策。

2. 植床出血　常见于角膜有新生血管的患者,因为治疗性穿透移植植床或多或少有新生血管是很常见的现象,故钻切植床时遇到出血现象实属常见。因为肾上腺素能使瞳孔散大,故不宜应用肾上腺素类药物压迫止血。可以应用透明质酸钠注入出血部位,等待2~3分钟后可以血止,如果出血未止还可用压迫止血,一定不要灼烙止血,以防组织灼伤。对有较多血管的植床不宜做常规穿透移植,应列为高危移植病例去处理。

3. 植孔偏位　植床偏位关键是预防,对初学者来说可能操作时易发生,熟练的手术者通过术前压痕确定准确的穿透部位是容易做到的。一旦发生了偏位,也不易再做纠正,只能作为教训。

4. 虹膜损伤　一种原因是压力过大突然钻透角膜而损伤下面的虹膜,当时并不容易发现,只是在术后发现虹膜组织表面有环形或半环形虹膜损伤的表现,虹膜损伤处萎缩,瞳孔轻度或中度散大或不圆整。极个别的情况下会出现钻透虹膜现象,使其部分虹膜环形断裂,更严重的损伤就是晶状体也被钻破,形成外伤性白内障,属恶性并发症,只要术前认识到,这种可能性是完全可以避免的。一旦出现应用 10-0 或 11-0 尼龙线缝合虹膜,并且做晶状体囊外摘除,二期再考虑植入人工晶状体。另一种常见的虹膜损伤是在剪切角膜片时,剪刀头把嵌入虹膜组织剪破,在虹膜上形成一个破洞,此时可以用 10-0 或 11-0 尼龙线缝合,处理得当仍然可以保持圆瞳孔而不影响手术结果。

5. 晶状体损伤　一种是上述的钻切中失误而导致晶状体破裂,另一种是因为术前药物或其他原因瞳孔散大,药物在术中缩瞳无效,在制备植孔时误伤晶状体,这种情况只能做囊外摘除,二期再植入人工晶状体。

6. 植孔边缘不规则　制备植孔时,在植床周围钻切的深度不一致,故剪切时常不容易在原钻切的部位剪切整齐,有时因经验不足,剪切时剪刀不与切口垂直,形成内外口的直径不同,这种情况不容易形成水密状态,并且易造成手术源性散光。

7. 眼内出血　因为突然穿透角膜后房水溢出,眼压快速降低,视网膜片状出血现象会有发生,如不在黄斑区,术后不容易发现,也不影响视力。比较严重的并发症是脉络膜出血,当穿透角膜组织,房水溢出后,发现虹膜逐渐贴紧角膜组织,在穿透处有虹膜脱出,此时会感到眼压不仅不消失反而在升高,此时应立即间断缝合,关闭切口,终止手术,送患者回病房应用降压和脱水药物。这种情况恢复视力和二次手术机会是很多的,但如果没有经验或未发现,或在剪切植床后发生,或遇上暴发性脉络膜出血,后果就非常险恶,但不要立即决定行眼内容摘除术,应当力争重新关闭原植片切口,回病房处理。待各种检查确实证明已无法再做恢复视功能和保存眼球的手术时,才能做其他手术。

8. 供体内皮细胞损伤　一种情况发生在制备植片时,由于角膜环钻不锋利或冲切时用力过猛,均会使植片靠边缘的部位内皮细胞受到挤压伤而死亡,可以在上皮面看到一个灰白色的混浊环,这种情况在治疗性移植时仍可以应用,但术后植片内皮细胞密度会受到影响。另一种情况是手术技术不熟练,缝合植片时操作粗暴,使植片在术中多次推拉移位,或缝合时夹持不当,均会导致内皮细胞严重损伤。第三种情况是重建前房时不顺利,反复向前房内注气或注水,植片会立即变得水肿加剧。植片是否会恢复透明,取决于在术中内皮细胞的损伤程度。

六、术后处理

(一) 常规检查

1. 一般检查　视力、眼压。
2. 裂隙灯显微镜检查　特别注意植床有无睫状充血、新生血管长入、免疫排斥线、缝线情况等。
3. 特殊检查　定期检查曲率,屈光状态,角膜内皮细胞密度(术后 1 周、1 个月、3 个月、半年至 1 年)。

(二) 常规用药

1. 糖皮质激素　是角膜移植术后最常用的药物,既可以控制手术引起的眼部炎性反应,又可以防治角膜移植引起的免疫排斥反应。

（1）全身用药：常规角膜移植手术,在术后 1~3 日全身使用糖皮质激素。对高危角膜移植手术患者,根据病情延长用药时间或加大用药剂量。

（2）局部用药：术后早期通常使用中高浓度糖皮质激素,如 1% 醋酸泼尼松龙或地塞米松制剂,每天点眼 4~6 次,睡前给予地塞米松眼膏。随着术后时间的延长,糖皮质激素的浓度和使用频度均应逐渐减小,术后 1 个月用药频度由每天 4 次逐渐减为每天 3 次,术后 3 个月改为每天 2 次,术后 6 个月改为中低浓度糖皮质激素维持,如 0.1% 氟米龙滴眼液,每天 1 或 2 次。根据手术方式不同,糖皮质激素类药物的减量速度应有所区别。至术后 6 个月以后,视病情糖皮质激素改为每天 1 次维持至 1 年以上。长期应用低浓度糖皮质激素,对角膜植片透明性的维持有益。在高危角膜移植手术患者的管理中,推荐使用最高耐受剂量,减量的速度应低于常规角膜移植手术患者,用药时间要更长。

角膜移植手术后需长期使用糖皮质激素,因此,应高度重视其副作用,尤其应注意糖皮质激素性青光眼、白内障及其诱发和加重感染。对严重细菌感染,角膜移植手术后慎用糖皮质激素。真菌和棘阿米巴角膜炎患者,角膜移植术后 2 周内禁用糖皮质激素,2 周后若未出现原发病复发,可以局部试探性使用糖皮质激素,使用初期密切观察随访原发病的复发情况。由于激素长期应用有升高眼压的风险,因此,建议在糖皮质激素使用期间每月监测眼压变化。

2. 抗生素局部应用　感染性角膜溃疡,术后根据病情继续局部抗感染治疗 2~3 周,滴眼液每日 4~6 次,眼膏每晚使用。光学性角膜移植抗生素使用到角膜上皮愈合之后一般不再使用。

3. 免疫抑制剂　临床常用的免疫抑制剂为环孢素 A（cyclosporin A,CsA）和他克莫司（tacrolimus,FK506）。

（1）环孢素 A：眼部使用的免疫抑制剂通常在术后 1 周给药。在角膜移植手术后的前 3 个月,1%CsA 滴眼液每天点眼 4 次,以后逐渐减量,半年后可改为每天点眼 2 次,长期维持使用。对高危角膜移植手术者,1%CsA 滴眼液局部给药效果并不理想,可选择 CsA 全身给药,给药时间为 3~6 个月,根据体重（kg）计算用药量,并维持血液中有效的药物浓度。定期复查肝肾功能和血压,尤其是高龄患者。

（2）他克莫司：是一种新型强效免疫抑制剂,可有效抑制高危角膜移植手术后的免疫排斥反应。FK506 可一线用于高危角膜移植手术免疫排斥反应的预防和治疗,一般在术后第一天即可开始使用。0.1%FK506 滴眼液每天点眼 4 次,联合糖皮质激素应用,减药的方法与 1%CsA 滴眼液相同。

4. 辅助用药　主要包括各类维生素和局部角膜营养药物。

（1）维生素 B、维生素 C、肌苷等。

（2）服用糖皮质激素应同时补充钾、钙。

（3）可以给予生长因子或人工泪液等维护眼表稳定。

（三）原发病治疗

根据原发病继续抗细菌、真菌或抗病毒等治疗,详见相应各节。

（四）术后拆线常规

1. 必须立即拆线的情况如下：①缝线周围有感染,应拆除并使用抗感染药物;②术后 1~2 月内发现缝线松动,应拆除松线并根据术后角膜曲率及验光结果,考虑是否重新缝合。

2. 发现沿缝线处及周围有新生血管,应掌握如下拆线原则：①术后 3 个月内,应随诊观察;②术后 3 个月后,应考虑拆除。

3. 术后 6 个月开始,可根据角膜曲率和角膜地形图考虑调整缝线,拆除屈光力大的经线上的缝线。

4. 术后 1 年,可根据视力和散光情况决定是否拆除全部缝线。

（五）术后并发症的处理

1. 感染　发现植片感染应进行如下检查：①角膜溃疡行涂片镜检、培养,进行病原学检查;②共聚焦显微镜检查;③根据病原学检查结果用药;若病原学检查无明显证据,根据病史及临床表现用药;④正常用药 3~5 天,视力继续下降,角膜溃疡直径 >5mm 且有增大趋势或趋于穿孔,应立即收入院,准备手术治疗。

2. 免疫排斥反应　应分清是哪种免疫排斥反应类型,并尽可能驱除引起免疫排斥反应的诱因,如新生血管、缝线松动、泪液少等,详细处理见相关章节。

视频1　穿透性角膜移植术

3. 切口愈合不良、继发性青光眼、术后散光等,已在专门章节详述。

(高华)

第二节　眼前节重建术

对临床中较为局限的角膜全层感染和穿孔的病灶,可通过常规穿透性角膜移植保存眼球,但病程晚期,全角膜感染并累及角膜缘及巩膜,或严重角膜烧伤致全角膜融解并穿孔,治疗十分棘手,常规的大植片穿透性角膜移植无法彻底切除病灶,术后继发性青光眼的发病率较高。针对这一类复杂的患者,为保存眼球,需要进行更大范围的切除,甚至破坏全周的房角结构,有的患者需要联合晶状体摘除,这部分患者进行的手术相当于重建了眼前节结构,因此称之为眼前节重建术。

眼前节重建术采用的角膜植片为包含了2mm巩膜和角膜缘的全角膜,属于高危角膜移植,其手术特点包括:①手术创伤大,炎症反应较重;②术中并发症较多,如晶状体脱出等;③术后免疫排斥反应发生率高,排斥反应重。因此,本节我们着重对眼前节重建术进行详细介绍。

一、适应证

1. 严重感染性角膜炎　感染累及全角膜及角膜缘或巩膜,常规穿透性角膜移植用的环钻预计不能完全切除病灶。

2. 严重角膜烧伤　累及全角膜,并伴有大面积穿孔或眼内容脱出。

3. 严重眼球破裂伤　累及全角膜,但眼球后部解剖和功能尚好者。

4. 全粘连性角膜白斑和早期角膜葡萄肿　眼部B超和视觉电生理检查结果表明视网膜和视路功能尚好,术后有可能挽救眼球和恢复部分视功能者。

总之,此类患者为眼前节结构和功能均遭破坏,表现为全角膜融解或白斑、新生血管化、虹膜萎缩、并发性白内障等一系列病症。

二、禁忌证

1. 视神经功能丧失　因严重的眼球结构及功能破坏,患眼红绿色觉、光感、光定位均为阴性的患者不宜手术。

2. 附属器化脓性炎症　如慢性泪囊炎、溃疡性睑缘炎等,要待化脓性感染治愈后再行眼前节重建术。

3. 全身情况不能耐受手术　患有严重高血压、心脏病或糖尿病患者,应在得到内科有效控制后,再考虑行眼前节重建术。

三、术前准备

眼前节重建术的术前准备基本同穿透性角膜移植术。

四、手术技术

(一)麻醉

根据患者的年龄、配合程度及术眼状况,眼前节重建术可在局部麻醉或全身麻醉下进行。局部麻醉主要采用球周阻滞麻醉,麻醉后用纱布垫放在眼睑上,用手掌的鱼际肌部位对眼球方向均匀施加压力,总时间控制在 10~15 分钟,使眶周压力降低、眼球充分软化,术前还应行眼轮匝肌麻醉。术前应用高渗剂及良好的球周麻醉,充分压迫、按摩眼球,结合结膜囊表面麻醉以充分镇痛,有利于维持手术全过程的眼压稳定。全身麻醉适用于儿童、无法合作的成年人,以及局部麻醉效果不理想或角膜穿孔患者。

（二）手术步骤

1. 制备植片　与普通角膜移植不同,眼前节重建术不涉及不同大小的植片,且为最大程度减少"开天窗"时间,制备植片是手术的第一步。

手术要求角膜供体为新鲜供体角膜,将角膜植片内皮面朝上置于无菌纱布上,于内皮面滴加足量黏弹剂保护角膜内皮,在手术显微镜下剪除多余的巩膜,留取 2mm 宽度巩膜环,再使用角巩膜剪自内皮面板层剪除约 50% 厚度的巩膜组织,目的是使植片与植床能够更加紧密贴合,注意此过程避免损伤角膜内皮。植片制作完成后,用足量黏弹剂滴在植片内皮面备用,避免干燥损伤(图 5-3-2-1A、B)。

2. 制作植床　首先沿角膜缘 360° 剪开球结膜,球结膜血管丰富,尤其当角膜严重感染时,球结膜通常炎症较重,充血水肿显著,角膜缘处伴有新生血管长入,为保证手术视野清晰,可以采用压迫止血。如果压迫止血效果不佳,可以考虑电凝止血或烧灼止血,但不可过度损伤巩膜血管,以免引起眼前节缺血综合征影响术后恢复。打开球结膜充分止血后,常规可以采用 6-0 丝线做上、下直肌牵引缝合固定。

使用板层刀先于 10 点位角膜缘进行全层切开,房水溢出后,向前房内注入缩瞳药及黏弹剂,然后使用角巩膜剪剪除整个病变角膜,以及出现浸润或感染的巩膜组织。这里需要提及的是,全角膜感染严重时,通常伴有较多量前房积脓,影响对虹膜、晶状体的观察,所以在切除病变角膜前,可以先于角膜缘做侧切口,使用平衡盐溶液冲洗前房积脓,进一步明确溃疡的浸润边缘,再进行植床的剪切。在移除感染的角膜组织时,应剪除与之粘连的坏死组织,平衡盐溶液冲洗前房角积脓,注意勿损伤周边虹膜,彻底清除虹膜晶状体表面积脓后,若为全角膜真菌感染,可使用 1mg/ml 伏立康唑溶液冲洗前房角,至手术显微镜下确认已没有明显感染的组织(图 5-3-2-1C)。

此过程"开天窗"后操作时间较长,有眼内容物脱出和暴发性脉络膜上腔出血的可能,对于手术者的熟练操作要求较高,且应能够迅速镜下辨认所有存在感染的部位。

3. 缝合植片　植床表面滴加足量黏弹剂,将供体角巩膜片叠加缝合于受体巩膜表面,10-0 尼龙线 16 针间断缝合于巩膜之上,植床植片缝合跨度各为 2mm,缝合完毕后,需将线结转于巩膜基质内(图 5-3-2-1D)。

4. 形成前房　用黏弹剂分离房角,不必追求水密前房,而是使用黏弹剂密闭前房。有研究报道植床与植片采取边对边的缝合方式,由于眼前节重建术将房角结构破坏,这种缝合方式使术后继发性青光眼发生的比例高达 50%。而采取植床与植片叠加缝合的方式,并用 360° 黏弹剂形成潜在滤过通道,降低了术后发生继发性青光眼的风险。应注意使用黏弹剂形成前房,眼压正常时不能有黏弹剂渗漏,以免术后形成浅前房。最后将球结膜对位缝合固定于角膜缘(图 5-3-2-1E、F)。

5. 术毕用药　对真菌感染或棘阿米巴感染的患者,手术结束涂阿托品眼膏和氧氟沙星眼膏。对细菌感染患者或严重角膜烧伤等非感染的患者,手术结束后涂阿托品眼膏和妥布霉素地塞米松眼膏。

五、并发症及其处理

（一）术中并发症

1. 晶状体融解或脱出　此并发症发生的原因一种是术前存在角膜穿孔,晶状体前移位导致晶状体悬韧带长期受到牵拉脱位;或存在感染性角膜炎,炎症导致的蛋白酶增加,造成晶状体悬韧带韧性减弱,加上术前药物或其他原因瞳孔散大,药物在术中缩瞳无效,晶状体在眼压的顶压下自行脱位。出现晶状体脱位的情况只能进行囊外或囊内摘除。另一种情况是严重的感染已经将晶状体前囊膜融解,晶状体皮质溢出。此时需将晶状体进行囊外摘除。

摘除了晶状体之后,此时如果无玻璃体脱出,盖上植片快速缝合结束后水密前房。如果有玻璃体脱出,在玻璃体切割仪开启的情况下可以进行前部玻璃体切除。但角膜移植一般不会同时备有玻璃体切割仪开启,此时为了争取时间,可以采用角巩膜剪在瞳孔的位置将溢出的玻璃体剪除,然后在植孔注入黏弹

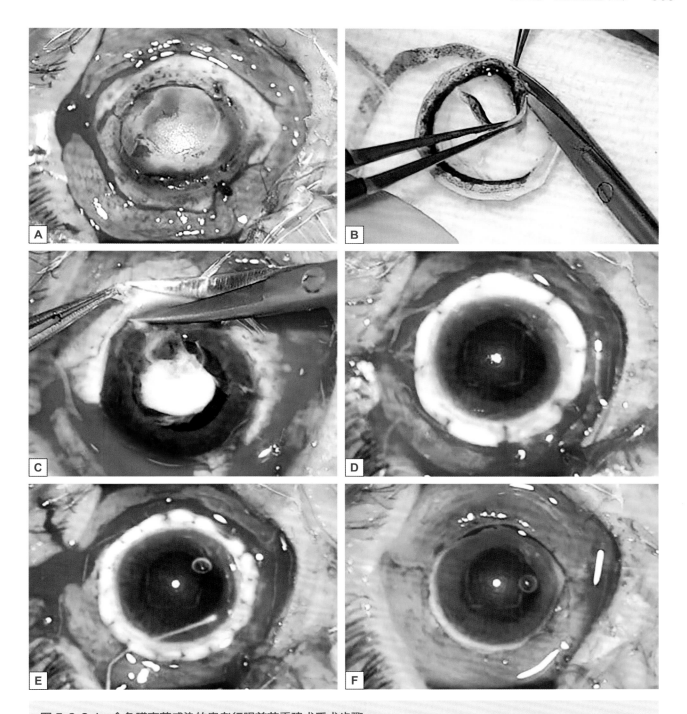

图 5-3-2-1　全角膜真菌感染的患者行眼前节重建术手术步骤

图 A　沿角膜缘 360° 剪开球结膜, 必要时电凝止血

图 B　将带 2mm 宽巩膜环的新鲜角膜植片预先自内皮面板层剪除 50% 厚度的巩膜组织

图 C　角巩膜剪剪除病变角膜; 用角巩膜剪彻底剪除周边感染的巩膜组织, 至手术显微镜下确认已没有明显感染的组织; 平衡盐溶液冲洗前房角及虹膜晶状体表面积脓

图 D　将供体角巩膜片叠加缝合于受体巩膜表面

图 E　黏弹剂分离房角, 并形成前房

图 F　球结膜对位缝合固定于角膜缘

剂盖上植片,快速缝合。晶状体损伤和脱出是角膜移植比较严重的并发症,术者应该冷静、沉稳,在最短的时间内密闭眼球,重建前房,以避免因操作时间过长引起更严重的并发症暴发性脉络膜出血的发生(图 5-3-2-2)。处理晶状体融解或脱出并发症的原则是一期不植入人工晶状体,如果术后恢复好,可以考虑二期植入。

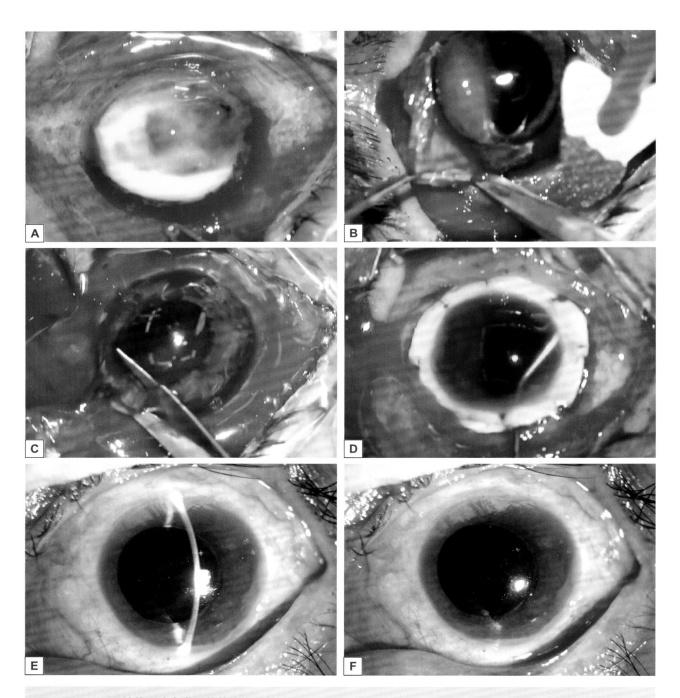

图 5-3-2-2 眼前节重建术中晶状体脱出的处理

图 A 真菌性角膜炎患者全角膜感染,同时伴有角膜穿孔

图 B 将病变角膜剪开后,虹膜和晶状体向前膨起明显,棕黄色混浊的晶状体脱位

图 C 采用角巩膜剪将嵌顿在瞳孔区的玻璃体剪除,避免牵拉玻璃体引起更严重的眼内容脱出

图 D 快速覆盖供体角膜缝合 8 针,采用钝性针头分离房角,同时注入黏弹剂重建前房

图 E、F 同一患者,眼前节重建术联合晶状体囊内摘除术后 6 个月,角膜植片透明,前房深度适中,瞳孔 6mm,晶状体缺如,裸眼视力 0.05,最佳矫正视力 0.5

2. 眼内容摘除　对于感染已侵及角膜缘或巩膜的全角膜感染性角膜炎患者而言,尽管眼前节重建术是保存眼球的最后手段,但如果术中发现感染已经侵入睫状体和玻璃体,尤其是真菌感染,眼球保存的希望不大。此时如果进行角膜移植手术,术后眼内炎还需要玻璃体切割和多次玻璃体腔注药。即使眼球得以保存,视功能也往往严重受损。感染波及玻璃体也可以考虑眼内容摘除术,但术前应充分与患者沟通并做好充分的准备工作:①医生方面:术前眼部 B 超提示玻璃体混浊显著的患者,术前应该完善重大手术审批程序,完善医疗流程;②医患沟通方面:术前谈话时与患者详细解释病情,如果术中发现睫状体或玻璃体呈化脓性病变,则保存眼球意义不大,可能改行眼内容摘除术,患者及家属需在手术同意书中相应内容处再次签字确认(图 5-3-2-3)。

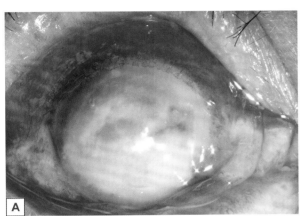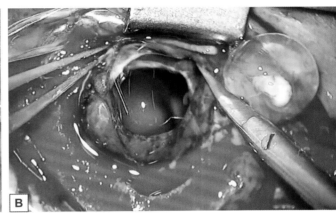

图 5-3-2-3　真菌性角膜炎合并眼内炎行眼内容摘除
图 A　真菌性角膜炎患者,全角膜感染,累及角膜缘
图 B　剪除病变角膜后,晶状体脱出,虹膜后和睫状体表面大量脓性分泌物附着,玻璃体亦有感染,给予眼内容摘除治疗

(二) 术后并发症

1. 免疫排斥反应　眼前节重建术属于高危角膜移植,植片为带巩膜环的全角膜,术后免疫排斥的风险增加,因此,术后规律应用免疫抑制剂和糖皮质激素,以及规律随访至关重要。发生免疫排斥反应后,处理原则同穿透性角膜移植。

2. 术后前房积血　由于手术切除的范围大,前房炎症较重,通常出血较多,植床与植片完全缝合后,不能完全灌洗出前房积血。如果术后第一天前房积血较多,超过2mm,应嘱患者减少活动,采取半坐位,避免剧烈咳嗽、便秘等动作,滴用复方托吡卡胺滴眼液活动瞳孔,同时口服促进积血吸收的药物,如和血明目片等。为避免血细胞堵塞房角引起眼压升高,前房积血未完全吸收期间,需密切监测患者眼压,若眼压高于 21mmHg,可临时应用降眼压药物治疗。如果积血 2 周不吸收,可以考虑前房冲洗。

3. 术后高眼压问题的处理　笔者回顾性分析了 2016—2018 年全角膜感染的 18 例化脓性角膜炎患者(其中 13 例患者为真菌性角膜炎),为保存眼球行眼前节重建术,研究发现术前 7 例患者有继发性青光眼,但术后患者眼压均在正常范围之内:9~21mmHg,平均 15.3mmHg。眼前节重建术手术创面较大,剪除了患者的全角膜和部分感染的巩膜组织,且术中破坏了房角结构,术后良好眼压的维持有赖于术中植床与植片处巩膜的叠加缝合,并且使用黏弹剂形成前房,这样就形成了全周的滤过通道,能够较好地引流房水,有效控制眼压。患者术后的超声生物显微镜(UBM)检查结果可以印证这一点,在供体与受体巩膜连接处见滤过道(图 5-3-2-4)。根据笔者的观察,眼前节重建手术后眼压升高的比例低于 20% 且长期眼压稳定。

部分患者发生继发性青光眼与术后早期前房炎症反应较重有关,虹膜后粘连造成瞳孔闭锁和阻滞。因此,术后 1~5 天可以频繁点用快速散瞳药物 6~8 次,如果仍不能散开瞳孔,可以考虑注射散瞳合剂。根据眼压升高情况,可酌情加用1~2种降眼压药物控制眼压。通常随着前房炎症的消除和瞳孔阻滞的解除,眼压可逐渐恢复正常,再逐渐停用降眼压药物,可能遗留不规则形瞳孔的体征。

4. 复发病例处理　患者,男,48岁,因左眼红痛伴视力下降20天就诊,无明显外伤史,无角膜接触镜配戴史,无感冒发热史。询问病史,局部曾使用0.1%氟米龙滴眼液治疗。眼部检查及诊疗过程:视力右眼1.0,左眼手动/眼前,左眼混合充血,全角膜溃疡、灰白色浸润,基质水肿,可见内皮斑,上方角膜缘处浸润及睫状充血显著,前房积脓约2mm,余细节窥不清(图5-3-2-5A),右眼眼科检查未见明显异常。左眼行病原学检查示:角膜病灶刮片细胞学检查示大量真菌菌丝;角膜共聚焦显微镜检查示左眼角膜病灶区多量真菌菌丝结构,近内皮层仍可窥见;真菌培养结果示烟曲霉。

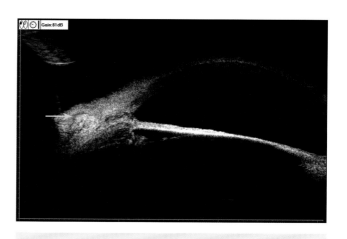

图 5-3-2-4　眼前节重建术后患者 UBM 检查示:房角关闭,虹膜前粘连,角膜缘后 2mm 处供体与受体巩膜连接处见滤过道(箭头所示)

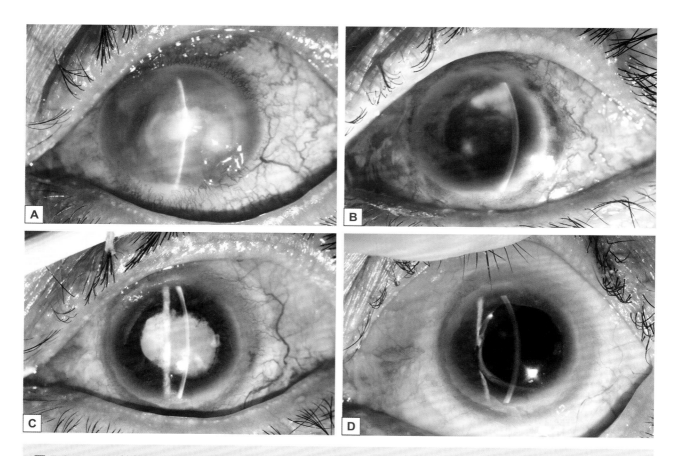

图 5-3-2-5　眼前节重建术后前房真菌复发患者大体像

图 A　患者术前大体像,全角膜化脓性溃疡,表面苔被,前房积脓约 2mm

图 B　术后 1 个月,结膜充血,角膜植片水肿轻混,12 点~2 点位虹膜及晶状体表面见团状白色脓性渗出

图 C　治疗 3 个月后,前房内复发病灶消失,但虹膜纹理明显萎缩,晶状体皮质呈白色混浊

图 D　术后 6 个月,行白内障超声乳化摘除术 + 人工晶状体植入术后,可见角膜植片透明,人工晶状体在位

局部给予伏立康唑滴眼液,每 15 分钟 1 次;那他霉素滴眼液,每 1 小时 1 次;加替沙星滴眼液,每日 4 次;普拉洛芬滴眼液,每日 4 次;氧氟沙星眼膏,每晚 1 次。全身应用氟康唑氯化钠注射液,每日 1 次,静脉滴注。治疗 1 周后,患者刺激症状严重,溃疡未见明显局限,仍可见约 2mm 前房积脓,考虑药物治疗效果欠佳,且患者溃疡已累及角膜缘,遂行左眼眼前节重建术。

术后继续抗感染、促修复治疗,抗真菌药物减量至每日 4 次,未加用糖皮质激素。术后 1 个月眼部检查:左眼视力指数/20cm,左眼结膜充血,角膜植片在位,轻度水肿混浊,前房未见积脓,12 点~2 点位虹膜及晶状体表面出现团状白色渗出,瞳孔欠圆,晶状体轻度混浊(图 5-3-2-5B)。治疗:局部给予伏立康唑滴眼液、那他霉素滴眼液,每 1 小时 1 次,结膜下注射伏立康唑 0.2mL,每日 1 次,前房内注射 1mg/mL 伏立康唑,隔日 1 次,注射 5 次。

连续抗真菌治疗 1 个月后,真菌复发病灶已明显控制,药物减量至那他霉素滴眼液每日 4 次,停用结膜下注射和前房注射抗真菌药物,3 个月后前房内复发病灶消失(图 5-3-2-5C),角膜内皮由术后早期 2 375 个/mm² 变为 2 208 个/mm²。虽然复发的真菌病灶得到了控制,但虹膜纹理明显萎缩,晶状体呈白色混浊。

患者术后 6 个月感染完全控制后,行左眼白内障超声乳化摘除术 + 人工晶状体植入术,角膜植片透明(图 5-3-2-5D),测量角膜内皮数为 2 198 个/mm²,最佳矫正视力为 0.7。

六、术后处理

(一) 常规检查

常规检查同穿透性角膜移植术后处理。

(二) 术后用药

1. 糖皮质激素　①非感染性角膜疾病,行眼前节重建术后的糖皮质激素使用原则同穿透性角膜移植。②感染性角膜疾病,术前为细菌性角膜溃疡患者,术后局部使用 0.1% 氟米龙滴眼液每天 4 次,睡前给予妥布霉素地塞米松眼膏;术前为真菌性角膜溃疡或棘阿米巴角膜炎患者,术后 2 周内局部禁用糖皮质激素,2~3 周后局部加用 0.1% 氟米龙滴眼液,每日 3~4 次,联合妥布霉素地塞米松眼膏,晚睡前 1 次。远期糖皮质激素使用参考穿透性角膜移植手术。

2. 抗生素　感染性角膜溃疡,术后根据病情继续局部抗感染治疗 2~3 周,滴眼液每日 4~6 次,眼膏晚睡前 1 次。

3. 免疫抑制剂　他克莫司滴眼液是一种强效免疫抑制剂,眼前节重建患者术后第一天开始局部使用他克莫司滴眼液,每日 4 次,他克莫司滴眼液建议终身使用,1 年内可以每日 3~4 次,1 年之后每日 1~2 次。

视频 2　眼前节重建术

(高华)

参 考 文 献

1. 中华医学会眼科学分会角膜病学组 . 中国神经营养性角膜炎诊断及治疗专家共识(2021 年)[J]. 中华眼科杂志,2021,57:90-94.

2. 中华医学会眼科学分会角膜病学组 . 中国眼烧伤临床诊疗专家共识(2021 年)[J]. 中华眼科杂志,2021,57:254-260.

3. 中华医学会眼科学分会角膜病学组 . 中国圆锥角膜诊断和治疗专家共识(2019 年)[J]. 中华眼科杂志,2019,55:891-895.

4. MALTA PIO G,MALTA P F,PEREIRA R L,et al. Sclerokeratoplasty for the early management of acquired anterior staphyloma [J]. Rom J Ophthalmol,2019,63:379-382.

5. MUNDRA J,DHAKAL R,MOHAMED A,et al. Outcomes of therapeutic penetrating keratoplasty in 198 eyes with fungal keratitis [J]. Indian J Ophthalmol,2019,67:1599-1605.

6. WANG X,LIU T,ZHANG S,et al. Outcomes of wound dehiscence after penetrating keratoplasty and lamellar keratoplasty［J］. J Ophthalmol,2018,8:1435389.

7. 向德猛,王月新,贾艳妮,等. 他克莫司滴眼液对真菌性角膜炎 PKP 术后早期免疫排斥预防作用的观察［J］. 中华眼科杂志,2017,4:305-310.

8. 中华医学会眼科学分会角膜病学组. 我国糖皮质激素眼用制剂在角膜和眼表疾病治疗中应用的专家共识（2016 年）［J］. 中华眼科杂志,2016,52:894-897.

9. 中华医学会眼科学分会角膜病学组. 我国角膜上皮损伤临床诊治专家共识（2016 年）［J］. 中华眼科杂志,2016,52:644-648.

10. 中华医学会眼科学分会角膜病学组. 我国角膜移植手术用药专家共识（2016 年）［J］. 中华眼科杂志,2016,52:733-737.

11. 王黛,王月新,贾艳妮,等. 行大植片角膜移植的真菌性角膜炎患者病原学及临床特征分析［J］. 中华眼视光学与视觉科学杂志,2016,18:174-177.

12. WANG T,LI S,GAO H,et al. Therapeutic dilemma in fungal keratitis:administration of steroids for immune rejection early after keratoplasty［J］. Graefes Arch Clin Exp Ophthalmol,2016,254:1585-1589.

13. 中华医学会眼科学分会角膜病学组. 我国角膜移植术专家共识（2015 年）［J］. 中华眼科杂志,2015,51:888-891.

14. 王月新,王黛,张阳阳,等. 大直径穿透性角膜移植治疗真菌性角膜炎术后复发和免疫排斥反应规律［J］. 中华眼视光学与视觉科学杂志,2015,17:685-689.

15. ABUDOU M,WU T,EVANS J R,et al. Immunosuppressants for the prophylaxis of corneal graft rejection after penetrating keratoplasty［J］. Cochrane Database Syst Rev,2015,27:CD007603.

16. 中华医学会眼科学分会角膜病学组. 感染性角膜病临床诊疗专家共识（2011 年）［J］. 中华眼科杂志,2012,48:72-75.

17. SHI W,WANG T,XIE L,et al. Risk Factors,Clinical Features,and Outcomes of Recurrent Fungal Keratitis after Corneal Transplantation［J］. Ophthalmology,2010,117:890-896.

18. SHI W,LIU M,GAO H,et al. Perioperative treatment and prognostic factors for penetrating keratoplasty in Acanthamoeba keratitis unresponsive to medical treatment［J］. Graefes Arch Clin Exp Ophthalmol,2009,247:1383-1388.

19. XIE L,ZHAI H,SHI W. Penetrating keratoplasty for corneal perforations in fungal keratitis［J］. Cornea,2007,26:158-162.

20. XIE L,SONG Z,ZHAO J,et al. Indications for penetrating keratoplasty in north China［J］. Cornea,2007,26:1070-1073.

21. XIE L,ZHAI H,SHI W. Penetrating keratoplasty for corneal perforations in fungal keratitis［J］. Cornea,2007,26:158-162.

22. 谢立信,王富华,史伟云. 1997 年至 2002 年山东省眼科研究所穿透性角膜移植术的原因分析［J］. 中华眼科杂志,2006,42:704-708.

23. 史伟云,王旭,谢立信. 穿透性角膜移植术后内皮型免疫排斥反应的临床研究［J］. 中华眼科杂志,2005,41:145-149.

24. 谢立信,翟华蕾. 穿透性角膜移植术治疗真菌性角膜溃疡穿孔［J］. 中华眼科杂志,2005,41:1009-1013.

25. XIE L,DONG X,SHI W. Treatment of fungal keratitis by penetrating keratoplasty［J］. Br J Ophthalmol,2001,85:1070-1074.

26. 史伟云,高华,李绍伟,等. 穿透性角膜移植治疗棘阿米巴角膜炎的临床研究［J］. 中华眼科杂志,2004,40:750-754.

27. 董晓光,史伟云,谢立信. 单纯疱疹性角膜炎活动期行穿透性角膜移植术的疗效评价［J］. 中华眼科杂志,2001,37:118-120.

28. 董晓光,谢立信,史伟云,等. 穿透性角膜移植治疗真菌性角膜溃疡的评价［J］. 中华眼科杂志,1999,35:386-387.

29. 谢立信,崔彦,董晓光,等. 穿透性角膜移植 432 例流行病学报告［J］. 眼科研究,1997,15:243-245.

30. 谢立信,董晓光,曹景,等. 儿童穿透性角膜移植术［J］. 中华眼科杂志,1996,32:15-17.

31. 董晓光,谢立信. 穿透性角膜移植术治疗圆锥角膜的评价［J］. 中华眼科杂志,1992,28:144-146.

32. 谢立信,袁南勇,李勤新. 穿透性角膜移植治疗单疱病毒性角膜炎的评价［J］. 中华眼科杂志,1987,23:65-68.

33. XIE L,YUAN N,LI Q. Penetrating keratoplasty in herpes simplex keratitis（analysis of 133 eyes）［J］. Chinese Medical Journal,1987,100:574-577.

34. 谢立信,李贵仁. 100 例（103 眼）部分穿透性角膜移植术中并发症病因分析［J］. 角膜病杂志,1982,3:105-108.

35. 谢立信,康凤英. 部分穿透性角膜移植对单疱病毒性角膜炎临床疗效观察［J］. 角膜病杂志,1982,3:199-203.

第四章
板层角膜移植术

板层角膜移植术（lamellar keratoplasty，LKP）是临床上常见角膜移植手术方式，可分为全板层角膜移植和部分板层角膜移植术。部分板层角膜移植又分为常规部分板层角膜移植，异形部分板层角膜移植和前部深板层角膜移植术（deep anterior lamellar keratoplasty，DALK）。在笔者既往进行的角膜移植手术中，约50%是板层角膜移植手术。板层角膜移植是治疗内皮细胞无明显病变的角膜基质病变的安全的手术方法，由于保留了患者自身的角膜内皮细胞，因此避免了术后发生内皮型免疫排斥反应和角膜植片慢性失功的风险，使角膜植片的存活时间明显延长。

第一节　全板层角膜移植术

一、适应证

全板层角膜移植的适应证相对较窄，主要适用于角膜烧伤或角膜感染面积大但角膜内皮细胞功能尚能代偿的患者，一般此时患者的角膜缘干细胞功能也受到了不同程度的损伤。

1. 角膜烧伤　严重的酸碱等化学烧伤和热烧伤等可以造成角结膜组织甚至眼前节组织的广泛缺血坏死，角膜广泛自融。此时，为了避免角膜穿孔和眼内容脱出，常需要行新鲜角膜供体的全板层角膜移植。角膜烧伤晚期，如果角膜缘干细胞损伤伴有大量新生血管和假性胬肉长入，造成明显的眼表异常，也可以考虑带新鲜角膜缘干细胞的全板层角膜移植。

2. 感染性角膜炎　真菌性角膜炎、细菌性角膜炎或棘阿米巴角膜炎，如果角膜感染累及全角膜，部分板层角膜移植可能不能彻底清除病灶，有原发病复发风险时，可以考虑全板层角膜移植。

3. 角膜免疫性疾病　如蚕食性角膜溃疡造成全周角膜缘融解并累及中央角膜的病例，可考虑全板层角膜移植。

4. 其他　累及全角膜融解或坏死的疾病，有发生角膜穿孔的风险时也可以考虑全板层角膜移植。即使存在较小穿孔，只要角膜内皮细胞功能尚能代偿，也可以考虑穿孔修补联合全板层角膜移植。

二、禁忌证

1. 结膜急性炎症　存在细菌或病毒性结膜炎，必须先有效控制结膜炎症才能手术。
2. 眼附属器感染　慢性泪囊炎、睑板腺或皮脂腺的急性化脓性炎症，治愈后再进行手术。
3. 实质性干眼　泪液分泌试验<2mm且眼部有明显干燥者，手术后植片容易混浊和自融。
4. 全身性疾病不能耐受手术者。
5. 其他禁忌证　同穿透性角膜移植术。

三、术前准备

（一）手术方法和供体材料的选择原则

对板层角膜移植术,术者首先应当在术前决定是行全板层移植还是部分板层移植术。因为这不仅决定对植床的制作,而且还要决定对眼库提供供体角膜的筛选,提前通知眼库,准备相应的角膜供体材料。对感染的控制,笔者会更倾向于应用新鲜具有活性的角膜板层组织。对化学伤,特别是角膜缘干细胞严重破坏者,提供的角膜板层材料应当是眼库保存的不超过 72 小时的供体角膜,如果需要角膜带有角膜缘干细胞移植,应当是在死亡后 24 小时内获取的角膜组织。其他板层移植术中,新鲜角膜材料和脱水保存的角膜材料,远期疗效没有明显差异。

对植床大小及形态的选择,如果病变小、偏中心,肯定要选择部分板层移植,如果病变超过 2/3 角膜面积,一般采用全板层移植,但不一定要切开球结膜,可以用 10~12mm 直径的环钻做板层钻切。如果带有角膜缘干细胞移植,则一定要环形切开球结膜。

（二）其他术前准备

1. 角膜厚度测量　术前一定要行 A 超或 AS-OCT 检测角膜的厚度,采用裂隙灯显微镜仔细检查也相当重要,术者在综合角膜厚度测量及亲自行裂隙灯显微镜检查的综合评判后行手术,以防在剖切植床时难以把握,因植床剖切的深度不够致病灶清除不净或过深导致植床穿孔。

2. 瞳孔准备　术前尽量不使用散瞳剂,如阿托品和复方托吡卡胺等药物。如果术中瞳孔散大,剖切板层有穿孔危险时,可以制作侧切口并放出房水少许,使眼压降低,并向前房内注射缩瞳剂,瞳孔会立即缩小,这样可以预防穿孔时损伤晶状体。

3. 其他　同穿透性角膜移植术。

四、手术技术

1. 麻醉　全板层角膜移植一般采用球周阻滞麻醉。

2. 打开球结膜和眼球固定　首先从角膜缘 360° 环形切开球结膜,用剪刀钝性分离筋膜组织并使结膜后退,从结膜下牵引上、下直肌缝线固定眼球。尽可能压迫止血,如出血点明显,可用大头针烧灼止血或双极电凝止血,但烧灼或电凝范围过大,术后容易造成结膜粘连或破坏房水静脉外引流而致眼压升高,故耐心压迫止血尤为重要。

3. 制作植床　显微镜下用角膜板层刀剖切病变角膜,制备植床,使其剖切的深度符合术前检查时病变的深度,在全层混浊的植床,剖切应尽量接近但不一定必须暴露后弹力层,至少不能浅于 4/5 角膜厚度。板层角膜剖切有多种方法,有人用黏弹物质注射到后弹力层和角膜基质之间使其分离再剖切,也可用虹膜复位器插入后弹力层和基质之间分离后再剖切。但笔者的体会是在角膜缘开始剖切时,首先找准要剖切的深度,采用手术钝性和锐利分离结合的方法,实际上全板层角膜移植剖切植床真正完全到达后弹力层的剖切是不现实的,也是很危险的。因为很难保留一个完整的后弹力层,一旦有破孔,很容易在术后形成双前房,如果在术中穿孔,再剖切也很难进行,所以用一次性板层角膜刀或 15 号圆刃刀片,在找准开始启动的深度后,一手用镊子牵拉住角膜板层片,一手持刀用刀刃水平在板层纤维间滑动,即可以很容易得到一个很光滑的植床剖切平面,植床穿孔的危险性可以降到很低(图 5-4-1-1A~C)。

植床存留过厚的处理:如果剖切时存留的植床过厚,或因技术不熟练植床厚薄不均,应行再次剖切,或用 0.12mm 的有齿镊夹持较厚的部分,用尖刀片轻轻剥离。

植床新生血管的处理:因为植床深层有新生血管,剖切时会在植床上渗血,可以找到角膜缘血管伸入植床的部位,用双极电凝轻轻封闭血管,也可以用肾上腺素棉签压迫止血。有时需要二次重新剖切植床,使角膜基质内的血管彻底切除。

4. 制作板层植片　取眼库提供的新鲜或脱水保存的供体角膜,如果术前角膜缘干细胞有损伤,建议使用新鲜供体角膜。脱水保存的供体角膜应在 1∶4 000 妥布霉素生理盐水中复水 2~3 分钟。首先将角膜缘后 2mm 的巩膜剪除,然后采用角巩膜剪将供体房角处的眼球血管膜和部分巩膜板层剪除,这样有利

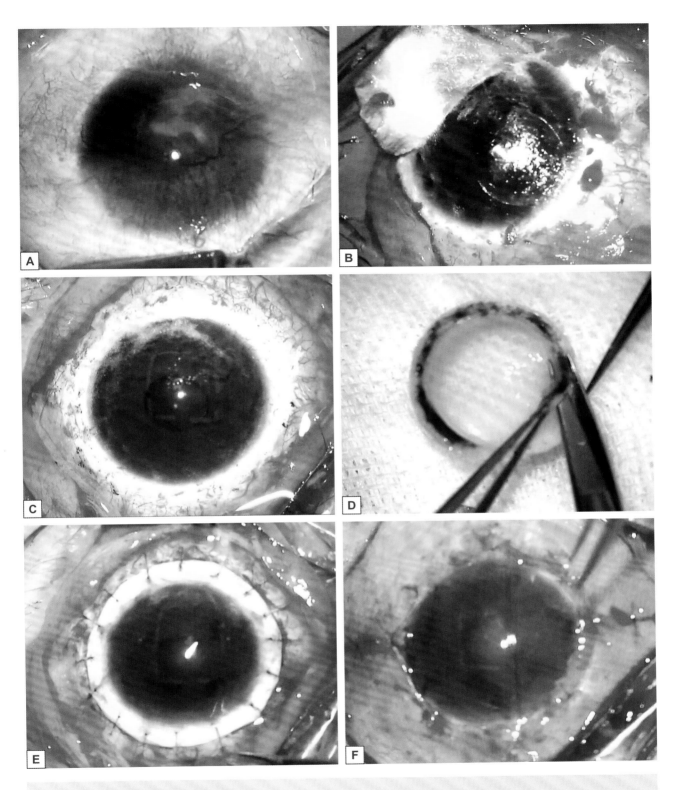

图 5-4-1-1　全板层角膜移植手术步骤

图 A　碱烧伤患者,大量假性胬肉组织长入角膜
图 B　环周剪开结膜,剥除病变板层角膜组织
图 C　暴露植床,显示植床透明
图 D　制作带角膜缘干细胞的全板层供体角膜
图 E　将全板层角膜放于植床,10-0 尼龙线进行缝合
图 F　将球结膜对位缝合于角膜缘

于供体角膜组织与植床的贴附。再采用角膜上皮刀刮除供体的后弹力层和内皮层备用(图 5-4-1-1D)。

5. 缝合植片　用 10-0 尼龙线,将全板层供体角膜间断缝合 16 针于前部巩膜上,将缝线线头拉动埋藏在巩膜板层内,缝线呈均一的放射状,使新的角膜表面形成光滑平整的形状,以减轻术后的散光(图 5-4-1-1E)。

6. 结膜复位缝合　将结膜对位缝合在植片缘上,使其形成完整的眼表。涂抗生素眼膏后包眼(图 5-4-1-1F)。

五、并发症及其处理

1. 上皮延缓愈合与植片溃疡　角膜上皮延迟愈合是全板层角膜移植术后常见的并发症,如果处理不及时可能会造成植片融解或溃疡,应予以重视。

全板层角膜移植术后上皮延缓愈合的主要原因包括:①术眼有严重干眼,如泪液分泌试验 <5mm/5min,或泪膜不稳定;②术眼眼睑闭合不全,眼睑缺损或兔眼症;③倒睫、睑内翻;④角膜缘干细胞功能不全或干细胞缺乏;⑤植床角膜内皮细胞功能失代偿。

上皮延缓愈合的临床表现为结膜充血不退或加重,角膜上皮缺损,最常见的是植片中央部上皮缺损(图 5-4-1-2A),用荧光素染色可以明确诊断。上皮缺损如不及时处理,可发展为植片溃疡(图 5-4-1-2B),如移植供体是采用干燥保存者,溃疡形成往往难以自行愈合,且易造成继发性感染。

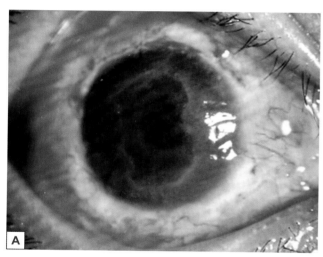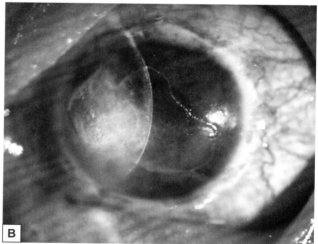

图 5-4-1-2　全板层角膜移植术后的并发症

图 A　碱烧伤患者全板层角膜移植术后,上皮持续不愈合
图 B　全板层角膜移植术后上皮持续不愈合,合并基质感染

如果发生术后的上皮延缓愈合,治疗方法:①对因治疗:矫正眼睑位置异常,补充人工泪液,自体或异体干细胞移植,兔眼明显者可考虑行眼睑永久性缝合;②对症处理:时间短,范围较小的上皮缺损,可用自体血清、胶原酶抑制剂、生长因子凝胶,以及包扎术眼;③对较大范围的上皮缺损或植片浅溃疡,经药物治疗无效时,可用羊膜覆盖,促进溃疡愈合;④植片溃疡大而深或溃疡迅速发展而无法控制者,可考虑更换植片。

预防性和治疗术后植片上皮延缓愈合的方法:①对角膜缘干细胞缺乏者,在行板层移植术时,考虑用带有新鲜角膜上皮的供体,并同时行自体或异体角膜缘干细胞移植术;②对泪液少者,可先用 0.05% CsA 滴眼液点眼治疗,使泪液分泌量有所增加后再考虑手术;③术后早期应用角膜上皮保护剂及人工泪液。

2. 免疫排斥反应　尽管部分板层角膜移植术后排斥反应率较低,但全板层角膜移植术后,尤其是带新鲜角膜缘干细胞的全板层角膜移植术后排斥反应发生率与穿透移植相当,要予以重视。

全板层角膜移植术后容易发生免疫排斥反应主要有以下两个原因:一是供体带新鲜异体角膜缘干细

胞,距离角膜缘近,角膜缘有大量的血管、淋巴管和抗原提呈细胞;二是部分患者植床存在大量新生血管,术中又无法彻底清除新生血管者容易引发免疫排斥反应。

全板层术后发生免疫排斥反应的临床表现常见有视力下降、睫状充血,80% 可见上皮排斥线,荧光素染色排斥线常常着色,排斥线由一侧向他侧发展,或由周边向中央发展,随后逐渐消失,一般植片上不留下混浊的痕迹,如上皮排斥不能被控制,特别是植床大量新生血管者,可引发基质型免疫排斥,造成植片的水肿、混浊,严重者可造成植片自融坏死(图 5-4-1-3A)。也可出现持续的免疫排斥植片逐渐融解变薄,角膜再次新生血管化(图 5-4-1-3B)。

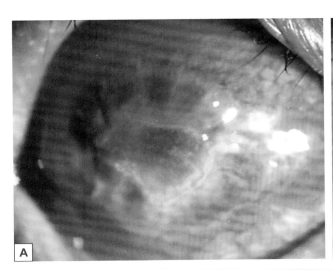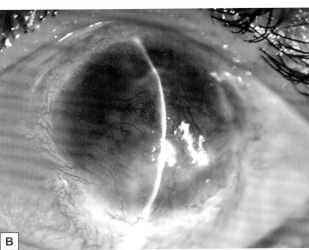

图 5-4-1-3　全板层角膜移植术后的免疫排斥反应
图 A　碱烧伤早期,行全板层角膜移植术后发生免疫排斥,植片融解
图 B　免疫排斥造成植片融解的同时出现角膜再次新生血管化

如果为带干细胞的全板层角膜移植按穿透移植术后排斥反应处理,口服泼尼松维持 2~3 个月。局部应用 0.1% 他克莫司滴眼液和糖皮质激素滴眼液,维持异体干细胞的生理功能。

3. 其他并发症　其他并发症包括层间积血、积液和异物残留等,具体见部分板层角膜移植术后的并发症及其处理。

六、术后处理

带角膜缘干细胞的全板层角膜移植术后用药基本同穿透性角膜移植术后用药。

　视频 3　全板层角膜移植术

(高华)

第二节　部分板层角膜移植术

部分板层角膜移植是临床常用的手术方法,根据植片形状和剖切的深度又分为常规部分板层角膜移植、异形部分板层角膜移植和前部深板层角膜移植等。

一、适应证

1. 圆锥角膜　圆锥角膜的完成期如果没有出现全层角膜瘢痕,最佳矫正视力 <0.3,可以考虑板层角

膜移植,也可以进行前部深板层角膜移植;对急性圆锥角膜,以往一般只能行穿透性角膜移植,但如果后弹力层破口小,或后弹力层破口不是位于角膜正中央,可以考虑一期进行角膜热成形术,促进后弹力层破口愈合,然后在 2 周左右再行板层角膜移植。

2. 角膜外伤性瘢痕和多发异物　角膜因外伤形成的瘢痕,累及角膜全厚的 1/2,用准分子激光行 PTK 治疗难以达到切削目的,又非全层瘢痕且角膜内皮细胞大致正常,行角膜板层切除瘢痕或多发异物,既可以达到治疗目的,又可以获得增视效果。

3. 角膜变性和营养不良　主要应用于边缘性角膜变性,该病往往因变性区角膜基质变薄,形成巨大的角膜散光,或形成局限性角膜葡萄肿,须进行异形部分板层角膜移植。角膜基质营养不良,如颗粒状角膜营养不良、格子状角膜营养不良和斑块状角膜营养不良等。

4. 先天性角膜异常　先天性角膜肿瘤常见于儿童的角膜皮样瘤,单纯切除疗效欠佳,应彻底切除病变组织,联合板层角膜移植。

5. 角膜烧伤　角膜化学伤和角膜烧伤,如角膜组织自融、混浊范围仅仅累及中央角膜,角膜缘干细胞相对正常。

6. 角膜免疫性疾病　角膜免疫性疾病常见为蚕食性角膜溃疡,本病如果应用免疫抑制药物疗效欠佳时,或者病变已损害角膜基质层,需行病变角膜切除联合板层角膜移植术。应视病灶大小,选择部分或全板层角膜移植。

7. 感染性角膜炎　角膜化脓性感染早期主要应用抗生素治疗,病变累及角膜深层时,应做穿透性角膜移植。但近年来,因为手术技术的进步,或因病灶偏中心,穿透移植容易导致免疫排斥反应,故病变尚未达到后弹力层时,可以行部分板层移植治疗。板层角膜移植对铜绿假单胞菌性角膜溃疡的效果良好,对真菌性角膜溃疡,只要掌握好手术适应证及手术技巧,成功率相当高。单纯疱疹病毒性角膜炎如果没有形成全层瘢痕,角膜内皮细胞超过 1 000 个/mm^2,可以考虑部分板层角膜移植。

二、禁忌证

部分板层角膜移植的手术禁忌证同全板层角膜移植。

三、术前准备

部分板层角膜移植的术前准备同全板层角膜移植。

四、手术技术

（一）常规部分板层角膜移植术

1. 固定眼球　麻醉成功后,采用 3/0 的丝线缝合直肌并固定眼球。

2. 制作植床　制作植床步骤如下:

（1）钻切植床:采用视区定位标记器对被切除的角膜组织进行定位,定位时注意的要点是标记器范围要充分包含病变区域。然后采用环钻钻切角膜,可以采用负压环钻或普通环钻,负压环钻钻切的深度可控,更适合初学者,一般旋转负压环钻 360°,钻切角膜深度约 250μm（图 5-4-2-1A）。

（2）剖切病变角膜:采用 0.12mm 的显微有齿镊提起植片边缘,45°角膜板层刀做水平切削。此时,切削的手法应轻柔仔细,避免造成角膜穿透。切削部分病变板层角膜后,术者显微齿镊尽量靠近远离上皮面的深层病变角膜基质,捏紧并垂直于角膜表面向上牵拉,此时可以见到板层病变角膜与植床之间出现白色胶原纤维丝,手术者尽量沿白色胶原纤维丝做板层分离,可有效避免角膜穿透,保证手术安全（图 5-4-2-1B）。

（3）观察植床:如果是感染性角膜炎行部分板层角膜移植,术中要仔细观察病变角膜是否切除干净和彻底,避免术后复发。可以采用冲洗植床观察并确定感染灶彻底清除干净,如果病灶已经切除干净,植床透明。如病灶仍然存在感染,则植床有浸润和混浊,这时候可以在 0.12mm 显微有齿镊的帮助下再剖切一层角膜基质直至病灶彻底清除,以减少手术后感染复发的风险（图 5-4-2-1C~E）。

3. 制作植片　供体角膜可以采用新鲜供体,也可以采用甘油或无水硅胶干燥保存的供体角膜。供体

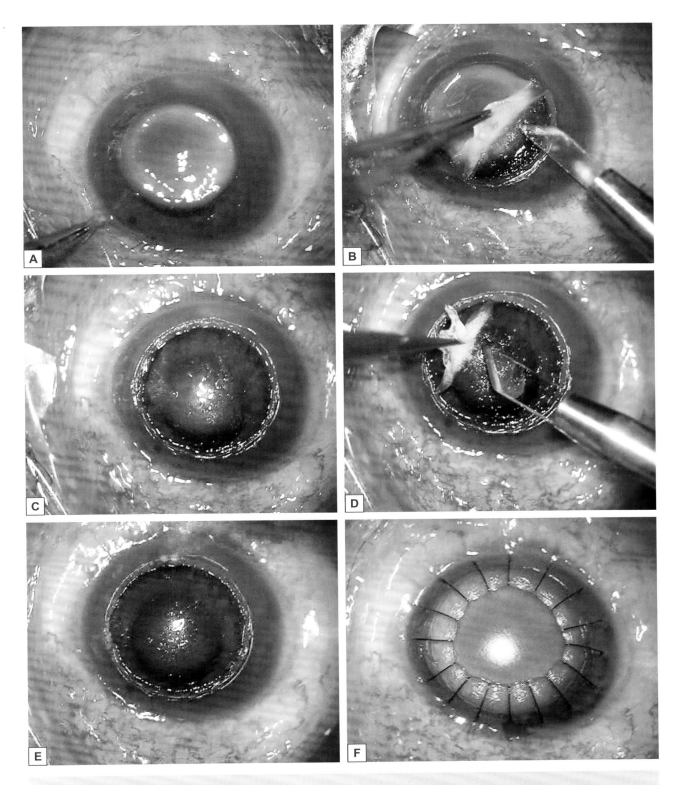

图 5-4-2-1 常规部分板层角膜移植手术步骤

图 A 细菌性角膜炎患者,中央角膜 6mm×6mm 溃疡

图 B 采用宝石刀对病变板层角膜组织进行剖切

图 C 剖切一层病变组织后发现植床仍然有浸润

图 D 对植床浸润的病变角膜组织进行二次剖切

图 E 对病灶进行二次剖切后植床透明,无明显浸润

图 F 采用甘油脱水保存的供体角膜,10-0 尼龙线间断缝合 16 针

角膜一般比植床直径大 0.25mm,可以采用负压环钻或普通环钻冲切供体角膜。然后将供体角膜的后弹力层和内皮层撕除备用。

4. 缝合植片　将制作好的供体角膜放于植床,采用 10-0 的尼龙线自 12 点钟位处进行缝合。角膜移植缝合的深度一般达角膜厚度的 4/5 或以上。缝合 16 针之后,为避免手术后缝线的刺激症状,采用显微平镊将缝线线头旋转至植床侧的层间(图 5-4-2-1F)。

5. 调整手术源性散光　散光盘下观察角膜映光环,可见角膜映光环呈圆形。如角膜映光环呈现明显的椭圆形或不规则形状,说明存在较大的散光,此时还可以对缝线进行调整或重缝,直至角膜映光环呈现圆形。

(二)异形板层角膜移植术

临床上还有一部分患者,角膜病变位于角膜缘且病变不规则,患者的中央角膜大多无明显病变。对于此部分患者,如果采用全板层角膜移植则对患者的角膜创伤比较大,而常规的中央植片的部分板层角膜移植则不能完全切除病灶。对不规则病灶的角膜病变,可以因地制宜地个性化设计切除角膜病灶,同时,个性化地制作供体植片进行移植。

常见的个性化的切除的切口可以采用直线形切口(D 形植片)、弧形切口(纺锤形植片和类梯形植片),对全周角膜缘出现病变的患者,如果中央 8mm 角膜无明显病变,还可以采用指环状植片进行移植(图 5-4-2-2)。不规则形状的植片与植床制作可根据病灶的部位及形态大小灵活掌握,以尽可能在切除病灶的同时减少对正常组织的损伤,并能获得更好的术后视力。切植床时也可以采用能控制切割深度的可调钻石刀,以利于获得更好的植床与植片对合的效果(图 5-4-2-3)。

个性化的异形部分板层角膜移植的另外一个优点是节约供体角膜。一枚角膜可以用于多名患者,或者可以使用穿透性或板层角膜移植剩余的角膜环进行移植,这对部分缓解我国供体角膜缺乏也有一定的现实意义。

(三)前部深板层角膜移植术(DALK)

常规板层移植一般保留植床 100μm 左右,对于感染性角膜炎,如果感染已经累及深部角膜基质,尤其是感染接近后弹力层时,常规板层移植残存的角膜基质仍然存在原发病复发的风险,如果能将病变的角膜基质完全切除,则会减少因感染角膜切除不彻底造成的复发问题。此外,常规板层角膜移植手术一般采用手工剖切,剖切后的植床往往不规则,术后板层间容易形成轻度瘢痕,这些瘢痕会直接影响视力恢复。角膜基质组织前部紧密而后部疏松,如果进行更深层次的剖切则可以减少因为层间界面粗糙引起的瘢痕化的问题。临床更深层次的切除需要进行 DALK。

1. DALK 的原理　角膜从前向后分为五层,分别是上皮层、前弹力层、基质层、后弹力层和内皮层(图 5-4-2-4)。角膜基质层约占角膜厚度的 90%,其生理特点是前部基质层胶原结合紧密而后部基质层胶原结合疏松。这个生理特点会使得手术剖切得越深,剖切界面越光滑和平整,手术后层间界面所形成的瘢痕越少,患者术后的视力越好。

DALK 是将去除后弹力层和内皮层的供体角膜移植到去除全部基质的植床上。后弹力层很薄,成人只有 10~20μm,要想手工剖切或借助各种技术手段剖切暴露后弹力层挑战性很大。因此,要成功地暴露后弹力层,就要求我们对角膜后弹力层的解剖结构、生理特点有充分的认识和了解,这也是一个出色的眼科手术医生所必备的最基本的条件。

首先我们要了解后弹力层在胚胎发育过程中是如何形成的。后弹力层是由角膜内皮细胞分泌的胶原组织形成,出生时后弹力层仅有 3μm,之后大约每 10 年增长 3μm,不断增厚。按此推算,我们成年人至老年人角膜后弹力层也仅仅 10~20μm,这相当于我们标准 A4 打印纸厚度的 1/4~1/3。因此,要完成后弹力层的分离和暴露的难度可想而知。但如此薄的后弹力层却有两个生理解剖特点允许我们有可能将其完整分离并暴露。

角膜后弹力层的第一个特点是弹性强。后弹力层之所以被称为弹力层,其中一个重要的特点就是其弹性强。临床上角膜烧伤或感染性角膜炎的患者发展到晚期因为角膜融解会出现后弹力层膨出这种临床体征,虽然角膜融解已经达到了后弹力层,薄薄的后弹力层耐受了眼压的作用但却没有发生穿孔(图 5-4-2-5)。从临床的这个体征我们可以了解到,角膜后弹力层弹性强,有一定的抵抗力。这个特点使得我们在暴露后

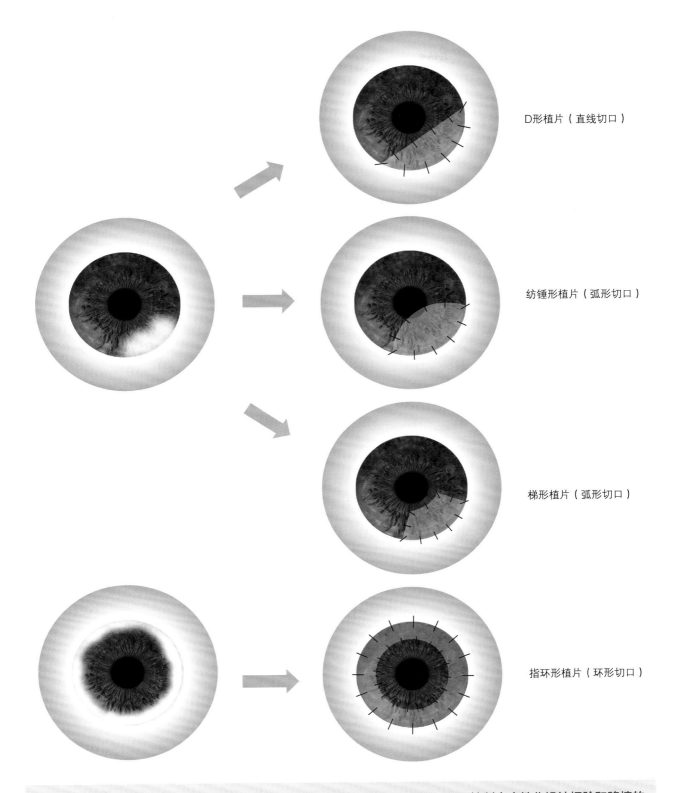

D形植片（直线切口）

纺锤形植片（弧形切口）

梯形植片（弧形切口）

指环形植片（环形切口）

图 5-4-2-2　异形部分板层角膜移植，手术者可以根据病灶的不同大小和位置，因地制宜个性化设计切除和移植的范围

（山东第一医科大学眼科学院杨洋绘图）

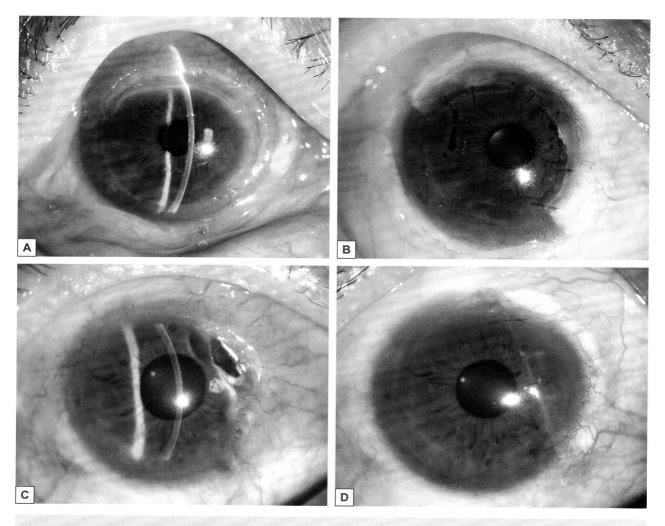

图 5-4-2-3　异形部分板层角膜移植临床效果

图 A　蚕食性角膜溃疡患者,10 点~4 点位角膜缘出现潜掘性溃疡
图 B　行弧形切口部分板层角膜移植术后 6 个月
图 C　蚕食性角膜溃疡患者,1 点~4 点位角膜溃疡达后弹力层
图 D　行直线切口的 D 形植片的部分板层角膜移植术后 12 个月

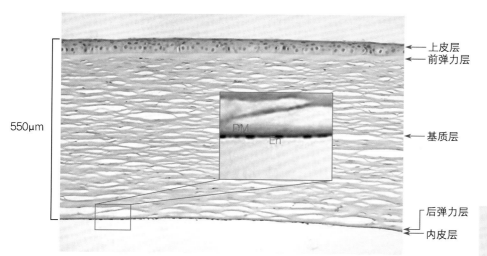

图 5-4-2-4　角膜病理结构图

弹力层的过程中,一般不会因为眼压的作用导致后弹力层自发破裂。

角膜后弹力层的第二个特点是其与角膜基质层结合疏松。很多眼科医生从事白内障手术,可能会遇到后弹力层脱离这一并发症。这种并发症的主要发生原因是在进行前房穿刺或超声乳化和灌吸头进入前房的过程中,将后弹力层顶压或牵拉,从而致使其脱离。从这种并发症我们可以看出,生理状态下后弹力层与角膜基质层结合很疏松。

角膜后弹力层以上两个特点,使得我们手术过程中有可能对其进行分离和暴露。但这里要提醒手术医生的是,尽管后弹力层有较强的弹性,但由于其非常菲薄,手术中仍然有发生自发破裂或因为手术器械接触而破裂的风险,尤其是在感染性角膜炎或角膜烧伤发生基质融解的患者,角膜后弹力层可能因为胶原酶的活性发生了部分融解,导致其弹性降低,发生自发破裂的风险更高。

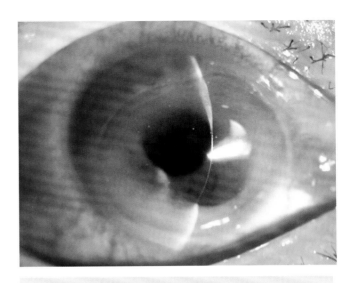

图 5-4-2-5 碱烧伤 4 周的患者,中央 6mm 范围内角膜后弹力层完全暴露,但角膜并没有发生穿孔

2. DALK 方法 有数种方法可以进行 DALK,简述如下:

(1)直接分离法(direct open dissection):Anwar 在 1974 年首次描述采用直接分离法暴露后弹力层的过程:①环钻钻切角膜全厚的 60%~80%;②周边穿刺;③刀片逐层分离至暴露后弹力层。Anwar 强调分离时刀片移动幅度要大,以避免不同部位分离深度不一。但即便如此,分离得到的板层界面往往不规则,术中很容易发生角膜穿孔,因此限制了其广泛应用。

(2)基质无菌空气辅助分离法(intrastromal air injection dissection):基质无菌空气辅助分离法是由 Archila 在 1984 年首先提出。具体过程为:①向角膜基质内注入少量无菌空气;②钻切表浅角膜,在显微镜下逐渐加深切口;③继续分离直至暴露后弹力层。角膜基质在气体弥散过程中会迅速增厚,基质过厚不利于术中判断后弹力层是否已经分离。

(3)水分离法(hydrodelamination dissection):1997 年,Sugita 向角膜基质内注入平衡盐溶液以辅助分离深层基质纤维。过程如下:①环钻钻切角膜全厚的 75%,并去除一小部分深层基质,使残留基质表面形成一凹陷;②向凹陷处注入平衡盐溶液;③在残存基质上做切口,从切口伸入钝性分离铲行扇形往复分离,直至暴露后弹力层。该方法的原理是:平衡盐溶液与角膜组织渗透压差较大,更容易使角膜基质纤维水肿。基质纤维肿胀后便于器械抓取,可保证足够的厚度进行深层分离。而且,应用的是钝性手术器械,可减少锐器直接切割导致的后弹力层穿孔。国内陈蔚等也采用类似的方法治疗角膜基质混浊的患者,并取得较好的临床效果。但此方法仍需器械与后弹力层多次接触分离,有增加发生器械相关的后弹力层破裂的风险。并且注入平衡盐溶液后会有一些液体进入分离界面,需不断用海绵擦拭才可保持清晰的手术视野。

(4)黏弹剂分离法(viscoelastic dissection):Manche 在 1999 年借助向基质注入黏弹剂的方法来暴露后弹力层。主要步骤为:①钻切 80%~90% 的角膜厚度;②用刀片切割、分离角膜,使之形成一 1~2mm 的囊袋;③向囊袋缓慢注入黏弹剂,黏弹剂在向角膜中央移动过程中会使后弹力层与基质层分离;④剪去分离的基质以暴露后弹力层,并用平衡盐溶液冲掉界面的黏弹剂。本方法的缺点是黏弹剂与房水的折射率相似,与大泡技术分离相比,术者不容易判断后弹力层是否已经分离。

(5)大泡技术辅助法(big bubble technique):大泡技术辅助的暴露后弹力层方法于 2002 年由 Anwar 首次描述,其成功形成大泡的概率是 80%~90%。向角膜基质快速注入气体,一部分气体会在基质内弥散,使基质增厚,有利于对基质的切削。还有一部分积聚的气体会将后弹力层与基质层分离并形成大泡。然后用尖刀片在残存基质偏中心位做切口,当大泡消失后,从切口伸入钝性分离铲继续分离,直至暴露后弹力层。该技术钻切角膜在注入气体之前,弥补了基质无菌空气辅助分离法的不足,便于医生在术中控制分离的深度,使后弹力层暴露更加容易,缩短了手术时间。

（6）改良 DALK：大泡技术辅助法对操作技术要求较高,操作过程中会有器械与后弹力层接触,如果操作不当也会造成后弹力层破裂及穿孔。笔者团队优化改良了大泡技术辅助的深板层角膜移植手术。手术的主要要点是减少手术器械与角膜组织的接触。从而最大程度地减少因器械带来的植床穿孔问题,具体的方法如下：

植床准备：①切除前部病变角膜：缝合固定上下直肌后,采用真空负压环钻钻切角膜深度250~300μm,一次性 45° 角膜刀将前部病变的角膜基质切除。②无菌空气分离后弹力层：采用 30 号穿刺针头穿刺进入后部角膜基质,在穿刺过程中使针尖尽量水平进入角膜基质（图 5-4-2-6）,避免出现穿透角膜植床造成注气失败。30 号穿刺针进入角膜基质后,向后部角膜基质快速注入无菌空气约 1mL,此时可以见无菌空气迅速弥散到角膜基质,角膜基质迅速变白,利用无菌空气弥散的力量将后弹力层与基质层分离（图 5-4-2-7）。③暴露后弹力层：然后在 0.12 显微有齿镊的辅助下,采用一次性 45° 角膜刀逐渐向下切除变白的角膜基质。在此过程中小心谨慎,避免穿透后弹力层。当角膜刀切除接近角膜基质与后弹力层之间的气泡时,发白的角膜基质逐渐透见其后的后弹力层和虹膜的颜色。采用角膜刀将角膜基质轻轻切穿放出气体,0.12mm 显微齿镊提拉角膜基质,用一次性 45° 角膜刀将后弹力层前的角膜基质完全切除干净,暴露角膜后弹力层。在暴露后弹力层的过程中,如果观察到后弹力层在眼压的作用下前突明显并有破裂风险时,可以采用一次性 15° 角膜刀于角膜缘做侧切口,放出房水约 0.05mL,降低眼压,减少后弹力层因为眼压的作用发生自发破裂（图 5-4-2-8）。切除全部后部基质时,于植床切口边缘保留厚度约 50μm 的环状薄角膜基质（图 5-4-2-9）。

供体准备：供体采用角膜中期保存液保存或干燥保存的供体角膜,如果是干燥保存的角膜需要充分复水。环钻（较钻切植床环钻直径大 0.25mm）自内皮面冲切供体角膜后,采用 0.12mm 显微平镊将供体角膜后弹力层撕除后备用。

缝合植片：将撕除了后弹力层的供体角膜植片覆盖于植床,采用 10-0 的尼龙线间断或连续缝合。缝合过程中缝针可以在保留的 0.5mm 宽的薄基质上方进针,有利于缝合深度的控制,同时避免了手术过程中因缝针穿过角膜植床和旋转线结时引发的角膜后弹力层破裂的风险（图 5-4-2-10）。散光盘下观察角膜映光环,并根据角膜映光环形状对缝线松紧进行调整缝合,直至角膜映光环呈现相对规则的圆形。然后用 0.12mm 显微平镊将线结旋转入角膜植床侧的层间,减少手术后的刺激症状。

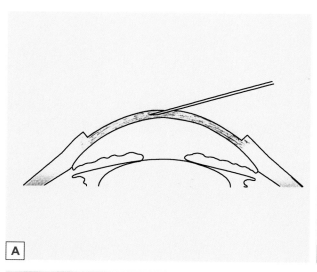
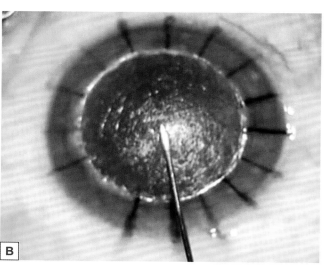

图 5-4-2-6　改良的 DALK 步骤。切除角膜前部基质后,采用 30 号针头穿刺进入后部角膜基质

图 A　侧面示意图
图 B　实际手术操作图

改良的大泡技术辅助的 DALK 的改良要点在于尽量减少任何手术器械与后弹力层接触的机会,从而最大程度地降低后弹力层破裂的风险:①在切除周边后部基质时,将角膜基质向上提拉,使角膜基质与后弹力层形成空隙,这样刀片始终不与后弹力层接触;②在角膜环钻标记的最外缘,保留了约 50μm 厚、0.5mm 宽的环形薄层基质,这样有利于控制缝合深度,同时避免缝针穿过和旋转线结时导致的后弹力层破裂。

五、并发症及其处理

与穿透性角膜移植相比,板层角膜移植手术并发症相对少,但也有其特殊的一面,并发症的产生与手术适应证的选择、手术操作、术后处理等多种因素有关,以下就几种常见的术后并发症作阐述。

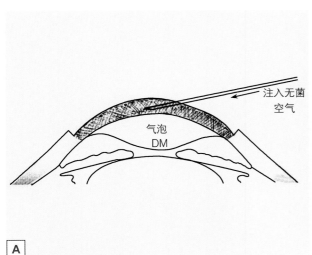
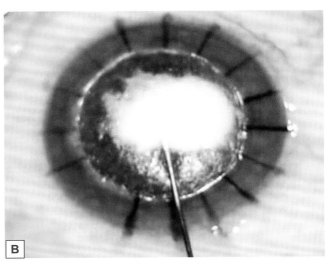

图 5-4-2-7　改良的 DALK 步骤。向角膜基质内注入无菌空气约 1mL,利用空气弥散的力量将后弹力层与基质层分离

图 A　侧面示意图
图 B　实际手术操作图

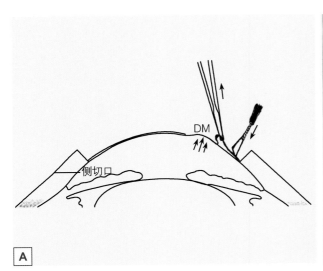
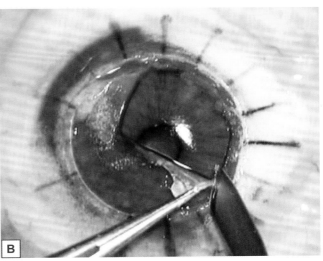

图 5-4-2-8　改良的 DALK 步骤。切除后弹力层前的病变角膜基质

图 A　侧面示意图
图 B　实际手术操作图

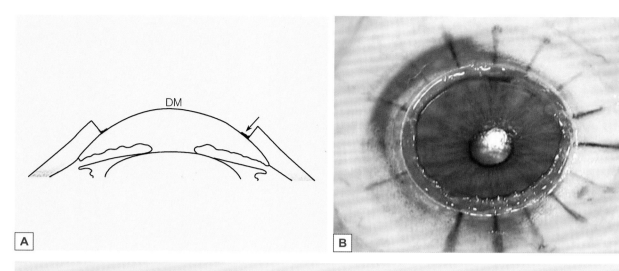

图 5-4-2-9　改良的 DALK 步骤。切除全部后部基质时于植床切口边缘保留厚度约 50μm 的环状薄角膜基质

图 A　侧面示意图

图 B　实际手术操作图

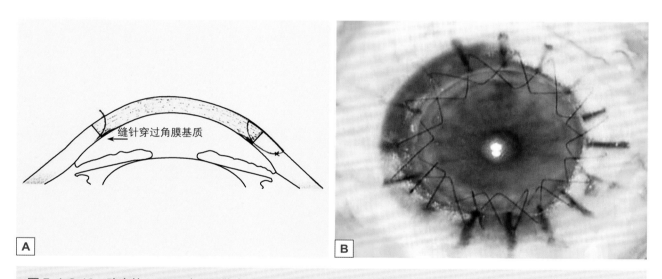

图 5-4-2-10　改良的 DALK 步骤。缝合过程中缝针可以在保留的薄基质上方进针

图 A　侧面示意图

图 B　实际手术操作图

（一）术中并发症

1. 植床出血　如果术前角膜存在新生血管,在进行板层角膜移植手术的过程中,很容易出现植床出血的并发症。植床出血容易遮挡手术区域,造成板层剖切的困难,严重的还可能引起植床剖切穿孔。此外,如果存在植床新生血管,术后还可能出现层间积血。因此,对于剖切过程中出现的出血,可以采用按压止血,或采用小棉片放置在切口边缘止血。充分止血后对剖切影响小。如果剖切结束后植床仍有新生血管并有渗血,可以采用烧灼器对出血的新生血管进行烧灼封闭。

2. 植床穿破　板层角膜移植或深板层角膜移植手术过程中常见的并发症是植床穿破。对于小的穿破口,仍然可以常规进行板层角膜移植,术后前房内注射无菌空气封闭破口(图 5-4-2-11 和图 5-4-2-12)。对前房内注射无菌空气的患者,术后要采用阿托品散瞳,同时嘱患者平卧位,避免瞳孔阻滞和继发性青光眼的发生。对于面积较大的破口,则可能需要改行穿透性角膜移植。

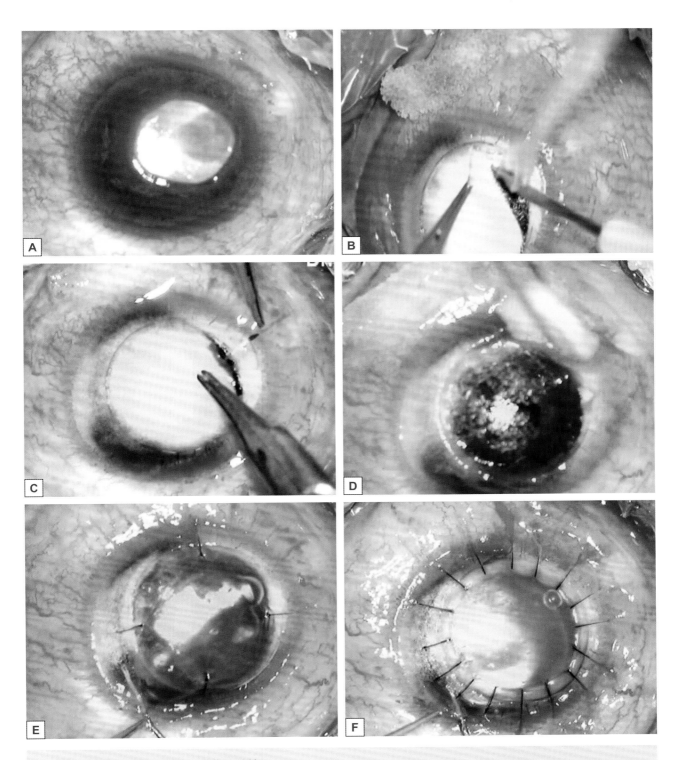

图 5-4-2-11 板层角膜移植术中穿孔的处理

图 A 真菌性角膜炎患者,角膜中央 7mm×7mm 溃疡

图 B DALK 中,剖切板层角膜时出现 7 点~8 点位 3mm 穿孔口

图 C 采用 10-0 的尼龙线将穿孔口缝合,同时向前房内注入缩瞳剂

图 D 继续剖切病变板层角膜组织,剖切结束后可见 7 点~8 点位 3mm 破口,虹膜嵌顿于破口处

图 E 将供体角膜放置于植床,采用 10-0 的尼龙线间断缝合 4 针后,30G 针头从 1 点位角膜缘穿刺进入前房,向前房内注入无菌空气,支撑前房

图 F 10-0 尼龙线间断缝合 16 针后,再向前房内注入无菌空气支撑前房,使植床与植片贴附。手术结束时涂阿托品眼用凝胶散瞳,嘱患者平卧位,定时观察前房情况,防止瞳孔阻滞

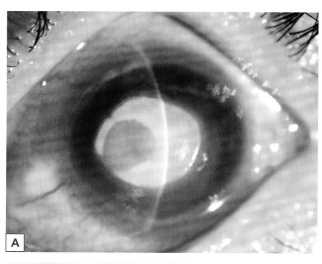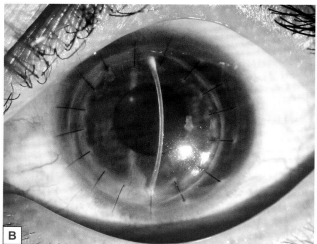

图 5-4-2-12 板层角膜移植术中穿孔后的手术效果

图 A   图 5-4-2-11 同一患者,角膜真菌感染手术前

图 B   术中发生穿孔,继续进行板层角膜移植,术中采用无菌空气支撑前房。术后 6 个月,最佳矫正视力 1.0

(二)术后早期并发症

1. 术后层间积液(双前房)   板层角膜移植术后发生层间积液的原因有两种情况:

其一为角膜供体植片水肿或植片缝合过紧,出现植床的皱褶,影响植床角膜内皮细胞的正常生理和植床与植片之间的吻合(图 5-4-2-13A)。此时的处理为层间放液:即采用表面麻醉,在显微镜下用 0.3mm 的显微平镊将植片和植床的切口分离到达板层界面,此时层间的积液会在眼压的作用下自然流出,植床与植片贴附(图 5-4-2-13B)。

其二为术中出现植床穿孔而未做有效的处理而引起,这种情况采用层间放液无效。处理方法是在显微镜下向前房内注射少量无菌空气,然后嘱患者平卧,依靠气体的顶压作用使得植床与植片贴合。要注

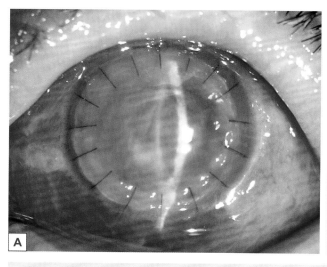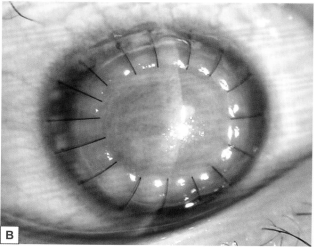

图 5-4-2-13 圆锥角膜层间积液及处理

图 A   圆锥角膜行 DLKP 后第一天,角膜层间积液

图 B   行放液后积液消失,但角膜植片和植床仍水肿。水肿会在 3~5 天消退,角膜恢复透明

意的是,前房注气后应密切观察,避免气泡进入虹膜后造成瞳孔阻滞和房角关闭。注气后可以采用阿托品眼用凝胶散瞳,避免房角阻滞。如果前房注气仍然不能成功,应行二次手术封闭裂口或行穿透性角膜移植。

2. 层间积血或异物存留 层间积血常因植床血管在植床剖切时残留,在术后发生层间积血,少量积血可以缓慢吸收但终致形成类脂质结晶影响视力。如果积血较多,应行积血冲洗术(图5-4-2-14)。预防层间积血的重要措施是彻底切除植床血管,如果切除困难,可以轻度灼烙封闭血管。在角膜中央部明显的类脂质结晶影响视力或美容者,可以二次行穿透性角膜移植术。

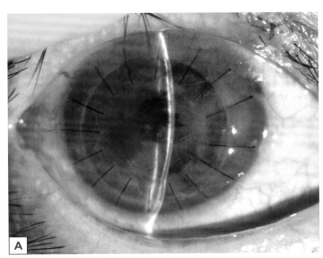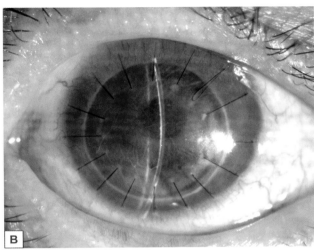

图 5-4-2-14 部分 LKP 后层间积血
图 A 单纯疱疹病毒性角膜炎(HSK)基质型患者行部分 LKP 1 周,中量层间积血
图 B 行层间积血冲洗 1 个月,残存积血吸收

层间异物存留主要是纤维丝,常是在术中使用止血棉签时残留而造成,有时也可残存尼龙缝线头。主要预防措施是在缝合植片前,显微镜下仔细冲洗植床和观察有无遗留物,术中使用吸血海绵止血,即不会发生这种并发症。

3. 缝线松动 缝线松动有引发植片感染的风险,因此,术后任何时候出现的缝线松动都应及时拆除。术后 1 个月内的缝线松动往往造成此处植片翘起,虽然不会造成植片移位,但往往会引起较大的散光,故原则上应重新进行缝合。

(三)术后中晚期并发症

1. 上皮延缓愈合与植片溃疡 具体参考全板层角膜移植术的并发症及其处理。

2. 免疫排斥反应 部分板层角膜移植术后排斥反应率一般低于 5%,免疫排斥反应类型一般为基质型排斥反应,临床症状轻微,仅表现为结膜轻中度充血,患者出现视力下降,角膜植片基质轻中度水肿和混浊,一般伴有新生血管长入植床或层间(图5-4-2-15)。此时一般不需要全身应用糖皮质激素,仅局部应用糖皮质激素和免疫抑制剂抗排斥治疗即可。

3. 术后感染 术后植片感染是严重的并发症,如果处理不及时可能需要更换植片,需要特别重视。

(1)原因:①供体材料污染,结膜囊带菌;②手术过程污染;③术中感染灶清除不彻底;④术后植片上皮愈合不良,溃疡继发感染;⑤患者有糖尿病或自身免疫疾病等基础疾病;⑥患者用药依从性差,治疗和复诊不规律等。

(2)临床表现:术后早期植片感染一般发生在术后 3~7 天内,植片或层间在裂隙灯显微镜下可见黄白色点状菌落灶生长并迅速蔓延,可伴有层间积脓或植片溃疡,严重的患者可见前房积脓,尤其干燥保存的供体,植片一旦有浸润,病灶往往难以控制,有的在 3~5 天内波及全植片(图 5-4-2-16A);术后中晚期植片感染一般与术后植片上皮缺损有关,角膜上皮屏障功能破坏后继发真菌或细菌感染(图 5-4-2-16B)。

(3)处理:①在全身和局部大量应用广谱抗生素的同时,行细菌、真菌培养和进行共聚焦显微镜检查;②植片溃疡较浅,可用药物先控制再行病灶切除;③植片感染范围大,可考虑更换植片;④对来自植床的感染,考虑改行扩大切除范围的穿透性角膜移植术。

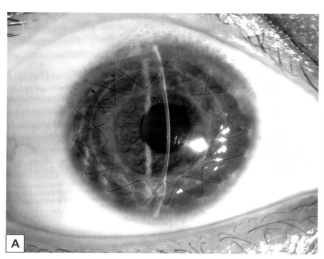
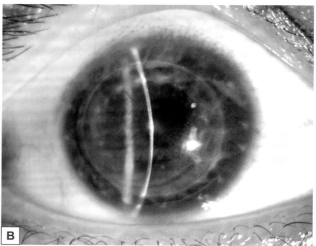

图 5-4-2-15 圆锥角膜部分板层角膜移植术后免疫排斥反应

图 A 部分 LKP 术后 6 个月,角膜植片透明

图 B 部分 LKP 术后 15 个月,患者自行停药 3 个月,发生基质型免疫排斥反应,表现为角膜植片基质混浊,有新生血管长入角膜层间

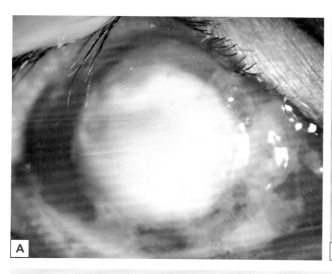
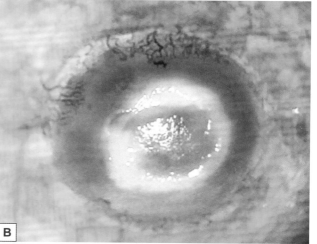

图 5-4-2-16 板层角膜移植术后植片感染

图 A 板层角膜移植(甘油保存材料)术后 2 周,继发铜绿假单胞菌感染

图 B 板层角膜移植术后 5 年,继发真菌感染

（4）预防：①注意供体材料的无菌处理；②对病灶较深，板层移植把握性不大的患者，果断采用穿透性角膜移植术；③植片上皮愈合欠佳者及早处理；④出现缝线松动及时拆除并局部使用广谱抗生素1周。

4. 原发病复发　病毒、细菌、真菌、角膜营养不良、变性或蚕食性角膜溃疡，因病灶切除不彻底或其他因素造成疾病复发（图5-4-2-17）。

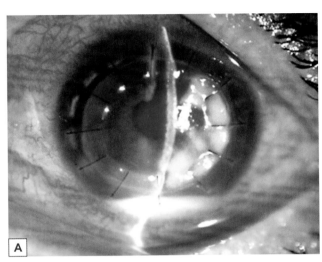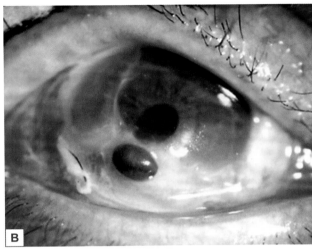

图5-4-2-17　角膜移植术后原发病复发

图A　真菌性角膜炎部分板层角膜移植术后2周出现真菌复发

图B　蚕食性角膜溃疡行部分板层角膜移植术后12个月复发，角膜再次穿孔

（1）原因：①病毒性角膜炎中以单纯疱疹病毒感染为主，因单纯疱疹病毒在三叉神经节和角膜中均可潜伏，板层移植治疗单纯疱疹病毒性角膜炎（HSK）一是难以清除病灶，二是不能切断三叉神经运输病毒的轴浆流通路，所以板层术后复发率比穿透性角膜移植术高；②感染角膜的真菌有多种菌属，有的真菌菌丝，在角膜内为垂直生长，故板层手术时不能彻底清除菌丝，留下复发根源；③角膜营养不良或变性，可能为全身因素，致植片上发生原发病的变化，但时间较漫长；④蚕食性角膜溃疡，因溃疡均为从角膜缘开始发病，此类患者大多为板层手术治疗，术后复发可能为病灶清除不彻底；另一种为蚕食性角膜溃疡恶性型或Wegener肉芽肿病，因全身免疫状态，决定原发病的复发。

（2）临床表现：在植片上表现为原发病的症状和特征。

（3）处理：①对单纯疱疹病毒性角膜炎患者，如病灶不明显偏中心，尽可能行穿透性角膜移植术或DALK；②对真菌性角膜炎，病灶较深，伴有前房积脓者，一般选用穿透性角膜移植术；③蚕食性角膜溃疡，在术中注意结膜的处理，并延长糖皮质激素使用时间；0.1%他克莫司滴眼液或1%CsA滴眼液的局部应用对预防术后复发有较好的作用，一般要维持1年以上，有助于控制原发病复发。

5. 层间上皮植入和上皮植入性囊肿　此并发症比较少见，多与术中上皮残留在层间有关。

（1）原因：①最常见为术中对植床角膜上皮去除不彻底，残留岛状上皮所致，尤为对边缘性角膜变性的后弹力层膨出者行板层移植时，术者为避免植床穿孔而惧怕彻底清除上皮；②部分板层移植时，植床与植片之间对合不良，缝合不紧密时，上皮易从间隙处长入层间；③去除的角膜上皮通过缝线带入层间；④上皮沿植片缝隙侵入。后两者情况临床上少见。

（2）临床表现：术后1个月左右，层间某个象限出现乳白色的病灶，并逐渐扩大发展为团块状囊肿，如囊肿在视轴区，早期即影响视力。如在眼周边，早期则无任何表现，常常被患者疏忽，当囊肿随时间增大，常常导致散光加重，视力也逐渐下降，有时可见上皮团块推压植片，使植片局部隆起。如植片是植入性上皮囊肿,可以看到层间有囊腔,如为沿缝线通道侵入的上皮细胞,则在层间为弥漫性灰色混浊。

（3）处理:周边部小的上皮植入可以不行治疗,但需严密观察。上皮植入性囊肿若侵及视区,视力明显下降者,可拆除相应的缝线,用虹膜恢复器和小尖刀轻轻刮除层间上皮,边刮除边冲洗,彻底清除后再重新缝合。如果已经造成植片混浊可考虑更换角膜植片。

（4）预防:①去除上皮时就仔细将上皮擦干净,并用平衡盐溶液反复冲洗,对后弹力层膨出或角膜变薄的患者,在去上皮时以免反复搔刮角膜造成角膜植床穿孔,用丙美卡因棉片覆盖 1~2 分钟后,易去除上皮;②植片与植床之间缝合不留间隙;③缝合时,缝针应从植片一侧进入,不可从受体一侧进入。

6. 层间类脂质结晶沉积　主要是因为层间积血,或由于有新生血管对植床刺激,导致层间有渗出物,其中脂质不被吸收而日久沉积在植片上,呈闪光片状结晶。如很少,无须治疗;如很多,可考虑更换角膜植片或行穿透性角膜移植。

六、术后处理

（一）常规检查

术后常规检查基本同穿透性角膜移植术。

（二）常规用药

1. 糖皮质激素　是抗炎和预防术后免疫排斥反应常用的药物,应用方法包括:

（1）全身用药:部分板层角膜移植一般无须全身使用糖皮质激素。

（2）局部给药:不同于穿透性角膜移植手术的是,板层角膜移植术后一般无须局部使用高浓度的糖皮质激素。中低浓度糖皮质激素,如 0.1% 氟米龙滴眼液,3 个月内术后每天 3~4 次,3~6 个月每天 2~3 次,6~12 个月每天 1~2 次,1 年之后可以考虑停用糖皮质激素,仅使用少量免疫抑制剂维持。即使是中低浓度的糖皮质激素局部长期应用也有升高眼压的风险,在使用期间应密切监测眼压变化。

2. 免疫抑制剂　部分板层角膜移植术后使用的频次可以减少至穿透性角膜移植术后的一半或更低。

3. 其他用药　板层角膜移植术后抗生素局部应用和辅助用药方面基本同穿透性角膜移植术后。

视频 4　板层角膜移植术

视频 5　边缘角膜部分板层角膜移植术

视频 6　指环状部分板层角膜移植术

视频 7　角膜穿孔修补联合全板层角膜移植术

视频 8　前部深板层角膜移植术（DALK）

（高华）

第三节　生物工程角膜移植术

我国现有角膜盲患者约 300 万,角膜移植是主要的复明手段。由于我国角膜供体严重匮乏,90% 的角膜盲患者终身在黑暗中等待复明。随着无偿捐献角膜的广泛宣传和人们观念的改变,尽管角膜捐献的数量在逐年增加,但仍远远不能满足临床的需求。因此,研发角膜供体的新型替代材料能为角膜盲患者及时复明带来希望,也是眼科亟须解决的重大科学问题。

在新型供体角膜研发方面,来源于动物的生物工程角膜研发是最有前景的方法之一。角膜纤维结构特殊,无法人工合成,猪角膜是良好的替代来源。但是猪角膜中存在的异种细胞导致术后免疫排斥,移植后不透明一直是临床应用的瓶颈。所以,如何彻底脱除角膜中异种细胞和抗原,解决术后免疫排斥并保持移植后角膜透明,使其性能与人供体角膜相同是当务之急。

笔者所在单位史伟云教授领导的项目组是最早开展脱细胞猪角膜研发的团队之一。经过十余年的研究,证实只有在保持角膜纤维内外胶体渗透压平衡的条件下,进行异种细胞脱除处理,才能保持角膜纤维结构的完整性。由此提出“基于胶体渗透压调节”的脱细胞新理论,发明角膜脱细胞保护液并全程应用,实现彻底脱除异种细胞,同时保持完整角膜纤维结构,实现临床移植达到人角膜供体透明性的水平。

项目组首创脉冲高静压脱细胞技术,急速升压释压快速破碎角膜中的细胞,并使碎片更易分离和脱除,将脱细胞时间从传统 3 天缩短到 2 小时,实现主要异种抗原 DNA 清除率达到 99% 以上,α-gal 清除率达到 95% 以上,优于国家标准要求,解决了传统脱细胞方法异种细胞和抗原清除率低、耗时长的难题,为异种组织临床移植提供安全性保障。

项目组还发明新鲜角膜精确切削技术。猪角膜的直径、厚度和曲率与人角膜有很大差异,新鲜猪角膜精确切割难是导致移植术后视力不佳的关键因素。项目组发明了适合新鲜猪角膜的人工前房装置,并结合飞秒激光进行精确切削,达到与人角膜相似的解剖参数,解决了传统手工机械切削精确度差的难题。

经系列核心新技术创新制造出的生物角膜,具有透明度高、免疫原性低、生物力学与生物相容性好等优点,获国家Ⅲ类医疗器械注册证(国械注准 20153460581),部分缓解了我国供体缺乏的问题。

一、适应证

理论上,适合板层角膜移植的疾病均可以采用生物工程角膜作为供体,但在实际临床工作中,建议生物工程角膜供体主要用于中央角膜基质病变的患者。尤其是感染性角膜炎的患者在常规抗感染药物治疗 1 周或以上无效或迁延不愈的患者,视力严重下降至 0.1 或以下是生物工程角膜主要的适应证。

二、禁忌证

参照部分板层角膜移植手术的禁忌证。角膜周边病变的患者,移植术后供体接近角膜缘,容易发生免疫排斥反应或导致植片融解,不建议应用生物工程角膜。

三、术前准备

术前准备同常规板层角膜移植。

四、手术技术

采用生物工程角膜作为供体的可以进行板层角膜移植或 DALK,手术技术与常规板层角膜移植或 DALK 相似。稍有差别的一点是供体角膜直径的选择。常规板层角膜移植或 DALK,供体角膜直径一般比植床直径大 0.25mm,而生物工程角膜一般与植床直径等大即可(图 5-4-3-1 和图 5-4-3-2)。

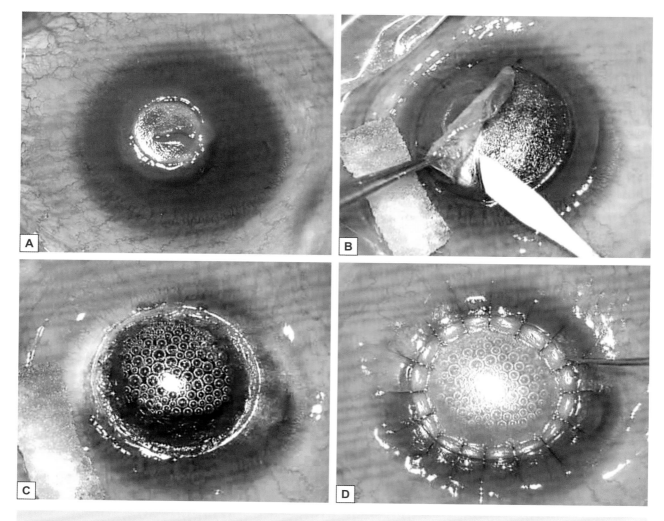

图5-4-3-1   真菌性角膜炎患者生物工程角膜移植过程

图 A   真菌性角膜炎患者,术前角膜中央 6mm×6mm 溃疡
图 B   采用一次性角膜刀剖切板层角膜
图 C   暴露后弹力层,可见植床透明,前房内少量气泡
图 D   以生物工程角膜为供体的 DALK 后,可见植片与植床贴附良好,植片轻度水肿和混浊,水肿一般在术后 3~5 天吸收,角膜植片恢复透明

五、并发症及其处理

生物工程角膜术后并发症的处理基本同常规板层或 DALK,但有三点需要注意。

1. 上皮愈合不良   生物工程角膜移植术后的另外一个用药特点是要特别注意上皮的愈合。如果角膜上皮愈合延迟,应该尽早使用促进上皮修复的药物或采取羊膜覆盖等手术方法促进愈合。因为,常规角膜移植如果上皮延迟愈合对植片的影响相对较小,但生物工程角膜如果上皮延迟愈合,则容易发生植片融解,且一旦发生植片融解,融解的速度明显比人角膜供体快。

2. 缝线松动   如果出现缝线松动,要及早拆除松动的缝线,因为松动的缝线也很容易引起植片融解。

3. 层间变性物质堆积   这是生物工程角膜特有的并发症,表现为板层角膜组织中间出现白色的变性物质,一般在术后数月出现且逐渐进展加重,影响植片的透明度和视力。出现这种并发症的主要原因可能与处理生物角膜脱细胞的部分药物清洗不完全有关,部分残存在生物角膜中的化学物引起变性改变。处理方法是更换角膜植片。

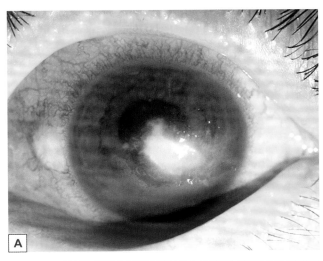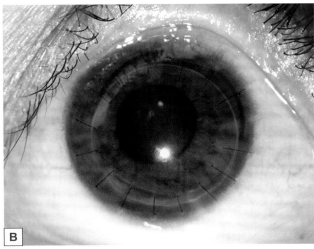

图 5-4-3-2 真菌性角膜炎患者生物工程角膜移植效果

图 A 真菌性角膜炎患者,术前角膜中央 7mm×6mm 溃疡,可见菌丝苔被和卫星灶

图 B 该患者接受生物工程角膜移植术后 15 个月,植片透明,最佳矫正视力 0.8

六、术后处理

生物工程角膜术后用药可以参考常规穿透性角膜移植或板层角膜移植,笔者的经验为,免疫抑制剂或糖皮质激素的使用强度介于穿透性角膜移植和板层角膜移植中间临床效果更好。

 视频 9 生物工程角膜板层角膜移植术

(高华)

参 考 文 献

1. YU A C,SPENA R,PELLEGRINI M,et al. Deep anterior lamellar keratoplasty:Current status and future directions[J]. Cornea,2022,41:539-544.

2. LI H,DONG M,ZHOU Q,et al. Corneal calcification of acellular porcine corneal stroma following lamellar keratoplasty [J]. Acta Ophthalmol,2022,100:164-174.

3. SHARMA N,KAUR M,TITIYAL J S,et al. Infectious keratitis after lamellar keratoplasty[J]. Surv Ophthalmol,2021,66: 623-643.

4. PATIL M,MEHTA J S. Lamellar keratoplasty for advanced keratoconus[J]. Asia Pac J Ophthalmol(Phila),2020,9: 580-588.

5. 戴鹏飞,亓晓琳,刘明娜,等.飞秒激光辅助大泡技术深板层角膜移植治疗角膜基质层营养不良[J].中华眼视光学与视觉科学杂志,2020,22:485-491.

6. SHARMA N,AGARWAL R,JHANJI V,et al. Lamellar keratoplasty in children[J]. Surv Ophthalmol,2020,65:675-690.

7. LI H,ZHAO L,WANG F,et al. Natural cross-linker-stabilized acellular porcine corneal stroma for lamellar keratoplasty [J]. Acta Biomater,2020,114:270-284.

8. 程钧,翟华蕾,王君怡,等.桥状瓣穿透性角膜移植术和带角巩膜缘的全板层角膜移植术的关键技术[J].中华眼科杂志,2019,55:916-922.

9. SUN X T,ZHAI H L,CHENG J,et al. Indications for penetrating keratoplasty and anterior lamellar keratoplasty during 2010-2017[J]. Int J Ophthalmol,2019,12:1878-1884.

10. 史伟云.以生物工程角膜为供体的板层角膜移植术治疗真菌性角膜炎(手术视频展播)[J].中华眼科杂志,2019,55:463.

11. SHI W, ZHOU Q, GAO H, et al. Protectively decellularized porcine cornea versus human donor cornea for lamellar transplantation [J]. Advanced functional materials, 2019, 37: 1902491.

12. SINGH N P, SAID D G, DUA H S. Lamellar keratoplasty techniques [J]. Indian J Ophthalmol, 2018, 66: 1239-1250.

13. LI L, ZHAI H, XIE L, et al. Therapeutic effects of lamellar keratoplasty on Terrien's marginal degeneration [J]. Cornea, 2018, 37: 318-325.

14. 李素霞, 王敬亭, 江音, 等. 深板层角膜移植联合抗病毒药物治疗严重基质坏死型单纯疱疹病毒性角膜炎的临床观察 [J]. 中华眼科杂志, 2018, 54: 97-104.

15. WANG X, LIU T, ZHANG S, et al. Outcomes of wound dehiscence after penetrating keratoplasty and lamellar keratoplasty [J]. J Ophthalmol, 2018: 1435389.

16. 高华. 前部深板层角膜移植术值得关注和存在争议的问题 [J]. 中华眼科杂志, 2017, 53: 164-166.

17. LIU J, SHI W, LI S, et al. Modified lamellar keratoplasty and immunosuppressive therapy guided by in vivo confocal microscopy for perforated Mooren's ulcer [J]. Br J Ophthalmol, 2015, 99: 778-783.

18. 李琳, 宋鹏, 翟华蕾, 等. 暴露后弹力层的前部深板层角膜移植手术进展 [J]. 国际眼科纵览, 2014, 38: 26-30.

19. GAO H, WANG X, ECHEGARAY J J, et al. Partial lamellar keratoplasty for peripheral corneal disease using a graft from the glycerin-preserved corneoscleral rim [J]. Graefes Arch Clin Exp Ophthalmol, 2014, 252: 963-968.

20. KEANE M, COSTER D, ZIAEI M, et al. Deep anterior lamellar keratoplasty versus penetrating keratoplasty for treating keratoconus [J]. Cochrane Database Syst Rev, 2014, 22: CD009700.

21. QI X, XIE L, CHENG J, et al. Clinical results and influential factors of modified large-diameter lamellar keratoplasty in the treatment of total limbal stem cell deficiency [J]. Cornea, 2013, 32: 555-560.

22. CHENG J, QI X, ZHAO J, et al. Comparison of penetrating keratoplasty and deep lamellar keratoplasty for macular corneal dystrophy and risk factors of recurrence [J]. Ophthalmology, 2013, 120: 34-39.

23. 高华, 贾艳妮, 丁刚, 等. 暴露后弹力层的深板层角膜移植治疗深层化脓性角膜炎的初步临床观察 [J]. 中华眼科杂志, 2013, 49: 884-889.

24. 高华, 贾艳妮, 宋鹏, 等. 改良大泡技术辅助的暴露后弹力层深板层角膜移植术 [J]. 中华移植杂志, 2013, 6: 181-186.

25. 宋鹏, 隋文健, 丁刚, 等. 新鲜与甘油冷冻保存角膜供体应用于深板层角膜移植治疗化脓性角膜炎 [J]. 中华眼视光与视觉科学杂志, 2013, 15: 612-615.

26. 李素霞, 王秀先, 贾艳妮, 等. 部分板层角膜移植术后层间积液的发病特征及处理 [J]. 中华眼视光学与视觉科学杂志, 2013, 9: 543-546.

27. 王秀先, 史伟云, 李素霞, 等. 部分环状板层角膜移植治疗蚕蚀性角膜溃疡 [J]. 中华眼视光学与视觉科学杂志, 2012, 14: 749-752.

28. WANG T, SHI W, DING G, et al. Ring-shaped corneoscleral lamellar keratoplasty guided by high-definition optical coherence tomography and Scheimpflug imaging for severe Terrien's marginal corneal degeneration [J]. Graefes Arch Clin Exp Ophthalmol, 2012, 250: 1795-1801.

29. WANG J, ZHAO G, XIE L, et al. Therapeutic effect of deep anterior lamellar keratoplasty for active or quiescent herpetic stromal keratitis [J]. Graefes Arch Clin Exp Ophthalmol, 2012, 250: 1187-1194.

30. 李素霞, 高华, 王婷, 等. 改良深板层角膜移植治疗完成期圆锥角膜(附视频) [J]. 中华移植杂志(电子版), 2011, 5: 58-59.

31. LUENGO-GIMENO F, TAN D T, MEHTA J S. Evolution of deep anterior lamellar keratoplasty (DALK) [J]. Ocul Surf, 2011, 9: 98-110.

32. 马慧香, 陈蔚, 邓姿峰, 等. 低渗水肿钝性分离法在深板层角膜移植中的应用(附视频) [J]. 中华移植杂志(电子版), 2011, 5: 37-41.

33. SHI W, LI S, GAO H, et al. Modified deep lamellar keratoplasty for the treatment of advanced-stage keratoconus with steep curvature [J]. Ophthalmology, 2010, 117: 226-231.

34. XIE L, ZHAI H, SHI W, et al. Hyphal growth patterns and recurrence of fungal keratitis after lamellar keratoplasty [J]. Ophthalmology, 2008, 115: 983-987.

35. 胡建章, 谢立信. 真菌性角膜炎板层角膜移植术后复发的临床研究 [J]. 中华眼科杂志, 2008, 44: 111-115.

36. XIE L, HU J, SHI W. Treatment failure after lamellar keratoplasty for fungal keratitis [J]. Ophthalmology, 2008, 115: 33-36.

37. 高华,史伟云,赵美姿,等.自体角膜瓣翻转联合板层角膜移植治疗边缘性角膜穿孔[J].中国实用眼科杂志,2004,22:998-1001.

38. XIE L,SHI W,LIU Z,et al. Lamellar keratoplasty for the treatment of fungal keratitis [J]. Cornea,2002,21:33-37.

39. 史伟云,黄钰森,谢立信.部分板层角巩膜移植术治疗角膜皮样瘤[J].中国实用眼科杂志,2001,19:186-187.

40. 史伟云,谢立信,刘昭升,等.部分板层角膜移植术治疗真菌性角膜炎的初步报告[J].中国实用眼科杂志,2001,19:826-828.

41. 谢立信.角膜移植学[M].北京:人民卫生出版社,2000.

42. 谢立信,董晓光,张杰.对角膜板层移植治疗碱性烧伤的评价(附46例远期随访观察)[J].眼外伤职业眼病杂志,1992,14:1-3.

43. 王杰,杨连洲,张浩润,等.指环形板层角膜移植术治疗角巩膜病变疗效观察[J].潍坊医学院学报,1992,14:194-196.

44. 谢立信,李贵仁,康凤英,等.全角膜带环形板层巩膜瓣移植术初步报告[J].中华眼科杂志,1985,21:274-276.

45. 谢立信,李贵仁,康凤英.甘油脱水保存角膜行板层移植42例报告[J].眼科研究,1983,1:91-94.

第五章
角膜内皮移植术

以往,穿透性角膜移植是主流的手术方式,但穿透性角膜移植术中有眼内容脱出的风险,术后发生免疫排斥和角膜植片慢性失功的风险都比较高。最近 20 年来,角膜移植手术技术领域最主要的进展是成分角膜移植的开展和逐渐成熟。对角膜基质出现病变而角膜内皮细胞健康的患者,医生更倾向于进行板层或深板层角膜移植,而对内皮细胞病变而角膜基质健康的患者,医生则更倾向于进行角膜内皮移植。

内皮移植可保留正常的角膜上皮和基质层,仅去除病变的后弹力层和内皮层,保证了角膜前表面结构和功能的完整,减少了术后角膜的散光,术后视力恢复更快,手术中暴发性脉络膜出血和眼内容脱出等并发症的发生率也更低。国内陈家祺等在 2004 年报道了深板层内皮移植,随后,内皮移植在我国逐渐开展和不断推广。根据内皮移植片取材部位的不同,常用的内皮移植术主要有后弹力层剥除自动角膜内皮移植术(Descemet's stripping automated endothelial keratoplasty,DSAEK)和后弹力层角膜内皮移植术(Descemet's membrane endothelial keratoplasty,DMEK)等。在美国,目前角膜内皮移植的手术数量已经超过穿透性角膜移植,我国内皮移植的数量还较少,临床上有很大的推广和发展空间。若内皮移植与板层角膜移植所用供体互相搭配,一只供体角膜可以使两例患者复明,这对部分缓解我国供体角膜紧缺具有一定意义。

第一节　后弹力层剥除自动角膜内皮移植术

一、适应证

DSAEK 是一种部分厚度的角膜移植手术,涉及选择性地去除患者的后弹力层和内皮细胞,然后将供体角膜基质及内皮植入贴附。适应证为因角膜内皮细胞病变出现大泡性角膜病变,角膜基质相对健康的患者。主要包括:

1. 内皮营养不良　如 Fuchs 角膜内皮营养不良和后部多形性角膜内皮营养不良。
2. 虹膜角膜内皮(ICE)综合征　眼压控制平稳。
3. 既往眼内手术或既往 PKP 移植物情况下的内皮衰竭以及角膜内皮功能障碍等情况下的角膜水肿。

二、禁忌证

1. 角膜基质存在明显瘢痕或混浊。
2. 无晶状体或无虹膜,不能为气体提供支撑。

三、术前准备

术前准备基本同穿透性角膜移植。

四、手术技术

（一）麻醉

DSAEK 可以采用球周阻滞麻醉,对不能配合的患者或患儿,可以采用全身麻醉。

（二）手术步骤

1. 植片制作　制作步骤如下（图 5-5-1-1）:

（1）人工前房支撑植片:将带有 3~4mm 巩膜的供体角膜放于人工前房,向人工前房内注入角膜保存

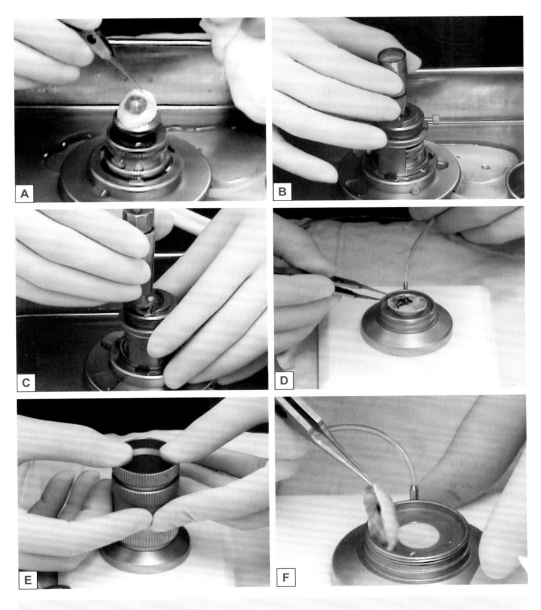

图 5-5-1-1　供体内皮移植片制作

图 A　将供体角膜放于人工前房

图 B　采用眼压笔测量眼压

图 C　采用 350μm 的自动板层刀片切割供体角膜

图 D　将板层切割后的供体角膜放于切割枕上

图 E　采用 8.0mm 环钻冲切板层切割后的供体角膜

图 F　将切割后的供体角膜边缘取下,切割枕上的供体角膜内皮移植片备用

液或平衡盐溶液支撑前房;然后采用眼压笔测量眼压,使人工前房内的眼压大于 60mmHg,然后在角膜缘采用标记笔进行标记。

（2）板层切割:采用 350μm 的自动板层刀片旋转切割供体角膜,切割过程中尽量保持匀速进刀以使切割板层平面光滑。切割完毕后的游离板层角膜瓣按之前标记的位置放置回原位。

（3）冲切植片:将人工前房固定装置旋转取下,将板层切割后的供体角膜放于切割枕上;采用 8.0mm 环钻冲切板层切割后的供体角膜;将切割后的供体角膜边缘取下,切割枕上的供体角膜内皮移植片备用。

2. 去除受体后弹力层和内皮层　步骤如下(图 5-5-1-2):

（1）采用 8.0mm 环钻在角膜表面进行压痕,标记内皮取材位置。

（2）在角膜缘制作 3.5mm 侧切口,前房内注入缩瞳剂和黏弹剂,采用内皮移植小钩沿着角膜表面的压痕在前房内向上皮面轻轻钝性划开后弹力层。

（3）采用小铲将划开的后弹力层和内皮层从角膜基质上钝性剥离。

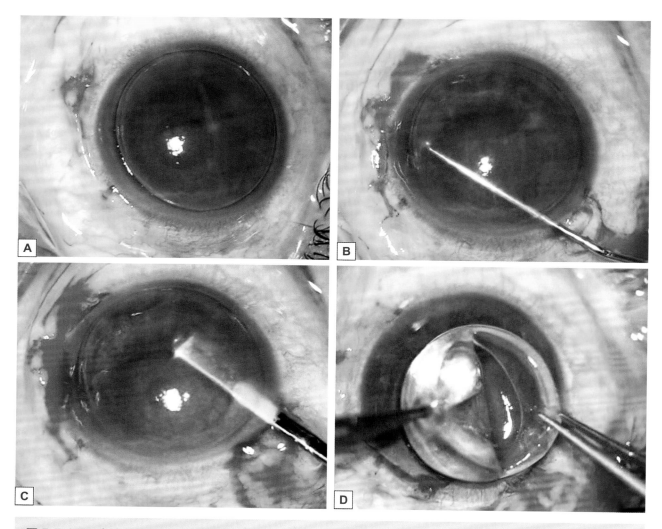

图 5-5-1-2　去除受体后弹力层和内皮层步骤

图 A　环钻在角膜表面进行压痕标记取材位置
图 B　采用内皮移植小钩沿着压痕轻轻划开后弹力层
图 C　采用小铲将划开的后弹力层和内皮层从角膜基质上钝性剥离
图 D　将制作好的供体角膜内皮层与角膜基质层分离备用

（4）将制作好的供体角膜内皮层与角膜基质层分离,备植入。

3. 植入供体植片　步骤如下(图5-5-1-3):

（1）将内皮移植片放入植入器内,同时在对侧4点位制作1mm的侧切口放置显微镊,7点位制作1mm的侧切口放置灌注形成前房。

（2）扩大植入切口约4.5mm,将植入器插入植入口,显微镊将内皮移植片拖入前房;金属植入器直径较大且不能进行推注,显微镊钳夹内皮移植片会对钳夹部位的内皮造成不可逆性损伤。也可以采用一次性可推注式内皮植入器进行植入(图5-5-1-4),可推注式内皮植入器可以在植入时进行灌注和维持前房,同时无须对内皮细胞进行钳夹和挤压,植入更方便,对供体内皮细胞的损伤更小。

（3）10-0的尼龙线缝合植入口,从7点位侧切口注入无菌空气,将内皮移植片顶压至植床,气泡外缘要超过植片边缘,眼压Tn至T+1之间。

（4）内皮移植片在气泡顶压下与受体角膜基质贴附良好,结束手术。

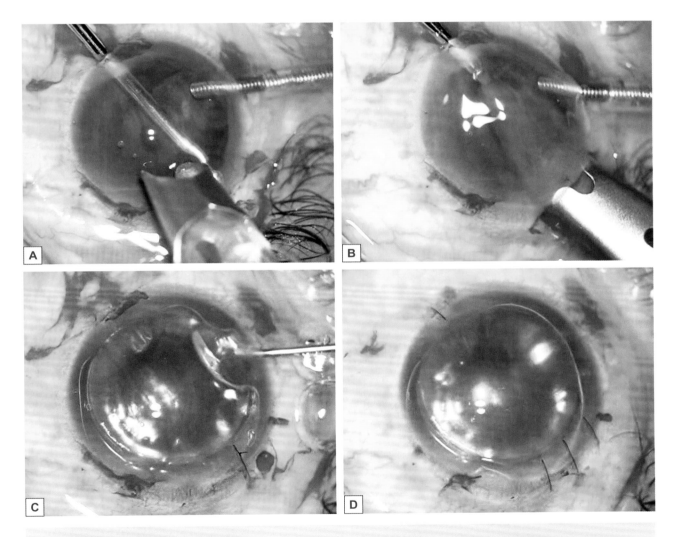

图5-5-1-3　内皮植片植入步骤

图A　将内皮移植片放入植入器,同时在对侧4点位放置显微镊,7点位放置灌注形成前房

图B　将植入器插入植入口,显微镊将内皮移植片拖入前房

图C　缝合植入口,从7点位侧切口注入无菌空气

图D　内皮移植片在气泡顶压下与受体角膜基质贴附良好

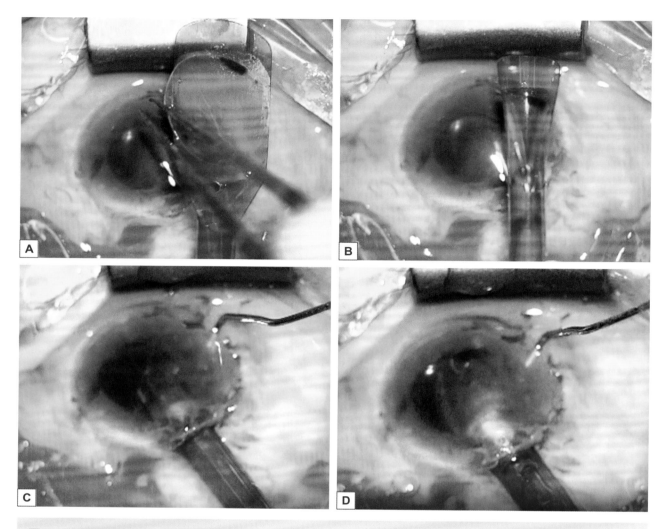

图 5-5-1-4　可推注式内皮植入过程

图 A　将供体角膜内皮植片内皮面向上放于可推注内皮植入器的托板上,内皮面滴一滴黏弹剂进行保护

图 B　将托板拉回植筒内,此时内皮移植片会随着托板进入植筒内发生自然卷曲

图 C　将可推注式植入器的植筒从侧切口插入前房

图 D　将内皮移植片推注进入前房,此时内皮面向下

五、并发症及其处理

DSAEK 中的并发症主要包括植片制作厚度不理想,如植片偏厚或植片穿孔,或植片植入的过程不顺利,反复对植片进行操作损伤植片内皮细胞,从而导致之后的原发性供体衰竭(primary graft failure,PGF)。术后的主要并发症为植片移位等。在角膜内皮移植术的并发症中,原发性供体衰竭及植片移位与术者的经验直接相关,而且受术者的手术技术影响较大。

1. 内皮植片制作厚度不理想　植片制作厚度不理想或制作不成功主要包括植片偏厚或植片穿孔,其主要原因为微型板层角膜刀的规格只有 250μm 和 350μm,所对应切割角膜的深度为 350μm 左右或 450μm 左右。微型角膜板层刀的精确度不佳,文献报道偏差可在 100μm 左右。供体角膜因取材时间和保存时间等的影响,植片的厚度差异很大,这样在内皮移植片制作过程中,可能出现过厚或偏薄甚至穿孔的植片,给手术造成不利的影响。

为了避免内皮植片出现过厚的情况,有学者改良并采用超薄后弹力层剥除自动角膜内皮移植术

（ultrathin Descemet's stripping automated endothelial keratoplasty，UT-DSAEK）制作供体角膜移植片。主要的方法是将一次板层切割变成两次切割：首先采用微型角膜刀切除大约 300μm 的板层角膜组织，之后采用 A 超测量剩余植床厚度。在测量植床厚度之后，再选择相应厚度的微型角膜刀进行切割。常规方法制作的供体内皮组织厚度通常约为 150μm 或更厚，UT-DSAEK 制作的供体内皮移植片一般小于 100μm，更方便术中的植入，术后的视力提高效果较传统术式更好。

2. 植片移位　内皮植片移位通常发生在 DSAEK 后几天内，需要进行二次手术以使得植片再次贴附和复位，包括再次向前房注入空气以及可能需要将植片再次居中。这一过程会增加植片内皮细胞的损伤，当再次贴附成功后，最好避免反复进行操作。

为了减少内皮移植片出现移位，有不少医生提出了解决方案和改进。Price 建议在角膜表面进行按摩以及做角膜排气切口以排除交界面间的液体，可以减少植片移位的发生。Terry 等人建议对受体基床周边进行刮擦以提高植片的贴附性，并使植片移位的发生率降至小于 3%。在一项大型前瞻性研究中，Chen 等发现植片本身的特性，例如供体的年龄、供体保存时间、死亡至手术之间的间隔、术前植片内皮细胞计数，以及眼库对供体组织的预处理均与移位的发生率无关。

3. 原发性供体衰竭　DSAEK 的原发性供体衰竭绝大多数是医源性的，由手术损伤直接导致。术者经验丰富时，则可明显减少原发性供体衰竭的发生率。DSAEK 的某些技术更便于术者操作，但可能对内皮造成更多损伤并导致原发性供体衰竭的概率增加。尤其是当植入的切口小于 5mm 时需要压缩脆弱的植片。另外，运用有咬合刃的镊子会压碎组织，造成内皮细胞损伤概率更高，继而更易引起原发性供体衰竭。采用推注式的内皮植入器避免了镊子对内皮移植片的机械挤压，对内皮细胞有较好的保护作用。

4. 继发性青光眼　DSAEK 后的继发性青光眼主要与前房内的气泡进入后房引起的瞳孔阻滞有关，此外，有部分患者对残留在前房内的黏弹剂代谢较慢，也可以引起一过性的眼压升高。

为避免前房内气泡进入后房引起的瞳孔阻滞，周边角膜相对透明的患者可以在术前进行激光虹膜周切。术前角膜混浊不能进行虹膜周切的患者，术后可以采用阿托品凝胶散瞳。如果发生因气泡进入后房引起的瞳孔阻滞和房角关闭，解决的方案是解除瞳孔阻滞，使房角重新开放，必要时需要手术解除阻滞和分离关闭的房角。对因黏弹剂滞留引起的临时眼压升高，可以在侧切口进行前房放液或使用降眼压药物对症治疗，一般 2~3 天可恢复至正常眼压。

六、术后处理

（一）随访和用药
DSAEK 后用药和随访参照板层角膜移植术。
（二）DSAEK 后评价
DSAEK 后视力恢复的速度远优于传统穿透性角膜移植，许多患者在术后数周内而不是数月或数年后就可以恢复良好的裸眼或矫正视力。在一些大型的研究中，DSAEK 后 6 个月时的视力约为 0.67。Chen 等报道在 DSAEK 后，将近 20% 未伴黄斑疾病的术眼视力可以达到 1.0，97% 可以达到 0.5 以上。

1. 散光　DSAEK 对于穿透性角膜移植手术的光学性而言，最大的优势在于术后散光小。穿透性角膜移植术后可产生不可预料的角膜地形图改变并通常伴随高度不规则散光，角膜内皮移植术则可使水肿的角膜恢复到正常的生理学形状，只伴随低度的角膜地形变化与散光改变。与穿透性角膜移植术中不稳定的开窗式切口不同，最常见的 DSAEK 技术中只使用 3~5mm 的角膜缘切口。在一些关于角膜内皮移植术的大型研究中，5mm 的巩膜切口甚至只会引起小于 0.25D 的散光，且在术后形成了稳定的球形结构。Bahar 等直接将他们的 DASEK 结果与穿透性角膜移植手术相比较，发现 DASEK（45 只眼）术后的平均散光值改变为 1.36D，而穿透性角膜移植术后为 3.78D。毫无疑问，对于角膜内皮功能不良的患者来说，角膜内皮移植术对于避免术后散光的效果远优于穿透性角膜移植。

2. 等效球镜　在穿透性角膜手术后，待所有的缝线拆除才可得知最终的角膜屈光力，有时要在手术后数年才可测量。在 DSAEK 中，因为保持了正常的角膜地形，角膜前表面的屈光力相对保持不变。当手术后角膜前表面有一个小的屈光改变时，则角膜后表面的曲率则会因为受体角膜后表面而随之发生显著的变化,并通常引起远视性的屈光改变。大多数研究显示这一远视性屈光改变为0.8~1.25D。

3. 角膜植片内皮的存活率　对于DSAEK来说,最大的顾虑是供体内皮是否可以如在穿透性角膜移植术眼中存活那样长的时间。Patel等关于穿透性角膜移植的研究显示了术后内皮可以保持稳定约10年,许多穿透性角膜移植植片可存活长达20年,而关于DSAEK的研究数据尚局限于10年内。早期研究已有报道,即使有经验的术者进行DSAEK,在术后最初6个月时内皮细胞损失已达到32%~34%。尽管这可能比穿透性角膜移植更高,然而,在术后6个月至2年间,内皮细胞损失表现出一种相对于早期更稳定的状态。因此,需要更长时间的随访研究确定DSAEK是否可以达到或超过穿透性角膜移植的植片存活时间。

总之,角膜内皮移植术在过去20年间在美国发展迅速,在我国也发展较快,许多术者的数据都显示角膜内皮移植术与穿透性角膜移植相比具有更多的优点,包括角膜地形图、屈光的可预测性、眼球稳定性、视觉质量,以及视力的快速恢复。在对角膜内皮功能不良患者的手术治疗中,如果条件允许,应更多进行角膜内皮移植术而不是穿透性角膜移植术。

视频10　后弹力层剥除自动角膜内皮移植术(DSAEK)

（高华）

第二节　角膜后弹力层内皮移植术

后弹力层角膜内皮移植术(Descemet's membrane endothelial keratoplasty,DMEK)用健康供体的内皮层和后弹力层移植取代患者病变的内皮层和后弹力层,是目前唯一一种能在术后恢复角膜正常解剖结构和生理功能的手术方法。

与后弹力层剥除角膜内皮移植术(Descemet's stripping endothelial keratoplasty,DSEK)比较,DMEK移植的供体抗原少,手术创口小,术后角膜更接近生理状态。因此,DMEK后排斥反应率低,视力恢复快且视觉质量佳。尽管DMEK具有上述优点,但其技术复杂,术中和术后并发症多,植片制备困难,掌握DMEK需要较长的学习曲线。DMEK是否成功主要取决于三个要素:手术适应证选择、手术技术和手术并发症的处理。本节将分别对上述因素进行叙述。

一、适应证

与其他的角膜内皮移植术适应证类似,DMEK也适用于各种原因引起的角膜内皮功能失代偿而角膜基质仍然正常的患者。但与DSEK比较,DMEK更适用于眼内结构仍然正常或基本正常的患者。因此,DMEK的适应证主要包括:

1. 角膜内皮营养不良　如Fuchs角膜内皮营养不良、后部多形性角膜内皮营养不良和先天性遗传性角膜内皮营养不良。

2. 人工晶状体眼大泡性角膜病变　人工晶状体位置正常,晶状体后囊膜完整。

3. 角膜内皮功能失代偿　可由眼外伤、内眼手术、长期眼压升高、青光眼植入阀、眼内炎症(角膜内皮炎和葡萄膜炎)等引起,前房深度、虹膜结构和瞳孔大小均无明显异常。

4. 轻中度虹膜异常的虹膜角膜内皮(ICE)综合征。

5. 穿透性角膜移植术后角膜内皮功能失代偿。

二、禁忌证

1. 角膜基质混浊或瘢痕,尤其位于视轴区影响术后视力。

2. 具有正常角膜内皮细胞的角膜病变,如圆锥角膜。

3. 明显的低眼压。

存在下列情况中任何一项的患者,术前须经全面评估,以确定是否行 DMEK:①长期的大泡性角膜病变可能引起角膜上皮下纤维组织增生,表现为白色角膜混浊。术中刮除增生组织后,如果下方的角膜基质仍然正常,仍然可以施行 DMEK。②晶状体-虹膜隔不完整,如晶状体后囊膜缺如且无人工晶状体,应在术前或术中行缝襻固定人工晶状体植入后,评估眼内条件是否适合 DMEK。不建议对晶状体-虹膜隔不完整的患者施行 DMEK。③虹膜异常,如前粘连、虹膜缺损、瞳孔扩大等,是 DMEK 的主要障碍。除非程度较轻,或术前/术中能有效矫正,选择 DMEK 应慎重。④前房中有青光眼植入阀管,除非术中可以调整,否则不建议 DMEK。⑤有玻璃体切除手术史者慎重选择 DMEK,因为"水眼"的 DMEK 极具挑战。

三、术前准备

DMEK 前特别要注意使用缩瞳剂缩小瞳孔,但不必使用脱水剂降低眼压。其他术前准备基本同穿透性角膜移植术。

四、手术技术

(一) 手术器械

DMEK 需要一些特殊的器械,如植片植入器或植片推注器(图 5-5-2-1),有的患者可能还需要植片牵引镊和前房维持器等。DMEK 植片制作也需要一些特殊的器械,如特制的 DMEK 刻枕、T 型角膜后弹力层剥离镊(图 5-5-2-2)等。上述器械和设备在市面上均有多种类型和型号可供选择。术者还可以根据自己的手术技术选择一些其他的器械或设备。

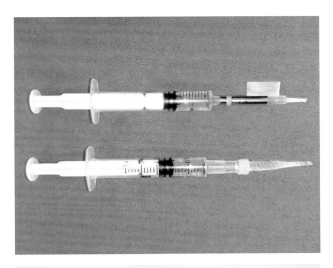

图 5-5-2-1　DMEK 植片植入器

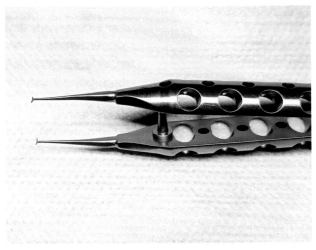

图 5-5-2-2　T 型角膜后弹力层剥离镊

(二) 手术步骤

1. 植片制备　术者在正式开展 DMEK 前,应该接受植片制作的培训,建议达到 90% 或以上的制备成功率方可开展,以避免角膜供体浪费。

徒手制备DMEK植片:将供体角巩膜片内皮面向上固定在凹槽上(其曲率半径与角膜曲率半径一致),沿着角膜缘 Schwalbe 线,用反向 Sinskey 钩钩开供体角巩膜片的内皮层和后弹力层(图 5-5-2-3A)。注意务必全周钩开,中间不能残留任何粘连。再用反向 Sinskey 钩将供体内皮层和后弹力层的边缘翻卷。全周翻卷的内皮层和后弹力层边缘自然飘起在保存液或平衡盐溶液中,用 T 型角膜后弹力层剥离镊将内皮层和后弹力层剥下(图 5-5-2-3B),直到 2/3~3/4 后弹力层从角膜基质面剥离。使用 DMEK 植片刻枕,将

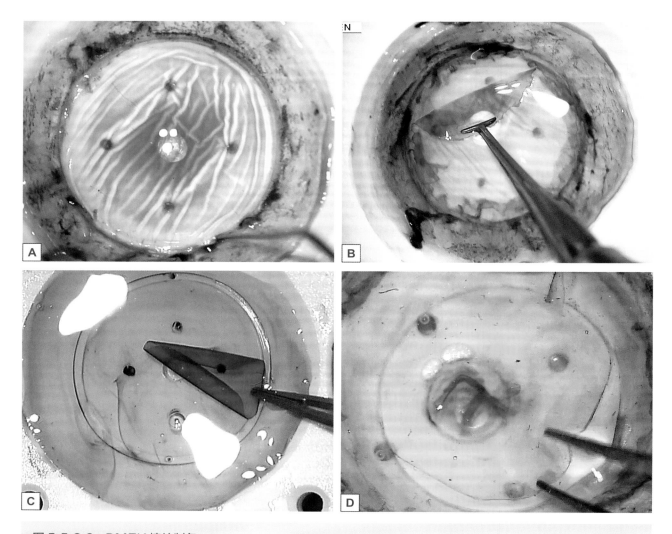

图 5-5-2-3　DMEK 植片制备

图 A　沿角膜缘 Schwalbe 线,钩开供体角巩膜片的内皮层和后弹力层
图 B　用 T 型角膜后弹力层剥离镊将角膜后弹力层剥下
图 C　0.06% 台盼蓝染色后的 DMEK 植片卷
图 D　在植片的后弹力层面标上 F 标记

供体均匀刻切至内皮层和后弹力层的深度再剥离,可以提高植片制备成功率。

使用供体刻枕从内皮面轻轻刻切角巩膜片,废弃周边部组织,将中央部植片从角膜基质面完全剥离,完全游离的植片在保存液或平衡盐溶液中自然卷曲,形成 DMEK 植片卷,且内皮细胞位于卷的外表面,后弹力层位于卷的内表面。将植片卷浸泡在 0.06% 台盼蓝溶液中 1~3 分钟进行染色,使植片边缘清晰可见,增加术中植片的可见度(图 5-5-2-3C)。DMEK 植片的直径取决于受体角膜直径。理想的 DMEK 植片位于受体角膜后弹力层面中央,其边缘距离受体角膜缘约 2mm。以正常角膜直径为 12mm 计算,建议 DMEK 植片直径为 7.75~8.0mm。过大的植片在前房内难以完全展开和固定,过小的植片可能不能提供足够数量的内皮细胞。

建议在 DMEK 植片的后弹力层面标上 S 或 F 标记(图 5-5-2-3D),方便术中识别植片内皮面或后弹力层面。

2. 受体眼准备　步骤如下:

(1)切口制作:建议在颞侧角膜缘制作一个 2.4~3.2mm 主切口,并在主切口两侧各制作一个

1~1.5mm 侧切口。主切口与侧切口的分布和距离取决于术者的手术习惯,以方便手术操作为原则。不建议 DMEK 中使用前房维持器,因为其可能增加术中植片被冲出的风险。在前房较浅,估计植片植入困难的患眼,可考虑使用前房维持器,有利于植片植入,但植片植入后要及时关闭。使用前房维持器时,其入口制作在侧切口远端。

(2)受体眼角膜后弹力层剥除:剥除患眼病变的后弹力层和内皮层是保证 DMEK 植片贴合、减少术后植片脱离的重要措施。使用黏弹剂或空气泡维持较深的前房,通过主切口或侧切口伸进反向 Sinskey 钩,尽可能完整剥离后弹力层以避免残留。必要时在前房内注入 0.06% 台盼蓝溶液,检查可疑残留的组织并彻底清除。剥除角膜后弹力层的范围应该大于内皮植片覆盖的区域。从主切口取出剥除的后弹力层和内皮层后,使用灌注/抽吸技术,彻底清除前房中的黏弹剂。

(3)下方周边虹膜切除:在下方 6 点钟方位行周边虹膜切除,是预防 DMEK 后早期瞳孔阻滞导致继发性青光眼的最有效方法。切除虹膜时,应确保虹膜被剪穿(透),这时能看见剪下的黑色的虹膜色素。周边虹膜切除可以与 DMEK 同时进行,也可以在 DMEK 前先行 YAG 激光切除。

(4)联合其他眼内手术:DMEK 联合其他眼内手术,矫正眼内其他异常,既为术后获得更好的视力创造条件,也为 DMEK 操作改善环境。当患眼伴晶状体混浊时,应放宽白内障摘除/人工晶状体植入的手术指征。晶状体后囊膜不完整或无人工晶状体眼,应植入人工晶状体重建晶状体-虹膜隔。眼内其他可能影响手术的因素如虹膜前粘连和青光眼植入阀等,也应适当处理。

3. DMEK 植片植入、展平和固定 步骤如下:

(1)DMEK 植片植入:采用密闭式内皮植入器将 DMEK 植片注入前房。有多种植入器可以选择。在保存液或平衡盐溶液中,已经被 0.06% 台盼蓝溶液染色呈蓝色的植片自然卷曲,将其吸入植入器内,辨别植片卷的蓝色边缘判定植片方向。如果植片卷的方向正确(植片卷两侧边缘向上卷)(图 5-5-2-4A),将其推注入前房。推注 DMEK 植片遵循"深入浅出"原则,即植入前通过穿刺口注液加深前房,植入后通过穿刺口放液使前房变浅,再将植入器移出前房,防止植片被液流冲出。注入植片卷后迅速缝合关闭主切口。

(2)DMEK 植片展平和固定:DMEK 中保持较小的瞳孔非常重要。小瞳孔可以减少植片与晶状体或人工晶状体接触损伤内皮细胞,也可以预防植片通过瞳孔进入后房,还有利于调节前房深度(加深或变浅),方便植片的展平和居中。

在植片的展平、居中和固定过程中,尽可能使用非接触技术,即避免手术器械进入前房直接接触植片。展平植片前要再次确定植片处于内皮面向下/后弹力层面向上的正确方向。植入前在植片的后弹力层面做 S 或 F 标记,有助于辨别正确的植片方向。也可以在植入后利用 Moutsouris 征辨别植片的方向(图 5-5-2-4B)。当受体角膜水肿明显,眼内可见度较差时,较难辩识 Moutsouris 征。这时术中相干光断层扫描(OCT)是辨别植片方向非常有用的工具(图 5-5-2-4C)。术中 OCT 能无创、实时显示植片的方向,对提高一些复杂 DMEK 的成功率有显著的作用。

如果植片方向错误(内皮面向上/后弹力层面向下),务必将其翻转到正确方向。将手术主切口缝合密闭,通过侧切口急速注入液体加深前房,利用液流将植片翻转。再次确定植片的方向正确后才能展平。展平植片时,向前房注入液体或气体,利用液流或气流的作用,适时调整前房深度,配合角膜表面敲击可以使植片顺利展平(图 5-5-2-4D)。

植片的居中应该在其全部展平或大部分展平后,在角膜表面或角膜缘部敲击或压陷,使前房中房水流动,利用液流使植片居中。植片居中的目标是使展平的植片覆盖在已经被剥除了后弹力层/内皮层的植床表面,植片与受体残留的周边部后弹力层没有重叠区域。只要不存在这种重叠区,稍许偏心的植片对术后视力恢复和并发症的发生无明显影响,不要求植片位于受体角膜后弹力层面正中央的位置。

植片被完全展平并居中后,前房注入过滤空气固定植片(图 5-5-2-4E)。前房注气量需要考虑下述因素:联合下方周边虹膜切除时,注入的空气充满前房但不增高眼压;前房有青光眼植入阀时,注入的空气充满前房并维持较高的眼压;不联合下方周边虹膜切除时,注入的空气占 3/4 前房并覆盖植片范围。对依从性不佳或术后难于限制活动的患者,可考虑使用 10%~14% C_3F_8 填充,减少术后植片脱离。手术结束后,患者须保持仰卧面向上体位,维持空气压力 30~60 分钟。术后 3~6 天限制活动,防止植片脱离。

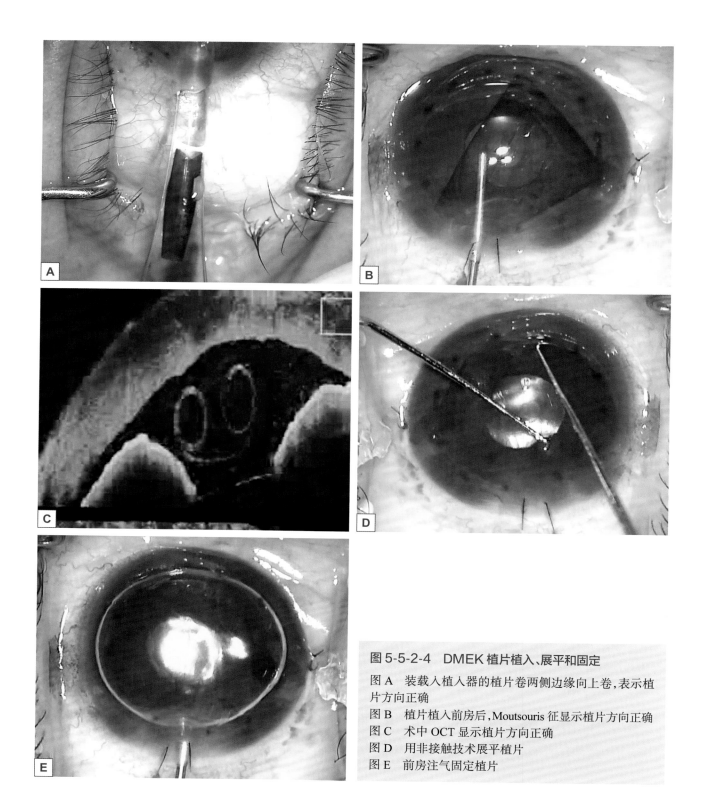

图 5-5-2-4　DMEK 植片植入、展平和固定

图 A　装载入植入器的植片卷两侧边缘向上卷,表示植片方向正确

图 B　植片植入前房后,Moutsouris 征显示植片方向正确

图 C　术中 OCT 显示植片方向正确

图 D　用非接触技术展平植片

图 E　前房注气固定植片

五、并发症及其处理

（一）术中并发症

1. 植片反向　即植片处于内皮面向上/后弹力层面向下的状态。反向植片必然导致手术失败和/或植片脱离，术中必须矫正。术前对植片进行 S 或 F 标记，能预防术中植片反向（图 5-5-2-5A）。术中也可通过 Moutsouris 征或术中 OCT 辨别植片的方向（图 5-5-2-5B）。反向的 DMEK 植片可以通过前房注液，利用液流将植片翻转（见前述），这一过程并不导致显著的内皮细胞损伤。

2. 植片冲出前房　即已经植入前房的 DMEK 植片通过主切口被冲出眼外。这一并发症多发生在植片已经植入前房，植入器撤离前房时（图 5-5-2-5C）。降低眼压是预防植片冲出的关键。标准化操作能有效预防这一并发症，如植入植片时遵循"深入浅出"原则（见前文），及时关闭或撤除前房维持器（如存在）、缝合密闭主切口、避免利用主切口进行手术操作、撤离注入器前通过侧切口放液降低眼压等。

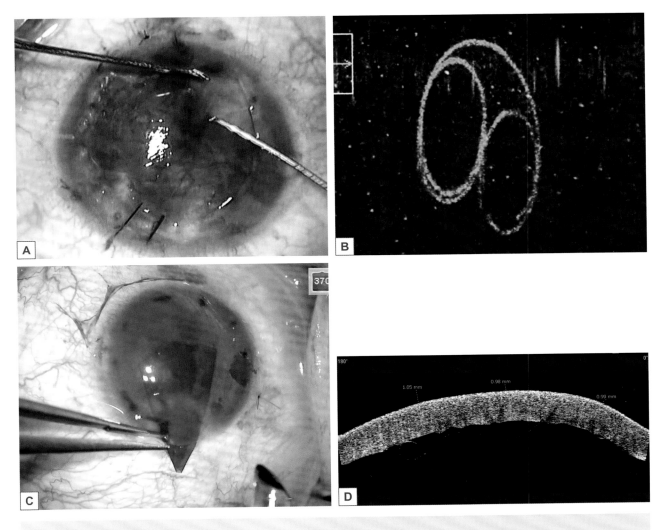

图 5-5-2-5　DMEK 并发症

图 A　术前植片上的 F 标记能预防术中植片反向

图 B　术中 OCT 检查发现植片反向

图 C　植入植片后，植入器撤离前房时植片被冲出

图 D　术后 OCT 发现植片部分脱离伴角膜水肿

3. 空气填充困难　表现为前房中难以注入空气,注入的空气不能形成完整气泡,或空气逸出切口或进入后房。通常出现在眼前节有异常的患者,如周边虹膜前粘连、虹膜萎缩、瞳孔扩大、晶状体后囊膜不完整等。有青光眼手术史者(如植入阀植入或滤过性手术)也容易出现前房注气困难。术前或术中调整这些异常,改善眼内结构有助于前房注气填充。术中也可采用 10%~14% C_3F_8 填充,术后利用其膨胀性持续顶压植片。对前房空气填充非常困难,评估术后植片脱离发生率高的患者,应该改变手术方式,采用 DSEK 可能更适合。禁忌使用黏弹剂填充固定 DMEK 植片。

4. 前房积血　常因虹膜受损引起,少数情况可能由切口渗入。下方周边虹膜切除,分离虹膜周边部前粘连,或推注/牵拉植片时,如果前房浅,均可能导致虹膜受损引起前房积血。尽可能避免器械进入前房能有效预防这一并发症。如果前房积血发生在植片注入前房前,应该在出血完全停止后再植入。前房注入液体或空气升高眼压,大多数情况下可以有效止血。必要时,前房注入少许肾上腺素帮助止血。如果前房积血发生时,植片已经注入前房,立即行前房冲洗将出血稀释并冲洗出前房,避免前房中血凝块形成,尤其要避免在 DMEK 中植片形成血凝块。因为这将导致接下来的植片展平非常困难。

（二）术后并发症

1. 植片脱离　植片脱离是 DMEK 后最常见的并发症,发生率达 10%~50%。术后活动较多、揉眼、前房气体维持时间短(气体吸收较快)、前房残留黏弹剂、受体眼后弹力层剥除不完全等均可能引起。大多数表现为部分脱离,即植片的一侧边缘/翼边脱离或翻卷(图 5-5-2-5D),极少数为植片全脱离。全脱离或脱离范围较广泛(通常 >1/4 植片面积)时,应及时再次前房注气以帮助植片复位,也可考虑注入 10%~14% C_3F_8,使前房气体维持较长时间。推荐在术中 OCT 直视下前房注气,可以直接观察术中植片贴附情况,提高复位成功率。小范围植片脱离(<1/4 植片面积)可暂时观察,如果脱离区域扩大或角膜水肿持续不消退,也应再次前房注气。

2. 瞳孔阻滞性青光眼　由于前房中气体过多导致瞳孔闭塞引起眼压急剧升高。通常在术后 6~12 小时出现,必须紧急处理。下方 6 点方位行周边虹膜切除是预防瞳孔阻滞最有效的方法。此外,应注意注入前房的空气量(见前文)。不联合下方周边虹膜切除时,可以在术毕散瞳解除瞳孔阻滞,并在术后早期(3~6 小时或更早)密切观察眼压,必要时释出前房中过多气体消除瞳孔阻滞。否则可能引起急性青光眼性不可逆性损伤。

3. 植片衰竭　分为原发性植片衰竭和继发性植片衰竭。原发性植片衰竭的原因为医源性,通常为手术操作导致过多的供体内皮细胞损伤。表现为术后角膜水肿持续存在且逐渐加重。原发性植片衰竭需要再次手术治疗。继发性植片衰竭表现为术后角膜恢复透明,经过一段时间无特殊原因又发生角膜水肿且不能逆转。继发性植片衰竭可能与术后炎症、免疫排斥或慢性内皮细胞丢失等有关。

4. 免疫排斥反应　免疫排斥是 DMEK 后少见的并发症。术后 1 年时,DMEK 排斥率约 1%。早期发现并及时使用免疫抑制剂和糖皮质激素能逆转移植排斥,维持植片存活。如果植片最终混浊,再次角膜内皮移植仍然有较高的成功率。

六、术后处理

DMEK 后用药同 DSAEK。

视频 11　后弹力层角膜内皮移植术（DMEK）

（黄挺）

参 考 文 献

1. WU J,DONG X,OUYANG C,et al. Comparison of Descemet membrane endothelial keratoplasty for iridocorneal endothelial syndrome and Fuchs endothelial dystrophy［J］. Am J Ophthalmol,2021,226:76-82.

2. HUANG T,WU J,DONG X,et al. Descemet membrane endothelial keratoplasty for corneal decompensation caused by a phakic anterior chamber intraocular lens implantation［J］. Graefes Arch Clin Exp Ophthalmol,2020,258:2761-2766.

3. 刘梦苑,彭荣梅,洪晶. DSAEK 治疗 PKP 术后内皮失代偿患者的植片存活率及相关因素分析[J]. 中华眼科杂志,2019,55:428-434.

4. 洪晶. 角膜后弹力膜剥除自动角膜刀取材内皮移植术的方法和技巧[J]. 中华眼科杂志,2019,55:475-478.

5. DENG S X,LEE W B,HAMMERSMITH K M,et al. Descemet membrane endothelial keratoplasty:Safety and outcomes:A report by the American Academy of Ophthalmology [J]. Ophthalmology,2018,125:295-310.

6. 张阳阳,谢立信. 角膜内皮移植的临床研究进展[J]. 中华眼科杂志,2017,53:714-720.

7. 史沛艳,王婷. 角膜内皮移植技术的发展[J]. 国际眼科纵览,2017,41:336-341.

8. PERAZA-NIEVES J,BAYDOUN L,DAPENA I,et al. Two-year clinical outcome of 500 consecutive cases undergoing Descemet membrane endothelial keratoplasty [J]. Cornea,2017,36:655-660.

9. PILGER D,WILKEMEYER I,SCHROETER J,et al. Rebubbling in Descemet membrane endothelial keratoplasty:influence of pressure and duration of the intracameral air tamponade [J]. Am J Ophthalmol,2017,178:122-128.

10. ANG M,WILKINS M R,MEHTA J S,et al. Descemet membrane endothelial keratoplasty [J]. Br J Ophthalmol,2016,100:15-21.

11. HAM L,DAPENA I,LIARAKOS V S,et al. Midterm results of Descemet membrane endothelial keratoplasty:4 to 7 years clinical outcomes [J]. Am J Ophthalmol,2016,171:113-121.

12. SCHLÖGL A,TOURTAS T,KRUSE F E,et al. Long-term clinical outcome after Descemet membrane endothelial keratoplasty [J]. Am J Ophthalmol,2016,169:218-226.

13. VELDMAN P B,DYE P K,HOLIMAN J D,et al. The s-stamp in Descemet membrane endothelial keratoplasty safely eliminates upside-down graft implantation [J]. Ophthalmology,2016,123:161-164.

14. HAMZAOGLU E C,STRAIKO M D,MAYKO Z M,et al. The first 100 eyes of standardized Descemet stripping automated endothelial keratoplasty versus standardized Descemet membrane endothelial keratoplasty [J]. Ophthalmology,2015,122:2193-2199.

15. BAYDOUN L,HAM L,BORDERIE V,et al. Endothelial survival after Descemet membrane endothelial keratoplasty:effect of surgical indication and graft adherence status [J]. JAMA Ophthalmol,2015,133:1277-1285.

16. TERRY M A,STRAIKO M D,VELDMAN P B,et al. Standardized DMEK technique:reducing complications using prestripped tissue,novel glass injector,and sulfur hexafluoride(SF6)gas [J]. Cornea,2015,34:845-852.

17. BUSIN M,MADI S,SANTORUM P,et al. Ultrathin descemet's stripping automated endothelial keratoplasty with the microkeratome double-pass technique:two-year outcomes [J]. Ophthalmology,2013,120:1186-1194.

18. 谢立信. 角膜内皮移植比传统穿透性角膜移植完美在哪里? [J]英国眼科学杂志中文版,2012,1:5.

19. TERRY M A,SAAD H A,SHAMIE N,et al. Endothelial keratoplasty:the influence of insertion techniques and incision size on donor endothelial survival [J]. Cornea,2009,28:24-31.

20. TERRY M A,SHAMIE N,CHEN E S,et al. Endothelial keratoplasty a simplified technique tominimize graft dislocation,iatrogenic graft failure,and pupillary block [J]. Ophthalmology,2008,115:1179-1186.

21. CHEN E S,TERRY M A,SHAMIE N,et al. Precut tissue in Descemet's stripping automated endothelial keratoplasty donor characteristics and early postoperative complications [J]. Ophthalmology,2008,115:497-502.

22. CHEN E S,TERRY M A,SHAMIE N,et al. Descemet-stripping automated endothelial keratoplasty:six-month results in a prospective study of 100 eyes [J]. Cornea,2008,27:514-520.

23. BAHAR I,KAISERMAN I,MCALLUM P,et al. Comparison of posterior lamellar keratoplasty techniques to penetrating keratoplasty [J]. Ophthalmology,2008,115:1525-1533.

24. PRICE F W Jr,PRICE M O. Descemet's stripping with endothelial keratoplasty in 200 eyes:Early challenges and techniques to enhance donor adherence [J]. J Cataract Refract Surg,2006,32:411-418.

25. 陈家祺,邵应峰,王铮,等. 角膜深板层内皮移植术的临床初步研究[J]. 中华眼科杂志,2004,40:146-150.

26. PATEL S V,HODGE D O,BOURNE W M. Corneal endothelium and postoperative outcomes 15 years after penetrating keratoplasty [J]. Trans Am Ophthalmol Soc,2004,102:57-65.

第六章
眼表和眼睑手术

第一节 角膜缘干细胞移植

角膜缘干细胞位于角膜缘基底上皮层,通过自我更新和分化,维持角膜上皮稳态和再生。眼部化学伤、热烫伤及 Stevens-Johnson 综合征、眼类天疱疮等损伤角膜缘 Vogt 栅栏后可引发角膜缘干细胞缺乏或功能衰竭,进而导致一系列眼表疾病的发生,如持续性角膜上皮缺损、角膜溃疡与瘢痕、进行性角膜结膜化、新生血管化、睑球粘连等,称之为角膜缘干细胞缺乏(limbal stem cell deficiency,LSCD)。

国际角膜缘干细胞工作小组于 2020 年制定并发布了有关 LSCD 定义、诊断、分期和治疗的国际共识。根据病因不同,LSCD 分为获得性 LSCD 和遗传性 LSCD 两大类。遗传性 LSCD 发病率较低,其常见的病因为先天性无虹膜。获得性 LSCD 多与眼表结构改变、泪膜不稳定和慢性炎性反应有关,如 Stevens-Johnson 综合征或中毒性表皮坏死松解症、黏膜类天疱疮、移植物抗宿主病,以及化学烧伤、热烧伤、辐射性损伤、配戴角膜接触镜等因素。目前在我国,眼表化学烧伤和热烧伤依然是 LSCD 的首要病因,角膜缘受累区域大于 50% 是进展为 LSCD 的重要危险因素。此外,共识建议 LSCD 应根据临床分期标准进行个性化治疗:首先,根据眼表损伤类型和范围,个性化改善眼表状况,为 LSCD 手术成功及角膜缘干细胞良好生存提供基础,然后,根据患者自身情况选择个性化手术方式,其中角膜缘干细胞移植术是治疗 LSCD 的有效方法。

根据组织来源及手术方式的不同,角膜缘干细胞移植术主要分为自体角膜缘干细胞移植术、异体角膜缘干细胞移植术、体外培养角膜缘干细胞移植术。自体角膜缘干细胞移植术主要包括自体结膜角膜缘移植术(conjunctival limbal autograft,CLAU),亲属活体结膜角膜缘移植术(living related conjunctival limbal allograft,Lr-CLAU),单纯角膜缘上皮细胞移植术(simple limbal epithelial transplant,SLET)。CLAU 最早于 1989 年由 Kenyon 和 Tseng 首次提出,该式式将患者健侧眼 6 点钟和 12 点钟方向各 60°范围内的角膜缘上皮细胞作为供体材料,与异体角膜缘干细胞移植术相比,最大的优点是不存在免疫排斥反应,但因取材范围较大,有可能造成供体眼的医源性 LSCD,因此,仅适用于单侧或部分角膜缘干细胞缺乏的患者,严重限制了临床应用。

同种异体角膜缘干细胞移植术(keratolimbal allograft,KLAL)是把异体眼来源的角膜缘组织移植到受体眼上,由于可以移植大量的角膜缘干细胞,因此适用于严重 LSCD 患者。完全性 LSCD 的患者需要进行全周角膜缘组织移植,而部分 LSCD 则可以移植相应范围的角膜缘组织。此外,重度角膜烧伤晚期的患者,角膜和角膜缘干细胞均遭到严重破坏,角膜基质混浊伴大量新生血管长入而失明,单纯行穿透性角膜移植术或板层角膜移植术均不能同时解决角膜混浊和 LSCD 的问题,因此,我们制订的手术方案是,对角膜全层混浊的患者,可以采取穿透性角膜移植术联合异体角膜缘干细胞移植,而对角膜混浊未累及全层的患者,可以采取带有新鲜角膜缘组织的全板层角膜移植术,从而同时解决了患者复明和重建角膜缘干细胞的难题。此外,由于角膜缘组织含有丰富的血管网,KLAL 术后免疫排斥反应是其面临的重大难题。

自 1997 年 Pellegrini 首次报道体外培养的人角膜缘上皮细胞膜片移植治疗 LSCD 取得成功以来,利用组织工程技术构建的体外培养角膜缘干细胞移植术(cultivated limbal stem cell transplantation,CLET)

已在美国、日本、印度等国家获得批准并应用于临床。该术式是从健眼或捐献眼获取 2mm×2mm 的正常角膜缘组织块,在体外培养体系中以组织块或单细胞的方式进行培养。体外培养载体包括羊膜、无载体的温度敏感材料、丝蛋白、角蛋白、角膜接触镜及其他合成材料等。山东省眼科研究所自 2008 年开始构建以羊膜为载体培养的异体角膜缘干细胞膜片,用于眼表化学烧伤和热烧伤导致严重 LSCD 患者的眼表结构重建,取得了良好的治疗效果。

一、适应证

LSCD 国际共识给出了 LSCD 的临床分期标准,即根据临床检查发现的角膜和角膜缘受累程度进行分期:病变未累及视轴或角膜中央直径 5mm 区域为Ⅰ期,累及角膜中央直径 5mm 区域为Ⅱ期,累及全角膜为Ⅲ期。根据角膜缘受累范围分为 A、B、C 期:角膜缘受累范围 <50% 为 A 期,角膜缘受累范围 ≥50%,但 <100% 为 B 期,角膜缘受累范围 100% 为 C 期。

若患者无症状且病变不影响视力,或有症状但在眼表状况改善后症状明显缓解,即Ⅰ期和ⅡA 期患者,可不进行手术或采用非角膜缘干细胞移植术进行治疗,而ⅡB 期和Ⅲ期 LSCD 患者,应行角膜缘干细胞移植术。

二、禁忌证

1. 急性化学伤、热烫伤患者,必须待病情稳定 6 个月以上再考虑行角膜缘干细胞移植术。
2. 严重干眼,尤其是泪液分泌试验 <5mm/5min 的患者,必须首先改善泪液分泌情况,同时跟患者沟通有可能需要联合行永久性睑裂缝合术。
3. 睑裂闭合不全、睑内翻、睑外翻、倒睫等患者,需要先行眼睑矫正手术,择期再行角膜缘干细胞移植术。
4. 眼表活动性炎症,如睑缘炎、结膜炎、角膜炎、角膜溃疡等。

三、术前准备

术前应进行全面的病史询问和详细的眼科检查。
1. 病史　询问并记录全身及眼部疾病、外伤、手术等病史。
2. 常规眼部检查　检查视力、眼压、泪液分泌情况、眼前节和眼后节情况。
3. 特殊检查项目　术前完善角膜相干光断层成像检查或超声生物显微镜检查,观察假性胬肉及下方角膜基质是否存在清晰的分界线,并测量假性胬肉和下方角膜基质的厚度。
4. 做好术中改行全板层角膜移植术的准备　由于角膜表面覆盖假性胬肉,无法精确判断下方角膜基质是否透明,如果术中发现角膜基质混浊,需要改行带新鲜角膜缘干细胞的全板层角膜移植术。注意:①术前与患者做好沟通和告知;②通知眼库准备带新鲜角膜缘干细胞的供体角膜。
5. 其他术前准备　参考板层角膜移植手术。

四、手术技术

(一)异体角膜缘干细胞移植术
该术式最早于 1995 年由 Tsubota 首次报道,之后由 Croasdale 和 Holland 进行了创新。供体为尸体眼来源的角膜缘组织,外观呈环状,因此,也被称为环状干细胞移植术。
1. 手工剖切制备异体角膜缘干细胞植片　取带有角膜缘及 2~3mm 宽巩膜组织的新鲜角膜供体,中央角膜应用 8.75mm 的环钻钻除,可以用于穿透性角膜移植术。角膜缘部分放置在湿纱布上,内皮面朝上。在手术显微镜下,助手应用两把有齿镊固定角膜缘组织,术者应用板层刀或圆刀片进行剖切,去除 2/3 以上厚度的后基质,注意剖切过程中尽量保持在同一个深度,从而保证全周植片的厚度较为一致,最终剖成厚度约 100μm 的薄植片。角膜侧的植片越薄越好,有利于与眼表贴附及角膜上皮快速愈合(图 5-6-1-1)。

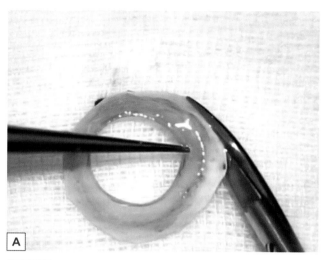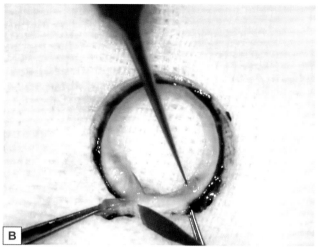

图 5-6-1-1　手工剖切制备异体角膜缘干细胞植片

图 A　取新鲜角膜供体,中央角膜应用环钻钻除,剩余角膜缘及 2~3mm 宽巩膜组织放置在湿纱布上

图 B　助手应用两把有齿镊固定角膜缘组织,术者应用板层刀进行剖切

　　2. 植床准备　术眼行球周阻滞麻醉及眼轮匝肌麻醉。常规眼周皮肤消毒、开睑器开睑,沿角膜缘打开全周球结膜并向后分离至穹窿处,剪除结膜下瘢痕组织。切除覆盖于角膜表面的假性胬肉,见下方角膜基质透明。对合并睑球粘连、穹窿狭窄的患者,注意不要将假性胬肉全部切除,可以将假性胬肉分离后退回至穹窿部,替代形成结膜囊(图 5-6-1-2)。

　　3. 缝合植片　将环状干细胞植片平铺于植床上,使两者角膜缘部位对齐,10-0 尼龙线在巩膜端间断缝合 8 针,角膜端不缝合,注意缝合不宜过紧,确保植片宽松平整地覆盖在植床表面。取冻存羊膜进行复水,注意上皮面朝上,间断缝合固定于角膜及裸露的巩膜表面,最后将球结膜与供体角膜缘对位缝合形成结膜囊。术毕,结膜囊涂妥布霉素地塞米松眼膏(图 5-6-1-3)。

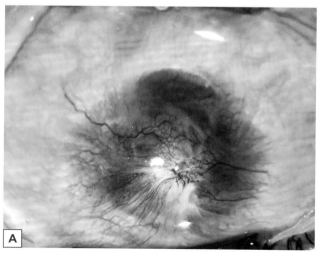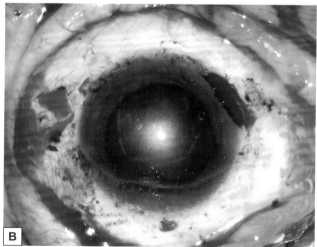

图 5-6-1-2　植床准备

图 A　陈旧性碱烧伤患者,角膜表面覆盖大量假性胬肉

图 B　沿角膜缘打开全周球结膜并向后分离至穹窿处,切除覆盖于角膜表面的假性胬肉,见下方角膜基质透明

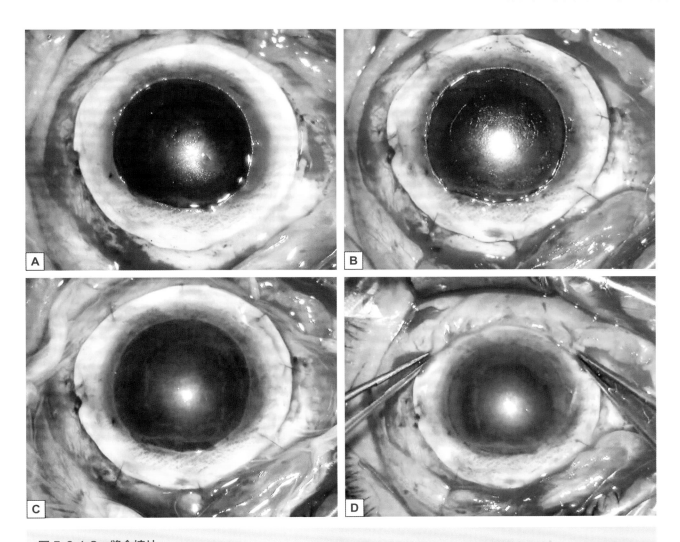

图 5-6-1-3　缝合植片

图 A　将环状干细胞植片平铺于植床上,使两者角膜缘部位对齐

图 B　10-0 尼龙线在巩膜端间断缝合 8 针,角膜端不缝合,注意缝合不宜过紧,确保植片宽松平整地覆盖在植床表面

图 C　取冻存羊膜进行复水,上皮面朝上,间断缝合固定于角膜及裸露的巩膜表面

图 D　将球结膜与供体角膜缘对位缝合形成结膜囊

　　4. 典型病例　见图 5-6-1-4。

　　(二)飞秒激光辅助异体角膜缘干细胞移植术

　　手工剖切异体角膜缘干细胞植片不仅操作烦琐、耗时长,而且对术者的基本功要求较高,板层剖切不熟练容易导致植片厚度不均一、微穿孔、撕裂、偏中心等并发症。飞秒激光辅助角膜移植手术的时代已到来,我们应用飞秒激光辅助制作植片,植片厚度和角度均匀一致,从而保证供体与受体角膜缘部位对位愈合。具体方法见本篇第十章飞秒激光角膜移植术。

　　(三)以羊膜为载体培养的异体角膜缘干细胞移植术

　　1. 以羊膜为载体构建异体角膜缘上皮细胞膜片　取新鲜角膜供体,剪取 2mm×2mm 大小的角膜缘组织块,采用 3T3 共培养系统,以羊膜为载体构建异体角膜缘上皮细胞膜片,具体方法参照第一篇第十一章,此处不再赘述。

　　2. 植床准备　术眼行球周阻滞麻醉及眼轮匝肌麻醉,沿角膜缘打开全周球结膜并向后分离至穹窿处,切除覆盖于角膜表面的假性胬肉,具体方法同上述异体角膜缘干细胞移植术,此处不再赘述。

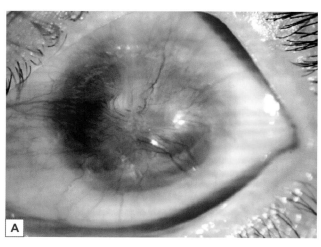
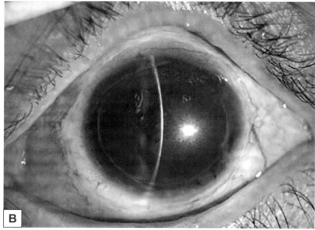

图 5-6-1-4　异体角膜缘干细胞移植术

图 A　陈旧性酸烧伤,角膜表面覆盖大量假性胬肉,术前最佳矫正视力指数/眼前

图 B　异体角膜缘干细胞移植术后 3.5 年,最佳矫正视力 0.5

3. 缝合植片　将干细胞膜片平铺于植床上,10-0 尼龙线间断缝合固定于裸露的巩膜表面,最后将球结膜与角膜缘对位缝合形成结膜囊。术毕,结膜囊涂妥布霉素地塞米松眼膏。

4. 典型病例　见图 5-6-1-5。

五、并发症及其处理

1. 角膜上皮持续不愈合或缺损　主要原因是严重烧伤导致眼睑、结膜、泪膜等眼表微环境异常。首先给予糖皮质激素眼膏、抗生素眼膏、生长因子眼用凝胶、自体血清等药物包眼治疗,若角膜上皮仍不愈合,可以考虑行羊膜移植术、睑裂缝合术等手术治疗。

2. 免疫排斥反应　角膜缘组织含有大量血管、淋巴管及抗原提呈细胞,移植术后免疫排斥反应发生率较高,且来势凶猛、发病迅速,若诊断治疗不当,极易在短时间内导致植片功能失代偿。

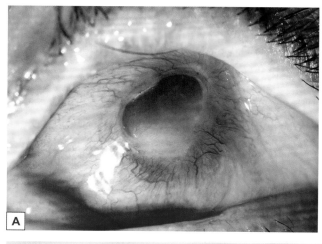
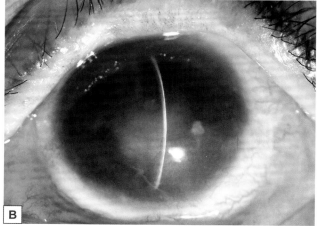

图 5-6-1-5　以羊膜为载体培养的异体角膜缘干细胞移植术

图 A　陈旧性热烫伤,角膜表面覆盖假性胬肉,术前最佳矫正视力指数/20cm

图 B　以羊膜为载体培养的异体角膜缘干细胞移植术后 2 年,最佳矫正视力 0.1

（1）KLAL 免疫排斥反应的典型特征：①发生时间较早，多集中在术后 2 周~1 个月；②多在 1~2 天内迅速发生，眼部疼痛、异物感、畏光、流泪、视力下降明显；③围绕角膜缘的血管出现充血、水肿，血管迂曲、怒张，呈暗红色淤血样或伴结膜下出血样改变；④角膜水肿增厚，伴后弹力层皱褶，但未观察到上皮及内皮排斥线、角膜后沉着物（KP）等；⑤眼压降低，前房变浅，B 超检查显示视网膜脉络膜水肿。

（2）CLET 免疫排斥反应的典型体征：笔者回顾性分析了 2010 年 2 月—2011 年 9 月在山东省眼科研究所行 CLET 的 41 例 42 眼患者资料，其中发生过 1 次或以上免疫排斥反应的共 9 例 10 眼，发病率为 23.8%。典型特征主要包括：①多发生于术后 1~3 个月，起病慢，自觉症状相对较轻，主要表现为眼红、磨痛、流泪、视力下降等；②球结膜充血、水肿，角膜缘处密集、迂曲的新生血管高度充盈、怒张，呈鲜红色，并向角膜基质内蔓延；③角膜上皮层水肿、糜烂，呈灰白色混浊，失去光泽，角膜周边部可见环状隆起线，类似穿透性角膜移植术后角膜上皮排斥线，荧光素钠染色阳性，上皮排斥线的周围可见形状及大小不规则的上皮缺损区；④角膜基质水肿、混浊，角膜透明度下降（图 5-6-1-6A、B）；⑤辅助检查：免疫印迹细胞学检查

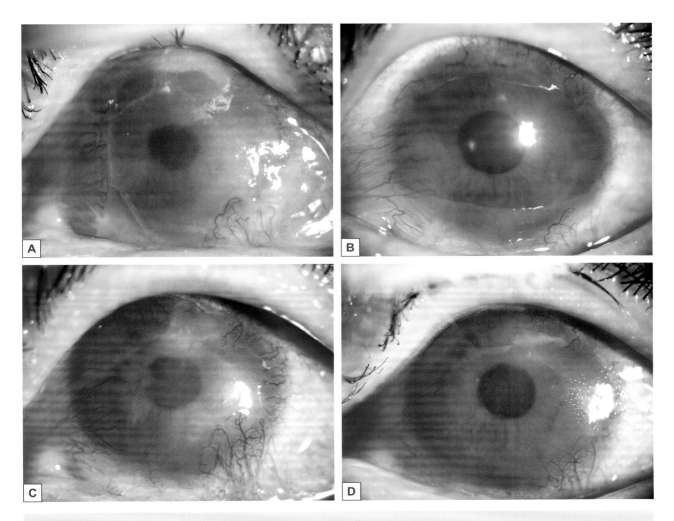

图 5-6-1-6 CLET 免疫排斥反应的典型眼部体征

图 A 陈旧性碱烧伤患者行 CLET 后 3 个月发生免疫排斥反应，角膜水肿，中央可见上皮排斥线，角膜缘处新生血管高度充盈、怒张，呈鲜红色，并向角膜基质内蔓延

图 B 抗排斥药物治疗 5 天后角膜恢复透明

图 C CLET 后 4.5 个月再次发生免疫排斥反应，角膜水肿，1 点位可见 3mm×3mm 浅溃疡，角膜缘处新生血管高度充盈，并长入角膜基质

图 D 抗排斥药物治疗 3 天后角膜水肿逐渐减轻，但角膜新生血管化程度加重

CD4、CD8 T 淋巴细胞为阳性；共聚焦显微镜检查可见上皮排斥线周围大量朗格汉斯细胞浸润，呈现长的指状突起并形成网格状结构（图 5-6-1-7、图 5-6-1-8）。

（3）二次免疫排斥反应的临床表现：有 1 眼观察到二次免疫排斥反应，发生于羊膜培养的角膜缘干细胞移植术后 4.5 个月，与首次免疫排斥反应的间隔时间为 1.5 个月；本次发病前无自行停药等诱因；临床表现与首次免疫排斥反应类似，但病情相对较轻：裂隙灯显微镜检查见角膜上皮水肿糜烂，1 点位可见 3mm×3mm 浅溃疡，角膜基质水肿，透明度下降；角膜缘处大量新生血管怒张、鲜红色充盈，并延伸至瞳孔区。因就诊时间早、病情轻，抗排斥药物治疗 3 天后眼表稳定，但角膜透明度下降，新生血管化加重（图 5-6-1-6C、D）。

CLET 术后免疫排斥主要导致角膜上皮层、基质混浊及新生血管化程度加重，不伴随内皮排斥线、前房反应等内皮型排斥反应的特征；对抗排斥药物的反应较好，大多数患者经抗排斥治疗后眼表恢复稳定，最佳矫正视力（BCVA）及角膜透明性恢复至排斥前。

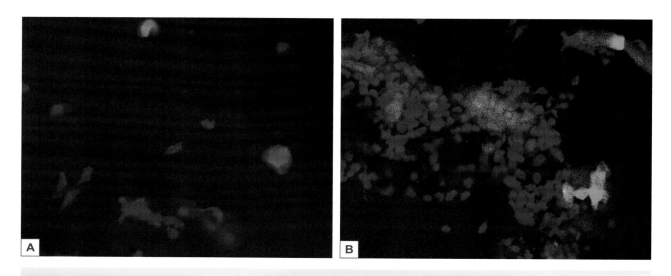

图 5-6-1-7　免疫印迹细胞学检查

图 A　免疫组化染色显示 CD4 T 淋巴细胞阳性

图 B　CD8 T 淋巴细胞阳性

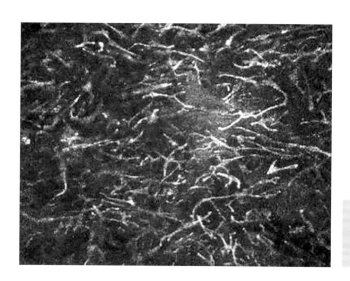

图 5-6-1-8　共聚焦显微镜显示上皮排斥线周围大量朗格汉斯细胞浸润，呈现长的指状突起并形成网格状结构

3. 免疫排斥反应的处理

（1）全身用药：给予氢化可的松注射液，剂量 2mg/(kg·d)，静脉滴注 3~5 天后改为醋酸泼尼松片口服，剂量 1mg/(kg·d)，1 个月后逐渐减量至停，总疗程 2~3 个月。

（2）局部用药：1% 醋酸泼尼松龙滴眼液每 5 分钟 1 次，连用 4 次，之后改为每 2 小时 1 次，连用 3 天后改为每天 4 次，同时给予他克莫司滴眼液每天 4 次，每晚应用妥布霉素地塞米松眼膏。1~2 周后根据病情变化调整糖皮质激素药物的用量。

六、术后处理

（一）术后用药

1. 全身用药　术后当天即予氢化可的松注射液，剂量 2mg/(kg·d)，静脉滴注 3~5 天后改为醋酸泼尼松片口服，剂量 1mg/(kg·d)，1 个月后逐渐减量至停，总疗程 2~3 个月。

2. 局部用药　开放点眼后局部应用 1% 醋酸泼尼松龙滴眼液每天 4 次，连用 1 个月，之后改为 0.1% 氟米龙滴眼液每天 4 次，用至术后半年，然后改为每天 3 次，用至术后 1 年。术后半年内，每晚应用妥布霉素地塞米松眼膏，半年后改为每周 2 次。他克莫司滴眼液每天 4 次，连用 1 个月，之后改为每天 3 次，用至术后半年，继续减量为每天 2 次，用至术后 1 年。另外，可以根据患者眼部情况适当给予人工泪液、生长因子凝胶等药物治疗。

（二）术后随访

要求患者术后 1 周内每天、术后 2 个月内每 1~2 周随诊，之后依据情况减至 1~3 个月随诊 1 次。复诊时，注意记录视力及矫正视力、眼压、角膜透明性及上皮完整性、植片愈合情况、眼表稳定性、术后并发症如免疫排斥反应等。

 视频 12　同种异体角膜缘干细胞移植术（KLAL）

 视频 13　羊膜培养角膜缘干细胞移植术

（亓晓琳　高华）

第二节　翼状胬肉手术

翼状胬肉是最早有记载的眼科疾病之一，全世界均有发病，发病率与地理环境、职业及性别等有关系，易常见于长期从事野外活动的中年男性，20 岁以下人群发病率很低。目前有很多有关翼状胬肉发病机制的研究，但确切机制仍不清楚，较为明确的病因是过度阳光照射造成的眼部损害，流行病学调查显示室外工作者，尤其是在强阳光和风沙较大的环境工作者，其翼状胬肉的发病率是正常人的 40 倍，而且与其在高危环境下暴露的年龄与时间相关，暴露的年龄越小、时间越长，越容易发生胬肉。

早期大多无自觉症状，当胬肉进展侵入角膜，会造成角膜散光，致视力下降，晚期当胬肉长入瞳孔区导致视力进一步降低。临床上常见的为鼻侧的翼状胬肉（图 5-6-2-1），也可见鼻、颞侧同时生长的胬肉（图 5-6-2-2）。常把胬肉分为头、颈及体三部分。初期，胬肉头部为灰白色混浊，胬肉肥厚、隆起。体部常为充血状的三角形血管膜样组织。按胬肉的体形情况，又把翼状胬肉分为进展期和静止期。进展期，常头部厚肥，周围灰白色浸润明显，胬肉体部也明显肥厚、充血，增生组织内可见粗大的血管。静止期，胬肉头部平坦、体部不充血、血管少，呈薄膜状。

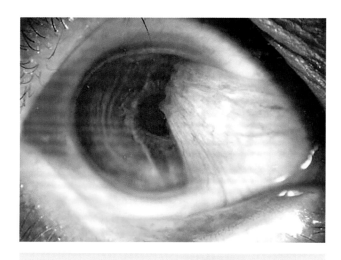

图 5-6-2-1　翼状胬肉,大量新生血管和肥厚的胬肉组织部伸入角膜鼻侧瞳孔区内

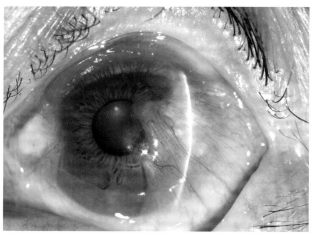

图 5-6-2-2　鼻、颞侧同时生长的翼状胬肉

一、适应证

1. 胬肉侵入角膜缘内,逐渐向瞳孔区生长造成角膜散光,影响视力。
2. 胬肉影响其他眼部手术,如角膜屈光手术、白内障手术等。
3. 胬肉隆起导致眼磨、异物感、眼球运动障碍,或患者有美观方面的需求。

二、禁忌证

1. 眼表活动性炎症　如睑缘炎、结膜炎、角膜炎、角膜溃疡等。
2. 严重干眼　尤其是泪液分泌试验 <5mm/5min 的患者,必须首先改善泪液分泌情况。
3. 解剖性窄房角　尤其是周边前房深度 <1/3 角膜基质厚度的患者,手术刺激及术后包眼治疗有可能诱发青光眼急性发作,建议先行激光虹膜周切术,2~4 周后再行胬肉切除术(图 5-6-2-3)。

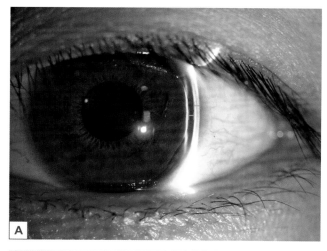

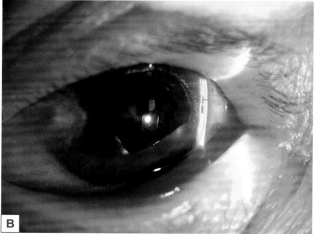

图 5-6-2-3　裂隙灯显微镜检查判断周边前房深度

图 A　正常人周边前房深度约 1 个角膜基质厚度
图 B　翼状胬肉合并解剖性窄房角患者,周边前房极浅近消失

三、术前准备

术前应进行全面的病史询问和详细的眼科检查。

1. 病史 询问并记录全身及眼部疾病、外伤、手术等病史,排除 Stevens-Johnson 综合征、角结膜干燥综合征、外伤、手术等导致的假性胬肉。

2. 常规眼部检查 检查视力、主觉验光度数、眼压、泪液分泌情况、泪河高度(图 5-6-2-4)、曲率、眼前节和眼后节情况。

3. 特殊检查项目 对解剖性窄房角尤其是周边前房深度 <1/3 角膜基质厚度的患者,需要完善眼轴、前房深度、晶状体厚度等检查,必要时先行激光虹膜周切术,以降低青光眼急性发作的风险。因免疫性眼病、眼部外伤、手术引起的假性胬肉,术前应进行角膜相干光断层成像检查或超声生物显微镜检查,测量假性胬肉和下方角膜基质的厚度,对下方角膜基质变薄的的患者,术中需准备部分板层角膜移植术。

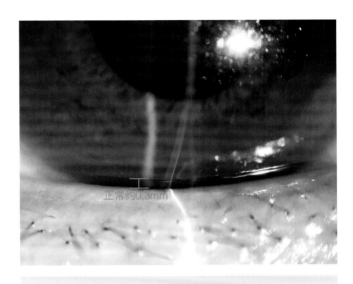

图 5-6-2-4 裂隙灯显微镜检查判断泪河的高度

四、手术技术

小的静止期翼状胬肉在不影响视力前不需要给予药物治疗,但进展期胬肉明显充血、肥厚,局部给予适量糖皮质激素滴眼液可以减轻充血,但不能停止胬肉的生长。手术治疗主要分为单纯胬肉切除术、胬肉切除联合局部应用丝裂霉素 C、胬肉切除联合羊膜移植术,以及胬肉切除联合自体结膜瓣移植术等四种方式,其中,胬肉切除联合自体结膜瓣移植术后复发率最低,并发症也最少,作为临床主流的手术方式进行介绍和推荐。

（一）麻醉

翼状胬肉手术麻醉一般采取表面麻醉联合局部浸润麻醉的方式,对于年龄大、无法配合手术的患者也可以采取球周阻滞麻醉。开睑器开睑,结膜囊内滴入盐酸丙美卡因滴眼液,并在胬肉下方注射利多卡因注射液。

（二）手术步骤（图 5-6-2-5 ）

1. 切除胬肉 先从胬肉头部开始剥离,或从胬肉体两侧切开,从泪阜前 1.5mm 处剪断胬肉根部,再逆行分离胬肉头部,以钝性分离为主,剪除胬肉头颈部及其肥厚增生的结膜下组织。

2. 处理角膜表面的胬肉组织 使用 0.12mm 显微有齿镊将角膜表面的胬肉头部组织清除干净。

3. 制作自体结膜瓣 制作自体结膜瓣的重点和难点是必须取到角膜缘干细胞,所以,首先要明确角膜缘干细胞的位置。角膜缘为角膜和结膜、巩膜交界部分,宽约 1mm,角膜缘上皮为复层鳞状上皮,基底部形成放射状排列的乳头样突起,呈栅栏状,称之为 Vogt 栅栏,而角膜缘干细胞即位于 Vogt 栅栏处。因 Vogt 栅栏含有色素和丰富的血管网,裂隙灯显微镜下显而易见(图 5-6-2-6)。术中取同眼颞上方带角膜缘及部分球结膜,面积约 4mm×4mm,略大于植床的结膜植片。对复发性翼状胬肉、上方角膜缘处已取过干细胞,或抗青光眼术后、玻璃体切除术后、上方球结膜瘢痕明显,可以取下方角膜缘处的干细胞。

4. 缝合自体结膜瓣 用 10-0 尼龙线间断缝合于结膜创缘,覆盖巩膜裸露区,缝合时要注意对位,即角膜缘上皮侧缝于角膜缘处,取植片处常规对口吻合。

术毕,配戴角膜绷带镜,结膜囊涂妥布霉素地塞米松眼膏(图 5-6-2-7)。

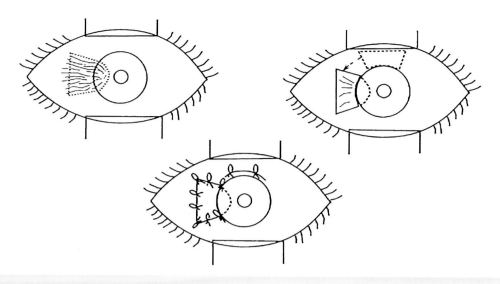

图 5-6-2-5　翼状胬肉切除联合自体结膜瓣移植术简图

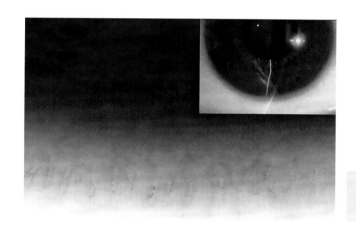

图 5-6-2-6　角膜缘的 Vogt 栅栏结构,是角膜缘干细胞所在的位置

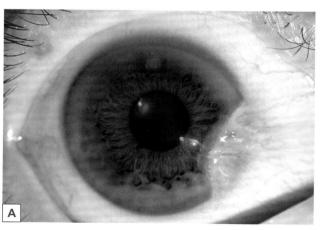

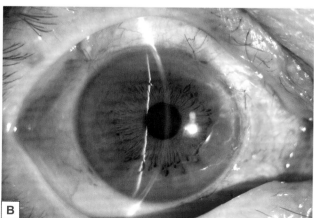

图 5-6-2-7　翼状胬肉切除联合自体结膜瓣移植术

图 A　右眼翼状胬肉侵入鼻侧角膜缘内约 3mm

图 B　术后 1 周,结膜瓣愈合良好

五、并发症及其处理

1. 术中出血 术中切口处渗血无须处理,若巩膜表面较大血管破裂导致出血,可以使用电凝笔或烧灼的大头针进行止血,注意止血范围不要过大,避免结膜瓣缺血难以愈合。

2. 结膜瓣脱落 原因可能是缝合时两侧的结膜创缘未做到对位缝合,或结膜瓣未固定在巩膜表面,需要重新缝合。

3. 结膜瓣下方积血、积液 结膜瓣下方少量积血、积液无须处理,可以自行吸收。若积血、积液量较多,结膜瓣隆起影响切口愈合时,可使用玻璃棒进行驱赶。

4. 结膜囊肿、肉芽肿 结膜切口处筋膜外露,或切口处有上皮、缝线、异物残留,均可能导致结膜囊肿或肉芽肿,需要二次手术进行切除(图 5-6-2-8)。

5. 角膜溃疡、穿孔 严重干眼,或合并糖尿病、类风湿性关节炎、干燥综合征等全身性疾病,术后角膜上皮持续不愈合,严重者合并真菌、细菌感染,从而导致角膜溃疡甚至穿孔,因此,术前详细询问全身病史,同时完善泪液分泌试验等检查至关重要(图 5-6-2-9)。

6. 巩膜坏死 与术中不合理应用抗代谢药物密切相关,一旦发生巩膜坏死,需要进行巩膜移植术(图 5-6-2-10)。

7. 胬肉复发 术中未联合自体结膜瓣移植,或术后眼表炎症反应重,均可能导致胬肉复发,需要二次手术进行切除,同时联合自体结膜瓣移植(图 5-6-2-11)。

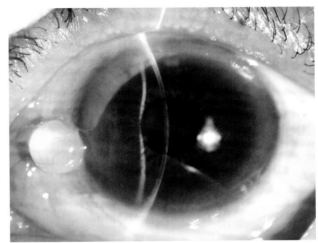

图 5-6-2-8 胬肉切除术后结膜囊肿

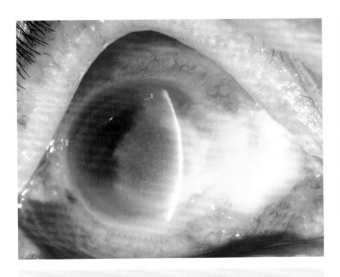

图 5-6-2-9 胬肉切除术后合并真菌感染,巩膜坏死

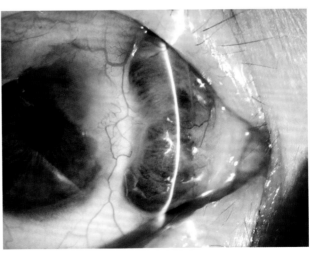

图 5-6-2-10 胬肉切除术后巩膜坏死、变薄形成葡萄肿

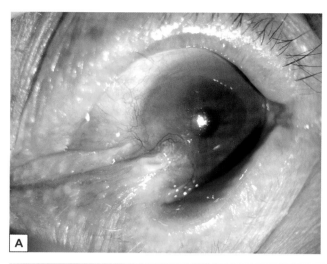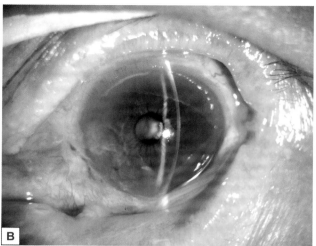

图 5-6-2-11　复发性翼状胬肉

图 A　胬肉复发侵入鼻侧角膜缘内约 4mm,合并鼻侧睑球粘连

图 B　复发性胬肉切除联合自体结膜瓣移植术后 1 周,结膜瓣愈合良好

六、术后处理

（一）术后用药

1. 抗生素滴眼液　局部应用抗生素滴眼液每天 4 次,拆线后继续应用 1 周后可停用。

2. 糖皮质激素滴眼液　局部应用中效糖皮质激素滴眼液如 0.1% 氟米龙滴眼液每天 4 次,每晚应用糖皮质激素眼膏,拆线后,将糖皮质激素眼膏减量为每周应用 2 次。

3. 其他　根据患者眼部情况适当给予人工泪液、生长因子眼用凝胶等药物治疗。

（二）术后随访

要求患者术后 1 周复诊拆除结膜缝线,复诊时注意记录视力、眼压及角膜上皮愈合情况。

翼状胬肉手术是眼科医生的入门级手术,常被称为小手术。如果真的认为是小手术,在思想上不够重视,不注重术前筛查和手术技巧,也会导致不可避免的手术并发症。因此,注重术前准备和手术过程的每一处细节,如术前排除解剖性窄房角、严重干眼、假性胬肉等高危患者,术中精确定位剪取到角膜缘干细胞,边对边对位缝合自体结膜瓣等,才是手术成功减少并发症的关键。

视频 14　翼状胬肉切除联合自体角膜缘干细胞移植术

（亓晓琳　高华）

第三节　羊膜移植术

羊膜是胎盘膜的内层,由滋养细胞层分化而来,薄而半透明状。既往人们通常认为羊膜只是一个包着胎儿的囊袋,没有功能,所以其一直为临床所忽视。近半个世纪来,随着人们对羊膜生物学特性的认识以及整形外科的发展,羊膜作为人体最厚的一层基底膜,体现出巨大的临床应用潜力。在临床各学科应用的同时,羊膜在眼科也得到较为充分的应用。

光镜下,正常羊膜无血管,厚度为 0.02~0.5mm。根据 Bourne 的研究,羊膜分为五层,从内向外依次为上皮层、基底膜、致密层、成纤维细胞层和海绵层(图5-6-3-1、图5-6-3-2)。新鲜羊膜最好是取自健康剖宫产的足月妊娠孕妇的胎盘组织,在净化工作台或无菌间中将羊膜组织整层自胎盘揭离(图5-6-3-3),无菌生理盐水冲洗附着其上的血块,然后置于抗生素生理盐水(2.5μg/mL两性霉素B,1∶1 000妥布霉素,1∶2 000青霉素)中漂洗40分钟,显微镜下用刀片尽量刮除其海绵层、部分成纤维细胞层及浆液性渗出物。将无菌的硝化纤维素膜贴附其上,羊膜上皮面向上,剪成1.5cm×1.5cm大小的组织块,置于DMEM和纯甘油(1∶1)的混合液中,−20℃保存,也可贮存在−80℃低温保存备用,原则上尽量于6个月内使用。取出两片羊膜组织分别行细菌、真菌培养,得到培养阴性结果后,即可提供给临床使用。

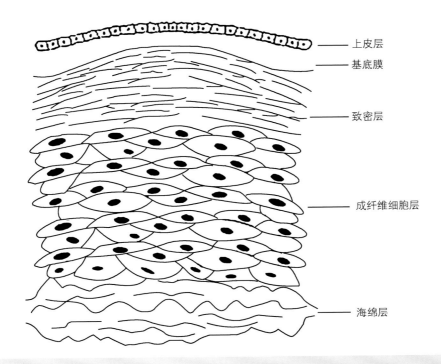

图 5-6-3-1　羊膜解剖各层的模式图

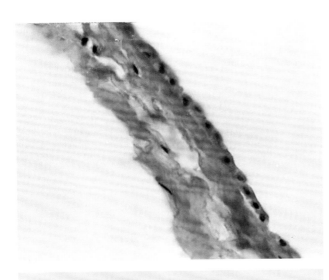

图 5-6-3-2　羊膜组织切片,HE 染色,×200

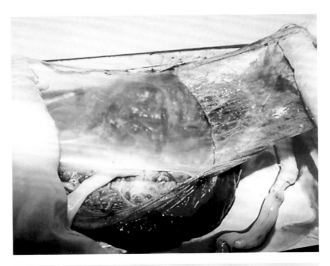

图 5-6-3-3　羊膜的取材

一、适应证

1. 角膜上皮缺损修复 神经营养性角膜炎、暴露性角膜炎、角膜移植术后植片上皮持续缺损;带状角膜变性钙质去除联合 EDTA 螯合术后上皮缺损;或其他因素导致的浅层角膜上皮病变。

2. 角膜化学伤和热烧伤 不论烧伤后的时间和严重程度,只要伴有角膜缘缺血及角膜上皮缺损者,均为羊膜移植的适应证,且越早行羊膜移植术效果越好。

3. 单纯疱疹病毒性角膜炎基质坏死型 根据角膜溃疡的深度选择单层或多层羊膜移植术。病毒性角膜炎角膜知觉减退导致的上皮缺损也是羊膜移植的适应证。

4. 其他难治性角膜溃疡 如春季角结膜炎相关的盾形溃疡、神经营养性角膜炎出现角膜基质融解或溃疡等,Steven-Johnson 综合征等免疫相关性眼病所致的角膜溃疡等。

5. 结膜缺损修复 对于直径 <3mm 的结膜缺损如结膜肿瘤、复发胬肉及结膜松弛等,修补效果较好,但大范围结膜切除如睑球粘连和瘢痕,羊膜作为球结膜的替代物可以临时修补缺损区,但长期效果不佳。

二、禁忌证

1. 感染性角膜炎,感染未得到有效控制 如细菌性角膜炎,特别是真菌性角膜炎和棘阿米巴角膜炎若角膜病灶未做到彻底清除,羊膜覆盖会导致感染加重。

2. 角膜溃疡穿孔或近穿孔 角膜穿孔或近穿孔的患者羊膜移植后愈合困难,并且羊膜融解后再次穿孔的概率较高。

三、术前准备

（一）术前应进行全面的病史询问和详细的眼科检查

1. 病史 询问并记录全身及眼部疾病、外伤、手术等病史。

2. 常规眼部检查 检查视力、眼压、泪液分泌情况、眼前节和眼后节情况、医学验光等。

3. 特殊检查项目 角膜溃疡的患者必须完善角膜刮片、共聚焦显微镜检查明确有无真菌、细菌等病原体感染;完善角膜相干光断层成像检查明确角膜溃疡的深度及下方角膜基质的厚度。

（二）羊膜的准备

1. 新鲜羊膜 将眼库或组织库制备好的−20℃保存的羊膜取出,置于Hanks液(含1∶1 000妥布霉素)中浸泡 30 分钟即可使用。

2. 商品化羊膜 目前临床常用的湿态生物羊膜一般按照上皮层面朝上的方向贴附在硝酸纤维素滤纸上,取出后可直接使用。

四、手术技术

羊膜移植有两种形式,第一种为羊膜覆盖在眼表,起到生物膜覆盖的作用,能够减轻局部炎症反应,促进角膜上皮快速愈合。另一种将羊膜缝合在缺损的角膜组织处,羊膜的上皮面起到提供健康基底膜的作用,角膜的上皮愈合修复在羊膜上皮面之上。羊膜移植的手术方式主要有两种:单层羊膜移植术和多层羊膜移植术,下面分别进行介绍。

（一）羊膜覆盖术

适用于角膜上皮缺损但无角膜溃疡,或角膜溃疡深度 <1/3 角膜基质厚度的患者。

采用球周阻滞麻醉或表面麻醉。首先应用上皮刀刮除坏死的角膜组织,取单层羊膜(约 2cm × 2cm 大小)平铺于角膜表面,使羊膜的上皮面朝上,基底膜面与角膜和球结膜相贴,应用 10-0 尼龙线自角膜缘处进针,深度约为 1/2 角膜缘深度,沿角膜缘连续缝合一周后固定,再沿角膜缘后 5~8mm 环形缝合羊膜在全周球结膜上,应用角巩膜剪剪除多余羊膜,戴角膜绷带镜。羊膜多于术后 7~14 天脱落或自融吸收(图 5-6-3-4)。

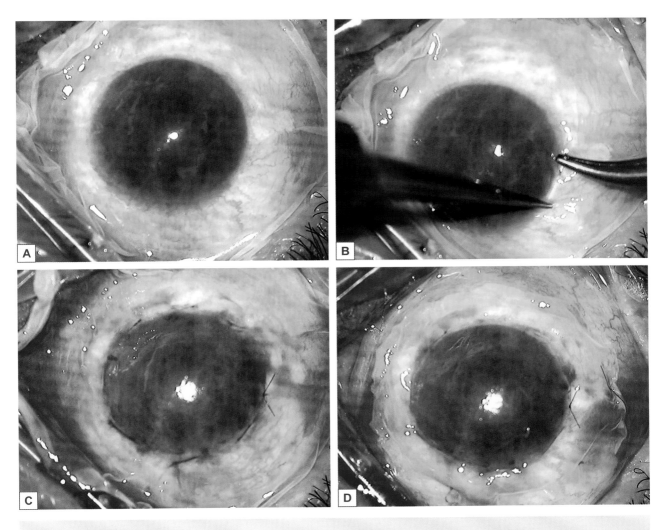

图 5-6-3-4　羊膜覆盖术

图 A　取单层羊膜平铺于角膜表面,上皮面朝上

图 B　自角膜缘处进针,深度约为 1/2 角膜缘深度,沿角膜缘连续缝合 1 周

图 C　沿角膜缘后 5~8mm 环形缝合羊膜在全周球结膜上

图 D　应用角巩膜剪剪除多余羊膜

　　角膜缘处的内圈缝线一般采用连续缝合,而外圈缝线可以选择应用连续或间断缝合的方式,连续缝合的优点是眼表线结少,眼部刺激症状轻,但缝合过程中若出现断线需要重新缝合;间断缝合方法简单,适用于睑裂小、穹窿狭窄、球结膜高度水肿,以及球周阻滞麻醉后眼位偏斜的患者(图 5-6-3-5)。

　　典型病例见图 5-6-3-6、图 5-6-3-7。

(二)单层羊膜移植术

适用于各种急性角膜和眼表化学烧伤及热烧伤导致角膜缘严重缺血、角膜混浊的患者。

采用球周阻滞麻醉。应用角巩膜剪沿角膜缘打开全周球结膜,使用斜视钩按摩巩膜表面栓塞的血管,恢复血运。对碱烧伤 24 小时之内的患者,前房内炎性渗出较多,可以采取前房穿刺,将前房内的混浊的房水和渗出物进行置换,减少其对眼内组织和内皮细胞的损伤。在角膜及巩膜表面覆盖羊膜,应用 10-0 尼龙线于角膜缘外巩膜表面间断缝合固定 4~6 针,剪除巩膜表面多余的羊膜组织。清除坏死的球结膜组织,将球结膜沿角膜缘对位缝合(图 5-6-3-8)。

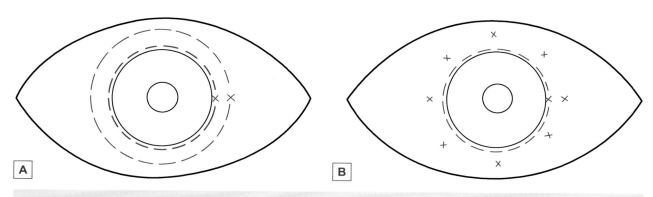

图 5-6-3-5　连续和间断缝合方式

图 A　双连续缝合

图 B　连续 + 间断缝合

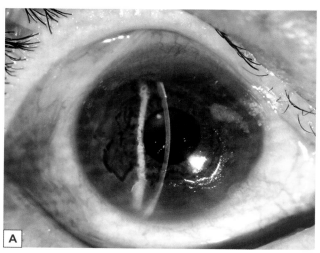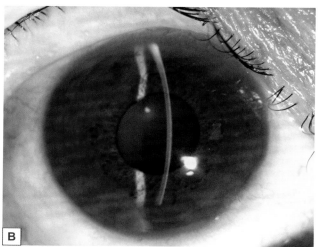

图 5-6-3-6　羊膜覆盖术

图 A　右眼急性酸烧伤,角膜中央 5mm×6mm 上皮缺损区

图 B　单层羊膜移植术后 2 周,拆除羊膜后见角膜上皮愈合完整

（三）多层羊膜移植术

适用于感染得到控制或无菌性角膜溃疡:①经过全身和/或局部抗感染药物治疗,感染得到控制但角膜溃疡迁延不愈,或应用促修复药物 1 周以上,角膜溃疡有继续扩大或向深层基质发展的趋势;②角膜溃疡直径 >3mm,溃疡深度 <1/2 角膜基质厚度的患者。底层羊膜的主要功能是提供相对健康的基底膜,表层羊膜的主要功能是提供生物接触镜的保护作用。角膜上皮愈合修复在底层羊膜上皮面之上,表层羊膜之下。

采用球周阻滞麻醉。首先应用上皮刀或板层刀切除坏死的角膜组织,取相应大小的单层或多层羊膜间断缝合固定于组织缺损处,另取单层羊膜覆盖其上,固定方法同单层羊膜移植术。表层羊膜多于术后 7~14 天内脱落或自融吸收,而内层羊膜与角膜组织牢固愈合,行共聚焦显微镜检查可见羊膜组织存在于角膜基质内(图 5-6-3-9)。

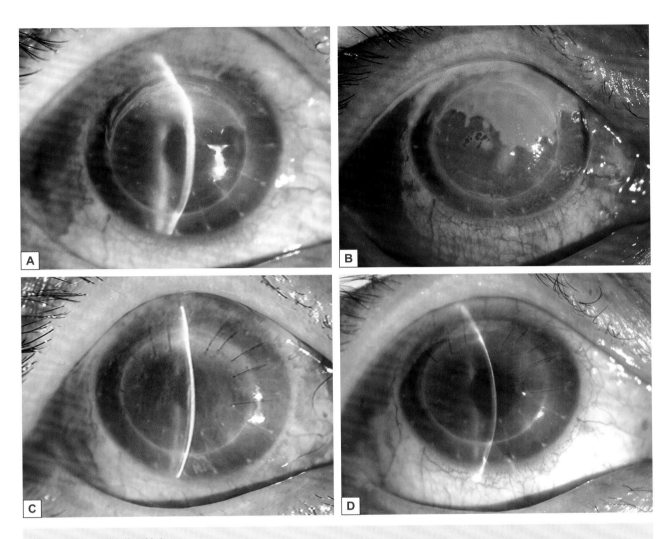

图 5-6-3-7　羊膜覆盖术

图 A　细菌性角膜溃疡行穿透性角膜移植术后 1.5 年,眼红、视力下降 10 天,裂隙灯显微镜检查见上方角膜植片与植床交界处溃疡灶

图 B　荧光素钠染色显示上方角膜植片与植床交界处溃疡灶呈地图状

图 C　诊断为单纯疱疹病毒性角膜炎基质坏死型,给予角膜植片重缝术 + 羊膜覆盖术

图 D　术后 2 周,拆除羊膜后见角膜溃疡愈合完整

典型病例见图 5-6-3-10。

羊膜在角膜表面的转归主要分为三种:①脱落:当角膜上皮在羊膜下方愈合后,表层羊膜即整层脱落,此种情况羊膜与角膜完全是一种覆盖关系,其间无任何愈合性连接,完全靠缝线固定,如单层移植的羊膜或多层羊膜移植中的表层羊膜;②自融吸收:部分行单层羊膜移植者,可以观察到羊膜于角膜表面逐渐变薄透明,出现筛网状自融吸收,筛网逐渐扩大融合,最终中央区羊膜完全吸收,仅见角膜缘处一圈花边样羊膜,在此过程中,羊膜自融区角膜上皮愈合完整;③愈合:多层羊膜移植的患者,内层羊膜均与角膜牢固愈合,共聚焦显微镜检查在角膜基质中可查到羊膜组织结构,且其上方有扁平的角膜样上皮细胞覆盖。

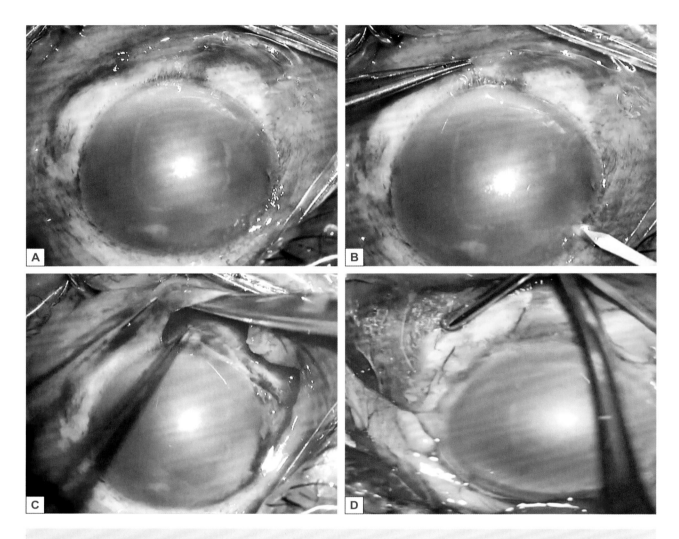

图 5-6-3-8　单层羊膜移植术

图 A　急性碱烧伤,球结膜缺血呈苍白色,角膜灰白色混浊,全角膜上皮缺损
图 B　前房穿刺放液
图 C　应用角巩膜剪沿角膜缘打开全周球结膜
图 D　使用斜视钩按摩巩膜表面栓塞的血管,恢复血运

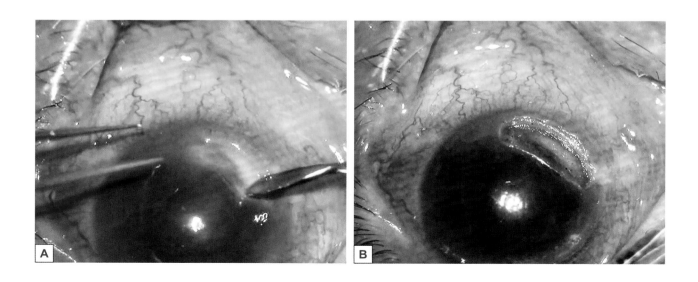

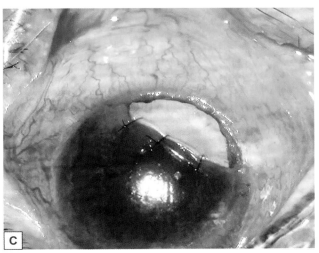
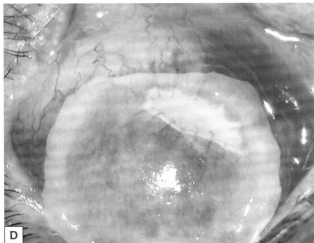

图 5-6-3-9 多层羊膜移植术

图 A 应用上皮刀清除坏死的角膜组织
图 B 应用大头针烧灼溃疡区水肿、糜烂的角膜组织
图 C 取相应大小的单层羊膜间断缝合固定于组织缺损处
图 D 另取单层羊膜覆盖于其上,上皮面朝上,进行缝合固定

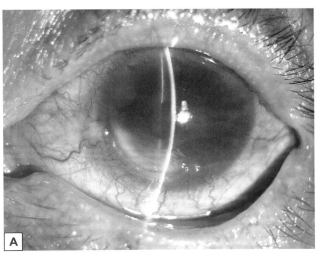
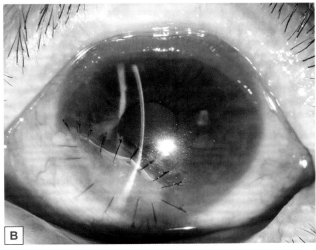

图 5-6-3-10 多层羊膜移植术

图 A 难治性角膜溃疡,药物治疗 2 周后溃疡无明显愈合
图 B 多层羊膜移植术后 1 个月,外层羊膜已拆除,内层羊膜愈合良好,角膜上皮愈合

五、并发症及其处理

1. 羊膜引起感染 可能与处理羊膜时操作不当有关,多见于采用新鲜羊膜进行手术的患者。即使新鲜羊膜术前相关检测呈阴性,但感染存在窗口期,有微生物传染的风险。避免的方法是处理羊膜时要严格按照操作规程进行操作。若发生感染需立即拆除羊膜,完善病原学检查,给予抗感染治疗。

2. 羊膜下角膜融解 这种情况一般见于烧伤患者,原因是伤后 2 周左右胶原酶活性增强引起角膜基质融解。也可见于角膜溃疡患者病灶清除不彻底,羊膜移植后溃疡继续进展所致。如果裂隙灯显微镜检查不能很好地判断是否发生角膜融解,可以采用角膜荧光素钠染色,可见羊膜下方着色区扩大。也可应用角膜相干光断层成像检查观察羊膜下方角膜上皮及溃疡愈合情况。若发现角膜融解应及时拆除羊膜,清除病变角膜组织后,根据角膜融解情况选择适当的手术方式治疗。

3. 继发性青光眼　眼表羊膜的覆盖影响了眼压监测,常规气流眼压检查误差较大,部分患者眼压升高未能及时发现。原发病为严重烧伤的患者,前房炎症常导致房角粘连及眼压升高。术后糖皮质激素的应用也可能导致眼压升高。因此,羊膜移植术后需要监测眼压变化,及时对症处理。

4. 羊膜下积血、积液　使用无菌针头在下方近角膜缘处的羊膜上制作一个出口,然后应用玻璃棒轻轻驱赶羊膜下方的积血或积液即可。

5. 羊膜过早脱落　与缝合羊膜时进针过于表浅有关,若角膜上皮未愈合完整,需要再行羊膜移植术。

6. 缝线导致角膜基质浸润　角膜缘处缝合时进入角膜缘内透明角膜区域,以及结膜缝线长期不拆除,均会导致角膜基质浸润。

六、术后处理

(一)术后用药

1. 全身用药　急性眼部烧伤患者术后当天即予氢化可的松注射液,剂量 2mg/(kg·d),静脉滴注 3~5 天后停用。同时,可以全身静脉滴注抗生素预防感染,一般使用 3~5 天即可。

2. 局部用药　根据眼部病情给予抗生素眼膏、糖皮质激素眼膏、眼用凝胶等药物治疗。各种急性烧伤可使用高浓度糖皮质激素,但糖皮质激素可激活胶原酶导致角膜融解,烧伤后 2 周左右胶原酶活性增加,角膜有融解倾向,此时糖皮质激素要慎用,尽量使用低浓度糖皮质激素或非甾体抗炎药物。此外,眼部烧伤导致结膜缺血的患者,术后给予 1∶1 500 肝素钠滴眼液频繁点眼(每 10~30 分钟 1 次),直至有血样泪液出现,再逐渐减量。

(二)术后随访

要求患者术后 2~3 周复诊拆除羊膜及结膜缝线,复诊时注意记录视力、眼压及角膜上皮愈合情况,如眼部烧伤患者角膜上皮未完整愈合,可再行羊膜移植术。

视频 15　羊膜覆盖术

视频 16　双层羊膜移植术

(亓晓琳　高华)

第四节　结膜瓣遮盖术

近年来,随着新型抗生素、抗病毒药物及抗炎药物的发展,羊膜移植和角膜移植手术经验的积累、技巧的提高,以及眼库技术的不断完善,许多难治性角膜溃疡得到了较好的治疗,传统的结膜瓣遮盖手术因为影响术后视力和美观性差几乎被淘汰。然而,对一部分溃疡面积大、周边部的深层角膜溃疡,或角膜移植术后出现的植片溃疡,羊膜移植往往无效;如在溃疡的活动期行角膜移植术,术后炎症反应重,易导致手术失败。而结膜瓣遮盖术作为一种较简单的手术方法,可以使这些复杂难治的角膜溃疡尽快愈合,达到控制炎症、挽救眼球的目的,并为进一步行其他手术治疗创造条件。

应用结膜瓣来治疗眼表疾病已有 100 多年的历史了。1958 年,Gundersen 介绍了用不含 Tenon 囊的结膜瓣治疗慢性角膜溃疡的技术,这一技术得到广泛的应用,成为结膜瓣遮盖术的标准。这是一种用更有修复能力的结膜替代破损或缺损角膜组织的有效治疗方法。然而该方法有其缺点,如最初影响美容,影响眼内观察,影响视力,故逐渐不为人们所重视。但此手术仍不失为一种简单有效的治疗角膜溃疡的方法。随着显微眼科手术的发展,这项手术特别是在难治性角膜溃疡的治疗方面,仍有不可替代的作用。

结膜瓣遮盖术的优点:手术如果适应证选择恰当,操作细致,是非常有效的治疗手段。首先,带蒂的结膜瓣含有丰富的血管和淋巴管,可通过与病变角膜的密切接触将结膜固有营养物质,包括细胞和生长因子运到角膜表面,提高了局部抗感染能力,以利于炎症消退和角膜溃疡愈合,较羊膜组织更具修复能力;其次,结膜瓣遮盖起到机械性保护创面的作用,可以保护角膜不受胶原酶、铁蛋白酶和其他溶解酶的侵犯,免除炎性分泌物的刺激,加速了修复过程,从而促进了溃疡面与结膜瓣的愈合;再次,结膜瓣遮盖手术不受材料的限制,比角膜移植更易施行、经济、操作简便。对角膜溃疡直径大或靠近角膜缘的活动期患者,暂行结膜瓣遮盖术以稳定病情,待溃疡缩小、炎症消退后再行角膜移植术治疗,可提高角膜移植的成功率;对合并角膜穿孔的患者,在缺乏合适角膜材料的情况下可作为有效的应急方法保存眼球。

一、适应证

1. 角膜溃疡　药物治疗效果不佳持续不愈合的角膜溃疡,特别是偏中心,达基质层的溃疡,如营养不良性角膜病变、神经营养性角膜病变、眼化学烧伤、干眼、暴露性角膜溃疡、持续性细菌感染、真菌性角膜溃疡(周边的小溃疡)、单纯疱疹和带状疱疹病毒性角膜炎(基质坏死),以及角膜移植术后的植片溃疡等(图 5-6-4-1)。

2. 巩膜缺血坏死。

3. 睑球粘连。

4. 周边部小的角膜穿孔。

5. 中央的角膜溃疡或小穿孔　在没有角膜供体的情况下,结膜瓣遮盖也是控制感染和保存眼球的手段(图 5-6-4-1)。

二、禁忌证

1. 未经充分切除的感染　较深的未经药物控制的活动性感染,尤其是真菌或者棘阿米巴感染,如果不能彻底切除病变组织,结膜遮盖术后可能引起结膜瓣下感染复发。

2. 角膜中央瞳孔区的病灶　由于结膜组织不透明,术后会遮挡瞳孔影响视力,因此,对有视力要求的患者,不能用该方法来治疗。

3. 面积较大的角膜穿孔　结膜组织质地柔软,不能有效地防止前房水的流出,可形成结膜下的滤过或虹膜前粘连。

4. 对外观有较高要求者　结膜组织在角膜表面可形成白斑,影响面部美观性。

5. 结膜囊重度狭窄或者结膜广泛瘢痕者　不能获取到足够大小无张力的结膜组织,也无法实施结膜瓣遮盖手术。

三、术前准备

1. 眼部检查　首先,针对原发病进行必要的检查,明确角膜溃疡的病原学诊断及溃疡深度。除常规视力、眼压、裂隙灯显微镜等检查外,行共聚焦显微镜、角膜刮片镜检及真菌、细菌培养,明确有无细菌、真菌等病原微生物感染;行角膜 OCT 检查,判断溃疡和浸润的深度、剩余角膜厚度等;行眼部 B 超了解有无眼内感染及眼底病变等。

2. 药物治疗　根据原发病进行必要的药物治疗。如为细菌、真菌、病毒等感染,应当首先应用足量有效药物控制浸润及溃疡的发展,再考虑手术。对无菌性溃疡或者营养性角膜炎等,应用抗生素清洁点眼,必要时,应用少量低浓度激素抗炎治疗,待溃疡面清洁后再行手术。

3. 术前麻醉　常规采用全身麻醉或者球周阻滞麻醉。

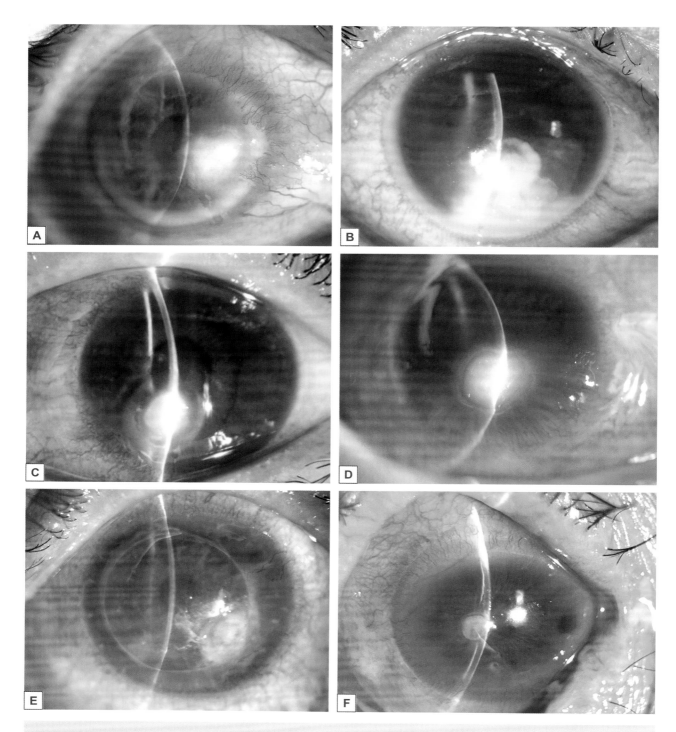

图 5-6-4-1　适合行结膜瓣遮盖的各种不同类型角膜溃疡

图 A　病毒性角膜溃疡

图 B　细菌性角膜溃疡

图 C　真菌性角膜溃疡

图 D　神经营养性角膜炎

图 E　角膜植片溃疡

图 F　较小的角膜溃疡合并穿孔（非感染性）

四、手术技术

(一) 手术方法

结膜瓣遮盖分为全结膜瓣遮盖和部分结膜瓣遮盖术。全结膜瓣遮盖适用于大面积的角膜溃疡或全角膜溃疡,且这些角膜溃疡不适合角膜移植手术,如伴有严重的干眼。部分结膜瓣遮盖适用于角膜病损未累及全角膜的情况,包括袋状结膜瓣(hood or advancement flap)、双蒂结膜瓣(bucket-handle flap)、单蒂结膜瓣(single pedicle or racquet flap)和游离结膜瓣(free flap),以及多层结膜瓣等。

1. 全结膜瓣遮盖(total flap) 也称结膜荷包缝合,首先彻底清除角膜表面坏死灶,尽可能暴露健康角膜基质并使角膜表面平整;再分别分离上方和下方两部分条带状结膜瓣,即由睑裂处沿角膜缘剪开球结膜,结膜下注射利多卡因有助于更好地分离球结膜。分离上方结膜宽约6~7mm,下方结膜宽约5~6mm,充分分离结膜与下方的Tenon囊,然后将两部分结膜在角膜中央对合缝合,完全遮盖全角膜,结膜外侧缝合固定于角膜缘;再将上下方游离结膜边缘缝合固定,尽量覆盖暴露的Tenon囊(图5-6-4-2)。

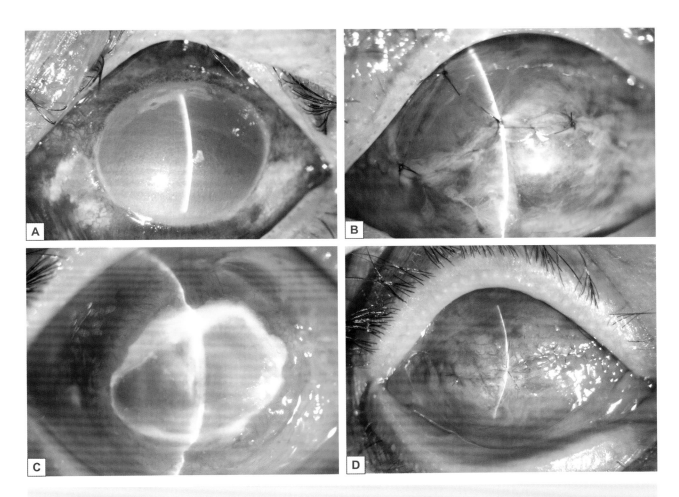

图5-6-4-2 全结膜瓣遮盖的病例

图A 中度碱烧伤患者,眼前节广泛缺血,巩膜及结膜血管闭塞,全角膜混浊水肿,内皮面大量色素沉着,前房内视不清,虹膜脱色素

图B 行全结膜瓣遮盖术治疗,可见结膜组织完全覆盖包裹病变角膜

图C 发生于全角膜的角膜植片溃疡,眼表干涩,结膜瘢痕

图D 行全结膜瓣遮盖术后,结膜血运良好,切口对合良好

2. 双蒂结膜瓣遮盖（桥状结膜瓣）（bipedicle flap）   适用于位于角膜周边部或旁中央角膜溃疡直径在 5mm 及以下的角膜溃疡，可以提供良好的血运来促进溃疡的修复。

去除需要覆盖区域的角膜上皮，清除病灶区域的坏死组织，尤其对真菌感染应当彻底切除有浸润的组织，暴露清洁的植床；对发生角膜融解的组织，可应用烧灼的方法使得溃疡面干燥。然后在靠近溃疡部位的结膜组织下注射少许利多卡因，分离宽度略大于病灶宽度的桥状结膜瓣，充分分离结膜与下方的 Tenon 囊组织，以减少张力。将结膜拉至处理好的植床部位，充分覆盖创面，沿溃疡边缘将结膜缝合固定，先缝合靠近中央的角膜侧，再缝合角膜缘侧，将桥状瓣的两端固定于角膜缘，以减轻对创面部位的拉力。最后缝合剪取结膜瓣的结膜游离边缘。为减少术后眼表刺激，可于术后配戴角膜绷带镜（图 5-6-4-3、图 5-6-4-4）。

3. 单蒂结膜瓣（single flap）   也称为球拍状瓣，适用于各种角膜周边的较小浅层溃疡。

手术方式前部分与桥状结膜瓣相似，分离薄的单蒂结膜瓣，结膜转位后覆盖在角膜病损区域，应用尼龙线间断缝合固定。这种类型的结膜瓣不容易收缩（图 5-6-4-5）。

4. 袋状结膜瓣（hood flap）   也称前徙结膜瓣，适用于周边或与角膜缘相连的角膜溃疡，是一个袋状的瓣，这样结构的结膜瓣血液供应好，更利于溃疡的修复。

首先做一个角膜缘切口并充分松解，然后分离结膜并牵拉至角膜覆盖周边病灶。应用尼龙线间断缝合将结膜瓣固定在位。这种手术方式的缺点是随着时间推移，结膜瓣可能回退。

5. 游离结膜瓣（free flap）   适用于较小和较深溃疡但不适合多层羊膜移植手术的患者，目的是结膜瓣永久覆盖在角膜溃疡上，达到治愈的目的，优点是对结膜的损伤较小。

（二）术中注意事项

1. 结膜瓣的制备   为获得薄而宽松的球结膜，可于结膜下注射少量利多卡因注射液，帮助扩张球结膜的作用。结膜瓣应制作的薄而均匀，带下方部分 Tenon 囊。结膜瓣要足够大，一般略大于所覆盖的溃疡面。分离结膜要完整，不能在覆盖的溃疡处有纽扣孔。结膜瓣应充分松解，避免缝合后结膜瓣张力过大，而造成结膜瓣回缩或缝线处结膜瓣撕裂。

2. 角膜病灶处理   必须彻底清除角膜溃疡表面的坏死或感染组织，直到健康的角膜组织为止，否则会出现结膜瓣不与角膜愈合或结膜瓣感染和坏死的情况。清除病灶时要格外谨慎，避免人为造成后弹力层膨出或角膜穿孔，导致前房消失、虹膜脱出或感染扩散等并发症。

3. 穿孔的处理   对于已穿孔的角膜溃疡，可先用 Tenon 囊组织缝合，堵住小的穿孔后再行结膜瓣覆盖。角膜移植片溃疡穿孔，在缝堵裂口后，形成前房再行结膜瓣遮盖术。

五、并发症及其处理

1. 结膜瓣愈合不良   原因主要为手术适应证掌握不准确：如角膜穿孔未行穿孔修补而仅行单层结膜瓣遮盖，致结膜瓣长期水肿；角膜溃疡表面的坏死或感染组织清除不彻底，致结膜瓣无法与角膜愈合。

2. 结膜瓣缺血   发生的原因为结膜瓣的蒂太窄、结膜的血供差，常发生于单蒂或游离的结膜瓣，预防的方法为手术中尽量采用双蒂结膜瓣，结膜瓣的蒂部要比溃疡面宽，不能太窄。

3. 结膜瓣过早脱落   发生的原因为结膜瓣未彻底愈合前过早拆线，或者结膜瓣的血运差、结膜瓣的张力过大等。预防的方法是手术时尽量充分游离结膜瓣，使结膜瓣的张力减少。手术后适当延迟拆线时间。

4. 美观性问题   有些结膜瓣在原发病复发时出现充血，影响患者外观。

5. 结膜瓣下角膜溃疡穿孔   主要原因为角膜溃疡坏死组织或感染灶未彻底清除，这样易导致结膜瓣与下方角膜愈合不良或瓣下感染复发。处理的方法是：彻底清除角膜坏死组织至正常角膜组织，若角膜穿孔较大，应行小直径的穿透性角膜移植术联合结膜瓣遮盖术。

6. 结膜瓣下角膜感染加重   主要原因为角膜感染灶未彻底清除，特别是真菌感染，易导致结膜瓣下方角膜真菌感染蔓延。应当去除结膜瓣，根据感染的性质和深浅再次手术切除病灶，必要时行角膜移植术（图 5-6-4-6）。

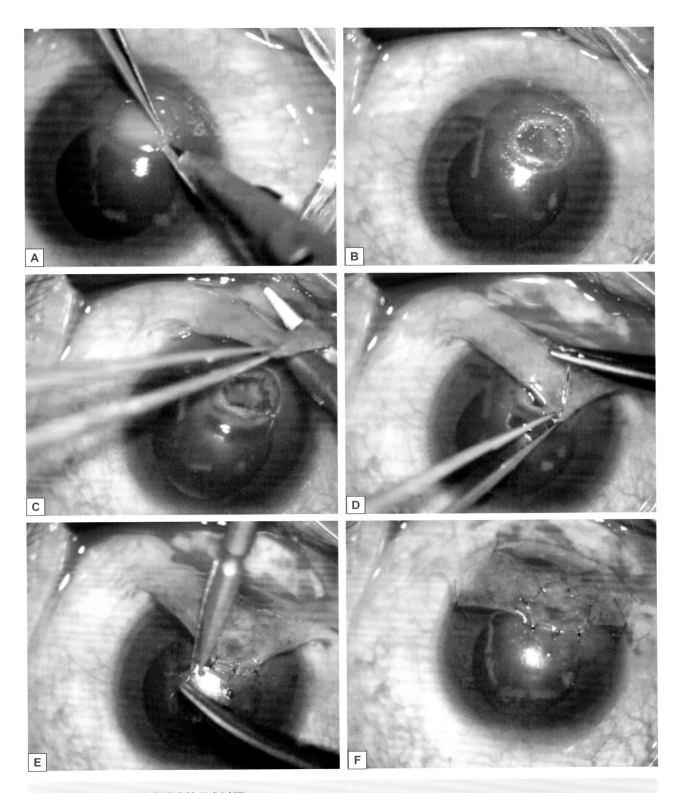

图 5-6-4-3　双蒂结膜瓣遮盖手术过程

图 A　角膜下方无菌性角膜溃疡,伴新生血管长入

图 B　沿角膜溃疡边缘剥切溃疡部坏死角膜组织,至角膜创面清洁

图 C　2% 利多卡因在溃疡相对应的结膜下注射,麻醉后分离结膜;沿角膜缘和穹窿侧分别剪开球结膜,制作桥状双蒂结膜瓣,略宽于溃疡

图 D　10/0 尼龙线沿溃疡边缘将桥状结膜瓣间断缝合在角膜溃疡表面

图 E、F　固定结膜于角膜缘,减少溃疡部位的结膜张力

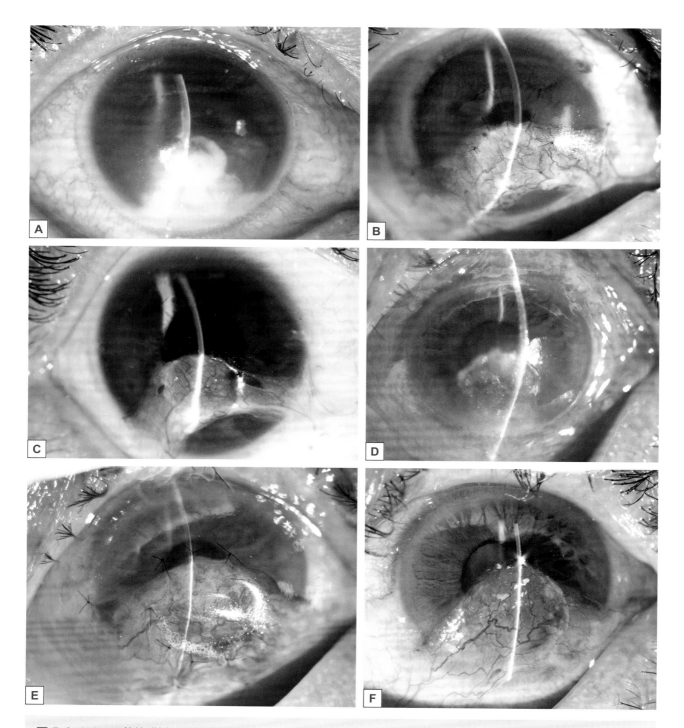

图 5-6-4-4　双蒂结膜瓣遮盖病例

图 A　细菌性角膜溃疡,溃疡位于角膜偏下方,4mm×4mm 大小,伴有大量前房积脓;先行药物抗细菌治疗,使前房积脓减少

图 B　结膜瓣遮盖术后 3 天,可见结膜血运良好,结膜贴附于角膜溃疡表层,对合良好

图 C　术后 1 个月,结膜缝线拆除后,结膜瓣愈合良好,角膜透明,瞳孔区大部分未被结膜遮挡

图 D　角膜下方的细菌性角膜溃疡,约 5mm×5mm,溃疡达中基质层,少许前房积脓

图 E　药物治疗后行双蒂结膜瓣遮盖

图 F　术后 2 个月,可见结膜瓣贴附良好,结膜充血减轻,一半瞳孔未被遮挡

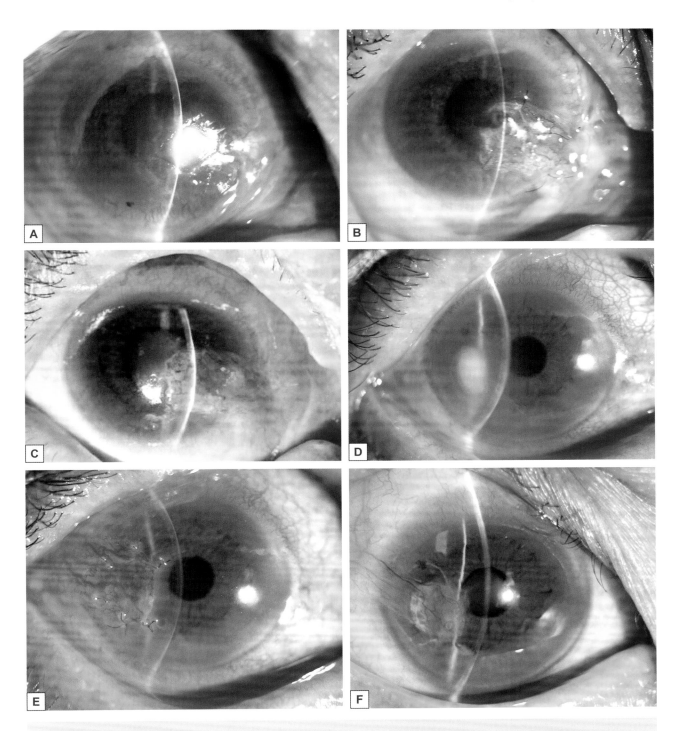

图 5-6-4-5　单蒂结膜瓣遮盖

图 A　细菌性角膜溃疡,位于鼻侧瞳孔边缘,约 4mm×4mm 大小
图 B　行鼻侧单蒂结膜瓣遮盖,取下方结膜转位覆盖病灶,术后 3 天可见结膜血运良好
图 C　术后 1 个月,缝线拆除后,结膜瓣愈合良好,充血明显减轻
图 D　位于角膜颞侧周边部的较小溃疡
图 E　行单蒂结膜瓣遮盖术后 3 天,未累及瞳孔
图 F　术后 1 个月,结膜瓣愈合良好,结膜变薄

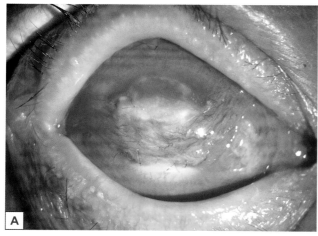

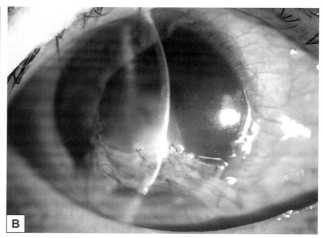

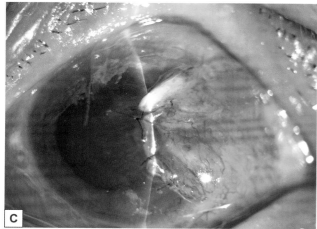

图5-6-4-6　结膜瓣遮盖术后并发症

图A　结膜瓣遮盖治疗真菌性角膜溃疡,术后真菌感染复发,可见结膜瓣下及周围角膜基质浸润,前房出现积脓

图B　细菌性角膜溃疡行结膜瓣遮盖术后,可见角膜基质内浸润加重

图C　结膜瓣遮盖治疗较深的角膜溃疡,术中角膜穿孔,术后可见结膜下有房水滤过

六、术后处理

1. 药物治疗　结膜瓣遮盖术后应当根据原发病采取相应的药物治疗。术后局部应用抗生素滴眼液或眼膏预防感染。

2. 结膜拆线　结膜瓣缝线可于术后1~2周拆除,提前发生的松线要及时拆除。

3. 结膜瓣遮盖术后随访　术后随访注意观察结膜瓣与角膜贴附情况、血运情况,以及结膜瓣下方的角膜有无浸润及感染复发等。

视频17　结膜瓣覆盖术

(李素霞)

第五节　睑裂缝合术

睑裂缝合术是通过人为的方式使睑裂在较长时间内处于闭合状态,不能自由启闭,这样可以减轻眼睑对角膜的摩擦作用,缩小眼表的暴露面积,减少泪液蒸发,从而达到治疗疾病的目的。当治疗目的达到后,可以拆除缝线或重新剪开睑缘,使睑裂恢复正常启闭功能。根据缝合睑裂时间的长短不同,可将睑裂缝合术分为临时性睑裂缝合术和永久性睑裂缝合术。

临时性睑裂缝合术是通过睑缘缝合,利用缝线的力量使上下睑缘于灰线处紧密对合。拆除缝线后睑裂立即恢复以往状态,睑缘不留瘢痕或畸形,由于缝线保留时间的限制,一般只能维持 1~2 周。永久性睑裂缝合术是通过制造睑缘创面,将上下睑缘的前后唇对位缝合,使上下睑缘部分或全部生长融合,从而使睑裂长时间保持闭合状态。适用于需要睑裂闭合 2 个月或更久的患者。

一、适应证

（一）临时性睑裂缝合术
1. 昏迷、球后出血等原因引起的暂时性睑裂闭合不全有发生暴露性角膜炎危险者。
2. 儿童眼表手术后防止自伤。
3. 严重球结膜水肿等。

（二）永久性睑裂缝合术
1. 难治性角膜溃疡和角膜上皮缺损。
2. 严重的角结膜干燥症。
3. 严重的睑外翻或睑裂闭合不全（图 5-6-5-1）。
4. 神经麻痹性角膜溃疡等。

二、禁忌证

对要行睑裂缝合术治疗的患者,还需要考虑到以下因素。
1. 对外观有较高要求者,不能接受睑裂缝合后引起的外观影响,不可行睑裂缝合术。
2. 严重的感染性角膜溃疡,缝合睑裂可能引起感染加重。
3. 原因不明的角膜溃疡,过多缝合睑裂后,影响术后病情观察者。
4. 处于视力发育关键时期的儿童,缝合睑裂可能造成形觉剥夺性弱视。

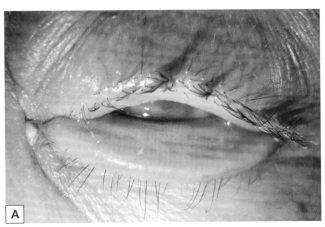
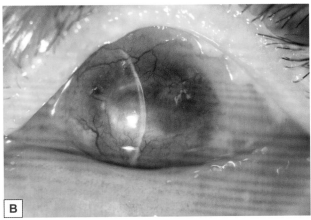
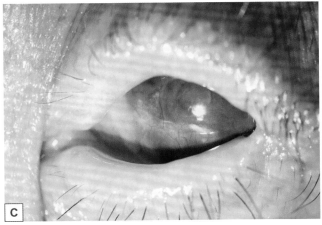

图 5-6-5-1　永久性睑裂缝合的适应证

图 A　长期下睑外翻,结膜囊有多量分泌物
图 B　伴有角膜混浊,新生血管化并逐渐加重
图 C　行永久性睑裂缝合术后,结膜炎症消失,角膜新生血管大部分消退

三、术前准备

1. 眼部检查　首先针对原发病进行必要的检查,明确角膜病变的病因,排除严重的感染性角膜炎。行常规的角膜病灶检查,并行眼部泪液的检查,必要时进行角膜知觉的检查。

2. 药物治疗　根据原发病进行必要的药物治疗。

四、手术技术

（一）临时性睑裂缝合术

1. 麻醉　采用局部浸润麻醉,应用亚甲蓝标记缝合位点,一般选择在睑裂的中内 1/3 和中外 1/3 处。

2. 手术操作　眼科齿镊固定缝合位点,应用 6-0 可吸收线(或 1/0 丝线)沿上下睑缘标记首先水平褥式缝合,对合上下方睑缘,结扎缝线,使睑缘于灰线处对合。再于皮肤面垂直褥式缝合睑缘,拉紧皮肤,使睑裂对合紧密。

3. 手术技巧和要领　缝合时,用弯头眼科镊在预缝合位点的睑缘外夹住睑板,其夹持面积大,能够比较牢固地固定睑板,利于手术操作。结扎缝线不宜过紧,以免发生缝线撕裂睑缘。

（二）永久性睑裂缝合术

1. 麻醉　采用局部浸润麻醉,根据病变情况决定睑裂缝合位置,固定镊夹住并翻转睑缘,暴露切面。用刀片于下眼睑中外 1/3 交界点的两侧做两道垂直于睑缘的切口,沿灰线切开两切口间的睑缘;以同样方式切开上睑对应位置睑缘,切口深度与宽度与下睑相对应;剪除上下睑缘切口内唇少许的睑缘上皮组织。

2. 手术操作　应用 6-0 可吸收线(或 1/0 丝线)沿上下睑缘切口首先水平褥式缝合,对合上下方睑缘,结扎缝线,使睑缘创面对合。再于皮肤面垂直褥式缝合睑缘,拉紧皮肤,使睑裂对合紧密,对合皮肤创缘。缝合方法与临时性睑裂缝合相同。

3. 手术技巧和要领

（1）做睑缘切开时,可用有齿镊在预切开的睑缘外夹住睑板,其夹持面积大,能够比较牢固地固定睑板,利于手术操作;同时,固定镊也起到止血的作用。

（2）缝合睑缘切口后唇时,缝针不要穿透睑板,否则缝线露出睑结膜会磨损角膜。剪线时线头应适当长一些,足以露出至睑裂外,利于术后拆线;同时,应注意不要把线头包入睑裂内,以免磨损角膜。

（3）做褥式缝合睑缘切口前唇时,在结扎褥式缝线前要先牵拉两侧缝线,使睑裂略有张力的闭合,然后再结扎缝线,确保睑缘皮肤对合无缝隙(图 5-6-5-2)。

五、并发症及其处理

1. 睑缘切口裂开　这往往与后唇缝线滑脱有关,其原因可能是缝线穿过睑板过浅,缝线由于张力较大,从一侧睑板撕脱,原则上应重新缝合。

2. 缝线摩擦眼表　患者出现眼部剧烈磨痛、流泪。这种情况多是缝线摩擦角膜所致,其原因大概有以下两点:后唇缝线的线头滑入结膜囊,可用镊子将其牵出,固定到前唇缝线的线结下;后唇缝线穿透睑板和睑结膜,直接摩擦角膜,此时角膜多能看到明显的擦痕,应尽早拆除缝线重新缝合。

六、术后处理

1. 术后用药　睑裂缝合术后用药应当根据原发病使用,术后早期加用抗生素防止感染。

2. 拆线　睑裂缝线通常术后 2 周左右拆除,对睑缘缝线有大量分泌物附着者,应当使用消毒液擦拭清洁分泌物,防止引起感染,过早松脱的缝线应及时拆除。

3. 术后观察　睑裂缝合术后,除观察睑缘对合及伤口愈合情况以外,应当注意观察眼表及角膜恢复情况。

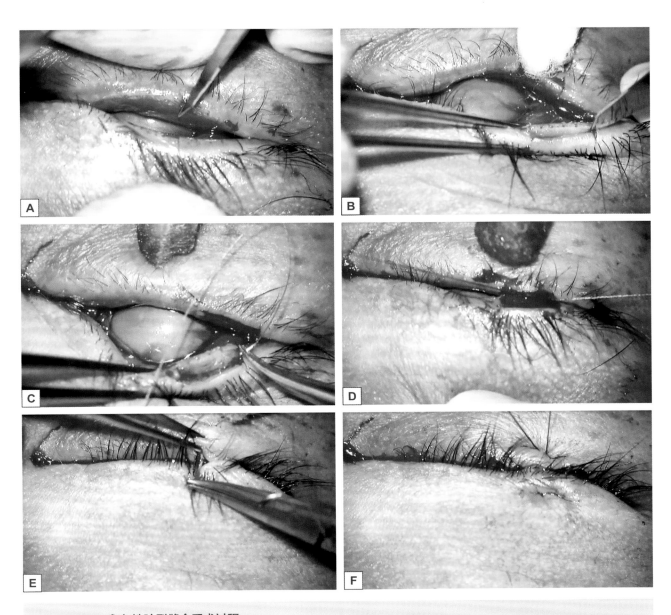

图 5-6-5-2 永久性睑裂缝合手术过程

图 A 刀片于下眼睑中外 1/3 交界点的两侧做两道垂直于睑缘的切口

图 B 沿灰线切开两切口间的睑缘，以同样方式切开上睑对应位置睑缘

图 C 应用 6-0 可吸收线沿上下睑缘切口先水平褥式缝合

图 D 对合上下方睑缘，结扎缝线，使睑缘创面对合

图 E 于皮肤面垂直褥式缝合睑缘

图 F 拉紧皮肤，使睑裂对合紧密，对合皮肤创缘

（李素霞）

参 考 文 献

1. Qi X,Wang L,Zhang X,et al. Topical administration of tacrolimus and corticosteroids in tapering doses is effective in preventing immune rejection in high-risk keratoplasty:A 5-year follow-up study. BMC Ophthalmol,2022,22:101.

2. DELBARRE M,BOUCENNA W,FROUSSART-MAILLE F. Sutureless lyophilized amniotic membrane grafting for corneal epithelial defects［J］. Eye contact lens,2022,48:430-432.

3. BIAN Y,MA K K,HALL N E,et al. Neurotrophic keratopathy in the United States:An intelligent research in sight registry analysis［J］. Ophthalmology,2022,129:1255-1262.

4. SHEKHAWAT N S,KAUR B,EDALATI A,et al. Tenon patch graft with vascularized conjunctival flap for management of corneal perforation［J］. Cornea,2022,41:1465-1470.

5. MIMOUNI M,LIU E S,DIN N,et al. Tape splint tarsorrhaphy for persistent corneal epithelial defects［J］. Am J Ophthalmol,2022,237:235-240.

6. MAHARJAN S S,PANT A R,JOSHI P,et al. Outcomes of fungal corneal ulcer with impending perforation after temporary suture tarsorrhaphy［J］. Nepal J Ophthalmol,2022,14:72-81.

7. 梁庆丰,王乐滢. 解读角膜缘干细胞缺乏诊疗的国际共识. 中华眼科杂志,2021,57:95-99.

8. CHALKIA A K,TSELIOU M,BONTZOS G,et al. Association between HPV detection in swab samples and tissue specimens and ophthalmic pterygium recurrence［J］. Graefes Arch Clin Exp Ophthalmol,2021,259:3077-3082.

9. ZAIDI S B H,ALI KHAN W. Is pterygium morphology related to loss of corneal endothelial cells？ A cross-sectional study ［J］. Clin Ophthalmol,2021,15:1259-1266.

10. LI W,LOU Y,WANG B. Recurrence rate with inferior conjunctival autograft transplantation compared with superior conjunctival autograft transplantation in pterygium surgery:A meta-analysis［J］. BMC Ophthalmol,2021,21:131.

11. SABATER-CRUZ N,DOTTI-BOADA M,RIOS J,et al. Postoperative treatment compliance rate and complications with two different protocols after pterygium excision and conjunctival autografting［J］. Eur J Ophthalmol,2021,31:932-937.

12. ROQUE J,VAZ F T,BASTO R,et al. Use of amniotic membrane inmmC-augmented trabeculectomy:A retrospective comparative study［J］. Clin Ophthalmol,2021,15:4527-4533.

13. KUNAPULI A,FERNANDES M. Successful outcome of simultaneous allogeneic simple limbal epithelial transplantation with therapeutic penetrating keratoplasty（PKP）for limbal stem cell deficiency and sterile keratolysis after chemical injury［J］. Cornea,2021,40:780-782.

14. ESHRAGHI B,GHADIMI H,NIKDEL M. Levator recession andminimal lateral tarsorrhaphy for the management of lagophthalmos and corneal exposure in facial palsy［J］. Eur J Ophthalmol,2021,31:57-60.

15. 王乐滢,梁庆丰. 角膜缘干细胞移植术的研究进展. 中华眼科杂志,2020,56:956-960.

16. DENG S,KRUSE F,GOMES J,et al. Global consensus on the management of limbal stem cell deficiency. Cornea,2020, 39:1291-1302.

17. LE Q,TULIKA C,DENG S X. Diagnostic criteria for limbal stem cell deficiency before surgical intervention-A systematic literature review and analysis. Surv Ophthalmol,2020,65:32-40.

18. JERMAN U D,VERANIČ P,CIRMAN T,et al. Human amniotic membrane enriched with urinary bladder fibroblasts promote the re-epithelization of urothelial injury［J］. Cell Transplant,2020,29:963689720946668.

19. JUNYI W,XIAOLIN Q,YANLING D,et al. Comparison of the efficacy of different cell sources for transplantation in total limbal stem cell deficiency. Graefes Arch Clin Exp Ophthalmol,2019,257:1253-1263.

20. XIAOLIN Q,FANGNAN D,XIANG L,et al. Femtosecond laser-assisted keratolimbal allograft transplantation for the treatment of total limbal stem cell deficiency. Cornea,2019,38:1280-1285.

21. DENG S,BORDERIE V,CHAN C,et al. Global consensus on definition,classification,diagnosis,and staging of limbal stem cell deficiency. Cornea,2019,38:364-375.

22. ZENG W,DAI H,LUO H. Evaluation of autologous blood in pterygium surgery with conjunctival autograft［J］. Cornea, 2019,38:210-216.

23. GHOSH S,SALVADOR-CULLA B,KOTAGIRI A,et al. Acute chemical eye injury and limbal stem cell deficiency-a prospective study in the United Kingdom［J］. Cornea,2019,38:8-12.

24. GUPTA V P, SANGHI S, ROHATGI J, et al. Outcomes of preoperative intrapterygial injection of mitomycin C for pterygium excision with and without inferior conjunctival flap [J]. Oman J Ophthalmol, 2019, 12: 171-176.

25. FELDMAN I, BEN CNAAN R, BAR-NIV Z, et al. A modified tarsorrhaphy in patients with facial nerve palsy [J]. J Craniomaxillofac Surg, 2019, 47: 1406-1409.

26. 王付燕, 周庆军, 谢立信. 体外培养组织工程细胞膜片重建眼表研究进展. 中华实验眼科杂志, 2018, 36: 887-891.

27. LE Q, XU J, DENG S X. The diagnosis of limbal stem cell deficiency. Ocul Surf, 2018, 16: 58-69.

28. JIA Y, ULA J. Limbal stem cell transplantation and complications. Semin Ophthalmol, 2018, 33: 134-141.

29. PRAT D, ZLOTO O, BEN ARTSI E, et al. Therapeutic contact lenses vs. tight bandage patching and pain following pterygium excision: A prospective randomized controlled study [J]. Graefes Arch Clin Exp Ophthalmol, 2018, 256: 2143-2148.

30. YULISH M, KHATIB A, PIKKEL J. Systemic absorption of mitomycin-c when used in pterygium surgery [J]. Cornea, 2018, 37: 746-747.

31. Mcgrath L A, Mcnab A A. Temporary suture tarsorrhaphy at the time of orbital ball implantation [J]. Graefes Arch Clin Exp Ophthalmol, 2018, 256: 2437-2441.

32. MEDI E, ZEESHAN H, ASADOLAH M, et al. Late acute rejection after allograft limbal stem cell transplantation: Evidence for long-term donor survival. Cornea, 2017, 36: 26-31.

33. SABATER A L, PEREZ V L. Amniotic membrane use for management of corneal limbal stem cell deficiency [J]. Curr Opin Ophthalmol, 2017, 28: 363-369.

34. CHÁVEZ-GARCÍA C, JIMÉNEZ-CORONA A, GRAUE-HERNÁNDEZ E O, et al. Ophthalmic indications of amniotic membrane transplantation in Mexico: an eight years Amniotic Membrane Bank experience [J]. Cell Tissue Bank, 2016, 17: 261-268.

35. 刘卫卫, 翟华蕾, 程钧, 等. 角膜溃疡清创联合结膜瓣遮盖术治疗感染性角膜溃疡的临床疗效 [J]. 中华眼视光学与视觉科学杂志, 2016, 18: 115-120.

36. 王宇静, 杨燕宁. 部分永久性睑缘缝合联合自体血清治疗重度神经营养性角膜病变疗效观察 [J]. 临床眼科杂志, 2016, 24: 358-362.

37. GAO H, JIA Y, LI S, et al. Conjunctival flap covering combined with antiviral and steroid therapy for severe herpes simplex virus necrotizing stromal keratitis [J]. Scientific world Journal, 2015, 2015: 565964.

38. ABDULHALIM B E, WAGIH M M, GAD A A, et al. Amniotic membrane graft to conjunctival flap in treatment of non-viral resistant infectious keratitis: A randomised clinical study [J]. Br J Ophthalmol, 2015, 99: 59-63.

39. QI X, WANG J, SUN D, et al. Postoperative changes in amniotic membrane as a carrier for allogeneic cultured limbal epithelial transplantation [J]. Am J Ophthalmol, 2014, 158: 1192-1198.

40. XIAOLIN Q, LIXIN X, JUN C, et al. Characteristics of immune rejection after allogeneic cultivated limbal epithelial transplantation. Ophthalmology, 2013, 120: 931-936.

41. ALIREZA B, MEDI E, ALI R, et al. Complications of keratolimbal allograft surgery. Cornea, 2013, 32: 561-566.

42. 史伟云, 王富华. 翼状胬肉手术中慎用丝裂霉素 C [J]. 中华眼科杂志, 2013, 49: 869-872.

43. SUN G H, LI S X, GAO H, et al. Clinical observation of removal of the necrotic corneal tissue combined with conjunctival flap covering surgery under the guidance of the AS-OCT in treatment of fungal keratitis [J]. Int J Ophthalmol, 2012, 5: 88-91.

44. SHI W, WANG T, GAO H, et al. Management of severe ocular burns with symblepharon [J]. Graefes Arch Clin Exp Ophthalmol, 2009, 247: 101-106.

45. WEIYUN S, TING W, JU Z, et al. Clinical features of immune rejection after corneoscleral transplantation. Am J Ophthalmol, 2008, 146: 707-713.

46. 明春平, 史伟云, 李曼, 等. 部分永久性睑缘缝合术治疗持续性角膜上皮缺损 27 例 [J]. 眼科新进展, 2008, 28: 449-451.

47. 史伟云, 王婷, 高华, 等. 带巩膜环全角膜移植术后免疫排斥反应特征的临床观察. 中华眼科杂志, 2007, 07: 589-593.

48. 董燕玲, 赵靖, 谢立信, 等. 双眼硬化性角膜炎合并复发性翼状胬肉 1 例 [J]. 眼科新进展, 2007: 835.

49. 李素霞, 史伟云, 刘明娜, 等. 结膜瓣遮盖术治疗难治性角膜溃疡 [J]. 眼科新进展, 2007, 27: 204-207.

50. 史伟云, 李素霞. 结膜瓣遮盖术在难治性角膜溃疡治疗中的临床价值 [J]. 中华眼科杂志, 2007, 43: 293-296.

51. MCINNES A W, BURROUGHS J R, ANDERSON R L, et al. Temporary suture tarsorrhaphy [J]. Am J Ophthalmol, 2006,

142:344-346.

52. 史伟云,陈敏,王富华,等 . 多层羊膜移植治疗基质坏死型单纯疱疹病毒性角膜溃疡[J]. 中华眼科杂志,2005: 1107-1111.

53. KRACHMER J H,MANNIS M J,HOLLAND E J,et al. Cornea:Surgery of the cornea and conjunctiva [M]. 2nd ed. St. Louis:Nichols BD,2005.

54. LAMBIASE A,SACCHETTI M,SGRULLETTA R,et al. Amniotic membrane transplantation associated with conjunctival peritomy in the management of Mooren's ulcer:A case report [J]. Eur J Ophtalmol,2005,15:274-276.

55. SMOLIN G,THOFT R A,et al. The cornea:Scientific foundations and clinical practice [M]. 4th ed. Boston:Lippincott Williams & Wilkins,2005.

56. TZELIKIS P F,DINIZ C M,TANURE M A,et al. Tarsorrhaphy:Applications in a cornea service [J]. Arq Bras Oftalmol, 2005,68:103-107.

57. KHODADOUST A,QUINTER A P. Microsurgical approach to the conjunctival flap [J]. Arch Ophthalmol,2003,121: 1189-1193.

58. SHARMA N,VANATHI M,VAJPAYEE R B. Tarsorrhaphy in postpenetrating keratoplasty in persistent epithelial defects [J]. Cornea,2002,21:733-734.

59. 史伟云,谢立信,刘艳霞,等 . 羊膜移植在难治性角膜溃疡中的应用[J]. 眼科新进展,2001:252-254.

60. 谢立信,史伟云 . 高危角膜移植术后免疫排斥反应规律的临床研究[J]. 眼科研究,2000,18:439-441.

61. CHRISTHPHER R,GARY S,JACKIE V,et al. Keratolimbal allograft:Recommendations for tissue procurement and preparation by eye banks,and standard surgical technique. Cornea,1999,18:52-58.

62. 谢立信,胡隆基,张怡,等 . 角膜缘上皮和球结膜移植治疗翼状胬肉[J]. 中国实用眼科杂志,1996,14:538-539.

第七章
联合手术

第一节　穿透性角膜移植联合人工晶状体植入术

　　临床上常会遇到角膜病患者同时患有白内障,如果已经明确是致盲性角膜病变和成熟的白内障,那么对医生来说主要是一个手术问题,即在行穿透性角膜移植术(PKP)的同时,又完成白内障囊外摘除术(ECCE)和后房型人工晶状体(IOL)植入。这个相对复杂的眼前节手术被称为三联手术。对于具备前节显微手术经验的医生来说,该手术的成功率还是很高的。但在临床上,有时令人感到棘手的问题是角膜病的严重程度和白内障对视力影响的程度是否需要做三联手术。三联手术是在眼前节显微手术中具有高难度操作技巧的代表性手术,故手术操作的技巧是决定该手术成败的关键。

　　在人工晶状体植入方面,主要指后房型人工晶状体,而前房型人工晶状体在三联手术中原则上已被淘汰,因为术后对角膜内皮的损伤和其他并发症太多,如果术中后囊破裂不能植入人工晶状体,可以先行穿透性角膜移植术,再考虑二期悬吊人工晶状体植入或戴镜矫正。

　　Hunkeler 和 Hyde 在 1983 年报告了该手术令人鼓舞的长期随访结果。我国诸多眼科医生也开展了该项手术,并且部分医生的手术水平在国际先进水平行列之中。对于多数医生来说,角膜供体来源匮乏是限制该手术广泛开展的重要原因之一,但对于笔者和所在单位来说,该手术已积累了很多经验。

一、适应证

　　1. 角膜病和白内障两者同时存在　只有穿透性角膜移植才能改善视力的角膜病变,同时合并成熟或近成熟期白内障,这是三联手术最典型的适应证。诸如因感染、外伤等原因所致的角膜白斑,同时,晶状体混浊程度又构成对日常生活和工作的明显障碍,施行三联手术是首选的方案。

　　2. 角膜病为主伴发白内障　角膜病已明确是穿透性角膜移植的适应证,但晶状体的混浊程度是否需要同时进行联合手术,应由术前检查来作出判定。如病史和检查结果显示其白内障接近成熟,或手术后 1 年时间内有可能需要再行白内障手术者,应考虑三联手术。但有些角膜病,影响了对晶状体混浊程度的判断,诸如直径 7mm 以上的角膜白斑、晚期角膜内皮细胞功能失代偿导致的弥漫性角膜水肿等,均需要在手术中钻取病变角膜后,在手术显微镜下才能确定是否同时行三联手术,故对该种患者除了医生的经验,尚需要有三联手术的术前准备工作,诸如对人工晶状体的选择和手术器械的准备。

　　3. 白内障为主伴发角膜病　术前已确诊为白内障但同时合并有一定程度的角膜病,是否需要选择三联手术,必须在术前确定而不能在术中,这和对晶状体是否可能在术中被摘除完全不同。诸如外伤性白内障和严重慢性葡萄膜炎并发的白内障患者,因为外伤和葡萄膜炎症,均可以导致内皮细胞的损害,所以术前必须检查角膜内皮细胞并作出评价。例如,通过超声角膜厚度(pachymeter)测量角膜中央厚度在 0.62mm 以上;经角膜内皮显微镜观察发现,角膜内皮细胞形态异常,且密度在 800 个/mm^2 以下者,均应考虑三联手术。有些患者有慢性非进行性角膜病,如非活动性角膜浅层不规则瘢痕、非进展性病毒和梅毒性角膜基质炎症,可以考虑单独行 ECCE 和 IOL 植入。对该种患者,术前确定是三联手术还是单独手术是至关重要的。既要参考客观检查结果,又要有个人的临床经验。

4. Fuchs 角膜内皮营养不良合并白内障　是否行三联手术,不仅要评估 Fuchs 角膜内皮营养不良的严重程度,而且同时应评估白内障的严重程度对穿透性角膜移植术后视力的影响。笔者一般根据三方面来决定是否行三联术:①角膜超声厚度测量,角膜中央厚度 >0.62mm;②内皮显微镜所见每个视野均可见到黑区油滴状赘疣或内皮细胞密度 <800 个/mm²;③早上视力比下午差,角膜后弹力层皱褶和上皮下水泡、角膜弥漫性水肿或有周边新生血管。以上三者有其一者,如同时伴有白内障手术指征时,考虑行三联手术。否则,先行 ECCE 和 IOL 植入术,待术后发生了上述角膜内皮严重失代偿时,再行二期穿透性角膜移植手术。

5. 角膜植片混浊并发白内障　角膜移植术后发生并发性白内障的概率较高,容易发生白内障的原因包括感染性角膜炎接受角膜移植手术后炎症相关的白内障,角膜移植术后长期使用糖皮质激素引起的白内障等。同时,角膜移植术后有发生免疫排斥反应的风险,如果发生免疫排斥反应不能及时控制排斥,角膜植片则可能发生内皮细胞功能失代偿,出现植片混浊。这部分患者如果要进行再次角膜移植手术,可以考虑同时进行白内障手术。

二、禁忌证

1. 不适宜做穿透性角膜移植术的所有患者也不能做三联手术,诸如干燥综合征、活动性 HSK 或巩膜炎症波及角膜等。严重的角膜感染即使有明显的白内障,也不应同时行三联手术。

2. 患者有增殖性糖尿病性视网膜病变、眼压不能控制的青光眼、反复发作的葡萄膜炎等。

3. 患者眼前节发育异常,不适合植入人工晶状体者。

4. 严重、不能控制平稳的心肺疾病、糖尿病、高血压、年龄过大及不能耐受手术者。

5. 医生和医疗设备不具备做穿透性角膜移植术和人工晶状体植入术的条件。

三、术前准备

1. IOL 植入前屈光度的计算　笔者对能检查角膜屈光度和眼轴的患者,常规应用 SRK 公式,通过已知 IOL 的 A 常数,经过电脑计算出应当植入的 IOL 屈光度。因为有些角膜病患者术前无法检查角膜的屈光度,可以根据对侧健眼的测量结果并结合患者的既往的眼屈光状态史,计算出植入 IOL 的屈光度作为参考。极个别患者不具有健眼的参考条件,可以根据眼轴及患者原来的屈光状态作为计算时的参考,由于该手术不仅受植入 IOL 屈光度的影响,还受植片和植床直径差的大小、缝线的松紧程度,以及术者的个人经验的影响,故术者在术前计算植入 IOL 的屈光度时不完全根据 SRK 公式计算,常依据自己的经验进行计算和修正。在计算问题上没有完全统一的标准。

2. 术前瞳孔的处理　多数医生术前采用 IOL 植入时术前散瞳的方法,以保证术中皮质冲洗干净和确保 IOL 植入到囊袋中。但对于初学者来说,瞳孔散大后,ECCE 完成时玻璃体前突带来的危害常比残留少量皮质更多,故术前常不散瞳,而保持瞳孔在球周麻醉后的中等大小,以克服上述不足,以便安全植入人工晶状体,但此时有残留皮质和人工晶状体不能完全植入到囊袋内的缺点。笔者采用折中方法,术前仅轻度散瞳,以保证钻切角膜组织后瞳孔仍能维持 5~6mm 直径,可以满足取其两者之长的目的,皮质吸净后即缩瞳,用 Healon 扩张囊袋手术会顺利成功。

四、手术技术

(一)麻醉和眼球软化

1. 麻醉　三联手术麻醉参考穿透性角膜移植手术。如果条件允许,三联手术尽量采用全身麻醉。

2. 眼球软化　是三联手术成败的关键因素之一,术前必须加压 15~30 分钟,以保证眼球的充分软化,一般要求加压后的眼压以低于 10mmHg 为宜,因为在穿透性角膜移植术完成之前,必须先完成 ECCE 和 IOL 植入,否则,在 ECCE 完成后,玻璃体腔压力增高,不利于 IOL 植入,并且穿透性角膜移植术缝合植片和植床时容易夹持虹膜,术毕不易即时形成前房,这是术后早期发生并发症的根源,故术前眼球软化必须由术者亲自完成或助手完成后术者亲自指试眼压,以确保手术的成功。

（二）三联手术步骤

1. 开睑和缝环　一般采用开睑器开睑,但对睑裂小的患者可采用外眦切开,以保证开睑器对眼球无压迫和角膜清楚地暴露在术野当中,千万不要在手术开始后再调整,这一步是保证手术顺利进行的重要因素。

对每个三联手术的患者,一定要在眼球上缝合一个角巩膜支撑环,即 Flieringa 环,其直径约 14mm,放置在角膜缘后 2~3mm 的位置,用 7-0 尼龙线分别缝合固定在 3 点、6 点、9 点和 12 点的位置上,6 点和 12 点位置上线头要留长约 30mm,以便上下牵引固定眼球在手术洞巾上。在手术之前,术者必须再次检查开睑器和 Flieringa 环是否对眼球有压迫,必要时再加以调整,以确保眼球在充分软化的状态。

2. 制备供体植片　同成人角膜移植。

3. 制备植床　左手用 0.25mm 的固定镊抓住 Flieringa 环,消除钻切植床时环钻在角膜上的压力,右手持环钻置于受体眼角膜上,在常规情况下主要是增视性移植,故植孔应在角膜的中央偏鼻侧 1mm 处,即瞳孔中心恰好与植床孔中心是同心圆。但有时,角膜病变明显偏位,故植床也要随病变而有所变化。对于一般手术者而言,环钻不应一次性钻透植床,以免误伤虹膜和晶状体。应穿透植床的 2/3~3/4 角膜厚度,用 0.12mm 有齿镊检查切口深度,用钻石刀或锋利的小尖刀片切透植床进入前房,然后用角膜剪剪下病变角膜片,制备好一个良好的植床。

钻切植床时应注意的问题:①环钻应与受眼角膜的植床垂直钻切;②植床切穿后,前房内可以注入黏弹性物质,以保证剪切病变角膜片制作植床时不损伤虹膜组织;③角膜剪必须和植床缘保持垂直,以免制作的植床缘呈梯形或不圆,这是避免造成术后散光的重要环节,与医生的临床经验有密切关系。

4. 囊外摘除白内障　在晶状体前囊上用同一个刀片在显微镜下切开前囊,并且用镊子环形撕囊使其尽量成为圆形,直径 6~7mm(图 5-7-1-1A),操作中尽量不刺激虹膜,以免瞳孔缩小,用冲洗针头轻轻在晶状体核的 6 点钟位置加压,或首先使用 BSS 在囊膜下注水使核与皮质分离,当分离核成功后,靠玻璃体腔的膨胀力,核可以自然娩出,如眶压很低时,从 12 点钟位置插入晶状体圈匙到晶状体核与后囊的空间,轻轻将核拖出囊袋(图 5-7-1-1B)。然后用常规灌洗皮质的方法,轻巧地将囊袋内残存的晶状体皮质冲洗干净(图 5-7-1-1C)。

在做囊外摘除白内障时必须注意到:①瞳孔直径不宜小于 5mm,以防环形撕前囊困难;②娩出晶状体核时,一定要技巧得当,以防损伤后囊;③冲洗皮质时要轻巧,以免玻璃体脱出,使手术失败。

5. 植入后房型人工晶状体　当皮质被彻底清洗干净后,向囊袋内注入黏弹剂,把术前准备好的晶状体用镊夹持,先把 6 点钟位的襻置于囊袋内(图 5-7-1-1D),再把 12 点钟襻用晶状体镊夹持弹入或旋转到囊袋内,调整晶状体的位置在中心位,再次向植片滴入 1~2 滴黏弹剂,然后将制备好的植片用晶状体匙托起,内皮面向下放置在植床上,用 10-0 尼龙线在 12 点、6 点、9 点和 3 点位间断缝合 4 针固定。然后用 10-0 尼龙线间断缝合共计 16 针,调整缝线的松紧度,用角膜散光盘检查无明显散光,调整缝线后,埋藏线结(图 5-7-1-1E)。

前面所述的开放型 IOL 植入是早期的植入方法,优点是消除了 IOL 植入时对角膜植片内皮细胞的损伤,但这种植入方法角膜"开天窗"时间长,发生眼内容脱出或暴发性脉络膜出血的风险高。因此,闭合状态下植入 IOL 的方法更安全。具体步骤如下:①切除病变组织后,在开放情况下,囊外摘除白内障;②先缝合角膜植片 4~8 针;③囊袋内注入黏弹剂,闭合条件下植入 IOL;④缝合植片至水密手术结束。由于改进了 IOL 植入的步骤,囊袋内植入的成功率大大提高,也便于手术医师的操作。见图 5-7-1-2。

角膜移植联合 IOL 植入过程中还应注意以下问题:①术中需要应用高质量的黏弹性物质保护角膜内皮;②缝线深度一定要接近后弹力层,间距要相等,拉力要均匀,以免术后散光过重;③如果角膜植床有新生血管时,应采 10-0 的尼龙线 16 针间断缝合,以保证术后拆线时间的差异。

6. 重建前房　缝合完成后,要向前房内注入 BSS,冲出多余的 Healon,同时形成正常深度的前房,以保证缝合达到水密状态。如果瞳孔大,而不易形成前房时,可以向前房内注入卡巴胆碱注射液 0.1mL,使瞳孔迅速缩小后再重建前房。在个别情况下,诸如较大粘连性白斑的穿透性角膜移植手术,术后即刻不易形成水密状态,可以向前房内注入灭菌空气形成前房。

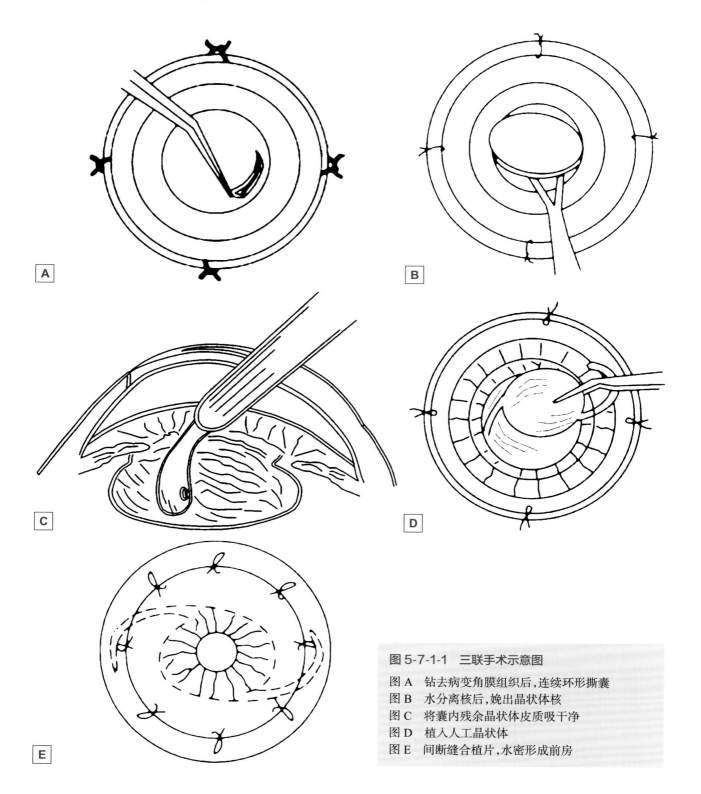

图 5-7-1-1　三联手术示意图

图 A　钻去病变角膜组织后,连续环形撕囊
图 B　水分离核后,娩出晶状体核
图 C　将囊内残余晶状体皮质吸干净
图 D　植入人工晶状体
图 E　间断缝合植片,水密形成前房

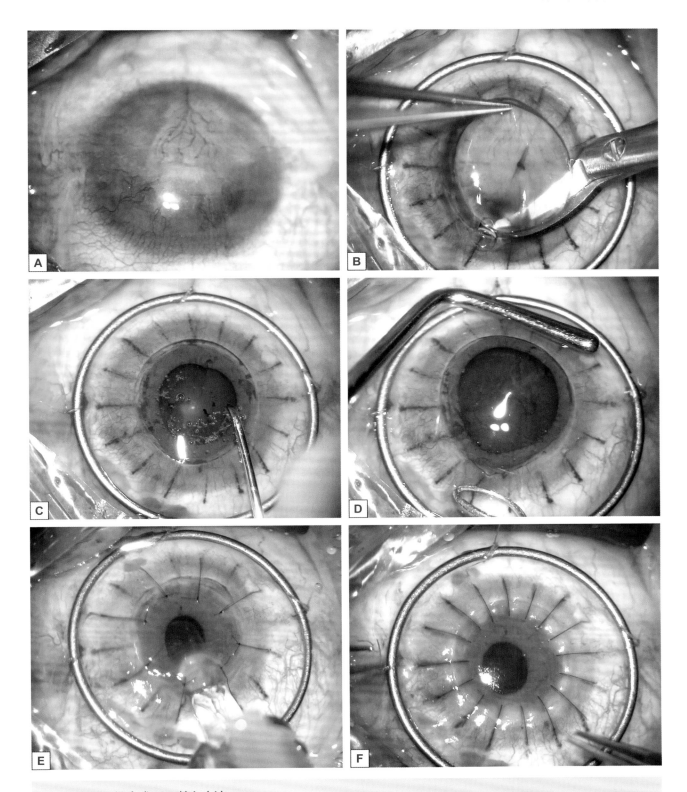

图 5-7-1-2 闭合式 IOL 植入方法

图 A 单纯疱疹病毒性角膜炎合并白内障患者
图 B 缝环后先钻切和剪除病变角膜,打开"天窗"
图 C 采用撕囊仪进行环形撕囊
图 D 娩出晶状体核
图 E 放置角膜植片缝合 8 针后,植入器通过边切口闭合式植入 IOL
图 F 植入 IOL 后,缝合植片并形成前房

7. 上述手术过程完成后,拆除 Flieringa 环,涂妥布霉素地塞米松眼膏包眼。

（三）新三联手术步骤

前面描述的是传统的三联手术,随着角膜内皮移植的应用越来越广泛,目前,对同时存在大泡性角膜病变和白内障的患者,如果角膜基质没有存在明显混浊,手术者更倾向于进行白内障囊外摘除联合 IOL 植入和角膜内皮移植,这也被称为新三联手术。手术的适应证基本同三联手术,但对角膜基质存在白斑且存在较好视功能的患者,则不能选择新三联手术。

1. **常规白内障超声乳化 +IOL 植入**　由于患者存在大泡性角膜病变,上皮水肿明显或存在水泡,因此,角膜的透明度受到较大的影响。因此,在常规白内障超声乳化 +IOL 植入之前,要先刮除中央 8mm 范围内的角膜上皮细胞。然后常规制作侧切口、撕囊、超声乳化和 IOL 植入(图 5-7-1-3A、B)。

2. **角膜内皮移植**　IOL 植入后,常规按 DSAEK 的步骤撕除角膜后弹力层和内皮层,将微型角膜板层刀或飞秒激光预制的角膜内皮移植片植入,前房内注入无菌空气将内皮移植片顶压在角膜后基质(图 5-7-1-3C~F)。

手术效果见图 5-7-1-4。

五、并发症及其处理

1. **植孔偏位**　原因包括:①角膜自身的病变偏位;②制作植孔时不慎偏位。

预防与处理:①自身病变如果不影响术后复发或者术后植片愈合,在制作植孔时尽量居中心位。必须切除病变组织时才做偏中心位移植。因为偏中心位移植不仅影响术后光学效果,并且能增加术后免疫排斥反应的发生率;②制作植床时,应避免一次性穿透角膜,应在角膜表面先做环钻植孔的印迹,用吸水海绵吸干角膜表面水分,在显微镜下确认植床位置中心与光学中心是在同一轴线上,再二次钻切角膜,如果已经发生,不能再做钻切。

2. **眼压偏高**　原因主要有:①术前局部麻醉不充分;②术前软化眼球不彻底,应使眼压在 10mmHg 以下;③患者自身病变容易产生术中高眼压:如角膜感染期手术,脉络膜组织炎性水肿,玻璃体腔容积相对减少,容易导致术中高眼压;④患者有腹压增高因素,如膀胱充盈、气喘或慢性咳嗽等。

预防和处理:①充分麻醉,尤其眼轮匝肌麻醉;②消除上述发生因素;③暂时缝合关闭切口和眼睑,静脉滴注 20% 甘露醇 250ml,待眼压下降后再手术;④间断缝合四针后仍有虹膜脱出,可以边缩瞳,助手边用虹膜复位器恢复虹膜,术者快速做间断缝合,但这一定要有经验的术者进行;⑤个别病例,经处理后仍眼压居高不下,应间断缝合关闭切口,停止手术,病房处理后再第二天手术。

3. **玻璃体脱出**　原因包括:①白内障摘除时不慎致后囊破裂;②白内障娩核后眼压增高致玻璃体脱出。

预防及处理:①术前应使眼球充分软化;②术中娩核和灌洗后房内晶状体皮质时要很轻巧;③白内障摘除后要很平稳地植入人工晶状体,在囊袋内固定,同时应快速缩瞳;④如后囊破裂,应行玻璃体切除术,如后囊仍有 2/3 保持完整,仍可以试放后房型人工晶状体。此时适合襻长 13.0~13.25mm 人工晶状体睫状沟植入固定,如后囊已完全破坏,应在角膜移植手术成功后,二期植入前房型人工晶状体。前房型人工晶状体不宜和穿透移植同时进行。

4. **暴发性脉络膜出血**　原因包括:①术前有高眼压,术中眼压突然降低;②有脉络膜病理性损害,如高血压患者,高度近视眼患者等;③术中晶状体后囊破裂,行粗暴的前玻璃体切除术。

预防及处理:①术前 20% 甘露醇静脉滴注,尽量使眼压降低;②制作植孔时,穿透进入前房,房水缓慢溢出,使眼压缓慢下降;③如发现瞳孔区有"黑球"状物升起,应立即快速缩瞳和间断缝合 4 针关闭植孔;④在颞下方角膜缘后 8mm 处用钻石刀穿刺进入脉络膜上腔放液,但有时难以确定出血部位,常常不能奏效;⑤关闭切口后眼压能保持者,应放弃手术,包眼送回病房做降眼压、镇静处理;⑥经上述处理不能奏效者,也不应轻易做眼内容剜除术,仍应设法关闭切口,回病房请眼底病科医师协助处理。

5. **虹膜出血**　原因包括:①因虹膜新生血管或虹膜前粘连,在分离粘连时出血;②在术毕形成前房时,注水针头损伤虹膜出血。

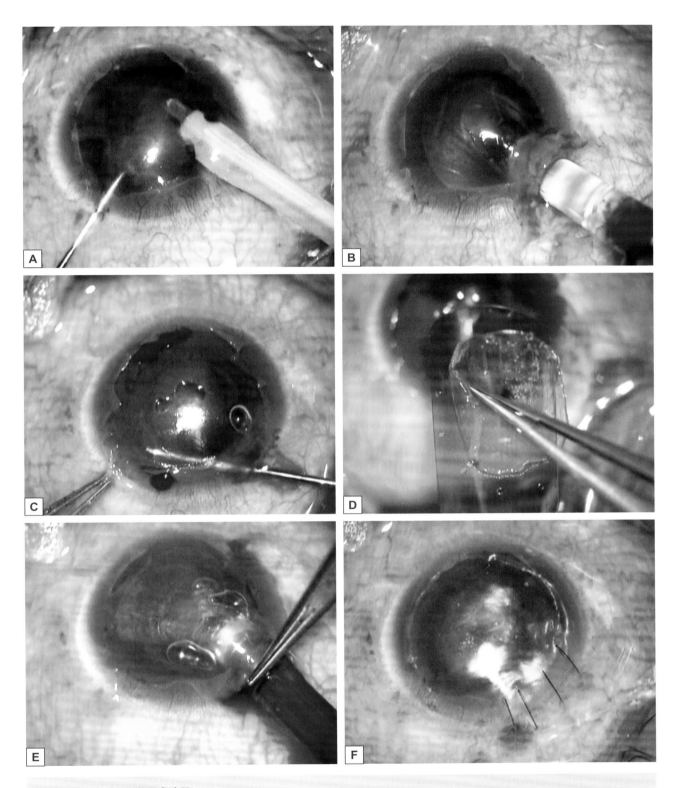

图 5-7-1-3 新三联手术步骤

图 A 刮除角膜上皮后见角膜透明度尚可,常规进行超声乳化手术
图 B 通过植入器常规植入 IOL
图 C 角膜内皮钩沿 8mm 环钻压痕钝性划开后弹力层和内皮层并取出
图 D 将内皮移植片放入内皮植入器内
图 E 通过内皮植入器将内皮移植片植入到前房
图 F 10-0 尼龙线缝合植入切口后,向前房内注入无菌空气,将内皮移植片顶压到后部角膜基质并贴合良好

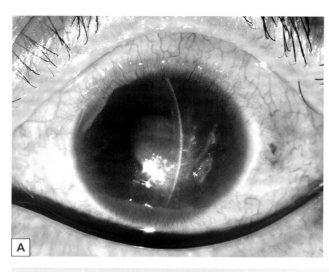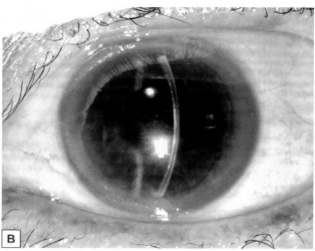

图 5-7-1-4　新三联手术效果

图 A　Fuchs 内皮营养不良引起的大泡性角膜病变的患者术前大体像,角膜水肿,晶状体皮质白色混浊,最佳矫正视力 0.04
图 B　新三联手术后 6 个月,内皮移植片与角膜贴附良好,角膜水肿消退,人工晶状体在位,最佳矫正视力 0.8

　　预防及处理:①分离粘连时出血,可以表面滴黏弹性物质,待 1~2 分钟后,多可自行停止出血;②可以用水下双极电凝止血;③前房注水形成前房时,注水针头不宜进入过深,或用黏弹物质分离虹膜前粘连,再行注水形成前房;④如发生前房积血,应在出血面上应用黏弹物质压迫止血,待停止后吸出黏弹物质,然后再注水形成前房。

　　6. 前房形成困难　原因包括:①缝合不严漏水;②玻璃体腔压力过高;③注水针头过粗。

　　预防及处理:①应用 4 号钝针头前房注水;②检查是否有缝线过松、拉力不均等因缝线原因致漏水现象,应当重新缝合至水密状态;③如后房压力过高不容易形成水密状态,应当注意形成气密,术后立即应用脱水剂。

六、术后处理

　　因为三联手术比较复杂,故术后处理除了每日按人工晶状体植入常规检查患者和处理外,从角膜移植的角度应注意以下问题:

　　1. 因为手术的创伤较大,术后 1~2 天内给氢化可的松 100mg 和维生素 C 3g 静脉滴注。适当滴用糖皮质激素和非甾体消炎滴眼液是必要的,72 小时后如果前房反应逐渐减轻,而眼压又在正常范围,可以停上述用药,改为口服泼尼松 1mg/(kg·d),早 8 点钟口服 1 次,局部滴糖皮质激素眼水,每 2 小时 1 次,定期在角膜病专业门诊复查。

　　2. 在术后加用 0.1% 他克莫司滴眼液或 1% 环孢素 A 滴眼液滴眼,每日 2~3 次,以预防植片免疫排斥反应。

　　3. 一般术后 6~12 个月根据缝线是否有松动而决定缝线拆除时间。

　　4. 如果有明显充血、前房内细胞、KP 和房水闪辉,可能预示是免疫排斥反应,处理同成人角膜移植术后。

　　5. 如果因植片混浊失败者,二次移植术应在第一次手术 1 年后进行。

 视频18　穿透性角膜移植 +ECCE+IOL 植入术

 视频19　角膜内皮移植 +Phaco+IOL 植入术

（高华）

第二节　穿透性角膜移植联合玻璃体切除术

临床上常常会遇到一些患者,既患有角膜炎性混浊,内皮功能失代偿或角膜瘢痕性混浊,又同时合并严重的玻璃体视网膜病变。要完成这类眼后节的手术,必须先解决角膜的透明性问题。否则无法完成眼后节的精细而复杂的手术操作。这类情况多见于严重的眼外伤患者。

传统的穿透性角膜移植术,可以解决角膜的透明性。但是,刚刚移植好的角膜移植片,由于一过性水肿和后弹力层皱褶的存在,仍然不能使医生通过角膜移植片立即完成眼后节的手术操作。如果等待移植片愈合,再完成眼后节手术,将会有许多患者眼后节病变恶化,从而失去保存眼球和恢复视功能的时机。另外即使是刚刚移植上的角膜是非常透明的,也无法承受大量的灌注液的冲洗和繁杂而长时间的眼后节手术操作。在手术过程中,植片的内皮会受损,植片会发生水肿,医生再也无法看清眼底去完成手术了。

既往复杂的眼球外伤致角膜瘢痕性混浊、同时伴有严重的晶状体、玻璃体、视网膜病变需要手术治疗的患者,由于不能一期完成手术,而丧失了手术时机,致使最终丧失视功能和眼球萎缩。临时性人工角膜的出现,使经平坦部闭合式玻璃体切除术在混浊角膜上施行成为可能。为一些复杂的眼外伤患者带来了福音。现代的显微手术技术的发展,使我们可以应用临时人工角膜,一期对伤眼完成从前到后多种手术的联合,达到了保存眼球和恢复部分视功能的目的。然而,一期联合手术最突出的问题是手术操作步骤多,术者需要具备熟练的角膜移植技术,同时又拥有优秀的玻璃体视网膜技术。有很多医院是由不同专业的医师分别来完成。由于手术时间长,涉及面广,所以术后并发症多,手术成功率相对较低。总之,这不只是一个手术操作技巧的问题,更重要的是,医师要有全面而丰富的临床经验:①很好的手术适应证选择;②以最短的时间完成全部手术操作;③正确地处理术后各种并发症,提高这类患者的手术成功率。

一、适应证

什么情况下采用穿透性角膜移植联合玻璃体切除术,目前尚没有一个统一的标准。术者多是根据玻璃体视网膜的病变程度和结合自己的临床经验做出的选择。基本掌握以下原则:

1. 角膜中央区明显混浊,同时发生了孔源性视网膜脱离,增殖性玻璃体视网膜病变(PVR)C级及以下。

2. 角膜中央区不规则的、大的穿孔伤,因合并眼内较大异物,需要取出。或合并玻璃体混浊、积血。

3. 严重的横贯角膜中央区的眼球破裂伤合并眼内容脱出,玻璃体积血,视网膜脱离。

4. 白内障摘除人工晶状体植入手术不成功,术后发生角膜内皮功能失代偿合并人工晶状体脱位进入玻璃体或合并视网膜脱离。

5. 眼球钝挫伤后角膜血染、玻璃体积血,伤后 1~3 个月以上积血不吸收或者合并视网膜脱离。

6. 角膜中央区穿孔伤合并化脓性眼内炎,经药物治疗不能控制感染。

7. 感染性角膜炎合并化脓性眼内炎,经药物治疗不能控制感染。

8. 白内障术后发生化脓性眼内炎合并角膜感染。

同时应该注意的问题还有:

1. 患者虽然眼前、后节均需手术,由于一期联合多项手术毕竟太复杂,如果病情允许分期手术,为了提高手术成功率,应首先选择分期手术。例如:角膜白斑与玻璃体积血同时存在,最好先完成角膜移植术。术中如果发现患者同时还患有白内障,在证实没有黄斑病变后,可同时行白内障摘除联合人工晶状体植入术。手术成功后再择期完成玻璃体切除术。这样做可以使角膜移植术和人工晶状体植入术的操作更容易些。因为在无玻璃体状态下完成角膜移植的缝合,常常会因为玻璃体腔的液体突然流出,使眼压突然骤降,引发脉络膜上腔出血。

2. 对复杂的眼球穿通伤患者,应在伤后先进行认真的清创缝合,千万不要轻易剪除眼内组织,积极控制感染,在伤后 1~2 周,即最佳时机进行临时人工角膜下的玻璃体切除术。基层医院的医师应该在伤后 1 周及时将患者转院到有条件完成此类手术的医院接受手术。以免错过最佳手术时机。

二、禁忌证

1. 不适宜做穿透性角膜移植术的所有患者也不能做角膜移植联合玻璃体切除手术,诸如角膜干燥症、活动性 HSK 或巩膜炎症波及角膜等。

2. 不能控制眼压的青光眼和经常反复发作的葡萄膜炎等。

3. 眼球萎缩、视神经萎缩、无光感者。

4. 严重感染性眼内炎合并眶蜂窝织炎。

5. 存在严重心肺疾病、糖尿病、高血压、年龄过大等不能耐受手术者。

6. 医生和医疗设备不具备做穿透性角膜移植术和玻璃体切除术的条件。

三、术前准备

联合穿透性角膜移植联合玻璃体切除手术的术前处理参照穿透性角膜移植的术前处理。

1. **病史采集**　行角膜移植联合玻璃体切除手术的患者通常病情比较复杂,因为角膜混浊,不能很好地查清楚眼底的病情,因此,很难确切判断病变的性质和病变程度,因此,全面准确的病史采集非常重要,有利于手术前医生对手术难易程度、手术疗效与预后进行准确评估。如眼部既往手术史、有无青光眼、视神经病变、黄斑水肿等其他眼部史,视网膜脱离时由于眼压降低可掩盖青光眼的病情,问病史时需加以注意。认真了解患者的屈光状态,对不同屈光状态行玻璃体切割时,适当调节巩膜穿刺口的位置,防止损伤晶状体,同时避免伤及视网膜或引起锯齿缘断离。详细询问全身病史并认真检查,以重视可危及生命及难以保持术后面向下头位的全身性疾病。特别是注意有无口服抗凝药,如硫酸氢氯吡格雷(波立维)、华法林或利伐沙班等抗凝药,应该在内科医生的指导下停药或者改用肝素钠注射液桥接治疗。

2. **眼部检查**　全面评估视网膜及视神经的功能状态,检查时应该双眼同时进行:一方面,对屈光间质混浊者对侧眼的检查,可推测患者的原发病诊断或帮助估计病情;另一方面,对视网膜脱离患者健眼的检查有可能发现健眼视网膜脱离的高危因素,并采取积极的预防性治疗。①视功能检查:耐心检查患者的视功能,包括视力、红绿色觉及光定位,更为准确的视功能检查依赖于视觉电生理检测。②患者术前眼压升高者,应除外原发性青光眼的可能,如患者有新生血管性青光眼,则预示手术预后较差。眼压降低常提示合并视网膜脱离,但也可能为睫状膜形成所致。眼压甚低合并眼前节炎症反应者,应考虑合并脉络膜脱离的可能。如果患者低眼压为眼球萎缩引起,手术应慎重。

3. **全身情况的评估**　对糖尿病患者术前必须全面检查心、肺、肝、肾功能,包括有关的各项化验,如血糖、尿糖及酮体。对血糖过高或酮体阳性者,应行血气分析。心肌梗死后 6 个月内,再度发生心肌梗死的风险仍较高,故半年内如发生心肌梗死者,除非急症手术,其他择期手术应该延期进行。

4. **葡萄膜炎患者术前糖皮质激素应用**　对葡萄膜炎急性期患者,玻璃体手术应为禁忌证,对轻度葡萄膜炎患者,术前、术后尽可能应用糖皮质激素控制炎症,可局部应用醋酸泼尼松龙眼药水,每 2 小时 1 次,如炎症较重,必要时应用全身糖皮质激素治疗,如患者为择期手术,应尽可能在炎症缓解 3 个月后手术。

5. **术前散瞳**　玻璃体视网膜手术要求瞳孔充分散大,一般情况下,于术前 2 小时使用复方托吡卡胺点眼,每 10~15 分钟 1 次,点 4 次至瞳孔充分散大。

6. **其他准备**　为避免患者过于紧张或兴奋,术前 30 分钟可口服地西泮 5mg。

四、手术技术

(一)麻醉

根据患者配合程度采用全身麻醉或局部球周阻滞麻醉,对能配合手术的患者,采用球周加眼轮匝肌麻醉。对儿童或不能配合手术者,采用全身麻醉联合局部麻醉。由于穿透性角膜移植术中需要取下角膜"开天窗",有发生暴发性脉络膜上腔出血眼内容脱出的风险,全身麻醉可以较好地控制眶压和血压,所以有条件的医疗机构对成年人也可以选择全身麻醉。可以配合局部麻醉的成年人可选择局部球周阻滞麻醉，麻醉后充分按压 10~20 分钟，以降低眶压和眼压。

（二）手术方法

1. 临时人工角膜下玻璃体视网膜手术联合角膜移植手术　步骤如下：

（1）完成扁平部三通道：开睑器开睑后，BSS 冲洗结膜囊，鼻上、颞上、颞下方距离角膜缘 3.5~4mm 处分别使用 23G 或 25G 穿刺套管针完成扁平部三通道切口，颞下方置灌注管，暂不打开灌注管，鼻上和颞上方分别是眼内照明和切割头的穿刺口。使用内照明观察并确定灌注管口位于玻璃体腔内。

（2）制备植床：根据角膜病变范围和视网膜病变情况选择角膜环钻的直径。因为临床常用的 Landers 临时人工角膜的光学区域直径为 7.2mm 和 8.2mm 两种规格（图 5-7-2-1），所以根据角膜病变或混浊的区域选择 7mm 或 8mm 直径的环钻，如果病变区域超过直径 8mm 的范围，就不宜使用 Landers 临时人工角膜了。

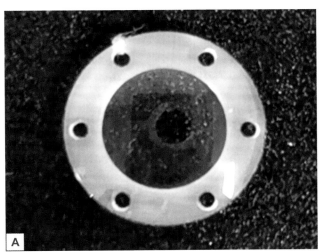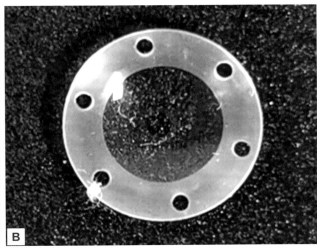

图 5-7-2-1　临时人工角膜

图 A　临时人工角膜的正面
图 B　临时人工角膜的反面

钻切病变角膜可以选择普通手动环钻或负压真空环钻（图 5-7-2-2A），钻切深度达 3/4 以上角膜厚度时（图 5-7-2-2B），停止钻切，用锋利的刀尖在颞下或鼻下穿透进入前房。值得注意的是，多数患眼的角膜瘢痕与眼内组织严重粘连，需要小心用剪刀将病变角膜与眼内组织分离开。如果存在前房积脓，可以在此时采用平衡盐溶液在半开放的状态下冲洗前房积脓，再经穿透处向前房内注入黏弹剂，用角膜剪自穿透处沿逆时针方向剪下 1/2 圆周（图 5-7-2-2C），然后换不同方向的角膜剪，顺时针方向剪下另外 1/2 圆周病变角膜组织（图 5-7-2-2D），使其形成完整的圆形孔，植床的制备即算完成。

（3）固定临时人工角膜：完成植床后，应立即将 Landers 临时人工角膜盖于植孔（图 5-7-2-3A），减少"开天窗"的时间，避免由于开放时间过长导致暴发性脉络膜上腔出血等严重的手术并发症。助手用棉签轻压镜面，术者使用 8-0 可吸收线将其固定于植床（图 5-7-2-3B），以免在玻璃体切除术中脱落。固定时，一般选择从固定孔进针向植床方向缝合。

（4）完成玻璃体视网膜手术操作：在打开灌注管之前，通常先干切核心部玻璃体，以 5mL 注射器作为负压源抽取玻璃体标本，一般取样 0.3~0.5mL 送检验科进行细菌真菌的涂片和培养。然后打开灌注液管道开关。首先在直视下切除前部玻璃体，再使用非接触式全视网膜镜或在临时人工角膜表面涂上黏弹剂

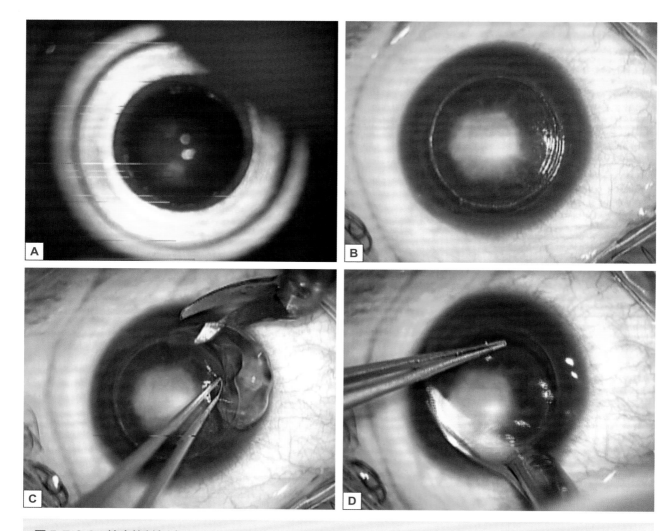

图 5-7-2-2　植床的制备过程

图 A　普通环钻钻切病变角膜

图 B　环钻在病变角膜的圆形切痕,深度达 3/4 以上

图 C　角膜剪沿逆时针方向剪下下方 1/2 圆周角膜

图 D　角膜剪沿顺时针方向剪下上方 1/2 圆周角膜

后放置接触镜,在光导照明下切除核心部和后极部视网膜前玻璃体,然后观察全周并切除周边部玻璃体,如有必要,在顶压下彻底清除锯齿缘部的玻璃体及睫状突表面的囊膜和悬韧带残余物,以免增殖形成睫状膜而造成术后低眼压。气液交换后复位视网膜,使用眼内激光或冷凝封闭视网膜裂孔。

　　(5)制备和缝合角膜植片:取出眼库提供的全角膜片,放置在切割枕上,使内皮面向上,使角膜中心和切割枕的中心重合,然后用拇指把环钻进行快速冲压,切下植片。重新提起环钻,植片完整地被遗留在切割枕上,如果切割不完全,可以采用角膜剪沿钻痕剪下供体角膜备用。受体植床直径 7.0mm 时,供体角膜直径选择 7.25mm;受体植床直径 8.0mm 时,供体角膜直径选择 8.5mm。

　　(6)缝合植片:为避免水流对角膜内皮的冲击,而且方便控制眼压,植片缝合一般需行气液交换后在气下进行。选择较临时人工角膜略大的 Fleringa 环,以 8-0 可吸收线 4~6 针固定于临时人工角膜和23G 或 25G 穿刺套管之间,固定眼球为正中位(图 5-7-2-4)。调整玻璃体切割机的气压参数,缓慢下降至0mmHg,剪断固定临时人工角膜的缝线,移去临时人工角膜(图 5-7-2-5)。

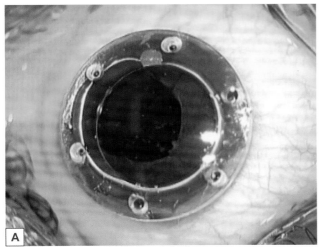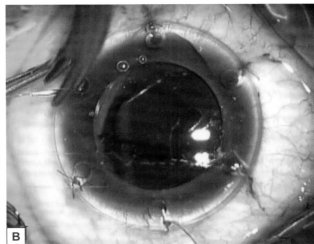

图 5-7-2-3 固定 Landers 临时性人工角膜

图 A 临时人工角膜盖于植孔

图 B 8-0 可吸收缝线将临时人工角膜固定于植床

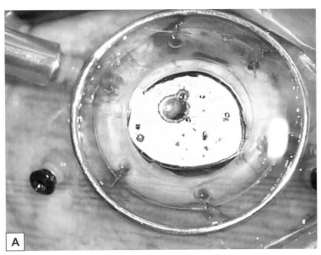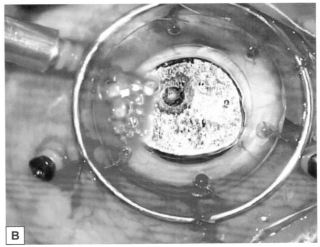

图 5-7-2-4 固定 Fleringa 环

图 A Fleringa 环放入临时人工角膜和穿刺套管之间

图 B 8-0 可吸收线固定 4~6 针

如为持续注水保持眼压,此时应将灌注液的三通关闭。房角处注入黏弹剂使周边虹膜与角膜周边部分开,避免虹膜前粘连。手术助手采用角膜托托起供体角膜,将内皮面向下将植片放置在植孔上,将气液交换的压力降至零(图 5-7-2-6A)。术者采用带侧翼铲针的 10-0 尼龙线进行间断缝合。缝合第 1 针一般在 12 点钟位(图 5-7-2-6B),助手可以采用 0.3mm 显微有齿镊将 6 点钟位的植片固定,有助于术者对 12 点钟位进行缝合。然后依次固定 6 点(图 5-7-2-6C)、3 点和 9 点位。4 针间断缝完之后,眼压逐渐升至 5mmHg(图 5-7-2-6D),用吸血海绵吸去角膜植片表面液体,使在显微镜下可以看到角膜植片上清楚的正方形。然后,在此 4 针中间再缝合 4 针,完成后灌注的气压升至 10mmHg;在此 8 针之间再缝合 8 针,灌注的气压升至 20mmHg(图 5-7-2-6E)。

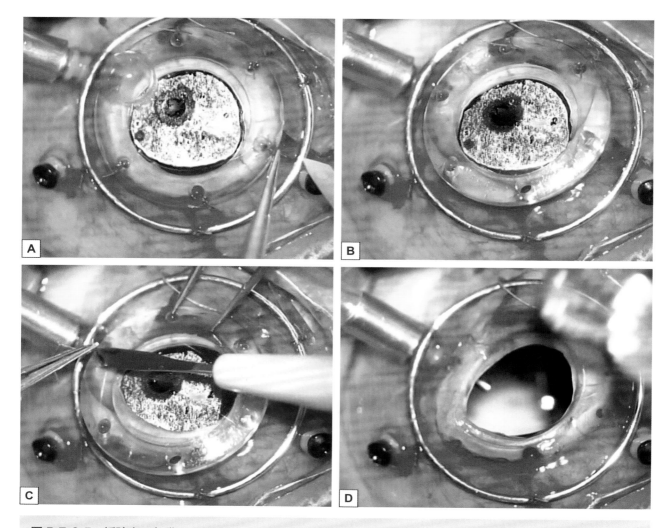

图 5-7-2-5　拆除人工角膜

图 A　拆除人工角膜缝线

图 B　拆除人工角膜一半缝线

图 C　拆除人工角膜的最后几根缝线时，助手用镊子固定拆除缝线侧的人工角膜，尽量维持眼压

图 D　眼压缓慢调整至 0mmHg 切断固定临时人工角膜的缝线，取下临时人工角膜

　　当缝合 8 针完成后，将黏弹剂钝性针头从切口深入前房，同时，注入少许黏弹剂，将前粘连的虹膜与切口分离，有利于后续的缝合。此时应观察是否有虹膜前粘连，如果发现存在虹膜前粘连，应把钝性针头重新插入虹膜前粘连的缝线间注入黏弹剂，解除粘连，使瞳孔成为圆形。因为这类患眼为复杂病例，从不选择连续缝合。一般缝合 12~16 针。8mm 以上直径植片一般缝合 16 针。然后采用显微平镊旋转缝线，将线结旋转至植床侧的角膜基质内，以避免线头在眼表带来刺激症状（图 5-7-2-6F）。

　　（7）完成玻璃体切除术：角膜移植完成后，在植片下通过内照明再次检查眼底。如玻璃体腔和视网膜没有明确感染，玻璃体腔填充硅油。如果眼内感染明确，不进行气体或硅油填充，拔除玻璃体穿刺套管，必要时以 10-0 尼龙线或 8-0 可吸收线缝合 1 针，玻璃体腔注射伏立康唑 1mg/0.1mL。最后拆除 Fleringa 环，去除灌注管，检查切口是否漏水，根据情况缝合穿刺口。如果玻璃体腔填充硅油，一般建议缝合穿刺口，防止术后眼压高，硅油进入结膜下。

　　（8）晶状体和虹膜的处理：对眼内感染的患者，一般不保留晶状体及其囊膜，以防感染的组织残留造成眼内炎复发；如果虹膜有感染迹象，可以予局部切除或全部切除。

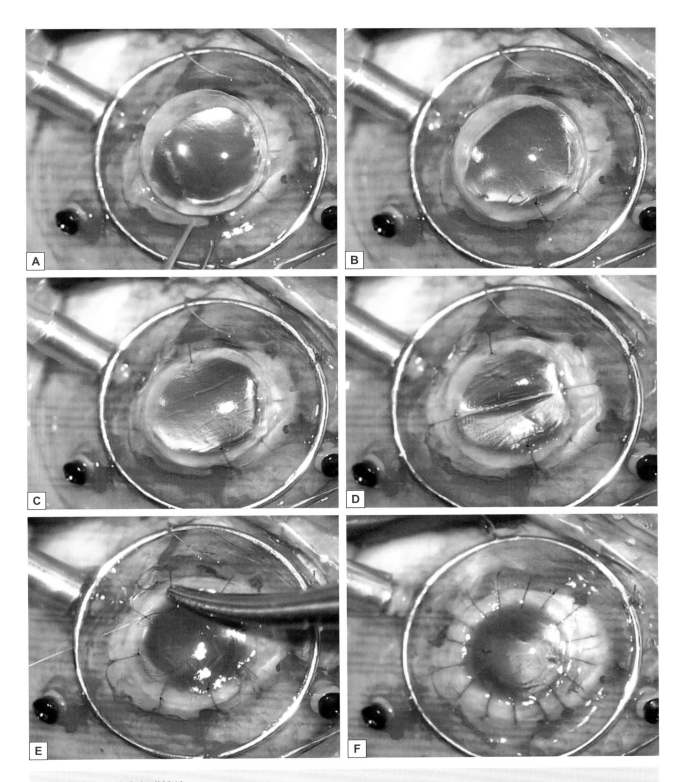

图 5-7-2-6　缝合角膜植片

图 A　将角膜植片放置在植孔上

图 B　尽快固定 1 根角膜缝线,将眼压调至 2mmHg

图 C　固定 2 根角膜缝线,将眼压调至 3mmHg

图 D　固定 4 根角膜缝线,将眼压调至 5mmHg

图 E　固定 8 根角膜缝线将眼压调至 10mmHg

图 F　固定 16 根角膜缝线,并调整角膜缝线

2. 术中注意事项　角膜移植联合玻璃体切除术的手术相对复杂,为了顺利完成手术,有如下注意事项:

(1)临时人工角膜的选择:最实用的临时人工角膜是第三代产品——Landers 临时性人工角膜。它用 PMMA 材料制成,人工角膜中央是直径 7.2mm 或 8.2mm 的光学区,略厚,其周围是帽檐状的固定区,较薄,形成一个剖面为前表面平而后表面中央凸的结构,凸起的光学区可以嵌入植孔以保持术中的水密状态。镜面边缘均匀分布着预置的 6 个孔,可供缝线穿过固定于眼球上。不但水密性好,而且经久耐用,可重复消毒使用。它是一种广角镜,不使物像缩小,不需要接触镜便能看清放大的眼底后部视网膜,如果借助不同度数的斜面镜和角膜平凹镜便可获得更加理想的眼底及周边视野。可用于无晶状体眼、人工晶状体眼和透明晶状体眼,是目前最理想的临时人工角膜。通常需要备不同直径的临时人工角膜,根据患者需要而选择不同的直径。对于小儿来说,可选择 6.2mm 直径和 7.2mm 直径。对于成年人来说,一般选择 7.2mm 或 8.2mm 直径。大直径的人工角膜能给术者提供更广的周边视野。如果术中需要更多的周边部视网膜的操作,应选择 8.2mm 直径的人工角膜和 8.5mm 的供体角膜片。但是大直径的角膜移植片的术后免疫排斥率也会增大。

(2)麻醉:凡是能配合的患者,均可选择局部麻醉手术。但是由于手术步骤烦琐,对于某些患者一次局部麻醉不能完成手术。一般需要在缝合角膜移植片前进行补充局部麻醉,以保证患者的眼球不动,顺利完成精细的缝合操作。麻醉药物选择 2% 利多卡因和罗哌卡因等量混合,做球后和眼轮匝肌的麻醉。

(3)灌注管的放置:根据病情不同,选择不同的灌注管。一般情况下,选择 4mm 长的灌注管最合时宜。小儿以选择 3mm 长为宜。如果患者为无晶状体眼、小瞳孔、前部 PVR 严重,应选择 6mm 长的灌注头,以免造成脉络膜上腔或视网膜下腔灌注。如果需要眼内注入硅油,应选择专门注硅油的灌注管。

为避免灌注管进入脉络膜上腔或视网膜下,术中还要注意:①根据 B 型超声波结果,确定灌注管的位置。不应在脉络膜和视网膜脱离最高区放置灌注管;②如果术眼的颞下方为脉络膜脱离区,可以先做颞下方巩膜层穿刺,放出脉络膜上腔积液或积血,同时可自鼻上或颞上方的穿刺孔,用注射针头向玻璃体腔内注入 BSS,进一步使脉络膜脱离复位后,再自原穿刺口完成葡萄膜的穿刺,放置灌注管。直至确认灌注头已进入玻璃体腔,才可进行灌注。如果患者的角膜完全混浊,或者瞳孔区完全被机化、瘢痕组织遮盖,无法确定灌注头是否到位。应该在钻下混浊角膜和开窗式剪除瞳孔区机化膜后确定灌注头的位置,如果不在位,应该立即往眼内注入适量的黏弹剂后放置临时人工角膜,缝合临时人工角膜后,在眼内照明下进行处理。

(4)眼前节病变的处理:病变角膜被钻取下来后,首先处理眼前节异常。可开窗式剪除瞳孔区的各种机化组织;也可以对撕裂的虹膜进行修补;还可以取出前房的异物和清除虹膜表面或房角区的积血和玻璃体。大面积的周边虹膜前粘连,要尽可能地用黏弹剂和虹膜恢复器进行钝性分离。如果粘连严重,或者仅是局限性的小面积粘连,可不予处理,以免造成虹膜出血。如果虹膜已萎缩,瞳孔在术前无法散大,要放置虹膜拉钩时,应在钻角膜前完成。如果角膜完全混浊,可以在钻下角膜后完成。

(5)眼后节病变的处理:可以在临时人工角膜下完成全部眼后节处理,唯独硅油的注入和长效气体的注入应在角膜移植片缝合完成以后进行。

(6)Fleringa 环的应用:因为要做玻璃体切除,Fleringa 环的缝合可以在完成眼后节操作,进行角膜移植片缝合前进行。因为在进行玻璃体切除时,需要巩膜压陷暴露周边玻璃体,此环会影响操作。

(7)眼压控制:在拆除临时人工角膜时,眼压一定要逐渐降低。如果是气,应将气泵的压力逐渐降至 0;如果是水,应将水的灌注关闭。取人工角膜时要缓慢进行,切忌行突然的眼球减压,导致暴发性脉络膜上腔出血。

3. 角膜移植联合玻璃体和晶状体切除术　对全角膜或近全角膜感染的患者,角膜感染的直径超过临时人工角膜的直径,已经无法使用 Landers 临时人工角膜。这种情况下,可以考虑采用新鲜的角膜供体,通过超大植片移植或全角膜移植完成 PKP 或眼前节重建术,然后进行玻璃体视网膜手术(图 5-7-2-7)。供体材料尽可能离体时间短的年轻供体,以保证 PKP 完成后植片的透明度对玻璃体手术不产生太大的影响。具体超大植片或全角膜移植的技巧见本章第六节。非接触式全视网膜镜比常规的角膜接触镜对角膜

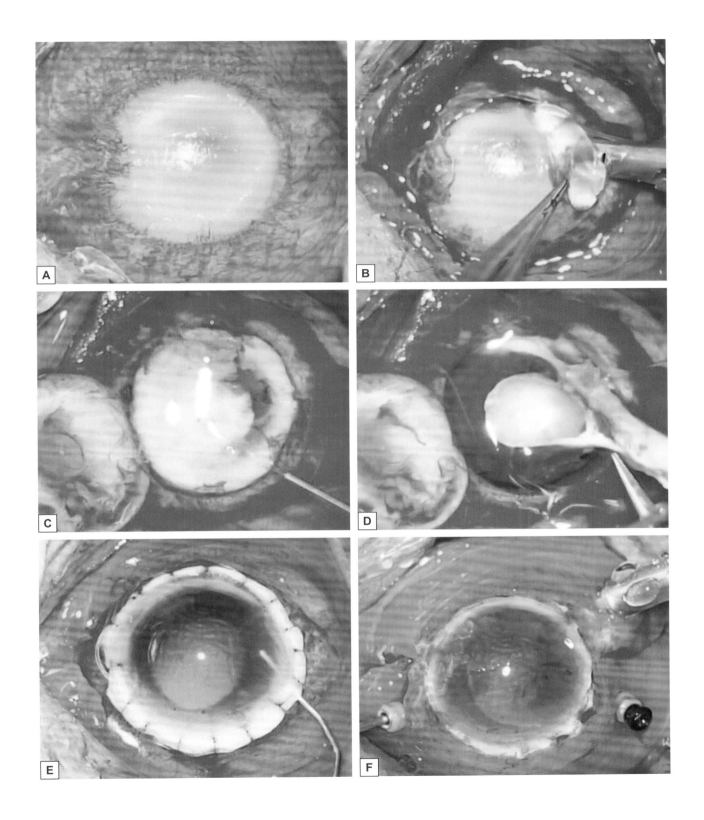

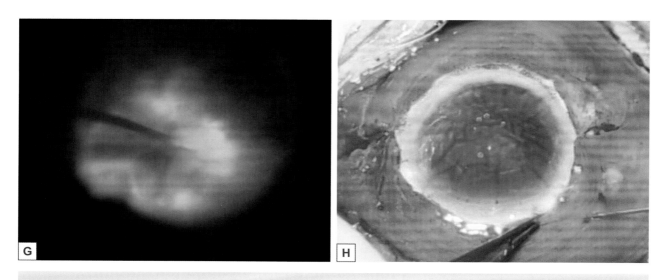

图 5-7-2-7   眼前节重建,联合玻璃体切除

图 A   中央角膜溃疡,约 8mm,周边角膜环形浸润
图 B   切除病变角膜
图 C   分离前房积脓
图 D   清除前房积脓
图 E   缝合带部分巩膜的角膜植片
图 F   用 23G 或 25G 穿刺套管做三通道
图 G   在大植片角膜下行玻璃体切除术
图 H   术毕,用 30G 针头行玻璃体腔药物注射术,注射伏立康唑 0.1mg/0.1mL

透明度的要求低一些,有利于在透明度稍差的角膜植片下完成玻璃体视网膜手术操作(图 5-7-2-8)。

五、并发症及其处理

1. 高眼压   由于术前角膜的混浊,无法了解房角状况,加之这类患者多数为复杂性眼外伤,房角均有不同程度的损伤。在有条件的医院,对这些患者术前最好常规行 UBM 检查,了解眼前节及房角情况,使术者心中有数。术中使用黏弹剂多数情况下不能清除干净致使术后阻塞房角。因此,患者时常会出现术后暂时性眼压升高。此时应首选前房穿刺放液逐步清除黏弹剂,必要时可联合全身应用高渗剂和碳酸酐酶抑制剂,以及噻吗洛尔滴眼液等。随着眼内残留黏弹剂的减少,眼部炎症的改善,高眼压可以得到控制。如果是房角已完全破坏,经药物治疗眼压仍不能控制者,应该查房角。如果是宽角,可采用选择性激光小梁成形术或激光小梁成形术;如果是窄角,可选择激光虹膜周切术或者小梁切除术。

2. 葡萄膜炎反应   由于手术操作烦琐,术前眼部病变复杂,术后眼内虹膜炎症明显。表现为瞳孔区纤维素样渗出。一般无须特殊处理,经 2~3 天后会逐渐吸收,可给予硫酸阿托品眼用凝胶减轻炎症反应。

3. 角膜植片免疫排斥   同一般穿透性角膜移植术后免疫排斥的处理。

4. 玻璃体腔的硅油进入前房造成继发性青光眼   同一般玻璃体视网膜手术后硅油并发症的处理。首先给予 20% 甘露醇 250~500mL 静脉滴注,口服乙酰唑胺 500mg,控制眼压。同时,对无晶状体及囊膜眼,要检查 6 点钟周边虹膜周切口是否因炎症形成纤维素膜发生阻塞。如果已经阻塞,应立即用 YAG 激光切开,使前后房沟通,一旦沟通,房水会立即进入前房,再配合俯卧位,让硅油全部回退,此时眼压可以恢复正常。如果是晶状体或人工晶状体眼,应行前房穿刺取出前房硅油。如果是因为硅油注入量太多,造成硅油进前房眼压升高。应立即行角膜或巩膜平坦部穿刺放出少量硅油。

5. 增殖性视网膜病变   如果因为术后增殖性视网膜病变需要行二次玻璃体视网膜手术,可以直接在透明移植片下完成。

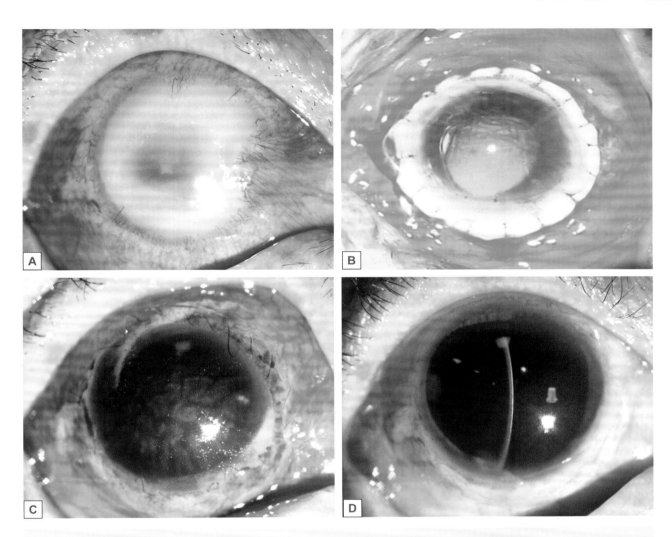

图 5-7-2-8　眼前节重建联合玻璃体切除的患者术前、术中、术后 2 周、术后 3 个月的眼前节照片

图 A　中央角膜溃疡,约 8mm,周边角膜环形浸润

图 B　带着部分巩膜的全角膜植片缝合于植孔

图 C　术后半个月,结膜充血,角膜植片见后弹力层皱褶

图 D　术后 3 个月角膜植片透明

6. 术后低眼压　由于严重的视网膜病变,手术后视网膜大面积缺如,造成术后长期低眼压。一般无须特别处理,可以增加局部糖皮质激素类滴眼液的滴眼次数。

7. 术后植片混浊　术后发生植片混浊,可以在眼底状态允许时行植片更换术。必须注意此时患者为无玻璃体及无晶状体眼,部分还有环扎带。术中为保持眼压,应先安置灌注管,暂不灌注。同时,术中当钻开角膜后立即注入大量黏弹剂维持眼压。植片缝合后,再将玻璃体及前房内的大量黏弹剂冲洗干净,避免造成术后高眼压。也不会因为术中眼压忽高忽低造成暴发性脉络膜上腔出血。

六、术后处理

1. 术后用药　主要为抗炎、预防感染和角膜移植排斥。

(1)全身用药:术后给予静脉滴注甲泼尼龙 40~80mg,3~5 日后改为口服泼尼松 1mg/kg 每日 1 次,之后常规减量。对接受同种异体角膜移植者,一般 2~2.5 个月停药。

(2)局部用药:术后短期内常规醋酸泼尼松龙液滴眼,每日 4 次,根据眼内炎症反应情况,可 2 周左右改为 0.1% 氟米龙滴眼液,每日 4 次,逐渐停用。非甾体抗炎药普拉洛芬滴眼液、双氯芬酸钠滴眼液或者溴芬酸钠滴眼液应用 1~2 个月,炎症反应重者术后给予球旁注射曲安奈德。预防角膜移植排斥反应局部用药参照穿透性角膜移植术后用药。

2. 体位　玻璃体替代物有液体及气体。液体包括 BSS、硅油、重硅油。气体主要有空气、八氟丙烷(C_3F_8)等。根据眼底的病情选择合适的填充物。由于气体和硅油均为比重低于水的物质,所以利用其上浮作用可顶压视网膜裂孔。术后需保持一定头位,俯卧位或置裂孔于上方的体位。下方裂孔要保持合适的头位较困难,对不能配合头位的儿童或年老体衰的患者可以填充重硅油,重硅油比水重,避免面向下头位即可。术后第一周是裂孔初步形成粘连的关键时期,因此,应使患者第一周能坚持所要求的头位。对没有填充物的眼,最好不要让黄斑处于最低的位置,因为积血或渗出在黄斑或后极部积聚,可能引起前膜形成黄斑牵拉皱褶。特别是有感染性眼内炎者,让患者稍侧转或半卧能较好保护黄斑。

3. 眼压观察　鉴于手术复杂,影响眼压的因素较多。手术对血—房水屏障的影响使房水分泌增加、眼内气体的膨胀、术后虹膜周切口膜闭等都会引起眼压升高。因此,术后对眼压的观察、处理对保护视功能是必要的。术后早期眼压升高的常见原因:①手术创伤引起组织水肿、炎症反应及组织碎屑,前房 healon 残留堵塞房角,导致房水排出障碍。眼压升高一般常见于术后 3~4 天,经糖皮质激素、降眼压药物及前房穿刺等治疗均可恢复正常。②在硅油填充眼,术后眼压升高与虹膜周切口的膜闭有关,引起前后房阻滞,眼压升高。及早发现经 Nd:YAG 激光打孔可迅速降低眼压。

视频 20　穿透性角膜移植联合玻璃体切除术

(高华)

参 考 文 献

1. ZENG F,SUN Y,NING N,et al. Risk factors and microbiological characteristics:From bacterial keratitis with hypopyon to keratitis-related endophthalmitis [J]. Graefes Arch Clin Exp Ophthalmol,2022,260:3019-3025.

2. AUGUSTIN V A,WELLER J M,KRUSE F E,et al. Refractive outcomes after descemet membrane endothelial keratoplasty + cataract/intraocular lens triple procedure:A fellow eye comparison [J]. Cornea,2021,40:883-887.

3. 何键,程钧,董艳玲,等. 真菌性角膜炎 1414 例临床分析[J]. 中华眼科杂志,2020,56:286-293.

4. WAN L,CHENG J,ZHANG J,et al. Risk factors,treatment strategies,and outcomes of endophthalmitis associated with severe fungal keratitis [J]. Retina,2019,39:1076-1082.

5. 毕燕龙. 角膜移植联合白内障摘除及人工晶体植入三联手术现状与思考[J]. 同济大学学报(医学版),2019,40:402-405.

6. YANG S,WANG B,ZHANG Y,et al. Evaluation of an interlaced triple procedure:Penetrating keratoplasty,extracapsular cataract extraction,and nonopen-sky intraocular lens implantation [J]. Medicine(Baltimore),2017,96:e7656.

7. 谢立信,史伟云. 角膜病学[M]. 北京:人民卫生出版社,2007.

8. 谢立信. 角膜移植学[M]. 北京:人民卫生出版社,2000.

第八章
婴幼儿角膜移植术

第一节 手术时机和评估

儿童角膜移植手术主要是针对儿童重度角膜混浊进行的手术。角膜混浊可给患儿造成严重的视力损伤,尤其可给婴幼儿及学龄前儿童的视功能发育乃至身心发育等带来深远影响。在全球 140 万盲患儿中,约 14% 的致病原因为角膜疾病;在我国,角膜疾病占儿童盲病因的 4.4%~10.26%。角膜移植手术是解决患儿重度角膜混浊、避免角膜盲的唯一方法。

由于儿童的视功能处于发育期,角膜和巩膜组织较成人柔软,虹膜受轻微刺激后容易发生渗出,玻璃体具有较成人更高的弹性,这些解剖学和生理学特点使手术中容易发生晶状体虹膜隔前移、虹膜嵌顿于手术切口,甚至晶状体脱出等,增加了穿透性角膜移植和角膜内皮移植手术的难度。并且手术需在全身麻醉下进行,术后的治疗及护理较成人困难和复杂,眼部检查不易合作,并发症不易被及时发现,糖皮质激素和免疫抑制剂的长期应用也可能会增加相关眼部并发症的风险。可见,儿童角膜移植术远较成人困难,其手术技术和围手术期的正确处理和经验格外重要。

儿童板层角膜移植,最常应用于治疗儿童先天性角结膜皮样瘤,穿透移植也多用于先天性角膜发育异常,如先天性角膜混浊、硬化性角膜等,这与成人角膜移植术有极大的不同,而在成人角膜移植术中,常见的病因也会在儿童角膜移植术中遇到。

一、适应证和禁忌证

（一）适应证

1. 板层角膜移植术　主要适应证如下:

（1）角结膜皮样瘤:未累及全层角膜,引起明显角膜散光且可能影响视功能发育。

（2）角膜瘢痕:各种原因引起的严重损害视力的非全层角膜瘢痕,如中央角膜瘢痕、矫正视力 <0.1 者。

2. 穿透性角膜移植术　造成视力损伤、影响视觉正常发育或影响面部外观和心理发育的双眼或单眼角膜混浊,考虑行穿透性角膜移植手术。

（1）Peters 异常:角膜中央或旁中央混浊,伴相应角膜后部基质、后弹力层和内皮缺损,常合并虹膜前粘连、房角发育不完全和/或晶状体异常。

（2）硬化性角膜:通常累及双眼,病变角膜呈巩膜样改变,伴大量新生血管长入,部分或全部角膜缘正常结构消失。

（3）先天性角膜内皮营养不良:双眼角膜因不同程度弥漫性水肿而呈灰蓝色、蓝白色混浊。为遗传性疾病,患儿在出生时或出生 1~2 年后发病。

（4）先天性青光眼:在眼球发育阶段,由于眼压持续升高造成角膜水肿、基质混浊。通常双眼患病,眼球和角膜直径增大,伴房角或其他眼前节组织结构发育异常。

（5）代谢性疾病:如黏多糖贮积症等全身代谢性疾病,由于多糖、脂质、氨基酸等异常代谢产物在角膜中沉积,造成不同程度角膜混浊。

（6）角膜的外伤、感染及因其所致的角膜瘢痕、角膜变性等疾病,基本同成人穿透性角膜移植术。

（7）其他:先天性无虹膜,伴角膜混浊的其他眼前节发育异常,先天性遗传性角膜基质营养不良等。

3. 角膜内皮移植术　先天性角膜内皮营养不良、角膜基质无明显混浊的患儿可考虑内皮移植手术。

（二）禁忌证

全身发育异常不能耐受全身麻醉。其他禁忌证参考成人角膜移植手术。

二、手术时机和评估

（一）手术时机

1. 双眼先天性角膜混浊　术者应根据患儿眼部的发育情况,选择适当的角膜移植手术时机。建议在患儿能够耐受全身麻醉的情况下尽早行角膜移植手术,促进视觉发育,降低弱视程度。有条件者可在出生后 3 个月内行手术治疗。

眼球或眼前节发育不良者过早接受手术治疗,更易因眼前节拥挤,术中出现虹膜嵌顿、虹膜和/或晶状体损伤、伤口对合困难等并发症,且术后葡萄膜炎甚至青光眼的发生率也可能增加。因此,适当推迟手术时间,如选择 6 月龄以后进行手术治疗,可明显减少相关并发症,提高手术成功率。

对于因先天性角膜内皮营养不良导致角膜混浊的患儿,应推迟手术时间;但是,若患儿出现眼球震颤,建议尽早行手术干预。

对双眼中央角膜混浊、显著影响视力的患儿,应先选择一只眼行角膜移植手术,尽量避免双眼同时行角膜移植术。

2. 单眼先天性角膜混浊　对单眼盲需行穿透性角膜移植术的患儿,术者须充分评估手术获益和潜在的风险,并与患儿家长充分沟通后再确定手术。考虑术后视力提高受限,手术时间建议:双眼盲应尽早手术,建议 3 月龄内;单眼盲可以适当延长至 6 月龄以后。

3. 伴先天性青光眼的角膜混浊　应先有效控制眼压,再考虑行角膜移植手术。

4. 后天获得性角膜混浊　若患儿发病年龄较小,考虑角膜混浊可能影响视觉发育,应在活动性病因控制稳定后尽早行角膜移植手术。对发病年龄为 8 岁以上者,可择期手术。对感染性角膜炎患眼,应考虑及时行角膜移植手术控制病情,避免摘除眼球,保障患儿眼眶和面部的正常发育。

（二）术前检查

难以配合检查的患儿,需要在镇静或全身麻醉下进行检查。应根据患儿病情及临床需求选择合适的检查项目和方法。

1. 裂隙灯显微镜检查　观察角膜直径、角膜混浊程度、角膜新生血管情况、虹膜是否与角膜粘连、晶状体是否混浊等。

2. 眼睑闭合情况和泪液功能检查　对怀疑角膜神经营养障碍性病变,需行角膜知觉检查。

3. 眼压检查　使用手持式回弹眼压计（iCare）或眼压笔（Tono-Pen）更加便于操作。

4. 眼前节相干光断层成像检查和/或超声活体显微镜检查　了解角膜厚度,以及虹膜粘连、房角发育、晶状体异常等情况。

5. 角膜曲率和角膜地形图检查　有助于发现角膜瘢痕、扁平角膜或圆锥角膜。

6. A 超检查　测量前房深度和眼轴长度。

7. B 超检查　了解重度角膜混浊者的眼后节情况,如是否合并永存原始玻璃体增生症、视网膜脱离和视网膜肿瘤等。

8. 检查眼底　尽可能了解手术眼或健康眼的视网膜和视神经的发育状况。

9. 视觉诱发电位和/或视网膜电图检查　帮助了解视网膜和视神经功能。

（三）评估角膜移植危险因素

1. 患者因素　角膜移植手术的成功率与导致角膜混浊的病因密切相关。双眼先天性角膜混浊的手术成功率较低;与双眼 Peters 异常相比较,硬化性角膜的手术预后更差。术前存在角膜新生血管、虹膜或晶状体缺如、高眼压等眼部合并症的患眼,手术失败的风险更大。此外,患儿年龄小于 5 岁、并发中枢神经系统异常及再次行角膜移植手术,也是手术失败的危险因素,但对患儿应采取积极的治疗态度,患儿仍可以取得较好效果。

2. 手术因素　选择使用大直径(>8mm)角膜植片,或联合行白内障摘除和/或玻璃体切除术,可导致角膜移植手术预后不良。

3. 术后并发症因素　角膜移植手术失败的主要原因是术后发生免疫排斥反应和角膜植片新生血管化,其他危险因素还包括术后青光眼、持续性上皮缺损、角膜植片融解、感染、切口裂开等。

（四）充分沟通和患儿家长知情同意

1. 手术预期　充分告知患儿家长角膜移植手术可能的获益和风险。儿童角膜移植手术失败率高,有再次手术的可能,而再次角膜移植手术的成功率可能更低;穿透性角膜移植术因免疫排斥反应失败后,角膜混浊可能比术前更明显。

2. 视力预期　向患儿家长详细说明术后视力,强调儿童视功能尚处在逐渐发育过程中,角膜移植手术的视力预后无法精确评估;强调术后屈光矫正和视力康复训练的重要性。

3. 家属和患儿配合治疗　向患儿家长强调术后护理、用药依从性和密切随访的重要性;患儿家长须做好长期承担责任的准备,并权衡手术获益与经济、精力支出;建议患儿家长保存术前和术后眼部外观照片,以利于精准评价角膜的恢复情况。

（高华）

第二节　手术技术和围手术期处理

一、手术步骤

（一）板层角膜移植术

术前作出明确诊断,确定为板层角膜移植术的适应证,并根据病变范围预估可能需要的板层切除环钻的直径。由于儿童板层角膜移植多为治疗角结膜皮样瘤,手术以角结膜皮样瘤为例介绍(图 5-8-2-1)。

1. 打开对应球结膜　角巩膜剪剪开并分离、止血和充分暴露手术区域。然后根据角膜植床的大小、形状和位置制备合适的角膜植床和植片。对角结膜皮样瘤患眼,应选用含巩膜的角膜植片,并注意植片的角膜缘位置、角膜和巩膜的比例应与角膜植床相对应。

2. 制作植床　对于偏中心的植床和植片制作,可以采用手动环钻。对混浊位于中央的病变,如果睑裂足够可以应用能控制钻切角膜深度的负压环钻。负压环钻每转动 360°圆周,钻切角膜的深度为

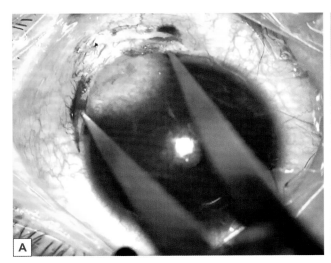
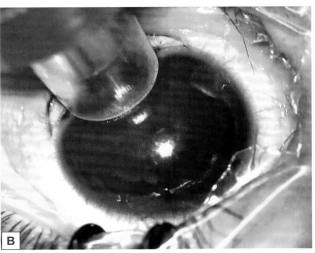

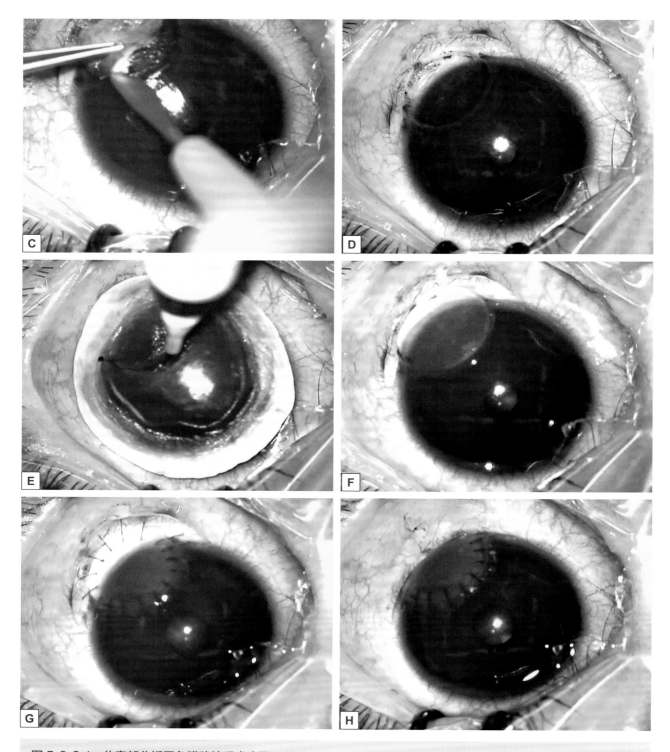

图 5-8-2-1　儿童部分板层角膜移植手术步骤

图 A　打开球结膜,采用卡尺测量皮样瘤直径

图 B　采用环钻钻切病变的皮样瘤

图 C　板层切除病变的皮样瘤组织

图 D　切除病变角膜后发现植床透明

图 E　将供体角膜放置在角膜上,供体角膜缘与受体对齐,采用标记笔标记植片边界

图 F　将环钻冲切好的带部分巩膜的植片放置在植床上,角膜缘对合良好

图 G　10-0 尼龙线间断缝合 16 针

图 H　将结膜对位缝合

250μm,根据术前检查和预估的病变深度来控制钻切深度,一般钻切的深度不超过250μm,即环钻的转动螺旋不超过360°是安全的。用一次性角膜板层刀在显微镜下仔细地剖切板层病变角膜组织,尽量使植床表面光滑、平整。

3. 制作植片　用大于植床直径0.25mm的环钻制作供体角膜。

4. 缝合植片　用BSS冲洗植床和植片,然后将植片置于植床的板层植孔中,边对边缝合12~16针。缝针的多少与植片直径大小相关,直径6~8mm的植片缝12针,直径>8mm的植片缝合16针。将球结膜对位缝合。

5. 皮样脂瘤的处理　因为角膜皮样瘤有时伴有皮样脂瘤,故应在钻切角膜板层之前将皮样脂瘤组织尽可能切除干净。如果结膜严重受累,还应同时行自体结膜和角膜缘干细胞移植术。

（二）穿透性角膜移植术

儿童穿透性角膜移植手术均在基础麻醉联合局部麻醉下完成,对10岁以下的患儿,建议应用Fleiringa环和牵引缝线,根据受眼角膜病变的范围及性质决定使用环钻的直径,一般植片直径为6.0~7.0mm,随年龄增大,可适当增大直径。供体角膜是从保存的眼球上剪切下带1mm巩膜的全厚角膜片,放在硅胶切割枕上,内皮面向上,用大于受眼植床0.25~0.75mm的环钻一次钻切成功。有晶状体眼同成年人,植片直径大于植床直径0.25~0.5mm,无晶状体眼大于0.75mm。植孔中放置透明质酸钠,然后将植片置于植孔上,用10-0的尼龙缝线间断缝合。儿童穿透性角膜移植建议采用间断缝合以减少因为缝线松动导致的重缝。术后前房形成水密状态。结膜囊涂妥布霉素地塞米松眼膏（图5-8-2-2）。

（三）角膜内皮移植术

对先天性内皮营养不良的患者,也可以慎重采用角膜内皮移植进行治疗。儿童角膜内皮移植的手术基本步骤与成人相似,但与成人相比,儿童的角膜后弹力层与基质层黏附更加紧密,前房更浅、更易发生塌陷,术后前房气泡更难维持,因此,儿童角膜内皮移植术的难度更大,需要积累一定的成人角膜内皮移植的经验再对儿童进行内皮移植。对先天性角膜内皮营养不良患眼,部分眼科医师行保留患眼后弹力层的角膜内皮移植术,但因尚存在争议,临床应慎重选择采用。此外,儿童角膜内皮移植尽量选择年轻的供体角膜或直接使用年龄相当的儿童供体角膜（图5-8-2-3）。

二、并发症及其处理

1. 切口漏　术后即发现前房浅、眼压低,应高度怀疑切口漏。发生切口漏的术眼可配戴角膜绷带镜。若治疗3天后切口仍无法自行闭合,甚至出现前房消失、虹膜与角膜内皮贴附,须重新缝合切口并形成前房。

2. 继发青光眼　除原有青光眼外,儿童角膜移植手术后发生高眼压的原因还包括手术造成的小梁网塌陷、周边虹膜前粘连、房角关闭和使用糖皮质激素等。难以控制的青光眼可导致角膜移植手术失败和丧失视功能。儿童角膜移植手术后青光眼的处理十分困难。一方面,儿童尤其是婴幼儿,可选择使用的降眼压药物种类有限,且存在安全性方面的顾虑;另一方面,部分先天性角膜混浊患眼存在房角发育异常,因此,局部药物治疗往往效果不佳。对药物治疗无法有效控制眼压者,可行抗青光眼手术,如青光眼滤过性手术、青光眼房水引流装置植入术或睫状体破坏性手术,但行抗青光眼手术可增加角膜移植手术的失败风险。

3. 角膜植片免疫排斥反应　角膜植片发生不可逆转的免疫排斥反应是导致儿童角膜移植手术失败的主要原因。与成人相比,儿童的免疫系统更为活跃,术后免疫排斥反应的发生率更高、逆转率更低。早期发现并给予及时有效治疗是逆转免疫排斥反应、恢复角膜植片透明的关键。免疫排斥反应一般在术后2周后发生。一旦怀疑或确诊发生免疫排斥反应,应加强局部糖皮质激素的使用,必要时联合全身用药（详见《我国角膜移植手术用药专家共识（2016年）》）。若免疫排斥反应不可逆转,可考虑再次行角膜移植手术,再次角膜移植手术一般在免疫排斥反应发生3个月后进行。

4. 角膜植片上皮愈合不良　术后1天角膜植片上皮缺损较为常见,通常在术后1周内可以修复。出现角膜植片上皮愈合不良,须积极寻找诱因并采取有效治疗措施,以免继发角膜植片融解或感染。术前评

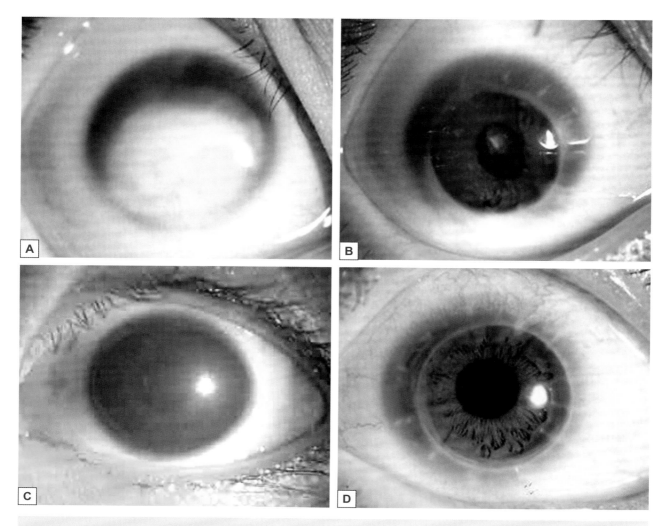

图 5-8-2-2　儿童穿透性角膜移植临床效果

图 A　先天性角膜白斑,下方虹膜前粘连
图 B　穿透性角膜移植术后 2 年,植片透明,但可见患儿有先天性白内障
图 C　先天性角膜内皮营养不良
图 D　穿透性角膜移植术后 2 年,植片透明

估患眼角膜缘功能,纠正泪膜和/或眼睑异常,对于预防角膜植片上皮愈合不良十分重要。若出现角膜植片上皮持续性不愈合,可配戴角膜绷带镜或联合行羊膜移植术或覆盖术,必要时缝合睑裂。

5. 角膜植片感染　角膜植片感染主要继发于角膜缝线松脱未及时拆除,其他危险因素还包括角膜植片上皮持续性缺损、使用抗免疫排斥反应药物等。穿透性角膜移植术后,角膜植片感染是严重并发症,可导致角膜移植手术失败或视力预后不良,以细菌感染为最常见。指导患儿家长学会观察缝线松动,制止患儿揉眼,密切随访并及时拆线,对预防角膜植片感染具有重要作用。建议术后规律使用抗生素滴眼液,直至全部缝线拆除。

三、术后处理

1. 复诊时间和检查　门诊定期复诊,由角膜病专业医师进行,复诊频率一般为:术后 1 个月内 1 次/周,1~3 个月内 1 次/2 周,3~12 个月 1 次/月,1 年后 1 次/2 月,并嘱家长患儿需要长期随访。无论随访时间如何安排,患眼一旦出现眼红、眼痛、哭闹不睁眼或角膜呈灰蓝色等,应立即就诊,重点考虑角膜植片

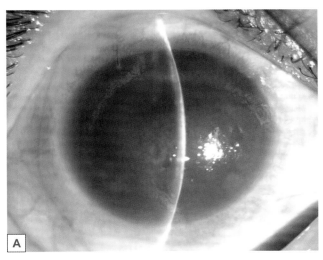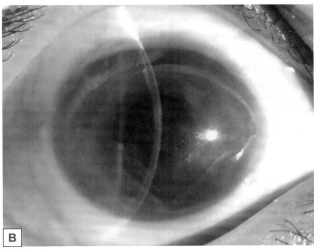

图 5-8-2-3　儿童角膜内皮移植手术效果

图 A　先天性角膜内皮营养不良患儿,术前角膜水肿明显

图 B　角膜内皮移植术后 6 个月,角膜植片贴附好,植片透明,水肿消退

发生免疫排斥反应或感染的可能性。常规检查视力、眼压,定期检查曲率、眼轴、角膜内皮细胞密度,儿童屈光矫正用睫状肌麻痹剂;裂隙灯显微镜或手术显微镜下检查,注意有无睫状充血、植片水肿、新生血管、角膜上皮和内皮免疫排斥线、缝线松动和感染、房水闪辉等。对不能合作的患儿,适当应用镇静催眠药物后检查。

2. 监测眼压　难以配合测量眼压的患儿,必要时可在水合氯醛镇静下或在麻醉下进行检查;尤其婴幼儿,须仔细观察是否有眼球逐渐变大、虹膜脱出或嵌顿于角膜伤口等眼压升高表现,做到及时发现和给予干预治疗。还可根据眼轴长度和眼底情况,帮助动态观察眼压变化。

3. 术后用药　术后常规用药为局部使用抗生素、糖皮质激素和免疫抑制剂。抗生素建议使用第四代氟喹诺酮类滴眼液,使用至角膜上皮完全愈合且稳定。糖皮质激素是控制术后眼部炎性反应、防治免疫排斥反应的一线用药,给药浓度、频率和疗程应根据角膜移植手术的类型、术后时间和免疫排斥反应程度确定。术后早期应局部使用强效糖皮质激素,如地塞米松或醋酸泼尼松龙滴眼液,每日 3~4 次;术后 1 个月后可根据眼部情况逐步改为中低效糖皮质激素,如氟米龙滴眼液,每日 3 次,半年后逐步减少频次。患儿使用糖皮质激素过程中须定期监测眼压,高度重视激素性青光眼、白内障等不良反应。建议术后即开始联合局部使用免疫抑制剂,如他克莫司或环孢素滴眼液,每日 4 次,半年后逐渐减量至每日 2~3 次;穿透性角膜移植术后建议优先使用他克莫司滴眼液(详见《我国角膜移植手术用药专家共识(2016 年)》)。

4. 拆线　儿童角膜移植手术后的拆线时间与成人差异较大,年龄越小拆线时间越早。一般拆线时间原则为:1 岁以内 1~2 个月,1~2 岁 3~4 个月,2~5 岁 4~6 个月,5 岁以上 6~10 个月。如缝线周围有感染,应拆除缝线并使用抗感染药;术后 1~2 个月内发现缝线松动,应拆除松线并根据术后角膜曲率及验光结果考虑是否重缝;发现沿缝线处及周围有新生血管,术后 1 个月内应随诊观察,术后 1 个月后应考虑拆除;对年龄较大可配合检查的患儿,术后 6 个月开始,根据角膜曲率和角膜地形图调整拆除缝线。

5. 弱视训练　行儿童角膜移植手术的重要目的是恢复眼部光学通路,使患眼视网膜尽早接受光线和图像刺激,促进视觉发育,避免角膜盲发生。但是,长期随访研究结果表明,即使儿童角膜移植手术成功,大部分患眼仍发生不同程度弱视,因此,术后进行弱视治疗非常必要。除了配戴框架眼镜、软性或硬性角膜接触镜矫治屈光不正,患儿还可进行遮盖、脱抑制、精细目力等视力康复训练。需要注意的是,配戴角膜接触镜存在一定风险,如可能继发角膜新生血管、感染性角膜炎,故拆除缝线前不建议配戴角膜接触镜。

视频 21　儿童穿透性角膜移植术

视频 22　儿童部分板层角膜移植术

（高华）

参 考 文 献

1. VANATHI M，RAJ N，KUSUMESH R，et al. Update on pediatric corneal diseases and keratoplasty［J］. Surv Ophthalmol，2022，67：1647-1684.

2. MOHEBBI M，MEHRPOUR M，SANIJ A D，et al. Pediatric endothelial keratoplasty：A systematic review and individual participant data meta-analysis［J］. Graefes Arch Clin Exp Ophthalmol，2022，260：1069-1082.

3. 中华医学会眼科学分会角膜病学组. 中国儿童角膜移植手术专家共识（2022 年）［J］. 中华眼科杂志，2022，58：565-572.

4. SHARMA N，AGARWAL R，JHANJI V，et al. Lamellar keratoplasty in children［J］. Surv Ophthalmol，2020，65：675-690.

5. 中华医学会眼科学分会角膜病学组. 我国角膜移植手术用药专家共识（2016 年）［J］. 中华眼科杂志，2016，52：733-737.

6. 中华医学会眼科学分会角膜病学组. 我国角膜移植术专家共识（2015 年）［J］. 中华眼科杂志，2015，51：888-891.

7. 李曼，史伟云，高彦，等. 儿童穿透性角膜移植术后并发症的临床分析［J］. 中国实用眼科杂志，2008，26：385-388.

8. 潘志强. 重视儿童角膜移植术的特殊性［J］. 中华眼科杂志，2008，44：101-103.

9. 洪佳旭，徐建江，盛敏杰，等. 121 例儿童角膜移植手术的临床分析［J］. 中华眼科杂志，2007，43：303-306.

10. 金绘祥，史伟云，刘明娜，等. 儿童角膜移植病因分析［J］. 中国实用眼科杂志，2007，25：23-26.

11. 谢立信，马林，董晓光，等. 236 例儿童穿透性角膜移植术的临床分析［J］. 中华眼科杂志，2007，43：1005-1009.

12. 史伟云，黄钰森，谢立信. 部分板层角巩膜移植术治疗角膜皮样瘤［J］. 中国实用眼科杂志，2001，19：186-187.

13. 谢立信，董晓光，曹景，等. 儿童穿透性角膜移植术［J］. 中华眼科杂志，1996，32：15-17.

第九章
人工角膜移植术

第一节　领扣型人工角膜移植术

角膜疾病是我国第二大致盲原因,单眼盲估计约 300 万人。目前,我国每年实施的角膜移植术数量9 000 余台,然而由于免疫排斥反应及其他并发症,眼部化学伤行穿透性角膜移植手术治疗的比例不足3%。遭受严重角膜化学伤、热烧伤等已产生新生血管的角膜盲患者,穿透性角膜移植术后免疫排斥反应发生率极高,被称为角膜移植高危人群。这类患者行穿透性角膜移植,术后 2 年植片的存活率仅有 20%,手术失败率极高。对常规穿透性角膜移植难以成功的眼部烧伤等高危角膜移植患者,如果其视网膜和视神经功能基本正常,人工角膜成为复明的重要手段。此外,对某些实质性干眼、严重神经营养性角膜病变、眼部类天疱疮、StevensJohnson 综合征和瘢痕性角结膜疾病等高危角膜移植患者,常规角膜移植手术难以成功,人工角膜移植手术是唯一的复明希望。由于我国一直缺乏商品化人工角膜产品供临床使用,这部分角膜盲几乎成为眼科复明的"绝症"。

人工角膜经历了 200 多年的发展,近几十年取得了巨大的进步。目前临床应用的有 Dohlman 型、Strampelli 型(骨-齿型人工角膜)、Cardona 型、MICOF 人工角膜和 AlphaCor 人工角膜等诸多类型。其中,美国波士顿(Boston)人工角膜在 1992 年获得美国食品药品管理局批准,已在全世界多个国家应用,是目前人工角膜的主流产品。我国的领扣型人工角膜是波士顿 I 型人工角膜的国产化产品,在工作原理、结构组成、制造材料、作用方式及适应证方面与波士顿型人工角膜一致,也是目前我国能够合法使用的人工角膜类型。国产人工角膜给我国终末期角膜盲患者带来了复明机会。

领扣型人工角膜由光学镜柱(又称前板)、后板和 C 型钛环三个部分组成。镜柱材料为透明医用聚甲基丙烯酸甲酯(polymethyl methacrylate,PMMA),后板和钛环材料分别是医用钛和钛合金。后板和 C 型钛环将载体角膜固定在镜柱与后板之间,装配后形状似领扣样结构(图 5-9-1-1)。镜柱具有角膜光学区和人工晶状体的屈光功能,植入无晶状体眼时,可以根据患眼眼轴长度选择镜柱的屈光度数(眼轴长度范围为 20~28mm)。

一、适应证

最初认为,人工角膜作为多次角膜移植失败患者的最终治疗选择,而今人工角膜的

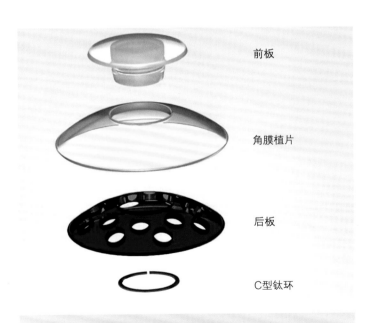

前板

角膜植片

后板

C型钛环

图 5-9-1-1　领扣型人工角膜的组成,包括光学镜柱(又称前板)、后板和 C 型钛环

适应证已扩展到多种角膜疾病。角膜移植失败主要是术后免疫排斥，导致移植的角膜植片再混浊，致手术失败。而领扣型人工角膜的优点是中央镜柱为 PMMA 结构，不受角膜移植失败术后免疫排斥和角膜缘干细胞失代偿的影响。目前在国际上，化学烧伤是人工角膜常见的适应证，而在美国，角膜移植失败是人工角膜植入的适应证。圆锥角膜和角膜营养不良 5 年的植片存活率分别为 93% 和 89%，而在角膜缘干细胞衰竭、无虹膜症、化学烧伤、Stevens-Johnson 综合征和黏膜类天疱疮等同种异体角膜移植中植片存活率较低。具体适应证包括（图 5-9-1-2）：

1. 陈旧性眼部烧伤（包括酸、碱烧伤和热烧伤等），眼表炎症稳定者。
2. 多次角膜移植失败者。
3. 严重的自体免疫性疾病，如瘢痕性类天疱疮和 Stevens-Johnson 综合征等。
4. 其他行穿透性角膜移植手术排斥风险较高的手术。

二、禁忌证

1. 不能按时到医院复诊或不理解到医院复诊的意义。
2. 青光眼绝对期或光定位差的视网膜疾病。

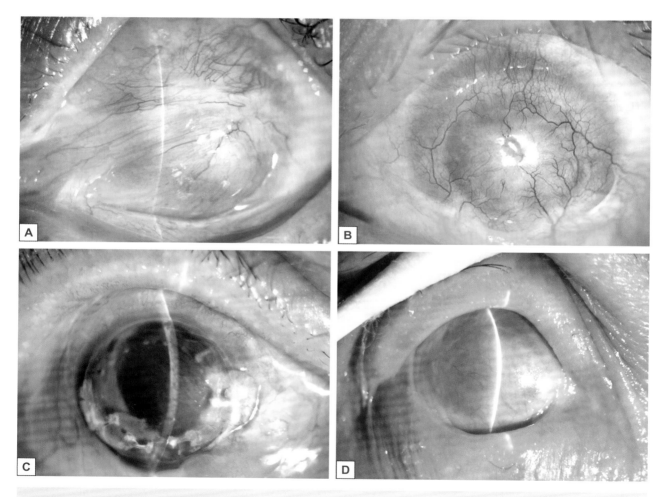

图 5-9-1-2　领扣型人工角膜移植的适应证

图 A　陈旧性碱烧伤，角膜混浊伴假性胬肉
图 B　眼化学烧伤穿透性角膜移植术后植片混浊
图 C　穿透性角膜移植术后角膜植片内皮功能失代偿
图 D　Stevens-Johnson 综合征引起的角膜混浊合并睑球粘连

3. 严重干眼,眼表情况差,结膜鳞状上皮化,或者眼睑结膜结构异常,不能配戴角膜绷带镜者。

4. 形觉剥夺性弱视患者。

三、术前准备

(一) 术前评估

在手术前,医生应对患者的情况进行详尽评估,从而更准确地判断手术的预后情况。术前评估和基础条件准备参照《中国人工角膜移植手术专家共识(2021年)》执行,具体如下:

1. 视力及视功能　双眼视力检查,根据 WHO 现行标准鉴定单眼或双眼盲(最佳矫正视力低于 0.05);评价视神经和视网膜功能(采用光定位和辨色方法,准确者术后多可获得较好视力);视网膜或视神经功能尚可,B 超结果表明无明显视盘凹陷,可用闪光视觉诱发电位(flash visual evoked potential,F-VEP)和视网膜电图(electroretinogram,ERG)检查作功能判断。

2. 患者依从性　患者能够按医院要求定期复查并签署定期复查同意书;明白预防性用药和定期复查的重要性。术后坚持用药和接受随访,对于人工角膜移植手术后远期成功十分关键。

3. 术者及辅助团队

(1) 术者:需具有独立完成角膜移植手术 50 例以上的经验。

(2) 辅助团队:除了完善的眼库和眼表疾病专业团队,还需要青光眼、眼整形和视网膜疾病等专业医师和专业的护理团队参与治疗过程,以进一步提高手术的成功率。

(二) 专科检查

术前除常规手术需做的全身准备外,还需完善相关专科常规检查:视力评估包括光感、光定位、色觉等;裂隙灯显微镜检查并进行眼前节照相;眼压测量(包括眼压计测量和手指测量方法);眼睑闭合及瞬目功能检查;眼部 B 超了解有无视网膜脱离等眼底病变;泪液分泌功能试验;眼部 A 超测眼轴长;超声生物显微镜(ultrasound biomicroscope,UBM)检查房角、角膜厚度及虹膜情况;电生理检查包括 F-VEP 和 ERG。

(三) 术前准备

1. 术前评估　患者全身情况能否耐受人工角膜移植手术;患者能否术后定期复诊,接受每 3~4 周更换角膜绷带镜、半年内口服多西环素,以及终身局部使用抗生素;患者是否能够接受手术风险及术后并发症。

2. 术前抗生素清洁点眼　眼部炎症反应重者,可适当应用局部糖皮质激素滴眼液。

3. 手术前准备　同常规穿透性角膜移植手术。术前常规全身预防性应用抗生素,术眼为有晶状体眼时,如必要可术前 2 小时复方托吡卡胺散瞳,术前 2 小时全身应用 20% 甘露醇静脉滴注。

(四) 术前基础用药

1. 抗生素清洁点眼　左氧氟沙星或加替沙星等抗生素滴眼液点眼清洁结膜囊。

2. 对症治疗药物　根据患者眼部病情,酌情使用以下一种或多种药物:普拉洛芬滴眼液、氧氟沙星眼膏、人工泪液、氟米龙滴眼液、妥布霉素地塞米松眼膏等。

四、手术技术

(一) 麻醉

常规采用全身麻醉或者球周阻滞麻醉。

(二) 手术步骤

1. 人工角膜装配　根据患者角膜病变大小,选取新鲜角膜供体制备直径 8.5~9.0mm 的植片,中央钻取直径 3.0mm 孔,将人工角膜前板放在硅胶垫上,使镜柱穿过角膜移植片的钻孔,放上后板,在后板与载体角膜之前滴上黏弹剂润滑,用示指轻压钛环,使其进入人工角膜的螺纹镜柱,再用压力杆垂直施力于钛环,确保钛环全部进入卡槽无错位,使人工角膜与载体角膜的镶嵌达到紧密状态而完成人工角膜-角膜植片复合体的组装(图 5-9-1-3)。

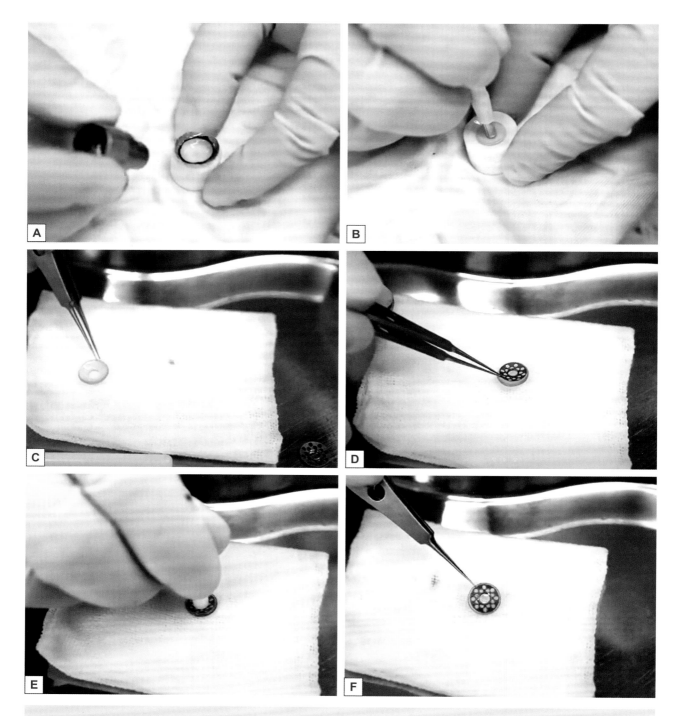

图 5-9-1-3　人工角膜的装配

图 A　取新鲜角膜供体制备直径 8.5~9.0mm 的植片

图 B　应用 3.0mm 环钻在植片中央钻孔

图 C　依次备好人工角膜前板、角膜植片、人工角膜后板

图 D　前板镜柱穿过角膜植片的钻孔，放上后板

图 E　将钛环放置于镜柱，用压力杆垂直施力于钛环，使其进入卡槽，达到紧密状态

图 F　完成人工角膜-角膜植片复合体的组装

2. 受体植床制备　与标准的穿透性角膜移植相同,8.0mm 或 8.5mm 直径环钻钻取患者角膜,钻切直径比供体角膜直径小 0.5~1.0mm,穿刺入前房,注入黏弹剂(Healon)支撑前房,然后采用角膜剪沿环钻切痕剪下病变角膜。有晶状体眼常规行囊外摘除,根据情况保留完整的后囊或切除后囊和前玻璃体(建议全部患者都摘除晶状体,即使尚未发生白内障)。

3. 虹膜周切　所有没有做过虹膜周切的患者应酌情考虑是否进行虹膜周切,防止术后青光眼。

4. 缝合　把人工角膜-角膜植片复合体用 10-0 尼龙线间断缝合 16 针固定在植床上,眼内注入 BSS 形成前房并保持水密状态,将线结转至角膜层间(图 5-9-1-4)。

5. 包眼　放置角膜绷带式接触镜,给予局部涂妥布霉素地塞米松眼膏包眼,手术结束。

五、并发症及其处理

1. 术后愈合不良　以角膜上皮愈合不良最为常见,处理方法包括术后常规配戴角膜绷带镜,部分患者可考虑结膜瓣遮盖或睑缘缝合手术加速角膜上皮愈合(图 5-9-1-5A、B)。

2. 感染　患者术后终身局部使用抗生素如喹诺酮类等药物,术后免疫抑制剂药物的使用可降低眼表的免疫力。载体角膜感染是严重的并发症,可以导致角膜基质融解,房水渗漏甚至人工角膜脱出,需紧急进行诊断和治疗。详细的裂隙灯显微镜检查了解角膜感染范围及边界,对取材的感染角膜组织及角膜接触镜行病原体涂片及培养。早期治疗包括局部广谱抗生素频繁滴眼,病原未明确之前可经验性使用广谱抗生素,明确病原后使用敏感性药物。如怀疑为真菌感染,可局部使用 0.25% 两性霉素滴眼液及 10mg/mL 伏立康唑滴眼液。药物不能控制的感染需要行病灶切除联合结膜瓣遮盖治疗,对发生眼内炎者,可行玻璃体腔注射敏感抗生素药物。如仍无法控制的严重感染,为保存眼球可考虑行穿透性角膜移植术治疗(图 5-9-1-5C、D)。

3. 继发性青光眼　36%~75% 需行人工角膜移植的患者术眼会合并有青光眼,术后新发生的青光眼发生率为 2%~28%。人工角膜术后的青光眼局部药物疗效不佳,可能是药物较难渗透进入眼内并被吸收。首选降眼压药物治疗,疗效不佳时可考虑睫状体光凝手术治疗。

4. 人工角膜镜柱后膜　是人工角膜移植术后最常见的并发症。如对视力影响不大,可以随诊观察。薄的后膜可以使用 YAG 激光行后膜清除,注意激光能量勿超过 2.0mJ,以免对镜柱后板造成损害。如人工角膜后膜太厚无法使用激光治疗时,则需考虑行手术剥除人工角膜后膜(图 5-9-1-5E)。

5. 无菌性载体角膜融解　人工角膜植入术眼后,有可能因为载体角膜干燥斑形成、反复性角膜上皮缺损、人工角膜后膜形成等原因使角膜基质变薄、融解,载体角膜从镜柱周围回退而导致人工角膜后板暴露,房水渗漏甚至人工角膜脱出。预防的方法包括强调配戴治疗性接触角膜绷带镜的重要性及术前改善眼睑的闭合瞬目功能。根据病情,治疗措施包括载体角膜的加固(结膜瓣遮盖、板层角膜移植等)及人工角膜更换。

6. 视网膜脱离　视网膜脱离的发生率可以达到手术后患者的 12%。单纯的视网膜脱离或伴有如玻璃体积血的手术预后较好,而当视网膜脱离合并增殖性视网膜病变或视网膜下纤维化时,术后视力通常不会提高甚至会出现下降。由于人工角膜移植术后眼前节解剖结构的改变,经结膜进入玻璃体腔的相应切口应相应前移。

7. 其他并发症　包括人工角膜前膜(图 5-9-1-5F)、筋膜囊融解、人工角膜漏水、移位、脱出,视神经萎缩和眼球萎缩等,根据相关治疗原则进行对症处理。

六、术后处理

(一)术后常规处理

领扣型人工角膜移植术后需要应用抗生素并持续配戴大直径角膜绷带镜。

1. 抗生素药物　根据病情及手术情况,全身静脉滴注广谱抗生素 3 天后,改为口服多西环素预防感染,用量为每天 1 次,100mg/次,建议应用 3~6 个月,每 3 个月检查 1 次肝功能。局部用药:术后 1 个月内,局部应用第四代氟喹诺酮药物(加替沙星或莫西沙星滴眼液),每天 4 次;加替沙星眼用凝胶每晚 1 次;维

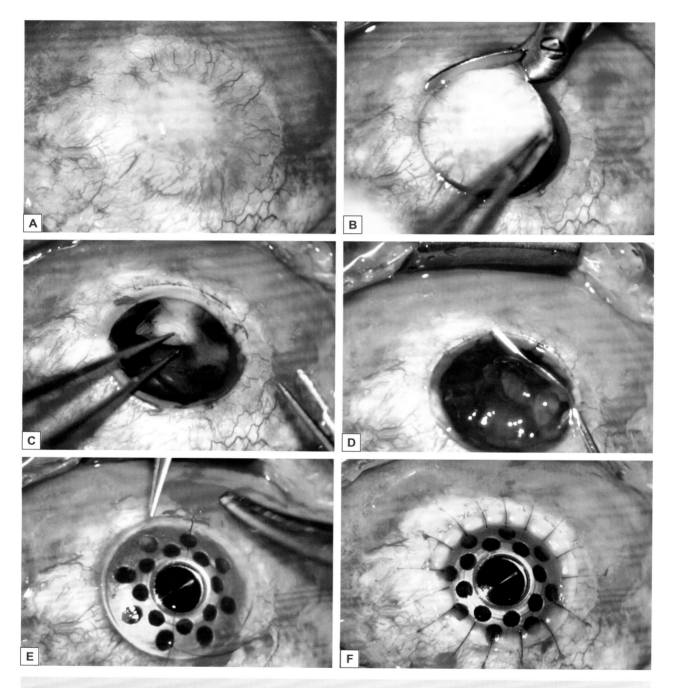

图 5-9-1-4　人工角膜移植手术

图 A　陈旧性碱烧伤，角膜移植术后植片混浊

图 B　应用 8.5mm 环钻钻切角膜，剪下混浊的角膜植片

图 C　前房内可见白色机化膜，剪除机化膜，分离房角粘连

图 D　行囊外摘除晶状体

图 E　放置人工角膜-角膜植片复合体，10-0 尼龙线间断缝合

图 F　缝合 16 针，至前房水密，手术完毕

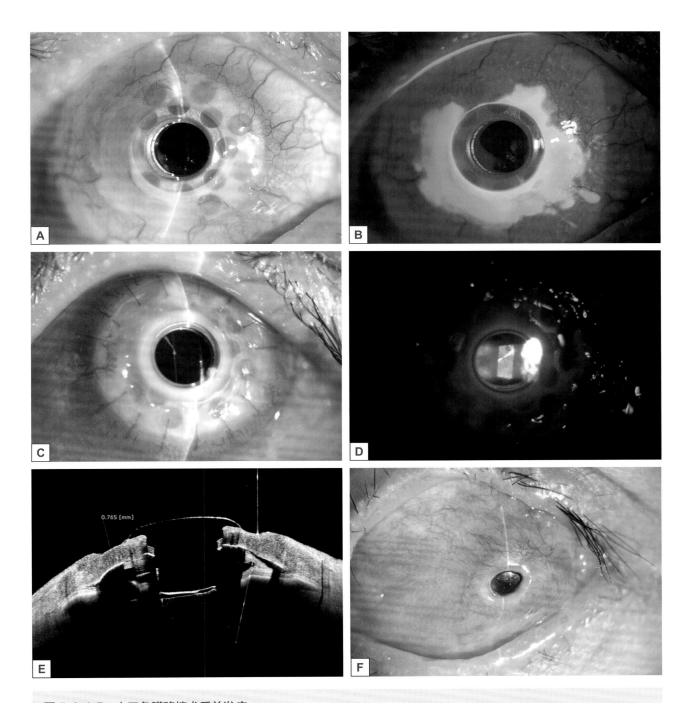

图 5-9-1-5　人工角膜移植术后并发症

图 A、B　角膜植片上皮愈合不良

图 C　载体角膜感染,可见沿镜柱一周发生载体角膜白色浸润,并影响到全角膜植片

图 D　一旦发生载体角膜感染,很容易引起继发性眼内炎

图 E　人工角膜镜柱后膜,可在裂隙灯显微镜检查时发现,或者通过眼前节 OCT 检查显示

图 F　人工角膜前膜逐渐遮挡镜柱光学区,患者视力下降

持量为滴眼液每天 2 次。建议终身应用抗生素滴眼液。

2. 糖皮质激素药物　局部应用妥布霉素地塞米松滴眼液,每天 4 次;妥布霉素地塞米松眼膏,每晚 1 次。术后 2 周改为 1% 醋酸泼尼松龙滴眼液,每天 4 次,每周减量 1 次;妥布霉素地塞米松眼膏改为隔晚 1 次。术后 1 个月改为 0.1% 氟米龙滴眼液,每天 4 次,逐渐减量,根据眼部情况维持每天 1 次或隔天 1 次;妥布霉素地塞米松眼膏改为每周 2 次。糖皮质激素引起眼压升高时,建议减量或停用。

3. 其他药物　他克莫司滴眼液(或环孢素滴眼液),每天 2~3 次;重组牛碱性成纤维细胞生长因子凝胶或小牛血去蛋白提取物眼用凝胶,每天 4 次;人工泪液如玻璃酸钠滴眼液,每天 4~6 次,根据眼表情况可减少用药次数。对有高眼压病史患者,局部用降眼压药物。

（二）术后随访

术后 1~3 个月每 3 周复查 1 次,包括视力、指测眼压、裂隙灯显微镜检查及前节 OCT、黄斑 OCT 及视神经 OCT、眼底照相检查,必要时做 B 型超声及 UBM 检查(图 5-9-1-6)。每 3 周更换角膜绷带镜。

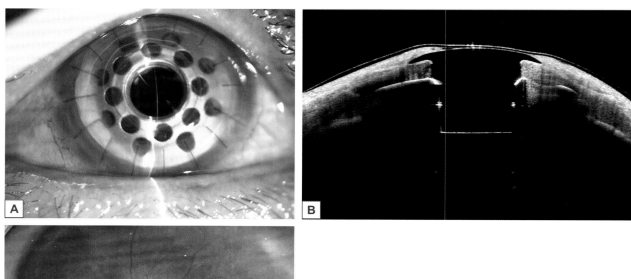

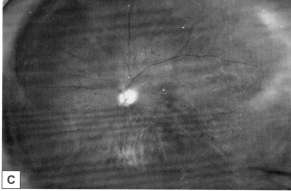

图 5-9-1-6　人工角膜移植术后随访

图 A　裂隙灯显微镜检查并照相
图 B　眼前节 OCT 检查人工角膜位置及与角膜镶嵌关系
图 C　超广角激光扫描检眼镜眼底照相,观察视网膜及视盘

（三）领扣型人工角膜多中心临床试验

为评价领扣型人工角膜治疗我国高危移植角膜盲患者的有效性和安全性,我国开展了一项开放、前瞻性、非对照的多中心临床试验研究,由山东第一医科大学附属眼科医院、中国人民解放军总医院、中山大学中山眼科中心、复旦大学附属眼耳鼻喉科医院和温州医科大学附属眼视光医院五所单位开展。最后结论是领扣型人工角膜移植术治疗高危移植角膜盲患者安全有效,术后多数患者可获得较好视力,且并发症发生率较低。

1. 资料和方法

（1）一般资料:于 2019 年在广东省药品监督管理局备案,采用开放、前瞻性、非对照病例研究,观察了 2019 年 07 月—2020 年 01 月在上述五所单位就诊并接受领扣型人工角膜植入的高危移植角膜盲患者 37

例（37眼）。所有患者均双眼接受检查,纳入症状体征评分较高(病情重)的眼别进行研究,如双眼评分相等则选择右眼入组。

（2）治疗方法:各中心按照统一的标准入组患者,植入领扣型人工角膜,并根据试验方案完成对受试者术后6个月的随访。为观察和评估领扣型人工角膜的长期安全性和有效性,受试者出组后各中心仍坚持随访。

（3）有效性和安全性的评估:术后1周,每天进行眼部检查。术后半年,每月进行眼部检查。其后每3个月复查。收集患者术后1个月、3个月、6个月和1年的临床资料和检查结果,主要包括视力、眼压、裂隙灯显微镜照相、角膜荧光素钠染色、B超、全景OCT、视野、眼底照相、黄斑OCT等,详细记录患者并发症的发生及诊治情况。分析患者的视力预后,根据WHO对盲的定义,以视力≥0.05判断脱盲率及评定治疗的有效性。比较单纯接受领扣型人工角膜移植患者与术中联合Ahmed青光眼阀植入患者视力预后的差异。观察人工角膜的在位情况,以人工角膜装置无丢失或脱出、无植片哆开,判定人工角膜解剖学在位。统计术后并发症及其手术干预情况。以人工角膜的在位率和并发症的发生率,评判治疗的安全性。

2. 结果

（1）患者入组情况:研究纳入患者37例(37眼),术后35例完成6个月随访,31例完成1年随访。本研究中,领扣型人工角膜的手术适应证包括:角膜植片混浊(21眼,56.8%),其中含陈旧化学伤或热烫伤17眼;化学伤(8眼,21.6%);热烫伤(5眼,13.5%);不明原因角膜混浊(2眼,5.4%);角膜融解穿孔(1眼,2.7%)。患者平均年龄52岁,其中男性32例,女性5例。

（2）视力预后:术前患眼视力为光感指数,术后37眼视力均曾达到≥0.1。术后1个月,34例(97.1%)受试者视力≥0.05;术后3个月,28例(90.3%)受试者视力≥0.05;术后6个月,31例(83.8%)受试者视力≥0.05。随访1年,27例(81.8%)受试者视力≥0.05,24例(72.7%)受试者视力≥0.1。6例受试者视力<0.05,其中导致视力预后不佳的主要原因是青光眼和缺血性视神经病变。

（3）人工角膜在位率:研究观察期间,在人工角膜复合体组装和术后随访中均未发现器械损坏或器械缺陷。所有受试者人工角膜装置均无丢失或脱出、无植片哆开。随访1年,领扣型人工角膜的在位率为100%。

（4）并发症及手术干预:随访1年,所有患者均未出现感染性眼内炎或人工角膜脱出等严重并发症。术后5眼(16.1%)出现人工角膜镜柱后膜:其中4眼经Nd:YAG激光后膜切开恢复视力,1眼经手术切除后膜恢复视力。5眼(16.1%)出现持续性角膜上皮缺损:其中2眼局部药物治疗好转,3眼分别接受结膜瓣遮盖术、睑缘缝合术和耳软骨植入术好转。4眼(12.9%)出现黄斑水肿:其中3眼口服药物治疗好转,1眼经玻璃体腔注射雷珠单抗好转。出现新发青光眼4眼(12.5%,含已退组患者1例):其中2眼接受Ahmed青光眼阀植入,1眼接受睫状体光凝治疗,其后眼压控制较稳定,1例退组患者情况不详。术后观察到无菌性玻璃体炎症3眼(9.7%):其中1眼给予药物治疗,1眼合并严重葡萄膜炎予结膜下注射曲安奈德,1眼(3.2%)因未及时更换绷带镜继发细菌性角膜炎伴玻璃体炎症,经结膜瓣遮盖术联合玻璃体腔注射万古霉素好转。

3. 试验评价　本试验中,领扣型人工角膜移植的主要适应证为角膜植片混浊,该类患者由于眼部化学伤或热烫伤导致角膜多象限新生血管化,行常规角膜移植失败率高,人工角膜移植手术是其较理想的治疗方法。本研究中术后37例受试者视力均曾达到≥0.1,术后1年72.7%的受试者视力≥0.1。该结果与文献报道的波士顿I型人工角膜移植治疗严重角膜盲患者的视力预后具有较高的一致性。

领扣型人工角膜在制作工艺上的改进,有利于患者术后获得更好的视觉质量。首先,领扣型人工角膜的镜柱由六轴数控车床整体切削,无须后续抛光,避免了抛光导致的光学偏心增加,有效地将光学偏心控制在15μm以内。其次,领扣型人工角膜后板的曲率由数控车床车削工艺形成,该工艺取代了传统的冲压工序,减少了冲压后内应力释放引起的曲率变化。

随访1年,领扣型人工角膜的在位率为100%。在本研究中,对存在眼睑缺损的患者,术前均已通过植皮手术恢复眼睑的完整性。此外,术中有9眼联合行结膜囊成形术、睑缘缝合术或睑球粘连松解术。术前或术中对眼表损伤的修复、术后对眼表问题的及时治疗均有助于提高人工角膜的在位率。术后载体角膜干燥斑形成、反复角膜上皮缺损或角膜感染等,均可造成载体角膜融解,严重时会导致房水渗漏、眼内炎甚至发生人工角膜脱出。

随访 1 年,1 眼发生感染性角膜炎(3.2%)。患者因配戴接触镜数月未更换继发细菌性角膜炎。研究表明,感染性角膜炎在波士顿 I 型人工角膜移植术后的发生率为 16.9%,其中细菌性角膜炎多于真菌性角膜炎,感染性角膜炎发病与持续性角膜上皮缺损或眼部瘢痕有关。人工角膜移植最严重的并发症为感染性眼内炎,本研究由于对感染性角膜炎的及时治疗,未导致感染性眼内炎等严重并发症发生。

综上所述,领扣型人工角膜治疗高危移植角膜盲安全有效,术后多数患者可获得较好的视力预后,且并发症发生率较低。领扣型人工角膜移植术的成功依赖于术前的详尽评估和术后对并发症的准确处理。此外,术后定期随访和正确护理对于维持人工角膜移植术的预后至关重要。本研究的局限性主要为观察随访时间较短,尽管人工角膜移植手术的并发症主要发生在术后 1 年内,但针对领扣型人工角膜移植手术的长期随访,有助于进一步观察其远期疗效和安全性。

视频 23　领扣型人工角膜移植术

(李素霞)

第二节　米赫人工角膜移植术

目前,人工角膜是角膜移植难以成功或难以达到较长期复明效果的角膜盲患者最后的希望。米赫人工角膜于 2021 年正式经我国国家药品监督管理局批准注册为三类医疗器械。其原型为俄罗斯莫斯科 Fyodorov 眼显微外科联合体生产的商品化人工角膜,我们称其为 MICOF 人工角膜。2000 年,解放军总医院为一位双眼严重化学烧伤、多次手术失败的患者成功植入了国内第一个 MICOF 人工角膜,患者获得 0.4 的视力。此后,笔者先后为各种无法通过角膜移植手术复明的双眼角膜盲患者进行了这种人工角膜植入手术,取得了较好的复明效果,并积累了丰富的临床经验。

米赫人工角膜由一个钛支架和一个光学镜柱组成。镜柱通过植入角膜基质中的支架固定在角膜上,达到治疗角膜盲的目的,图 5-9-2-1 为米赫人工角膜设计及构造示意图。

米赫人工角膜的临床特点包括:①一般不需要供体角膜植片做载体:米赫人工角膜的支架是植入患者混浊的角膜基质层间,一般不需要角膜植片做载体。这非常适合我国供体植片匮乏的国情,而且也免去了供体角膜的相关费用。②对眼内组织结构的干扰相对较小:人工角膜的固定部位在角膜基质中,仅有光学镜柱的后部伸入前房中央。因此,与 Boston 人工角膜的领扣固定方式相比,角膜后方没有后盘,对眼内结构干扰较小。③手术中的安全性较高:手术中眼压相对稳定,不易发生暴发性脉络膜出血、视网膜脱离等严重术中并发症。④易于进行加固措施:镜柱高度有不同规格,因此可以选择合适的镜柱高度,并更加易于进行角膜表面组织加固。⑤对眼表条件要求低:眼表条件好坏,对人工角膜预后有重要影响。米赫人工角膜由于镜柱高度的可选择性和容许进行预防性加固措施,因此可用于泪液功能严重异常,甚

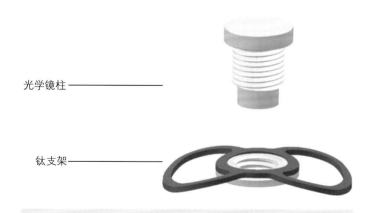

光学镜柱————

钛支架————

图 5-9-2-1　米赫人工角膜构造及装配示意图。它由光学镜柱和支架两部分组成。先将支架植入患者角膜层间,通过螺栓-螺母的结构,将镜柱固定在支架中央,发挥光学作用

至终末期干眼、结膜囊高度狭窄或严重睑球粘连,甚至眼睑缺损或眼睑闭锁的患者。⑥光学镜柱可以更换;⑦手术需要两期植入,手术全部完成至少需要 2~3 个月。

一、适应证

米赫人工角膜一般应满足下列条件:

1. 双眼角膜盲,较好眼视力无法满足患者基本生活自理能力,一般视力 <0.02。

2. 拟手术眼光感和光定位较好,红色觉好。

3. 角膜病变严重,极度高危或角膜移植难以成功患者。例如,严重的角膜缘缺陷和结构破坏,广泛角膜纤维血管化,严重结膜瘢痕和睑球粘连,结膜囊高度狭窄,眼睑缺损或瘢痕闭合不全,眼睑闭锁,以及严重或终末期干眼等。上述病变多由严重化学烧伤、熔金属烧伤、爆炸复合伤、多次角膜移植失败、全身自体免疫性疾病等引起。其他角膜移植禁忌的患者,如神经营养性角膜炎、放射损伤和硅油依赖眼角膜盲等。

4. 有视力恢复潜能的结构基础。例如视网膜和视神经结构和功能尚好;如果在 6 岁以下发生的角膜盲,要详细评估弱视情况和程度。

5. 眼压正常或使用降眼压药物眼压控制良好。

6. 眼部原发性疾病相对稳定,无活动性感染。

7. 患者对人工角膜相关知识和情况了解,特别是对获益和风险理解。

8. 全身情况容许手术。

9. 能按要求配合局部长期应用预防感染等药物治疗。

10. 有相应的经济条件,能负担术后的定期随访观察、用药和可能的并发症处理。

二、禁忌证

米赫人工角膜的禁忌证有些是绝对性的,而有些是相对性的,需要依据医生的经验和患者情况具体掌握。

(一) 绝对禁忌证

1. 患眼已经丧失光感,没有恢复视功能的可能性。例如绝对期青光眼、累及黄斑的陈旧性视网膜脱离等。

2. 对侧眼视力良好或视力虽然不好,但并不影响日常生活患者。

3. 角膜移植预后尚好的患者,应先尝试角膜移植。

4. 一眼已植入了人工角膜,并获得有用视力,另一眼即使适合手术一般也不建议手术。

5. 全身情况不能耐受眼科手术,如患有严重高血压、心脏病或糖尿病患者,应在得到内科有效治疗后,再考虑手术。

(二) 相对禁忌证

1. 有一定的视力潜能,但光感色觉相对较差。

2. 眼压控制不稳定的青光眼或 B 型超声检查显示深而大的视盘凹陷。

3. 年幼时发生的角膜盲,可能存在弱视。

4. 角膜过薄或溃疡。

5. 眼压偏低的早期眼球萎缩。

6. 其他可能影响人工角膜效果和治疗的情况。

7. 术后患者不能按要求用药和随访。

之所以将上述一些情况列为相对禁忌证,是因为这类严重的双眼角膜盲患者,人工角膜已经是他们最后的希望。在临床上,我们也有许多这样的例子,比如光感和色觉都较差,但手术后患者仍能够恢复一定视力和生活自理能力。有些年轻的化学烧伤患者,经过多次角膜移植、多次睫状体冷冻等手术,眼压很低处于眼球萎缩的状态,但术后可恢复 0.5 或以上的视力,眼压也有一定恢复。对眼压控制不良的青光眼患者,也可以在人工角膜手术的同时,联合进行控制眼压的手术。B 型超声检查显示有明显视盘凹陷的患者,只能够提示可能有晚期的青光眼或曾有过青光眼,但不代表一定没有提高视力可能性。近些年,当我们术前难以判断眼底情况时,术前先采用眼内镜进行探查,可以比较准确地了解视网膜和视神经结构情况。如果角膜过薄或角膜溃疡等,分离板层和固定支架困难,可以采取耳软骨加固等一些特殊的手术方法,也可能植入人工角膜,获得复明的结果。眼压偏低可以通过硅油填充等方法维持眼压,防止眼球进一步萎缩。相对禁忌不仅是对医生提出更大的挑战,也需要与患者的有效沟通,达到医患双方对预期的一种默契和平衡。

三、术前准备

基本同穿透性角膜移植术和玻璃体视网膜手术。

四、手术技术

米赫人工角膜移植一般采用分期手术。可以在局部麻醉或全身麻醉下进行。两期手术完成一般需要3个月间隔时间。

1. 人工角膜支架植入术(图 5-9-2-2)

(1)眼部常规消毒,铺无菌巾单,贴膜,缝线或开睑器开睑。

(2)上方沿角膜缘剪开球结膜约半周,暴露角膜缘。为方便后期进行耳软骨加固手术,尽量保留角膜和周围血管翳的完整性。

(3)沿角膜缘切开角膜板层,深达角膜全厚的 1/2~3/4。用板层刀分离角膜基质层,形成约9.0mm×6.5mm 角膜板层口袋。支架放置的方向取决于板层分离的方向。支架的两翼一般采用垂直或水平方位。支架植入时,如果能顺利达到支架座居角膜中央,不必刻意调整方位,但要做好记录,以便于后期自体耳软骨加固时参考。

为保证角膜板层分离时能沿同一层次进行,对没有深基质溃疡或穿孔史患者的角膜,不宜用过于锋利的板层分离器,这样能减少穿破角膜后基质进入前房的可能性,提高安全性。对角膜有过穿孔史或瘢痕重等情况,特别是做过穿透性角膜移植的患者,在角膜瘢痕重的部位,可以用比较锋利的板层刀分离。后层角膜穿破、破口比较小的,可以适当扩大切口,掀起角膜板层瓣,在直视下分离板层。

(4)人工角膜支架植入:支架植入角膜板层口袋中,要求中央支架座位于角膜中央。器械夹持支架要轻柔,尽管支架为钛金属,但由于非常薄,过度用力可导致其变形。植入时,沿角膜的弧度小心将其植入板层口袋中,调整使其位于角膜中央。适当增加板层角膜口袋分离范围,有助于防止植入时对支架的过度用力和损伤。由于角膜混浊一般均较严重,解剖标志不清,应仔细辨认角膜缘位置,保证支架居中。除手术记录支架两翼的方位是水平、垂直等信息外,可以用黑丝线在支架中央标记,以方便二期手术时辨识支架中心的位置所在。

(5)缝合创口:角膜缘和结膜均可以用 7-0 或 8-0 可吸收线间断缝合。结膜囊涂抗菌和抗炎眼膏,单眼包扎。

2. 人工角膜镜柱植入术 (图 5-9-2-3~图 5-9-2-5)一般在支架植入后 3 个月进行,具体步骤如下:

(1)眼部常规消毒,铺无菌巾单,贴膜,缝线或开睑器开睑。

(2)建立玻璃体灌注:一般采用 23G 系统。先辨识角膜缘位置,在颞下方角膜缘后 3~3.5mm 处穿刺,放置灌注针。开通 BSS 灌注,压力 35mmHg 左右。

尽管现代玻璃体切割系统可以不打开结膜,直接进行穿刺操作即可,但对角膜缘无法辨识的患者,有时需要剪开结膜,暴露巩膜,以便能精准建立玻璃体腔灌注。如果一期人工角膜支架放置居中性良好,或直接暴露巩膜困难的病例,也可以不用暴露巩膜,直接通过支架中央向外推断建立睫状体扁平部玻璃体灌注和进出器械的部位,宁前勿后(相当角膜缘后 3mm)。一般情况下,除灌注通道外,再另建立一个通道即可,除非要进行较多的眼后节操作。

(3)钻除角膜前层组织:专用的角膜环钻一端为 2.5mm,用于钻除人工角膜支架座前板层角膜组织。另一端为 2.2mm,用于钻除后板层角膜组织(图 5-9-2-4A)。

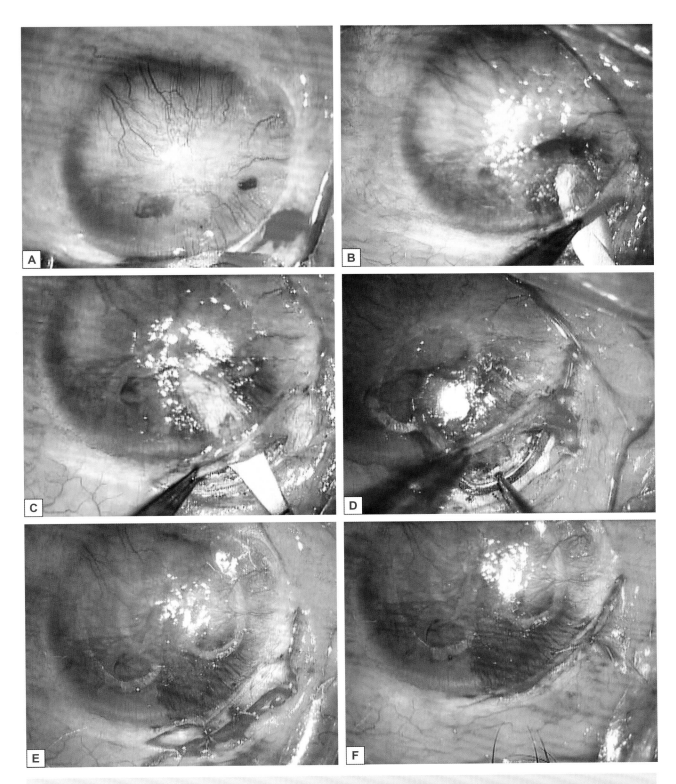

图 5-9-2-2　双眼碱烧伤，双眼视力光感，术眼相对视功能较好。角膜四象限均严重深层血管，全周角膜缘干细胞缺乏。角膜厚 0.85mm

图 A　沿角膜缘剪开颞上方球结膜，分离暴露角膜缘并切开深达约 1/2 角膜厚度

图 B、C　用板层刀或板层分离器分离角膜基质，分离的角膜基质口袋约 9mm×6.5mm

图 D~F　米赫人工角膜支架植入板层角膜口袋中，支架座居角膜中央，分别缝合角膜缘切口和结膜

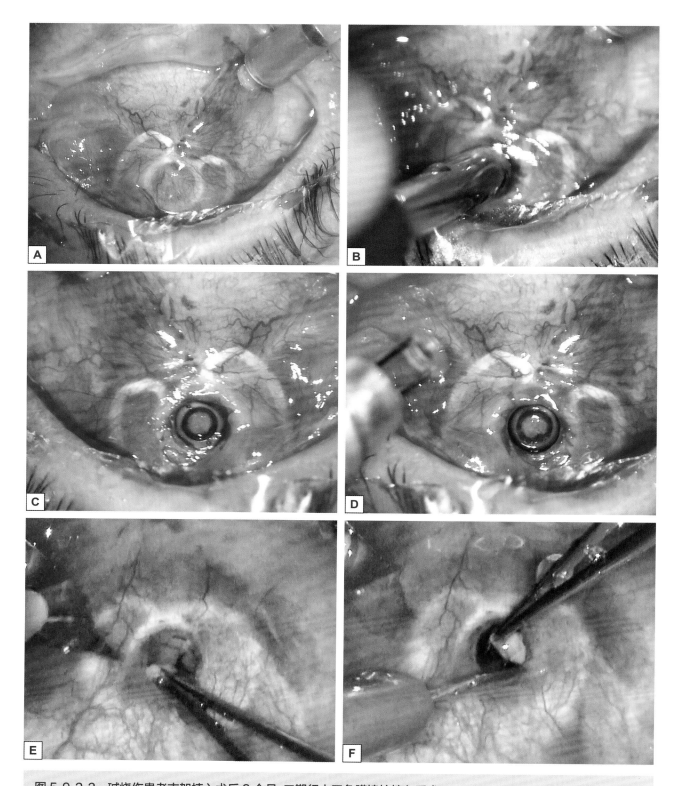

图 5-9-2-3　碱烧伤患者支架植入术后 3 个月，二期行人工角膜镜柱植入手术

图 A　23G 系统建立玻璃体腔灌注

图 B　2.5mm 环钻钻除支架座中央前层角膜组织

图 C　暴露支架座栓塞

图 D　将叉状扳手两脚插入栓塞两孔中，逆时针旋转取出栓塞

图 E　后层角膜组织用 15° 穿刺刀先沿支架座孔多点穿刺

图 F　再将其切除，该例没有用 2.2mm 环钻钻切后层角膜

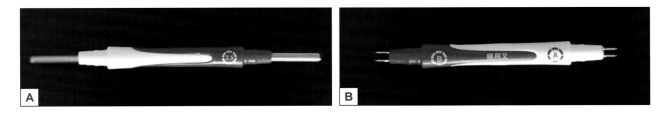

图 5-9-2-4　米赫人工角膜植入手术配套的专用器械

图 A　为专用角膜环钻，一端为 2.5mm 直径，用于钻除中央支架座前角膜组织，另一端为 2.2mm 直径，用于钻除后层角膜组织

图 B　为专用叉状扳手，间距小的一端用于旋出支架座的栓塞，间距大的另一端，用于旋入人工角膜镜柱

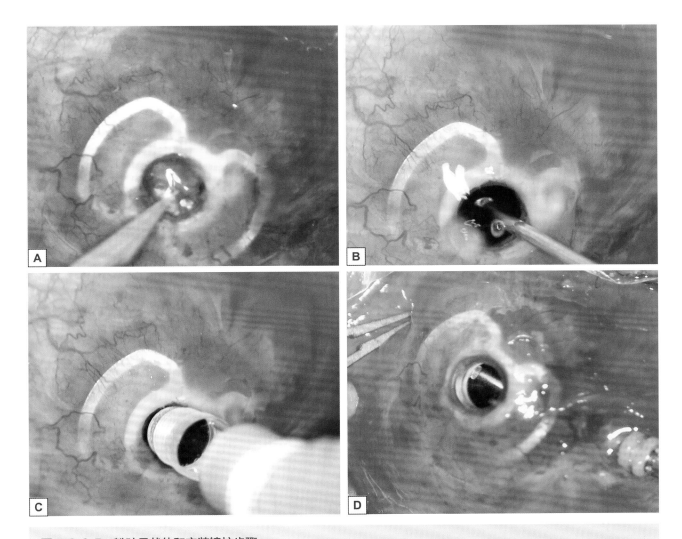

图 5-9-2-5　粉碎晶状体和安装镜柱步骤

图 A　15°穿刺刀划切粉碎晶状体核

图 B　晶状体核清除后，用玻璃体切割头切除创口可能嵌塞的玻璃体

图 C　用叉状扳手将人工角膜镜柱顺时针旋入支架座，到位后旋紧

图 D　睫状体平坦部伸入玻璃体切割头清除残留晶状体皮质、虹膜和前部玻璃体

如果角膜混浊重，或组织过厚看不清支架座的位置，可以先大致估计支架中央的位置，切开表面混浊组织，探查并找到中央支架座的位置，再用环钻钻除该处组织。如果在一期手术时做过支架座标记，可更好显示其位置。如果对支架座位置没有十分把握，不要盲目进行钻切。

（4）旋除支架座中央的栓塞：用专用扳手间距小的一端，两脚插入栓塞的两孔中，逆时针旋转取出栓塞；扳手另一端叉柱间距较宽，用于镜柱的安装（图5-9-2-4B）。

（5）去除支架座中央后层角膜：用2.2mm环钻钻除支架中央后板层角膜组织。以旋切为主，尽量不要加压。否则，如果环钻不锋利，可能造成后板层角膜与支架分离。我们常使用15°穿刺刀来代替环钻，切除后层角膜。如果用穿刺刀，注意穿刺刀刃不要损伤支架座的螺纹结构，可先多点穿刺，再完整切除。

（6）粉碎和清除晶状体：在清除晶状体的操作时，适当升高灌注压力（50mmHg左右），通过灌注压力，让晶状体前移堵塞在角膜中央孔处，易于晶状体核的粉碎和清除，并防止其坠入玻璃体腔。

根据晶状体硬度不同，主要有如下三种方式清除晶状体核和皮质：①较年轻的患者晶状体核较软，直接用穿刺刀刺破囊膜，用穿刺刀尖轻轻划切搅动，晶状体核和皮质就像挤牙膏一样溢出眼外；②对比较脆硬的晶状体核，用穿刺刀不断地小幅度划切，将晶状体核切成小碎块，同时可用玻璃体切割头辅助切吸，保持术野清晰，并始终让晶状体核位于支架中央，并封堵在开口处，在晶状体核相对固定条件下，更有利于有效地划切粉碎晶状体核，直至核块全部被清除；③对特别硬的核，比如高龄、高度近视眼和或长期眼部病变等，即使在眼压设置较高情况下，有时晶状体核也难以用刀划碎。此时就需要采用内外路结合的方式，通过睫状体平坦部伸入玻璃体切割头，从后托住并将晶状体核固定在角膜后面，再用穿刺刀尖一点点将硬核划碎。对残留的周边皮质，可在人工角膜镜柱植入后，从后路按前部玻璃体切除手术方式清除。

（7）光学镜柱植入：将选定的镜柱旋入支架中。有结膜囊的患者，镜柱高度（H）一般为1~2mm，而无结膜囊的患者，镜柱需要从皮肤穿出，镜柱高度（H）一般选2.5mm。镜柱高度主要参考支架中央前层组织的厚度和耳软骨加固的方式而定。理想的高度应为：在手术完成后，镜柱表面能比周围组织高出0.3~0.5mm为佳，至少不能低于周围组织。

镜柱的安装，用专用扳手两脚插入镜柱表面相应两孔中，将镜柱对准支架座的孔，轻轻送入并在保持与支架垂直的方向，顺时针旋转入位。要点是尽量在不施加压力，没有明显阻力的情况下将镜柱旋入螺扣，直到完全入位后，再加力旋紧。如果旋入错位，阻力大，应逆时针旋出，重新旋入。如果镜柱旋转入位困难时，可检查确认支架座没有组织嵌塞，如有可清除之。PMMA支架座是从后面向前镶嵌入金属支架的孔中的，过度用力有损伤支架座或使支架座与支架分离的风险。

（8）前部玻璃体切除：镜柱旋入位后，立即将眼压调回35mmHg。经睫状体平坦部用玻璃体切割头切除残留的晶状体皮质和囊膜、虹膜和前部玻璃体。

必须将可能嵌顿在支架座的玻璃体切除干净，防止对视网膜产生牵拉。未成熟的白内障或透明晶状体，晶状体赤道部可能会有较多皮质残留。在镜柱安装好后，可用巩膜顶压的方法，检查并在直视下看清残留的皮质，并将其清除干净。如果皮质周围有较多玻璃体时，先采用切割模式清除玻璃体，再将玻璃体切割头开口向上，伸到晶状体赤道附近，采用抽吸模式，像白内障手术一样，可以更有效地清除晶状体皮质。上述操作完成后，可用导光纤维照明下检查眼底，并根据是否存在玻璃体混浊、青光眼等进行相应处理。

（9）缝合巩膜和结膜切口：7-0或8-0可吸收缝线分别缝合巩膜和结膜切口。涂抗菌和抗炎眼膏，单眼包扎。

3. 自体耳软骨加固技术　对角膜薄弱、血管化不足、严重干眼甚至眼睑闭锁的患者，通过自体耳软骨移植可有效达到加固的目的，提高人工角膜长期稳定性，并能预防许多严重并发症的发生。

（1）自体耳软骨获取方法，见图5-9-2-6。

（2）耳软骨加固时机和手术：对眼睑闭锁或终末期干眼无结膜囊患者，可在支架植入同时进行（图5-9-2-7）。对角膜薄弱、眼表血管化尚好者，可在支架植入同时（图5-9-2-8）或镜柱植入同时进行（图5-9-2-9）。对角膜组织厚实、眼表高度血管化、能够按要求随访的患者，可在手术后观察，有必要时再进行耳软骨加固手术。

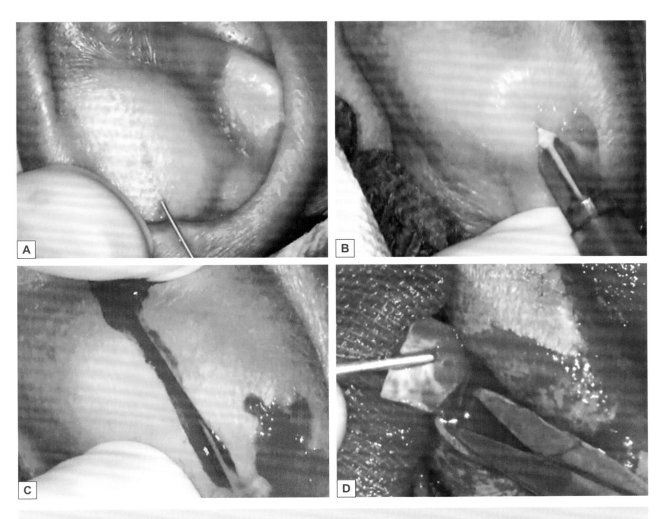

图 5-9-2-6 自体耳软骨切取方法

图 A、B 取耳软骨的部位位于耳廓上方平坦的部位,分别为耳前后皮下注射局部麻醉药物(全身麻醉下可注射生理盐水),将耳软骨与皮肤分离

图 C 从耳背平行耳廓切开皮肤约 15mm

图 D 沿耳软骨面分离皮肤。再沿皮肤切口将耳软骨切穿,将耳软骨后面与皮肤分离,用剪刀剪取合适大小的耳软骨,一般为 10mm × 12mm。皮肤切口用 5-0 丝线间断缝合。对外观没有影响

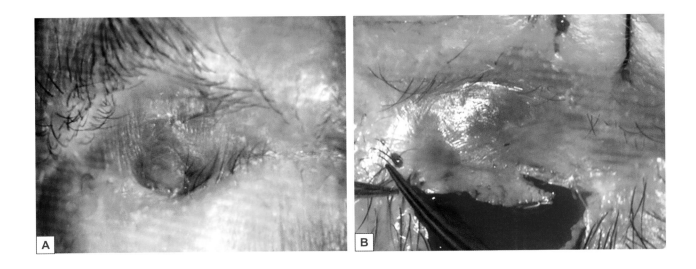

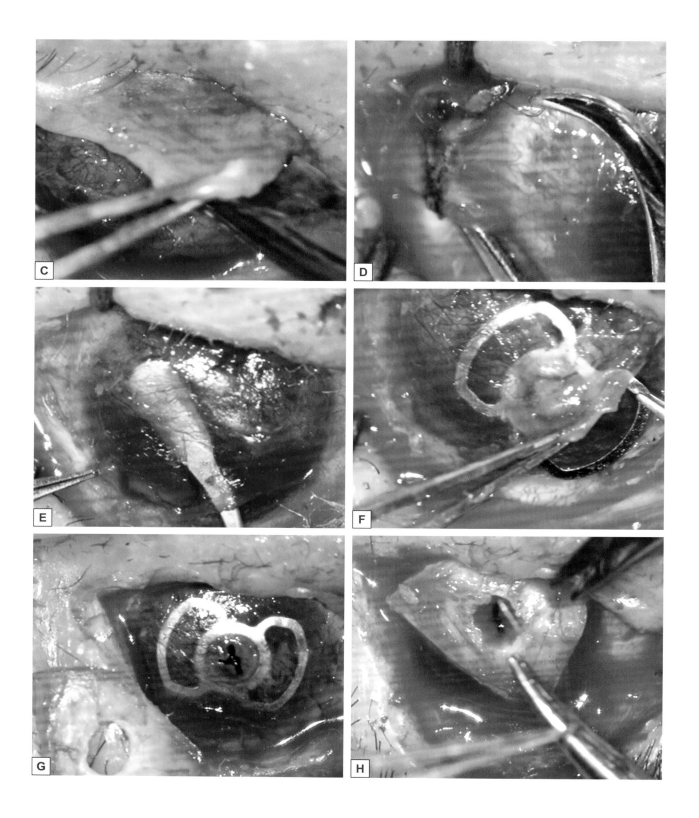

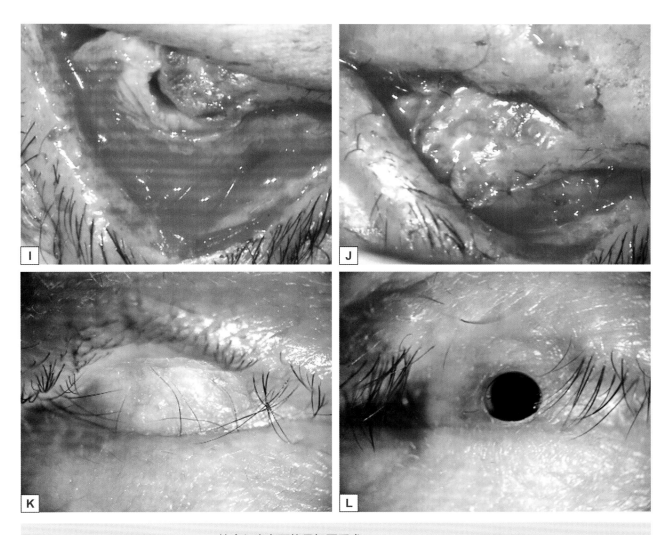

图 5-9-2-7　Stevens-Johnson 综合征患者耳软骨加固手术

图 A　术前照片,仅睑裂部有角化上皮组织覆盖角膜表面

图 B、C　沿上睑缘剪开,分离角化增厚的上皮组织,暴露角膜和周围巩膜

图 D　烧灼近肌肉止端,然后截断内外直肌,以减少术后眼球转动对人工角膜稳定性的影响

图 E　分离制作角膜基质口袋,见角膜基质有多量新生血管

图 F　植入人工角膜支架,角膜缘板层切口 7-0 可吸收线间断缝合

图 G　用黑丝线标记支架中央,便于二期手术辨认支架中心

图 H　修剪好的耳软骨中央打孔(2.5mm),对准中心,7-0 线缝合固定在眼球表面

图 I、J　球筋膜包绕耳软骨全周,上皮瓣复位覆盖耳软骨表面

图 K　3 个月进行镜柱植入前照片,睑裂部眼表上皮化良好

图 L　镜柱植入术后 4 年,裸眼视力 1.0,上睑中央部分睑板、皮肤和睫毛切除,以防影响视线

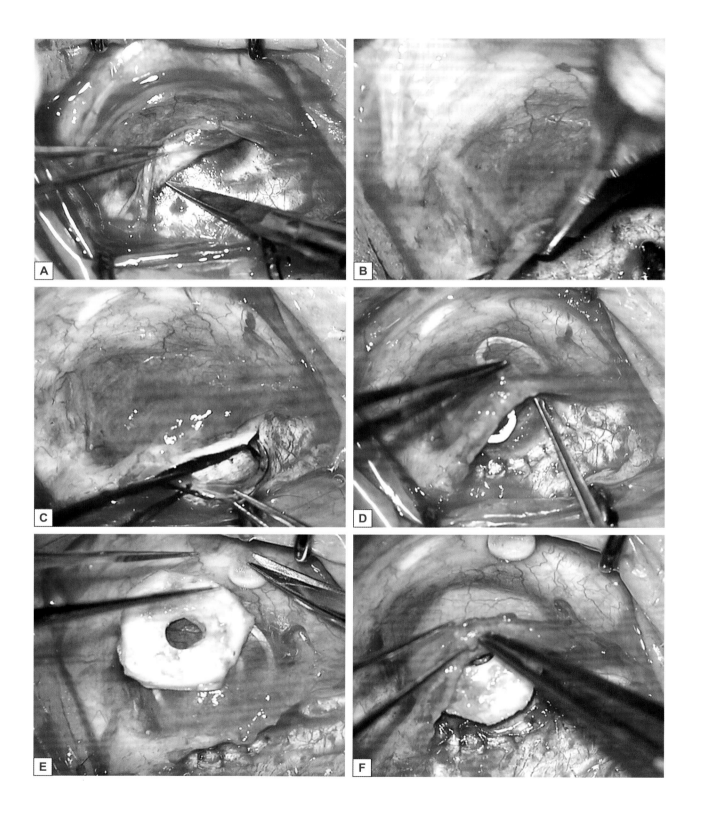

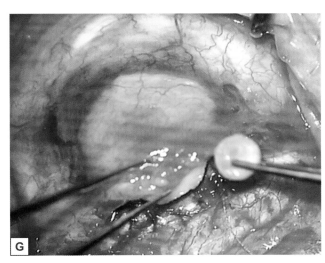

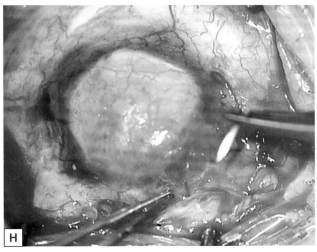

图5-9-2-8 Stevens-Johnson综合征患者,穿透性角膜移植术联合IOL植入术后角膜融解,结膜遮盖失败,转来我院。行自体唇黏膜移植术和部分睑裂缝合术后眼表稳定。但角膜菲薄(最薄处300μm),对侧眼无光感

图A 细致完整分离角膜缘外结膜和唇黏膜组织,分离一个大的薄角膜板层口袋,需要用锋利的板层刀,以防止后层角膜创口裂开(PK后)

图B 在超过角膜移植创口后再用板层分离器完成角膜周边和部分巩膜板层分离

图C 在板层口袋分离完成后,做全层角膜缘切口取出人工晶状体,10-0尼龙线间断水密缝合切口

图D 人工角膜支架植入角膜层间口袋,居中

图E 耳软骨修切成直径8mm圆形,全周边成斜面,中央2.5mm钻孔

图F 耳软骨植片植入角膜口袋中,位于支架前面,中央孔对准支架中心,超过角膜缘

图G 将钻片放回耳软骨片中央孔处

图H 7-0或8-0可吸收线缝合角膜口袋切口,结膜瓣对位缝合结膜缝合,手术结束

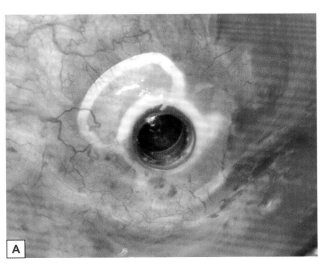

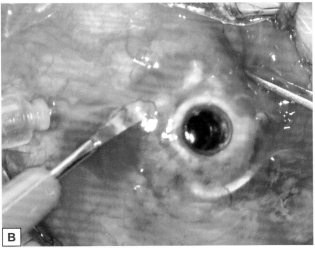

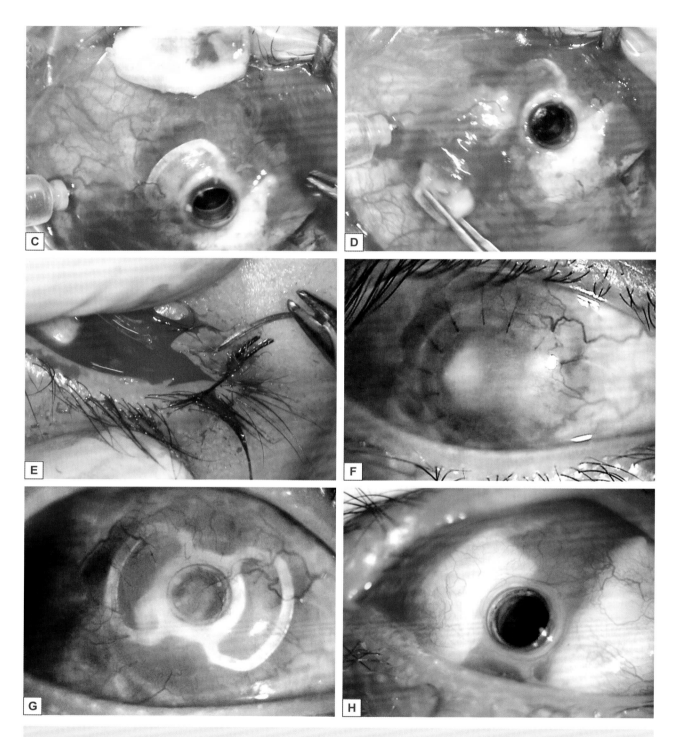

图 5-9-2-9   Stevens-Johnson 综合征患者,外院多次 PK 后失败,二期人工角膜镜柱植入同时进行耳软骨加固手术步骤

图 A   安装上的镜柱表面高出周围表面 >1mm,眼表部分血管化,但组织强度不足

图 B   在支架两翼前制作带薄板角膜组织的口袋

图 C、D   耳软骨修切成合适大小,边缘呈斜面,分别植入口袋中

图 E   术毕,行外侧部分睑裂缝合术,以减轻眼表暴露

图 F   术前眼前节照片,严重干眼,PK 后移植排斥失败,中央角膜上皮持续性缺损

图 G   支架植入术后一段时间,仍有角膜基质浸润,戴绷带镜上皮愈合

图 H   镜柱植入并经过自体耳软骨加固后 1 个月,眼表稳定,视力 0.8。目前已术后 6 年,视力仍保持稳定,无角膜融解等并发症

4. 眼表血管化技术　眼表纤维血管化对米赫人工角膜的远期安全性非常重要,因此,眼表高度血管化和严重瘢痕增生恰好是其最良好的适应证。而如果眼表血管化不足,就需要通过结膜遮盖术、唇黏膜移植术等来达到眼表的血管化,有利于抵御感染和角膜融解,也为耳软骨加固创造良好的条件。

对患者术眼角膜表面纤维血管化程度不足者,在支架植入同时,进行结膜遮盖(图 5-9-2-10),可为以后耳软骨加固创造良好条件。如果结膜组织较少,可以做唇黏膜移植手术。两种手术都要求覆盖在角膜表面的组织尽量厚些,即带球筋膜组织的结膜遮盖术和带上皮下纤维结缔组织的唇黏膜移植术。

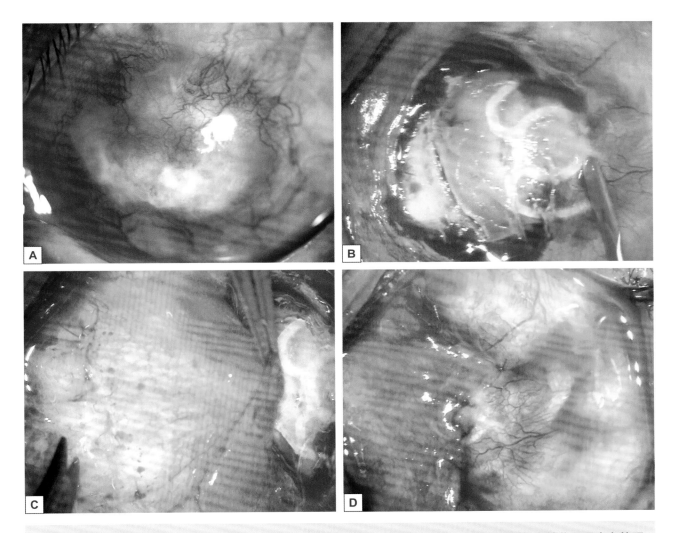

图 5-9-2-10　化学烧伤 1.5 年,角膜混浊,有浸润和表层钙质沉着,完全性 LSCD,但角膜纤维血管化不足患者的眼表血管化技术

图 A　人工角膜术前眼前节照片

图 B　人工角膜支架植入后,将血管化不足拟进行结膜遮盖区的角膜上皮刮除

图 C　结膜遮盖时,如果结膜长度不足,可将近穹窿部结膜剪开,其下的球筋膜表层剪开但仍要保持光滑连续,这样可延长结膜瓣,遮盖在角膜上后,张力就会大大降低

图 D　8-0 可吸收线先将角膜缘处结膜缝合固定在巩膜表面,防止其退缩,前端与角膜血管翳对位缝合,使角膜表面完全血管化

五、并发症及其处理

（一）术中并发症

1. 一期支架植入手术中并发症

（1）角膜穿孔：制作角膜板层口袋时，如果穿入前房，穿孔小者，只要角膜有足够厚度，在其他部位将板层分离层面向前进入新的层面，在经过穿孔处时有部分板层相隔，完成板层分离，一般不影响人工角膜支架植入。

（2）人工角膜支架损伤：植入过程用力过大，易被折变形。切口和层间分离面积相对大些，顺着角膜弧度植入支架，可顺利完成。

2. 二期镜柱植入手术中并发症

（1）晶状体核坠入玻璃体腔：晶状体核块有坠入玻璃体腔的可能。注意晶状体处理要领，一旦发生，可在镜柱安装好后，经后路玻璃体切除方式清除之。

（2）镜柱安装困难：一般掌握要领，调整镜柱方向，操作轻柔最终都能获得成功。注意避免损伤支架座螺纹，以免发生错位旋入。

（3）镜柱周围漏水：镜柱旋入支架座后的水密性非常好。但如果支架与周围组织分离可能产生暂时性漏水，必要时可做部分性气液交换，通过气体的张力封堵漏水。一般术后都能自行愈合。

（二）术后并发症

1. 创口愈合不良   人工角膜患者眼表条件大多很差，比如结膜遮盖，如果组织对合后张力较大，可能有局限的创口裂开或愈合延迟。

2. 晶状体皮质残留   术后数天内，残留皮质水化膨胀，可能遮挡视轴区而影响视力。对初学者，晶状体皮质残留较常见。

处理方法：①少量晶状体皮质残留，多可自行吸收；②如果残留的晶状体皮质较多，遮挡视轴区影响视力，可以经睫状体扁平部伸入玻璃体切割头清除之。

3. 人工角膜前膜   实际上是镜柱周围增生组织或上皮组织长到镜柱表面，影响视力。在我们早期的临床应用中，多使用高度（H）=0.5mm 的人工角膜镜柱，如果后期进行耳软骨加固手术，这种并发症非常常见。虽然遮挡光路影响视力，但这是使人工角膜更安全的并发症。现在多选用 $H \geq 1.5$mm 的镜柱，人工角膜前膜发生率显著降低。

对影响视力的前膜，一般可以单纯切除，暴露出镜柱即可（图 5-9-2-11）；如果周围组织高出光学部表面较多，可将周围组织切除一部分，保证再次上皮化后，仍低于镜柱表面比较理想。对周围组织过厚，高出镜柱较多，或多次切除仍复发者，可考虑更换 H 数值更大的镜柱。

4. 人工角膜后膜   一类与人工晶状体表面的沉着物类似，由炎性细胞聚集而成，对视力影响有限。另一类是较致密的纤维增殖膜，严重影响视力（图 5-9-2-12）。

对影响视力的纤维性后膜，多可以通过 YAG 激光切开治疗。注意激光最好避开光学中央区，否则可能损伤人工角膜光学部后表面，影响视功能。对 YAG 无效的患者，通过玻璃体手术切除是较好的选择。

5. 无菌性角膜融解和漏水   我们早期对 85 例患者行 5 年随访，需要角膜修补手术的为 18.2%。其中多数为角膜融解和人工角膜移位。

较小范围的角膜变薄融解，可直接自体耳软骨加固，增加局部的组织厚度（图 5-9-2-13）；角膜融解上皮缺损面积大者，需要通过结膜瓣或皮肤进行修补，尽快形成上皮化。再结合具体情况，同时或组织愈合后再在结膜下或皮下进行耳软骨加固手术。耳软骨加固手术是预防角膜融解的最有效方法之一。

6. 感染性角膜炎   可导致角膜融解和破坏，对视力造成严重威胁。因此，要叮嘱患者如果眼部分泌物突然增多，应该立即就诊。裂隙灯显微镜检查一般能够发现角膜感染的情况，微生物学检查和药物敏感性试验有助于诊断和指导治疗。有条件可进行角膜共聚焦显微镜检查，能够快速排除真菌感染。米赫人工角膜术后局部不常规应用糖皮质激素眼药，真菌和细菌感染性角膜炎都极为罕见，特别是经过眼表血管化和加固手术后的患者。

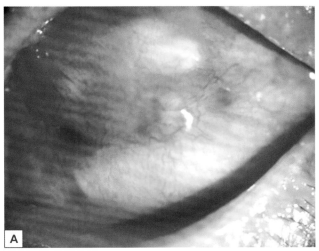

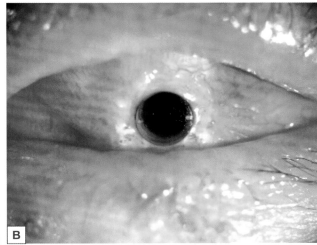

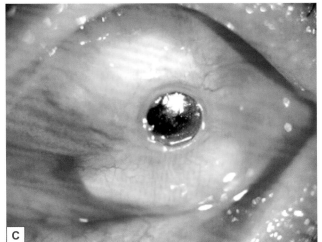

图 5-9-2-11　人工角膜前膜的处理方法

图 A　碱烧伤眼表严重血管化患者,由于角膜较薄,植入米赫人工角膜镜柱的高度(H)为 1mm,手术后 1 年,因为支架襟前组织薄,行自体耳软骨加固手术。由于镜柱周围组织被耳软骨抬高,形成人工角膜前膜,将镜柱完全遮盖,影响视力

图 B　切除前膜和部分周围组织后 1 天。先后共进行过 3 次前膜切除

图 C　术后 7 年,最佳矫正视力一直保持在 1.0 左右

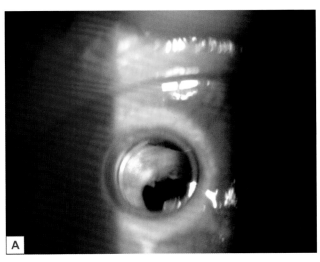

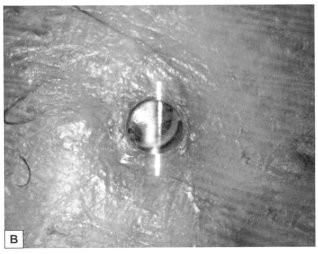

图 5-9-2-12　人工角膜后膜的处理

图 A　碱烧伤患者 MICOF 人工角膜术后。术前即存在较厚的角膜后纤维增殖膜,术后逐渐收缩长入镜柱后表面,没有新生血管和明显炎症,不影响视力,也未进行 YAG 激光治疗

图 B　为黏膜类天疱疮终末期眼睑闭锁患者,MICOF 人工角膜术后 4 年发生感染性眼内炎,经玻璃体腔注射万古霉素,感染控制,但形成人工角膜后膜,玻璃体轻度混浊,需要手术干预

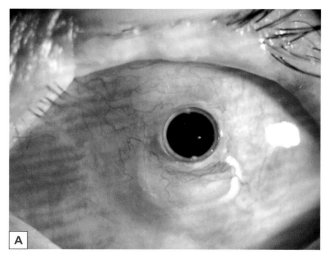 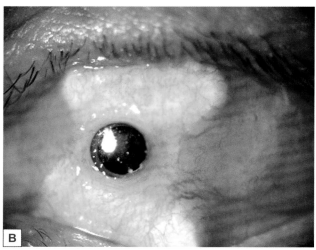

图 5-9-2-13   无菌性角膜融解和漏水的处理

图 A   化学烧伤米赫人工角膜植入术后 8 个月,因为术前角膜下方厚度 <450μm,支架前层角膜组织较薄,镜柱下缘少许组织融解,可见金属支架暴露

图 B   在两襻前分离组织,形成口袋,将加固用自体耳软骨朝向镜柱侧削成楔形,植入口袋中,软骨贴近镜柱,6 年观察,眼表始终稳定,镜柱周围组织包绕紧密,表面血管化好

处理与角膜感染处理原则基本相同。首选万古霉素配制的滴眼液(30~50mg/mL)局部点眼,可以同时联合其他抗菌药物。对经皮肤穿出的人工角膜周围组织感染,要将镜柱周围包裹的角化物质去除,用碘伏局部消毒,再局部应用抗菌药物。预防方法参考感染性眼内炎。

7. 上皮组织下生   人工角膜镜柱与周围组织间不能形成生物性愈合,存在潜在间隙。表面的上皮组织可能沿着缝隙向下生长。这在经皮肤穿出的病例更为明显,在镜柱四周形成角化的壳,需要不定期进行清除,并给予抗菌眼液、碘酒或碘伏消毒,防止感染。镜柱全周耳软骨加固方式可有效预防其发生。

8. 眼表上皮性囊肿   实际可能不是植入性的,而是由于患者眼表上皮没有清除干净,特别是角膜缘部上皮,而在结膜等组织覆盖后,埋藏其下的上皮细胞增生形成上皮性囊肿。手术一般比较容易,可彻底切除防止复发。

9. 人工角膜移位和支架暴露   人工角膜均由非生物性材料制成,无论是医用金属还是高分子聚合物,均无法与组织间形成“生物性”愈合。人工角膜有向眼表移动的趋势,而角膜等组织对这种前移的阻挡能力有限。通过手术复位和修补手术,治疗效果良好(图 5-9-2-14)。目前,多数患者均早期主动施行耳软骨加固手术,这类并发症已很少发生。

10. 青光眼   青光眼是人工角膜术后最常见的威胁视力并发症之一。实际上,适合植入人工角膜的患者群中,有相当大的比例在手术前即存在青光眼。特别是眼化学烧伤、多次角膜移植失败等病例比例更高。即使人工角膜术前眼压不高,也往往有青光眼病史或抗青光眼手术史,应该特别注意已存在的青光眼损害,加以详细评估。

人工角膜术后青光眼治疗非常具有挑战性。由于眼表组织较厚,常规局部药物难以到达眼内,特别是经过角膜表面耳软骨加固手术或镜柱经皮肤穿出的患者。通常采用的方法包括睫状体破坏性手术和青光眼引流装置植入术。

11. 感染性眼内炎   感染性眼内炎是人工角膜术后造成视力损害最严重的并发症之一。几乎都是外源性感染所致。临床表现主要为突然视力严重下降。眼睑肿胀、疼痛和眼内液炎性混浊等是检查关注的重点。B 型超声检查有助于诊断。感染性角膜炎、青光眼引流装置暴露、预防性抗菌药物使用不当、严重干眼等是高风险因素。

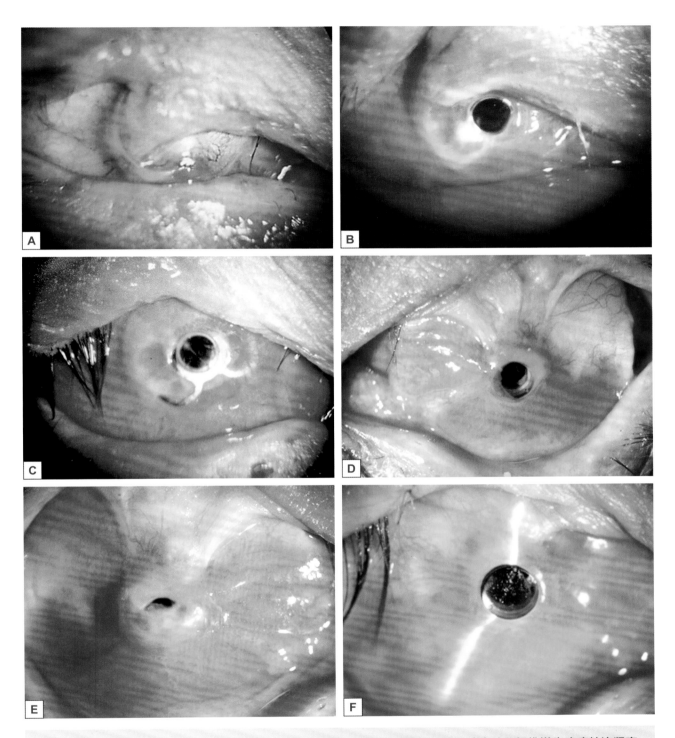

图 5-9-2-14　双眼铝水烧伤 3 年,右眼睑球粘连,上眼睑部分缺损,角膜与部分眼睑皮肤和纤维增生瘢痕粘连紧密,角膜缘全周损毁。左眼为义眼

图 A　人工角膜手术前照片

图 B　MICOF 人工角膜植入术后 2 年,+1.00D 矫正视力 1.0

图 C　由于镜柱上方组织遮挡部分镜柱,半年后行上睑球粘连分离,唇黏膜移植术。8 个月后发生人工角膜移位,支架部分暴露

图 D　经人工角膜复位固定,自体耳软骨加固手术后 6 年,裸眼视力 0.8

图 E　周围组织增生切除 3 次,曾用过 0.03% 丝裂霉素局部贴敷 4 分钟和 0.1% 氟米龙间断局部滴眼,术后继续长期使用左氧氟沙星或加替沙星眼液或眼用凝胶

图 F　人工角膜术后 21 年余,视力也有缓慢下降,最后一次复查为 0.1

感染性眼内炎多为革兰氏阳性细菌感染所致,发病及进展迅速,属于眼科急症。除立即进行结膜囊拭子培养外,应立即进行玻璃体腔抗菌药物注射,最常选用万古霉素和头孢他啶。玻璃体切除术对于快速清除玻璃体和控制感染更加有效,也可以同时进行玻璃体腔注药治疗。有文献报道,玻璃体切除术可能为患者提供更好的治疗结果。

局部有效预防性抗菌药物应用,是最重要的预防措施之一。国际上采用配制的万古霉素滴眼液,加上一种氟喹诺酮眼药,能有效降低感染性眼内炎的发生率,但可能增加真菌感染机会。

12. 玻璃体混浊和无菌性玻璃体炎　玻璃体混浊可以是人工角膜手术产生的炎症反应,也可能是手术创伤引起,有糖尿病视网膜病变患者病情变化也可发生血性玻璃体混浊。一种观点认为是人工角膜术后特殊的玻璃体混浊,称其为无菌性玻璃体炎。常发生在人工角膜植入数月甚至数年后。临床表现为突然视力下降,没有眼痛和明显的结膜炎性反应。往往视力下降程度不如感染性眼内炎重,眼内液中有浮游的炎性细胞,但没有脓性物质。对无法准确判断是否为感染性眼内炎患者,应按感染处理。

13. 视网膜脱离　米赫人工角膜术后发生视网膜脱离的概率非常低。笔者遇到 1 例为孔源性视网膜脱离,为硫酸烧伤失明患者,术后 2 年突然视力由 1.0 降为 0.2,B 超显示视网膜脱离。但在镜柱松动脱失患者,可能发生脉络膜脱离,如果没能及时安装上新的镜柱,由于眼内液溢出的眼压低和对视网膜的牵拉作用,有发生视网膜脱离风险(见镜柱松动脱失)。

玻璃体手术方式复位视网膜是有效方法。注意术中切除玻璃体后,通过降低灌注压力,冷冻头顶压直视下冷冻裂孔全周,长效气体填充,术后保持合适头位使裂孔闭合。对复杂性视网膜脱离,可以考虑长期填充硅油。

14. 镜柱表面磨损　镜柱表面磨损主要见于眼表分泌物较多、终末期干眼等患者。由于经常自行用棉签擦拭,天长日久而致,并影响看物体的清晰度。

一般对视力影响较小,无须处理,对视力严重下降,确认不是由于其他原因所致的患者,可以考虑更换新的镜柱。

15. 镜柱表面钙质沉着　镜柱表面钙质沉着偶有发生,如果影响视力,可用食醋擦拭去除。

16. 镜柱脱失　在 MICOF 人工角膜应用早期,镜柱高度多为 0.5mm,发生人工角膜前组织增生遮盖镜柱的发生率较高,经常需要进行增生膜切除。因此,偶尔会将镜柱旋出少许,增加镜柱的高度,以防止周围组织长入镜柱表面。但这增加镜柱松脱丢失的风险。

手术时旋紧镜柱,术后注意不要逆时针擦拭镜柱,不要随意拧松镜柱是防止其脱失的有效方法。一旦发生,应尽快安装新的镜柱。

17. 黄斑囊样水肿　笔者近年来发现该并发症并不罕见。患者常有无原因的持续性视物模糊,但视力水平一般都不是太差,一般都有 0.2 或以上的视力。而很少伴有其他不适或主诉,玻璃体等屈光介质也不混浊。通过黄斑 OCT 检查可证实其存在。与其他原因引起的黄斑囊样水肿一样,采用玻璃体腔注射糖皮质激素和抗 VEGF 药物均有效。

六、术后处理

(一) 术后一般处理

术后 3~5 天每天换药,眼局部滴用妥布霉素地塞米松滴眼液 3~4 次/d,左氧氟沙星滴眼液或加替沙星滴眼液或凝胶,3~4 次/d。一期术后不需要全身用药。二期术后可酌情常规静脉给予广谱抗生素和地塞米松(5~10mg/d)1~3 天。

(二) 术后长期处理

1. 局部抗生素应用　与患者反复强调和交代,需要终身使用。一般选用广谱抗菌药物点眼,常用的为三或四代氟喹诺酮滴眼液或眼用凝胶滴眼,3~4 次/d。可根据情况定期进行结膜囊细菌培养和药物敏感性调整药物。

对人工角膜镜柱从眼睑皮肤穿出的患者,除局部滴用抗菌眼药外,应该经常进行局部皮肤消毒处理,例如用碘伏棉签擦拭。

　　2. 人工泪液或润滑剂　人工角膜患者都伴有不同程度的干眼,湿润眼表对维持眼表微环境有一定益处,特别是严重或终末期干眼患者,需要长期滴用人工泪液。常用的有无防腐剂的 0.1% 玻璃酸钠滴眼液、重组牛碱性成纤维细胞生长因子眼用凝胶、小牛血去蛋白提取物眼用凝胶等。

　　3. 抗炎药物　随着手术创伤炎症消退,1~2 周后,局部一般不再使用糖皮质激素类药物。有些眼表组织明显炎症或组织增生患者,可以短暂应用 0.1% 氟米龙或 0.5% 氯替泼诺等滴眼液。

　　(三)术后随访观察

　　手术后半年内,根据患者情况,要求每 1~3 个月复查 1 次。以后可根据情况适当延长随访时间,以便及时发现问题,避免或及时处理可能的严重并发症。

视频 24　米赫人工角膜移植术

(黄一飞)

参 考 文 献

1. 中华医学会眼科学分会角膜病学组.中国眼烧伤临床诊疗专家共识[J].中华眼科杂志,2021,57:254-260.

2. 中华医学会眼科学分会角膜病学组.中国人工角膜移植手术专家共识(2021年)[J].中华眼科杂志,2021,57:727-733.

3. Szigiato Andrei-Alexandru,Bostan Cristina,Nayman Taylor,et al. Long-term visual outcomes of the Boston type I keratoprosthesis in Canada[J]. Br J Ophthalmol,2020,104:1601-1607.

4. GAO H,CHEN X N,SHI W Y. Analysis of the prevalence of blindness and major blinding diseases in China[J]. Zhonghua Yan Ke Za Zhi,2019,55:625-628.

5. DIAMOND M A,CHAN S W S,ZHOU X,et al. Lymphatic vessels identified in failed corneal transplants with neovascularisation[J]. Br J Ophthalmol,2019,103:421-427.

6. HARISSI-DAGHER M,SLIM E. Boston keratoprosthesis type 1[J]. J Fr Ophtalmol,2019,42:295-302.

7. GONZALEZ-ANDRADES M,SHARIFI R,ISLAM M M,et al. Improving the practicality and safety of artificial corneas:pre-assembly and gamma-rays sterilization of the Boston keratoprosthesis[J]. Ocul Surf,2018,16:322-330.

8. FRY M,ARAVENA C,YU F,et al. Long-term outcomes of the Boston type I keratoprosthesis in eyes with previous herpes simplex virus keratitis[J]. Br J Ophthalmol,2018,102:48-53.

9. LENIS T L,CHIU S Y,LAW S K,et al. Safety of concurrent Boston type I keratoprosthesis and glaucoma drainage device implantation[J]. Ophthalmology,2017,124:12-19.

10. SAEED H N,SHANBHAG S,CHODOSH J. The Boston keratoprosthesis[J]. Curr Opin Ophthalmol,2017,28:390-396.

11. MA X,XIANG R,MENG X L,et al. Russian keratoprosthesis in Stevens-Johnson syndrome[J]. Cornea,2017,36:304-309.

12. BELIN M W,GÜELL J L,GRABNER G. Suggested guidelines for reporting keratoprosthesis results:Consensus opinion of the Cornea Society,Asia Cornea Society,EuCornea,PanCornea,and the KPRO Study Group[J]. Cornea,2016,35:143-144.

13. ARAVENA C,BOZKURT T K,YU F,et al. Long-Term outcomes of the Boston type I keratoprosthesis in the management of corneal limbal stem cell deficiency[J]. Cornea,2016,35:1156-1164.

14. 王丽强,白华,黄一飞.Boston I 型人工角膜植入术临床效果及术后并发症分析[J].中华眼科杂志,2015,51:673-676.

15. WANG L,HUANG Y,DU G,et al. Long-term outcomes and complications of Moscow Eye Microsurgery Complex in Russia(MICOF)keratoprosthesis following ocular surface burns:clinical experience in China[J]. Br J Ophthalmol,2015,99:1669-1674.

16. 王丽强,黄一飞,James Chodosh,等.波士顿人工角膜临床应用及其进展[J].中华眼科杂志,2014,50:307-312.

17. 陈家祺,翟嘉洁,顾建军,等.波士顿 I 型人工角膜治疗眼部严重陈旧性化学伤的初步研究[J].中华眼科杂志,2012,48:537-541.

18. ALDAVE A J,SANGWAN V S,BASU S,et al. International results with the Boston type I keratoprosthesis[J].

Ophthalmology,2012,119:1530-1538.

19. HUANG Y F,DONG Y,WANG L Q,et al. Long-term outcomes of MICOF keratoprosthesis in the end stage dry eyes:an experience in China [J]. Br J Ophthalmol,2012,96:28-33.

20. KANG J J,DE LA CRUZ J,CORTINA M S. Visual outcomes of Boston keratoprosthesis implantation as the primary penetrating corneal procedure [J]. Cornea,2012,31:1436-1440.

21. HUANG Y F,YU J F,LIU L,et al. Moscow eye microsurgery complex in Russia keratoprosthesis in Beijing [J]. Ophthalmology,2011,118:41-46.

22. Ament Jared D,Todani Amit,Pineda Roberto,et al. Global corneal blindness and the Boston keratoprosthesis type I [J]. Am J Ophthalmol,2010,149:537-539.

23. 谢立信,王富华,史伟云. 1997 年至 2002 年山东省眼科研究所穿透性角膜移植术的原因分析[J]. 中华眼科杂志,2006,42:704-708.

24. 黄一飞,王丽强,王凤翔. 人工角膜植入术的临床应用[J]. 中华眼科杂志,2003,39:1-4.

25. XIE L,DONG X,SHI W. Treatment of fungal keratitis by penetrating keratoplasty [J]. BJO,2001,85:1070-1074.

第十章
飞秒激光角膜移植术

第一节 飞秒激光角膜移植的设计和操作

一、概述

角膜移植手术的基本过程是用健康透明的角膜组织替代病变的角膜组织,使患者达到重新复明的目的。角膜移植主要分为治疗性角膜移植和光学性角膜移植,光学性角膜移植手术的关键技术包括角膜供体和受体的精细化制备技术和良好缝合技术等,以此可获得最小度数的术源性角膜散光。角膜供体和受体的精细化制备技术是光学角膜移植的重要环节,如何将病变的角膜组织规则地切除,以及制作规则的供体角膜是角膜手术医生一直所追求的。

近100年来,围绕供体、受体规则制备的手术器械或设备经历了一个不断发展和改进的过程,归结起来,对供、受体角膜的取材方法经历了手工制作和激光辅助制作两个阶段。

(一)手工制作角膜供体和受体

1877年,von Hippel发明了第一个环钻,开始钻取供体角膜和制作植床。1886年,他又使用环钻进行了第一例兔给人的部分板层角膜移植并获得成功。环钻的出现为穿透性角膜移植奠定了基础。1905年,Eduard Zirm用环钻成功完成了人类第一例同种异体穿透性角膜移植手术。在后来的很多年里,环钻一直保持其基本结构,只是对环钻的某个部分进行改进,使穿透性角膜移植的成功率和光学效果不断提高。

1974—1979年,Drews,Donaldson,Miller,Doughman等相继报告了应用中间带孔并有手柄和一次性应用的可更换钻头的手持环钻,使穿透性角膜移植更容易操作,目前临床上用的Storz万用环钻就是这种(图5-10-1-1)。

1980年,Hessburg和Barron共同报告了负压吸附固定式(suction fixation)环钻,环钻的外环可以吸附固定在角膜上,内环可以进行植孔的钻切(图5-10-1-2A),Barron还报告了供体角膜负压切割枕,与上述的负压环钻可以配对使用(图5-10-1-2B)。这种负压吸附固定式环钻常用于光学角膜移植术,为一次性应用,应用广泛。

(二)激光辅助制作供体和切口

为了避免手工环钻进行病灶切除和供体角膜制作中人为难以控制的因素,有学者尝试采用激光(准分子激光或飞秒激光)进行角膜病灶切除和供体角膜移植片制作。采用激光辅助的角膜移植手术可以最大限度地避免用力不均匀等造成的

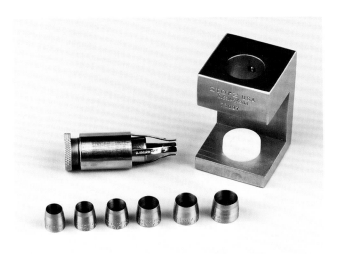

图5-10-1-1 Storz万用环钻和切割枕,环钻切割头可以与手柄分离

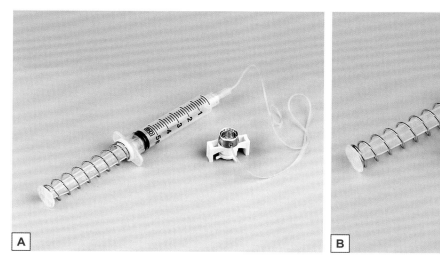
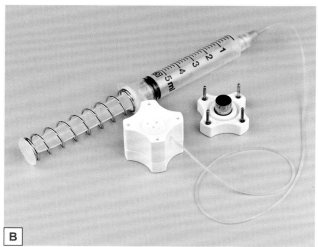

图 5-10-1-2　负压吸附固定式环钻和切割枕

图 A　Hessburg-Barron 负压吸附固定式环钻
图 B　Barron 负压切割枕,可与负压环钻配对使用

角膜供受体不规则等问题,同时,从事角膜移植术的初学者也可能通过机器辅助制作得到完美的移植片和植床,这也可能是未来角膜移植手术发展的方向。

飞秒激光目前已广泛应用于角膜屈光手术和角膜移植手术,飞秒激光辅助角膜移植手术(femtosecond laser-assisted keratoplasty,FLAK)的精准性和可预测性已得到临床验证,较传统环钻辅助的角膜移植手术更具优势,术后伤口愈合和视力恢复快,角膜散光度数低且规则,在临床逐步得到角膜移植手术医师及患者的认可。

飞秒激光是一种以脉冲形式运转的固体激光,持续时间极短(1 飞秒就是 10^{-15} 秒,也就是 1/1 000 万亿秒),是目前人类在实验条件下所能获得的最短脉冲。飞秒激光可通过光爆破作用对角膜组织进行切削,以极低的能量瞬间在极小的空间产生极高的能量强度,使组织电离,产生等离子体,在组织中形成微泡,大量微泡聚积成微腔,依靠激光束焦点处的微等离子体形成的光爆破作用切割组织。飞秒激光对角膜组织的切削非常精细,可准确控制切削的深度和形状,切削面也非常光滑。

目前,飞秒激光主要应用于角膜屈光手术,但作为一项新工具,未来在角膜移植手术中的应用可能有广泛的前景。飞秒激光进行角膜移植手术,主要是应用飞秒激光制作角膜植片和植床,准确切割各层病变角膜组织,即使在轻度的角膜斑翳和角膜水肿时,也可以达到部分的切割目的。因此,飞秒激光在角膜移植手术中具有很大的应用潜力。

2005 年以来,陆续有飞秒激光辅助进行穿透性角膜移植手术、板层角膜移植手术和角膜内皮移植手术等的报道,飞秒激光制作的边切可以根据临床需要设置成不同的类型,如礼帽形和圣诞树形等,有利于植片与植床的嵌合。

目前可以用于飞秒激光辅助进行角膜移植手术相关的设备包括 IntraLase、WaveLight FS-200、VisuMax 和 Femto LDV。四种飞秒激光辅助角膜移植设备的主要参数见表 5-10-1-1。

二、飞秒辅助角膜移植条件

1. 设备要求　所有设备应通过国家药品监督管理局审批医疗器械注册证所需的检测,并取得相关证书。

2. 术者要求　手术医师应持有国家医师资格证书及医师执业证书(眼科专业或眼耳鼻喉科专业)。角膜移植手术医师应具有副主任医师及以上职称,具有角膜移植手术 50 台以上手术经验,熟悉角膜屈光

表 5-10-1-1　四种飞秒激光辅助角膜移植手术的设备参数

	激光能量	光斑直径/μm	点间距/μm	线间距/μm	切割直径/mm	切割深度/μm	切割角度/°	切割移动#	激光制作缝线标记点	切割类型						
---	---	---	---	---	---	---	---	---	---	常规边切	板层切割	礼帽型	蘑菇型	之字型	圣诞树	椭圆形
Intralase	0.3~2.5uj	<3	2.0~7.0	2.0~9.0	3~9.5	90~1 200	30~150	是	是	是	是	是	是	是	是	否
WaveLight FS200	0.1~2.4μJ	5.0 ± 0.5	4	3	2.0~1.0	90~1 100	30~150	是	否	是	是	是	是	是	是	否
Visual Max	150~340nj	<2.88	1.5~4.5	1.5~4.5	5.0~9.5	50~1 000	45~135	否	否	是	是	否	否	否	否	否
Femto LDV	<55nJ	<2	0(叠加)	0(叠加)	5.0~10.0	50~850	30~150	否	否	是	是	是	是	否	否	是

注：# 切割移动指飞秒激光患者接口完成吸引术眼角膜，在启动激光发射前，根据角膜中心或病灶的位置微调飞秒激光切割边缘的位置

手术操作流程。若角膜屈光手术医师辅助行角膜移植切口制作,应具有眼科主治医师及以上职称,具有飞秒激光角膜屈光手术 50 台以上手术经验。

3. 环境要求 手术室的建筑设施应符合《医院洁净手术部建筑技术规范》(GB 50333—2013)要求,面积和尺寸应符合激光设备要求的参数标准,手术室间内洁净度须符合眼科手术要求。若飞秒激光与角膜移植在同一间手术室完成,则手术室需要达到Ⅰ或Ⅱ级洁净手术室标准;若飞秒激光与角膜移植在不同手术室完成,在转移患者的过程中术眼应使用广谱抗生素滴眼液,无菌纱布包眼,转移手术室后需要重新对眼部手术区域进行消毒铺巾。手术室温度以 18~22℃为宜,相对湿度以 40%~60% 为宜。手术设备的使用环境须与生产厂商的建议要求相符。

三、适应证和禁忌证

（一）适应证

1. 不同原因引起的角膜全层瘢痕、混浊、急性圆锥角膜等,采用飞秒激光辅助行穿透性角膜移植术。

2. 不耐受硬性透气性角膜接触镜的圆锥角膜患者,尚未引起角膜全层混浊的各种类型角膜基质营养不良和角膜变性等,采用飞秒激光辅助行板层角膜移植术。

3. 各种原因的角膜内皮失代偿,采用飞秒激光辅助行角膜内皮植片制作。

4. 角膜缘干细胞功能失代偿,采用飞秒激光辅助制作角膜缘植片。

（二）禁忌证

存在下列情况中任何一项者,不能接受手术:

1. 眼眶、眼睑或眼球解剖结构异常致负压吸引头置入困难,无法形成稳定负压者,如睑裂狭小、眼睑变形等。

2. 角膜表面不规则,无法建立负压吸引者。

3. 角膜严重混浊者。

4. 病灶范围超过飞秒激光可制备角膜植床范围者。

5. 无法主动配合手术者,如头位无法处于正常位置或因全身性疾病无法仰卧者。

6. 病变角膜极薄者,如后弹力层膨出、有角膜破裂风险者。

存在下列情况中任何一项,术前须进行全面严密评估,以确定是否可接受手术:①青光眼未控制或为薄壁滤过泡;②较严重的球结膜松弛症或睑球粘连;③严重的眼球震颤;④各种未控制的化脓性角膜炎。

四、术前评估

术前应进行全面的病史询问和详细的眼科检查。

1. 病史 询问并记录全身性及眼部疾病、外伤、手术等病史,以及药物史、药物不良反应及过敏史。了解患者要求手术的原因和期望值,以及职业、生活及用眼习惯等社会学资料。

2. 常规眼部检查 检查视力、主觉验光度数、眼压、泪液分泌情况、眼前节和眼后节情况。

3. 特殊检查项目 进行飞秒激光手术还需要进行以下检查:

（1）眼轴长度、角膜直径检查:指导设计角膜植片和植床的切割直径。

（2）角膜厚度检查:使用 Pentacam 三维眼前节分析仪,眼前节相干光断层扫描(anterior segment optical coherence tomography,AS-OCT)仪或 A 超设备等,指导设计角膜植床切削深度。

（3）角膜内皮细胞检查:使用角膜内皮镜或共聚焦显微镜检查内皮细胞密度,确定板层角膜移植术的可行性。

五、手术设计和基本步骤

1. 受体角膜植床直径设计 根据患眼角膜直径设计飞秒激光切割植床的直径,充分考虑角膜中心和角膜顶点。与传统环钻切割角膜植床直径以 0.25mm 递增不同,飞秒激光允许切割直径以 0.10mm 递增,因此设计可更精准。术前,测量角膜水平和垂直直径,以及角膜病变直径后,进行环形切割设计。切割范围原则上既要充分包含病变区域,又要与角膜缘至少预留 1.5mm 健康角膜区域,以便于植片在植床上对位缝合,且减少术后缝线引起新生血管长入等并发症。

2. 供体角膜植片直径设计　通常植片直径较植床直径大 0.1~0.3mm。设计时应考虑以下因素:

(1)眼轴长度:眼轴越长,植片直径应越小(术后角膜曲率越低);反之,眼轴长度越短,植片直径应越大(术后角膜曲率越高),以便在一定程度上弥补由眼轴长度造成的屈光度数。

(2)前房深度:术前前房较浅,尤其房角开放度低者,宜选择直径相对较大的植片,以便术后加深前房深度,避免房水回流不畅引起高眼压。

(3)对侧眼的屈光状态:术前除关注患眼的眼轴长度、前房深度等参数外,还应关注对侧眼的屈光状态,减轻或避免因植片直径选择不当导致的术后双眼屈光参差过大。

3. 飞秒激光的多种个性化切割模式　除了常规不同角度环形切割和板层切割,礼帽形切割边缘可提供更多角膜内皮,蘑菇形切割边缘可提供更多角膜基质,之字形和圣诞树形切割边缘可提供更多植床和植片贴合界面(图 5-10-1-3)。此外,还有燕尾形和榫槽形切割等可供选择。从生物力学角度而言,与常规切割边缘模式相比,个性化切割边缘模式可为角膜植片与植床对接提供更多愈合表面积和更高稳定性。

4. 飞秒激光参数和能量设计　激光参数设置的顺序为供体和受体角膜切割直径和深度、切割能量等,应特别注意激光的特定参数设定(即能量、光斑、点间距和线间距)可影响切口的稳定性。点间距、线间距越小,切面越光滑。激光能量原则上根据设备的低限值设定,以减轻飞秒激光爆破对角膜组织的损伤。根据经验和角膜的混浊程度,可适当增加激光能量值;对于板层角膜移植术或制作角膜内皮植片,建议飞秒激光聚焦层面距离角膜内皮面 100~150μm,以减轻飞秒激光爆破过程中能量对角膜内皮细胞的损伤。术前应个体化综合衡量患者情况,并对手术相关参数进行最优处理和合理选择,从而使手术获得最优化临床效果。

六、麻醉

1. 方法一　先进行表面麻醉,采用飞秒激光辅助制作角膜植床后再行球周或球后阻滞麻醉,或行全身麻醉。优点是眼球位置易调控,缺点是一旦飞秒激光穿透全层角膜,很难行球周或球后阻滞麻醉。

2. 方法二　进行球周或球后阻滞麻醉后,采用飞秒激光辅助制作角膜植床。优点是飞秒激光切割角膜后无须再进行麻醉,缺点是若麻醉后眼位不正,增加飞秒激光的切割难度。

建议板层角膜移植术和角膜内皮移植术主要采用局部麻醉;在麻醉条件允许的情况下,穿透性角膜移植术选择全身麻醉。

七、手术基本步骤

1. 麻醉和固定头位　术眼表面麻醉,固定头位,平衡眼位,使术眼眼位居中。

2. 设置激光参数　助手将参数输入飞秒激光设备,并双人核对。

3. 供体角膜制作　将供体角膜放置于人工前房,采用角膜保存液形成前房并维持正常眼压,采用飞秒激光切割供体角膜植片。

4. 受体角膜制作　激光发射器与患者接口连接。根据不同型号激光发射器的操作要求,做好患者接口与术眼的接触,维持稳定并采用飞秒激光切割受体角膜植床。

5. 制作植床　部分类型角膜移植手术需要飞秒激光联合手工切割完成植床制备。

6. 缝合植片　将飞秒激光切割好的供体角膜放置于植床,采用 10-0 的尼龙线间断缝合或连续缝合完成相应类型的角膜移植手术。缝合结束后,在解除开睑器和眼睑对眼球压迫的情况下,用散光盘引导调整缝线松紧,使角膜映光环呈现环形,降低术后角膜散光度数。

八、并发症及其处理

(一)术中并发症

1. 负压吸引困难或失吸　负压吸引困难或负压环失吸可能为术眼结膜松弛或水肿、翼状胬肉或睑球

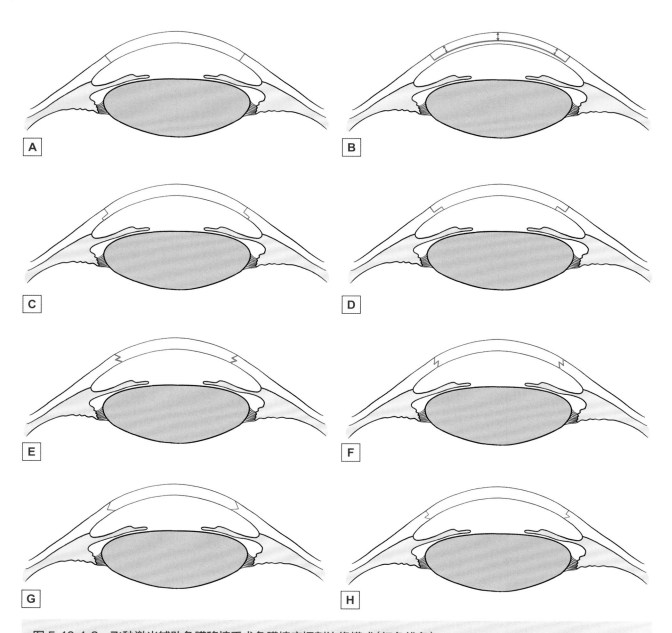

图 5-10-1-3　飞秒激光辅助角膜移植手术角膜植床切割边缘模式（红色线条）

图 A　示常规切割边缘（可设置角度）
图 B　示板层切割（可设置深度）
图 C　示礼帽形切割边缘
图 D　示蘑菇形切割边缘
图 E　示之字形切割边缘
图 F　示圣诞树形切割边缘
图 G　示榫槽形切割边缘
图 H　示燕尾形切割边缘

粘连导致患者接口与角膜接触不密闭所致,也可能与患者突然转动眼球有关。

预防措施:术前应对患者进行筛选,并通过充分沟通指导和教育患者配合手术;术中须合理、精确放置患者接口,并及时判断特殊情况。

解决方案:①对结膜松弛或水肿者,可使用斜视钩将吸引区域内的结膜压平,驱赶结膜下液体至远离角膜缘区域后再吸引;②对球周阻滞麻醉后眼位不正者,可缝合直肌牵引缝线调整眼位后再次尝试吸引;③对精神紧张者,可进行开导和安抚,待患者情绪平稳后再吸引;④对多次吸引仍无法吸引者,可终止飞秒激光操作,改行传统环钻辅助的角膜移植手术。

2. 结膜下出血 患者接口固定和负压吸引等机械因素导致球结膜下小血管破裂出血,与设备的患者接口界面类型、负压吸引次数、术者操作熟练程度、患者年龄和配合度有关。

预防和处理:术中尽可能降低吸引负压,轻巧操作并缩短操作时间。一般结膜下出血无须特殊处理,术后 2~4 周自行吸收。

3. 角膜内皮细胞损伤 角膜内皮细胞损伤是比较严重的并发症。主要原因是飞秒激光切割平面距离角膜内皮面过近,激光爆破能量波及角膜内皮,对角膜内皮细胞造成可逆或不可逆性损伤。

解决方案:①设计切割深度前应精确测量受体和供体的角膜厚度;②飞秒激光切割平面与角膜内皮面的距离不能小于 $100\mu m$;③板层角膜移植术受体角膜出现内皮细胞明显损伤,建议改行穿透性角膜移植术;供体角膜内皮细胞明显损伤,建议更换供体角膜。

4. 飞秒激光切割不完全 切割不完全的主要原因是飞秒激光未达到设计的切割效果,可能与受体角膜或供体角膜透明度低,角膜与患者接口之间存在影响激光穿透的气泡、脂质等有关。

预防措施:①个性化设计,对于角膜透明度低者适当增加激光能量;②减少患者接口与角膜之间可能影响激光穿透的因素。

解决方案:①对于板层角膜移植术,可适当加大钝性分离的力度,若仍无法完全分离,可使用角膜刀或角巩膜剪剪开切割不完全处;②对于穿透性角膜移植术和角膜内皮移植术,须保护角膜内皮,避免过大钝性分离力度对角膜内皮造成机械性损伤,建议使用角膜刀或角巩膜剪剪开切割不完全处。

5. 飞秒激光导致角膜植床穿透 属于严重并发症。主要原因是手术前测量的角膜厚度与实际不符,或术前未测量到角膜最薄点。

预防措施:①术前采用多种方法检查角膜,如采用 AS-OCT 或 A 超方法 6~8 个轴向测量角膜厚度,寻找角膜最薄点。此外,可采用 Pentacam 三维眼前节分析仪测量角膜最薄点厚度以及定位最薄点位置;②飞秒激光参数设置尽量保守,切割深度较角膜最薄点厚度至少小 $100\mu m$。

解决方案:①若穿透性角膜移植术中出现角膜植床穿透,可向前房注入黏弹剂继续手术;②若板层角膜移植术中出现角膜植床穿透,穿破口直径 <2mm,可继续行板层角膜移植术,术毕前房注入无菌空气支撑前房;若穿破口直径 >2mm,可使用 10-0 尼龙线连续缝合穿破口后继续行板层角膜移植术,若备有质量好的供体角膜,亦可改行穿透性角膜移植术。

6. 飞秒激光制备角膜内皮植片形成纽扣孔 主要原因在于供体角膜厚度偏薄,飞秒激光设定切割深度过大,造成角膜内皮植片制作材料中央区域破裂。

预防措施:飞秒激光切割前精准测量供体角膜厚度(采用 A 超方法);压平供体角膜的界面大过飞秒激光切割界面即可,切勿过度施压,造成供体角膜过度压平。

(二) 术后并发症

与传统环钻辅助角膜移植手术后并发症相似,主要包括原发病复发、免疫排斥反应、植片上皮缺损和溃疡、缝线松动等。处理方法也与传统环钻辅助角膜移植手术相似,可参考《我国角膜移植术专家共识(2015 年)》。

九、围手术期用药及术后评估和随访

围手术期用药参考《我国角膜移植手术用药专家共识(2016 年)》。对于飞秒激光辅助穿透性角膜移植术和同种异体角膜缘干细胞移植术,应特别注意防治术后免疫排斥反应。

术后随访方案与传统环钻辅助角膜移植手术基本相同。检查内容应包括视力、眼压、植片情况和角膜内皮细胞密度等。因角膜移植手术后免疫排斥反应可随时发生,故建议患者长期复诊或在出现任何不适时及时复诊。

十、存在的问题和展望

目前,关于飞秒激光在角膜移植手术中的应用,最重要的问题是对术中激光参数的设定尚缺乏足够经验,虽然有一定的实验研究,但临床研究的患者数量较少,对于临床实际应用中可能出现的问题还需进一步验证。

1. 飞秒激光参数设定　飞秒激光目前在临床主要用于在健康透明角膜上制作 LASIK 角膜瓣,其参数相对容易设定。对于需行角膜移植的病变角膜,角膜混浊、水肿,尤其是不规则的瘢痕,会影响激光能量,使实际角膜切削深度的可预测性下降。如何根据患眼的实际情况调整激光参数,目前尚缺乏经验,需要手术者进行探索。

2. 临床实际操作问题　飞秒激光操作时需要负压吸引,故不适用于角膜濒临穿孔的病例。对厚薄不均的病变角膜行板层角膜移植时,植床厚度也很难控制均匀。另外,发射激光之前需要压平角膜,对于有病变的角膜可能比较困难。若飞秒激光器与患者接触的界面设计更符合角膜曲率,对病变角膜激光的可控性会更好。

3. 飞秒激光的安全性　虽然飞秒激光在 LASIK 中的安全性已经得到证实,但深层角膜切削需要更大的激光能量,且激光距离眼内组织更近。飞秒激光属于长波长激光,有可能对眼内组织尤其是晶状体造成损伤,目前也有报告在飞秒激光切削时前房会出现气泡,因此,对其安全性还应进一步研究。

4. 经济因素的制约　飞秒激光器及其耗品价格相对昂贵,也是限制其在角膜移植中研究和应用的因素之一。

飞秒激光在角膜移植手术中的应用研究尚处于起步阶段,还存在许多问题需要解决,但飞秒激光在对角膜组织切削的精确性、可重复性等方面表现出的优势,已经显示其在角膜疾病治疗手术领域的巨大应用前景。随着飞秒激光在 LASIK 中应用的增加,更多的眼科医生有机会使用飞秒激光器,这会促进对飞秒激光角膜移植的研究,同时也有利于对仪器的全面利用。飞秒激光作为一种极具挑战性的新技术,目前已在角膜移植领域得以初步应用,随着飞秒激光设备的逐渐完善和临床应用经验的不断丰富,必将能够在手术操作和术后屈光恢复等方面大力推动角膜移植手术的发展。

(高华)

第二节　飞秒激光穿透性角膜移植术

飞秒激光辅助进行穿透性角膜移植是最常见的手术方式之一,主要的优点是边切直径及边切形状可以进行个性化设计,同时避免了手工环钻钻切导致的植片或植孔不规则的问题,现介绍如下:

1. 制备植片　采用飞秒激光制作植片的步骤如下:

(1) 设置边切参数:FS200 飞秒激光系统制作供体前表面环切直径一般比植床前表面环切直径大0.2~0.3mm,选择与植床边切类型一致的边切方式。

(2) 人工前房形成:将角膜中期保存液或平衡盐溶液注入人工前房保护角膜供体内皮细胞,然后把直径为 14~16mm 的供体角膜片放于人工前房上,并使人工前房压力约为 10mmHg(图 5-10-2-1A)。

(3) 压平锥与吸引环连接:将人工前房放于操作台上,调节压平锥,使压平锥与负压吸引环嵌合,角膜压平理想。

(4) 激光切割植片:手术助手协助调整移动边切范围,使边切范围位于角膜中央,启动飞秒激光发射,制作预先设计好的供体角膜植片(图 5-10-2-1B)。然后采用分离器环形分离供体角膜。如因供体角膜水肿飞秒激光不能完全切削穿透,则可以采用穿刺刀沿飞秒激光切口穿透进入前房,采用角膜剪将剩余的未穿透部分剪下。将剪下的供体角膜放入中期保存液中备用。

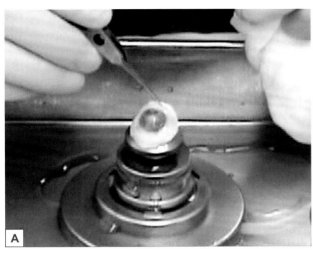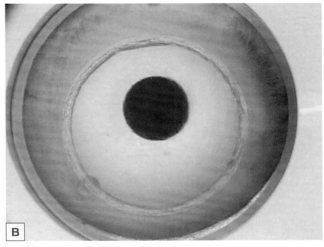

图 5-10-2-1　飞秒激光穿透性角膜移植步骤

图 A　将角膜保存液注入人工前房,然后将带 3mm 巩膜环的供体角膜放置于人工前房上

图 B　发射飞秒激光,制作预先设计好的之字形角膜切口,切口深度 750~800μm

2. 制备植床　飞秒激光制备植床步骤如下:

(1) 植床直径选择:植床直径大小应根据角膜病变的性质及大小来决定。单纯角膜瘢痕,植床直径应与病变大小同径,但一般应保持在 7.0~8.5mm。因为直径偏小不利于术后增视的效果,且较小的植片内皮细胞总数较少,容易导致术后植片内皮细胞功能失代偿。而植片直径过大时,术后免疫排斥率增加,但总的原则还是要尽量彻底清除病变。

(2) 植床中心定位:植床的中心力求在角膜光学中心,应当位于正常人瞳孔中心,约在角膜中心的鼻侧 1mm,因此,缩瞳以后,瞳孔中心微偏角膜光学中心的鼻侧。植片偏位移植,除了增视效果会受影响,偏中心移植还会增加穿透性角膜移植的免疫排斥率。

(3) 激光切割植床:飞秒激光切割需要负压吸引,会增加眼压,且飞秒激光操作与角膜移植手术操作通常不在同一手术室,需要将患者转移手术室。因此,飞秒激光切割时保留角膜桥连组织对确保角膜切割过程中及患者转移过程中眼内结构完整、防止房水渗漏及前房塌陷具有重要作用,患者转移至手术室后再手工切开和剪除病变角膜(图 5-10-2-2A~D)。建议飞秒激光切割受体角膜的深度应距离内皮面约 100μm,而供体角膜可全层切开。

3. 缝合植片　缝合的方式与常规穿透性角膜移植相似。缝合方法可以采用间断缝合、双连续缝合或者间断 + 连续缝合。间断缝合的优点是手术容易控制深度、针距及手术时间,术后容易选择不同时间,在不同子午线上拆线来调整手术性散光,缺点是针数少容易漏水,针数过密容易散光及结瘢(图 5-10-2-2E、F 和图 5-10-2-3)。

连续缝合常用在圆锥角膜或角膜内皮病变的无新生血管的增视性穿透性移植术中,但也应先缝 4~8 针间断缝合后再重新缝连续缝合,术毕,把间断缝合拆除。连续缝合的优点是只有一个埋藏线结,术后瘢痕轻,远期的手术性散光轻,但缺点是一旦在调整缝线时或缝合时断线,就要重新再缝合,另外,中、晚期的角膜散光也不能再通过缝线调整来实现。

4. 重建前房　当缝合完成后,应用 BSS 注入使之形成正常深度的水密前房。此时应观察是否有漏水现象。

5. 手术性散光调整　手术性散光调整对于飞秒激光精确角膜移植很重要。术毕,应当在显微镜下观察缝线针眼的间距和植片与植床上的跨度是否均匀一致,更准确的方法是使用 Placido 盘观察角膜映光环,观察映在角膜植片上的同心圆是否是圆形,如果是椭圆形,间断缝合可以在椭圆形长径方向拆线,拉紧

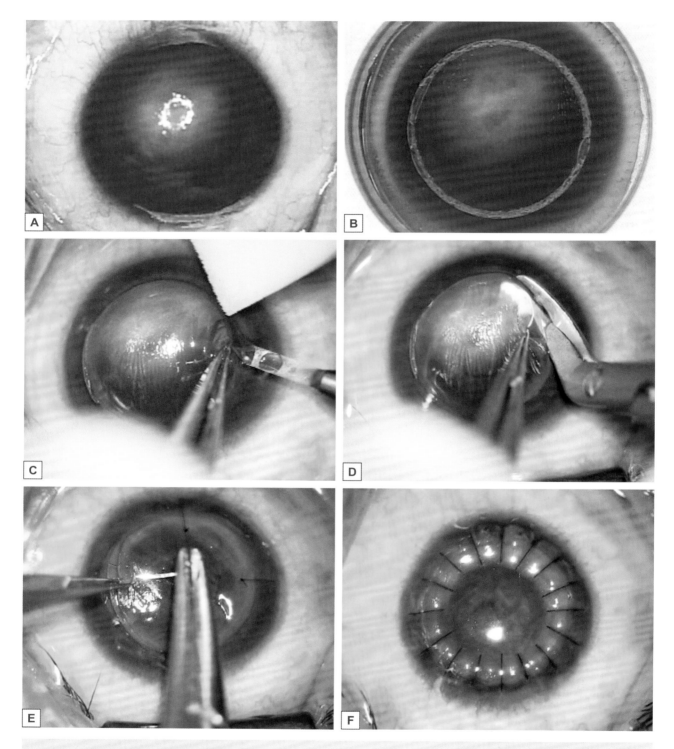

图 5-10-2-2　飞秒激光穿透性角膜移植步骤

图 A　圆锥角膜急性水肿期经过治疗仍然有轻度水肿,角膜中央明显前突

图 B　发射飞秒激光,制作预先设计好的之字形角膜切口,切口深度 500~600μm(根据手术前角膜周边测量厚度设计,一般切削深度达到周边角膜厚度 90%~95%)

图 C　宝石刀沿切口穿刺进入前房

图 D　角膜剪沿飞秒激光切口将病变的角膜剪下

图 E　10-0 尼龙线间断缝合,可以见到角膜植片边缘呈现 Z 字形(红色标示)

图 F　10-0 尼龙线间断缝合 16 针后,BSS 形成前房,将缝线线结旋转入植床侧的角膜层间,减少手术后的刺激症状

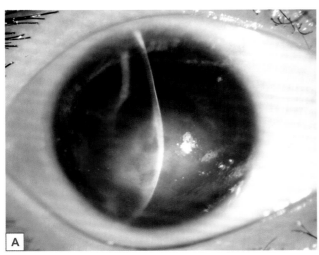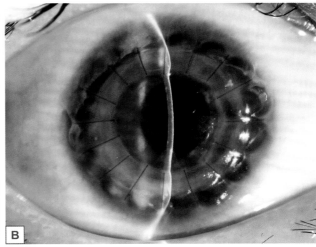

图 5-10-2-3　飞秒激光穿透性角膜移植手术效果

图 A　圆锥角膜急性水肿期患者,角膜明显前突。角膜中央水肿混浊
图 B　行飞秒激光辅助穿透性角膜移植手术后 1 个月,角膜植片透明

重缝使其成为圆形,或在短径的子午线上拆除 1 根缝线,松解重缝且使其成为圆形。双连续缝合可以拉紧椭圆映光环长轴部分的缝线,最终使映光环呈现圆形。

(高华)

第三节　飞秒激光板层角膜移植术

　　飞秒激光还可以辅助进行板层或深板层角膜移植。受体角膜植床的制作方法分为两种:一种是对角膜基质混浊未累及全层(如颗粒状角膜营养不良)者,可采用飞秒激光行植床边缘和角膜板层间切割,植床平面距离角膜内皮面 100~150μm,采用 80% 以上能量输出。另一种是对角膜基质混浊明显或圆锥角膜中央角膜明显变薄者,可采用飞秒激光仅行植床边缘切割,深度建议植床保留厚度在 100μm 及以上,而后使用角膜刀切割角膜板层间组织,或采用大泡技术暴露后弹力层。植床切割完成后,将飞秒激光切割的供体角膜植片撕除后弹力层和内皮层后进行移植。

　　(一)飞秒激光部分板层或深板层角膜移植

　　1. 制备植片　FS200 飞秒激光角膜边切参数如下:植片前表面环切直径一般比植床前表面直径大 0.2~0.3mm,选择与植床边切类型一致的边切方式进行设计。人工前房形成、调节负压及压平锥压平供体角膜方法参照穿透性角膜移植手术。手术助手协助调整边切范围,使边切范围位于角膜中央,启动飞秒激光发射,制作预先设计好的供体角膜植片,然后采用分离器环形分离供体角膜,放入中期保存液或无菌湿房中备用。

　　2. 制备植床　飞秒激光制作植床步骤如下:

　　(1)植床直径选择:植床直径大小应根据角膜病变的性质及大小来决定,但一般应保持在 7.0~8.5mm,但总的原则是要尽量彻底清除病变组织。

　　(2)植床制备设计:植床的中心定位与激光边切类型选择及飞秒激光植床切削基本手术方法均参照穿透性角膜移植术。但是由于厂家设计的板层切削模式保持角膜前部厚度一致,因此,只适合于临床角膜厚度大致正常的患者,并不适用于角膜中央明显变薄的圆锥角膜患者。临床上,角膜厚度大致正常同时角膜基本透明且需要板层角膜移植的患者很少。因此,厂家提供的板层切削模式临床适应证比较少(图 5-10-3-1)。

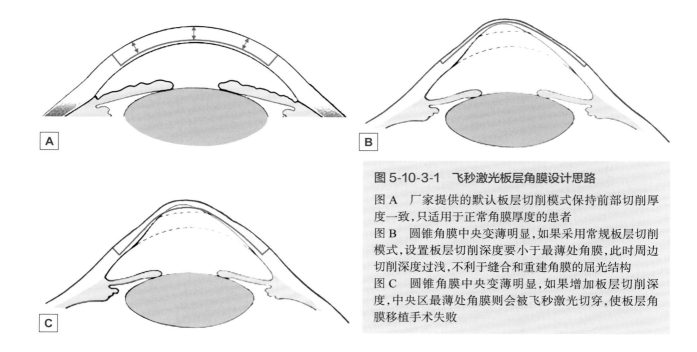

图 5-10-3-1 飞秒激光板层角膜设计思路
图 A 厂家提供的默认板层切削模式保持前部切削厚度一致,只适用于正常角膜厚度的患者
图 B 圆锥角膜中央变薄明显,如果采用常规板层切削模式,设置板层切削深度要小于最薄处角膜,此时周边切削深度过浅,不利于缝合和重建角膜的屈光结构
图 C 圆锥角膜中央变薄明显,如果增加板层切削深度,中央区最薄处角膜则会被飞秒激光切穿,使板层角膜移植手术失败

圆锥角膜患者角膜中央变薄明显,可以考虑飞秒激光辅助边切联合手工板层剖切的方式进行手术,这样既能保障切割的深度,又能保护植床的中央不受飞秒激光爆破的影响,使手术后角膜各部分的厚度与正常角膜基本相似,保障了手术后的光学效果。

（3）手工辅助剖切:①传统板层剖切:采用一次性角膜刀沿着飞秒激光制作的深度进行剖切,制作平整的植床,进行常规板层角膜移植(图 5-10-3-2、图 5-10-3-3);②大泡技术辅助暴露后弹力层的深板层剖切技术:将充满无菌空气的注射器连接在钝性大气泡针头上,从切口边缘插入角膜深基质层,针头位置位于角膜中央,注入无菌空气约 1mL,使角膜后弹力层与基质层分离。然后再采用一次性 45° 角膜刀沿着环切口剖切病变角膜组织,将病变角膜组织完整剥除(图 5-10-3-4、图 5-10-3-5)。

（4）缝合植片:把制备好的植片用托盘放置在植床上,采用 10-0 的尼龙线进行缝合,缝合方式可以选择间断缝合、双连续缝合或者间断 + 连续缝合,缝合深度、间距、手术散光控制等具体参照常规板层角膜移植术。

（二）飞秒激光薄供体全板层角膜移植

飞秒激光除了可以辅助进行部分板层角膜移植,还可以辅助进行薄供体全板层角膜移植。由于飞秒激光切割范围在角膜中央 10mm 范围之内,因此,飞秒激光辅助进行薄供体全板层角膜移植也需要手工辅助进行供体制作(图 5-10-3-6)。

飞秒激光辅助的薄供体全板层角膜移植的有以下优点:①对植床切割较浅,保留了更多的自身角膜组织,对角膜的神经损伤较小;②薄的供体角膜术后所需要的营养和能量较少,术后植片更容易存活。

1. 供体组织制备 飞秒激光制作全板层供体需要激光切割和手工切割结合,具体如下:

（1）将供体角膜放置在人工前房上,保持人工前房压力接近正常眼压。

（2）采用飞秒激光在供体角膜中央制作直径 10mm 板层间切割,后部边切厚度 350~400μm,前部约 150μm 不进行边切。

（3）采用一次性角膜刀将后部的角膜组织和边缘后部的角膜组织切除,获得薄供体全板层供体备用。

2. 制备植床及缝合植片 具体手术步骤如下:

（1）打开球结膜:沿角膜缘环周剪开球结膜并分离,缝合上下直肌并固定,止血。

（2）制备植床:采用一次性 45° 角膜板层刀切除角膜表面的病变组织,切除深度不超过 200μm,如前弹力层完整且无明显混浊,亦可不用板层切除角膜(图 5-10-3-7A、B)。

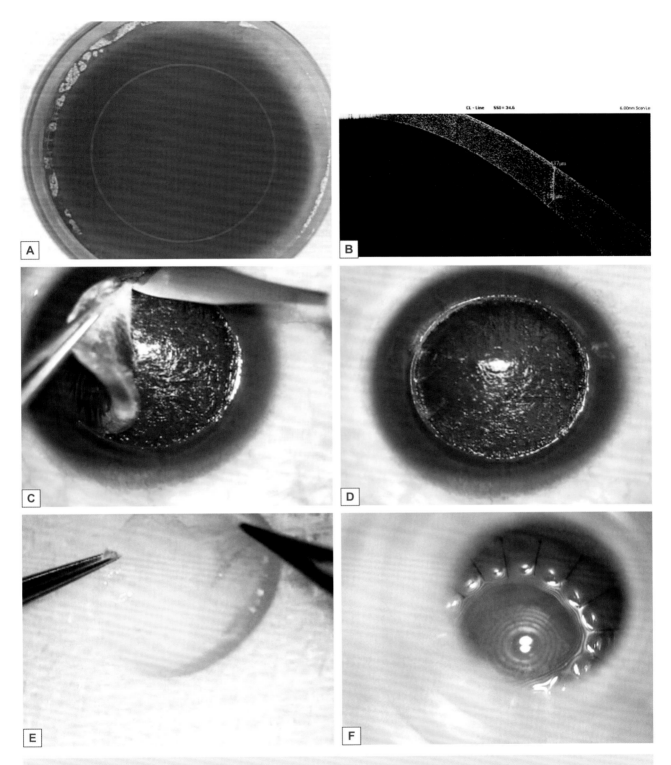

图 5-10-3-2 飞秒激光板层角膜移植手术步骤

图 A 飞秒激光切割圆锥角膜患者角膜后,角膜切口为规则圆形,瞳孔位于切削环中央

图 B 飞秒激光切削角膜后,AS-OCT 检查可以见到切割深度和切割角度均在理想的控制范围

图 C 45°一次性角膜刀手工剥切角膜,使植床厚度保持基本一致

图 D 剥除了病变角膜的角膜基质床,可以边缘切口垂直且光滑,角膜切口规则圆形

图 E 采用 0.12mm 显微平镊撕除供体角膜的后弹力层和内皮层

图 F Placido 盘下观察角膜映光环,可以见到角膜映光环呈现圆形,说明角膜散光不大。如果呈现椭圆形或不规则形状,则需要调整缝线松紧,使角膜映光环呈现圆形

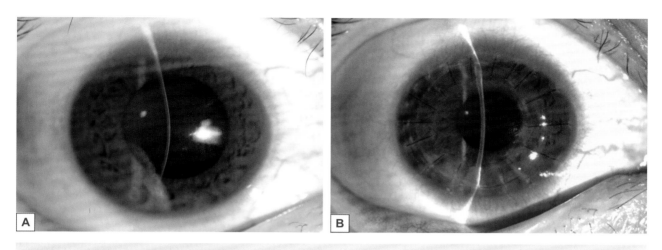

图 5-10-3-3 飞秒激光板层角膜移植手术效果

图 A 圆锥角膜患者手术前,角膜中央明显变薄、前突,最佳矫正视力 0.1

图 B 该患者行改良的飞秒激光辅助的板层角膜移植手术后 3 个月,角膜植片透明,层间愈合良好,角膜前突症状得到有效改善,最佳矫正视力 0.8

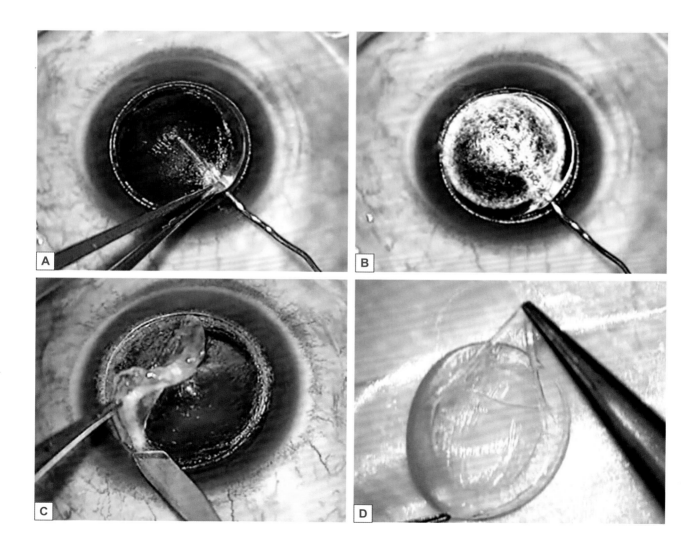

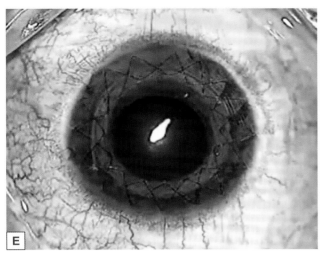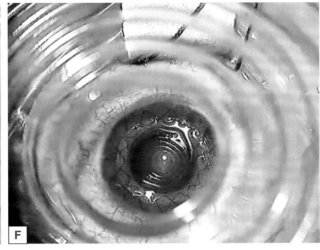

图 5-10-3-4　飞秒激光辅助大泡技术深板层角膜移植手术步骤

图 A　注气针头通过飞秒激光切割的边切深层插入角膜基质层间

图 B　向角膜基质内注入无菌空气大约 1mL,后弹力层被空气分离,大气泡分离后弹力层成功

图 C　采用一次性角膜刀将病变的角膜基质切除,暴露角膜后弹力层

图 D　将飞秒激光制作的供体角膜的后弹力层和内皮层撕除

图 E　采用双连续缝合技术进行缝合,植片和植床对合良好

图 F　在散光盘下观察角膜映光环,可见角膜映光环呈现圆形

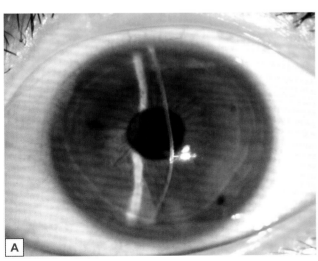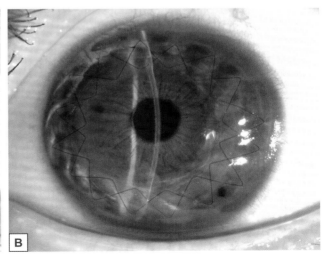

图 5-10-3-5　飞秒激光大泡技术深板层角膜移植手术效果

图 A　圆锥角膜患者手术前,角膜中央明显变薄前突,最佳矫正视力 0.05

图 B　该患者行飞秒激光深板层角膜移植手术后 6 个月,角膜植片透明,层间愈合良好,裂隙灯显微镜下几乎看不到层间界面,角膜前突症状得到有效改善,最佳矫正视力 1.0

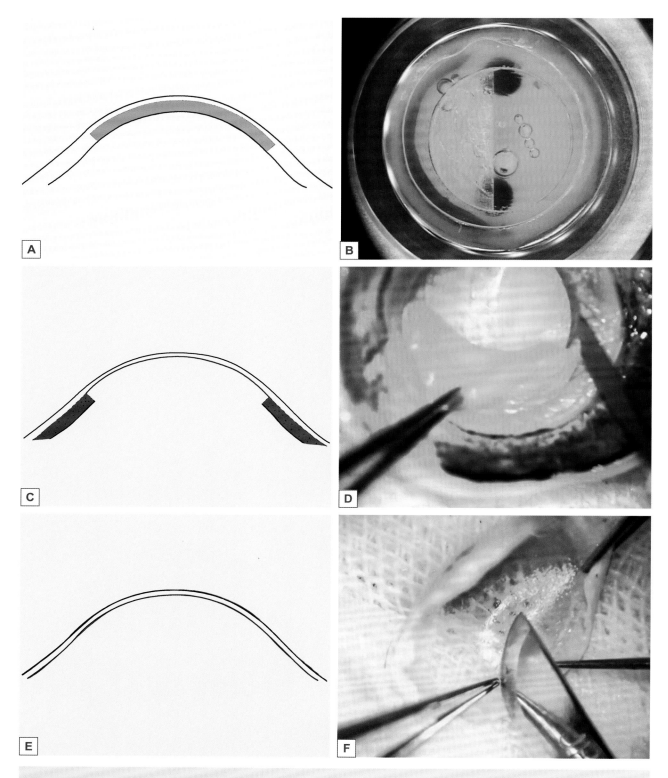

图 5-10-3-6 飞秒激光辅助的薄全板层供体制作

图 A 飞秒激光进行板层切割和后表面边切示意图(浅蓝色部分)

图 B 图 A 对应的临床手术操作

图 C 将飞秒激光切除的后角膜基质去除,周边部后角膜和后巩膜基质(深蓝色部分)采用角巩膜剪或角膜刀切除示意图

图 D 图 C 对应的临床手术操作

图 E 飞秒激光辅助的全角膜薄板层供体角膜制作完成示意图

图 F 图 E 对应的临床手术操作

（3）缝合植片：将制备好的薄全板层角膜供体放置在植床，采用 10-0 尼龙线间断缝合 16 针。将线结旋转进入巩膜层间。10-0 尼龙线将结膜对位缝合在角膜缘（图 5-10-3-7C、D 和图 5-10-3-8）。

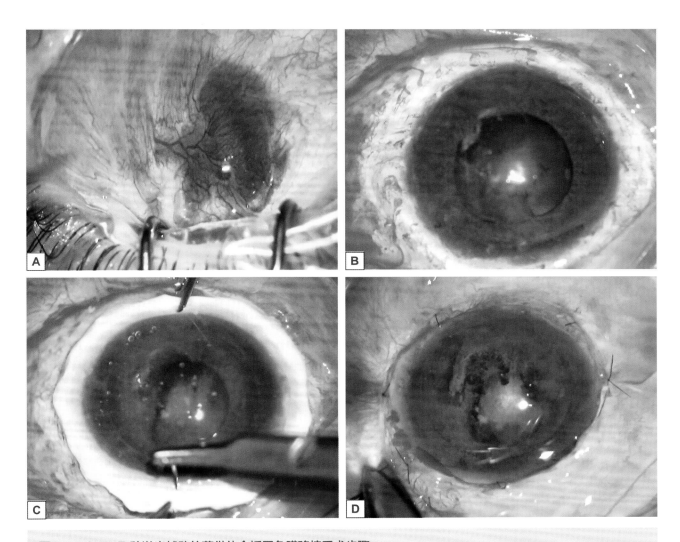

图 5-10-3-7　飞秒激光辅助的薄供体全板层角膜移植手术步骤

图 A　碱烧伤患者，角膜表面全假性胬肉覆盖，上方睑球粘连
图 B　将假性胬肉和表层瘢痕清除后，角膜植床基本透明
图 C　将飞秒激光辅助制作的全板层薄供体放置在植床后进行缝合
图 D　将结膜对位缝合

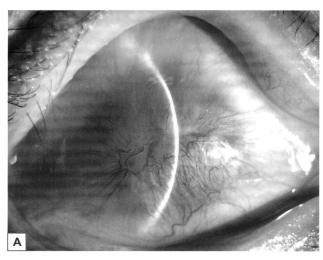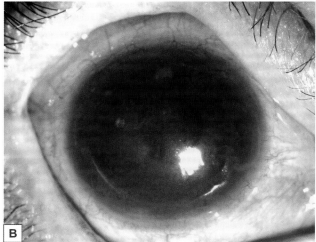

图 5-10-3-8　飞秒激光辅助的薄供体全板层角膜移植手术效果

图 A　眼部碱烧伤,大量假性胬肉完全覆盖角膜

图 B　该患者行飞秒激光辅助的薄供体全板层角膜移植术后 6 个月,角膜植片透明,与植床贴附良好,最佳矫正视力 0.6

　视频 25　飞秒激光深板层角膜移植术(FS-DALK)

（高华）

第四节　飞秒激光微创板层角膜移植术

对圆锥角膜或其他角膜扩张性疾病,疾病早期可以采用新式的飞秒激光辅助的微创板层角膜移植术(minimally invasive lamellar keratoplasty,MILK)进行治疗,控制疾病发展。MILK 是采用飞秒激光在受体角膜植床制作非压平状态下直径 8.8mm、深度 150~200μm 的植入袋,切口长度约 2.3mm;根据受体角膜厚度,采用飞秒激光制作厚度 200~250μm、非压平状态直径约 8.6mm 的供体角膜植片(含前弹力层和前部角膜基质)。将供体角膜植片打卷,植入受体角膜植入袋中并展开,增加受体角膜厚度和抵抗力,无须缝合(图 5-10-4-1)。相对于传统板层角膜移植,MILK 创伤小、恢复快。

1. 手术方法　MILK 方法如下:

(1)供体植片制作:将供体角膜放置于人工前房上,采用 FS200 飞秒激光系统的板层程序制作供体角膜植片,供体角膜切割直径为压平状态 9.0mm(非压平状态下约 8.6mm),切割深度根据受体角膜厚度设置为 200~250μm,侧切角为 120°。钝性分离去除供体角膜上皮组织,然后用龙胆紫标记供体角膜前表面备用(图 5-10-4-2)。

(2)植床制作:采用 VisuMax 飞秒激光系统的角膜瓣程序制作受体角膜基质囊袋,参数设置为激光脉冲频率 500kHz,激光能量 185nJ,击射点间距 4.5μm,受体角膜基质囊袋切割直径为非压平状态 8.8mm,切割深度为 150~200μm,切口位于 90°,囊袋切口长度为 2.3mm(图 5-10-4-3A~D)。

(3)植片植入囊袋:将供体角膜植片卷起并通过上述 2.3mm 受体角膜切口轻轻置入受体角膜基质囊

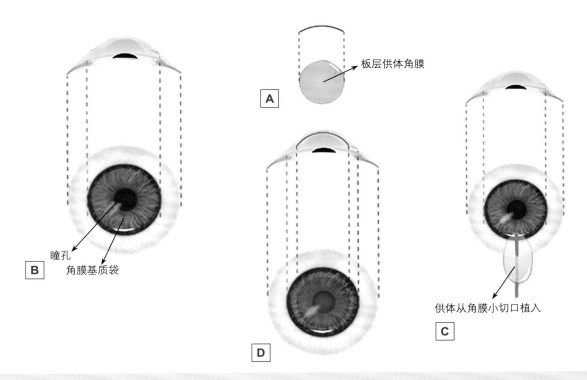

图 5-10-4-1 MILK 示意图

图 A 飞秒激光制作的板层供体角膜基质
图 B 飞秒激光制作 2.3mm 切口的角膜基质囊袋
图 C 将供体角膜基质卷起并植入受体角膜基质囊袋中
图 D 分离器将供体角膜植片铺平

袋中,采用分离器将供体角膜植片铺平,使得植片位于囊袋中央,同时避免植片皱褶影响视力。对合切口,无须使用缝线。术毕点广谱抗生素滴眼液(图 5-10-4-3E~H)。

2. 术后处理 微创板层角膜移植术后处理与板层角膜移植相似,具体如下:

(1)术后用药:0.5% 左氧氟沙星滴眼液或加替沙星滴眼液每天 4 次,连续用药 1 周,预防手术感染。0.1% 氟米龙滴眼液每天 3 次,连续用药 1 个月,然后更换为 0.02% 氟米龙滴眼液每天 4 次,并在 12 个月内逐渐减量至停。术后 2 周可以加用无防腐剂的人工泪液。

(2)术后随访:术后观察及指标包括最佳矫正视力、裂隙灯显微镜检查、角膜前表面 3mm 平均曲率、角膜中央前后表面高度、中央角膜厚度、AS-OCT 和 Corvis ST 等。随访时间 3 个月之内每月随访,3~12 个月每 3 个月随访,12 个月之后每半年随访 1 次。

3. 手术效果和评价 笔者对圆锥角膜患者开展的 MILK 患者进行了 2 年的随访和评价,总体结果令人满意(图 5-10-4-4)。

(1)角膜植片:所有患者角膜植片均保持透明,层间角膜植片贴附良好,角膜厚度增厚明显,随访期间内没有发生免疫排斥反应。

(2)视力:术后 12 个月和术后 24 个月平均最佳矫正视力优于术前。一般术前最佳矫正视力较好的患者术后和术前的矫正视力相近,但术前角膜薄、曲率高的患者,术后视力提高明显。

(3)角膜前后表面参数:角膜前表面 3mm 平均曲率术前术后有显著性差异,角膜中央前表面高度术前术后有显著性差异。与术前相比,术后不同时间点角膜中央前表面高度均显著降低,随着手术时间的延长,术后角膜中央前表面高度逐渐降低。

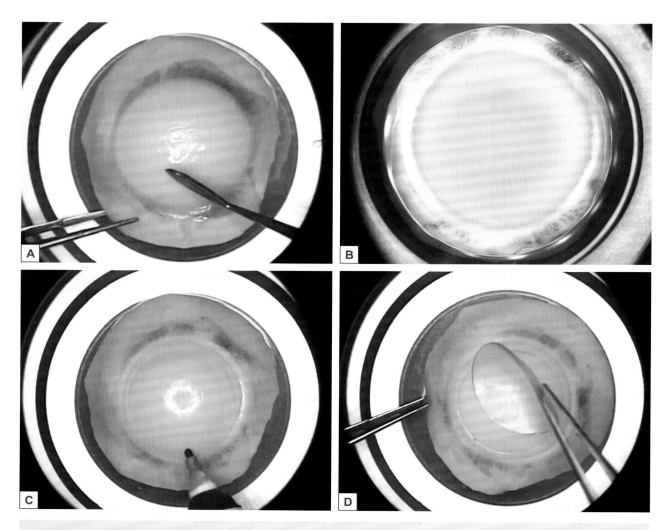

图 5-10-4-2 飞秒激光制作个性化厚度供体植片

图 A 角膜上皮刀刮除角膜上皮,暴露前弹力层

图 B 飞秒激光进行供体角膜板层切割,切割深度 200~250μm

图 C 采用龙胆紫在更靠近角膜缘的供体植片边缘进行标记

图 D 采用显微平镊将一定厚度的供体角膜取下备用

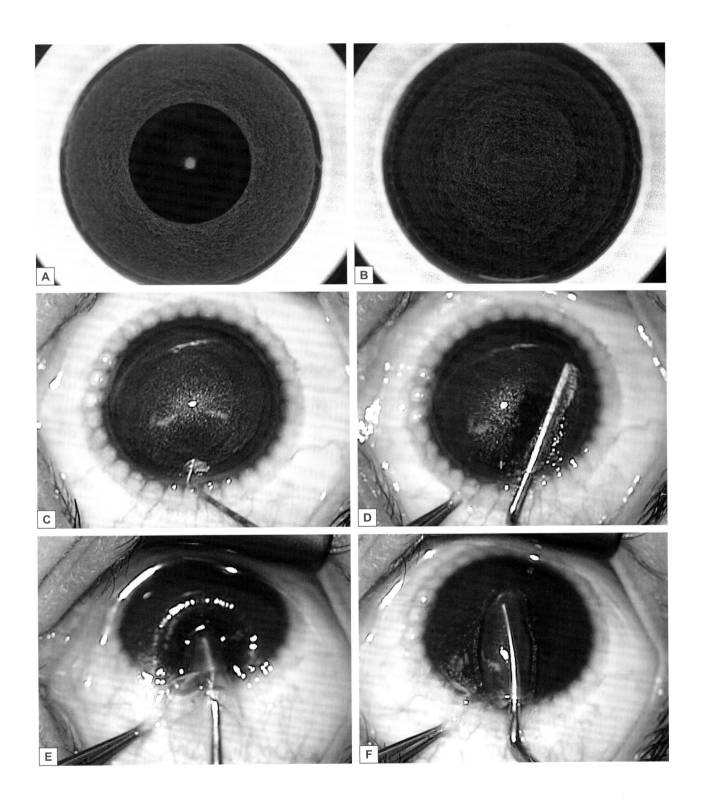

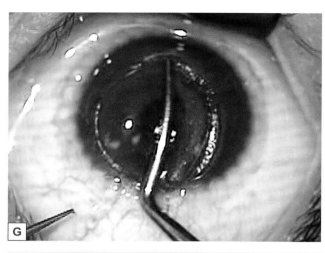
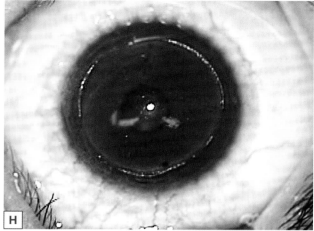

图 5-10-4-3   飞秒激光制作植床和供体植入

图 A   飞秒激光制作直径 8.8mm,深度 200μm 的板层切割

图 B   飞秒激光在 12 点位进行 2.3mm 长度边切

图 C   采用小钩分离上方边切口

图 D   采用分离器钝性分离植袋

图 E   采用分离器将供体角膜植片打卷,通过 12 点位植入口植入到植袋内

图 F   供体植片完全植入到植袋内,仍为打卷状态

图 G   采用分离器在上皮面推压展平层间的供体角膜植片

图 H   供体角膜植片在植袋内完全展平,位于植袋中央,角膜透明度好。切口自然对合,无须缝合

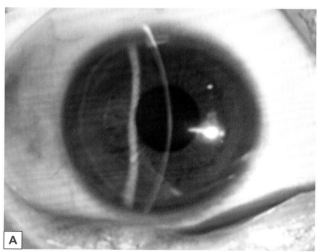
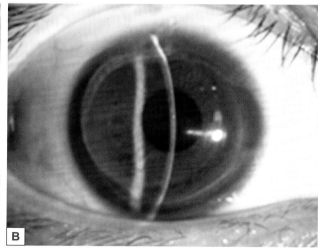

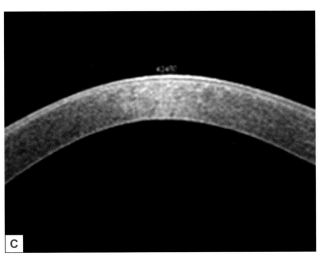
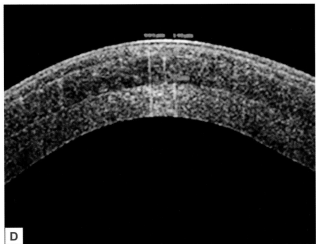

图 5-10-4-4　术前术后大体像和 AS-OCT 结果

图 A　圆锥角膜手术前
图 B　MILK 后 24 个月,植片透明,层间愈合好
图 C　圆锥角膜术前的 AS-OCT 表现
图 D　MILK 后 24 个月的 AS-OCT 表现,角膜基质增厚明显,层间界面变模糊

（4）中央角膜厚度:术后中央角膜厚度较术前显著增加,一般术后的中央角膜厚度可以达到 580~600μm,并能保持稳定。

（5）角膜生物力学:Corvis ST Ⅱ提供了新的角膜生物力学参数——DA 比 2.0mm 和 SP-A1,术后 DA 比 2.0mm 和 SP-A1 较术前显著提高并且保持稳定。

（6）角膜内皮细胞计数:与术前角膜内皮细胞数量相比,术后 12 个月和术后 24 个月角膜内皮细胞数量保持稳定。

4. **手术评价**　与传统的角膜移植术相比,新型的 MILK 有以下优势:

（1）MILK 中采用表面麻醉,滴入 0.5% 盐酸丙美卡因 1 滴 3 次,间隔 5 分钟,所有患者都能很好地耐受手术,这降低了全身麻醉和球周阻滞麻醉的风险。

（2）切口长度由传统角膜移植的 25mm 降低到 2mm,因此,MILK 能最大限度地保留角膜前神经丛,从而降低角膜移植术后神经营养下降相关的并发症的发生率。

（3）手术缝线由传统角膜移植的 16 根减少到 0 根(无须缝合),这避免术后缝线导致的感染和新生血管形成等缝合相关并发症。

（4）手术时间由传统板层角膜移植手术的 30~40 分钟降低到 6~8 分钟,显著减轻了患者的焦虑和心理压力。

从上面的结果可以看出,新型的 MILK 技术手术时间短,恢复快,术后角膜生物力学明显增强,随访期间未见明显角膜扩张进展;且该技术与传统的板层角膜移植相比,技术难度降低,有利于临床推广。因此,MILK 可能会改变传统角膜移植手术理念,如果广泛推广和开展,将改变此类疾病的手术方法,使疾病在早期阶段得到有效控制发展,从而彻底避免风险较高的传统的板层角膜移植和穿透性角膜移植手术。

视频 26　飞秒激光微创板层角膜移植术（MILK）

（高华）

第五节　飞秒激光内皮移植术

后弹力层剥除自动角膜内皮移植术（Descemet's stripping automated endothelial keratoplasty, DSAEK）是目前治疗大泡性角膜病变的重要的手术方式。DSAEK 主要通过自动角膜板层刀制作供体角膜，但角膜板层刀只有 250μm（实际切割厚度 350μm 左右）和 350μm（实际切割厚度 450μm 左右）两种切割厚度，所以切割后制作的内皮供体移植片厚度偏差大，且有术中发生穿孔的风险。此外，旋转型角膜板层刀制作的供体角膜还存在厚薄不均匀的情况。飞秒激光的切割深度可以根据术中测量的供体角膜的厚度个性化进行设计，更容易获得厚度均匀一致的供体内皮移植片。

1. 飞秒激光对内皮细胞的安全性　采用飞秒激光进行供体内皮移植片制作首先要考虑到飞秒激光对内皮细胞的安全性问题。为了临床上更安全地使用飞秒激光制作内皮移植片，笔者团队曾采用新西兰大白兔进行实验，具体实验方法如下：

根据预期的飞秒激光制备残留基质床厚度，12 只新西兰大白兔被随机分为 50μm 组和 150μm 组。未进行激光切割的 6 只兔为对照组。用 FS200 飞秒激光进行板层切割。术前和术后使用角膜相干光断层扫描成像（OCT）仪扫描进行测量角膜厚度和分析切割精度。使用共聚焦显微镜和扫描电镜观察中央角膜内皮细胞图像并进行分析。采用 Hoechst 33342 和 TUNEL 染色评估内皮细胞凋亡。

结果发现，切割获得的角膜基质床厚度分别为 40.0μm ± 31.8μm（50μm 组）和 175.2μm ± 6.3μm（150μm 组）。50μm 组中的内皮细胞计数为（1 691.3 ± 277.9）个/mm²，150μm 组内皮细胞计数为（2 797.5 ± 238.1）个/mm²，对照组内皮细胞计数为（2 912 ± 273.1）个/mm²（$P<0.001$）。采用共聚焦显微镜和扫描电镜观察，50μm 组内皮细胞损伤广泛，150μm 组仅见轻微损伤。此外，50μm 组可见较多坏死细胞（图 5-10-5-1）。

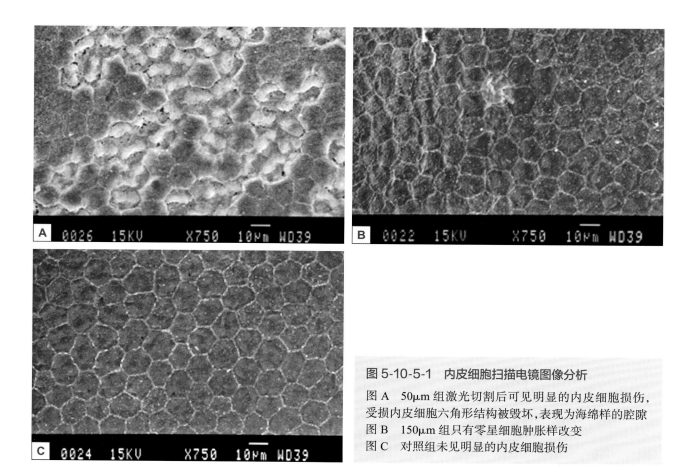

图 5-10-5-1　内皮细胞扫描电镜图像分析

图 A　50μm 组激光切割后可见明显的内皮细胞损伤，受损内皮细胞六角形结构被毁坏，表现为海绵样的腔隙

图 B　150μm 组只有零星细胞肿胀样改变

图 C　对照组未见明显的内皮细胞损伤

实验对临床的指导意义是,使用 FS200 飞秒激光辅助前板层角膜移植时,选择保留 150μm 的基质床仅有轻微的内皮细胞损伤,不少于 150μm 厚度基质床设计可防止飞秒激光爆破相关的角膜内皮细胞损害的发生。

2. 内皮移植片制作　飞秒激光制作内皮移植片的方法和步骤如下:

(1)飞秒激光边切联合手工剖切:此种方法是采用飞秒激光制作 450~500μm 的边切切口,然后采用板层角膜移植手术的方法将前部的健康角膜剥除,暴露供体后部约 100μm 厚的组织。然后再采用手工方法剪下后部的角膜组织,或采用环钻冲切的方法切下后部的角膜组织用于移植(图 5-10-5-2A)。

此种方法的优点是完全避免了飞秒激光可能对内皮的损伤,可以制作更薄的供体角膜内皮移植片;缺点是手工剥离植片受手术者经验的影响,经验不足的术者制作的内皮移植片平整度可能不理想。

(2)飞秒激光边切 + 板层切割:此种方法是采用飞秒激光制作 400~500μm 深度、直径为 9mm 左右的板层切割,同样采用飞秒激光制作 400~500μm 的边切切口,钝性分离切割的前部角膜组织后,就可以暴露厚度约 150μm 后部角膜组织。然后采用环钻冲切的方法切下后部的角膜组织用于移植(图 5-10-5-2B、C)。

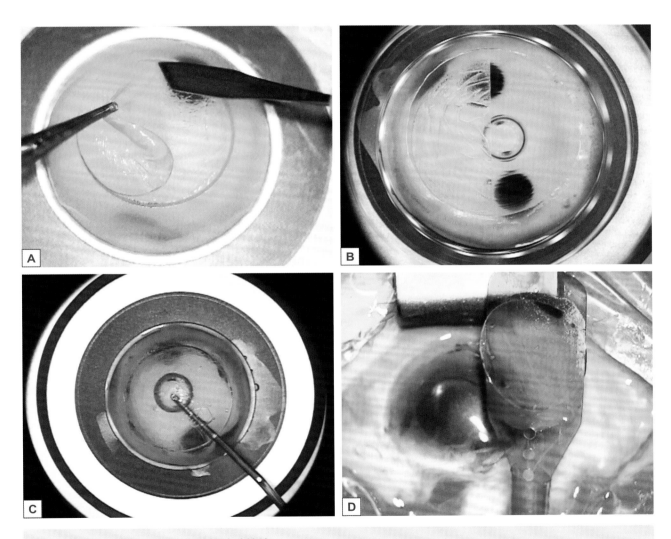

图 5-10-5-2　飞秒激光辅助制作内皮移植片

图 A　飞秒激光制作边切,采用手工剖切板层

图 B　飞秒激光制作边切和板层切割

图 C　分离器分离飞秒激光板层切割后的层间

图 D　环钻冲切后的内皮移植片放在植入器上,准备植入

此种方法的优点是完全飞秒激光切割,精确度和平整度好;缺点是内皮角膜移植片的厚度大约150μm,飞秒激光制作更薄的移植片可能会引起内皮细胞的损伤。

3. 飞秒激光辅助制作的角膜内皮移植片植入　飞秒激光辅助的角膜内皮移植的植入步骤同常规内皮移植(图 5-10-5-2D)。

(高华)

第六节　飞秒激光同种异体角膜缘干细胞移植术

角膜缘干细胞移植是治疗角膜缘干细胞失代偿的有效手段,同种异体角膜缘干细胞移植术(keratolimbal allograft,KLAL)是临床常用的手术方式。以往主要采用手工制作角膜缘干细胞供体,但手工制作容易造成供体的厚度厚薄不均匀,与植床贴附不良,从而造成术后角膜上皮愈合不良,如果可以使得供体角膜缘厚度均匀且有较好的平滑度则更利于术后角膜上皮的愈合(图 5-10-6-1A~C)。

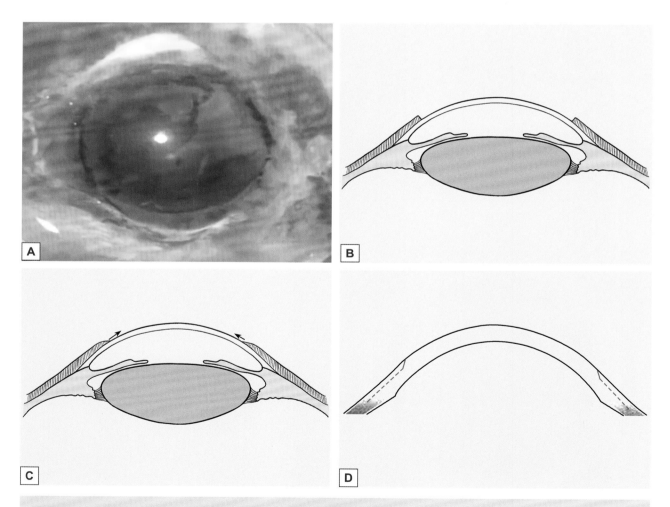

图 5-10-6-1　飞秒激光同种异体角膜缘干细胞移植术设计思路

图 A　手工制作的同种异体角膜缘干细胞移植术后 2 周,角膜上皮愈合不良,显示片状角膜上皮缺损,荧光素染色阳性
图 B　分析角膜上皮愈合不良的原因,可能与手工制作的供体角膜厚度不均匀,且与植床之间容易形成台阶样结构,不利于角膜上皮移行有关
图 C　如能将角膜缘干细胞移植片制作成厚度均匀,且有一定坡度的植片,对于角膜上皮的愈合将有促进作用
图 D　采用飞秒激光边切(红色实线)+手工剖切辅助(红色虚线),理论上可以制作理想的角膜缘干细胞移植片

  飞秒激光可以进行精确切割,但辅助进行角膜缘干细胞移植却存在一定的技术难度。飞秒激光切割范围一般为中央角膜直径 10mm 范围,但角膜缘干细胞移植术需要直径 9~13mm 的浅层角膜缘组织,因此,常规飞秒激光切割难以满足取材要求。俗语讲"万事开头难",同种异体角膜移植片制作最难的是开始的理想深度和角度。因此,利用飞秒激光进行初始的设定深度和角度的切割,再辅助手工板层剖切的方法,理论上可以制作完美的移植片(图 5-10-6-1D)。

  飞秒激光辅助制作角膜缘干细胞移植片的具体操作流程如下(图 5-10-6-2):

  1. 激光边切 将供体角膜固定在人工前房并维持正常眼压,采用飞秒激光以直径为 9.0~9.5mm、深度设置为角膜基质深度 100~150μm、边缘角度为 30°~60° 进行切割。

  2. 手工板层切割 使用巩膜隧道刀沿切割边缘于角膜板层间环形向外切开 3~4mm,越过角膜缘组织。然后使用角巩膜剪沿切开外围剪下角膜缘板层组织备用。

  笔者对飞秒激光辅助异体角膜缘干细胞移植术治疗 10 例(10 眼)LSCD 患者的效果进行了 3 年的随访,随访期末 9 例(9 眼,90.0%)眼表保持稳定,角膜透明性明显好转,最佳矫正视力较术前显著提高(图 5-10-6-3)。

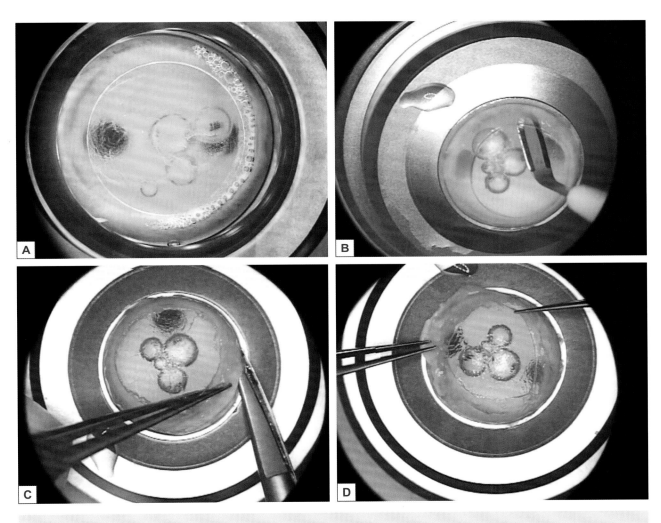

图 5-10-6-2 飞秒激光同种异体角膜缘干细胞移植供体制作方法

图 A 采用飞秒激光以直径为 9.0~9.5mm、深度设置为角膜基质深度 100~150μm、边缘角度为 30°~60° 进行切割
图 B 使用巩膜隧道刀沿切割边缘于角膜板层间环形向外切开 3~4mm,越过角膜缘组织
图 C 使用角巩膜剪沿切开外围剪下角膜缘板层组织
图 D 飞秒激光辅助制作的角膜缘干细胞供体移植片厚度均匀且角度一致

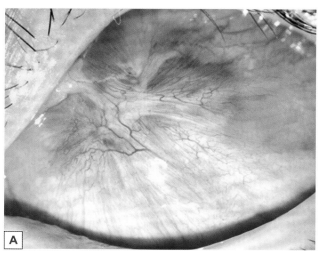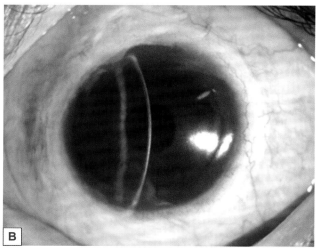

图 5-10-6-3　飞秒激光同种异体角膜缘干细胞移植临床效果

图 A　陈旧性碱烧伤，角膜表面完全被假性胬肉覆盖，术前最佳矫正视力 HM/BE

图 B　图 A 同一患者，飞秒激光辅助同种异体角膜缘干细胞移植术后 4 年，角膜透明，最佳矫正视力 0.8

（高华）

参 考 文 献

1. RAFAT M，JABBARVAND M，SHARMA N，et al. Bioengineered corneal tissue for minimally invasive vision restoration in advanced keratoconus in two clinical cohorts［J］. Nat Biotechnol，2023，41：70-81.

2. GAO H，LIU M，LI N，et al. Femtosecond laser-assistedminimally invasive lamellar keratoplasty for the treatment of advanced keratoconus［J］. Clin Exp Ophthalmol，2022，50：294-302.

3. WANG T，SHI P，LI F，et al. Femtosecond laser semi-assisted Descemet stripping endothelial keratoplasty：2-year outcomes of endothelial cell loss and graft survival［J］. Graefes Arch Clin Exp Ophthalmol，2022，260：181-189.

4. GAO H，LIU M，LI N，et al. Femtosecond laser-assistedminimally invasive lamellar keratoplasty for the treatment of advanced keratoconus［J］. Clin Exp Ophthalmol，2022，50：294-302.

5. 薛圆圆，安燕，李娜，等 . 微创板层角膜移植治疗圆锥角膜患者围手术期优质护理［J］. 齐鲁护理杂志，2022，28：1-4.

6. WANG T，SHI P，LI F，et al. Femtosecond laser semi-assisted Descemet stripping endothelial keratoplasty：2-year outcomes of endothelial cell loss and graft survival［J］. Graefes Arch Clin Exp Ophthalmol，2022，260：181-189.

7. JIA Y，QI X，ZHANG T，et al. Clinical outcomes of double continuous suture in femtosecond laser-assisted lamellar keratoplasty for keratoconus［J］. Lasers Med Sci，2021，36：951-956.

8. 戴鹏飞，亓晓琳，刘明娜，等 . 飞秒激光辅助大泡技术深板层角膜移植治疗角膜基质层营养不良［J］. 中华眼视光学与视觉科学杂志，2020，22：485-491.

9. 高华，刘明娜，亓晓琳，等 . 飞秒激光辅助深板层角膜移植术治疗圆锥角膜［J］. 中华眼科杂志，2020，56：141-142.

10. QI X，DUAN F，LI X，et al. Femtosecond laser-assisted keratolimbal allograft transplantation for the treatment of total limbal stem cell deficiency［J］. Cornea，2019，38：1280-1285.

11. 王海莹，李静，张迎，等 . 飞秒激光辅助角膜内皮移植手术配合与体会［J］. 实用临床护理学电子杂志，2017，2：1-2.

12. 中华医学会眼科学分会角膜病学组 . 我国角膜移植手术用药专家共识（2016 年）［J］. 中华眼科杂志，2016，52：733-737.

13. 中华医学会眼科学分会角膜病学组 . 我国角膜移植术专家共识（2015 年）［J］. 中华眼科杂志，2015，51：888-891.

14. 王雁，赵堪兴 . 飞秒激光屈光手术学［M］. 北京：人民卫生出版社，2014.

15. LIU T,ZHANG J,SUN D,et al. Comparative study of corneal endothelial cell damage after femtosecond laser assisted deep stromal dissection［J］. Biomed Res Int,2014:731565.

16. 谢立信,高华. 正确认识飞秒激光在眼科临床应用中的优势与局限性［J］. 中华眼科杂志,2013,49:289-291.

17. SHI W,GAO H,WANG T,et al. Combined penetrating keratoplasty and keratolimbal allograft transplantation in comparison with corneoscleral transplantation in the treatment of severe eye burns［J］. Clin Experiment Ophthalmol,2008,36:501-507.

18. BURATTO L,BÖHM E. The use of the femtosecond laser in penetrating keratoplasty［J］. Am J Ophthalmol,2007,143:737-742.

19. STEINERT R F,IGNACIO T S,SARAYBA M A. "Top hat"-shaped penetrating keratoplasty using the femtosecond laser［J］. Am J Ophthalmol,2007,143:689-691.

20. CHENG Y Y,PELS E,NUIJTS R M. Femtosecond laser assisted Desceme's stripping endothelial keratoplasty［J］. J Cataract Refract Surg,2007,33:152-155.

21. BURATTO L,BÖHM E. The use of the femtosecond laser in penetrating keratoplasty［J］. Am J Ophthalmol,2007,143:737-742.

22. SOONG H K,MIAN S,ABBASI O,et al. Femtosecond laser assisted posterior lamellar keratoplasty:initial studies of surgical technique in eye bank eyes［J］. Ophthalmology,2005,112:44-49.

23. SEITZ B,LANGENBUCHER A,KUS M M,et al. Nonmechanical corneal trephination with the excimer laser improves outcome after penetrating keratoplasty［J］. Ophthalmology,1999,106:1156-1164.

图书在版编目（CIP）数据

角膜病学 / 谢立信，史伟云主编 . 一2 版 . 一北京：
人民卫生出版社，2023.8
ISBN 978-7-117-35169-0

Ⅰ.①角…　Ⅱ.①谢…②史…　Ⅲ.①角膜疾病－诊
疗　Ⅳ.①R772.2

中国国家版本馆 CIP 数据核字（2023）第 147220 号

人卫智网　www.ipmph.com　医学教育、学术、考试、健康，
　　　　　　　　　　　　　购书智慧智能综合服务平台
人卫官网　www.pmph.com　人卫官方资讯发布平台

角膜病学
Jiaomobingxue
（上、下册）
第 2 版

主　　编　谢立信　史伟云
出版发行　人民卫生出版社（中继线 010-59780011）
地　　址　北京市朝阳区潘家园南里 19 号
邮　　编　100021
E - mail　pmph @ pmph.com
购书热线　010-59787592　010-59787584　010-65264830
印　　刷　天津市银博印刷集团有限公司
经　　销　新华书店
开　　本　889×1194　1/16　总印张：76
总 字 数　2408 千字
版　　次　2007 年 4 月第 1 版　　2023 年 8 月第 2 版
印　　次　2023 年 8 月第 1 次印刷
标准书号　ISBN 978-7-117-35169-0
定价（上、下册）　568.00 元

打击盗版举报电话：010-59787491　E-mail: WQ @ pmph.com
质量问题联系电话：010-59787234　E-mail: zhiliang @ pmph.com
数字融合服务电话：4001118166　　E-mail: zengzhi @ pmph.com